頭頸部・口腔細胞診アトラス

監修：太田 秀一　編集：山本 浩嗣　福成 信博　亀山 香織　北村 隆司

医療科学社

執筆者一覧

監　修
太田　　秀一（昭和大学医学部　第2病理学教室　教授）

編　集
山本　　浩嗣（日本大学松戸歯学部　病理学講座　教授）
福成　　信博（昭和大学横浜市北部病院　外科　准教授）
亀山　　香織（慶応義塾大学医学部　病理診断部　専任講師）
北村　　隆司（昭和大学藤が丘病院　病院病理部　係長）

執筆者（掲載順）
瀧本　　雅文（昭和大学医学部　第2病理学教室）
福成　　信博（昭和大学横浜市北部病院　外科）
太田　　秀一（昭和大学医学部　第2病理学教室）
亀山　　香織（慶応義塾大学医学部　病理診断部）
佐々木　栄司（伊藤病院　診療技術部）
原田　　博史（岩手医科大学歯学部　口腔病理学講座）
久山　　佳代（日本大学松戸歯学部　病理学講座）
加藤　　　拓（船橋市立医療センター　診断局中央検査科）
河原　　明彦（久留米大学病院　病理部）
光谷　　俊幸（昭和大学藤が丘病院　病院病理科）
塩沢　　英輔（昭和大学医学部　第2病理学教室）
岸本　　浩次（昭和大学藤が丘病院　病院病理科）
北村　　隆司（昭和大学藤が丘病院　病院病理部）
河野　　葉子（昭和大学歯学部　口腔病理学教室）
山本　　浩嗣（日本大学松戸歯学部　病理学講座）
松本　　　敬（日本大学松戸歯学部　病院検査部）

執筆協力者
正和　　信英（獨協医科大学　病理学）
越川　　　卓（愛知県立看護大学　病理学）
矢持　　淑子（昭和大学医学部　第2病理学教室）
堀内　　文男（千葉大学医学部附属病院　病理部）
髙橋　　年美（千葉市海浜病院　検査科病理）
津田　　祥子（昭和大学病院　病院病理部）
松井　　成明（東海大学付属大磯病院　病理検査科）
宜保　　一夫（東京歯科大学市川総合病院　臨床検査科）
磯崎　　岳夫（東芝病院　病理科）
森下　　明博（茅ヶ崎市立病院　臨床検査科）
九十九　葉子（大森赤十字病院　検査部病理）
佐々木　陽介（昭和大学医学部　第2病理学教室）

推薦のことば

　頭頸部・口腔は，聴覚，嗅覚，味覚などの感覚器をはじめ，呼吸，発声，摂食，嚥下にかかわる臓器に加えて，甲状腺，唾液腺やリンパ節など多種多様な構造物が狭い領域に複雑に配されている．臨床医は，この領域に発生した病変に対して根治と機能・形態温存の両極を考慮しながら，治療法の選択を迫られている．この治療法選択にあたっては良・悪性の判断はもとより，腫瘍の占居部位によっては手術療法，化学療法，放射線治療，免疫療法など大きく変移してくる．

　ここで最も重要な点は，画像診断による病変の局在と進展範囲の特定に加えて，病理学的に良・悪性の確定診断を行うことである．とくに病理診断は治療方針の決定や予後判定に大きな役割を担うことは言を待たないが，多種多様な臓器・器官とそれに伴う多彩な病変の存在により，診断に苦慮する症例も少なくないのが現状であろう．

　本書はこの診断向上のために至適な構成が加えられている．まず解剖から複雑な組織形態の理解が，次いで超音波による画像診断の基本的な見方と考え方が，また主流となりつつある超音波ガイド下穿刺吸引細胞診と標本作製法についても1つの章を割いて丁寧に紹介されている．さらに甲状腺，唾液腺，リンパ節の良・悪性の病変が組織・細胞像の対比によってきわめて精緻に供覧され，頭頸部と口腔領域においてもわれわれの遭遇するほぼすべての症例が網羅されている．これは各執筆者が永年にわたって蓄積してきた豊富な症例が惜しみなく提供されているためと思われる．そして，複雑な鑑別診断を正診に導くためのフローチャートの呈示により，実践に即した画期的なアトラスの形態を整えている．

　本書の実用性は病理医や細胞検査士はもちろんのこと，臨床医にとっても病理学的知識の修得に役立つものであり，これは執筆者である第一線の病理医と細胞検査士とのコラボレーションの最高到達点を示す金字塔であろう．頭頸部・口腔の組織・細胞診断に携わる方々がより高い診断能力を身につけ，患者さんに資することを願いつつ本書を推薦する次第である．

土屋　眞一（日本医科大学 付属病院　病理部）

自　　序

　細胞診検査は，病変を推定する簡便な病理学的検査法として現在，さまざまな臓器・組織に応用されている．
　一般的に口腔領域での細胞診では，感染症や白板症などの良性病変と癌との鑑別に応用されているが，口腔領域に発生する癌の多くは高分化な扁平上皮癌であり，前述の良性病変にみられる異型扁平上皮との鑑別においてはその診断に携わる細胞検査士や細胞診指導医がしばしば苦慮しているのが現状である．また，頭頸部における穿刺吸引細胞診は，近年の超音波機器の発達により，従来の盲目的穿刺吸引から主にエコーガイド下穿刺細胞診に変革しており，頭頸部の穿刺吸引細胞診を診断する場合は，同部位の解剖学的知識や超音波所見の理解力も必要となる．さらに頭頸部の穿刺吸引細胞診は甲状腺，唾液腺，リンパ節など多種の臓器・組織が対象となり，それぞれには多種多様の病変が存在し，口腔領域同様，細胞検査士や細胞診指導医が診断に苦慮する分野である．
　しかし，これまで口腔病変の擦過細胞診や頭頸部臓器・組織（甲状腺，唾液腺，リンパ節）の穿刺細胞診は総花的な教科書の一部に取り上げられているのみで，この分野の細胞像を中心として，かつ詳細に記載した書籍はみられない．本書は頭頸部の穿刺吸引細胞診を解剖学から超音波像，超音波像から病理組織所見，さらには病理組織所見から細胞診所見と系統的に取り上げている点，また鑑別診断のフローチャートを提示したのも今までの清書にはみられない特徴の1つである．耳鼻咽喉科領域の細胞診をほぼ全て網羅しており，また稀少症例の掲載は必要最小限に留め，日常経験することの多い病変のさまざまなパターンの細胞像を掲載し，実践に即したアトラスとした．この領域の細胞検査を行うものにとっては必読の書となり得るものである．
　本書が口腔領域の細胞診や頭頸部穿刺吸引細胞診に携わる細胞検査士や細胞検査技師を目指す臨床検査技師の必須の教科書として，また細胞診専門医・指導医や医師の現場で役立つ実用書として，また座右の一冊としてご利用いただければ幸いである．
　終わりに，本書の編集作業については，多くの方がたに多大の協力を得たことを付言し感謝する．
　さらに，医療科学社の古屋敷信一社長，実務担当の斎藤聖之氏に本書の出版に多大のご支援をいただいたことに深く感謝する．

2009年　2月

太田　秀一

目　　次

推薦のことば　土屋　眞一
自　　序　　太田　秀一

第 1 章　頭頸部穿刺吸引細胞診

I. 頭頸部の解剖組織学 ……………………………………………………… 瀧本　雅文 … 2

II. 超音波ガイド下穿刺吸引細胞診と標本作製法 ………………………… 福成　信博 … 18

III. 頭頸部病変の超音波像の見方・考え方 ………………………………… 福成　信博 … 26

IV. 頭頸部腫瘍の分類 ………………………………………………………… 太田　秀一 … 38

V. 甲状腺病変の病理組織と細胞診 ………………………… 亀山　香織／佐々木栄司 … 42
　　1. 炎症性疾患 …………………………………………………………………………… 42
　　　　1）亜急性甲状腺炎（Subacute thyroiditis）・42
　　　　2）慢性甲状腺炎（Chronic thyroiditis）・44
　　2. 腫瘍様病変 …………………………………………………………………………… 46
　　　　腺腫様甲状腺腫（Adenomatous goiter）・46
　　3. 良性腫瘍 ……………………………………………………………………………… 52
　　　　1）濾胞腺腫（Follicular adenoma）・48
　　　　2）好酸性細胞型濾胞腺腫（Follicular adenoma, oxyphilic cell variant）・52
　　4. 悪性腫瘍 ……………………………………………………………………………… 52
　　　　1）乳頭癌（Papillary carcinoma）・54
　　　　2）濾胞癌（Follicular carcinoma）・64
　　　　3）低分化癌（Poorly differentiated carcinoma）・68
　　　　4）未分化癌（Undifferentiated〔anaplastic〕carcinoma）・70
　　　　5）髄様癌（Medullary carcinoma）・72
　　　　6）悪性リンパ腫（Malignant lymphoma）・74
　　5. その他の腫瘍 ………………………………………………………………………… 76
　　　　1）硝子化索状腫瘍（Hyalinizing trabecular tumor）・76
　　　　2）胸腺様分化を示す癌（Carcinoma showing thymus-like differentiation〔CASTLE〕）・78
　　　　3）扁平上皮癌（Squamous cell carcinoma）・80
　　　　4）平滑筋肉腫（Leiomyosarcoma）・82
　　　　5）続発性（転移性）癌（Secondary〔metastatic〕tumors）・84

VI. 甲状腺病変の鑑別アトラス …………………………………………… 佐々木栄司 … 86

VII. 唾液腺病変の病理組織と細胞診　……………原田博史／久山　佳代／加藤　拓／河原　明彦…102

1. 炎症性病変　……………………………………………………………………………………102
1) 急性および慢性唾液腺炎（Acute saialadenitis and Chronic sialadenitis）・102
2) シェーグレン症候群（Sjögren syndrome）・102

2. 良性腫瘍　………………………………………………………………………………………104
1) 多形腺腫（Pleomorphic adenoma, Mixed tumor）・104
2) 筋上皮腫（Myoepithelioma）・108
3) 基底細胞腺腫（Basal cell adenoma）・110
4) ワルチン腫瘍（Warthin tumor）・114
5) オンコサイトーマ（Oncocytoma）・118

3. 悪性腫瘍　………………………………………………………………………………………120
1) 腺房細胞癌（Acinic cell carcinoma）・120
2) 粘表皮癌（Mucoepidermoid carcinoma）・124
3) 腺様嚢胞癌（Adenoid cystic carcinoma）・128
4) 多型低悪性度腺癌（Polymorphous low-grade adenocarcinoma〔PLGA〕）・132
5) 上皮筋上皮癌（Epithelial-myoepithelial carcinoma）・134
6) 基底細胞腺癌（Basal cell adenocarcinoma）・136
7) 嚢胞腺癌（Cystadenocarcinoma）・138
8) オンコサイト癌（Oncocytic carcinoma）・139
9) 唾液腺導管癌（Salivary duct carcinoma）・140
10) 筋上皮癌（Myoepithelial carcinoma）・142
11) 多形腺腫由来癌（Carcinoma ex pleomorphic adenoma）・144
12) リンパ上皮癌（Lymphoepithelial carcinoma）・145
13) 悪性リンパ腫（Malignant lymphoma）・146

VIII. 唾液腺病変の鑑別アトラス　………………………………………………河原　明彦…148

IX. リンパ節病変の病理組織像と細胞診　…太田　秀一／光谷　俊幸／塩沢　英輔／岸本　浩次…168

A. 良性リンパ節病変と境界病変，および悪性腫瘍の転移　……………………………………168

1. 良性リンパ節病変　……………………………………………………………………………168
1) 反応性濾胞過形成（Reactive follicular hyperplasia）・168
2) 組織球性壊死性リンパ節炎（菊池病）
   （Histiocytic necrotizing lymphadenitis〔Kikuchi disease〕）・172
3) 結核性リンパ節炎（Tuberculous lymphadenitis）・173
4) サルコイドーシス（Sarcoidosis）・174
5) 皮膚病性リンパ節症（Dermatopathic lymphadenopathy）・175
6) 薬剤性リンパ節症（Drug-induced lymphadenopathy）・176
7) ウイルス性リンパ節炎（Viral lymphadenitis）・177
8) 猫引っ掻き病（Cat scratch disease）・178

2. 境界病変　………………………………………………………………………………………179
キャッスルマン病（Castleman disease）・179

3. 癌，その他悪性腫瘍の転移　…………………………………………………………………180
癌，その他悪性腫瘍の転移（Metastasis of cancer and other malignant tumors）・180

B. 悪性リンパ腫 …………………………………………………………………………………184
1. 前駆B, T細胞腫瘍 ……………………………………………………………………184
前駆B, Tリンパ芽球性白血病/リンパ腫
(Precursor B and T lymphoblastic leukemia/lymphoma) ・184
2. 成熟B細胞腫瘍 ………………………………………………………………………186
1) B細胞性慢性リンパ性白血病/小細胞性リンパ腫
(Chronic lymphocytic leukemia/small lymphocytic lymphoma 〔CLL/SLL〕) ・186
2) リンパ形質細胞性リンパ腫/Waldenströmマクログロブリン血症
(Lymphoplasmacytic lymphoma/Waldenström macroglobulinemia 〔LPL/WM〕) ・188
3) 形質細胞性腫瘍 (Plasma cell neoplasms 〔plasmacytoma, plasma cell myeloma〕) ・190
4) 濾胞性リンパ腫 (Follicular lymphoma 〔FL〕) ・192
5) マントル細胞リンパ腫 (Mantle cell lymphoma 〔MCL〕) ・196
6) びまん性大細胞型B細胞リンパ腫 (Diffuse large B-cell lymphoma 〔DLBCL〕) ・200
7) バーキットリンパ腫/白血病 (Burkitt lymphoma/leukemia 〔BL〕) ・204
付) 節外性粘膜関連リンパ組織型濾胞辺縁帯リンパ腫 (MALTリンパ腫)
(Extranodal marginal zone lymphoma of mucosa-associated lymphoid tissue
〔MALT lymphoma〕) ・206
3. 成熟T細胞腫瘍ならびにNK細胞腫瘍 ……………………………………………208
1) 成人T細胞性白血病/リンパ腫 (Adult T-cell leukemia/lymphoma 〔ATLL〕) ・208
2) 血管免疫芽球型T細胞リンパ腫 (Angioimmunoblastic T-cell lymphoma 〔AILT〕) ・210
3) 末梢性T細胞リンパ腫, 非特異型
(Peripheral T-cell lymphoma, unspecified 〔PTCL, unspecified〕) ・214
4) 未分化大細胞型リンパ腫 (Anaplastic large cell lymphoma 〔ALCL〕) ・216
5) 節外性NK/T細胞リンパ腫, 鼻型 (Extranodal NK/T cell lymphoma, nasal type) ・220
4. ホジキンリンパ腫 ……………………………………………………………………222
ホジキンリンパ腫 (Hodgkin lymphoma) ・222

X. リンパ節病変の鑑別アトラス……………………………………………岸本　浩次／北村　隆司…228

第2章　口腔領域の細胞診

I. 口腔の解剖組織学 ………………………………………………………………………河野　葉子…250

II. 口腔細胞診の検査法と標本作製法 ………………………………………山本　浩嗣／松本　敬…258

III. 口腔病変の病理組織と細胞診……………………………………………山本　浩嗣／松本　敬…260
1) カンジダ症 (鵞口瘡) (Candidiasis) ・260
2) 放線菌症 (Actinomycosis) ・261
3) 単純疱疹 (Herpes simplex) ・262
4) 尋常性天疱瘡 (Pemphigus vulgaris) ・263
5) 乳頭腫 (Papilloma) ・264
6) 扁平苔癬 (Lichen planus) ・265
7) 白板症 (Leukoplakia) ・266
8) 紅板症 (Erythroplakia) ・268

9）扁平上皮癌（Squamous cell carcinoma）・270
　　　10）疣贅状癌（Verrucous carcinoma）・272
　　　11）乳頭状扁平上皮癌（Papillary squamous cell carcinoma）・273
　　　12）悪性リンパ腫（Malignant lymphoma）・274
　　　13）多発性骨髄腫（Multiple myeloma）・275
　　　14）悪性黒色腫（Malignant melanoma）・276
　　　15）転移性癌（肝細胞癌）（Metastatic carcinoma〔hepatocellular carcinoma〕）・277

Ⅳ．口腔病変の鑑別アトラス ……………………………………………山本　浩嗣／松本　　敬…278

第3章　嚢胞性病変の細胞診

Ⅰ．嚢胞性病変の病理組織と細胞診 ………………………………………久山　佳代／加藤　　拓…284
　1．頸部嚢胞 ………………………………………………………………………………………284
　　　1）類皮嚢胞，類表皮嚢胞（Dermoid cyst, epidermal cyst）・284
　　　2）甲状舌管嚢胞（Thyroglossal duct cyst）・285
　　　3）石灰化上皮腫（Calcifying epithelioma）・286
　　　4）鰓性嚢胞（Branchial cyst）・288
　　　5）副甲状腺嚢胞（Parathyroid cyst）・289
　　　6）頸部（単房性）胸腺嚢胞（Cervical〔unilocular〕thymic cyst）・290
　2．顎骨内嚢胞 ……………………………………………………………………………………291
　　　1）歯根嚢胞（Radicular cyst）・291
　　　2）角化嚢胞性歯原性腫瘍（Keratocystic odontogenic tumor）・292
　　　3）エナメル上皮腫，充実型／多嚢胞型（Ameloblastoma, solid/multicystic type）・293
　3．軟組織嚢胞 ……………………………………………………………………………………294
　　　　粘液嚢胞（Mucous cyst）・294

Ⅱ．嚢胞性病変の鑑別アトラス ……………………………………………久山　佳代／加藤　　拓…296

　索　引 ……………………………………………………………………………………………………300

頭頸部・口腔細胞診アトラス

第1章 頭頸部穿刺吸引細胞診
　Ⅰ．頭頸部の解剖組織学
　Ⅱ．超音波ガイド下穿刺吸引細胞診と標本作製法
　Ⅲ．頭頸部病変の超音波像の見方・考え方
　Ⅳ．頭頸部腫瘍の分類
　Ⅴ．甲状腺病変の病理組織と細胞診
　Ⅵ．甲状腺病変の鑑別アトラス
　Ⅶ．唾液腺病変の病理組織と細胞診
　Ⅷ．唾液腺病変の鑑別アトラス
　Ⅸ．リンパ節病変の病理組織像と細胞診
　Ⅹ．リンパ節病変の鑑別アトラス

第2章 口腔領域の細胞診
　Ⅰ．口腔の解剖組織学
　Ⅱ．口腔細胞診の検査法と標本作製法
　Ⅲ．口腔病変の病理組織と細胞診
　Ⅳ．口腔病変の鑑別アトラス

第3章 囊胞性病変の細胞診
　Ⅰ．囊胞性病変の病理組織と細胞診
　Ⅱ．囊胞性病変の鑑別アトラス

第1章　頭頸部穿刺吸引細胞診

I. 頭頸部の解剖組織学

1. 頭部 (head)

　頭部は，頭蓋，脳，脳神経，髄膜，感覚器などを含む領域である．頭蓋は頭の骨格で脳頭蓋と顔面頭蓋からなる．脳頭蓋 (cranial bones) は，脳と髄膜ならびに脳神経や脳血管を含み，脳を守る頭蓋腔を形成する．顔面頭蓋 (facial bones) は眼窩 (orbit)，鼻腔 (nasal cavity) および上顎 (upper jaw) と下顎 (lower jaw) の骨格を形成する．

1．1　頭蓋 (skull)

1．1．1　頭蓋前面 (front of the skull)

　頭蓋の前面（図1）は，前頭骨，頬骨，眼窩，鼻骨，上顎骨，下顎骨からなり，前頭骨 (frontal bone) は下方で鼻骨 (nasal bone) および頬骨 (zygomatic bone) と連なる．前頭骨と2つの鼻骨の接合点がナジオン (nasion) である．眼窩内には，上および下眼窩裂 (orbital fissure)，視神経管 (optic canal) がある．眼窩の下には，左右それぞれ上顎骨に眼窩下孔 (infraorbital foramen) がある．頬骨の外側面に頬骨顔面神経が通る小さな頬骨顔面孔 (zygomatic-facial foramen) があり，鼻骨の下方に楕円形の梨状口 (piriform aperture)（鼻孔）がある．骨鼻中隔が鼻腔を左右に分ける．鼻腔の外側壁には，左右それぞれ鼻甲介 (nasal concha) という弯曲した骨性の板がある．上顎は融合した上顎骨 (maxilla) からなり，歯槽突起 (alveolar process) は，上顎の歯を支持する．下顎骨 (mandible) の歯槽突起は下顎の歯を支持し，第1（または第2）小臼歯の下方にオトガイ血管，オトガイ神経が通るオトガイ孔 (mental foramen) がある．オトガイ隆起 (mental protuberance)（顎）は，オトガイ結合の下方にある正中線の縦の隆起で，胎生期の左右の骨の癒合部に一致する．

1．1．2　頭蓋外側面 (outside of the skull)

　頭蓋の外側面（図2）は，頬骨弓 (zygomatic arch) の上下に陥凹があり，それぞれを側頭窩 (temporal fossa) および側頭下窩 (infratemporal fossa) といい，前者は側頭筋によって充たされ，後者は外側および内側翼突筋が占める．頬骨弓は，頬骨の側面突起と側頭骨の頬骨突起からつくられる．側頭窩の前部で，頬骨弓の中央上方に，プテリオン (pterion) がある．側頭骨の乳様突起 (mastoid process) は外耳道の後下方にある．乳様突起の前方には，側頭骨の細長い茎状突起 (styloid process) がある．下顎骨は顔面の前下部を形成し，頭蓋とは可動性の顎関節で連結している．下顎骨 (mandible) は中央部の下顎体，その両後端の下顎枝の2部から構成される．

1．1．3　頭蓋後面 (back of the skull)

　頭蓋の後面は，後頭骨，頭頂骨の一部，側頭骨の乳頭部から構成される．頭蓋の上面は，前方の前頭骨，左右の頭頂骨，後方の後頭骨からなり，頭蓋冠 (calvaria) を構成する．冠状縫合 (coronal suture) は前頭骨と頭頂骨を，矢状縫合 (sagittal suture) は左右の頭頂骨を，ラムダ縫合 (lambdoid suture) は頭頂骨と側頭骨を後頭骨から隔てる．ブレグマ (bregma) は，冠状縫合と矢状縫合との交点，ラムダ (lambda) は，ラムダ縫合と矢状縫合との交点を示す．

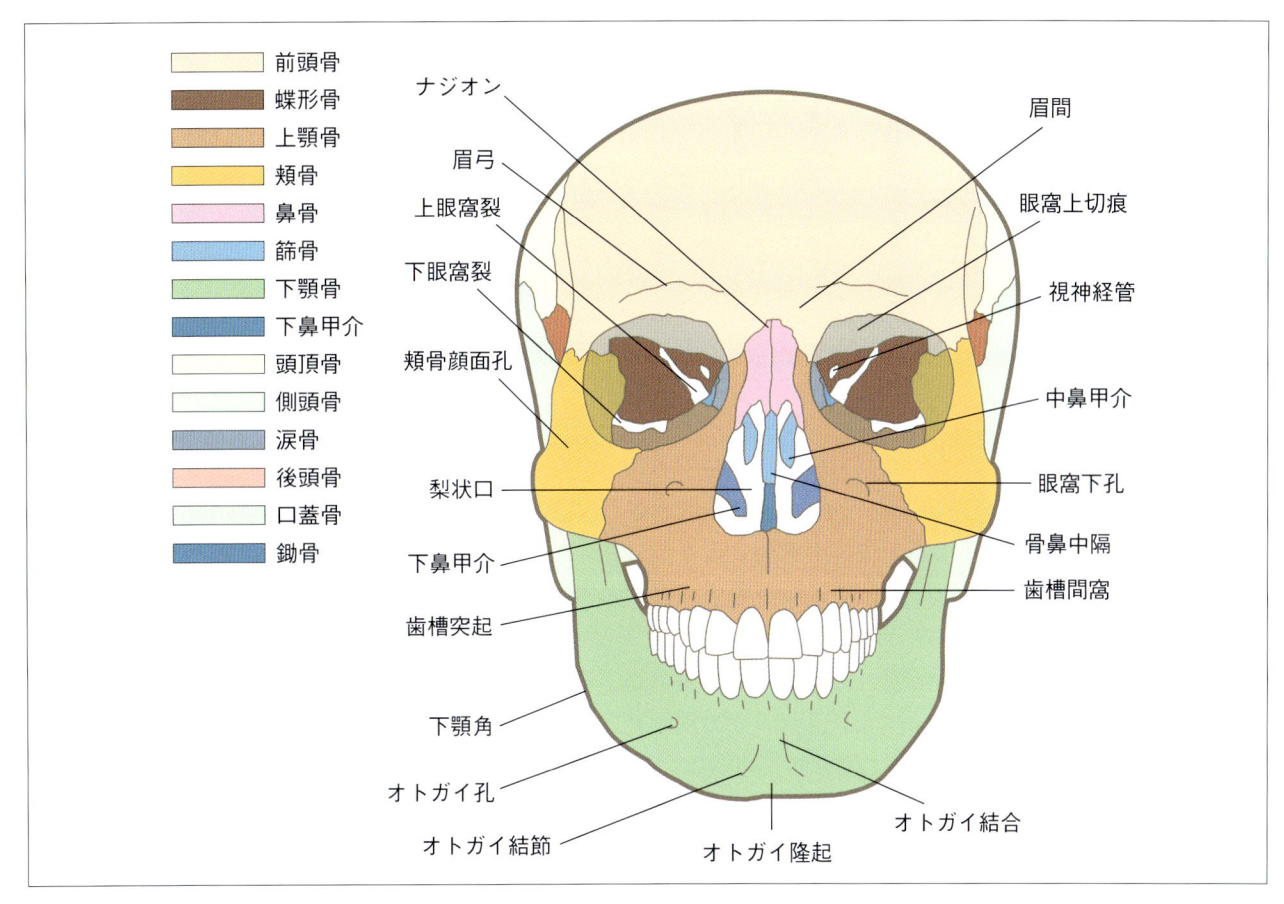

図1　頭蓋前面

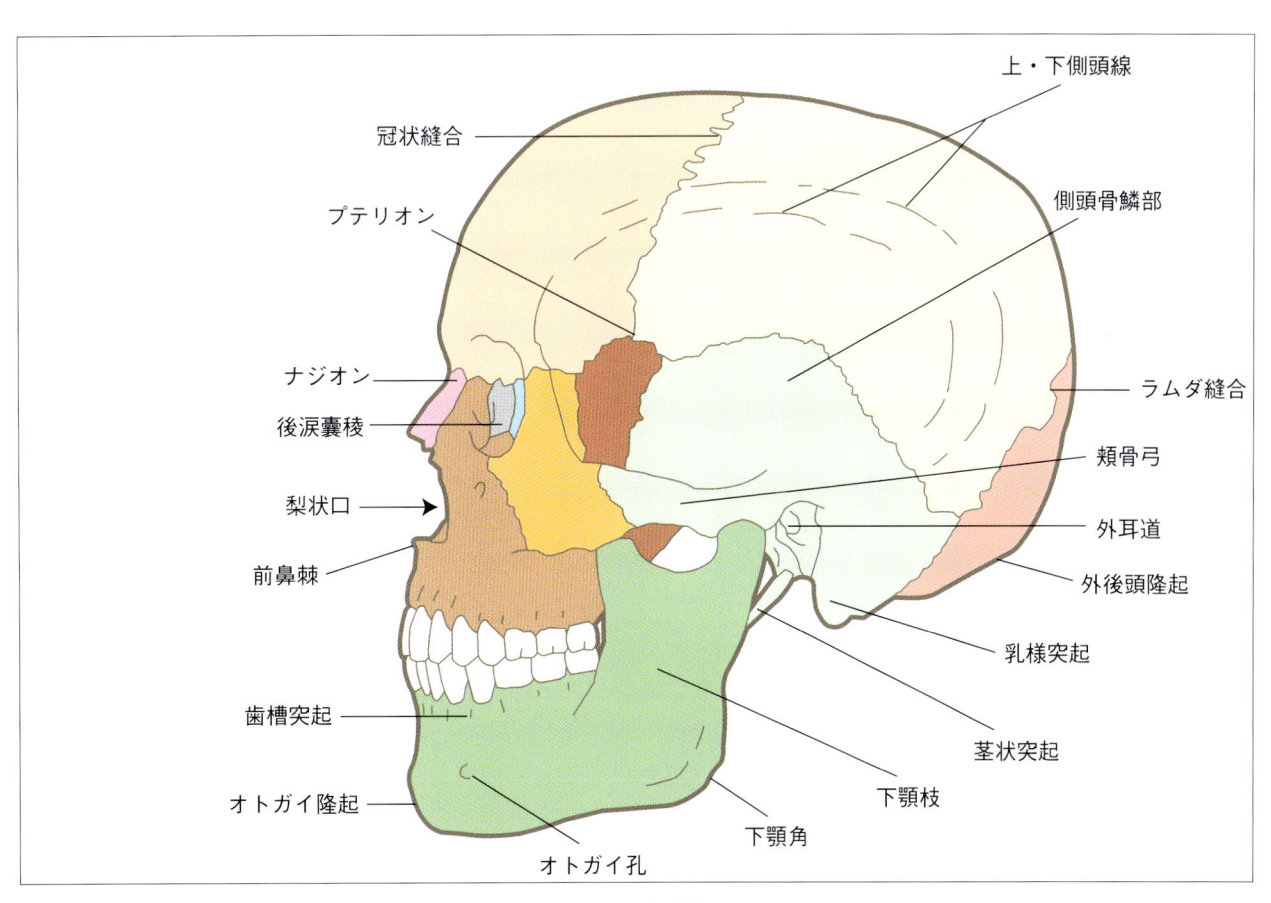

図2　頭蓋外側面

1.1.4　頭蓋下面（base of the skull）

　頭蓋の下面，すなわち頭蓋底は，上顎骨の口蓋突起と口蓋骨，蝶形骨，鋤骨，側頭骨，後頭骨からなる．硬口蓋（hard palate）は，前方を上顎骨の口蓋突起，後方を口蓋骨の水平板から構成される．口蓋の後縁の上方には，後鼻孔（choana）がある．鋤骨（vomer）は薄く平たい骨で，鼻中隔の一部を占める．蝶形骨（sphenoid）は体と3対の突起（大翼，小翼，翼状突起）から構成され，蝶形骨体の上にはトルコ鞍（sella turcica）があり，その中央が下垂体窩である．後頭骨の前部にある大きな楕円形の孔を大後頭孔（foramen magnum）とよび，脊柱管と頭蓋腔が交通し，延髄，椎骨動静脈，副神経，脊髄動脈，静脈叢，第1頸神経がここを通る．

1.2　顔面（face）

　顔面は，頭部の前方にあって，上方は眉弓から下方は下顎まで，左右は耳までの広がりを有する領域である．顔面の筋は，口，眼，鼻，耳などの開口部を取り囲む表情筋（mimic muscle）や頬筋（cheek muscle）からなり，表情筋のすべては顔面神経の運動支配を受ける（図3）．顔面の運動神経には，顔の表情の筋を司る顔面神経と，咀嚼筋，顎舌骨筋，顎二腹筋の前腹，口蓋帆張筋，鼓膜張筋を支配する下顎神経がある．顔面神経（facial nerve）（脳神経Ⅶ）は，茎乳突孔から頭蓋を出て，側頭枝，頬骨枝，頬筋枝，下顎縁枝，頸枝，後耳介神経に分枝し，頸と顎（広頸筋）の表層の筋，表情筋，頬筋，耳介筋，頭皮の筋（後頭筋，前頭筋）を支配する．頸神経叢（cervical plexus）の皮神経は，耳と頸の後面は小後頭神経，顔の耳下腺領域に広がる大耳介神経があるが，顔の主要な知覚神経は三叉神経（trigeminal nerve）（脳神経Ⅴ）に支配される．頭蓋から出る前に，三叉神経は3本の主要な枝に分かれ，眼神経（ophthlamic nerve），上顎神経（maxillary nerve），下顎神経（mandibular nerve）となる．眼神経，上顎神経は完全な知覚性であり，下顎神経は主に知覚性だが，運動神経も含んでいる．

　顔面の大部分の動脈は外頸動脈の枝で支配され，主要な血管は顔面動脈で，下顎骨の少し前で下顎底を横切って顔面に出る．顔面動脈（facial artery）は，上唇と下唇（上唇動脈と下唇動脈），鼻翼と鼻背（外側鼻動脈）に血流を送り，眼角動脈として終わり，内眼角に達する．浅側頭動脈（superficial temporal artery）は，耳の前方を上行し側頭域に至り頭皮に終わる．顔面横動脈（transverse facial artery）は，浅側頭動脈から耳下腺内で起こり，咬筋の浅層で顔を横切り，多数の枝に分かれ，耳下腺と耳下腺管，咬筋，顔の皮膚に血液を送る．顔面静脈（facial vein）は，顔の主要な血液流出路で，顔面の下後方に顔面動脈の後方を走る．

　眼瞼を含めた顔の外側部からのリンパ管は，下方で耳下腺リンパ節（parotid lymph node）に注ぐ．深耳下腺リンパ節は，深頸リンパ節に注ぐ．上唇と下唇外側部のリンパ管は，顎下リンパ節（submandibular lymph node）に注ぐが，オトガイと下唇中央部のリンパ管はオトガイ下リンパ節（submental lymph node）に注ぐ（図4）．

1.3　唾液腺（salivary gland）

　唾液腺（図5）は口腔内に唾液を分泌する腺で，大唾液腺と小唾液腺の2種に区別される．大唾液腺とは，耳下腺，顎下腺，舌下腺の3対で，小唾液腺は舌，口唇，口蓋，口腔底など口腔内に多数分布する小型の分泌腺である（小唾液腺は第2章口腔の解剖組織学P257を参照）．

1.3.1　耳下腺（parotid gland）

　耳下腺は，耳の前下方にかけて皮膚と咬筋の間に位置し，下顎枝と乳頭突起に挟まれた楔形を呈し，腺の先端は下顎角の後方にあり，その底は頬骨弓に近接する．耳下腺管（parotid duct）（Stensen管）は，咬筋の表層を水平に前に走り，この筋の前縁で内側へ直角に曲がって頬筋を貫き，上顎第2大臼歯に面する頬粘膜に開口する．顔面神経は耳下腺内で神経叢を形成し，耳下腺を貫通し，放射状に顔面に分布する．顔面神経によって浅葉と深葉に分かれる．外頸動静脈，舌咽神経が分布する．耳下腺筋膜の表面および腺の中に耳下腺リンパ節があり，リンパ液は頸リンパ節に注ぐ．

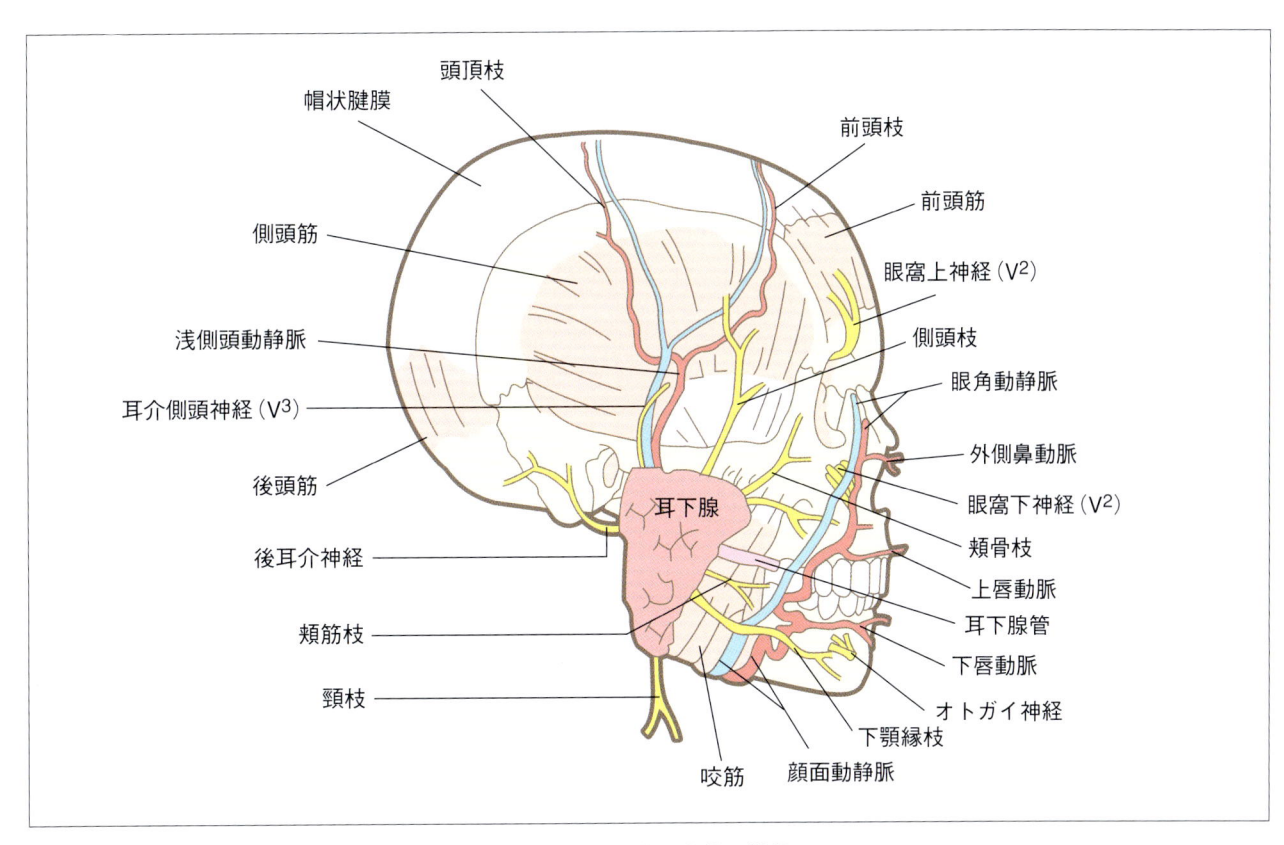

図3 頭部の筋，血管，神経

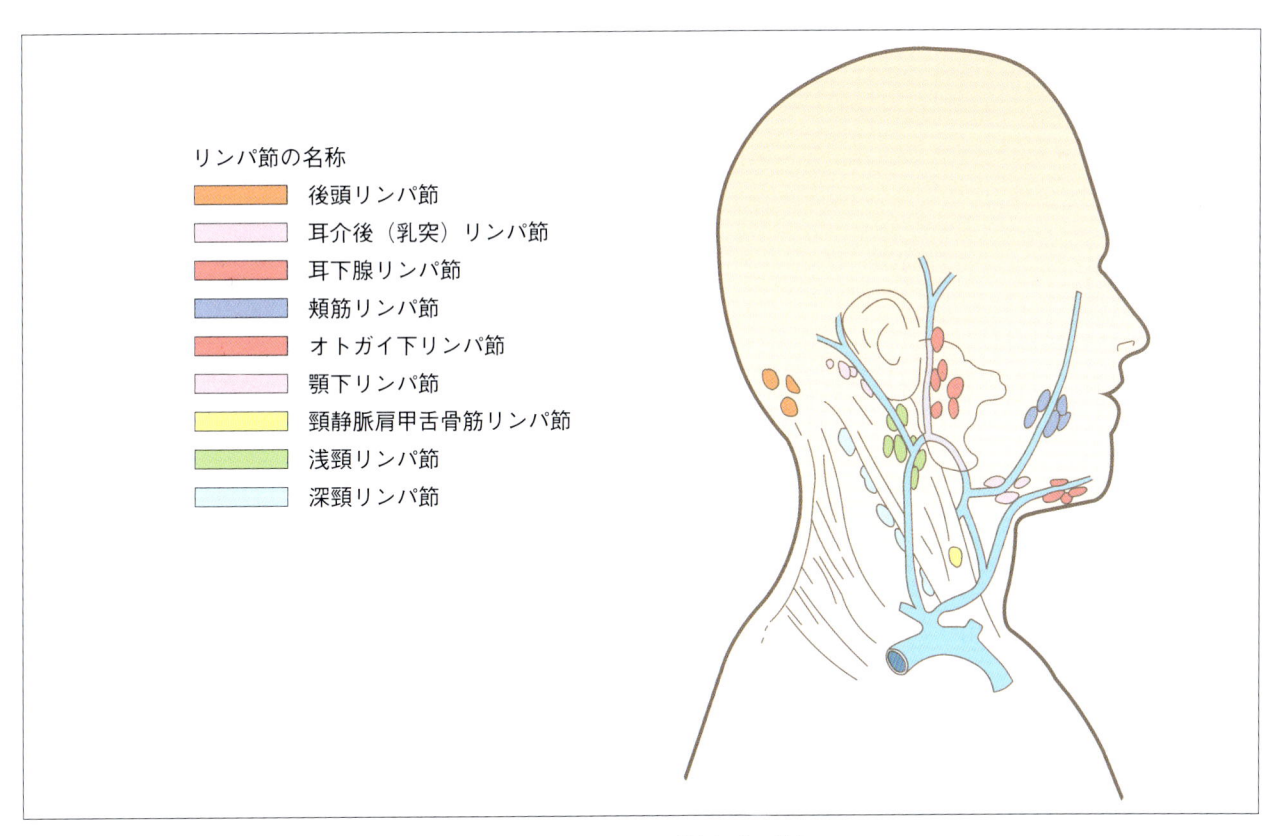

図4 頭頸部のリンパ節とその流れ

1. 3. 2　顎下腺（submandibular gland）

顎下腺は下顎骨体に沿ってあり，下顎骨の後半の上下および顎舌骨筋の浅層と深層にまたがる．顎下腺管（submandibular duct）（Wharton管）は，腺の後端から出て，舌小体の両側の舌下小丘に開口する．顔面動静脈および舌動静脈の枝，鼓索神経が分布する．

1. 3. 3　舌下腺（sublingual gland）

舌下腺は大唾液腺のなかでは最も小さく最も深部に位置する．左右の舌下腺は口腔底で下顎骨とオトガイ舌筋の間にあり，それらが合流して舌小体（lingual frenulum）の周りに馬蹄形の腺塊をつくり，多数の小さな舌下腺管が口腔底に開く．舌下動脈，オトガイ動静脈および鼓索神経が分布する．

1. 3. 4　組織像

唾液腺は腺房，介在部，線条部，導管から構成される（図6a，b，c，d）．腺房（acinus）は腺末端部の袋状の膨らみで，粘液性と漿液性の2種類の細胞があり，各唾液腺によってその構成細胞は異なる．粘液性細胞（mucous cell）は，PAS染色陽性の粘液分泌顆粒で満たされ，唾液粘液（sialomucin）を含んでいる．漿液性細胞（serous cell）は膵臓の外分泌細胞に類似し，アミラーゼを豊富に含むチモーゲン顆粒（zymogen granule）を分泌する．腺房に続く介在部導管（intercalated duct）は，扁平ないし立方上皮からなる細い管である．筋上皮細胞（myoepithelial cell）が，腺房や介在部の導管を外側から取り囲む．筋上皮細胞は，上皮細胞と基底膜の間に存在し，平滑筋に似たフィラメント構造をもち，収縮することで分泌を促す役目をする．その後，導管は急激に膨らみエオジンによく染まる線条部導管（striated duct）になる．線条部導管は円柱上皮から構成され，基底側に線条構造（基底線条）が認められる．電子顕微鏡では，細胞基底膜の嵌入とこれに沿って並ぶ多数のミトコンドリアで形成され，同部でNa^+が再吸収され，低張性の唾液をつくる．導出管（excretory duct）は偽重層化した円柱上皮で覆われ，口腔に近づくにつれ重層扁平上皮へ移行する．

耳下腺は，漿液性細胞のみからなる漿液腺で，介在部や線条部は比較的長いので小葉内で容易にみつけられる．また腺小葉内に多数の脂肪細胞が散在する．顎下腺は，混合腺で，漿液性細胞が優位で粘液性細胞が混在し，線条部はよく発達している．舌下腺は，粘液性細胞が優勢な混合腺であるが，線条部はごくわずかしかみられない．

2.　頸部（neck）

頸部は，頭部と肩および胸部との間の領域で，胸鎖乳突筋（sternocleidomastoid）によって主要な2つの三角，すなわち前頸三角部と後頸三角部に分けられる（図7）．前頸三角部は，外方は左右の胸鎖乳突筋前縁，上方は下顎骨，下方は胸骨で囲まれ，後頸三角部は前方は胸鎖乳突筋の後縁，下方は鎖骨，後方は僧帽筋の前縁によって境される．また頸部内臓として3つの器官に区分され，内分泌器官の甲状腺と上皮小体，呼吸器官の喉頭と気管，消化器官の咽頭と食道である．

2. 1　前頸三角部（anterior cervical triangle）

前頸部の正中部には喉頭，気管，甲状腺などが浅在する．顎下三角（submandibular triangle）は下顎体の下縁と顎二腹筋により囲まれ顎下腺が触れ，また頸動脈三角（carotid triangle）は胸鎖乳突筋，顎二腹筋，肩甲舌骨筋により囲まれ頸動脈の拍動を触れる．胸鎖乳突筋は前頸部と後頸三角部との境界にあり，頸を斜めに横切り，広頸筋と外頸静脈が横切る．頸部の筋膜（cervical fascia）は椎前葉（prevertebral fascia），気管前葉（pretracheal fascia），浅葉（investing fascia）の3葉からなる（図8）．椎骨とその周囲に付着する筋肉を包むのが椎前葉である．気管，甲状腺などの頸部内臓を取り囲むのが気管前葉で，これら2つの領域を含み，さらにその外側で頸部を全周性に囲むのが浅葉である．これらの筋膜とは別に浅葉と椎前葉の間には，総頸動脈，内頸静脈，迷走神経（vagus）（脳神経 X）を頭蓋底から下方へその走行に沿って取り囲む結合組織が存在し，頸動脈鞘（carotid sheath）という．頸では，総頸動脈は内頸静脈の内側を走り，第3～4頸椎の高さで内・外頸動脈に分かれる．舌下神経（hypoglossal nerve）（脳神経 XII）は，頸動脈三角で舌下神経

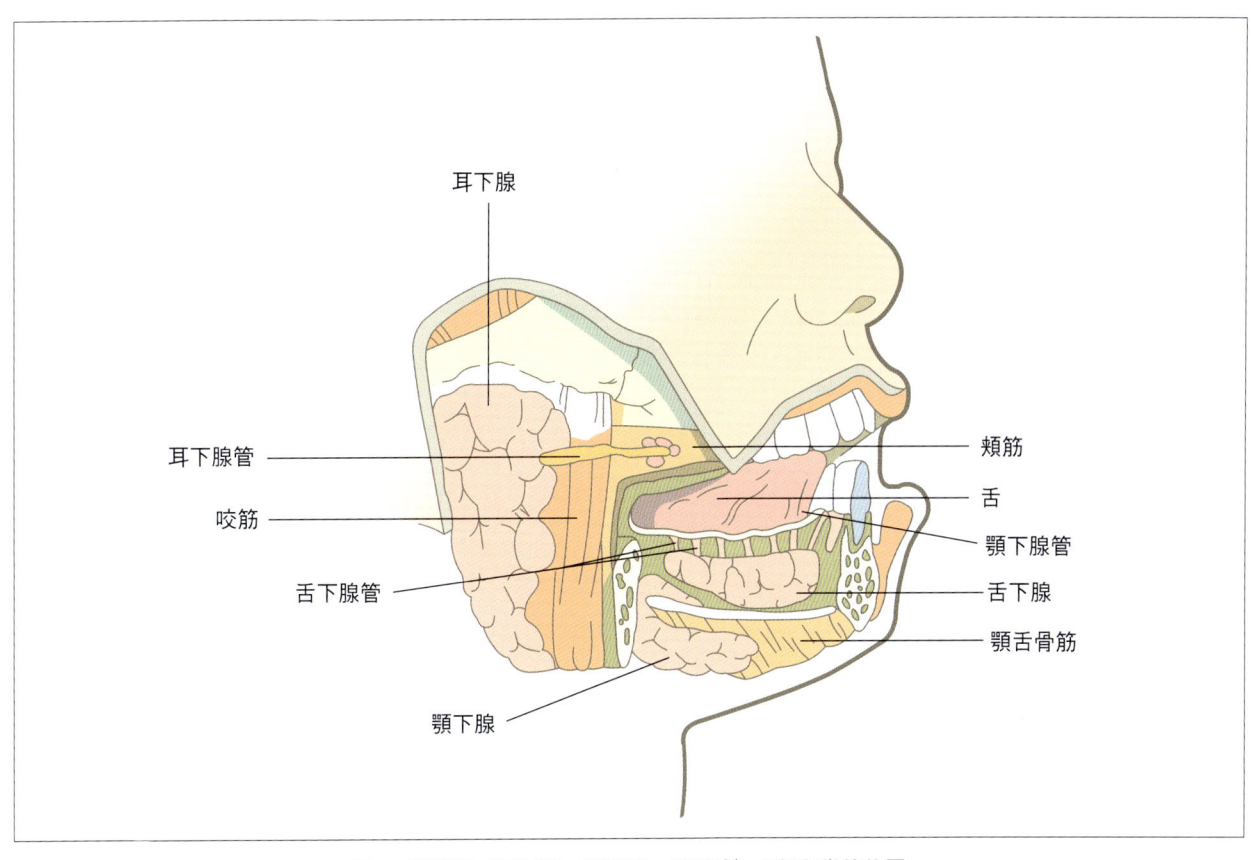

図5　唾液腺（耳下腺，顎下腺，舌下腺）の解剖学的位置

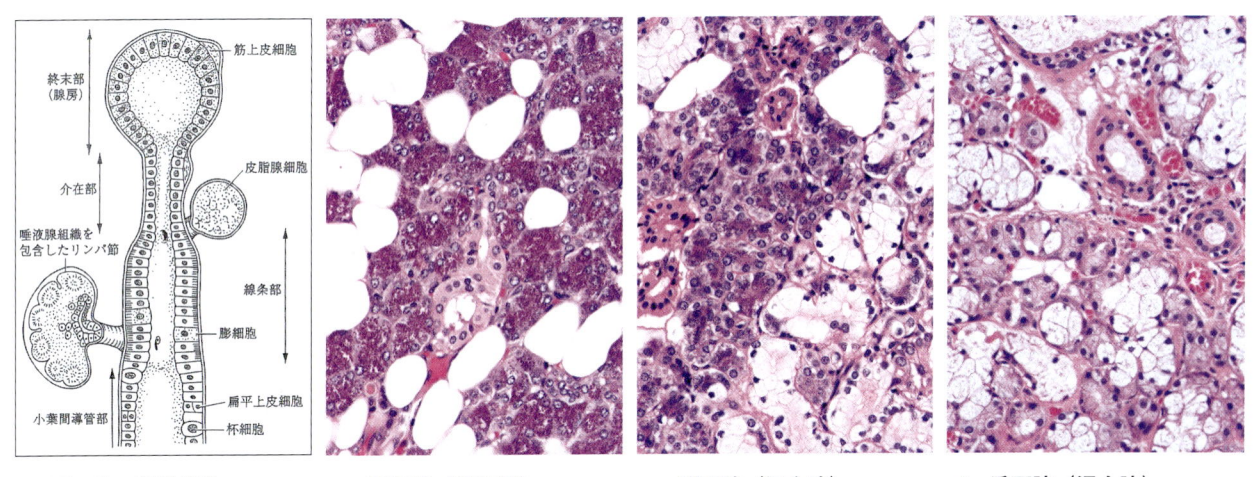

a　耳下腺の組織構造

b　耳下腺（漿液腺）
漿液性細胞のみからなり介在部，線条部導管が散在する．小葉内には多数の脂肪細胞が存在する．

c　顎下腺（混合腺）
漿液性細胞と粘液性細胞が混在する混合腺で，線条部導管が目立つ．

d　舌下腺（混合腺）
粘液性細胞が優勢な混合腺．

図6　唾液腺の組織像

線維から分かれて下行し，後頸三角で頸神経叢（cervical plexus）を作る．頸部で外頸動脈から6本の枝が出るが，前方へ向かって出る主要な血管は上甲状腺動脈，顔面動脈，舌動脈である．外頸動脈は下顎頸の高さで，顎動脈，浅側頭動脈の2終枝に分かれる．舌動脈は舌を栄養する唯一の動脈で，舌骨の高さで外頸動脈から分かれて頸動脈三角を前上方へ走り，舌下神経と交差する．さらに顎下三角に出ると再び舌下神経と交差し，舌骨舌筋の深層に入り，オトガイ舌筋に沿って舌尖に至る．

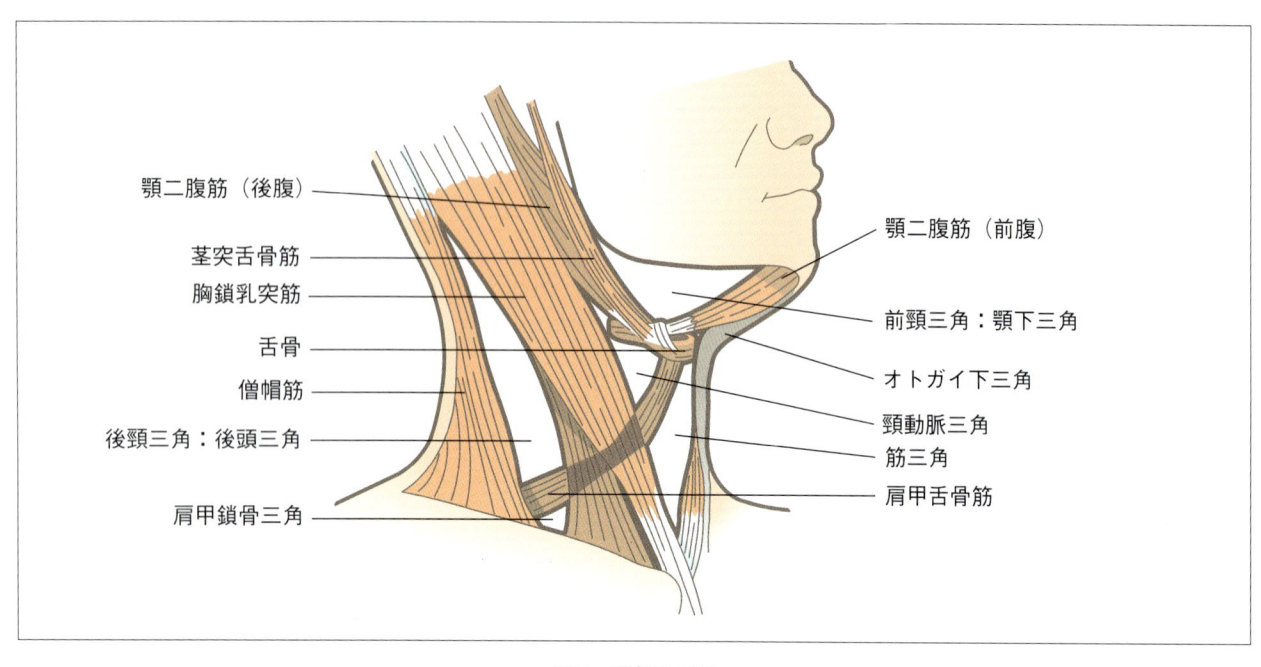

図7　頸部の三角

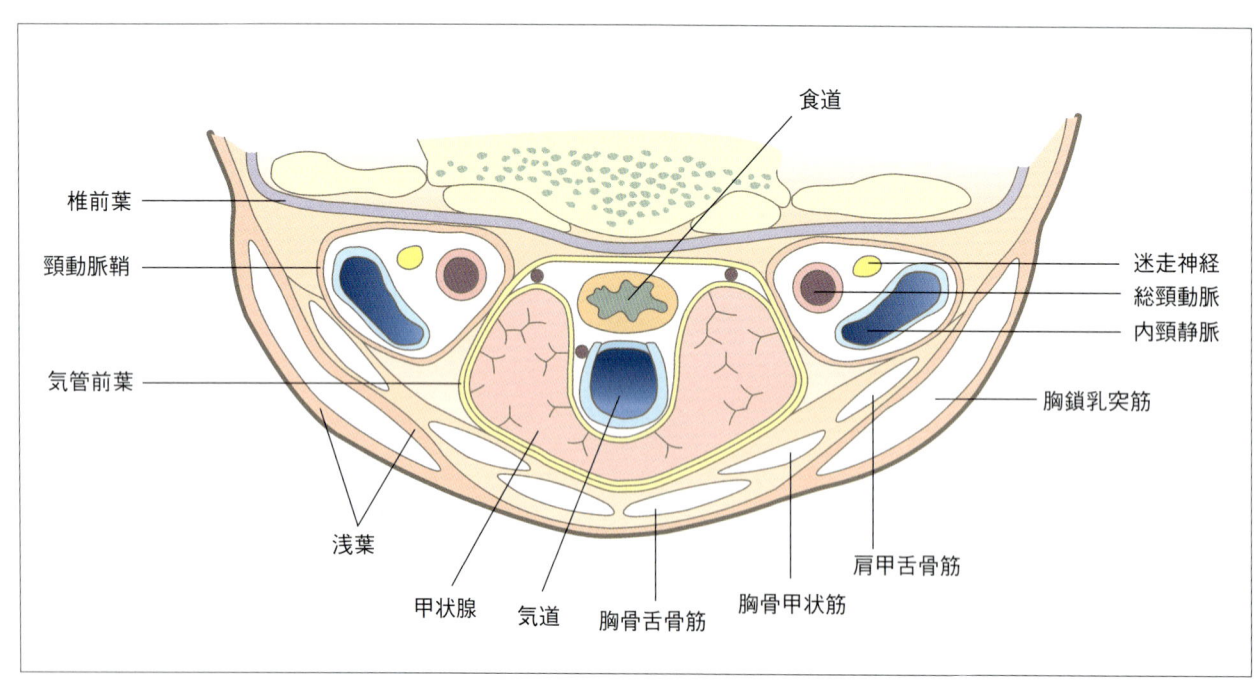

図8　頸部の筋膜（椎前葉，気管前葉，浅葉）と頸動脈鞘（甲状腺を通る水平面）

2.2　後頸三角部（posterior cervical triangle）

　後頸三角部内には，頭板状筋，肩甲挙筋，前・中・後斜筋があり，下部を肩甲舌骨筋の下腹が横切る．肩甲舌骨筋の深層には，腕神経叢（brachial plexus）の神経幹，鎖骨下動静脈がある．鎖骨下動静脈は頸部で多くの枝を出し，特に肩甲上動脈，頸横動脈は外側頸三角部の浅層を走行する．外頸静脈は，下顎角の近くで下顎後静脈と後耳介静脈の合流によって始まり，胸鎖乳突筋の表面を横切って，広頸筋の深層を走り鎖骨下静脈に注ぐ．副神経（accessory nerve）（脳神経 XI）は頸を後下方に走り，胸鎖乳突筋を貫くが，その深層を通ることもある．副神経の下を回り胸鎖乳突筋の後縁に沿って上行するのが小後頭神経，後縁と直角に前進するのが頸横神経，下顎角および耳下腺の方へ向かって外頸静脈沿いに進むのが大耳介神経である．頭

と頸からのリンパ管はすべて深頸リンパ節（deep cervical lymph node）に注ぎ，ほとんどは内頸静脈に沿って並び，胸鎖乳突筋の下層に10〜16個存在する．浅頸リンパ節（superficial cervical lymph node）は，後頸三角部では外頸静脈に沿って，前頸三角部では前頸静脈に沿って分布し，数個を数える．

2.3　頸基部（cervical root）

　頸基部（図9）は，胸部と頸部の境界領域にあたり，頭と胸郭を連絡するすべての通路となっている．頸基部の動脈は，大動脈弓（aortic arch）から起こり，右側は腕頭動脈（brachiocephalic artery），左側は総頸動脈（common carotid artery）と鎖骨下動脈（subclavian artery）である．左右の鎖骨下動脈は，上肢に血液を送るが，頸，脳に向かう枝も出す．椎骨動脈（vertebral artery）は，鎖骨下動脈の最大枝で，第1から第6頸椎の横突起を通って上行する．内胸動脈（internal thoracic artery）は，鎖骨下動脈の前下面から起こり，下内方に向かって胸郭に入る．甲状頸動脈（thyrocervical）は，椎骨動脈の外側で前斜角筋のすぐ内側から出て，下甲状腺動脈，上行頸動脈，浅頸動脈，肩甲上動脈の4枝を出す．頸根部を通る重要な神経は，迷走神経，反回神経，横隔神経などがある．迷走神経は，頸動脈鞘の後部で総頸動脈と内頸静脈の間の溝を下方に向かうが，右側では鎖骨下動脈の起始部と交叉し，腕頭静脈と胸鎖関節の後方を通り胸郭に入る．左右の反回神経（recurrent laryngeal nerve）は，迷走神経から分かれて出る高さが異なり，右反回神経は鎖骨下動脈を，左反回神経は大動脈弓をそれぞれ前から後ろへ回るように反回し，甲状腺の後内側で気管食道溝を上行し，輪状甲状筋を除くすべての喉頭の内在筋を支配する．横隔神経（phrenic nerve）は，前斜角筋と椎前葉の間を下行し，鎖骨下動静脈の間を通り胸腔へ入り横隔膜に至る．胸管（thoracic duct）は腹部で始まり，胸腔内を上行し胸郭上口で食道の左縁を通り，頸根部で外側に曲がり椎骨動脈，鎖骨下動脈の前方を下行して，左静脈角で静脈系に注ぐ．

2.4　頸部内分泌器官

2.4.1　甲状腺（thyroid gland）

　甲状腺（図10a）は，胸骨甲状筋胸骨舌骨筋の深層で，第5頸椎から第1胸椎の高さにある．甲状腺は左葉と右葉の二つの側葉（lateral lobe）からなり，峡部（isthmus）によって気管の前面で左右の側葉がつながっている．また約半数の人では，錐体葉（pyramidal lobe）とよばれる甲状腺組織が峡部から上に伸びることがある．発生学的には甲状舌管の遺残である．甲状腺は薄い線維性被膜（fibrous capsule）で包まれ，腺の中に深く中隔が入り込む．被膜の外は気管前葉で全周を覆われている．また，甲状腺左右葉は密な結合織によって輪状軟骨と上位の気管軟骨に固着しており，このため喉頭軟骨が挙上すると甲状腺も一緒に挙上することとなる．甲状腺には，上・下甲状腺動脈が分布する．外頸動脈の第1枝の上甲状腺動脈（superior thyroid artery）は，上喉頭神経に併走して下行し，甲状腺両葉の上極に入る．下甲状腺動脈（inferior thyroid artery）は，甲状頸動脈の枝で上内側に向かい頸動脈鞘の後方を通って甲状腺の後面に達し，甲状腺下極に分布する．甲状腺から出る静脈は3対あり，上・中甲状腺静脈は内頸静脈に注ぎ，下甲状腺静脈は腕頭静脈に合流する．甲状腺のリンパ管は喉頭前リンパ節，気管前リンパ節，気管傍リンパ節に注ぎ，外側ではリンパ管は上甲状腺静脈に沿い深頸リンパ節の下部に達し，一部は腕頭リンパ節ないし胸管に注ぐ．

　甲状腺の被膜は血管とともに内部に入り込み，実質を多数の小葉に分ける（図11a, b）．小葉は径50〜400μmの大小さまざまな甲状腺濾胞（thyroid follicle）で構成される．濾胞は1層の濾胞細胞（follicular cell）で囲まれた球状構造で，内部は粘調なコロイドで満たされる．濾胞細胞は，通常は横長の立方上皮であるが，甲状腺刺激ホルモンの分泌が活発なときには縦長の高円柱上皮となる．コロイドの主成分は濾胞細胞の産生するサイログロブリン（thyroglobulin）という糖蛋白質で，PAS染色陽性である．濾胞の周囲は多数の洞様毛細血管によって網状に取り囲まれている．甲状腺には濾胞上皮とは発生の異なる傍濾胞細胞（parafollicular cell）（C細胞）が濾胞の間に存在し，カルシトニン（calcitonin）というホルモンを分泌し，これはカルシウムの恒常性を司る．

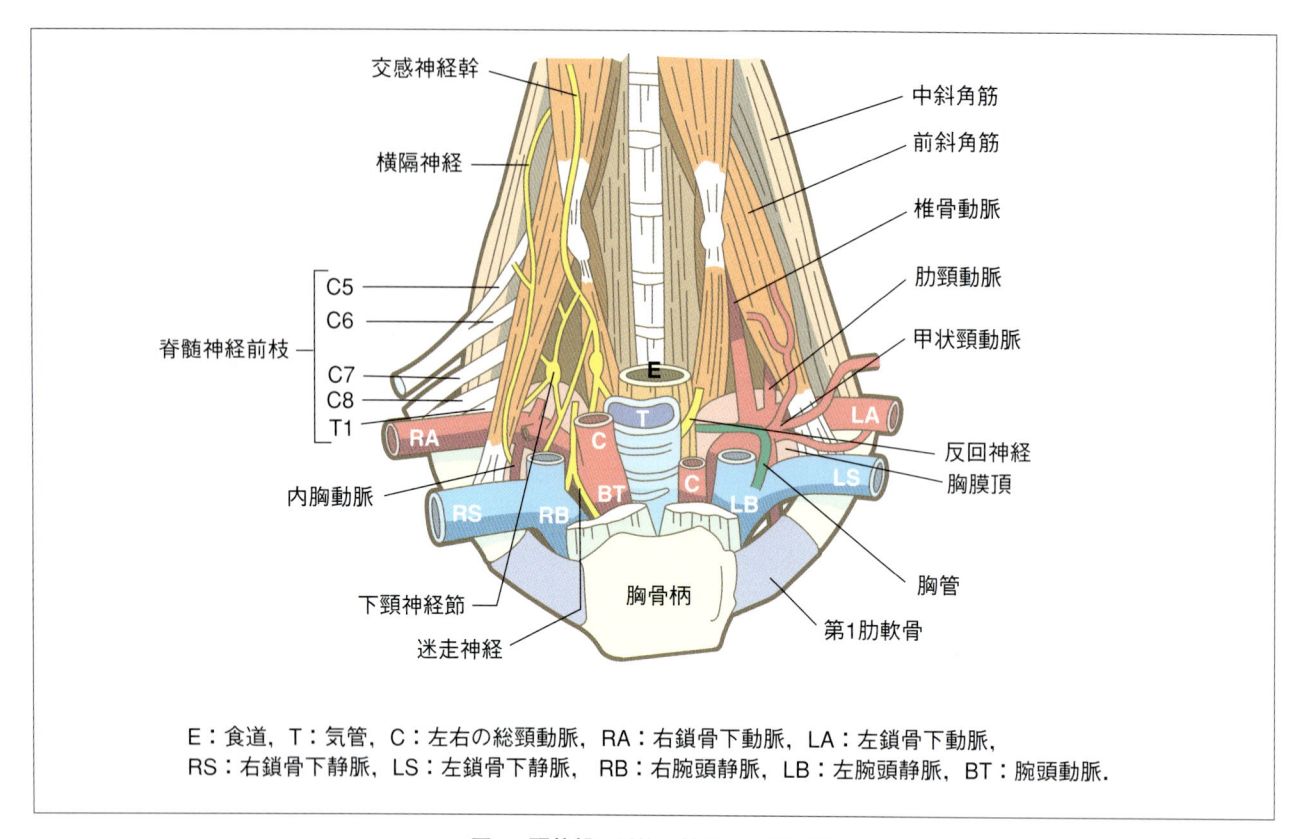

図9 頸基部の脈管，神経，頸部内臓

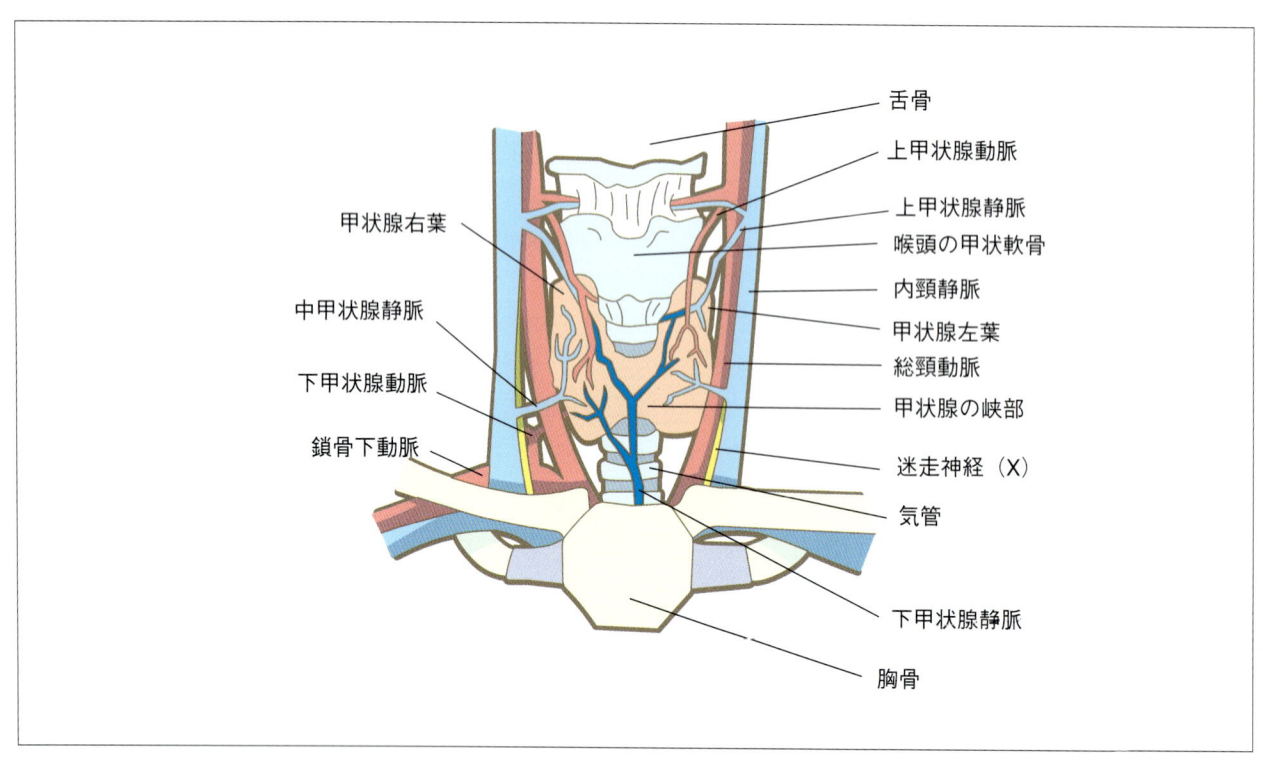

E：食道，T：気管，C：左右の総頸動脈，RA：右鎖骨下動脈，LA：左鎖骨下動脈，RS：右鎖骨下静脈，LS：左鎖骨下静脈，RB：右腕頭静脈，LB：左腕頭静脈，BT：腕頭動脈．

図10a 甲状腺前面で，甲状腺の位置と脈管，神経

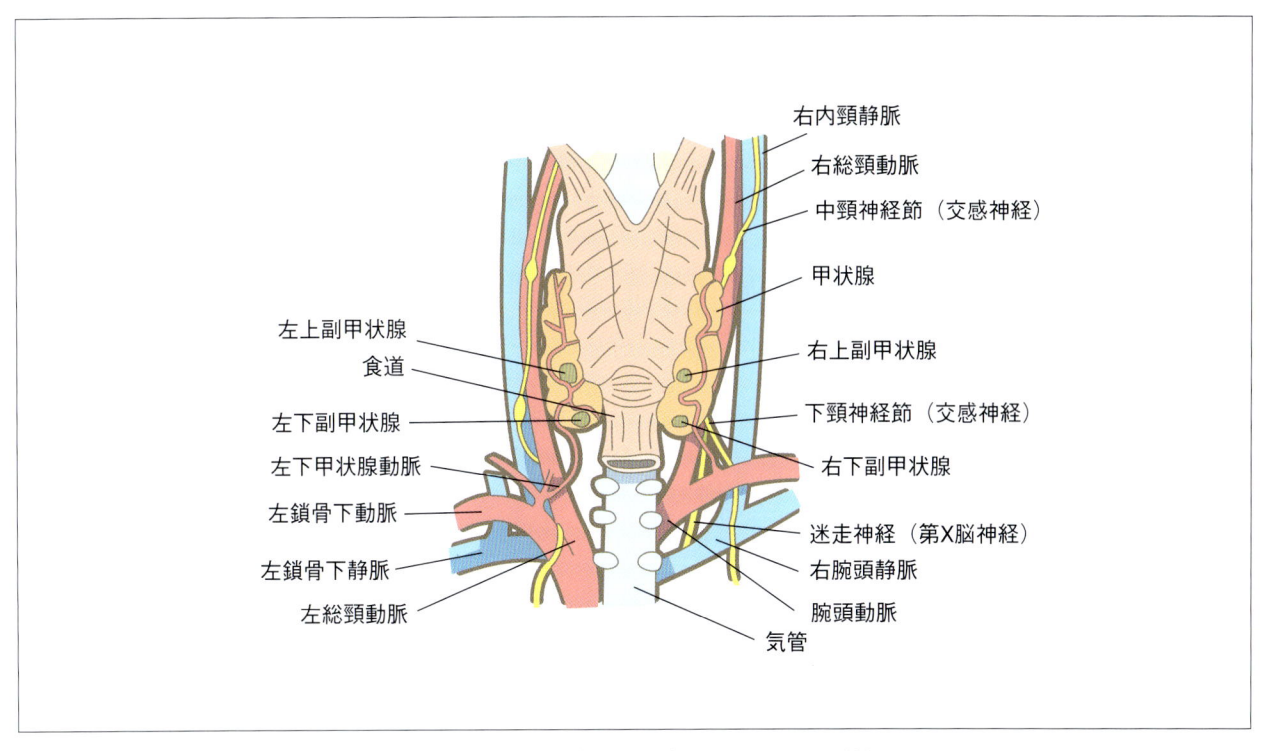

図10b　副甲状腺（上皮小体）の位置と脈管，神経

図10　甲状腺と副甲状腺

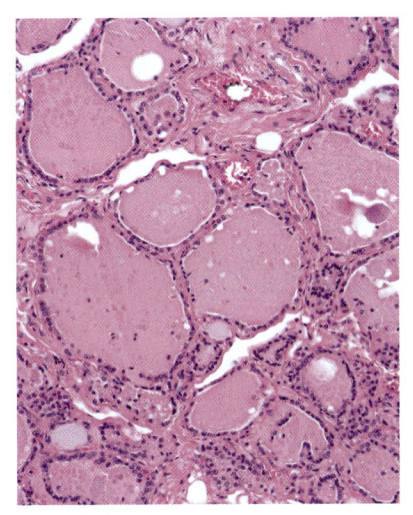

a　甲状腺
コロイド物質を充満した濾胞内腔には扁平ないし立方状の濾胞細胞で覆われる．

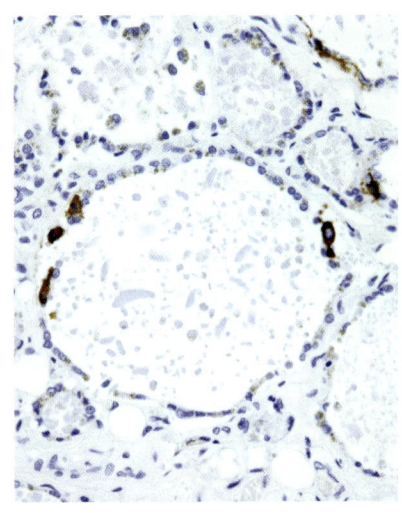

b　甲状腺のカルシトニンの免疫染色
濾胞内には，カルシトニンを分泌する少数のC細胞がみられる．

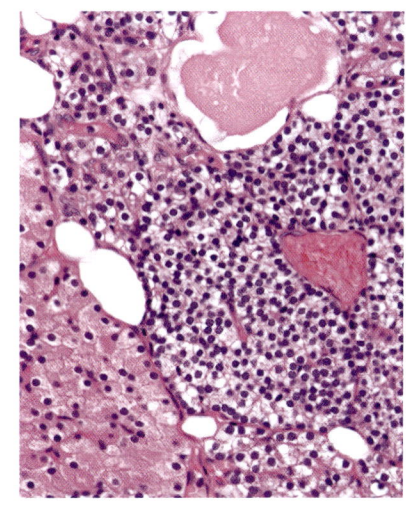

c　副甲状腺（上皮小体）
上方の胞体の淡明な主細胞の胞巣と下方の好酸性細胞の胞巣．

図11　甲状腺と副甲状腺の組織像

2.4.2　副甲状腺（上皮小体）(parathyroid gland)

　副甲状腺（図10b）は，左右外側葉の後面に一部埋め込まれて，それぞれ2つずつある．数，大きさ，位置などは変異に富んでいるが，それぞれの副甲状腺は約40mgである．副甲状腺は，下甲状腺動脈の血流を受け，副甲状腺静脈が甲状腺と気管の前面の静脈叢に注ぐリンパ管は深頸リンパ節と気管傍リンパ節に注ぐ．

　副甲状腺には2種類の細胞が認められ，主細胞（chief cell）は実質細胞の大部分を占め径8～10μmの細胞で，明調な細胞質に副甲状腺ホルモン（parathyroid hormone：PTH）を含む分泌顆粒を有する（図11c）．好酸性細胞（oxyphil cell）は，径10μm以上に達する大型の細胞で，ミトコンドリアが密在する豊富な細胞質をもつが，この細胞の機能は分かっていない．

2.5　頸部呼吸器官

2.5.1　喉頭（larynx）

　喉頭は，頸の前部で第3から第6頸椎体の高さにあり，咽頭の下部と気管をつなぐ．発声装置でもある喉頭は，甲状軟骨，輪状軟骨，披裂軟骨，喉頭蓋軟骨などの喉頭軟骨から構成されている．甲状軟骨（thyroid cartilage）は左右の板からなり，その下方は前正中部で融合し喉頭隆起（laryngeal prominence）を形成する．輪状軟骨（cricoid cartilage）は，甲状軟骨の下縁とは輪状甲状靱帯によってつながれている．披裂軟骨（arytenoid cartilage）は，1対の軟骨で輪状軟骨板の上縁の外側部と連結する．喉頭隆起の後面と披裂軟骨の声帯突起との間に声帯靱帯がある．声帯靱帯（vocal ligament）は声帯ヒダ（vocal fold）の骨格をなす．喉頭蓋軟骨（epiglottic cartilage）は喉頭口の前方にある．喉頭の内腔は，前庭ヒダ（vestibular fold）の上方にある喉頭前庭（vestibule of larynx）と，前庭ヒダと声帯ヒダとの間の喉頭室（ventricle of larynx），声帯ヒダから輪状軟骨下縁までの内腔である声門下腔（infraglottic cavity）の3部に分かれる（図12）．左右の声帯ヒダで囲まれる空間を声門裂（rima glottis）という．喉頭筋は，外喉頭筋群と内喉頭筋群に大別される．外喉頭筋（extrinsic muscle）は喉頭全体を動かし，内喉頭筋（intrinsic muscle）は声帯ヒダの長さと緊張および声門裂の大きさと形を変える．喉頭の神経は，迷走神経から，上喉頭神経および反回神経を通ってくる．声帯より上の知覚は上喉頭神経（superior laryngeal nerve），声帯より下の知覚は反回神経の末端である下喉頭神経（inferior laryngeal nerve）が受けもつ．喉頭の筋は，輪状甲状筋は上喉頭神経に支配されるが，これ以外はすべて反回神経に支配される．喉頭の動脈は，上および下甲状腺動脈の枝で喉頭に血液を送る．喉頭の静脈は動脈に併走し，上，下喉頭静脈はそれぞれ上，下甲状腺静脈に注ぐ．声帯ヒダよりも上方の喉頭のリンパ管は，深頸リンパ節の上部に注ぎ，下方のリンパ管は，深頸リンパ節の下部に注ぐ．

2.5.2　気管（trachea）

　気管は，第6頸椎の高さの喉頭の下縁から下方に伸び，第5から第7胸椎の高さで左右の主気管支に分かれる．気管の側方には，総頸動脈と甲状腺の左右の葉がある．

2.6　頸部消化器官

2.6.1　咽頭（pharynx）

　咽頭は頭蓋底から下方に伸び，その下端の前方に輪状軟骨，後方には第6頸椎の下縁がある．咽頭の壁は主に2層の咽頭筋からなり，外側の輪筋層は，上，中，下の3つの咽頭収縮筋（constrictor muscle）を有し，内側の縦走筋層は口蓋咽頭筋（palatopharyngeus），茎突咽頭筋（stylopharyngeus），耳管咽頭筋（salpingo-pharyngeus）からなる．これらの筋が嚥下と発声の際に，喉頭と咽頭を挙上する．

　咽頭は，咽頭鼻部，咽頭口部，咽頭喉頭部に分けられる（図13）．咽頭鼻部（nasopharynx）は，鼻の後方で軟口蓋の上方にあり，鼻は後鼻孔を通って咽頭鼻部に達する．咽頭扁桃（pharyngeal tonsil）が咽頭鼻部の後壁の粘膜内にある．耳管咽頭口付近に耳管扁桃（tubal tonsil）がある．咽頭口部（oropharynx）は，口峡を通して口腔とつながり，軟口蓋から喉頭蓋の上縁までの領域である．口蓋扁桃（palatine tonsil）は，咽頭口部の左右で，2つの口蓋弓の間にある．咽頭喉頭部（laryngopharynx）は，喉頭の後方にあり喉頭蓋の上縁から輪状軟骨の下縁まで広がり，食道とつながる．咽頭の血管は，顔面動脈の扁桃枝が上咽頭収縮筋を通り抜けて，口蓋扁桃の下極に入る．扁桃はまた，上行口蓋動脈，舌動脈，下行口蓋動脈，上行咽頭動脈の枝も入る．外口蓋静脈は，軟口蓋から下行して咽頭静脈叢に入る．口蓋扁桃のリンパ管は，下顎角付近のリンパ節と頸静脈二腹筋リンパ節（扁桃リンパ節tonsillar node）に注ぐ．口蓋扁桃，舌扁桃，咽頭扁桃は咽頭上部をリンパ組織からなる輪状の帯を形成し，リンパ上皮性咽頭輪（lymphoepithelial ring of the pharynx）またはワルダイエルの咽頭輪（Waldeyer's tonsillar ring）とよばれる．

2.6.2　食道（esophagus）

　食道は，咽頭から胃までの管で，輪状軟骨の下端から下方に伸びて噴門で胃に入る．食道は，気管と頸椎体の間にあり，右側では頸根部の胸膜頂に接し，左側では鎖骨下動脈の後方で，胸管は胸膜と食道の間にある．

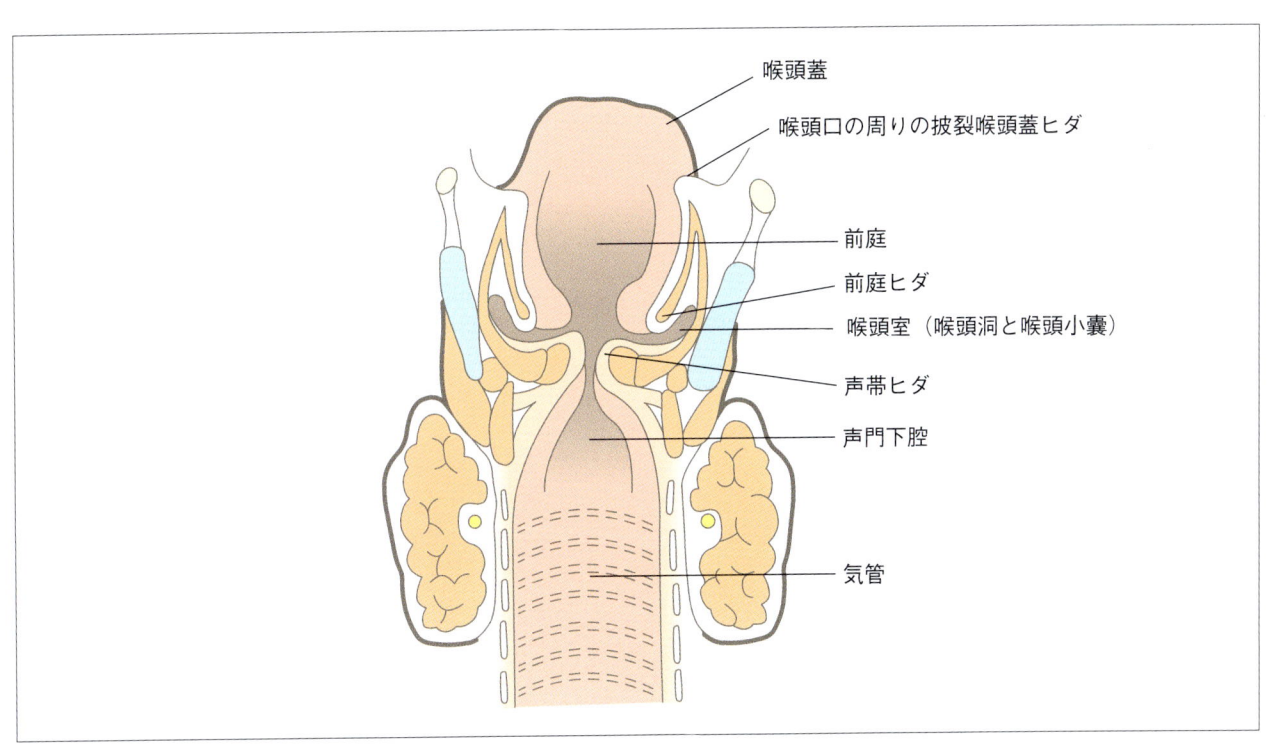

図12　喉頭の前額断で，喉頭前庭，喉頭室，声門下腔の位置関係

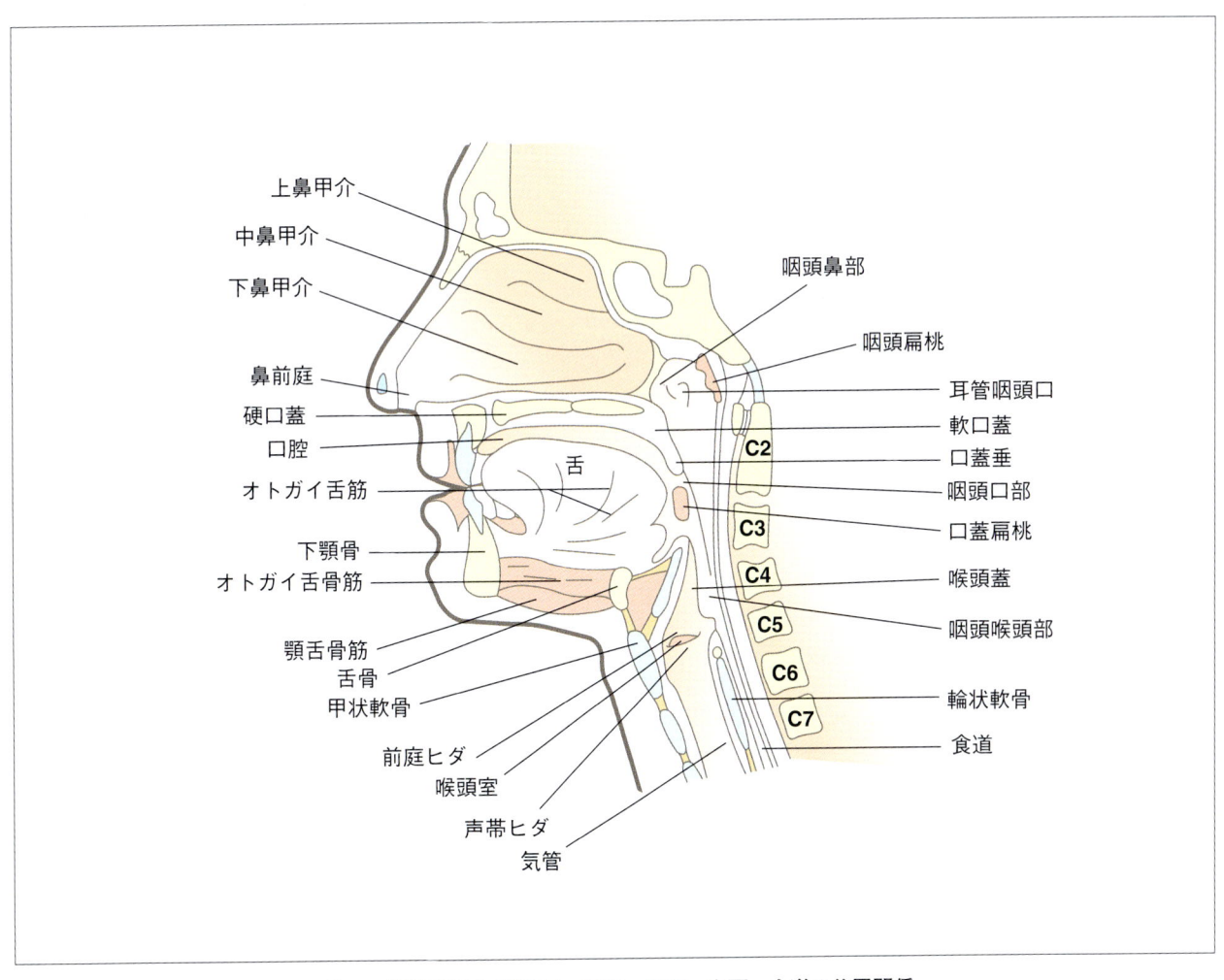

図13　頭頸部の矢状断で，口腔，咽頭，喉頭，食道の位置関係

3. リンパ節

3.1 リンパ節の構造

リンパ節（図14, 15）は被膜で覆われ，皮質と髄質に分けられ，その間をリンパ洞が網の目のように走り細網線維の網工を形成し，放射状の小柱で支えられている．諸臓器からのリンパ液が被膜を貫く輸入リンパ管からリンパ節に入ると，リンパ洞である辺縁洞，中間洞（皮質洞），髄洞を経て，門部から輸出リンパ管へと流れる．血液供給は，門部から入った輸入動脈から始まり毛細血管となった後，内皮質領域に分布している丈の高い血管内皮細胞を有する高内皮細静脈（high endothelial venules：HEV）を経て，輸出静脈としてリンパ節から出る．HEVは特殊な接着分子を発現しており，リンパ球はその内皮細胞の間を選択的に移動することができ，一部のリンパ球は再循環されている．皮質は外皮質（浅皮質）と内皮質（深皮質，傍皮質）に分かれる．外皮質はリンパ濾胞とよばれる多数の結節から構成され，B細胞が豊富に存在している．抗原刺激が加わると芽球化現象が起こり，濾胞の内側に中型〜大型のリンパ球が増加し胚中心が形成される．胚中心の形成されたものを二次濾胞（図16）とよび，これを欠くものを一次濾胞とよぶ．胚中心は被膜側の明調部と内側の暗調部からなり，大部分は中型の胚中心細胞で占められるが，暗調部では大型の胚中心芽細胞が多く認められる．さらに貪食組織球や濾胞樹状細胞（follicular dendritic cell：FDC），毛細血管なども認められる．胚中心の周囲は小リンパ球が層状に取り囲みマントル帯とよばれる．さらにその外側は濾胞辺縁帯があるが，表在リンパ節では通常その境界は不明瞭である．内皮質はリンパ濾胞と髄質の間で，大部分がTリンパ球である．構成細胞は比較的均一な大きさのリンパ球からなり，一部に組織球や指状嵌入細胞（interdigitating cell：IDC）を混在する．髄質は内皮質から門部にかけた領域で，髄洞に囲まれた部位は髄索とよばれ，組織球やリンパ球の他に多数の形質細胞が認められる．

3.2 リンパ球の発生と分化成熟

3.2.1 B細胞の分化成熟（図17）

骨髄でB細胞の前駆（precursor）細胞は，免疫グロブリン遺伝子の再構成を行い分化する．すなわちプロ（progenitor）-B細胞は免疫グロブリン重鎖遺伝子の再構成によりCD79Aを発現するプレ（Pre）-B細胞となり，免疫グロブリン軽鎖遺伝子の再構成によりCD20を発現する未熟B細胞へ分化し，細胞表面にIgMを発現する．さらにIgDを発現し成熟Bリンパ球として末梢へ移行する．この時点では抗原刺激を受けておらず，ナイーブ（naive）B細胞とよばれる．これがリンパ節に入ると抗原刺激を受け活性化されクローン性の増生をきたし，一部は濾胞外で形質細胞に分化し，短命な形質細胞としてIgMを産生する．そのほかは一次濾胞へ移動し胚中心を形成する．ここでは分裂増殖を繰り返し，抗原に対してより親和性の高いB細胞のみが選択され，大半の細胞はアポトーシスに陥り除去される．胚中心には大型の胚中心芽細胞とさらに分化した中型の胚中心細胞が存在し，CD10とBCL6が陽性である．これらの細胞は，FDCやT細胞の相互作用を受け胚中心から濾胞辺縁部に移動し，免疫グロブリンを産生する形質細胞や免疫現象の維持にかかわる記憶B細胞となる．また，上記の分化成熟過程とは異なり，胚中心を経ずに分化するCD5陽性のB細胞が存在することが知られており，これらの細胞は原始的な免疫応答に関与していると考えられている．

3.2.2 T細胞の分化成熟（図18）

T細胞の分化成熟は胸腺依存性で，骨髄のT前駆細胞が胸腺に入りプロT細胞となり，胸腺皮質でT細胞受容体（T cell receptor：TCR）遺伝子の再構成が起こる．最初にTCR δ鎖の再構成がCD7の発現とともに起こり，ついでTCR γ鎖の再構成が起こる．引続きTCR β鎖の再構成が起こりCD2が発現する．この段階ではCD4とCD8はともに陰性（double negative cell）で，CD3も細胞質の一部に陽性がみられるのみである．TCR α鎖の再構成が起こり，プレT細胞になるとCD4，CD8の両者が陽性（double positive cell）となる．さらに胸腺髄質内で分化成熟を経てCD3は細胞膜に発現し，CD4あるいはCD8のいずれか一方を有するsingle positiveの成熟T細胞となり，末梢血を経てリンパ組織へ移行する．これらの過程で，自己ヒト白血球型抗原（human leukocyte antigen：HLA）を認識できない細胞はアポトーシスにより除去される．リンパ

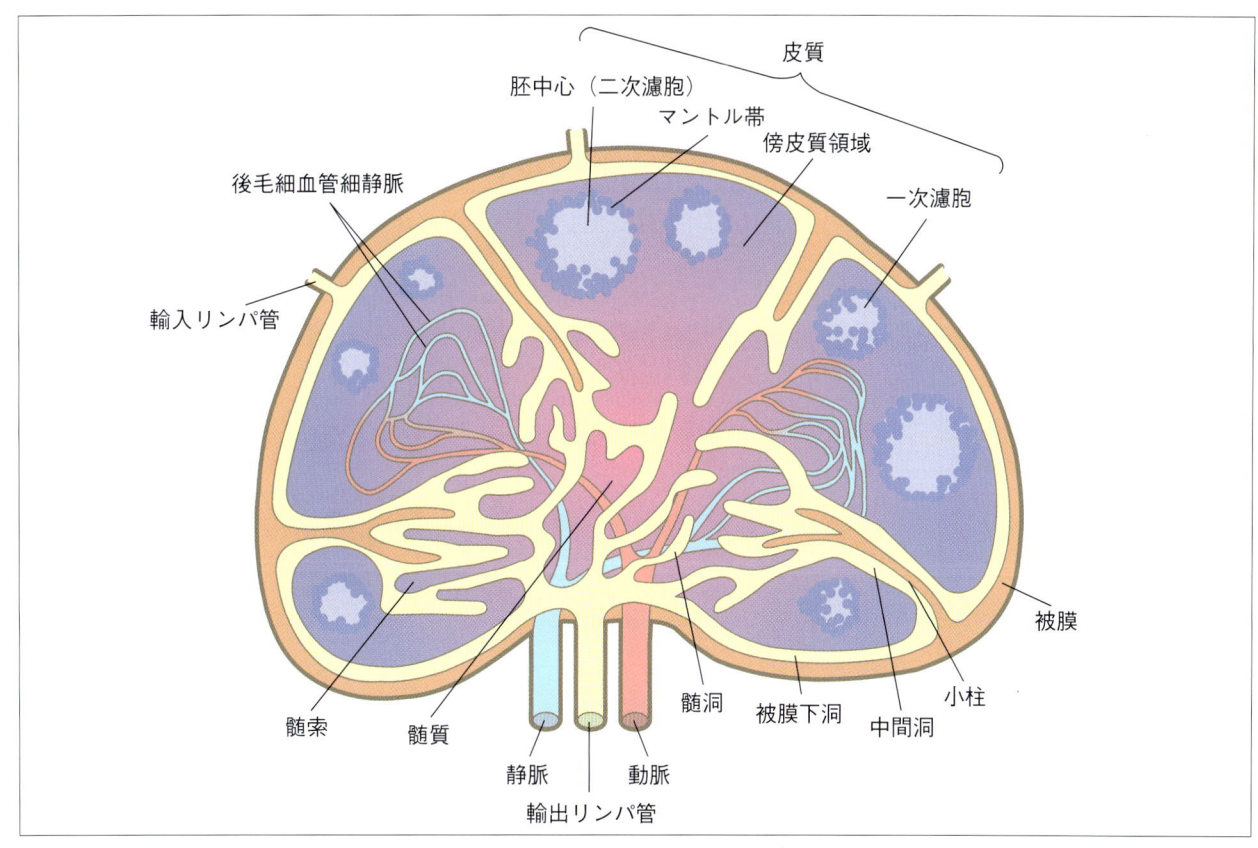

図14 正常リンパ節模式図

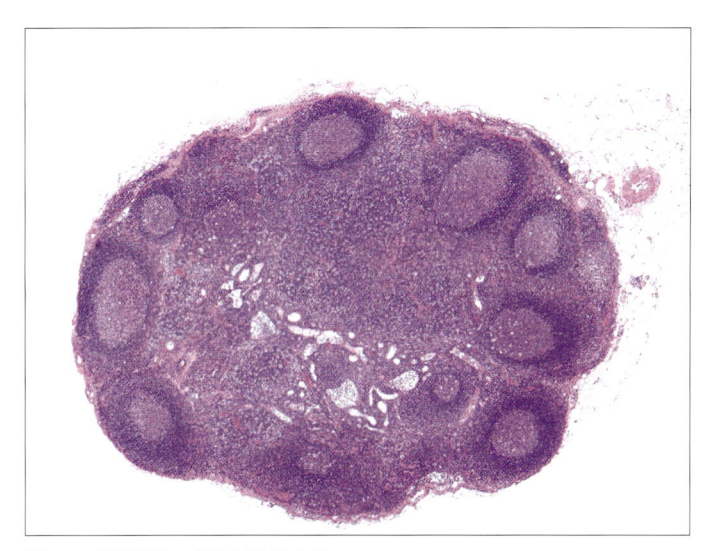

図15 正常リンパ節の弱拡大像
皮質には多数の胚中心を伴う濾胞構造がみられ，髄質と被膜下にはリンパ洞がみられる．（HE染色，対物×2）

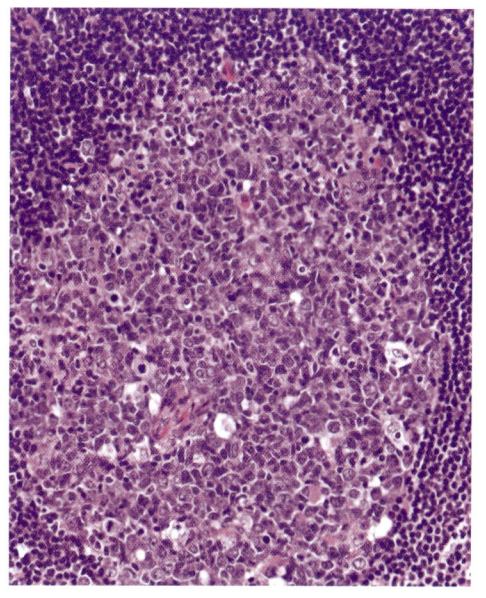

図16 リンパ濾胞の強拡大像
明調部と暗調部を有する胚中心がみられ，中型の胚中心細胞や大型の胚中心芽細胞および貪食組織球を認める．（HE染色，対物×40）

節の内皮質に到達したT細胞はHEVを経て抗原提示細胞であるIDCにより抗原刺激を受け活性化する．CD4陽性細胞はIL-2やINFγを産生するTh1細胞とIL-4～6，10を産生するTh2細胞に分かれ，前者はTリンパ球やマクロファージに関与し，後者はB細胞に関与し，それぞれ細胞性免疫，液性免疫に重要な働きをしている．さらに胚中心に存在するCD4陽性T細胞が注目されており，濾胞性Tヘルパー細胞（follicular T-helper cell：TFH）とよばれ，通常B細胞に発現されるCD10とBCL6が陽性である．TFHは胚中心でのB細胞やFDCとの相互作用が示唆されている．一方，T細胞の初期分化段階でTCRγδ鎖を発現したT細胞の一部は胸腺を出て皮膚，腸管，脾など節外性臓器に分布することが知られている．

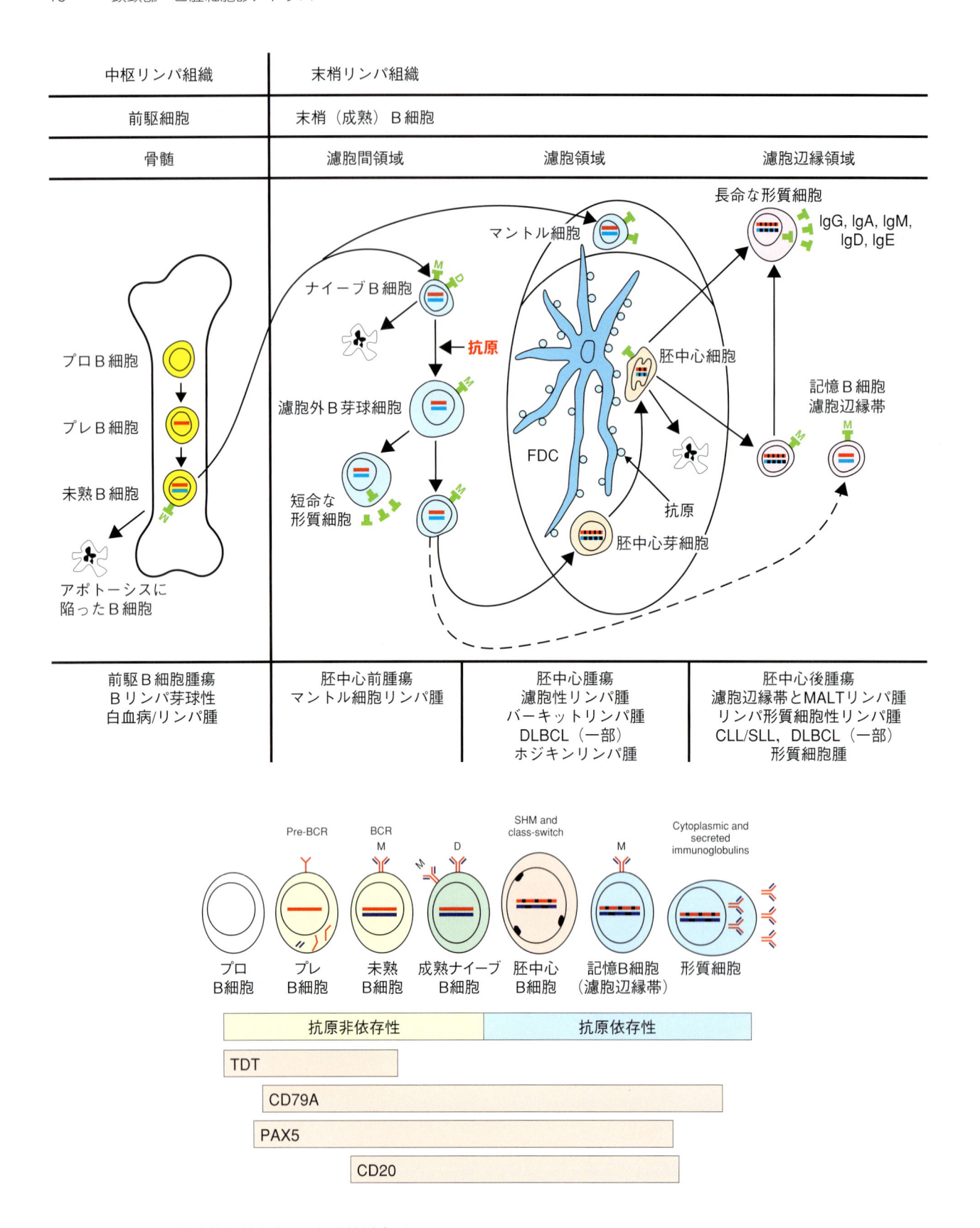

図17　B細胞の分化成熟と対応するB細胞性腫瘍（2008 WHO classification of tumors of hematopietic and lymphoid tissues, p158-166）

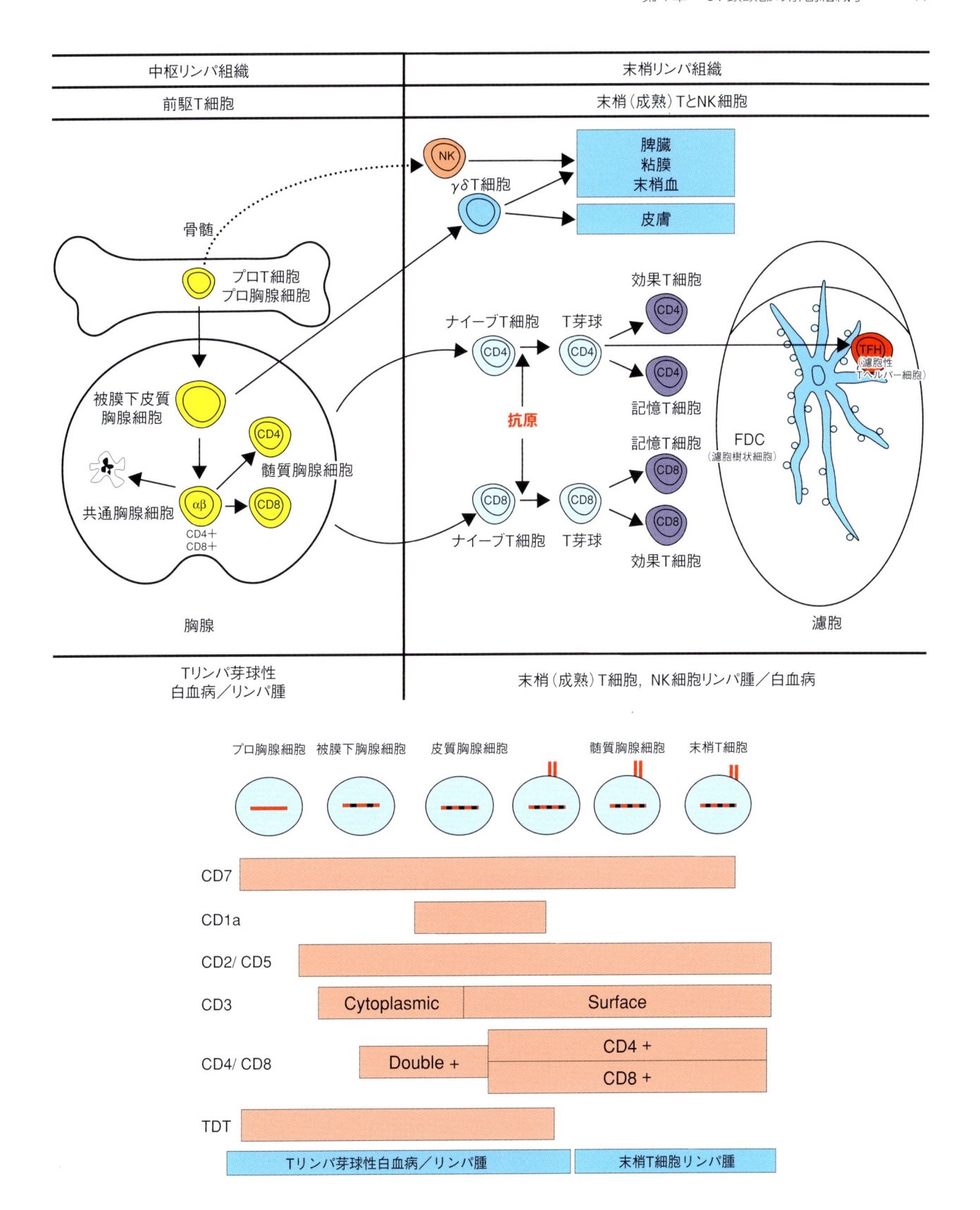

第1章 Ⅰ．頭頸部の解剖組織学 ── 17

図18　T細胞の分化成熟と対応するT細胞性腫瘍（2008 WHO classification of tumors of hematopietic and lymphoid tissues, p158-166）

第1章　頭頸部穿刺吸引細胞診

II. 超音波ガイド下穿刺吸引細胞診と標本作製法

はじめに

　超音波機器の進歩は目覚ましく高周波数化およびデジタル化された画像となり，その画像分解能は飛躍的に向上している．集団検診等でも超音波を用いる頻度が高まり，触知不可能な微小病変も容易に検出されるようになった[1]．このような病変に対して正確に穿刺吸引細胞診を行うことは，従来の用手的な手法では不可能なため，現在では超音波ガイド下穿刺吸引細胞診（USガイド下FNA：ultra sound guided targeting fine needle aspiration）が主流になりつつある[2]．本稿ではUSガイド下FNAの適応疾患，具体的な方法や手技について述べる．

1. 適応疾患

　超音波穿刺吸引細胞診で最も重要な目的は，腫瘍性病変の組織型推定である．この目的を達成するためには，USガイド下FNAの導入が必要不可欠で，これにより病変部をより正確に穿刺し細胞採取することが可能となる．したがって，FNAの適応疾患は頸部体表面臓器・組織のすべてと言っても過言ではない．とくに甲状腺穿刺吸引細胞診では微小乳頭癌の検出に大きな役割を果たすとともに[3]，触知可能な病変でも腫瘍内部の特定部位（悪性度が高いと推察される部位）の選択的穿刺が可能となる．

2. 方法および手技

A. 超音波機器

　超音波機器は，その機種によって画像分解能の差は大きく，現状では体表用の高周波数デジタルリニアプローブを用いることが望ましい[4]．プローブの形状は穿刺時のスペースの問題もあり，できるかぎり小型で薄型のものが推奨される．現在，筆者が用いているのはデジタルリニアプローブに穿刺用のattachmentを装着したもので（図1），穿刺角度はある程度制限されるが穿刺施行中に常に針先の確認が容易であり，ドリル様動作も安心して施行できる．また，穿刺時に腫瘍周囲および内部の血管を損傷せず，不必要な血液成分の混入を避けるためにも，血流情報が得られるドプラ機能が備わっていることが望ましい[5,6]．

B. 穿刺針

　プローブの形状に合わせた長さ（90mm）の超音波下穿刺専用針を用いている．通常は22Gで十分な試料が得られるが（図2），組織の硬度により20Gまたは18Gの針を使い分けている．穿刺針自体は，できるかぎり短く，しなりの少ないほうが標的とする部位を正確に穿刺できる．また，針先の切れが鋭いほうが患者に与える疼痛も少ない．画像分解能が現在ほど十分でなかったころは，超音波ガイド下穿刺における針先の視認性の確保は非常に大きな問題であり，針先にらせん状の溝を掘るなどの加工をすることで視認性の向上を目指していた．しかしながら，十分な画像分解能が得られるようになった現在では，針先の加工は不要であるばかりか，針先の切れを劣化させる可能性もある．

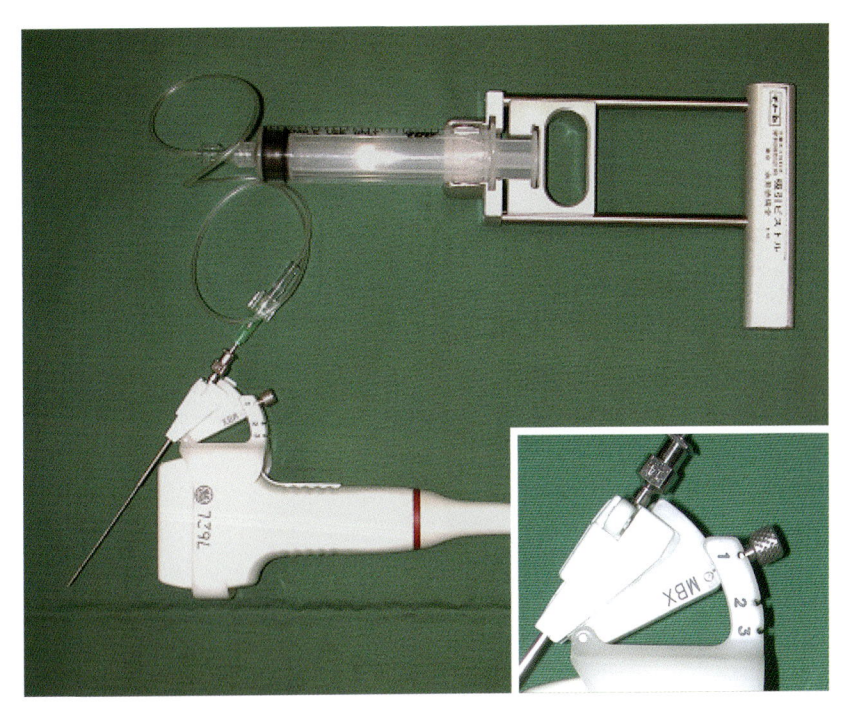

図1 穿刺器具
吸引ピストルに20mlのロック式シリンジを装着し、専用穿刺針との間をエクステンションチューブで連結する。穿刺アダプターの穿刺角度は3段階に調整が可能である(感染対策のため検査時は消毒済みのシースPacking施行)。

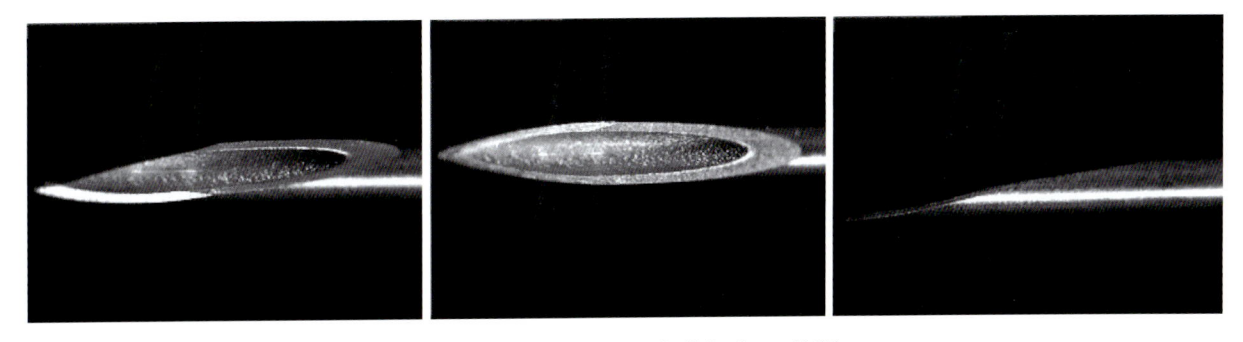

図2 専用穿刺針の針先の形状拡大　22G，超鋭角（TOP社製）
先端の切れを改善することで、刺入時の疼痛を軽減し、石灰化の強い乳頭癌でも十分な細胞を採取できる。さらに、しなりを軽減し針自体の剛性を高めることで、狙ったラインからの逸脱を避ける。

C. 穿刺手技

　周囲の血管や気管の損傷を起こすことのない穿刺ルートを選び、ガイドラインに沿って穿刺を行う。通常局所麻酔は必要ない。針自体のしなりや穿刺時の疼痛による筋収縮で予定していたラインから外れる場合がある。このため一気に針を進めず、ゆっくりと回転をかけながらドリル様に穿刺を行うと狙ったとおりに針は直進する。腫瘍被膜を穿破したら陰圧をかけながら、左右に2～3回穿刺針を回転させ、十分な試料を得るように試みる。この操作をブラインドで行うと、穿刺針の先端が思わぬところまで達する場合もあるため超音波画像にて先端の位置を確認する。穿刺針とシリンジを直接連結させてもかまわないが、介助者がいる場合はエクステンションチューブを利用するほうが望ましい。チューブはできるかぎり細径で硬質の連結管を用いたほうが、十分な陰圧が保たれる（動脈ライン用のチューブが最適である）（図1）。

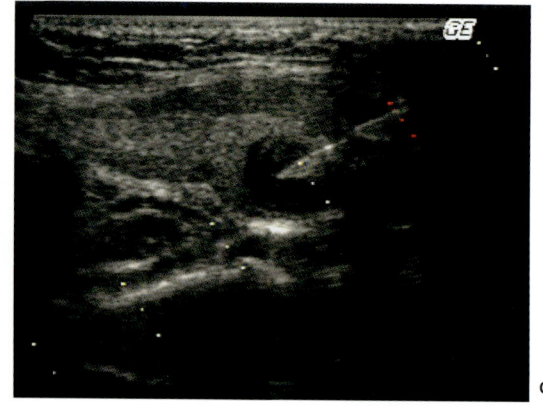

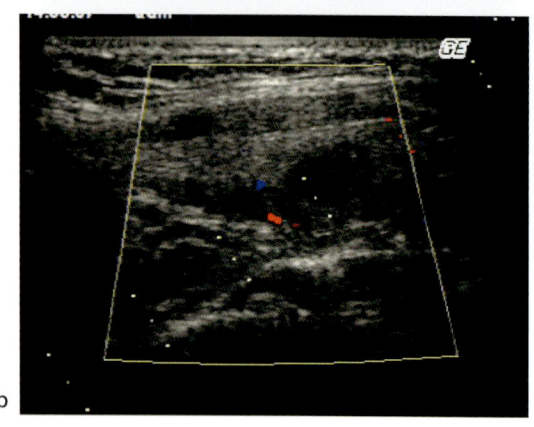

図3　USガイド下FNAの実際の穿刺時画像
a：腫瘍径が7mm大の低エコー部を認める．
b：穿刺前にドプラ法にて血管構築を確認し，血流状態を把握する．
c：針先を確認しながら穿刺する．

　以上が一般的な穿刺手技であるが，甲状腺においては非常に硬い組織構造をもつ乳頭癌と柔らかく血管に富んだ濾胞性腫瘍では異なる手技が必要とされる．すなわち，濾胞性腫瘍のような血管に富んだ腫瘍に対して過度の吸引陰圧をかけると血液成分のみの標本となり，診断に適した標本となりえないことが多い．したがって，超音波画像上，濾胞性腫瘍が疑われる場合は，無作為に腫瘍中心部を狙うのではなく，細胞密度の高い腫瘍辺縁の低エコー部を選択的に穿刺し，さらにドプラ法で明らかな血管走行部位を避けるルートを選ぶことが肝心である（図3）．また，22G程度の細い針にて，吸引をかけずに穿刺のみを行っても毛細管現象で診断に可能な細胞検体を得ることができる（Non aspiration FNA）．

D. 標本作製法

　対象とする臓器・組織により作製法が異なるため，甲状腺および唾液腺とリンパ節に分けて解説する．なお，図4に筆者らが推奨する超音波ガイド下甲状腺穿刺吸引細胞診の標本作製法フローチャートを示す．

1）甲状腺および唾液腺
a. 血液の混入がみられない場合

　穿刺後陰圧をかけたとき，吸引物が穿刺針内に留まりエクステンションチューブ内に入らない場合は，陰圧を解除し，穿刺針を抜去した後に穿刺針のみをチューブから外し，あらかじめ用意した10mlのシリンジで加圧し，スライドガラスに噴き出す[7]．この際，スライドガラスは2枚用意し，1枚を重ね合わせ，圧挫するように押さえるのみに留め，組織構造が保たれるようすり合わせは行わない．また，ただちに1枚はPapanicolaou染色用として95％エタノールで湿固定し，他の1枚はGiemsa染色用に冷風にて乾燥する．さらに，穿刺針を約2mlの生理食塩水で洗浄し，ミリポアフィルターにて集細胞を行い，95％エタノールで湿固定する（写真1）．風乾標本は，後にGiemsa染色を行う．このことにより，湿固定時，細胞の脱落による検体不適正を防ぐとともに，仮に乾燥するような細胞量の少ない標本からも判定が可能となる．

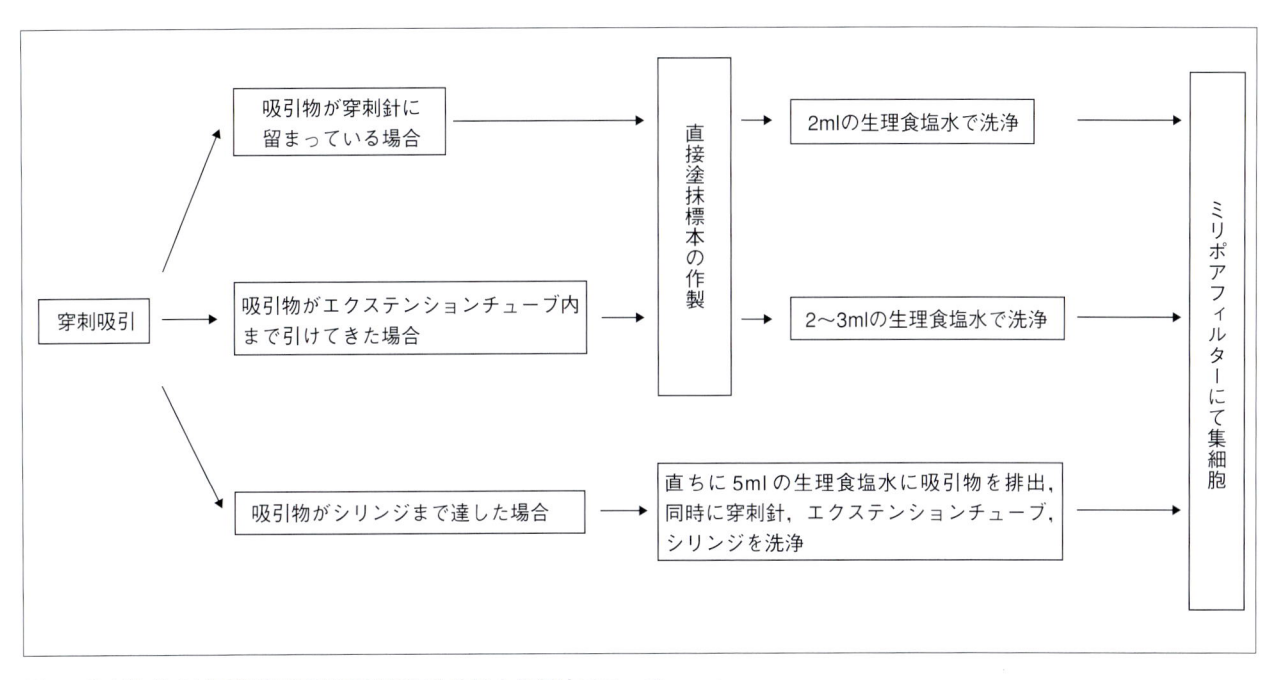

図4 超音波ガイド下甲状腺穿刺吸引細胞診の標本作製法フローチャート

```
                    ┌─ 吸引物が穿刺針に留まっている場合 ─┐
                    │                                    │         ┌─ 2mlの生理食塩水で洗浄 ─┐
                    │                                    ├─ 直接塗抹標本の作製 ─┤                        │
穿刺吸引 ─┼─ 吸引物がエクステンションチューブ内 ─┘         └─ 2〜3mlの生理食塩水で洗浄 ─┤─ ミリポアフィルターにて集細胞
                    │     まで引けてきた場合                                                       │
                    │                                                                              │
                    └─ 吸引物がシリンジまで達した場合 ─── 直ちに5mlの生理食塩水に吸引物を排出，─┘
                                                          同時に穿刺針，エクステンションチューブ，
                                                          シリンジを洗浄
```

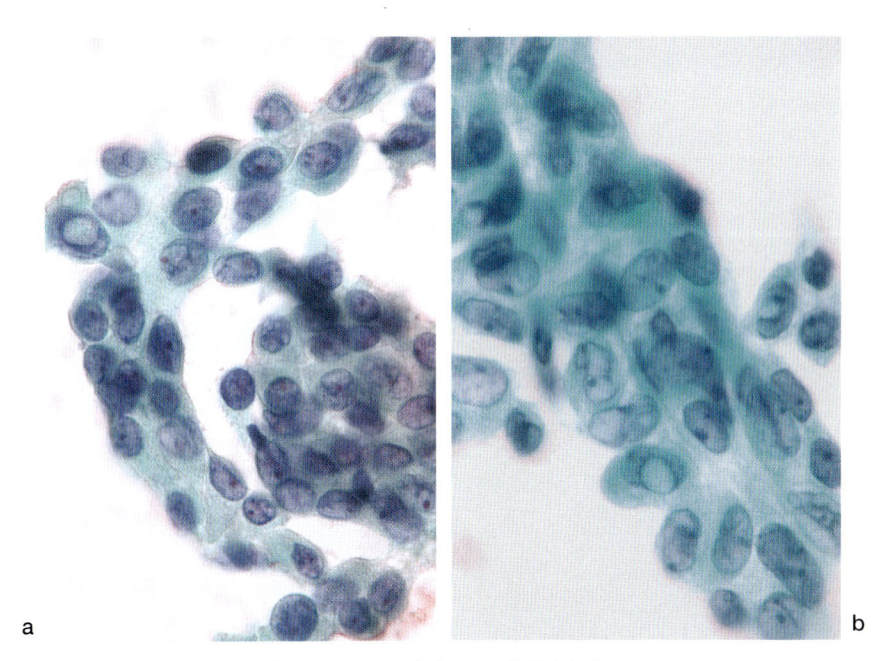

写真1 直接塗抹法（a）と針洗浄法（b）での乳頭癌細胞

直接塗抹のほうが細胞質の状態やクロマチンの微細な所見をよく観察できる．洗浄標本は核の膨化が避けられないが，細胞がごく少数しか得られない場合でも診断可能である．

b．中等度の血液混入を認める場合

　吸引物がエクステンションチューブ内まで引けた場合は，ただちに陰圧を解除し，吸引を停止する．穿刺針を抜いた後，シリンジからチューブを外し，あらかじめ用意した10mlのシリンジで加圧し，スライドガラスに噴き出す．このとき，噴き出す量の目安は，あくまでスライドガラスを合わせたときにはみ出さない量に留め，固定操作を行う．もし噴き出しすぎた場合は，すぐに針先から検体を吸い上げ，残りの検体とともに約2〜3mlの生理食塩水で洗浄し，ミリポアフィルターで集細胞し固定を行う．血液や嚢胞液，またコロイドがやや多めに吸引された場合でも，この処理で十分な細胞量が得られる．

22 —— 頭頸部・口腔細胞診アトラス

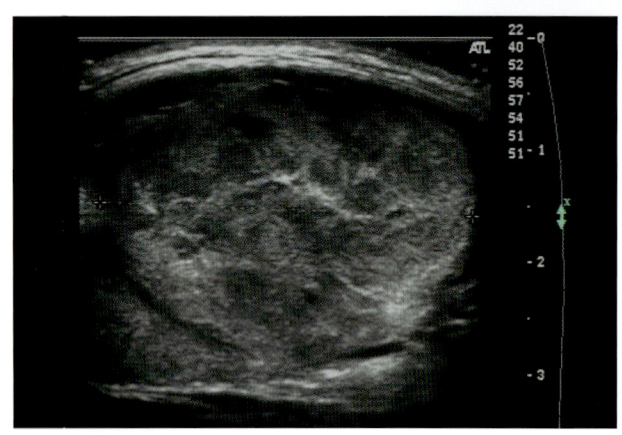

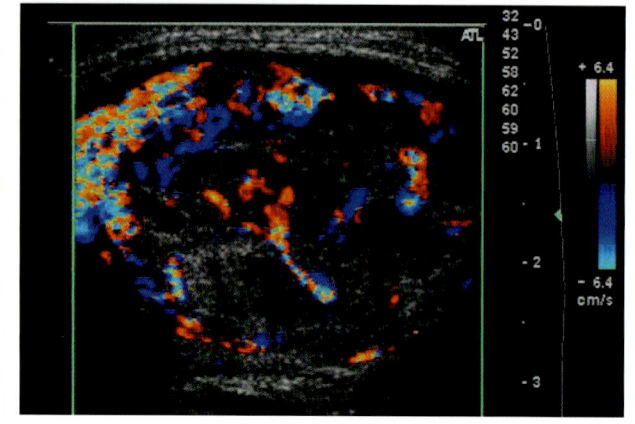

図5 甲状腺濾胞性腫瘍超音波像
　　甲状腺右葉に長径約4cmの腫瘤を認める．形状はやや不整，内部エコーは不均一であり腫瘤内部の状態がよく観察できる．腫瘤辺縁に低エコー帯を認め，ドプラでは腫瘍の栄養血管と考える血流が多く濾胞癌を推定する所見である．

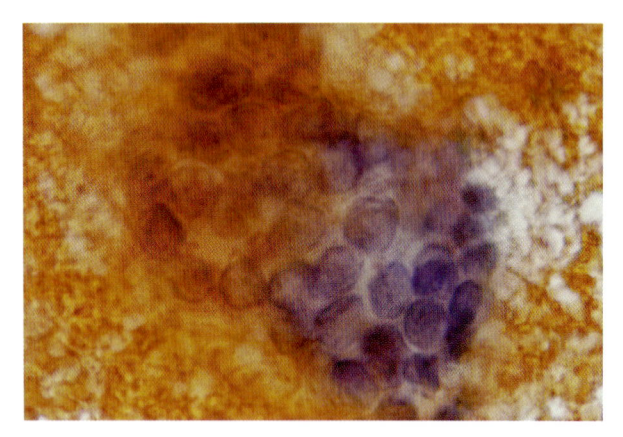

写真2 甲状腺穿刺細胞像（直接塗抹法）
　　血液が多く，細胞形態の観察は困難を要する．

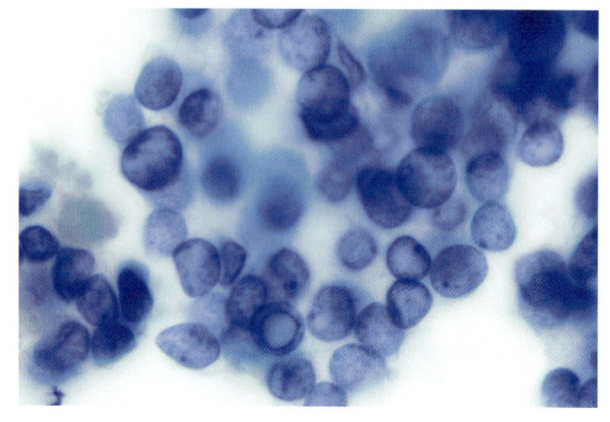

写真3 甲状腺穿刺細胞像（洗浄法）
　　多量の血液とともに採取された腫瘍細胞であるが，ミリポアフィルター法では赤血球が濾過されるため，背景に赤血球はみられず良好な細胞像を呈する．

c. 多くの血液混入を認める場合

　とくに甲状腺濾胞性腫瘍の多くは腫瘍内部に血流を伴うことが多く（図5），血液が吸引とほぼ同時にエクステンションチューブを過ぎ，シリンジ内に達するほどの混入をみることがある．このような場合は，約5mlの生理食塩水にただちに吸引内容をすべて排出し，フィブリンが析出し，血液が凝固する前にミリポアフィルターで吸引操作を完了させ，固定操作を行う．この処理方法は，直接塗抹標本の作製途中で凝固が起こるなどのリスクを避け，十分な細胞量を得ることを可能とする（写真2, 3）．

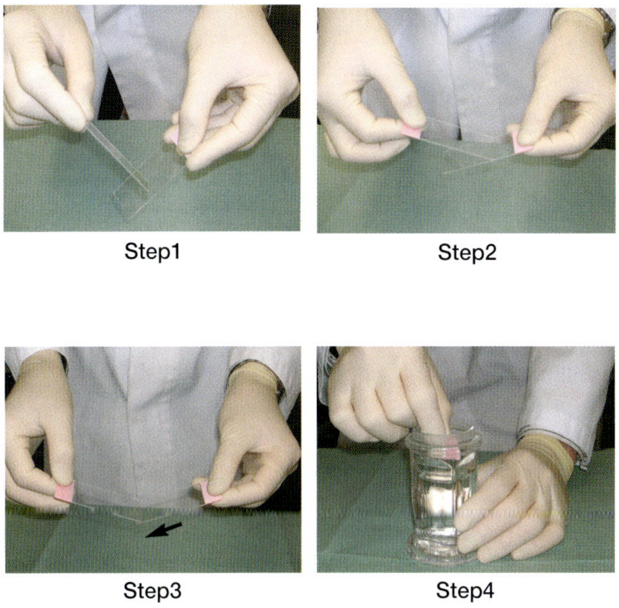

Step1	検査試料をスライドガラスに噴き出した後，スライドガラスの角を用いて適量の試料を採取し，他のスライドガラスに移す．
Step2	スライドガラスを親指，人差し指，中指の3本で持ち，ガラスを傾ける．
Step3	スライドガラスの重さのみの圧力で矢印の方向に引き伸ばし，塗抹を行い，冷風乾燥する．
Step4	検査試料を噴き出したスライドガラスについても同様な操作を行い，迅速に95％エタノール固定する．

図6 引き伸ばし塗抹標本作製法

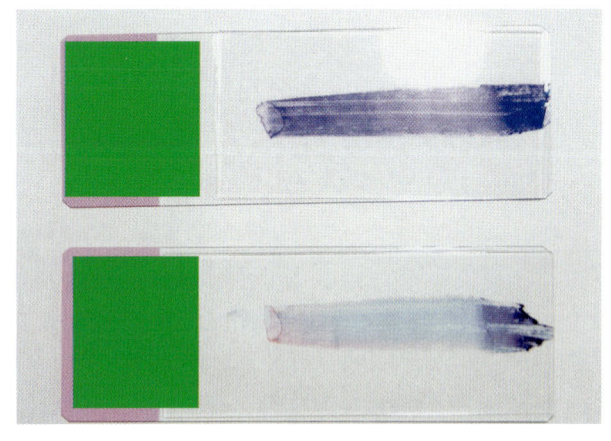

写真4 引き伸ばし塗抹法で作製した染色標本の肉眼像
Giemsa染色（上）およびPap.染色（下）標本ともに穿刺吸引試料が均一に塗抹されている．

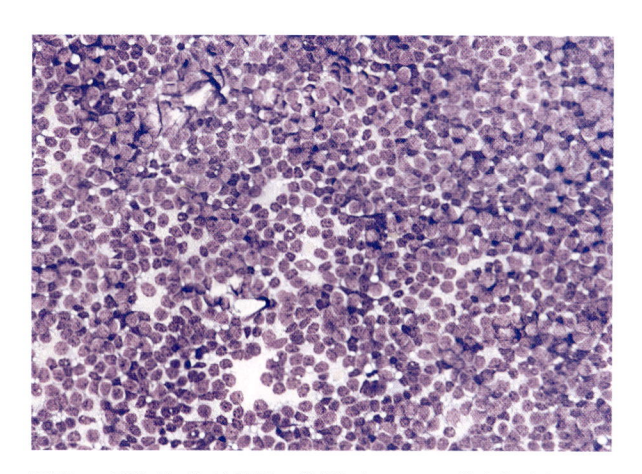

写真5 引き伸ばし塗抹法で作製したGiemsa染色標本細胞像
細胞崩壊のない，良好な細胞像を呈している．

2) リンパ節

リンパ節の場合は，"転移性腫瘍の疑い"を除いては，悪性リンパ腫診断に適したGiemsa染色標本の作製が優先される．このため甲状腺や唾液腺のような単に重ね合わせた標本では，細胞の重なりが強い部分が存在し診断に適したGiemsa染色標本となりえない．また，リンパ球系細胞は外的圧力により容易に変形するため，過度のすり合わせを行った標本では詳細な細胞観察が不可能である．したがって対象がリンパ節病変である場合は，採取された試料を図6に示すような引き伸ばし塗抹法にて標本作製を行うか，圧力をかけないよう軽くすり合わせるように標本を作製するのが望ましい．このことにより良好なGiemsa染色標本の作製が可能となる（**写真4，5**）．

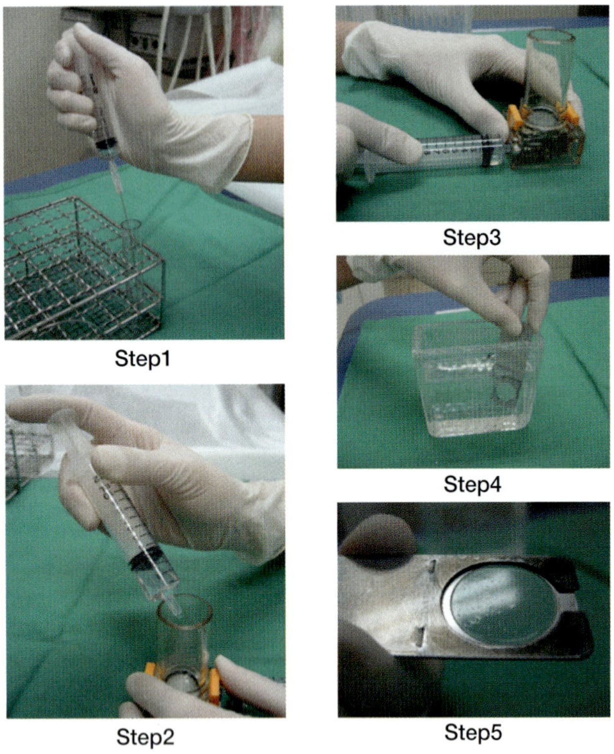

Step1	穿刺針をエクステンションチューブより外し,直接塗抹後に生理食塩水にて洗浄する.
Step2	ミリポアフィルターに洗浄液を入れる.
Step3	洗浄液をゆっくりと吸引する.
Step4	上清吸引後,外筒を外し直ちに95％エタノールで湿固定を行う.
Step5	95％エタノールに浸した直後にフィルター面を観察し,細胞の有無を確認する.

図7 穿刺針洗浄標本の作製法

E. 穿刺針洗浄標本の作製

　穿刺吸引細胞診において末梢血の混入は避けることのできない現象である．とくに甲状腺の場合,多くは乳頭癌疑いの症例であり,硬く十分な細胞が採取し難い症例も存在し,そのような症例では,しばしば吸引により末梢血が混入する．末梢血が混入した場合は,ミリポアフィルターを用いた針洗浄法を行う必要があり,この処理により,採取した細胞を効率よく標本にすることが可能となる．手技(図7)は,①穿刺後,穿刺針をエクステンションチューブより外し,直接塗抹後に生理食塩水にて洗浄する．②ミリポアフィルターの上に取付けた外筒の中に洗浄液をただちに滴下する．③下方より陰圧をかけ,洗浄液をミリポアフィルターにて濾過する．このときには,ゆっくり吸引し,引けなくなった時点で吸引を停止する．このことにより,細胞量が非常に多い場合での細胞過多や細胞の物理的変性を避ける．残った上清は筒を逆さまにしてスピッツに戻し,再度,標本を作製する．④上清吸引後,外筒を外しただちに95％エタノールで湿固定を行う．⑤95％エタノール液に浸した直後にフィルター面を観察し,細胞の有無を確認する.

　穿刺吸引細胞診で適切な細胞標本を作製するポイントは,少ない細胞を効率よく拾い上げることと,血液成分の多い検査試料をいかに処理するかである.

おわりに

　高分解能超音波検査器機を用いたUSガイド下FNAの質的診断能力は，きわめて高いと言える．しかし，適切な細胞診断を行うには，判定に必要な細胞検体を獲得することが条件となる．このような場合，超音波による適切な部位の決定が必要であるが，筆者らは特にミリポアフィルターを用いた穿刺針洗浄集細胞法はUSガイド下FNAでは必要不可欠の手技と考えている．

　生理食塩水を用いた穿刺針洗浄法は細胞に膨化変性等をきたしやすい．しかし，長時間洗浄液をそのままに放置せず技師がベッドサイドまで赴き，その場でただちに検体処理を行えば細胞変性は極力避けられ，良好な細胞標本の作製が可能である．さらに他の臓器・組織とは異なり，多量の血液混入が起こりやすい甲状腺の穿刺では，穿刺針洗浄法は生理食塩水が持つ高い洗浄効果[8]を利用し，ミリポアフィルター上に残る細胞の有無を即時判断できる方法と言える．

● 参考文献

1) Fukunari N. The role of ultrasonography and color doppler sonography in the diagnosis of thyroid disease. Thyroidal Clin Exp. 1998; 10: 97-101.
2) Fukunari N. Thyroid ultrasonography B-mode and color-doppler. Biomed Pharmacother. 2002; 56: 55s-59s.
3) Hagas P, Strauss S, Weiss M. Role of ultrasound fine-needle aspiration biopsy in evaluation of nonpalpable thyroid nodules. Thyroid. 1998; 8: 989-995.
4) 福成信博，佐々木栄司：甲状腺－甲状腺乳頭癌の超音波画像と穿刺部位－．Medical Technology. 2003; 31(12): 1276-1281.
5) Leenhardt L, Hejblum G, Franc B, et al. Indications and limits of ultrasound-guided cytology in the management of nonpalpable thyroid nodules. JCEM. 1999; 84(1): 24-28.
6) Wiest PW, Hartshorne MF, Inskip PD, et al. Thyroid palpation versus high-resolution thyroid ultrasonography in the detection of nodules. J Ultrasound Med. 1998; 17(8): 487-496.
7) 横沢保，森田新二．甲状腺・上皮小体超音波診断アトラス（改訂版）．ベクトル・コア．1999; pp39-44.
8) 北村隆司．乳腺細胞診における検体採取方法と標本作製法．Medical Technology. 2001; 29(4): 437-441.

第1章　頭頸部穿刺吸引細胞診

Ⅲ. 頭頸部病変の超音波像の見方・考え方

　頭頸部病変の画像診断，特に甲状腺疾患では気管の変位や石灰化像を捉えることを目標にしていた軟Ｘ線から始まり，超音波，CT，MRI，核医学的検査まで多くのモダリティが臨床応用されている．なかでも一般臨床およびスクリーニングとして幅広く用いられているのは超音波検査である．その理由としては，非侵襲的であり，被曝や検査による制限もなく，安価で繰り返し検査可能であることがあげられる．また，画像分解能自体も，体表用高周波数超音波はCT，MRIに勝るといっても過言ではない．さらに，任意の断面での観察，画像撮影が容易に可能であり，リアルタイムに血流情報を捉えることのできる検査は現時点では超音波検査のみである．

　これまで超音波画像の求める究極の形態学所見は，病理学的なルーペ像と考えられていた．しかし，1～2mm程度の微小病変までも容易に画像解析できる最新鋭の超音波機器は，病理標本を作製する現場においても変化を促し，以前にも増して超音波画像所見と病理組織像との整合性の追求が求められている．ここでは，超音波画像からみたマクロ病理として，超音波所見の意味するものを解析し，画像診断上典型的な所見を概説する．加えて，甲状腺腫瘍性病変での代表的な疾患における典型的な超音波像を中心に解説するとともに，唾液腺病変として経験することの多い多形腺腫，ワルチン腫瘍，さらに節性悪性リンパ腫の超音波像についても症例を提示する．

1. 超音波における基本的概念

　甲状腺疾患には，腫瘍性病変の他に機能性病変であるバセドウ病や橋本病，また一過性の炎症性疾患も含まれる．しかし，バセドウ病以外は組織検体として得られることは少ないため，本稿では腫瘍性病変を中心に解説する．

　結節性病変の発見，診断における超音波画像読影の基本は，①形状（境界部），②内部エコー（高エコー像），③血流情報の3項目である．

1.1　形状（境界部）

　腫瘍性病変の診断項目となる超音波検査の表現形式は，形状，境界部エコー，境界部低エコー帯（halo）および縦横比（depth/width ratio：D/W比）である．悪性を示唆する所見としては，形状不整，境界不明瞭，粗雑，不整な境界部低エコー帯，および高い縦横比（前方への突出）があげられる（表1）．

　これらの所見は，わが国における甲状腺癌の80％以上を占める乳頭癌において顕著であり，周囲への浸潤性発育を示すものと考えられている．腫瘍表面の細かな凹凸は，超音波を乱反射させ，境界部エコーの不整，および外側陰影（lateral shadow）といったアーチファクトを生じる．これらは超音波所見における音響的な変化として捉えられたものである．特に乳頭癌に関しては，このような所見と特徴的な石灰化像により，90％近い診断率を上げることが可能となっている[1]．また，最新の機種によっては音波を3～9方向の多方向に送信し，リアルタイムに空間合成することによって，より多くの情報を得ると同時にノイズの低減を行う技術も可能となり，ランダムあるいは角度に依存するアーチファクトは低減されるようになった（図1, 2）．

表1 甲状腺結節（腫瘤）超音波診断基準[注1]

悪性度 \ 所見	形状[注2]	境界 明瞭性	境界 性状	境界部 低エコー帯	内部エコー エコーレベル[注3]	内部エコー 性状	内部エコー 高エコー[注4]
良性	整	明瞭	平滑	整	高〜低	均一	粗大・単発
悪性	不整	不明瞭	粗雑, 粗造	不整	低	不均一	微細・多発

注1) 本診断基準では，濾胞癌の診断は困難である．
注2) 形状整の具体的な表現は円，楕円形等とする．不整の具体的表現は不定形である．
注3) エコーレベルとは充実性部分についてのエコーレベルのことであり，周囲甲状腺組織とのエコーレベルの差とする．びまん性甲状腺疾患が合併している場合は，全体のエコーレベルの変化が起こっているので配慮が必要である．また，腺腫様甲状腺腫についても超音波以外の所見を参考にするのが望ましい．
注4) 結節内部の高エコーは鑑別所見として掲載したが，境界部の高エコーは参考としていない．

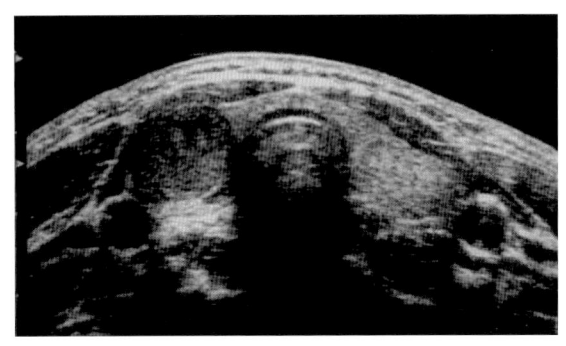

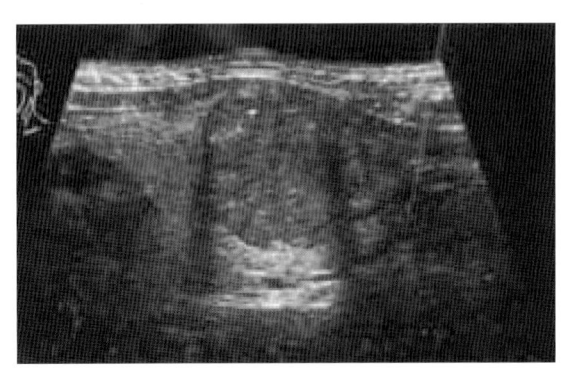

図1 腫瘍形状（整，不整）

図2 腫瘍境界（明瞭，不明瞭）

halo（図3）は，臓器によってはその超音波所見の捉え方が異なる．甲状腺結節性病変においては，腫瘍被膜，または被膜周囲の変化を捉えているとの見解が多い．筆者は，カラードプラ法にて得られた所見から，腫瘍被膜表面の拡張した静脈がhaloとして捉えられていることもあるのではないかと考えている．ただし，このような所見は血流が遮断された摘出標本上では確認困難である．

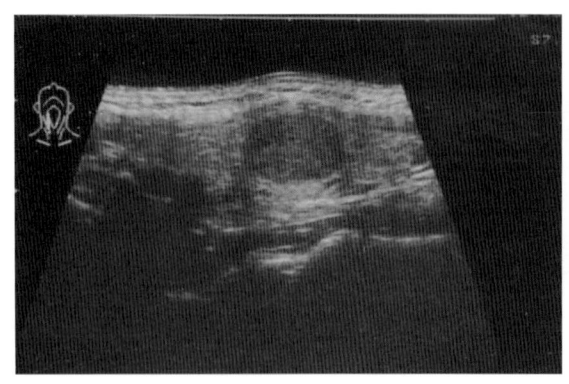

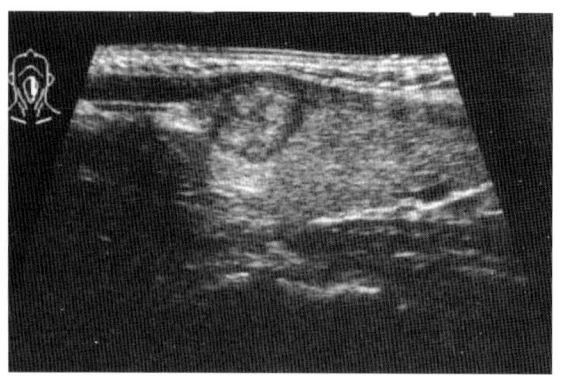

境界部低エコー帯 整　　　　　　　　　　　境界部低エコー帯 不整

図3　腫瘍境界部低エコー帯（整，不整）

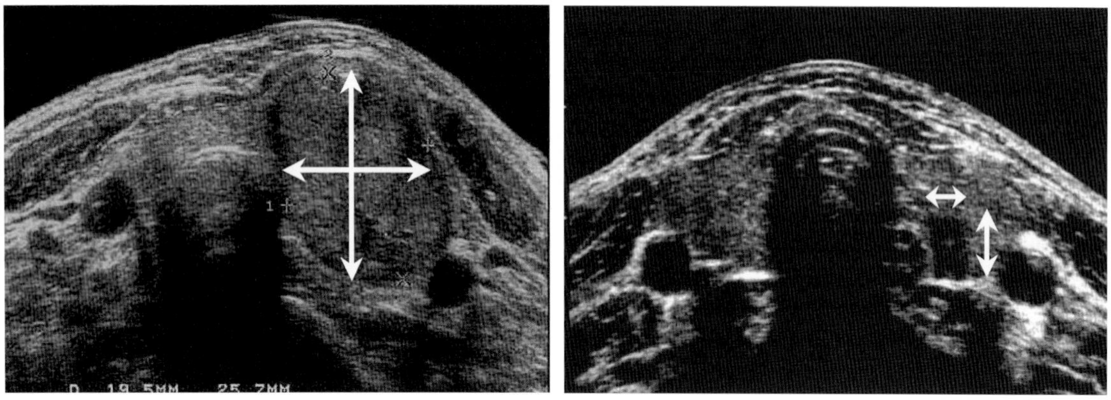

図4　腫瘍の縦横比（D/W比）

　D/W比（図4）は乳癌の超音波診断にて提唱された概念である．甲状腺乳頭癌においても高い傾向があり，前頸筋への浸潤を呈するような進行癌のみならず，甲状腺実質内部に限局する微小癌でも高い場合がある．超音波検査においては，形状を判断するうえで，唯一客観的な所見であるといえる．

1．2　内部エコー（高エコー像）

　空間分解能の低い超音波機器では，腫瘍内部が"充実性"か"囊胞性"かの鑑別までが限界であった．しかし，現在の高分解能機器は，腫瘍内の濾胞構造の大きさや間質の線維化の違いにより腫瘍内部の不均一性を明瞭に画像化することが可能である．従来，甲状腺組織における音響インピーダンスに関与する因子としては，濾胞の大きさ，不均一性と間質の有無，リンパ球浸潤の程度があげられている．すなわち，濾胞構造が小さく不均一なものは超音波の散乱が起こり，低エコーとして現れる．また間質の線維化やリンパ球浸潤の強いものはエコーレベルが低下することが知られている．このようなエコー所見と病理学的所見を相対的に考えると，乳頭癌では間質の線維化を呈することが多く，腫瘍部は低エコー病変となって表現される[2]（石灰化像に関しては後述）．

　濾胞性腫瘍においては，macrofollicular typeは高〜等エコー病変を呈し，逆にmicrofollicular typeは低エコー病変となる（図5）．特に濾胞癌では，腫瘍被膜周囲の濾胞構造が密に詰まった部位は低エコーを呈する．しかし，腫瘍中心部はほぼ正常の濾胞構造が保たれている場合が多いため，低エコーにはならない．このように，腫瘍の内部エコーについては，いわゆる"内部エコー不均一"としてかたづけるのではなく，臨床サイドはどのような病理組織学的特徴から，そのエコーレベルの差が生じているのかを常に想定し，検査，読影を行うべきである．さらに近年普及してきた超音波下穿刺吸引細胞診でも，単に超音波にて観察される腫

macrofollicular　　　　　　　　microfollicular

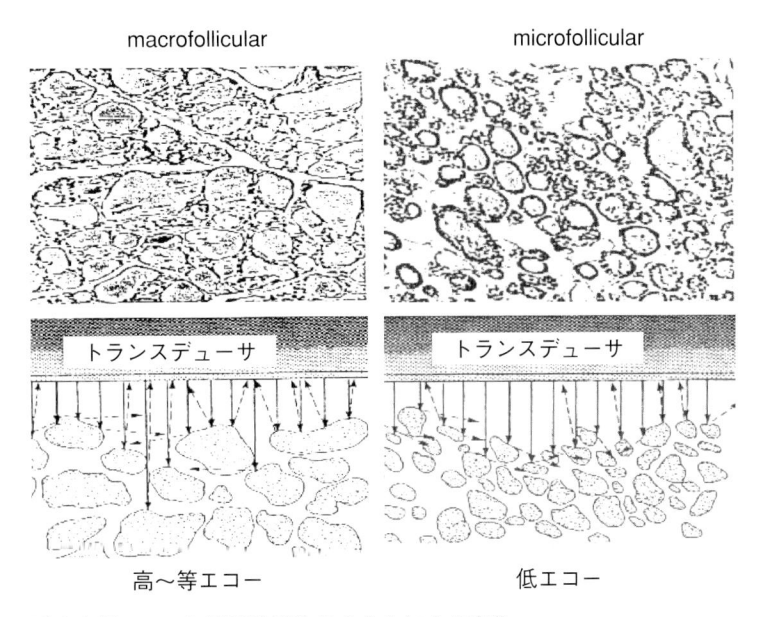

図5　腫瘍内部エコーと甲状腺濾胞の大きさによる変化

瘍の中心部に対して穿刺すればよいのではなく，最も悪性を示唆する部位，あるいは悪性度の高いと考えられる部位を超音波にて判断し，対象となる部位を最低1～2mm程度の誤差範囲で確実に穿刺できる技術があってこそ，画像診断と細胞診の本来の役割が果たせるものと考える．また，結節性病変以外に甲状腺びまん性病変においても，リンパ球浸潤と内部エコーの関係は橋本病や一過性の機能亢進を呈する「破壊性甲状腺炎」で検討がなされており，機能的な経過と内部エコーの相関を提唱するものが多い．すなわち炎症の急性期には，炎症部位に一致した低エコーとして認められ（図6），その部位への穿刺吸引細胞診でも多くのリンパ球が確認される．炎症の軽快とともに，内部エコーも正常に回復し，細胞診上もリンパ球が減少する．

　甲状腺癌における典型的な石灰化像は，頸部軟X線撮影にて大きな診断的役割を果たしてきた．特に乳頭癌での微細点状多発の石灰化像は典型的であり，それだけで悪性の診断がなされてきた．超音波，CTといった他のモダリティが存在しなかった時代では，唯一の画像診断法であった．乳腺においても，マンモグラフィ（mammography：MMG）で捉えられる石灰化像は診断上重要な役割を果たしており，超音波とMMGの石灰化像の検出能力の比較検討がされてきた．乳腺とは異なり，脂肪織の少ない甲状腺においては，その検出能力に差はなく，高周波数超音波機器の普及に伴い，頸部X線検査が行われる頻度は明らかに減少している．超音波にて確認できる高エコー像の大きさは，最新鋭の高分解能機器でも200～300μm程度であり，病理学的に認識されている砂粒小体（20～50μm）と一致するものではない．このことから超音波にて石灰化を疑わせる高エコー像は砂粒小体の集塊であると思われる．また，超音波所見としての高エコー像と病理学的石灰化とは一致するものではなく，凝血塊，アミロイドの沈着なども高エコーとして捉えられる場合がある（図7）．しかし，乳頭癌における微細多発高エコーは，特徴的な所見であり，その部位を狙って穿刺吸引細胞診を行うことで，十分な診断率を得ることが可能である．

1.3　血流情報

　血流豊富な甲状腺組織において，組織内での血流動態の観察は従来から関心を持たれ，機能亢進状態のバセドウ病における血管雑音（bruit）の聴診が行われてきた．腫瘍性病変に対する血管造影も以前には施行されていたが，侵襲的であり，造影剤に含まれる高濃度のヨードの影響も危惧され，甲状腺腫瘍診断における臨床的価値は乏しく普及しなかった．核医学的検査にて組織血流を推察する方法や術中に血流計測を行う試みもなされていた．しかし，一般的に臨床面で血流情報を考慮し，診断治療に導入するようになったのは，ここ10年来のカラードプラ法の登場からで，本法は生体内の血流を非侵襲的にリアルタイムに観察でき，幅広く臨床応用されている[3]．カラードプラ法，パワードプラ法，ドプラ感度の向上，近年ではグレイスケー

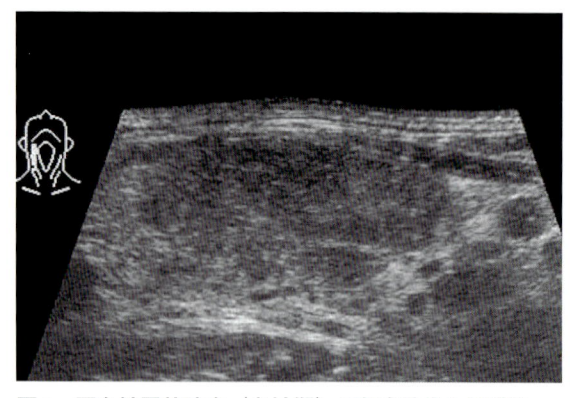

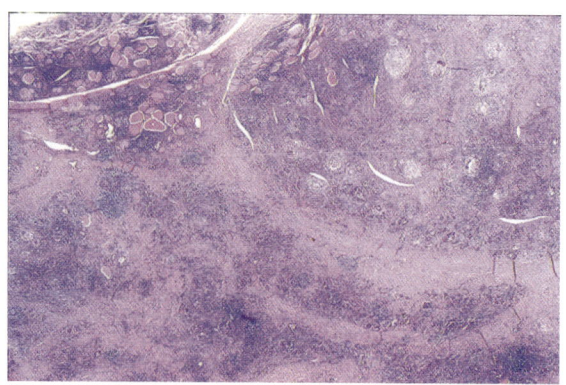

図6 亜急性甲状腺炎（急性期）の超音波像と組織像
超音波画像上のまだらな低エコー部に一致した広範なリンパ球浸潤が目立つ．

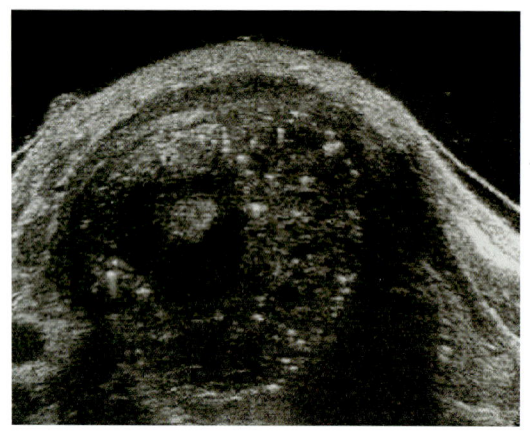

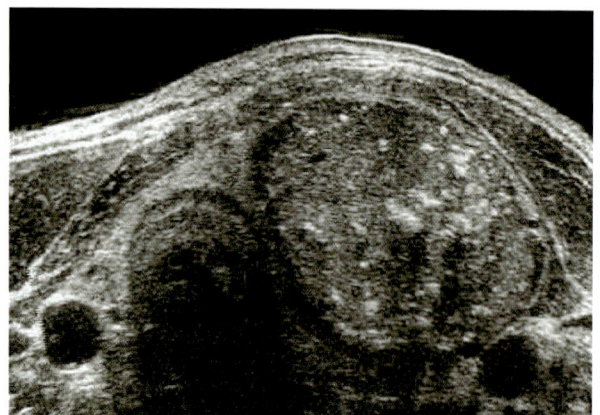

腺腫様結節（穿刺後の変化）　　　　　　髄様癌の大小不同の石灰化

図7 腫瘍内部の高エコー像

ルハーモニック法と進化し，その空間分解能もさらなる向上を遂げている．肝臓，卵巣，乳腺，腎臓等の研究と同様に，甲状腺でもドプラ法の臨床応用が進むにつれて，腫瘍内血流と良性・悪性の鑑別に関する報告がなされてきた．すなわち，悪性腫瘍は良性腫瘍に比べ多くの血管新生が認められ，血流速度解析からも拍動係数（pulsatile index：PI），抵抗係数（resistance index：RI）が高値をとるという報告が多く認められた．しかし，機器的な条件から客観的，普遍的な判断が難しいこと，また，ドプラ感度の向上により，良性の腫瘍でも低速の血流が表示される頻度が増加し，単に腫瘍内部の血流表示の有無のみでは良性・悪性の判断において混乱を生じるようになり，甲状腺腫瘍の良悪の鑑別にはドプラ法は適さないといった報告が続いた[4]．この点に関して筆者は，腫瘍内部の血流表示のみならず，血流速度解析が甲状腺腫瘍の良・悪性診断に有用であると考えている．超音波検査および細胞診でも術前診断が難しい甲状腺濾胞癌症例においては，濾胞腺腫より嚢胞変性が少ないことから，その血行動態に着目し，検討を重ねてきた．現在は濾胞癌診断に以下のような超音波Bモードおよびカラードプラ所見，波形解析より，Grade I〜IVの4群に分けて診断をしている（図8）．

判断の基準となるのは，
(1) Bモード：内部エコー不整，辺縁の低エコー部，嚢胞変性が少ない，不整な境界部低エコー帯
(2) カラードプラ法：腫瘍内部の血管構築の豊富（Rich, Moderate, Poor, None）
(3) PI：PI >1.0（PI=Vmax-Vmin/Vmean）

の3項目であり，細胞診の結果は加味していない．これらの所見によって各Grading scoreを決定している．さらに3項目の判断基準は診断のみならず，その後のclinical managementを示唆する基準として捉えている．

Grade 1　　　　　　　　　　　　　　　　　　Grade 2

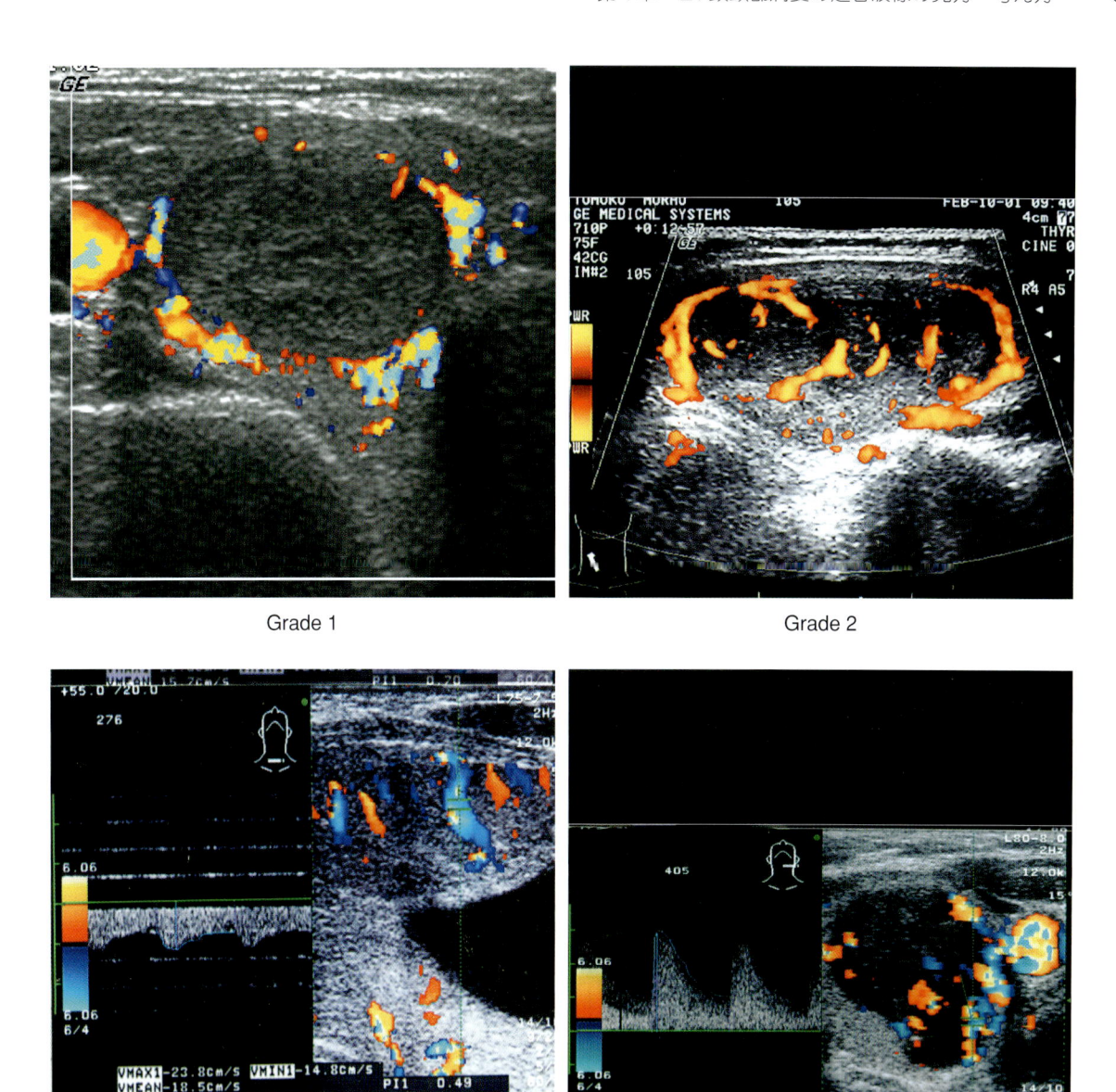

Grade 3　　　　　　　　　　　　　　　　　　Grade 4

図8　甲状腺濾胞性腫瘍におけるカラードプラGrading score
Grade 1：腫瘍内部に明らかな血流が表示されないもの
Grade 2：腫瘍辺縁部を中心に血流がわずかに認められるもの
Grade 3：腫瘍内部に表示される血流は多いが，PI＜1.0
Grade 4：腫瘍内部に豊富な血流が認められ，かつ，PI＞1.0

G-Ⅰ：良性，濾胞癌は完全に否定．
G-Ⅱ：血流の存在する良性腫瘍．
G-Ⅲ：濾胞癌も否定できず．PEIT 1～2回で焼灼できなければ，手術を勧める．
G-Ⅳ：濾胞癌，場合によっては全摘を勧める．

　縮小を希望する患者に対しては，G-Ⅰ，ⅡにおいてはTSH抑制療法，または経皮的エタノール注入療法（PEIT）を勧めている．このような診断基準を用いて，前向きな検討として濾胞癌検出を現在行っており，1999年10月から2000年5月までに十分な超音波検査後に手術を施行した，濾胞癌44例，濾胞腺腫89例，腺腫様結節177例，計310例を対象に，Grading scoreに対する検討評価を行った．その結果は図9のごとくであり，Grade1，2を良性，3，4を悪性と判断すると，sensitivity 85.7％，specificity 87.5％，accuracy 87.3％という成績が得られた．また，血流速度の解析からは，PIにおいても有意な差が認められ，濾胞癌における特

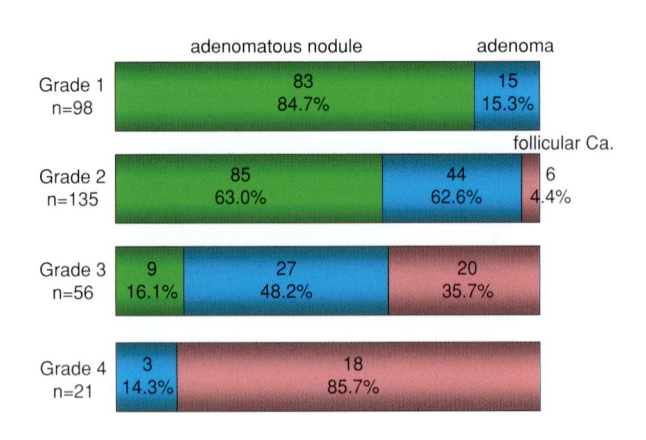

図9 ドプラgrading scoreからみた濾胞性疾患（濾胞癌，濾胞腺腫，腺腫様結節）3群の出現頻度

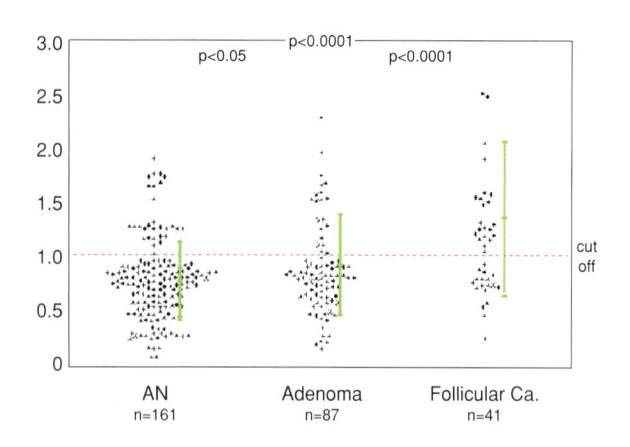

図10 濾胞性腫瘍におけるPIの比較
PI：pulsatile index．ドプラ角度に依存せずに，目的とした血管内の血流情報を評価するパラメータ．
(PI = Vmax − Vmin／Vmean)
AN：adenomatous nodule

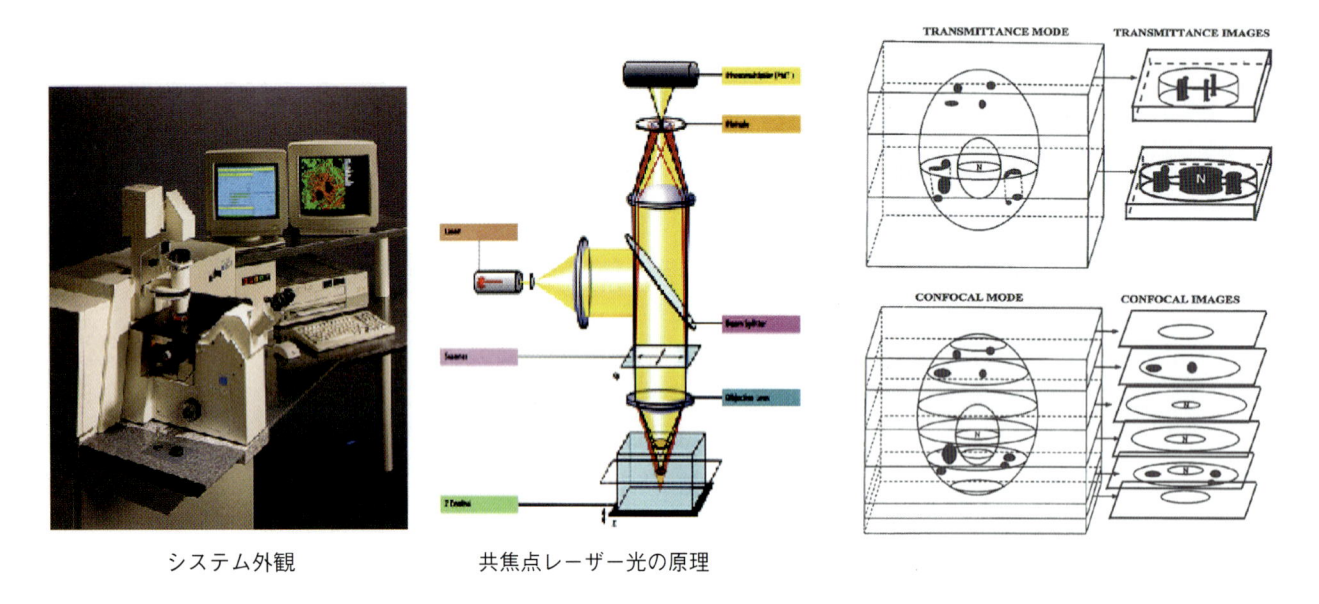

図11 共焦点レーザー顕微鏡（confocal laser scanning microscopy）

徴的な血行動態が明らかとなった（図10）．このことから，ドプラ法による濾胞性腫瘍診断は，従来のBモード超音波診断，細胞診に比べても，十分満足できる成績が得られると考えている[5]．さらに，濾胞性腫瘍における血行動態観察による診断的価値を明らかなものとするには，ドプラ法と病理組織学的所見の対比が必要とされる．この点に関しては血管内皮マーカーにCD34抗体を用い，蛍光抗体法を行った後，共焦点レーザー顕微鏡を用いることで三次元腫瘍血管構築の観察が可能となった（図11〜13）．濾胞癌では良性腫瘍に比べ，血管構築は不規則分岐を呈し，腫瘍血管の大小不同，蛇行，癒合が明らかに認められ，ドプラ法による血流状態を反映する結果が得られている．このことから，今後の濾胞性腫瘍の診断においては，細胞診のみならず，ドプラ法による血流のdynamic study，病理組織からの三次元血管構築を中心とした腫瘍細胞環境の評価が濾胞癌診断における新たなdiagnostic strategyになることが示唆される．

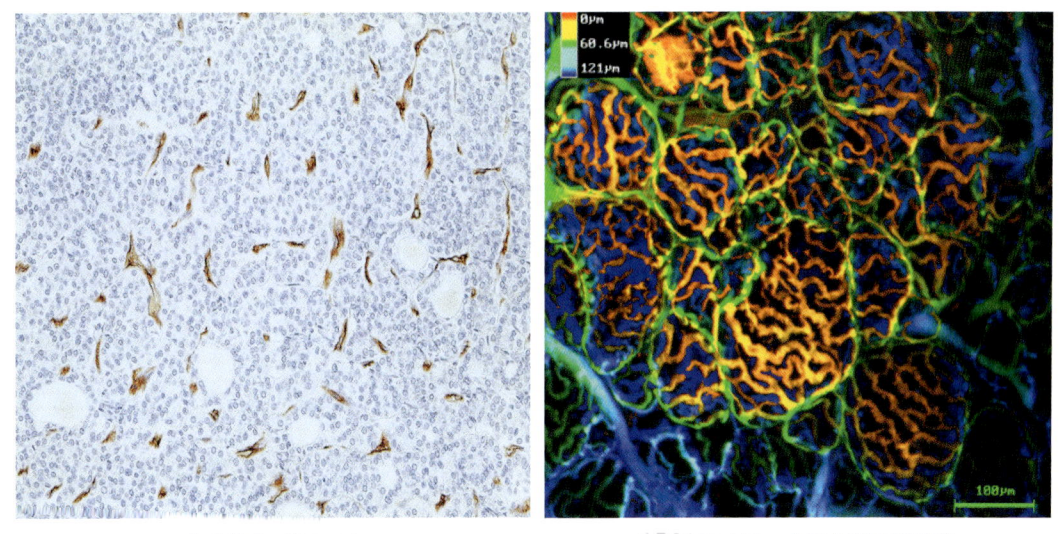

第1章 Ⅲ．頭頸部病変の超音波像の見方・考え方 —— 33

免疫染色（CD34）　　　　　CD34染色後三次元血管再構築像

図12　濾胞腺腫症例

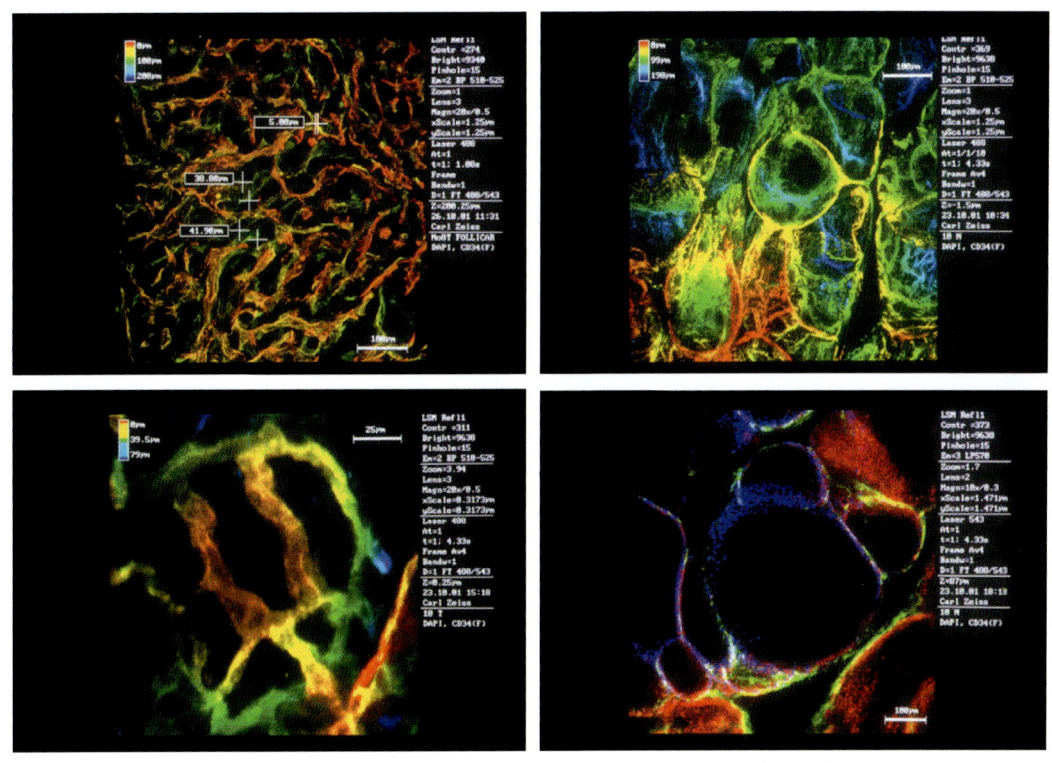

濾胞癌　　　　　　　　　　濾胞腺腫

図13　濾胞癌と濾胞腺腫における三次元血管再構築像
　濾胞癌では良性腫瘍に比べ，血管構築は不規則分岐を呈し，腫瘍血管の大小不同，蛇行，癒合が明らかに認められる

2. 代表的な甲状腺腫瘍性病変における超音波像

2.1 囊胞（Cyst）

一層の薄い被膜を有し，内部エコーを認めない円形〜楕円形の腫瘤像を呈する．後方エコーの増強や側方陰影を高頻度に伴う．

2.2 濾胞腺腫（Follicular adenoma）

円形〜楕円形を呈し，内部エコーも比較的均一である．境界は明瞭で周辺低エコー帯を伴うことが多い（図14）．3cm以上の症例では内部変性を生じることが多く，濾胞癌との鑑別が必要となる場合がある．カラードプラ法による鑑別が有用である．

2.3 腺腫様甲状腺腫（Adenomatous goiter）

甲状腺に多発性の非腫瘍性結節がみられる疾患で，甲状腺全体にびまん性にみられる場合と，単発ないし数個の結節がみられる場合に分けられる．ときに，結節自体から甲状腺ホルモンが過剰産生される場合もある．

多発性の変化を伴うようになると，大小不同の結節や囊胞性変化が混在する．粗大な石灰化像や不均一な内部エコーから，微小病変が見逃されやすい．超音波ガイド下穿刺吸引細胞診の適応となるケースが多い．数個以上の大小の結節形成を示す．コロイドの多いもの，壊死，出血，囊胞化など多彩である（図15）．

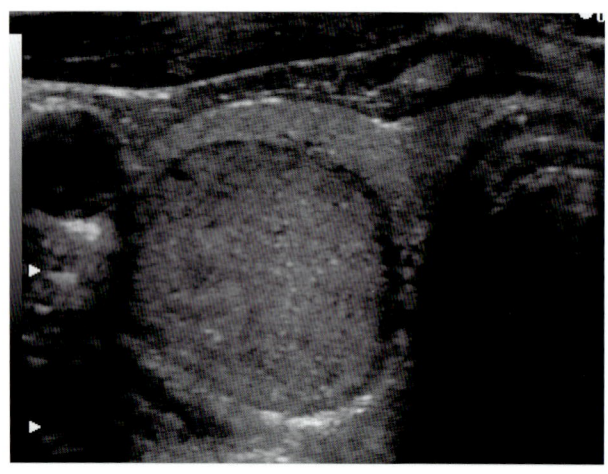

濾胞腺腫のBモード像 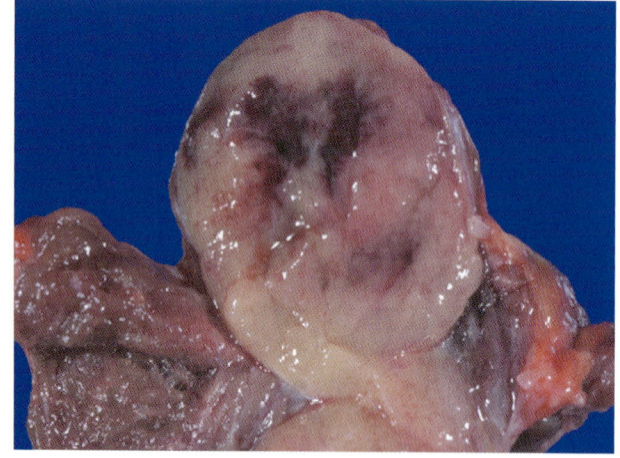　　　　同症例の摘出標本割面

図14　濾胞腺腫

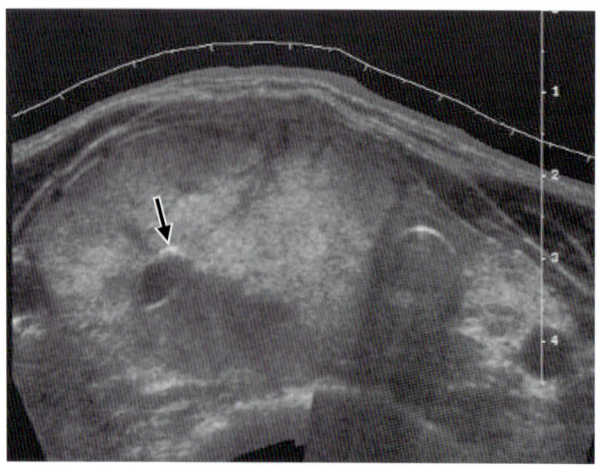

粗大石灰化像（↓） 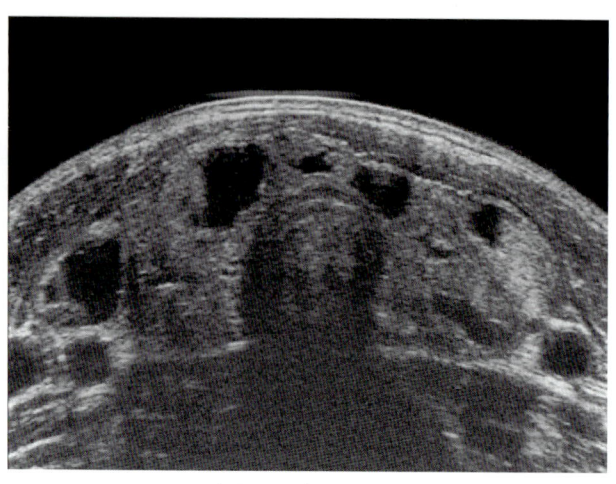　　　　多発する囊胞性変化

図15　腺腫様甲状腺腫

2.4 乳頭癌（Papillary carcinoma）

大小不同の石灰化を伴う低エコーの不整形腫瘤としてみられ，被膜，周囲臓器への浸潤像が認められれば，診断は容易である（図16）．

2.5 濾胞癌（Follicular carcinoma）

不均一な内部エコーを呈する腫瘤であり，乳頭癌に比べ不整な辺縁低エコー帯を示すことが多い．腺腫に比べ，嚢胞変性の頻度は少ない．通常のBモード像では鑑別に難渋することも多いが，カラードプラ法では豊富な腫瘍血流が認められ，鑑別に有用である（図17）．

2.6 髄様癌（Medullary carcinoma）

比較的境界明瞭な腫瘤としてみられる．ボタン状，環状の石灰化を呈するとされているが，その頻度は約50％であり，良性腫瘍との鑑別が難しい例もある（図18）．

2.7 未分化癌（Undifferentiated carcinoma）

急速な増大傾向を呈する腫瘍であり，内部エコーは非常に不均一である．周囲への浸潤所見を認めれば，悪性の診断は容易である．環状の石灰化像を伴うことも多い（図19）．

2.8 悪性リンパ腫（Malignant lymphoma）

橋本病の経過中に発見されることが多く，片側性の境界不明瞭な低エコー領域として認められる場合が多い（図20）．甲状腺全体に病変が広がると，線維化の強い橋本病との鑑別が困難となる（図21）．

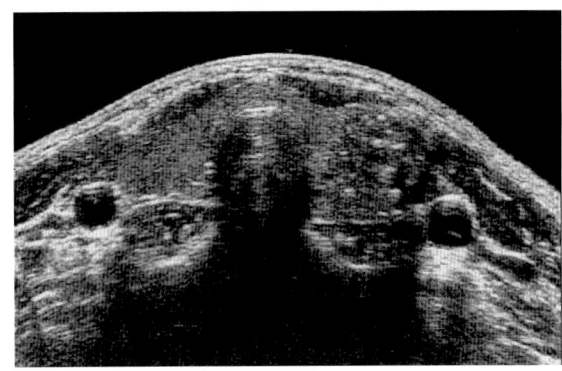

微細多発高エコー（石灰化）を伴う乳頭癌　　　　4mm大の微小乳頭癌（↓）

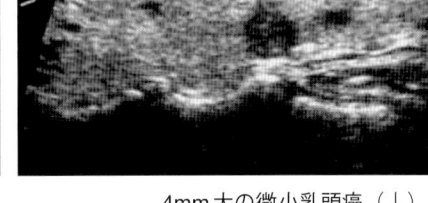

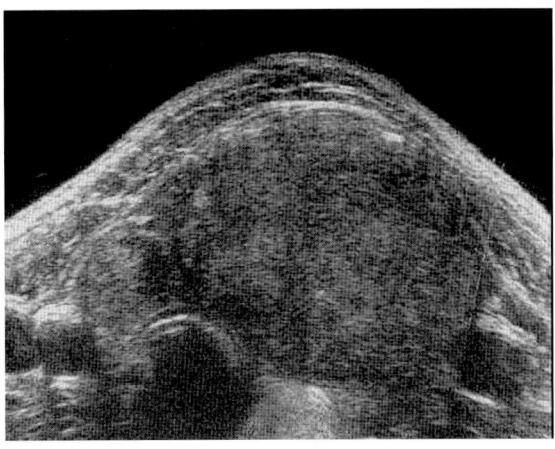

図16　乳頭癌

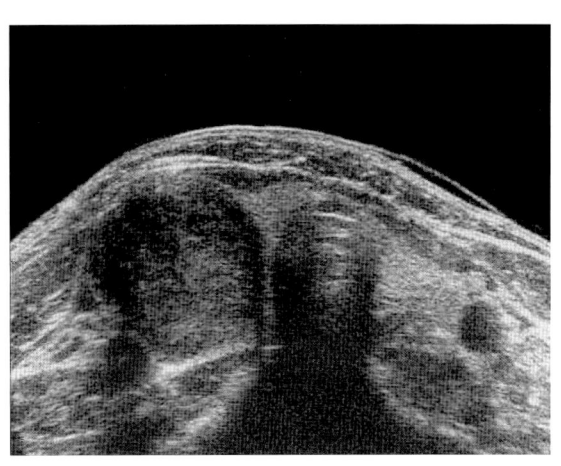

内部エコー不均一な濾胞癌　　　　不整な境界部低エコー帯を伴う濾胞癌

図17　濾胞癌

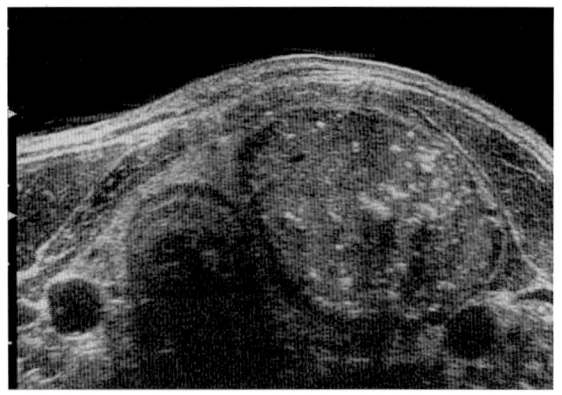

図18 髄様癌
典型的な大小不同の石灰化像

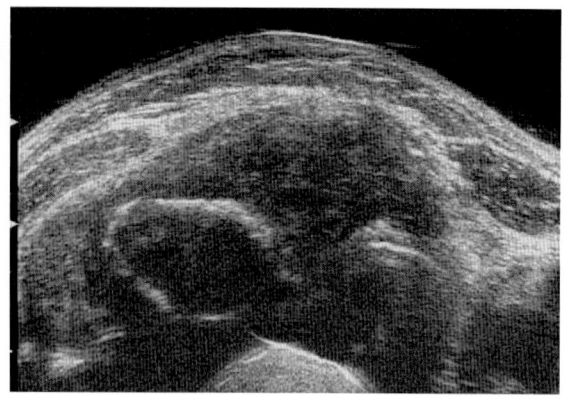

図19 未分化癌
環状の石灰化を伴い周囲への浸潤を認める

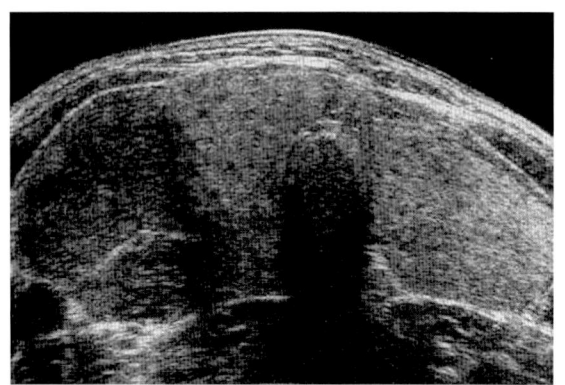

図20 右葉に限局した悪性リンパ腫

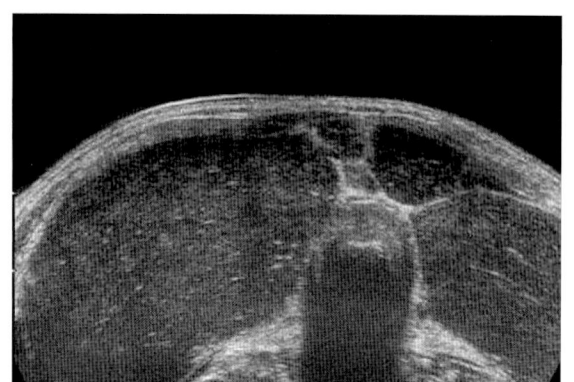

図21 甲状腺両葉に広がった悪性リンパ腫

3. 代表的な良性唾液腺病変と節性悪性リンパ腫の超音波像

3.1 多形腺腫（Pleomorphic adenoma）

　耳下腺腫瘍の65～70％を占める代表的な腫瘍である．多彩な組織像を呈し，上皮性腺腫様組織，粘液腫様組織，軟骨様組織などが混在する．発育は緩慢で硬く，周囲との境界は明瞭である．通常片側性かつ単発性であり，経過中に悪性化して急速増大を認める場合がある．超音波画像での形態は，腫瘍が小さいときには円形，楕円形で整であるが，腫瘍増大に伴い，分葉状，多角形を呈するようになる．内部エコーは低エコー均一であるが，腫瘍が大きくなると，嚢胞変性，出血のために不均一となる．被膜は基本的に保たれ，境界明瞭で，後方エコーも増強することが多い（図22）．

3.2 ワルチン腫瘍（Warthin tumor）

　多形腺腫に次いで発生頻度の高い良性腫瘍である．50歳以上の男性に多く，発育は緩慢であり，球状を呈し，比較的軟らかく耳下腺下極に好発する．多発性，両側性にみられることも多い．超音波像では，形状は円形で整，内部エコーは無～低エコー，後方エコーの増強を伴うことが多く，単房性の嚢胞と鑑別が困難な場合もある．しかし，腫瘍内の小嚢胞形成や隔壁形成のために，内部エコーが不均一になる場合もある（図23）．

3.3 悪性リンパ腫（Malignant lymphoma）

リンパ節の形状は整で，腫大しても境界明瞭であり，性状は軟らかい．周囲組織との癒着，浸潤傾向が少ないことが特徴である．内部エコーは低エコーで，リンパ節門に相当する高エコー域を認め，その部位に切れ込み，くびれを呈することがある．多発性の場合には，リンパ節が連続性に腫脹し，癒合したり敷石状に折り重なってみえる．またカラードプラ法によりリンパ節門以外からの血流流入は悪性を示唆する所見として重要視されている（図24）．

4. まとめ

本稿では頭頸部病変のなかでも甲状腺を中心にその超音波像の見方・考え方を概説した．

甲状腺疾患における診断学は，腫瘍性病変の存在や評価を行う形態的診断と甲状腺機能を判定する血液生化学的診断に大きく二分される．当然そこには，問診，視診，触診をはじめとした理学的所見が最初に関わってくる．しかし，画像診断の発達，普及は臨床面における触診の意義を変えてしまう局面さえ最近ではみられ，触知不可能な病変でさえ，集団検診レベルの超音波スクリーニングで容易に検出できる時代となっている．特にわが国における甲状腺癌の80％以上を占める乳頭癌は，その超音波学的特徴からの診断がきわめて有用な症例も多い．しかし，機器の進歩とともに年々目覚しい改善を遂げていく超音波画像と病理組織学的所見を常に相対的に理解し，画像診断の臨床的有用性を見出すことを忘れてはならない．

一方，診断が困難とされる濾胞性腫瘍は，超音波検査および細胞診でも診断率はいまだ50〜60％の枠を超えることができないのが現状である．また，病理組織診断でも微小な被膜浸潤の取り扱い，臨床的な経過と病理診断の相違，いわゆる異型腺腫など解決されていない問題もある．このことからドプラ法のみならず，病理組織学的にも，甲状腺濾胞性腫瘍における腫瘍組織の血管構築，腫瘍細胞環境の評価は検討されるべき課題と思われる．さらにリアルタイムに血流情報を観察できるカラードプラ法と血管構築を三次元で評価できる共焦点レーザー顕微鏡を用いた臨床的検討が今後，新たな濾胞性腫瘍の診断基準を築くものと期待される．

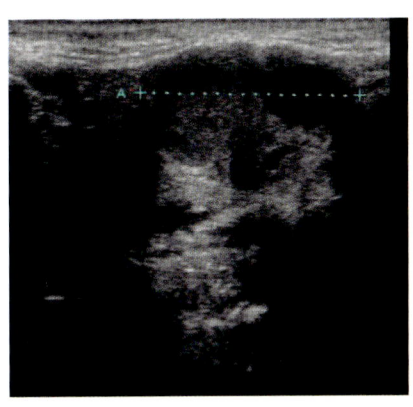

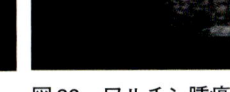

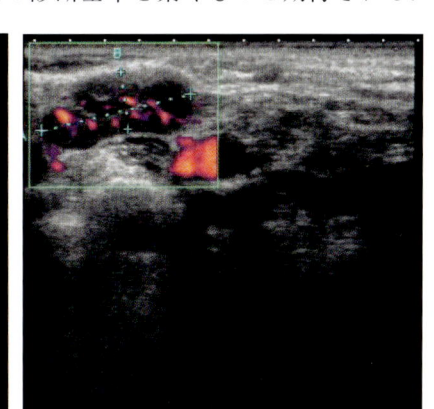

図22　多形腺腫　　図23　ワルチン腫瘍　　図24　悪性リンパ腫

●参考文献

1) Wiest PW, et al. Thyroid palpation versus high-resolution thyroid ultrasonography in the detection of nodules. J Ultrasound Med. 1998; 17: 487-496.
2) Müller HW, et al. Sonographic tissue characterization in thyroid gland diagnosis. Klin Wochenschr. 1985; 63: 706-710.
3) Fukunari N. Thyroid ultrasonography B-mode and color-Doppler. Biomed Pharmacother. 2002; 56: 55s-59s.
4) Clark KJ, Cronan JJ, Scola FH. Color doppler sonography: anatomic and physiologic assessment of the thyroid. J Clin Ultrasound. 1995; 23: 215-223.
5) Fukunari N, Nagahama M, Sugino K, et al. Clinical evaluation of color Doppler imaging for the differential diagnosis of thyroid follicular lesions. World J Surg. 2004; 28: 1261-1265.

第1章 Ⅳ. 頭頸部腫瘍の分類

悪性リンパ腫・甲状腺腫瘍・唾液腺腫瘍

1. 悪性リンパ腫の分類

　悪性リンパ腫の歴史は形態学から分子生物学の腫瘍学研究へと進み，同時に悪性リンパ腫の分類の変遷がその歴史でもあった．悪性リンパ腫の病理診断は一般病理医にとって最も困難な分野で，症例によっては専門病理医の間でも意見の分かれるものが存在する．また，頻繁に変更された複雑な疾患分類が，病理診断を行ううえで大きな障害となってきた．悪性リンパ腫分類の変遷は組織形態を重視したRappaport分類以後多くの分類が提唱され，1982年にWorking Formulation（WF）分類に集約された．それと同時に主にヨーロッパでは免疫学の観点から悪性リンパ腫の表面形質に基盤を置いたKiel分類が用いられた．わが国においてもLymphoma Study Group（LSG）分類が非ホジキンリンパ腫の分類として汎用されていた．その後いくつかの疾患概念が確立し，1994年にRevised European-American Classification of Lymphoid Neoplasms（REAL）分類が発表された．本分類は免疫学的検索と遺伝子検索を重視し，非ホジキンリンパ腫（non-Hodgkin lymphoma：NHL）をB細胞性とT/NK細胞性に2分し，さらに未分化型と成熟型に分けた．これは合理的で分子生物学時代の多くの血液学者に受け入れられた．2001年にはREAL分類に新しい知見を加えるとともに，修正を加える形で，World Health Organization Classification of tumours：Pathology and Genetics of Tumours of Haematopoietic and Lymphoid Tissues：WHO分類が発表された．その対象はリンパ腫だけでなく骨髄性腫瘍，組織球性腫瘍，肥満細胞性腫瘍にまで広げられ，国際的な規模と認識に立脚した血液学的悪性腫瘍分類である．このWHO分類は現在悪性リンパ腫診断のde facto standardとなり，診療，研究の根幹を為すものとなった．この中でリンパ系腫瘍はB細胞性リンパ腫，T/NK細胞性リンパ腫とホジキンリンパ腫の3つの腫瘍群に分類された．またBおよびT/NK細胞リンパ腫は前駆ないし未熟細胞と末梢性ないし成熟型のリンパ腫に分けられた．それらは多数の疾患単位に区分され，組織像，免疫形質，遺伝子所見，臨床像と特徴的な地理学的分布や病因と治療に対する反応がみられることでも分けられている．前駆BおよびT細胞性リンパ腫は前駆Bリンパ芽球性白血病/リンパ腫と前駆Tリンパ芽球性白血病/リンパ腫に分けられている．成熟B細胞性リンパ腫は，15の疾患に区分された．このなかには濾胞性リンパ腫，マントル細胞リンパ腫，びまん性大細胞型B細胞リンパ腫（diffuse large B-cell lymphoma：DLBCL）などが含まれている．成熟T/NK細胞性リンパ腫は成人T細胞性白血病/リンパ腫，血管免疫芽球型T細胞リンパ腫，末梢性T細胞リンパ腫，非特異など16の疾患に区分された．ホジキンリンパ腫は，新しく結節性リンパ球優位型ホジキンリンパ腫が分けられ，以前のLye分類の大部分は古典型ホジキンリンパ腫に組み込まれた．これらはこの当時の知見をもとにつくられた分類で，その後の新しい知見が蓄積された場合には，それらの知見を取り込む形で再検討されることが必要とされた．それに従って2008年の秋にWHO分類・悪性リンパ腫第4版（**表1**）が刊行されたが，これは正しくは第3版の改訂版といえるものである．また，第3版と同じく，疾患単位の考え方が主軸で，個々のリンパ腫の予後，表現型，染色体・分子異常などでできる限り明確に定義することを意図としている．修正の主なものは節外性びまん性大細胞型B細胞リンパ腫に中枢神経原発DLBCLやEpstein-Barr virus（EBV）陽性DLBCLなどの2001年の段階で疾患としての認識が未熟であった疾患単位が加えられ，さらに境界領域病変としてDLBCLとバーキットリンパ腫との中間型，DLBCLと古典的ホジキンリンパ腫との中間型がリストに含まれた．またmature T-and NK-cell neoplasmに慢性活動型EBV感染症に由来するEBV関連T細胞性リンパ増殖異常症などもリストに加えられ，その他濾胞性リンパ腫の消化管原発例やin situ例なども亜群という形で組み込まれている．さらに別に設けられていた従来の皮膚リンパ腫分類との融合がみられ，DLBCL足型（leg type）や皮膚T細胞性リンパ腫亜型が記載された．年齢的な要素が重

要視され濾胞性リンパ腫や辺縁帯B細胞性リンパ腫に小児例が，EBV陽性DLBCLの加齢の記載などがあげられている．そして染色体・分子異常と疾患単位との関連がより強調されている．

表1　悪性リンパ腫のWHO分類（第4版2008）

Precursor lymphoid neoplasms
　B lymphoblastic leukemia/lymphoma, not otherwise specified
　B lymphoblastic leukemia/lymphoma with recurrent genetic abnomalities
　T lymphoblastic leukemia/lymphoma

Mature B-cell neoplasms
　Chronic lymphocytic leukemia/small lymphocytic lymphoma
　B-cell pralymphocytic leukemia
　Splenic marginal zone lymphoma
　Hairy cell leukemia
　Splenic B-cell lymphoma/leukemia, unclassifiable
　Lymphoplasmacytic lymphoma
　Heavy chain diseases
　Plasma cell neoplasms
　Extranodal marginal zone lymphoma of mucosa-associated lymphoid tissue(MALT lymphoma)
　Nodal marginal zone lymphoma
　Follicular lymphoma
　Primary cutaneous follicle centre lymphoma
　Mantle cell lymphoma
　Diffuse large B-cell lymphoma(DLBCL), NOS
　T-cell/histiocyte-rich large B-cell lymphoma
　Primary DLBCL of the CNS
　Primary cutaneous DLBCL, leg type
　EBV positive DLBCL of elderly
　DLBCL associated with chronic inflammation
　Lymphomatoid granulomatosis
　Primary mediastinal(thymic)large B-cell lymphoma
　Intravascular large B-cell lympjoma
　ALK positive large B-cell lymphoma
　Plasmablastic lymphoma
　Large B-cell lymphoma arising in HHV8-associated multicentric Castleman disease
　Primary effusion lymphoma
　Burkitt lymphoma
　B-cell lymphoma, unclassifiable, with features intermediate between CLBCL and Burkitt lymphoma
　B-cell lymphoma, unclassifiable, with features intermediate between CLBCL and classical Hodgkin lymphoma

Mature T-and NK-cell neoplasms
　T-cell prolymphocytic leukemia
　T-cell large granular lymphocytic leukemia
　Chronic lymphoproliferative disorders of NK cells
　Aggressive NK cell leukemia
　EBV-positive T-cell lymphoproliferative disoders of childhood
　Adult T-cell leukemia/lymphoma
　Extranodal NK/T cell lymphoma, nasal type
　Enteropathy-associated T-cell lymphoma
　Hepatosplenic T-cell lymphoma
　Subcutaneous panniculitis-like T-cell lymphoma
　Mycosis fungoides
　Sézary syndrome
　Primary cutaneous CD30 positive T-cell lymphoproliferative disorders
　Primary cutaneous peripheral T-cell lymphomas, rare subtypes
　Peripheral T-cell lymphoma, NOS
　Angioimmunoblastic T-cell lymphoma
　Anaplastic large cell lymphoma (ALCL), ALK positive
　Anaplastic large cell lymphoma (ALCL), ALK negative

Hodgkin lymphoma
　Nodular lymphocyte predominant Hodgkin lymphoma
　Nodular sclerosis classical Hodgkin lymphoma
　Mixed cellularity classical Hodgkin lymphoma
　Lymphocyte-rich classical Hodgkin lymphoma
　Lymphocyte-depleted classical Hodgkin lymphoma

2. 甲状腺腫瘍の分類

　甲状腺腫瘍の分類にはWHO分類（表2）と甲状腺癌取扱い規約の組織分類（表3）がある．取扱い規約は国際性を重視し，WHO分類にほぼ準じた構成となっている．2004年の新WHO分類では甲状腺腫瘍を甲状腺癌，甲状腺腺腫と関連腫瘍および他の甲状腺腫瘍の3項目に大別された．甲状腺癌の項目には，通常の乳頭癌，濾胞癌，未分化癌，髄様癌の他に低分化癌，扁平上皮癌，粘表皮癌，好酸球を伴う硬化性粘表皮癌，粘液癌，混合髄様濾胞癌，胸腺分化を伴った紡錘形細胞腫瘍，胸腺分化を伴う癌などが加わった．また乳頭癌には篩状亜型，高細胞亜型が記載された．

表2　甲状腺腫瘍の新 WHO 分類（2004）

Thyroid carcinoma
　Papillary carcinoma
　Follicular carcinoma
　Poorly differentiated carcinoma
　Undifferentiated carcinoma
　Squamous cell carcinoma
　Mucoepidermoid carcinoma
　Sclerosing mucoepidermoid carcinoma
　　with eosinophilia Mucinous carcinoma
　Medullary carcinoma
　Mixed medullary and follicular cell
　　carcinoma
　Spindle cell tumour with thymus-like
　　differentiation
　Carcinoma showing thymus-like
　　differentiation

Thyroid adenoma and related tumours
　Follicular adenoma
　Hyalinizing trabecular tumour

Other thyroid tumours
　Teratoma
　Primary lymphoma and plasmacytoma
　Ectopic thymoma
　Angiosarcoma
　Smooth muscle tumours
　Peripheral nerve sheath tumours
　Paraganglioma
　Solitary fibrous tumour
　Follicular dendritic cell tumour
　Langerhans cell histiocytosis
　Secondary tumours

表3　甲状腺腫瘍の組織学的分類（甲状腺癌取扱い規約第6版）

1. 良性腫瘍　Benign tumors
   a. 濾胞腺腫　Follicular adenoma
   　特殊型　Variants
   　　1)　好酸性細胞型濾胞腺腫　Follicular adenoma, oxyphilic cell variant
   　　2)　明細胞型濾胞腺腫　Follicular adenoma, clear cell variant
   　　3)　異型腺腫　Atypical adenoma

2. 悪性腫瘍　Malignant tumors
   a. 乳頭癌　Papillary carcinoma
   　特殊型　Variants
   　　1)　濾胞型乳頭癌　Papillary carcinoma, follicular variant
   　　2)　被包型乳頭癌　Papillary carcinoma, encapsulated variant
   　　3)　大濾胞型乳頭癌　Papillary carcinoma, macrofollicular variant
   　　4)　好酸性（膨大）細胞型乳頭癌　Papillary carcinoma, oxyphilic (oncocytic) cell variant
   　　5)　びまん性硬化型乳頭癌　Papillary carcinoma, diffuse sclerosing variant
   　　6)　高細胞型乳頭癌　Papillary carcinoma, tall cell variant
   　　7)　篩（・モルラ）型乳頭癌　Papillary carcinoma, cribriform (-morular) variant
   　付）微小癌　Microcarcinoma
   b. 濾胞癌　Follicular carcinoma
   　浸潤様式からみた分類
   　　1)　微少浸潤（被包）型濾胞癌　Follicular carcinoma, minimally invasive (encapsulated)
   　　2)　広汎浸潤型濾胞癌　Follicular carcinoma, widely invasive
   　特殊型　Variants
   　　1)　好酸性細胞型濾胞癌　Follicular carcinoma, oxyphilic cell variant
   　　2)　明細胞型濾胞癌　Follicular carcinoma, clear cell variant
   c. 低分化癌　Poorly differentiated carcinoma
   d. 未分化癌　Undifferentiated (anaplastic) carcinoma
   e. 髄様癌（C細胞癌）　Medullary carcinoma (C-cell carcinoma)
   　付）混合性髄様・濾胞細胞癌　Mixed medullary and follicular cell carcinoma
   f. 悪性リンパ腫　Malignant lymphoma

3. その他の腫瘍　Other tumors
   a. 硝子化索状腫瘍　Hyalinizing trabecular tumor
   b. 円柱細胞癌　Columnar cell carcinoma
   c. 粘液癌　Mucinous carcinoma
   d. 粘表皮癌　Mucoepidermoid carcinoma
   e. 好酸球増多を伴う硬化性粘表皮癌　Sclerosing mucoepidermoid carcinoma with eosinophilia
   f. 胸腺様分化を示す癌　Carcinoma showing thymus-like differentiation (CASTLE)
   g. 胸腺様分化を伴う紡錘形細胞腫瘍　Spindle cell tumor with thymus-like differentiation (SETTLE)
   h. 扁平上皮癌　Squamous cell carcinoma
   i. 肉腫　Sarcomas
   j. その他
   k. 続発性（転移性）腫瘍　Secondary (Metastatic) tumors

4. 分類不能腫瘍　Unclassified tumors

5. 腫瘍様病変　Tumor-like lesions
   a. 腺腫様甲状腺腫　Adenomatous goiter
   b. アミロイド甲状腺腫　Amyloid goiter
   c. 嚢胞　Cyst

3. 唾液腺腫瘍の分類

　唾液腺腫瘍は組織像が多彩で，多くの腫瘍型や亜型が存在しており診断に難渋することも少なくない．また異なった腫瘍型でも部分的には共通する組織像を有する場合もあり，それが唾液腺腫瘍の病理診断をより困難なものとしている．2005年に唾液腺腫瘍のWHO分類が改訂された（表4）．WHO分類は第1版（1972年），第2版（1991年）があり，2005年は再度の改訂である．これはPathology and Genetics of Head and Neck Tumoursのなかの第一章として発刊された．それぞれの腫瘍の定義，疫学，発生部位，臨床所見，病理所見，鑑別診断，遺伝子異常，予後と予後因子などが総括的に記載されている．また非常に稀な腫瘍も取り上げられている．第2版との主な変更は，リンパ腺腫（lymphadenoma）が良性上皮性腫瘍に加わり，脂腺型（sebaceous）と非脂腺型（non-sebaceous）に分けられたこと，舌の篩状腺癌（cribriform adenocarcinoma of the tongue）が多型低悪性度腺癌の1亜型に含まれた．嚢胞腺癌の1亜型に低悪性度篩状嚢胞腺癌（low-grade cribriform cystadenocarcinoma）が加わった．明細胞癌，NOS（clear cell carcinama, not otherwise specified）と唾液腺芽腫（sialoblastoma）が加わったこと，多形腺腫由来癌（carcinoma ex pleomorphic adenoma），癌肉腫（carcinosarcoma），転移性多形腺腫（metastasizing pleomorphic adenoma）が独立したこと，未分化癌を大細胞癌（large cell carcinoma）とリンパ上皮癌（lymphoepithelial carcinoma）に分けたことなどである．

表4　唾液腺腫瘍の組織型分類（新WHO分類*，2005年）

1. Benign epithelial tumours	良性上皮性腫瘍
Pleomorphic adenoma	多形腺腫
Myoepithelioma	筋上皮腫
Basal cell adenoma	基底細胞腺腫
Warthin tumour	ワルチン腫瘍
Oncocytoma	オンコサイトーマ
Canalicular adenoma	細管状腺腫
Sebaceous adenoma	脂腺腺腫
Lymphadenomas : sebaceous and nonsebaceous	リンパ腺腫：脂腺型と非脂腺型
Ductal papillomas	導管乳頭腫
Inverted ductal papilloma	内反性導管乳頭腫
Intraductal papilloma	導管内乳頭腫
Sialadenoma papilliferum	乳頭状唾液腺腺腫
Cystadenoma	嚢胞腺腫
2. Malignant epithelial tumours	悪性上皮性腫瘍
Acinic cell carcinoma	腺房細胞癌
Mucoepidermoid carcinoma	粘表皮癌
Adenoid cystic carcinoma	腺様嚢胞癌
Polymorphous low-grade adenocarcinoma	多型低悪性度腺癌
Epithelial-myoepithelial carcinoma	上皮筋上皮癌
Clear cell carcinoma, not otherwise specified	明細胞癌，NOS
Basal cell adenocarcinoma	基底細胞腺癌
Sebaceous carcinoma	脂腺癌
Sebaceous lymphadenocarcinoma	脂腺リンパ腺癌
Cystadenocarcinoma	嚢胞腺癌
Low-grade cribriform cystadenocarcinoma	低悪性度篩状嚢胞腺癌
Mucinous adenocarcinoma	粘液腺癌
Oncocytic carcinoma	オンコサイト癌
Salivary duct carcinoma	唾液腺導管癌
Adenocarcinoma, not otherwise specified	腺癌，NOS
Myoepithelial carcinoma	筋上皮癌
Carcinoma ex pleomorphic adenoma	多形腺腫由来癌
Carcinosarcoma	癌肉腫
Metastasizing pleomorphic adenoma	転移性多形腺腫
Squamous cell carcinoma	扁平上皮癌
Small cell carcinoma	小細胞癌
Large cell carcinoma	大細胞癌
Lymphoepithelial carcinoma	リンパ上皮癌
Sialoblastoma	唾液腺芽腫
3. Soft tissue tumours	軟部腫瘍
4. Haematolymphoid tumours	血液リンパ球系腫瘍
5. Secondary tumours	二次性腫瘍

*: Pathology and Genetics of Head and Neck Tumours (Chapter 5).

第1章　V. 甲状腺病変の病理組織と細胞診

1. 炎症性疾患

1) 亜急性甲状腺炎
Subacute thyroiditis

　非化膿性の甲状腺炎で，中年女性に多く発生する．わが国では比較的多くみられ，甲状腺疾患の約5％を占める．病因としてはムンプスウイルス，麻疹ウイルス，インフルエンザウイルス，アデノウイルス，EBウイルス，コクサッキーウイルス，エコーウイルスなどの感染が原因と考えられている．前駆症状として高熱がみられ，急性期には自発痛，圧痛を生じ，一過性に甲状腺機能亢進症がみられることもある．甲状腺は腫大し硬化するが，無治療でも軽快するため，治療は対症療法が行われる．橋本病の急性増悪と臨床的に鑑別を要する．検査所見では血沈が亢進し，CRPは高値を示す．超音波像では，甲状腺は腫大し，低エコーを示す（写真1）．低エコー部分は炎症により甲状腺濾胞の破壊が進んだ部分で，周囲の正常甲状腺組織との境界は不明瞭である（写真2）．このような所見は被膜を有した腫瘍結節とは異なり，炎症を考える超音波像である．血流は血管のみにみられ，炎症部分には認めない（写真3）．

●組織像
　初期病変では好中球浸潤が目立ち，活動性の病変では，既存の濾胞構造は失われ濾胞は広く破壊される．破壊された箇所では，これを処理する形で多核巨細胞を伴う異物肉芽腫が形成される（写真4）．多核巨細胞の核の数はときに数十個に及ぶ．この時期になると肉芽腫を取り囲む形でリンパ球，形質細胞，好中球，好酸球の浸潤をみる（写真5）．修復期に移行すると肉芽腫を置換する形で線維化がみられるようになる．同一症例でも異なった病期が混在して認められることがある．

●細胞像
　背景にはリンパ球を主体とする炎症性細胞が多く出現するが好中球も認められる（写真6）．異物型多核巨細胞（写真7）とともに，類上皮細胞や変性した濾胞上皮細胞（写真8）が，さまざまな割合で混在して出現する．なお，上記した細胞像が得られれば亜急性甲状腺炎の診断が可能であるが，炎症部は有痛性症状が強いことから，穿刺吸引細胞診検査は敬遠される．近年は，超音波像と生化学データから診断されることが多く，実際にこのような細胞像を目にする機会は少なくなっている．

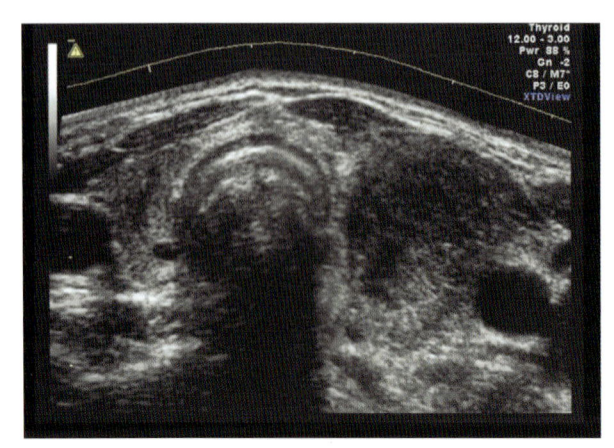

写真1　亜急性甲状腺炎超音波像
甲状腺左葉に境界不明瞭な低エコー領域を認め，甲状腺全体が腫大している．

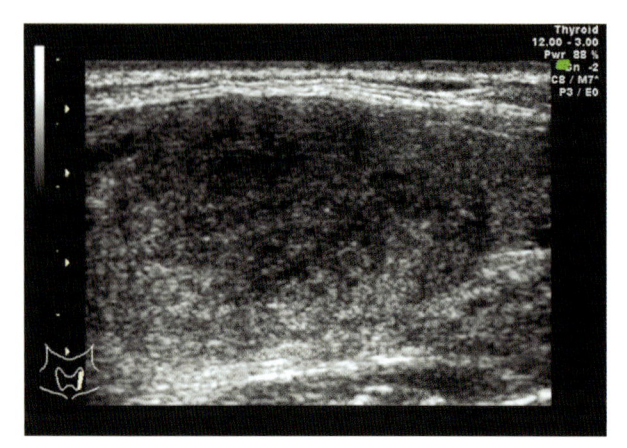

写真2　亜急性甲状腺炎超音波像
低エコー領域は境界が不明瞭であり，炎症が広がっている様子が窺える．超音波検査は，局所における炎症の程度を明確に把握できる．

1）亜急性甲状腺炎

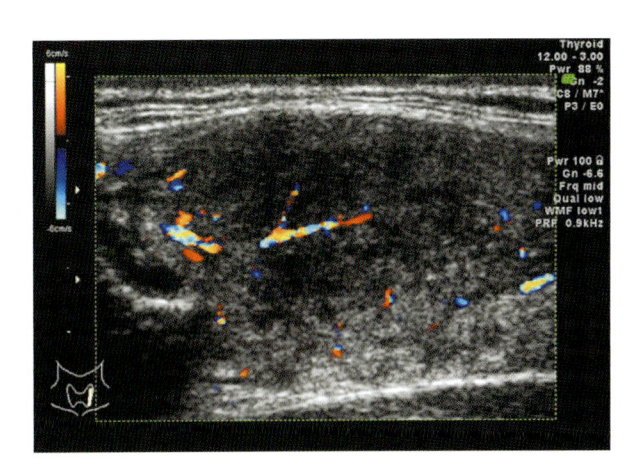

写真3 亜急性甲状腺炎カラードプラ像
腺内を走行する血管にflow（血流）は認めるものの、炎症部分である低エコー域には認めない．

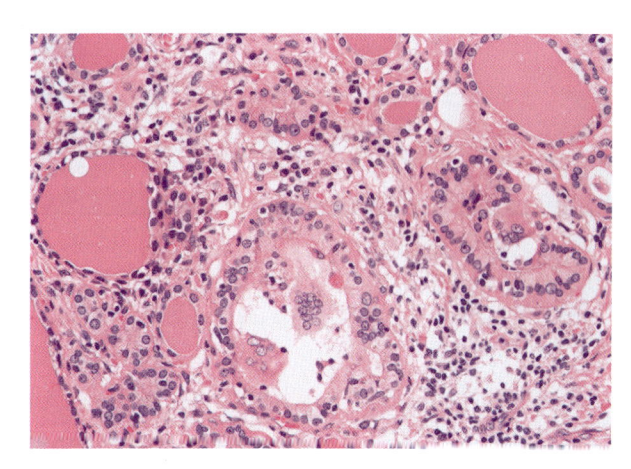

写真4 亜急性甲状腺炎組織像（HE染色，対物×40）
濾胞へリンパ球，好中球，類上皮細胞，多核組織球が浸潤し肉芽腫を形成する．

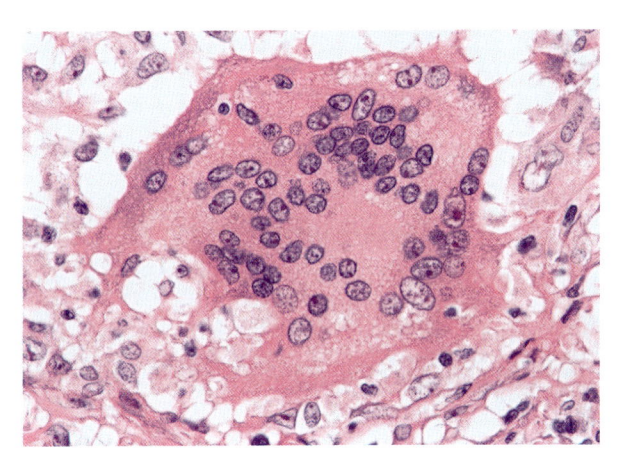

写真5 亜急性甲状腺炎組織像（HE染色，対物×60）
破壊された濾胞およびコロイドを処理するため，異物型多核巨細胞が集合し肉芽腫を形成している．周囲にはリンパ球の浸潤と線維化が認められる．

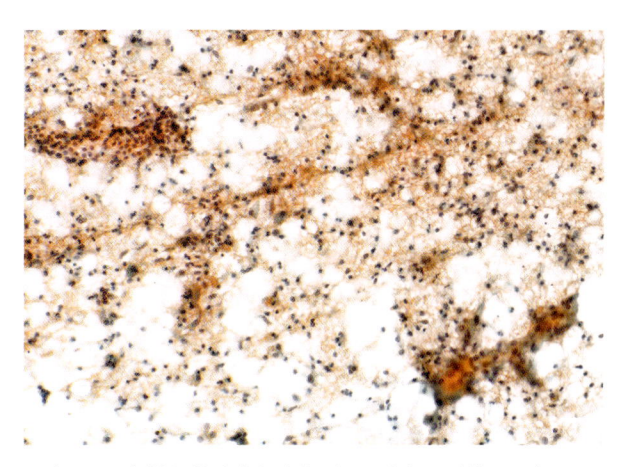

写真6 亜急性甲状腺炎細胞像（Pap.染色，対物×20）
背景にはリンパ球を主体とした炎症性細胞が目立ち，好中球，類上皮細胞，変性した濾胞上皮細胞がさまざまな割合で混在する．

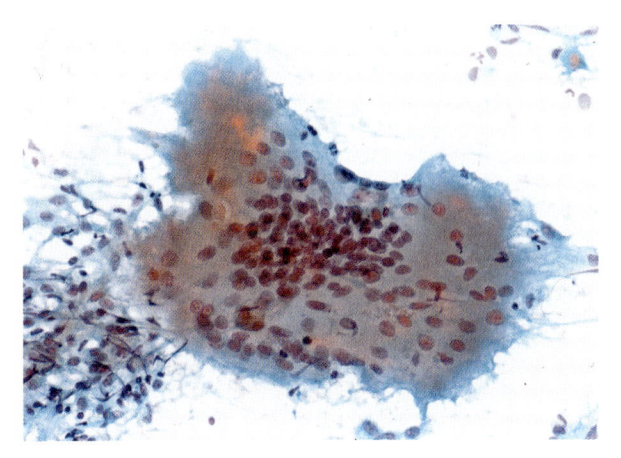

写真7 亜急性甲状腺炎細胞像（Pap.染色，対物×40）
肉芽腫が形成されることから，異物型多核巨細胞の出現を認めることが多い．

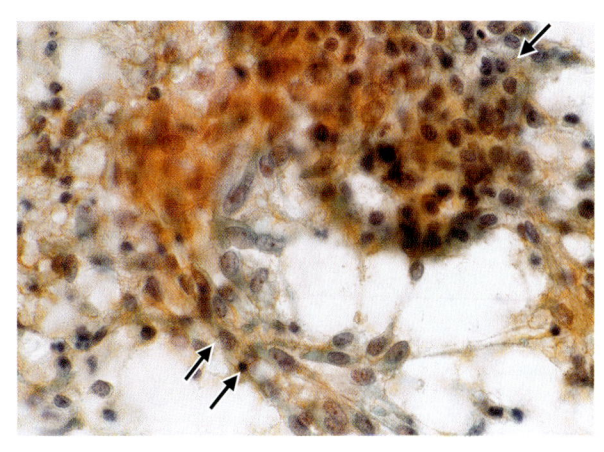

写真8 亜急性甲状腺炎細胞像（Pap.染色，対物×60）
中心から右上に核の濃染する濾胞上皮細胞（↓）がみられる．中心下側には核が紡錘形で細胞質に乏しい類上皮細胞（↓↓）が認められる．

第1章　V. 甲状腺病変の病理組織と細胞診
1. 炎症性疾患

2）慢性甲状腺炎
Chronic thyroiditis

　慢性甲状腺炎は，橋本病（Hashimoto's disease）ともよばれ，原発性甲状腺機能低下症を生じる疾患では最も頻度が高い．成人女性に多く，びまん性の甲状腺腫大を来し，抗サイログロブリン抗体，抗ペルオキシダーゼ抗体/マイクロゾーム抗体のうち少なくとも1つが陽性となる．多くの場合，甲状腺機能は正常であり治療の必要はないが，低下症の場合は甲状腺ホルモン製剤による補充療法を行う．経過中に急速にサイズが大きくなった場合は悪性リンパ腫を疑う．超音波検査においては，甲状腺はびまん性に腫大し，リンパ球浸潤の多い部分ほど内部エコーが低エコーを示す（写真1）．

●組織像
　胚中心の拡大したリンパ濾胞形成を伴う慢性炎症性細胞（リンパ球，形質細胞）の浸潤が認められる（写真2，3）．炎症性細胞の浸潤の程度は病勢により異なり，軽度のものから組織の大半を占めるものまでさまざまである．線維化も認められ，炎症が遷延したものでは甲状腺全体が硬化することがある．炎症の目立つ部分では甲状腺濾胞は萎縮するとともに，上皮には好酸性変化が認められる（写真4）．ここでは核の大小不同や濃染がみられる．悪性リンパ腫との鑑別は濾胞上皮の破壊の有無，浸潤細胞の単クローン性の有無で行う．

●細胞像
　典型例では，顆粒状で豊富な細胞質をもつ変性濾胞上皮細胞と，その周囲にリンパ濾胞に由来した多数のリンパ球が認められる（写真5，6）．リンパ球浸潤が多い部分を穿刺した場合は，上皮細胞はみられず悪性リンパ腫との鑑別が必要となる．しかし，出現するリンパ球は小型リンパ球が主体であり，甲状腺原発悪性リンパ腫として最も多いびまん性大細胞型B細胞リンパ腫とは，細胞の大きさ，核形などの所見から容易に鑑別可能である（写真7）．それに対し，MALTリンパ腫との鑑別は困難なことが多い（写真8）（P74参照）．好酸性に変化した上皮細胞は，しばしば核の腫大や大小不同，濃染性が認められるが，N/C比は低い（写真6）．また，稀に多核巨細胞もみられ，亜急性甲状腺炎との鑑別が困難な場合は臨床症状やホルモン値を参考に判断する．

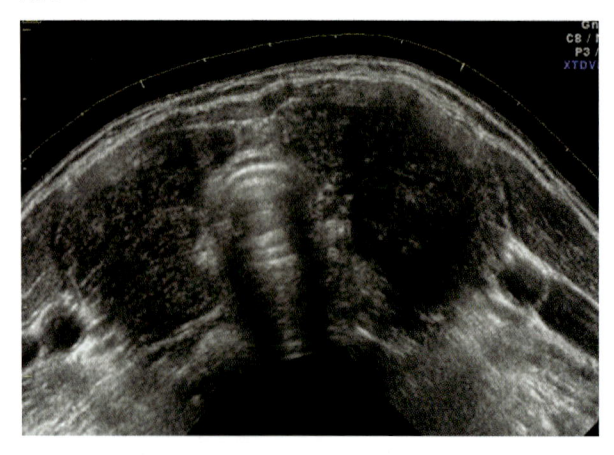

写真1　慢性甲状腺炎超音波像
内部エコーは不均一で低エコー部分と高輝度部分が混在して認められる．甲状腺は両葉ともびまん性に腫大している．

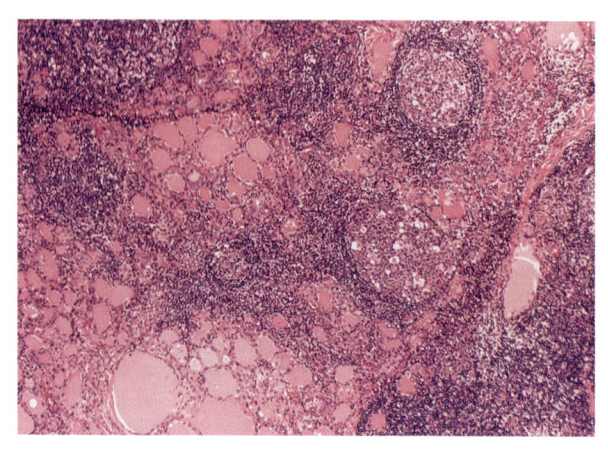

写真2　慢性甲状腺炎組織像（HE染色，対物×10）
広く慢性炎症性細胞浸潤がみられ，胚中心の拡大したリンパ濾胞が形成されている．甲状腺濾胞は萎縮傾向にある．

2）慢性甲状腺炎

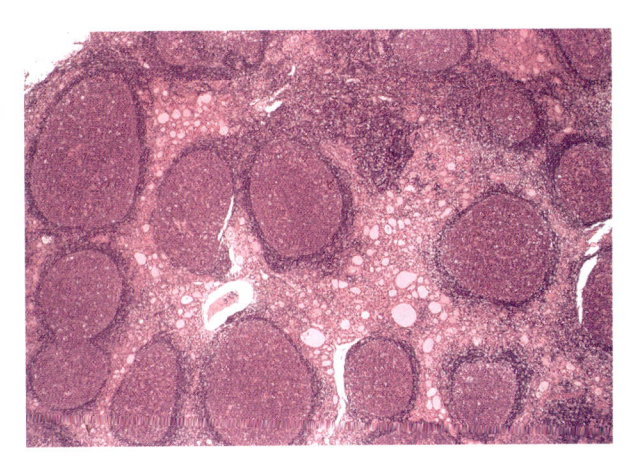

写真3　慢性甲状腺炎組織像（HE染色，対物×4）
　　　慢性炎症が進行すると，甲状腺組織はリンパ濾胞形成が顕著になる．

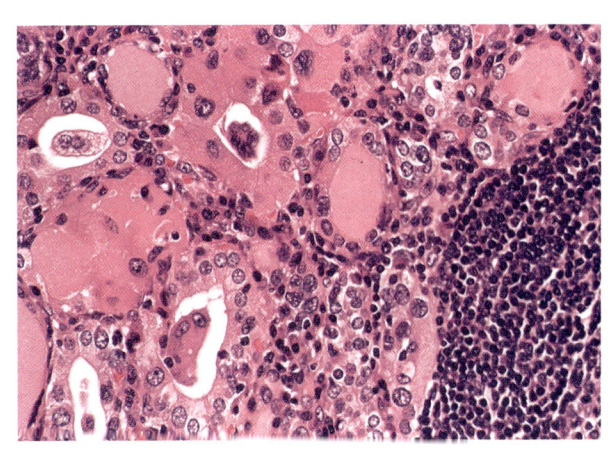

写真4　慢性甲状腺炎組織像（HE染色，対物×40）
　　　濾胞上皮細胞は細胞質が腫大，好酸性化し，核には異型性が認められる．

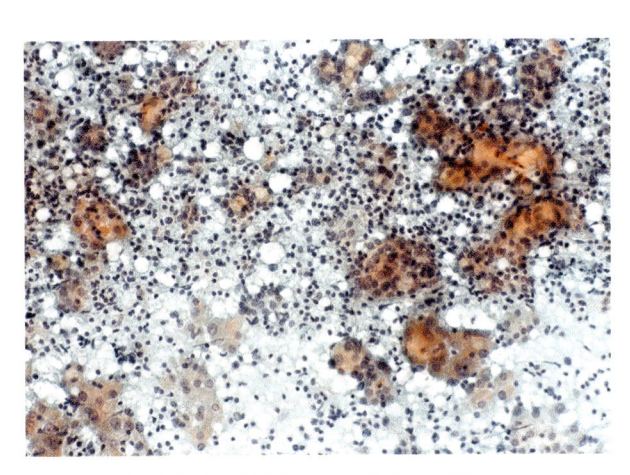

写真5　慢性甲状腺炎細胞像（Pap.染色，対物×20）
　　　多数のリンパ球を背景に，好酸性の変化を示した濾胞上皮細胞を認める．

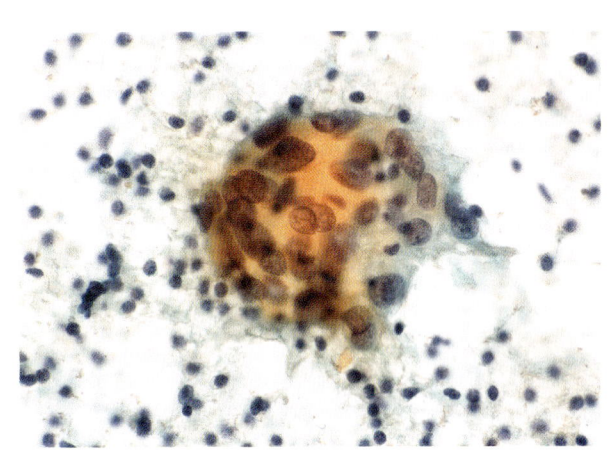

写真6　慢性甲状腺炎細胞像（Pap.染色，対物×60）
　　　好酸性の変化を示す濾胞上皮細胞は，核に濃染性を認める場合が多いが，核と細胞質ともに腫大するためN/C比が低い．

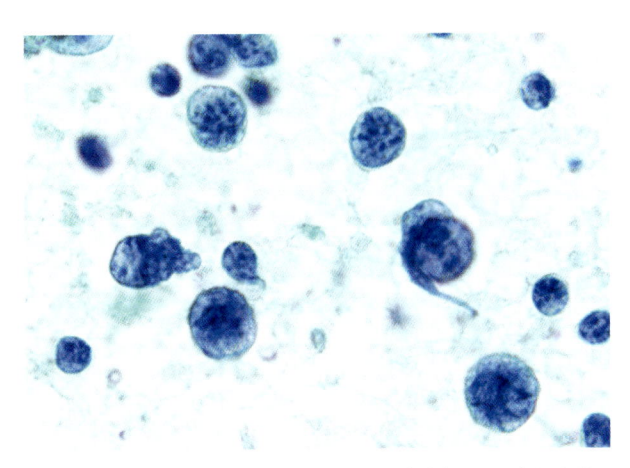

写真7　びまん性大細胞型B細胞リンパ腫（DLBCL）細胞像（Pap.染色，対物×100）
　　　腫瘍細胞はN/C比の高い大型リンパ球大で，核形不整は高度，くびれや分葉状を呈している．背景にはライトグリーン好性無構造蛋白物質（Lymphoglandular bodies）がみられる．

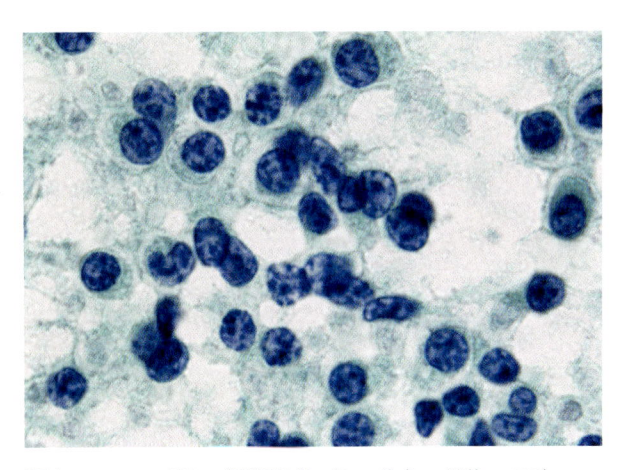

写真8　MALTリンパ腫細胞像（Pap.染色，対物×100）
　　　小型リンパ球に類似するも，やや大きい中型リンパ球大の腫瘍細胞が単調に出現している．核のくびれや腫大した核小体もみられる．

第1章　V．甲状腺病変の病理組織と細胞診
2．腫瘍様病変

腺腫様甲状腺腫
Adenomatous goiter

　濾胞上皮の過形成変化による病変で，通常は過形成像と萎縮像が同時に認められる．肉眼的には両葉にわたる多結節性病変を基本とするが，片葉にのみ認められるものや，1つの結節にのみ病変がみられるものも多い．単結節の病変であっても組織学的には結節外にも程度は軽いものの同様の変化がみられる．

●組織像

　大小さまざまなサイズの濾胞が互いに圧排する形で増殖している（**写真1**）．大型濾胞の上皮の丈は低く，小型濾胞の上皮の丈は高い傾向がある．細胞異型は乏しい．上皮が乳頭状に増殖することがあるが，細胞形態により乳頭癌と区別される（**写真2**）．腺腫様甲状腺腫の特徴として，出血，ヘモジデリン沈着，炎症性細胞浸潤，囊胞変性，線維化，石灰化，骨化といったさまざまな二次的変性を伴う点がある（**写真3**）．

●細胞像

　細胞診では穿刺部位により細胞像が異なる．過形成病巣を構成する濾胞には，コロイドが充満する大型なものから小型なものまでみられる．大型濾胞部分を穿刺した場合には，背景にコロイドが多く，その中に少数の濾胞上皮細胞が認められる（**写真4**）．小型濾胞部分が採取された場合は，濾胞性腫瘍（濾胞腺腫，および微少浸潤型濾胞癌）に類似したコロイド腔を有する小型の濾胞状集塊が観察されるため，濾胞性腫瘍との鑑別が必要となるが，腺腫様甲状腺腫には，背景および標本全体にみられる細胞の多彩性，細胞集塊の多様性が認められる．腺腫様甲状腺腫例の多くは，退行性変化（囊胞，変性濾胞上皮）を伴うため，それらに由来した泡沫細胞や好酸性細胞が少なからず認められる（**写真5**）．また，細胞集塊内に正常なコロイド腔がみられる場合が多い（**写真6**）．一方，濾胞性腫瘍では線維性被膜内に豊富な血管を伴い単一な形態を示す腫瘍細胞が増殖するため，背景は出血の傾向が強く，腫瘍細胞は単一な像を示す．細胞集塊も腺腫様甲状腺腫では，乳頭状，シート状，濾胞状集塊が混在してみられるが，濾胞性腫瘍では小濾胞状集塊が主体を占める．なお，乳頭状集塊がみられた場合は，乳頭癌との鑑別が必要となるため，クロマチン形態，核溝，核内細胞質封入体などの所見の有無について丹念に観察する必要がある（**写真7，8**）．

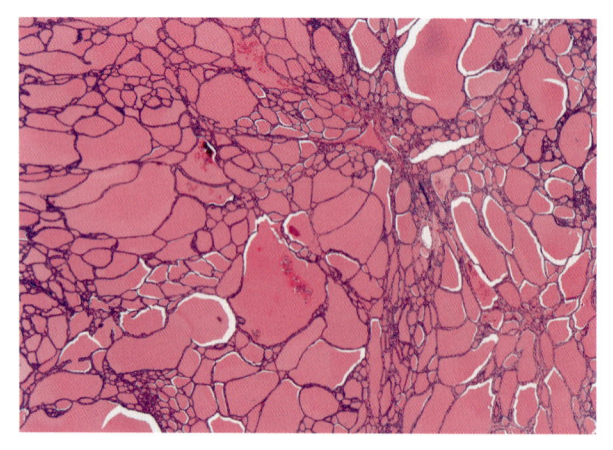

写真1　腺腫様甲状腺腫組織像（HE染色，対物×4）
大小の濾胞が互いに圧排する形で密に増殖している．このため濾胞上皮が直線状となっている箇所がある．

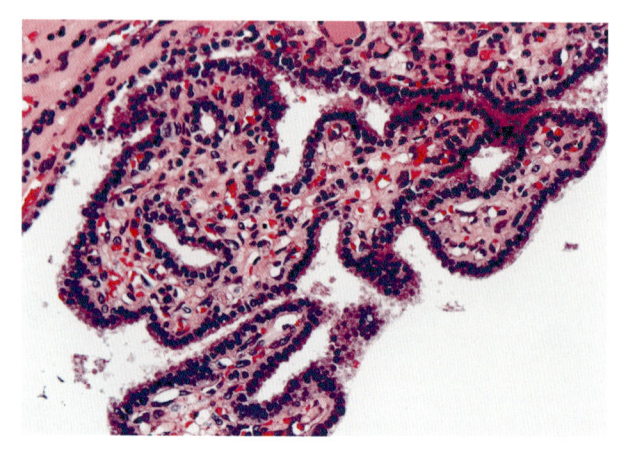

写真2　腺腫様甲状腺腫組織像（HE染色，対物×40）
大型の濾胞の内部に，上皮の（偽）乳頭状増殖がみられる場合がある．上皮細胞の形態は周囲の濾胞と同様である．

1）腺腫様甲状腺腫

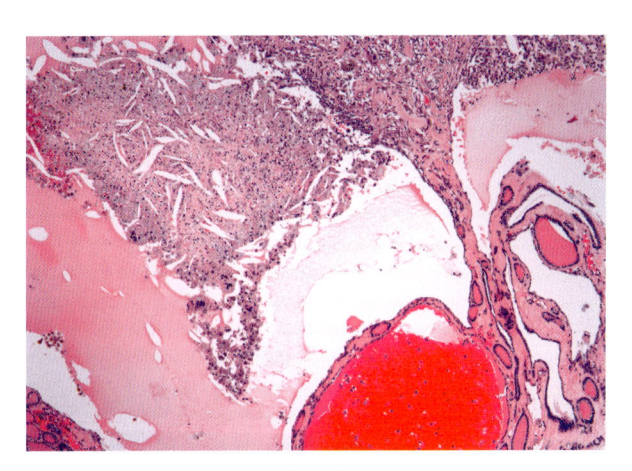

写真3 腺腫様甲状腺腫組織像（HE染色，対物×4）
濾胞腔に，出血あるいはコレステリンを含むヘモジデリン貪食組織球の集簇が認められる．

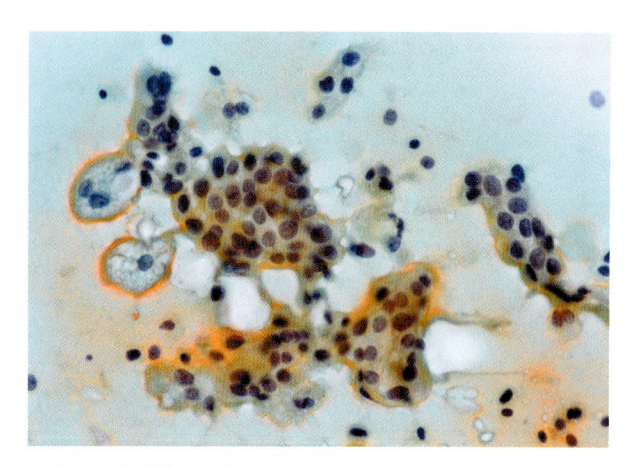

写真4 腺腫様甲状腺腫細胞像（Pap.染色，対物×20）
背景にコロイドが採取され，シート状〜軽度重積する濾胞上皮細胞を認め，集塊に混じり泡沫細胞もみられる．

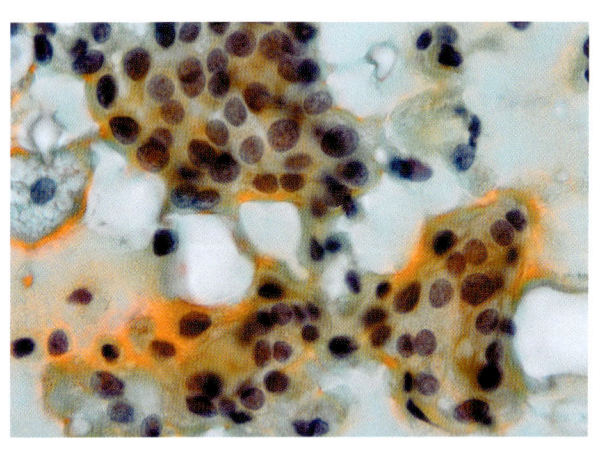

写真5 腺腫様甲状腺腫細胞像（Pap.染色，対物×60）
濾胞上皮細胞は軽度の好酸性変化を呈し，核の腫大と大小不同がみられるが，核形不整やユークロマチン像はない．

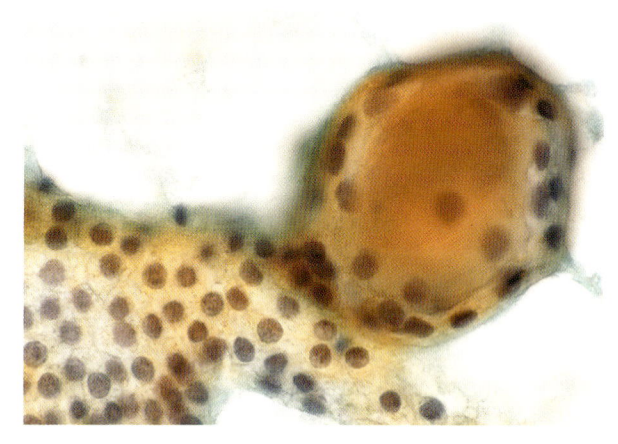

写真6 腺腫様甲状腺腫細胞像（Pap.染色，対物×60）
軽度の核の大小不同がみられる．クロマチンの増量はなく，核形不整も認められない．

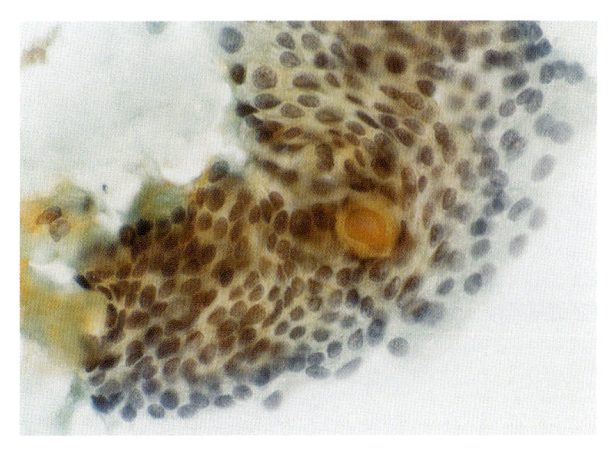

写真7 腺腫様甲状腺腫細胞像（Pap.染色，対物×40）
軽度重積を示す細胞集塊．核の大小不同を認められるが，核形不整はなく，核間距離は疎で個々の細胞のN/C比は低い．集塊内にはコロイドを有する濾胞腔が観察される．

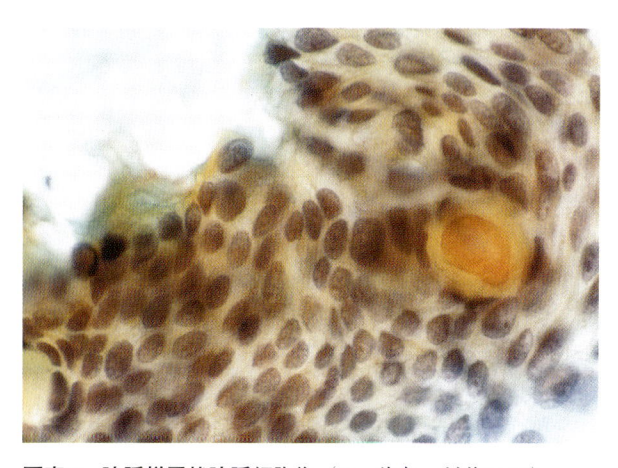

写真8 腺腫様甲状腺腫細胞像（Pap.染色，対物×60）
シート状部分とコロイド腔を構成する部分が混在する場合が多く認められる．核異型はなくクロマチン増量もみられない．また，細胞境界も明瞭である．

第1章　V. 甲状腺病変の病理組織と細胞診
3. 良性腫瘍

1）濾胞腺腫
Follicular adenoma

濾胞腺腫は，濾胞上皮細胞由来の良性腫瘍である．大半は非機能性であるが，稀にTSHの影響を受けず甲状腺ホルモンを産生する機能性腺腫（hyperfunctional adenoma）がある．自覚症状は乏しく，機能性の場合でも甲状腺機能亢進症の程度は一般に軽度である．触診および超音波検査で本疾患を疑い穿刺吸引細胞診を行うが，いずれの検査でも微少浸潤型濾胞癌との鑑別は困難であり，組織学的に浸潤所見の有無を確認することで確定診断となる．また，濾胞腺腫と腺腫様甲状腺腫（adenomatous goiter），濾胞腺腫と濾胞癌（follicular carcinoma）との細胞学的鑑別は難しく，特に後者については，現在の細胞診断学におけるテーマの1つといえる．本稿では，このような点を踏まえ，濾胞腺腫の組織像，細胞像を解説するとともに，参考例として細胞診断と組織診断の不一致例を提示する．

●組織像

弱拡大では線維性の被膜で囲まれた腫瘍として観察される（写真1）．被膜の厚さは症例によりさまざまであるものの，同一症例では，ほぼ一定の厚みである．大きさの一様な濾胞の増殖よりなるが，症例により構成濾胞の大きさが異なる．このため，組織学的に正常と同程度の大きさの濾胞が増殖する正常濾胞性（normofollicular type），大型の濾胞よりなる大濾胞性（macrofollicular type），小型の濾胞よりなる小濾胞性（microfollicular type）（写真2）に分類されるが，臨床的には特に分類する意義に乏しい．この他，構造異型や細胞異型が顕著であるにもかかわらず浸潤像を認めない腫瘍を異型腺腫（atypical adenoma）とよび，濾胞腺腫の亜型に含めている．頻度は少ないが印環細胞型細胞よりなる印環細胞腺腫（signet-ring cell adenoma），脂肪を混在する脂肪腺腫（lipoadenoma）といった亜型もある．以前は，乳頭腺腫と称された腫瘍があったが，現在の分類では，その多くが乳頭状構造の顕著な腺腫様甲状腺腫と考えられており，この名称は用いられなくなった．

●細胞像

濾胞腺腫は良性腫瘍であるが，細胞像は腺腫様甲状腺腫と区別がつかない場合も少なくない．しかし，両者の鑑別は，日常的に行わなければならない．このため，本稿では両者の鑑別（表）を踏まえ，濾胞性腫瘍（疑陽性病変）とすべき濾胞腺腫の細胞像について記載する．

腺腫様甲状腺腫では背景にコロイドを有する場合や組織球を認める囊胞変化を呈することが多く，好酸性細胞を認める場合もある．一方，腫瘍内に多くの毛細血管を有する小濾胞型濾胞腺腫では，血液と小集塊を形成する腫瘍細胞成分が認められる（写真3）．なお，大濾胞型濾胞腺腫ではコロイドとシート状濾胞上皮

表　濾胞腺腫と腺腫様甲状腺腫の鑑別点

	濾胞腺腫	腺腫様甲状腺腫
背　景	出血性	コロイド主体
出現細胞	濾胞上皮	濾胞上皮，組織球，好酸性細胞
出現形態	濾胞状・シート状	濾胞状・シート状・乳頭状

1）濾胞腺腫

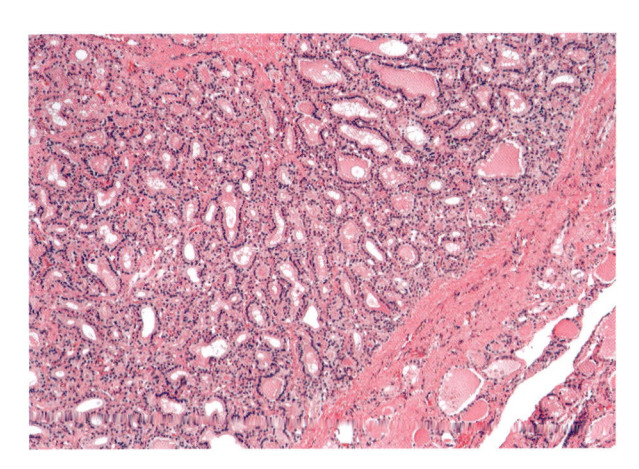

写真1 濾胞腺腫組織像（HE染色，対物×4）
薄い線維性の被膜で囲まれた腫瘍であり，被膜外（あるいは内部）には萎縮性の濾胞が観察される．腫瘍内部には比較的均一なサイズの濾胞の増殖がみられる．

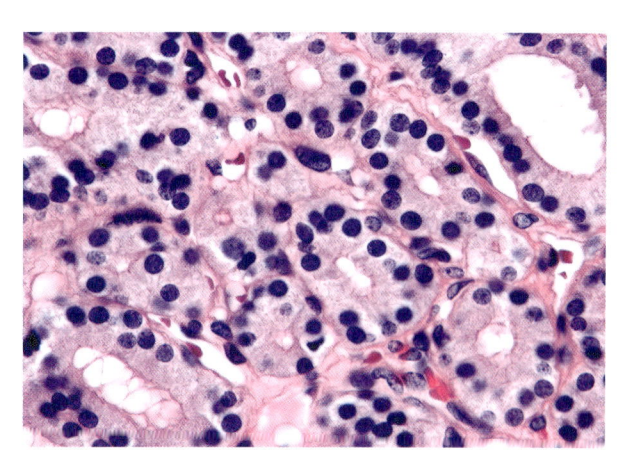

写真2 濾胞腺腫組織像（HE染色，対物×60）
正常濾胞よりサイズの小さい濾胞の密な増殖が認められる．小濾胞性濾胞腺腫に分類される．

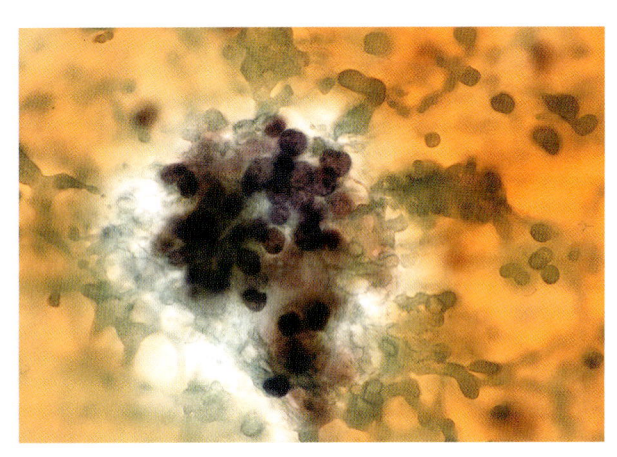

写真3 濾胞腺腫細胞像（Pap.染色，対物×60）
多くの血液と濾胞構造を呈し，軽度重積性を示す上皮細胞からなる細胞像である．

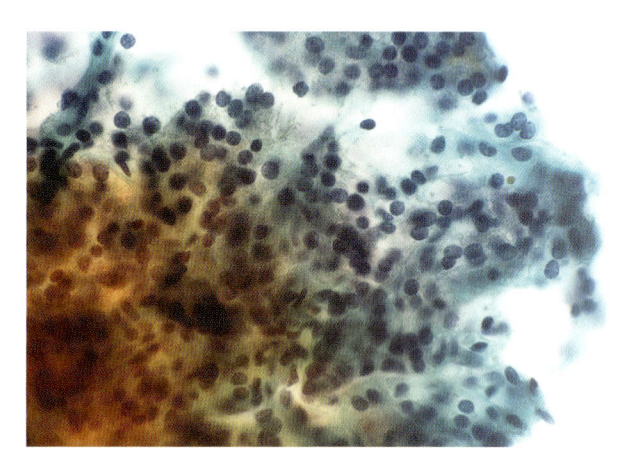

写真4 濾胞腺腫細胞像（Pap.染色，対物×40）
核間距離に余裕があるために，大きな細胞集塊でも透過性がみられる．腫瘍性増殖が強い場合はさらに核間距離が密になる．

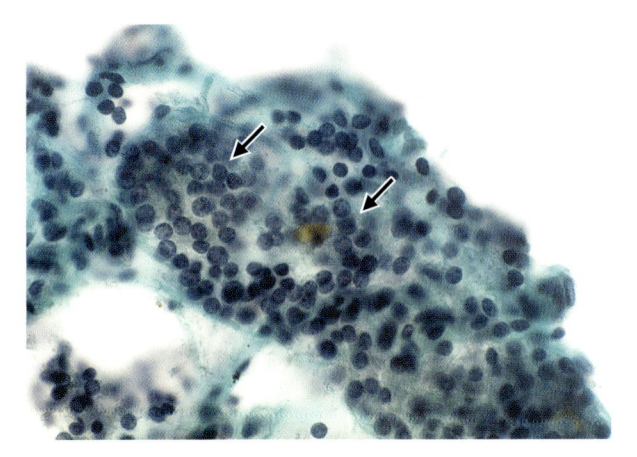

写真5 濾胞腺腫細胞像（Pap.染色，対物×40）
顕微鏡の微動を操作しフォーカスの合う濾胞上皮の核を結ぶと細胞集塊に濾胞構造（↓）が確認できる．

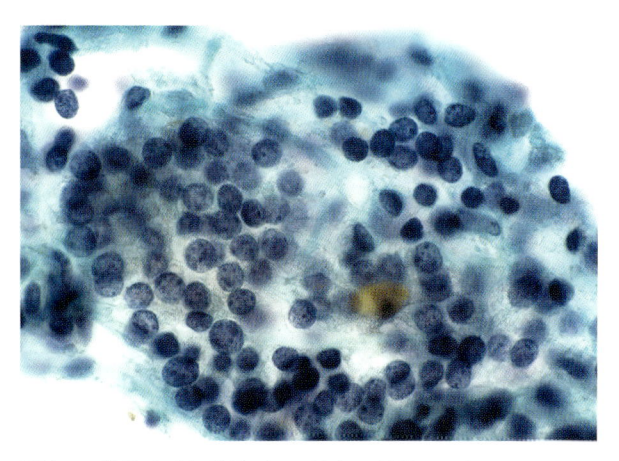

写真6 濾胞腺腫細胞像（Pap.染色，対物×60）
核に軽度の大小不同は認めるが，核形不整はみられずクロマチンは粗顆粒状を呈する．核の配列からは濾胞構造を示唆し，一部にはオレンジG好性のコロイドも観察される．

が出現し，腺腫様甲状腺腫との鑑別は困難である．個々の細胞のクロマチン形態はヘテロクロマチンが主体で粗い顆粒状を呈し，濃染傾向は認められず，核小体も小型で目立たないことが多い．集塊を構成する細胞の核密度は低く，核間距離にも余裕がある（写真4～6）．

付）細胞診から濾胞癌を推定した症例

濾胞腺腫と組織学的に鑑別が問題となる疾患は，腺腫様甲状腺腫と濾胞癌である．前者は過形成性の病変であり，通常多結節性を示すが，ときにそのうちの1つの結節が濾胞腺腫と類似した構造を呈し，診断に迷うことが経験される．このような場合，全体を腺腫様甲状腺腫とするか，あるいは腺腫様甲状腺腫の中に濾胞腺腫が形成（あるいは合併）したとするかは症例により，あるいは病理医のスタンスにより異なる．濾胞腺腫と濾胞癌の鑑別は浸潤の有無で行うが（P64参照），この判断も容易ではなく，腺腫様甲状腺腫と濾胞腺腫の鑑別，濾胞腺腫と濾胞癌の鑑別が組織診断でも難しい症例が存在する．以下に細胞診断と組織診断の不一致例を提示する．

●細胞像

血液を背景に多量の細胞が採取されており，血液と単一な腫瘍細胞から構成された細胞像を呈する（写真7）．強拡大にすると集塊には濾胞構造が把握できる（写真8）．ここで重要なのがクロマチン像と核形不整である．濾胞型乳頭癌を疑わせるユークロマチン像や核形不整の所見がみられないことから濾胞性腫瘍が疑われた（写真9, 10）．このような細胞像を濾胞腺腫あるいは濾胞癌と判定するかについては，集塊の構造と重積性，さらには核異型が重要なポイントとなる．本例は細胞が多量に採取され，細胞集塊の重積性が強く，また，クロマチン増量を認めたため濾胞癌の疑いとした．

●組織像

厚い被膜で覆われた腫瘍であり，腫瘍内部には小型濾胞の密な増殖が認められる（写真11）．腫瘍細胞は正常の濾胞上皮細胞よりN/C比が高く，軽度の異型性を示している．小型濾胞構造のみられる部分と，充実性増殖を示す部分が混在している．腫瘍の辺縁は平滑ではなく，外方に向かい進展する勢いが感じられる（写真12～14）．濾胞癌との鑑別が問題となるが，癌と診断するには被膜を完全に貫通する所見を必要とすること，加えて脈管侵襲像もみられないことにより，濾胞腺腫と診断した．本例のような場合は腫瘍辺縁部より多数の切片を作り，被膜浸潤の有無を詳細に検索する必要がある．

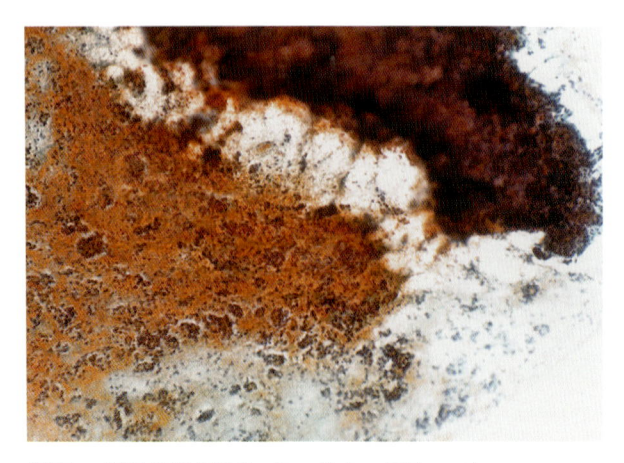

写真7　濾胞腺腫細胞像（Pap.染色，対物×10）
血液とともに多数の濾胞上皮細胞が採取されている．大型の細胞集塊とその周囲には小型の細胞集塊が観察される．

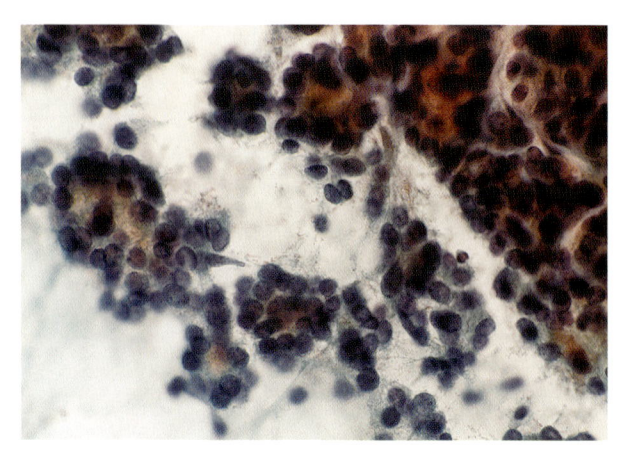

写真8　濾胞腺腫細胞像（Pap.染色，対物×40）
濾胞構造を呈する細胞集塊で構成されている．核は軽度大小不同があり，核の濃染性が認められる．

1)濾胞腺腫

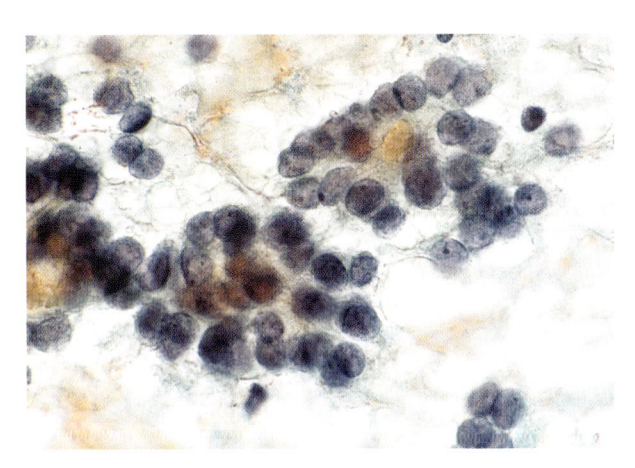

写真9 濾胞腺腫細胞像(Pap.染色,対物×60)
ユークロマチン像,核溝あるいは著明な核形不整,核内細胞質封入体などの所見を認めないことから濾胞性腫瘍とした.

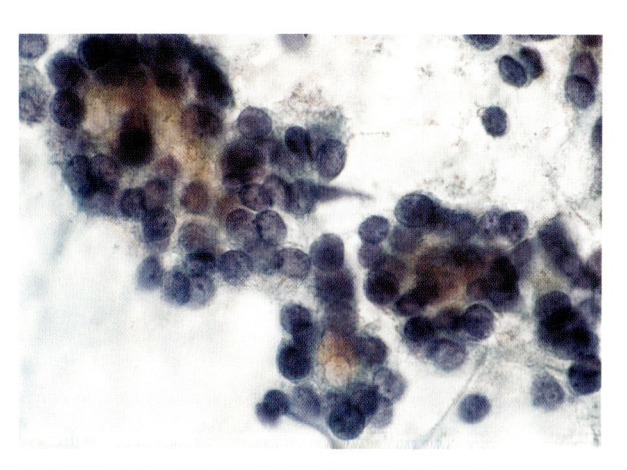

写真10 濾胞腺腫細胞像(Pap.染色,対物×60)
核濃染性を示し,集塊での重積性,細胞量の豊富さなどの所見から濾胞癌が疑われた.

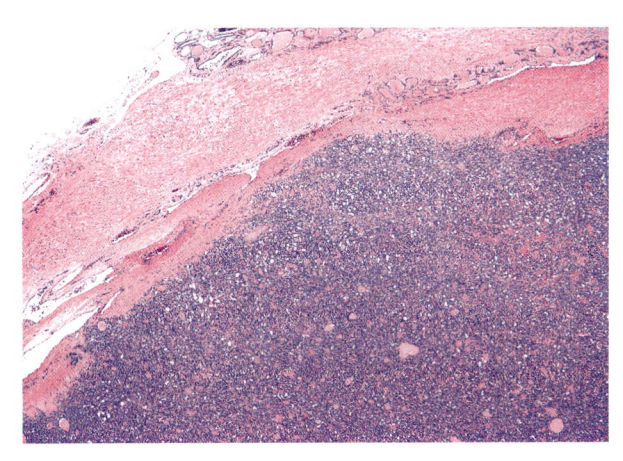

写真11 濾胞腺腫組織像(HE染色,対物×4)
小型濾胞の密な増殖よりなる腫瘍である.一部で線維性被膜の中に腫瘍細胞集塊の入り込む所見が認められる.

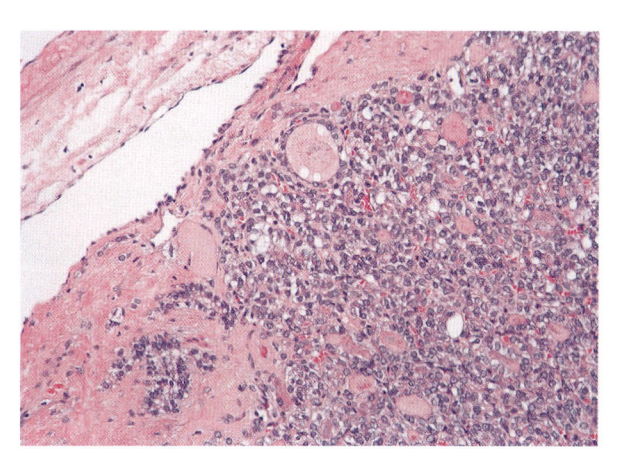

写真12 濾胞腺腫組織像(HE染色,対物×10)
腫瘍は被膜に入り込んでいるが,貫通はしていない.また,脈管侵襲像も認められない.多数の切片を観察した結果,濾胞腺腫と診断した.

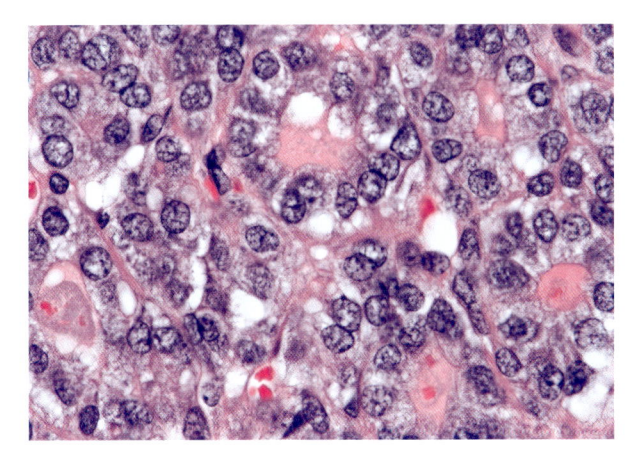

写真13 濾胞腺腫組織像(HE染色,対物×100)
腫瘍中心部では核は腫大し,クロマチンがやや増量している.しかし,異型性は顕著でない.

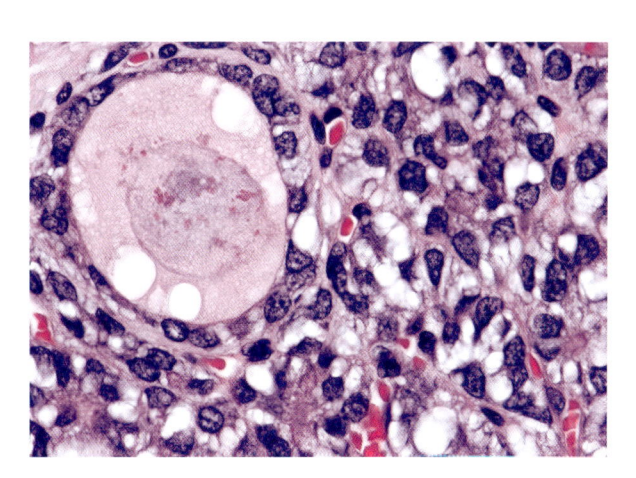

写真14 濾胞腺腫組織像(HE染色,対物×100)
被膜に入り込む所見の強拡大写真である.N/C比が通常の濾胞上皮よりも高く,核の異型性は強い.

第1章　V. 甲状腺病変の病理組織と細胞診
3. 良性腫瘍

2) 好酸性細胞型濾胞腺腫
Follicular adenoma, oxyphilic cell variant

　濾胞腺腫のなかで，好酸性の胞体を有する細胞でその大部分が占められるものを好酸性細胞型（oxyphilic cell variant）という亜型に分類する．臨床所見は通常の濾胞腺腫と変わりはない．腫瘍の割面は赤橙色を示す．

● 組織像

　通常の濾胞腺腫と同様，大型～小型濾胞の増殖よりなる（写真1，2）．腫瘍細胞は通常の濾胞腺腫と比べ大きく，胞体には多数のミトコンドリアを反映する顆粒状好酸性物質が認められる（写真3）．核は濃染性で偏在するものが多く，腫大や異型性の目立つ例がある．また，核小体は顕著なものが多い．核異型の高度な場合でも癌との鑑別は細胞異型ではなく，通常の濾胞癌と同様の基準（被膜浸潤，脈管侵襲，甲状腺外への転移）で行う．

● 細胞像

　好酸性細胞型濾胞腺腫は濾胞腺腫の特殊型として位置しているが，好酸性細胞は慢性甲状腺炎や腺腫様甲状腺腫においても認められる．本疾患を示唆する細胞像は，血液と後述する好酸性腫瘍細胞から構成される場合である．

　本疾患は一般的な濾胞性腫瘍と異なり，重積軽度な平面的集塊（写真4，5）と散在性細胞が混在する像を示すことが多い．腫瘍細胞の細胞質は豊富で，ライトグリーン好性（写真4～6），あるいはエオジン好性（写真7，8）を示すが，いずれも顆粒状を呈する．核は単核細胞が主体を示すが，2核程度の多核細胞もみられる．核小体は明瞭な場合が多い（写真8）．好酸性細胞型濾胞癌との鑑別点としては，好酸性細胞型濾胞癌では，核異型やクロマチンの増量，核小体腫大と多核細胞の増加などの所見がみられ，特に3核以上の細胞が多い場合などは癌を考えるべきである（P66参照）．ただし，通常の濾胞癌と診断基準は同じため，細胞像で明確に両者を鑑別することは困難を要する．このため，好酸性濾胞性腫瘍の判定は鑑別困難の域に入る場合が多い．

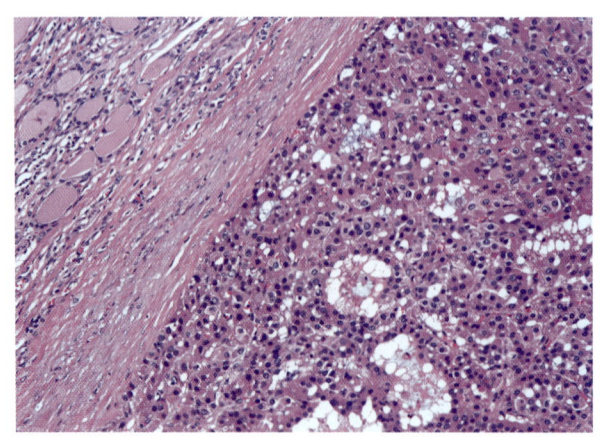

写真1　好酸性細胞型濾胞腺腫組織像（HE染色，対物×10）
被膜（図の上部）で囲まれた腫瘍である．小型濾胞の充実性増殖よりなる．本症例では粘液産生している部分がみられる．

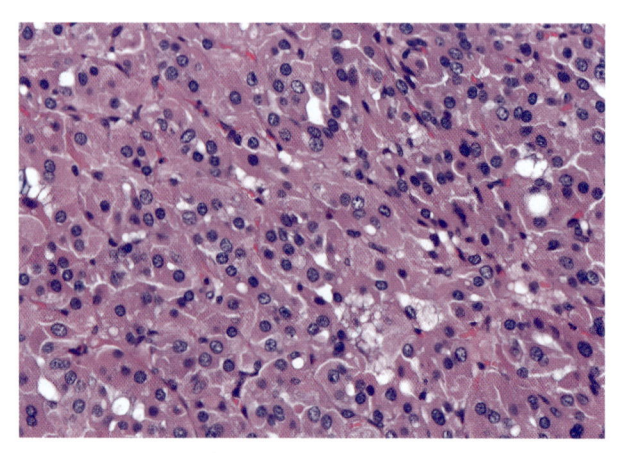

写真2　好酸性細胞型濾胞腺腫組織像（HE染色，対物×20）
好酸性の胞体を有する細胞が密に増殖している．

2) 好酸性細胞型濾胞腺腫

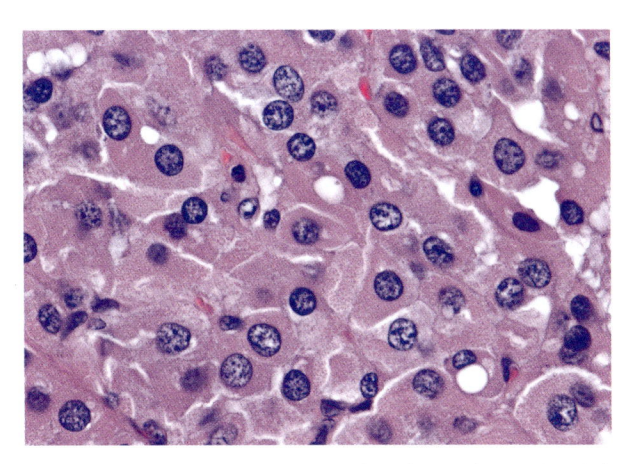

写真3 好酸性細胞型濾胞腺腫組織像（HE染色，対物×60）
胞体は好酸性で，顆粒状を呈している．核は濃染傾向にある．この症例では核異型は目立たないが，異型が非常に顕著な例もしばしば経験される．

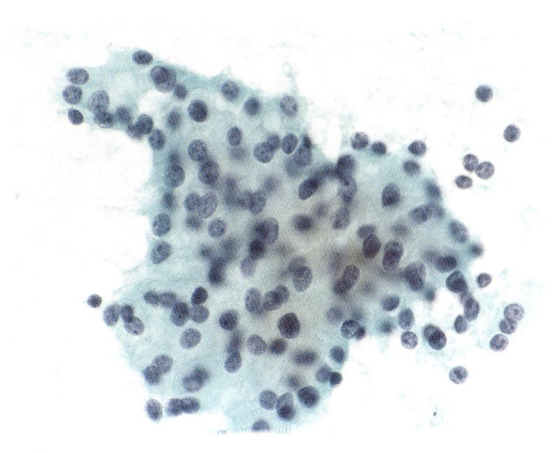

写真4 好酸性細胞型濾胞腺腫細胞像（Pap.染色，対物×40）
ライトグリーン好性の広い細胞質を有する細胞が認められる．本疾患では背景にコロイドや泡沫細胞などはなく，単一の腫瘍細胞のみが観察される．

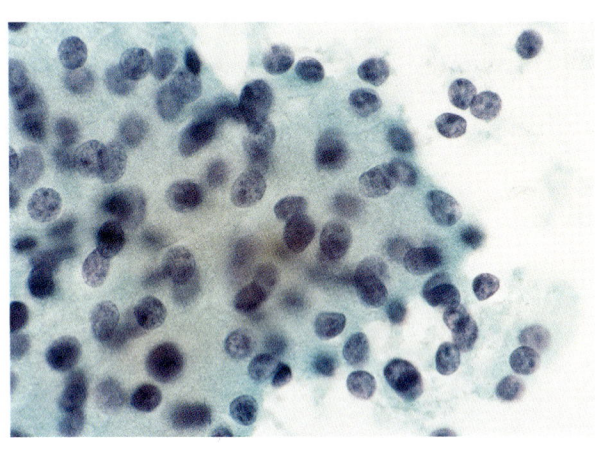

写真5 好酸性細胞型濾胞腺腫細胞像（Pap.染色，対物×60）
軽度重積性を示すものの平面的に出現することが多い．核の大小不同や核形不整はなく，核小体は軽度に腫大している．

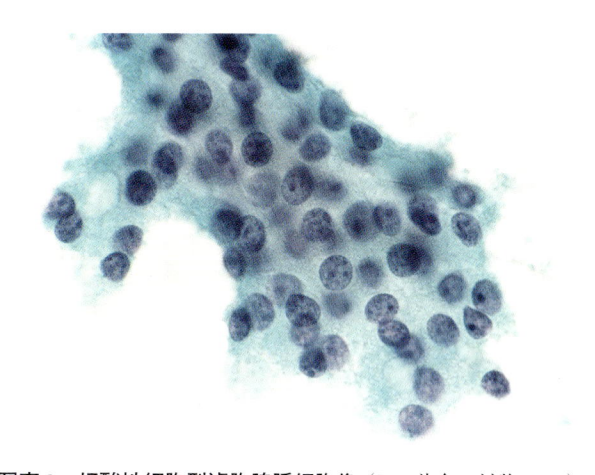

写真6 好酸性細胞型濾胞腺腫細胞像（Pap.染色，対物×60）
核小体は目立つが，核形不整はみられない．

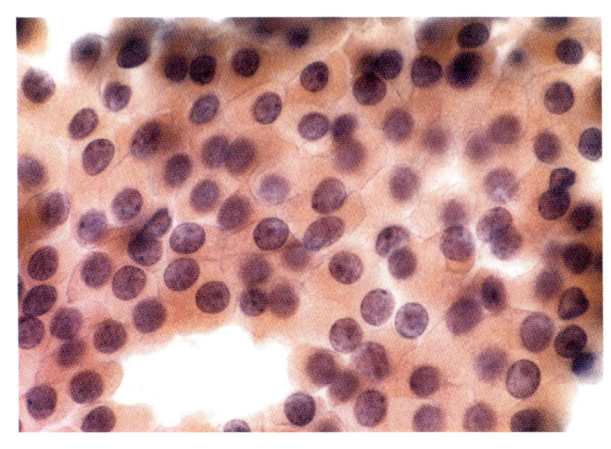

写真7 好酸性細胞型濾胞腺腫細胞像（Pap.染色，対物×60）
核間距離の均等な平面的細胞集塊が認められる．集塊を構成する細胞に核の大小不同と核形不整は認めない．

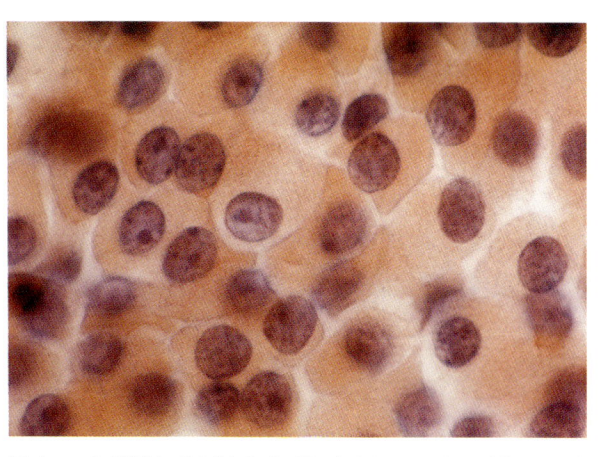

写真8 好酸性細胞型濾胞腺腫細胞像（Pap.染色，対物×100）
細胞境界は明瞭である．核小体の軽度腫大はあるものの，核の不規則な重積性やクロマチン増量は認めない．

第1章　V. 甲状腺病変の病理組織と細胞診
4. 悪性腫瘍

1）乳頭癌
Papillary carcinoma

　乳頭癌は濾胞上皮細胞由来の悪性腫瘍であり，わが国では甲状腺癌の90％以上を占める．発育は比較的緩徐であるが，周囲組織に浸潤する例もある．所属リンパ節に転移を生じることが多い．予後は概ね良好である．触診上は表面不整で硬く，可動性が制限される．超音波検査では不整な形状を示し，不均一な内部エコーを呈する．石灰化を認める例も多い．大きさが1cm以下のものを微小癌（microcarcinoma）とよぶが，微小癌の手術適応については現在議論がある．組織学的には，定型的な高分化型乳頭癌に加え，さまざまな組織亜型が指摘されている．本稿では高分化型乳頭癌，およびそれらの亜型のなかでも濾胞型乳頭癌，びまん性硬化型乳頭癌，高細胞型乳頭癌，篩（・モルラ）型乳頭癌，乳頭癌未分化転化の5亜型について，その概念と組織像，および細胞像について概説する．

1）高分化型乳頭癌　papillary carcinoma, well-differentiated type
●組織像

　乳頭状構造を基本とするが，通常は濾胞構造を示す部分と混在して認められる（写真1）．腫瘍細胞は立方形あるいは円柱状で，淡好酸性の色調を呈する．核は隣接するものと重なり合い類円形〜長円形であるが，三日月様のへこんだ形状のものも認められる．クロマチンは微細顆粒状で，いわゆるスリガラス状を呈する．長軸に平行な方向で生じる核溝（nuclear groove）や，胞体の陥入した核内細胞質封入体（nuclear inclusion body）が特徴的な所見としてみられる（写真2）．ときに砂粒小体（psammoma body）が観察されるが，これは乳頭状構造を示す部分に観察される．なお，扁平上皮化生（squamous metaplasia）を伴う症例もあるが，化生変化の有無は予後に影響しない．

●細胞像

　高分化型乳頭癌の細胞像では，間質結合織を伴い樹枝状に増殖する組織像を模倣した細胞集塊が観察される．太い乳頭状間質をもつ病巣部より採取された場合では，腫瘍細胞は間質から離脱したシート状集塊や，一部に腫瘍細胞の付着を認める間質組織片などとして認められる（写真3）．さらに稀弱な細い間質をもつ病変より採取されたときは，集塊内に間質結合織を伴う乳頭状集塊としてみられるが，概して腫瘍細胞と間質結合織との結合性は弱い（写真4）．なお，これらの細胞集塊は混在して観察される．腺腫様甲状腺腫においてもシート状集塊は認められるが，乳頭癌では個々の腫瘍細胞のN/C比が高く，核間距離は密であり，細胞質の染色性もライトグリーンに好染する場合が多い．乳頭癌の核は，組織学的には"スリガラス状"と称されるが，細胞標本では他臓器腺癌細胞のように明らかな濃染性を示すものは少なく，微細顆粒状で，ユークロマチンにより核全体が軽度濃染する特徴的なクロマチン形態を呈する．また，本疾患での核所見の特徴の1つに核溝や核内細胞質封入体がある．前者は核に認める線状の"くぼみ"が溝状にみられる形態を指し（写真5），核内細胞質封入体は核内に細胞質が陥入した部分の核膜がリング状にみられるものを指す．類似した形態は，良性病変においても観察されるが，乳頭癌では，このような"くぼみ"や陥入の程度が強いため，核膜に付着したクロマチンの重なりが強く，対物レンズ40倍を用いても容易に観察可能である．さらに核内細胞質封入体内部は，細胞質の存在によりライトグリーン好性を示す（写真6）．核溝および核内細胞質封入体の存在は乳頭癌診断の助けにはなるが，すべての症例に必ず観察されるものではない．したがって，あくまでも核形不整の1つの形と捉え，他の核形不整所見（分葉状や凹凸など）についても丹念に観察する必要がある．また，間接所見として砂粒小体や破骨細胞様巨細胞の存在も診断の一助となる．

1）乳頭癌

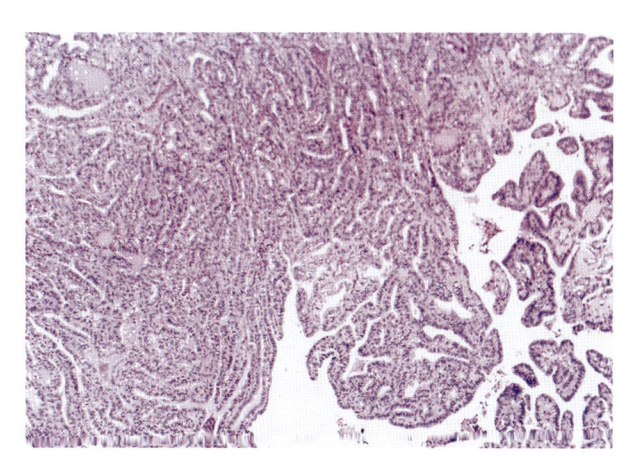

写真1 高分化型乳頭癌組織像（HE染色，対物×4）
繊細な間質を軸として，腫瘍細胞の乳頭状増殖が認められる．濾胞構造を示す領域もわずかにみられる．

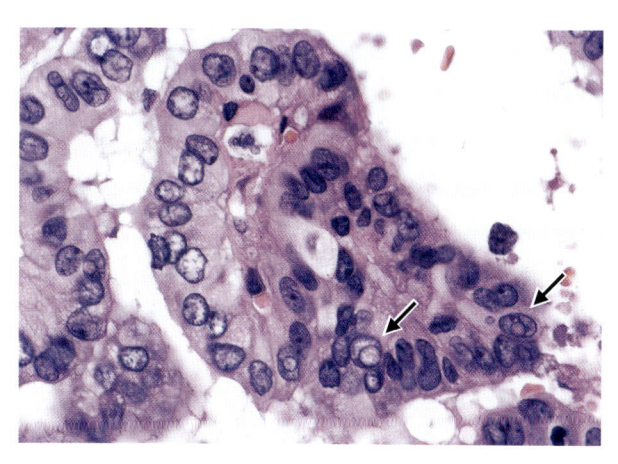

写真2 高分化型乳頭癌組織像（HE染色，対物×60）
円柱状細胞が乳頭状構造を示し増殖している．核は重層し，スリガラス状で核内細胞質封入体（↓）が散見される．

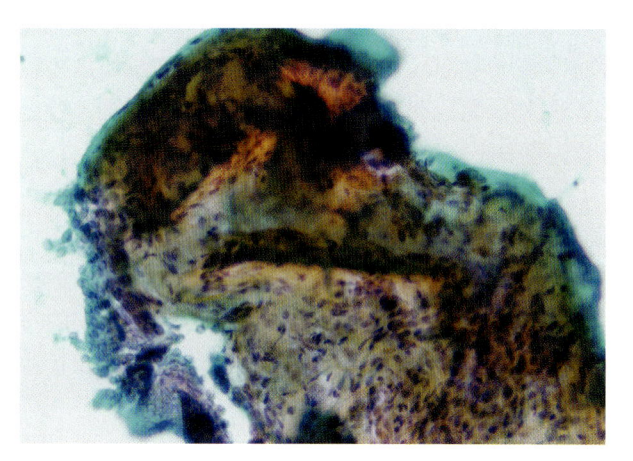

写真3 高分化型乳頭癌細胞像（Pap.染色，対物×20）
腫瘍細胞の付着を認める間質組織片が採取されている．

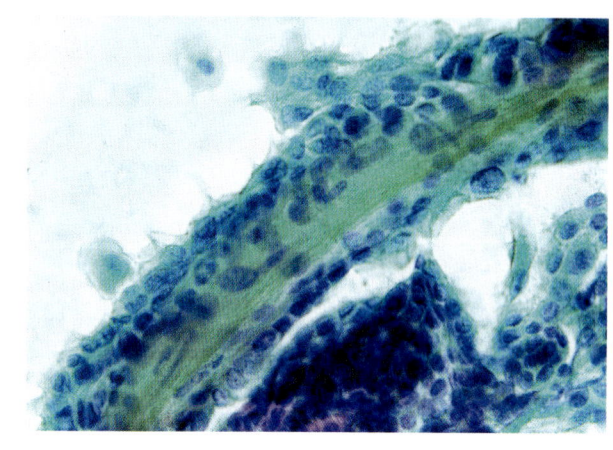

写真4 高分化型乳頭癌細胞像（Pap.染色，対物×40）
腫瘍細胞集塊に繊細な間質をみる．腫瘍細胞と間質の結合性は弱いため，多くの場合は腫瘍細胞のみが出現する．

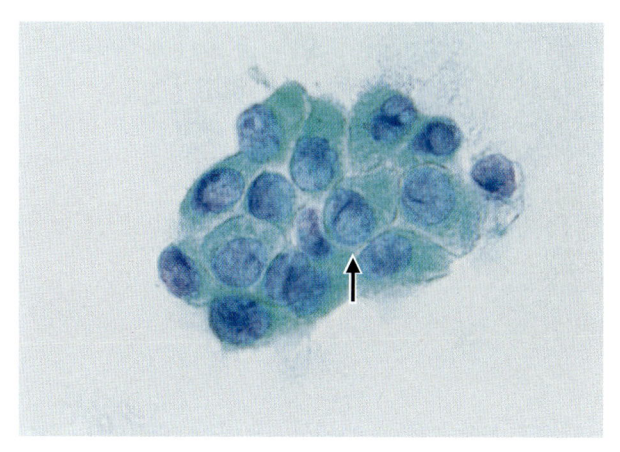

写真5 高分化型乳頭癌細胞像（Pap.染色，対物×100）
クロマチンはきわめて微細で核形不整による核溝（↓）が観察される．また，細胞質は通常の濾胞上皮細胞よりライトグリーンに強く染まる傾向にある．

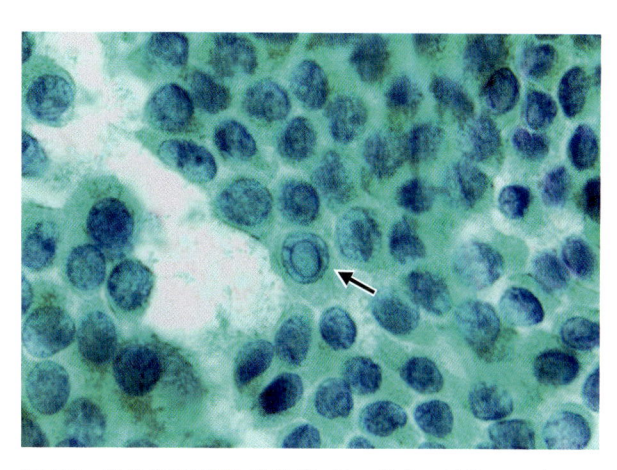

写真6 高分化型乳頭癌細胞像（Pap.染色，対物×100）
核内細胞質封入体（↓）も認められるが，この所見のみから乳頭癌と判断するのではなく，核形，クロマチン形態を含めた総合判断をすべきである．

2) 濾胞型乳頭癌　papillary carcinoma, follicular variant

濾胞型乳頭癌は，乳頭癌の亜型のなかで最もよくみられるものであり，腫瘍の全体が濾胞状構造を示し，乳頭状の構築を欠く乳頭癌である．核所見により乳頭癌と診断される．核所見を重要視する以前は，本疾患は濾胞癌，あるいは乳頭濾胞癌などと診断されていた．臨床的ふるまいは高分化型乳頭癌と大差ない．本疾患が転移したリンパ節では乳頭状構造を示すことは稀ではない．なお，微小乳頭癌は濾胞状構造のみを示す頻度が高いことが多いが，この場合はあえて濾胞型乳頭癌とはよばない傾向にある．

● 組織像

小型〜中型の濾胞が互いに圧排する形で密に増殖する（写真7）．被包化されたものが多く，弱拡大では一見，濾胞性腫瘍を思わせるが，濾胞性腫瘍よりは核径が大きいことや，核が明澄を示す点で，ある程度本疾患を疑うことができる．被膜の有無は症例により異なる．核所見は高分化型乳頭癌と同一で，スリガラス状，核溝，核内細胞質封入体が観察される．三日月状の形状のものもみられる（写真8）．砂粒小体をみることは少ない．

● 細胞像

乳頭状，あるいはシート状集塊は認められず，血液を背景に濾胞構造を有する大小の細胞集塊がみられる（写真9〜11）．集塊周囲には散在性に出現する腫瘍細胞も観察される．クロマチンは高分化型乳頭癌と同様，ユークロマチンにより核全体が透き通るように軽度濃染する像を呈する．乳頭癌か濾胞性腫瘍とするかの区別は，構造から判断することは難しく，核所見が鑑別のポイントとなる．したがって，強拡大で乳頭癌の核所見（クロマチン形態，核溝や核内細胞質封入体などの核形不整所見）を満たすか否かについて詳細に観察することが重要であるが，高分化型乳頭癌より核内細胞質封入体の出現頻度は低い（写真12, 13）．

3) びまん性硬化型乳頭癌　papillary carcinoma, diffuse sclerosing variant

びまん性硬化型乳頭癌は，片葉，あるいは両葉に広がる硬い腫瘍であり，若年者に多く認められる傾向にある．割面は白色調で，光沢がある．石灰化が広範囲にみられ，超音波検査では微小な高エコーが甲状腺全体に広がる像から本疾患が疑われることも多い（写真14）．広汎な広がりを示すにもかかわらず，予後は比較的良好である．

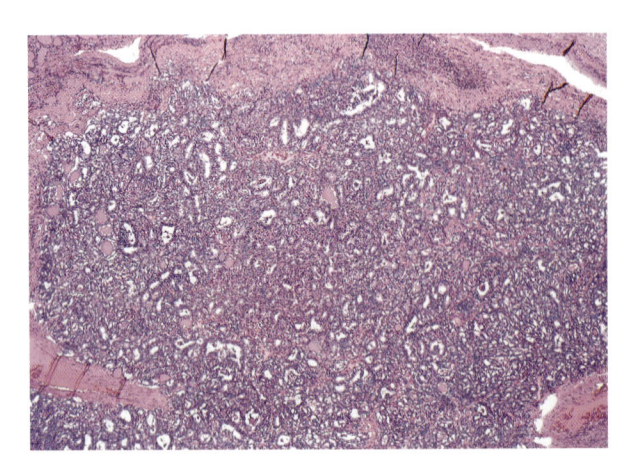

写真7　濾胞型乳頭癌組織像（HE染色，対物×4）
被膜に囲まれた腫瘍である．小型濾胞が密に増殖している．濾胞の中にはコロイドを有するものと有さないものがみられる．砂粒小体は明らかでない．

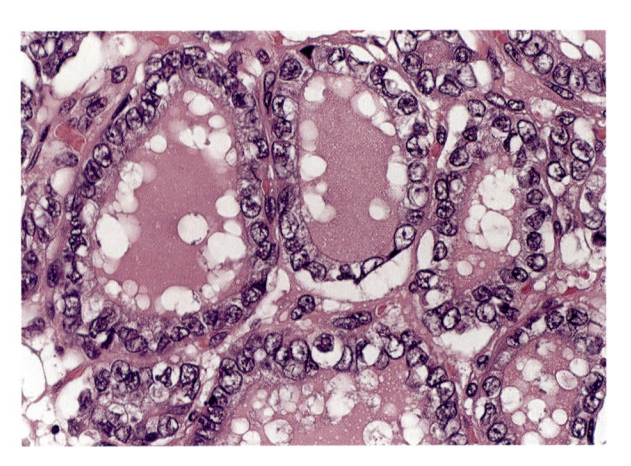

写真8　濾胞型乳頭癌組織像（HE染色，対物×40）
濾胞構造を示す腫瘍であるが，濾胞性腫瘍とは核所見が大きく異なる．すなわち，核は腫大しスリガラス状で，隣り合う核と接して（あるいは重なり合って）いる．核溝が認められ，三日月状のものも観察される．

1）乳頭癌

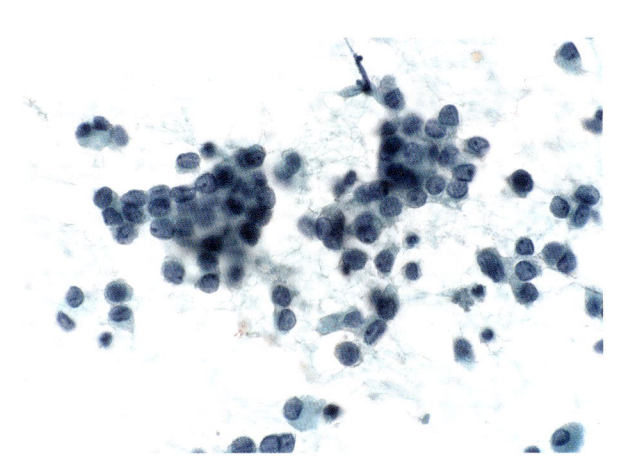

写真9　濾胞型乳頭癌細胞像（Pap.染色，対物×40）
濾胞構造を有する小型細胞集塊と散在性に出現する腫瘍細胞がみられる．

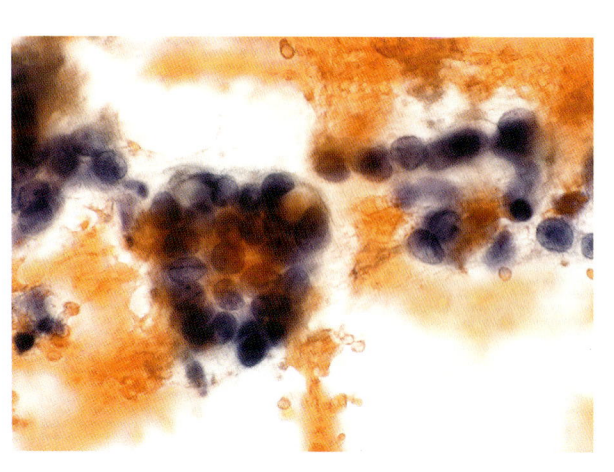

写真10　濾胞型乳頭癌細胞像（Pap.染色，対物×60）
多量の血液を背景に，微細顆粒状で透き通るようなクロマチン形態を呈する腫瘍細胞を認める．核形不整や核溝もみられる．

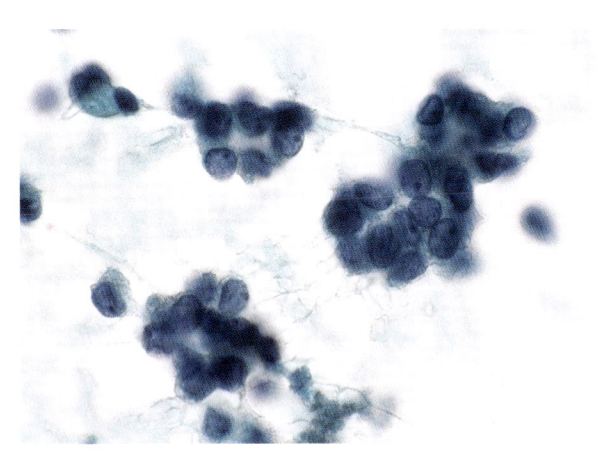

写真11　濾胞型乳頭癌細胞像（Pap.染色，対物×60）
小濾胞構造を有する細胞集塊がみられる．濾胞性腫瘍も疑われるが，核形不整が目立つことから濾胞型乳頭癌を推定できる．

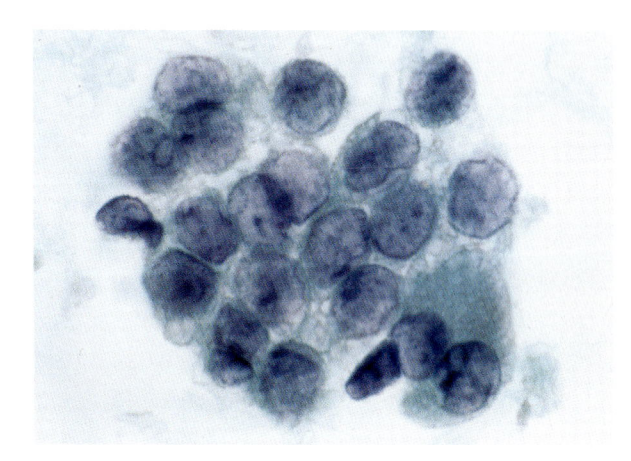

写真12　濾胞型乳頭癌細胞像（Pap.染色，対物×100）
核形不整の目立ち，微細なクロマチンを有する腫瘍細胞が濾胞様配列を示し出現している．

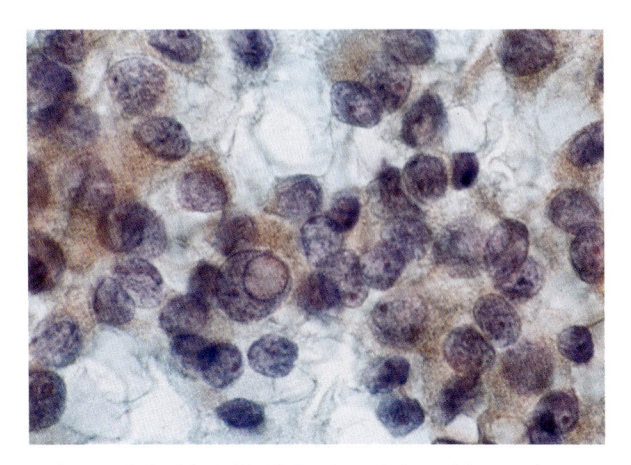

写真13　濾胞型乳頭癌細胞像（Pap.染色，対物×100）
著明な核形不整を示す腫瘍細胞が濾胞構造を呈する小集塊で認められる．核内細胞質封入体がみられる．

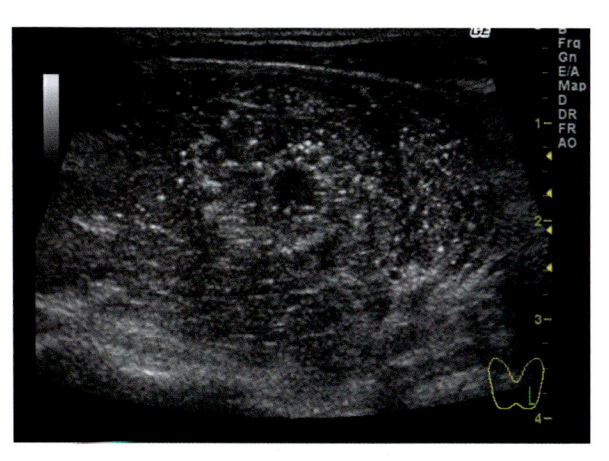

写真14　びまん性硬化型乳頭癌超音波像
明らかな腫瘍境界はみられず，甲状腺全体に微小な高輝度エコーが広がっている．

● 組織像

　周囲組織に広く浸潤性に増殖する腫瘍である．線維化とリンパ球浸潤が著明であり，これらにより腫瘍および非腫瘍部の濾胞が島状に分割される．乳頭癌の特徴を示す腫瘍細胞が充実胞巣を形成し，多数の砂粒小体を伴う（写真15）．多数の砂粒小体により腫瘍細胞が明瞭ではない胞巣もみられる．腫瘍は乳頭状構造を示す場合が多い．拡張したリンパ管内に腫瘍塞栓の形で存在するのも大きな特徴である．リンパ節や肺に転移を生じる症例が多い．また，腫瘍細胞にはしばしば扁平上皮化生が認められる（写真16）．非腫瘍部には通常著明なリンパ球浸潤が認められる．

● 細胞像

　組織学的に砂粒小体が多いことが特徴であるが，細胞学的にもその特徴を反映して標本中には多数の砂粒小体が認められる（写真17～19）．背景にはリンパ球や形質細胞の出現が目立ち，腫瘍細胞の一部には扁平上皮化生を伴う細胞も観察される（写真18）．このような炎症性細胞の増加所見からは，慢性甲状腺炎との鑑別を要するが，出現する腫瘍細胞は高分化型乳頭癌と同様の核所見（クロマチン形態，核溝，核内細胞質封入体）を有している（写真19）．

4）高細胞型乳頭癌　papillary carcinoma, tall cell variant

　高細胞型乳頭癌は，"細胞の高さが幅の2倍以上（WHO分類では3倍以上）"と定義される丈の高い腫瘍細胞で構成される乳頭癌である．高分化型乳頭癌でも部分的にこの定義に当てはまる細胞群がしばしば認められるが，腫瘍全体の半数以上が丈の高い腫瘍細胞であることを条件としている．高齢者に多く発生する．診断時の腫瘍径は大型であることが多く，浸潤性に増殖する傾向があり，高分化型乳頭癌より予後が悪いとされる．本亜型と類似した丈の高い細胞よりなる腫瘍で円柱細胞癌（columnar cell carcinoma）があるが，これは大腸癌と類似した組織型を示すものであり，乳頭癌とは別の腫瘍であると考えられている．

● 組織像

　構造は高分化型乳頭癌と大差はなく，乳頭状あるいは濾胞状構造を示す（写真20）．脈管侵襲像をみることが多い．細胞の丈が高いのと同様に核も高分化型乳頭癌より長い．増殖能を反映しているためか，核は濃染している．しかし核溝，核内細胞質封入体といった乳頭癌の特徴は確認できる（写真21, 22）．胞体は高分化型乳頭癌よりも好酸性で，核分裂像や壊死を認める頻度が高いとされている．

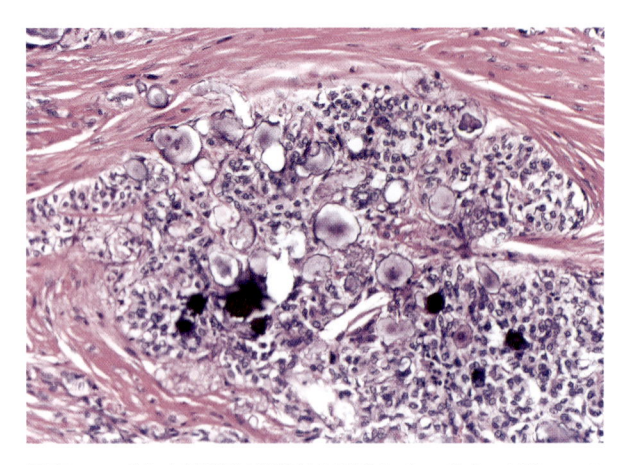

写真15　びまん性硬化型乳頭癌組織像（HE染色，対物×10）
　　　　緻密な線維結合織に囲まれた腫瘍胞巣が観察される．充実性の構造を示す乳頭癌であり，きわめて多数の砂粒小体を伴っている．

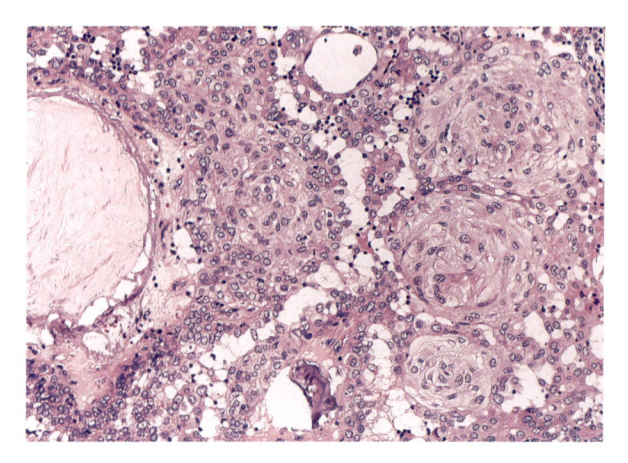

写真16　びまん性硬化型乳頭癌組織像（HE染色，対物×10）
　　　　扁平上皮化生の顕著な領域である．通常の乳頭癌でも扁平上皮化生は認められるが，その頻度は本亜型のほうが圧倒的に高い．扁平上皮癌とは細胞異型の有無で鑑別する．

1）乳頭癌

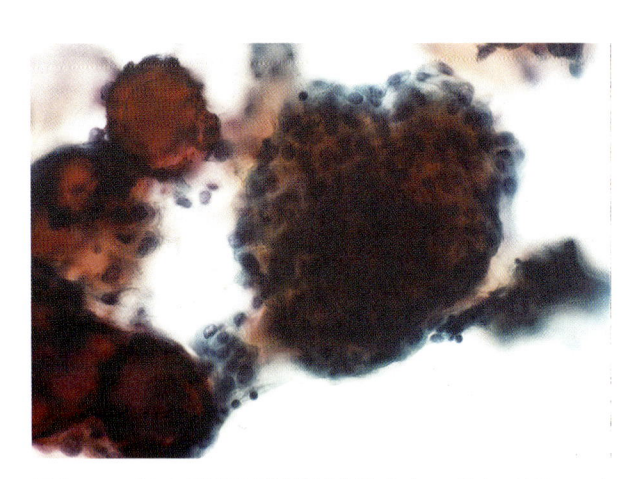

写真17 びまん性硬化型乳頭癌細胞像（Pap.染色，対物×40）
暗赤褐色に染まる砂粒小体と重積の目立つ細胞集塊が認められる．

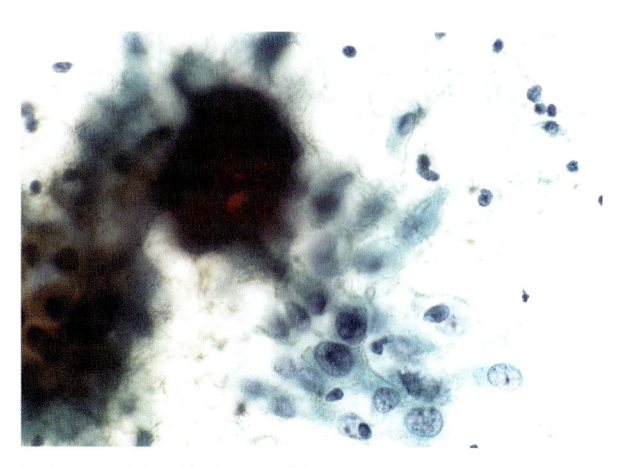

写真18 びまん性硬化型乳頭癌細胞像（Pap.染色，対物×60）
細胞集塊内に砂粒小体が観察され，集塊辺縁部の細胞の細胞質には扁平上皮化生を示唆する所見が認められる．

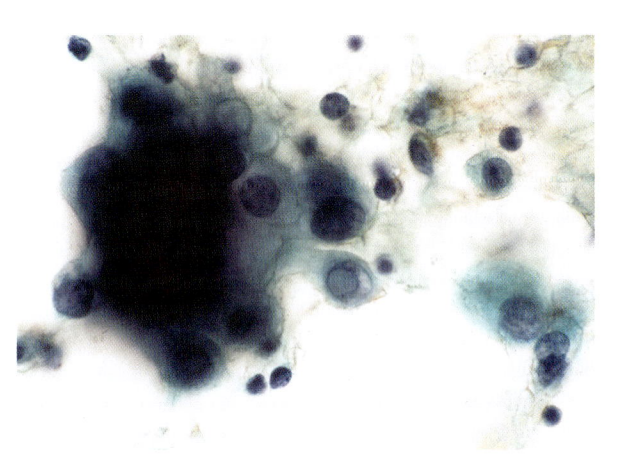

写真19 びまん性硬化型乳頭癌細胞像（Pap.染色，対物×100）
砂粒小体を取り囲むように腫瘍細胞がみられ，核内細胞質封入体も確認される．背景にはリンパ球も観察される．

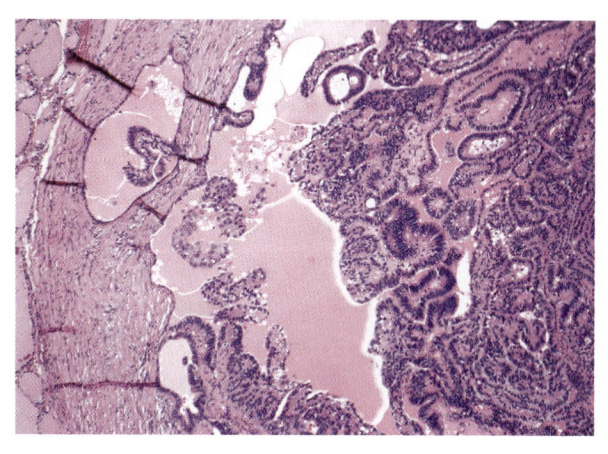

写真20 高細胞型乳頭癌組織像（HE染色，対物×4）
厚い被膜に囲まれた境界明瞭な腫瘍である．乳頭状構造を示しており，一見高分化型乳頭癌を思わせる．

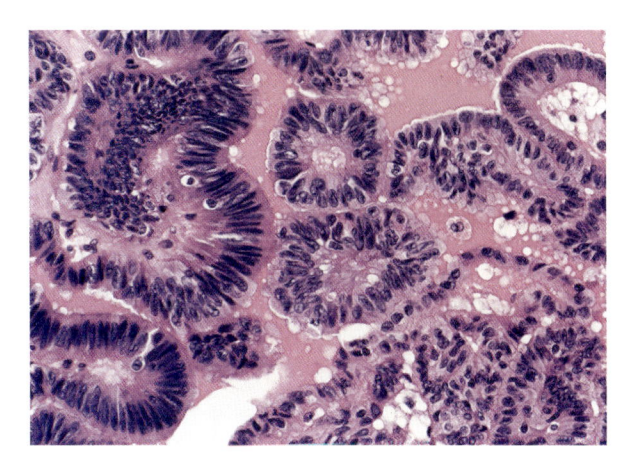

写真21 高細胞型乳頭癌組織像（HE染色，対物×20）
腫瘍細胞は丈が高く，いわゆる"高細胞"よりなる．核も長く引き伸ばされた形状を示す．クロマチンは濃染しており，スリガラス状ではない．しかし，核溝や核内細胞質封入体が認められ，乳頭癌と診断される．

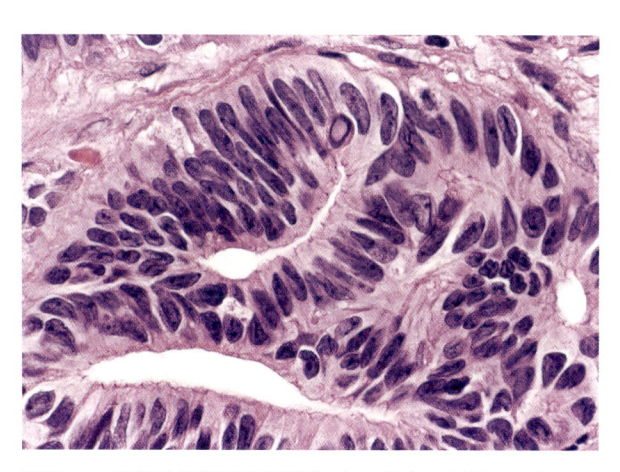

写真22 高細胞型乳頭癌組織像（HE染色，対物×60）
高細胞の一部には明瞭な核内細胞質封入体が観察される．

● 細胞像

乳頭状構造を示す細胞集塊でみられ，高円柱化した細胞質と紡錘形核が特徴である（**写真23**）．細胞診断では，クロマチン形態，核形不整，核内細胞質封入体などの核所見がみられる場合は，乳頭癌を推定することが可能である（**写真24**）が，核内細胞質封入体の出現頻度は低い．症例によっては乳頭癌に特徴的な核所見がみられず，他の組織型や他臓器からの転移との鑑別を要することがある（**写真25**）．

5) 篩（・モルラ）型乳頭癌　papillary carcinoma, cribriform (-morular) variant

乳頭癌の亜型とするか未だ議論のある特殊な腫瘍である．家族性大腸ポリポーシス（familial adenomatous polyposis：FAP）に合併するものと，散発性に発生するものがあるが，組織像は同一である．前者にはAPC geneの体細胞変異が認められる．その特徴的な組織所見より，甲状腺腫瘍から大腸のポリポーシスが発見されることもある．若年女性に発生し，小型の腫瘍が両葉にわたり多発する傾向にある．リンパ節転移を生じる割合は高分化型に比べ低い．

● 組織像

多結節病変であるが個々の結節は境界明瞭で，通常，被膜を有する．濾胞構造，索状／充実構造あるいは篩状（癒合した濾胞）構造を基本とする（**写真26**）．部分的に乳頭状の構造もみられるが，高分化型乳頭癌に比べ，乳頭状のカーブが緩やかな傾向がある．濾胞構造を示していても内部にはコロイドを欠くなどの特徴がある．腫瘍細胞は立方～円柱状で，卵円形の核を有し，核溝，核内細胞質封入体が散見される（**写真27**）．子宮体癌や胆道癌の一部で認められるものと同様なモルラ（morula）と称される紡錘形扁平上皮様の充実胞巣が観察され，ここでは核に淡明な封入体様構造（内部にはビオチンが含まれる）がみられる．

● 細胞像

濾胞状や乳頭状，さらに管状集塊が混在して認められる．集塊がほつれ，大きな集塊の周囲に小集塊が目立つことから，高分化型乳頭癌より結合性が弱い印象を受ける（**写真28，29**）．腫瘍細胞は核の大小不同や核形不整が目立ち，クロマチンは微細顆粒状を呈する．核内細胞質封入体も多く認める（**写真30**）．核形は類円形核と紡錘形の高円柱状核が混在してみられる．腫瘍細胞の核所見から乳頭癌の診断は可能であるが，篩（・モルラ）型の推定は困難な場合が多い．

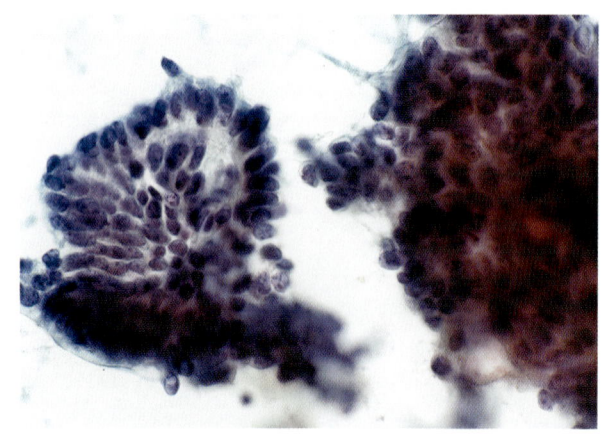

写真23 高細胞型乳頭癌細胞像（Pap.染色，対物×40）
重積性の強い集塊と短紡錘形核からなる乳頭状集塊を認める．

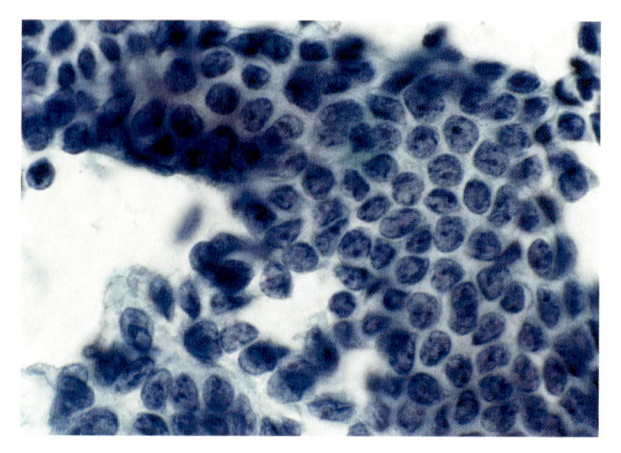

写真24 高細胞型乳頭癌細胞像（Pap.染色，対物×100）
ほぼシート状を示す部分と管状に重積する部分が認められる．核間距離は不均等で核形不整も著明である．

1) 乳頭癌

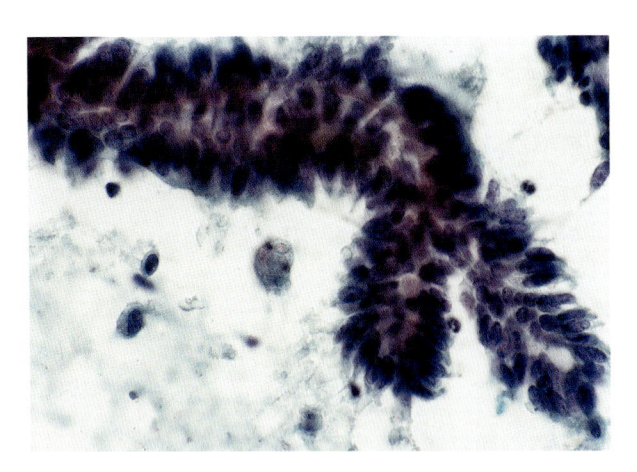

写真25 高細胞型乳頭癌細胞像（Pap.染色, 対物×60）
高円柱状を呈する腫瘍細胞が柵状配列する乳頭状集塊が認められる．クロマチンは増量しているが，乳頭癌に特徴的なクロマチン形態は呈していない．

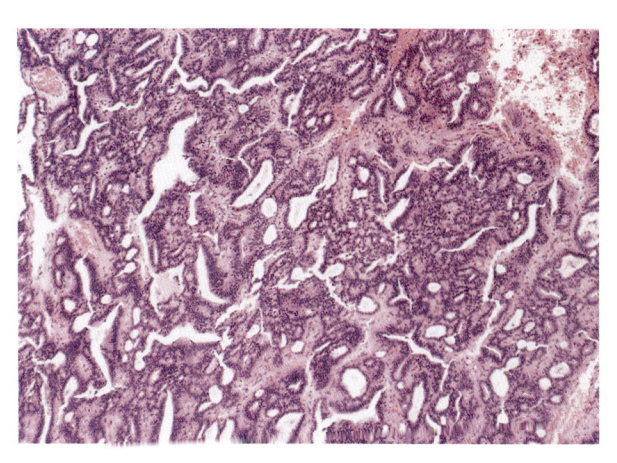

写真26 篩（・モルラ）型乳頭癌組織像（HE染色, 対物×4）
大小の不整な濾胞の増殖が認められる．濾胞が癒合した像もみられる．濾胞内にコロイドは認められない．

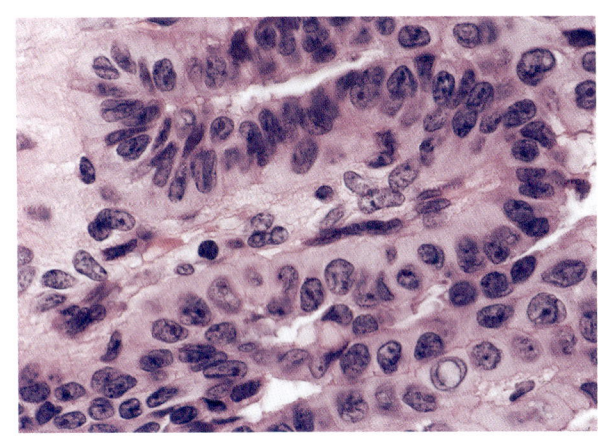

写真27 篩（・モルラ）型乳頭癌組織像（HE染色, 対物×100）
乳頭状構造を示す箇所である．高分化型乳頭癌に比べ，乳頭状のカーブが緩やかである．核溝，核内細胞質封入体が観察される．

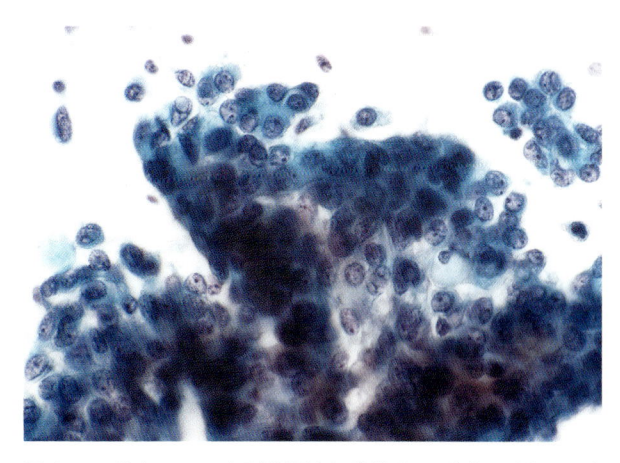

写真28 篩（・モルラ）型乳頭癌細胞像（Pap.染色, 対物×60）
乳頭状，および管状の構造を示す細胞集塊と，ほつれるような小集塊が認められる．

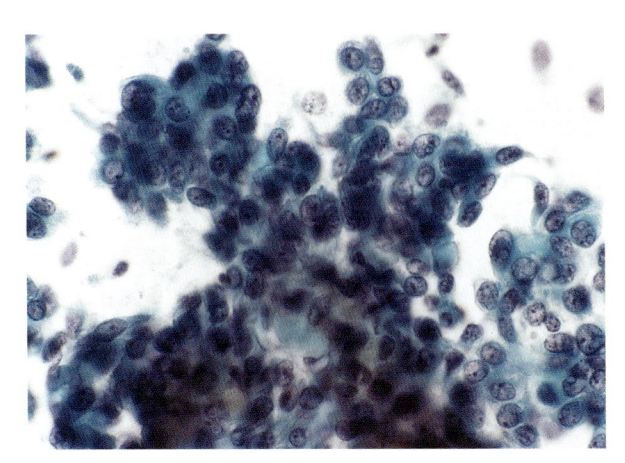

写真29 篩（・モルラ）型乳頭癌細胞像（Pap.染色, 対物×60）
濾胞状と乳頭状構造が混在する像を呈する．細胞のほつれが目立つ．

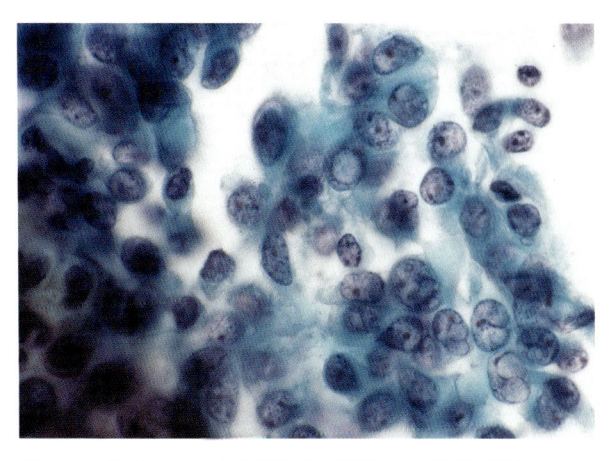

写真30 篩（・モルラ）型乳頭癌細胞像（Pap.染色, 対物×100）
核の大小不同，核形不整が著明であり，核の切れ込みが目立ち，核内細胞質封入体を多数認める．クロマチンは微細顆粒状で核小体を1～2個認める．核形は類円形から紡錘形核が混在している．

6）乳頭癌未分化転化　anaplastic transformation of papillary carcinoma

　乳頭癌未分化転化は，分化のよい乳頭癌に脱分化が生じ未分化癌に移行したものをいう．未分化癌はきわめて悪性度が高いため，このような腫瘍は臨床的には未分化癌として取り扱うことにしている．増殖の速い乳頭癌の手術検体で，高分化型の乳頭癌に隣接し未分化癌の成分が観察されることがある（写真31）．典型的な所見としては石灰化を伴い被包化した分化型乳頭癌の被膜周囲に未分化癌の成分を認める．このような所見は超音波検査でも捉えることができ，環状の粗大石灰化周囲に圧排増殖の著しい低エコー領域がみられる（写真32）．また，高分化型乳頭癌は発育が比較的緩徐なため，急激な頸部腫大などの臨床症状はない．しかし，未分化転化した場合は，痛みや急激な頸部腫大といった症状がみられるため，このような臨床所見も細胞診断の材料となる．

●組織像

　分化のよい乳頭癌と接し，多形性が著明な腫瘍細胞の充実性増殖が認められる（写真31，33）．未分化癌の領域には壊死や高度な炎症性細胞浸潤を伴う．分化癌と未分化癌の間に低分化癌が認められる場合もある．

●細胞像

　高分化型乳頭癌と同様の核所見を有する腫瘍細胞に加え，細胞異型の著しい腫瘍細胞が認められる（写真34，35）．甲状腺癌の多くの組織型では壊死背景を伴うことはほとんどないが，未分化癌への転化を認める場合は，背景に壊死物質や炎症性細胞，特に好中球が多くみられる（写真36〜38）．したがって，炎症性細胞の増加所見と壊死性背景に乳頭癌を示唆する腫瘍細胞が観察された場合は，未分化癌を疑わせる細胞がみられなくても，乳頭癌の未分化転化を疑う必要がある．

●参考文献

1) Ozaki O, Ito K, Mimura T, Sugino K, Hosoda Y. Papillary carcinoma of the thyroid. Tall-cell variant with extensive lymphocyte infiltration. *Am J Surg Pathol*. 1996; 20(6):695-698.
2) Cameselle-Teijeiro, Chan JK. Cribriform-morular variant of papillary carcinoma : a distinctive variant representing the sporadic counterpart of familial adenomatous polyposis-asscociated thyroid carcinoma? *Mod Pathol*. 1999; 12(4):400-411.

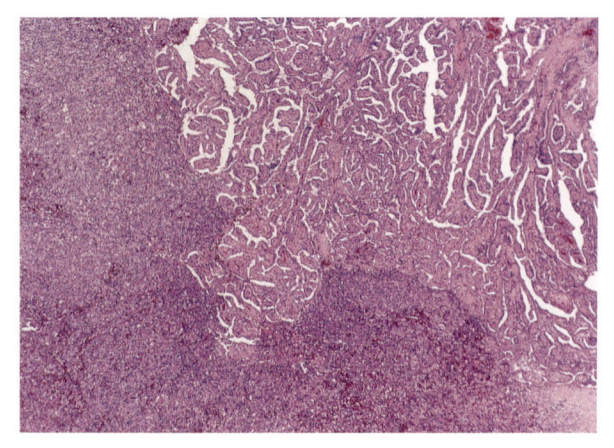

写真31　乳頭癌未分化転化組織像（HE染色，対物×4）
高分化型乳頭癌（右上）に連続し未分化癌（左下）が広がっている．未分化癌の部分は乳頭状構造が消失し，腫瘍細胞の充実性増殖よりなる．

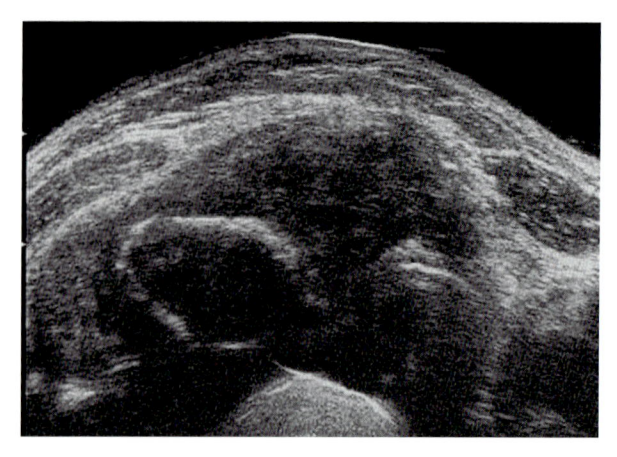

写真32　乳頭癌未分化転化超音波像
甲状腺右葉に環状高エコーを認める．写真中央左の環状高エコー部分は乳頭癌の原発部分で，周囲が未分化転化した組織像に相当する．

1) 乳頭癌

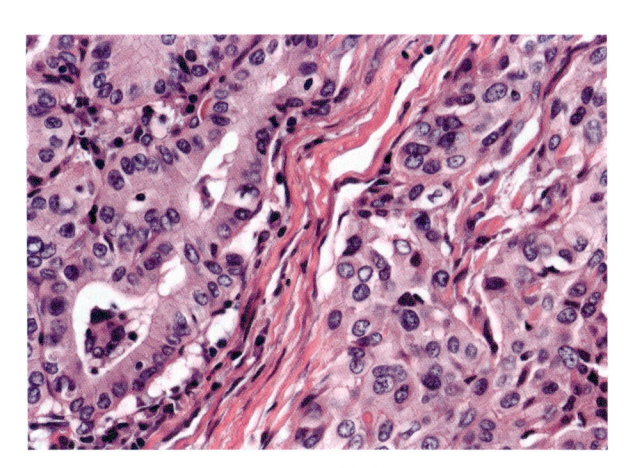

写真33　乳頭癌未分化転化組織像（HE染色，対物×40）
左に管腔を形成する分化のよい乳頭癌がみられ，右に構造を持たない核異型の強い未分化癌が広がる．

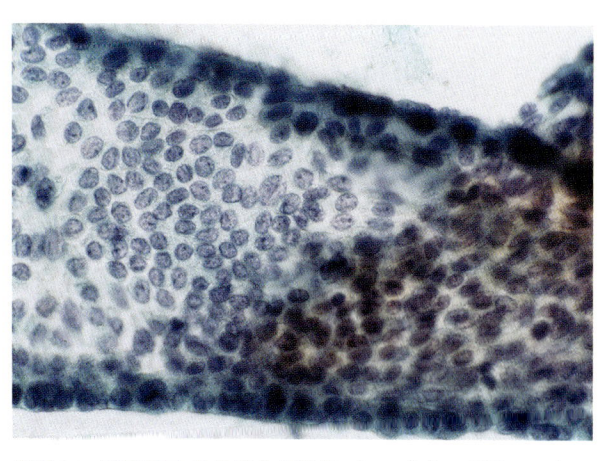

写真34　乳頭癌未分化転化細胞像（Pap.染色，対物×40）
結合性の強い細胞集塊は，分化型の乳頭癌の核所見を有している．

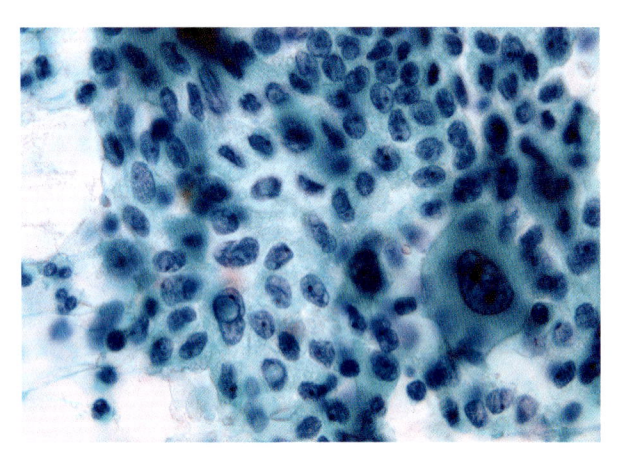

写真35　乳頭癌未分化転化細胞像（Pap.染色，対物×60）
大型腫瘍細胞と結合性の強い細胞集塊を認める．後者には核内細胞質封入体もみられる．

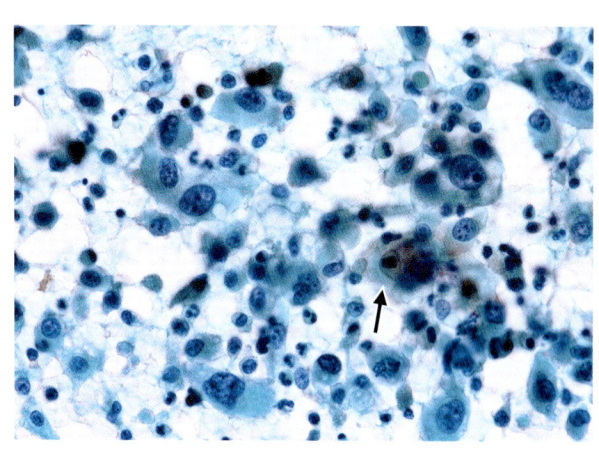

写真36　乳頭癌未分化転化細胞像（Pap.染色，対物×40）
好中球が著明に増加し，大型の異型核を有する腫瘍細胞が散在性に出現する．核分裂像も認められる（↓）．

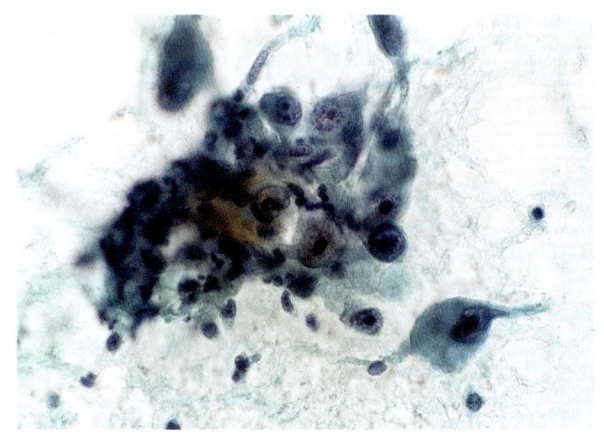

写真37　乳頭癌未分化転化細胞像（Pap.染色，対物×40）
大型異型核を有する腫瘍細胞を認め，大型核小体を有し，細胞質は扁平上皮様に厚い．

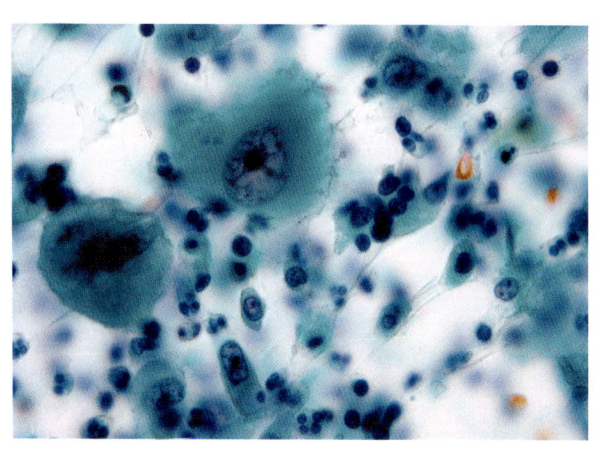

写真38　乳頭癌未分化転化細胞像（Pap.染色，対物×100）
きわめて大型の異型核を有する腫瘍細胞を認める．

第1章　V. 甲状腺病変の病理組織と細胞診
4. 悪性腫瘍

2）濾胞癌
Follicular carcinoma

　濾胞癌と濾胞腺腫との鑑別は組織診によって確定される．濾胞癌の診断には，腫瘍細胞の被膜浸潤，脈管侵襲，あるいは甲状腺外への転移のいずれかを確認することが条件となる．この定義の性格上，細胞異型は良悪の判定には関与しないことになる．濾胞癌は浸潤の程度により2型に分類される．肉眼的に被膜浸潤が明らかなもの，あるいは肉眼的には浸潤が明らかではないが組織学的に顕著な被膜浸潤・脈管侵襲が認められるものを広汎浸潤型濾胞癌（widely invasive follicular carcinoma）とし，肉眼的に浸潤は明らかでないが組織学的に被膜浸潤・脈管侵襲が軽度ながら認められるものを微少浸潤型濾胞癌（minimally invasive follicular carcinoma）とする．この分類は予後とよく相関するため，臨床的にも有用である．好酸性細胞型濾胞癌（follicular carcinoma, oxyphilic cell variant）は，好酸性腫瘍細胞の増殖よりなる濾胞癌である．良悪の判定基準は通常の濾胞癌と同様であり，組織学的に被膜浸潤・脈管侵襲・甲状腺外への転移の有無で判定される．本稿では，広汎浸潤型濾胞癌，微少浸潤型濾胞癌と好酸性細胞型濾胞癌の組織像，および細胞像について概説する．

●組織像

　微少浸潤型は被膜に囲まれた腫瘍で，内部は濾胞腺腫と同様にさまざまな大きさの濾胞の増殖よりなる．"被膜浸潤"は腫瘍細胞が被膜を完全に貫通しているものをよぶ（写真1）．また"脈管侵襲"は被膜内，あるいは被膜外の脈管（主として血管）に腫瘍細胞が侵入しているものをいう（写真2）．なお，広汎浸潤型では被膜を越え，周囲に広く腫瘍細胞が浸潤（写真3）し，細胞異型が目立つ傾向にある（写真4）．

　好酸性細胞型濾胞癌は，好酸性の胞体を有する腫瘍細胞の増殖よりなり（写真5），被膜浸潤（写真6），あるいは脈管侵襲が証明されることで癌の診断がつく．

●細胞像

　濾胞癌は微少浸潤型と広汎浸潤型に分けられるが，広汎浸潤型濾胞癌の細胞診での正診率は高い．その理

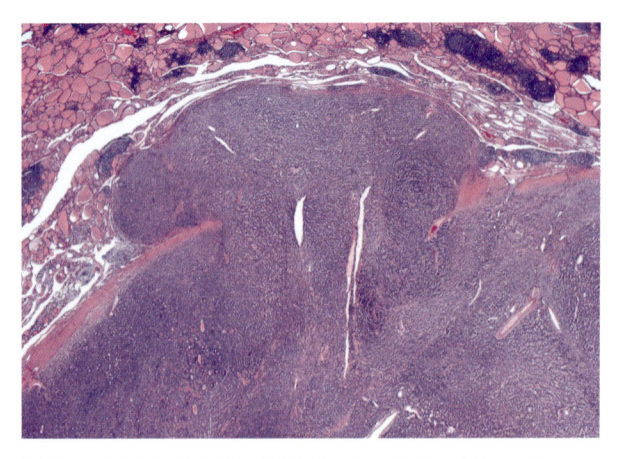

写真1　微少浸潤型濾胞癌組織像（HE染色，対物×2）
線維性被膜を貫通し，腫瘍細胞が被膜外部に飛び出している（被膜浸潤）．

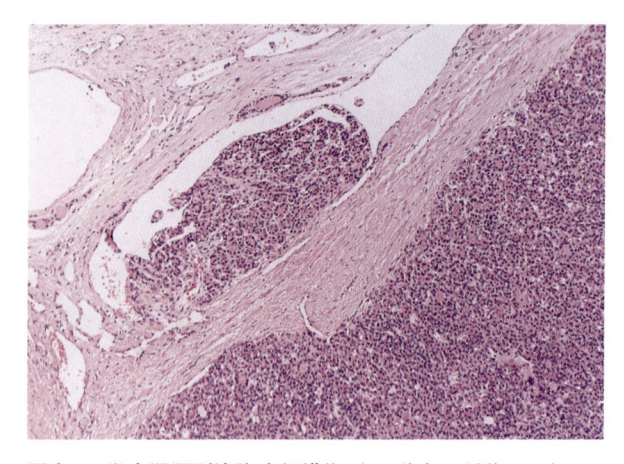

写真2　微少浸潤型濾胞癌組織像（HE染色，対物×10）
線維性被膜内の拡張した血管内に腫瘍内部（右下）と同様の小型濾胞の集団（脈管侵襲）が認められる．

2）濾胞癌

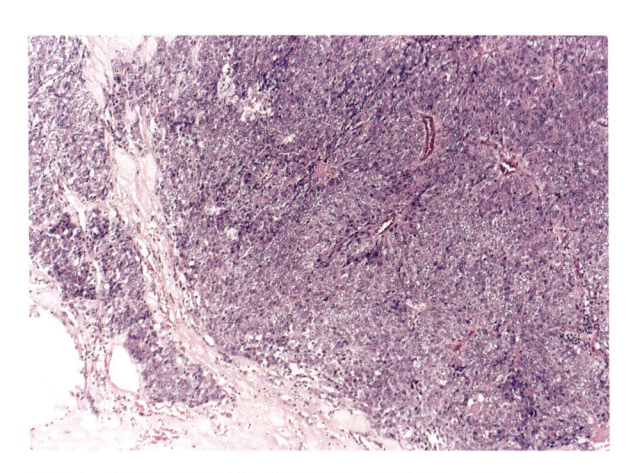

写真3 広汎浸潤型濾胞癌組織像（HE染色，対物×4）
この症例では被膜は明らかでなく，腫瘍が周囲組織に向かい広く浸潤している．

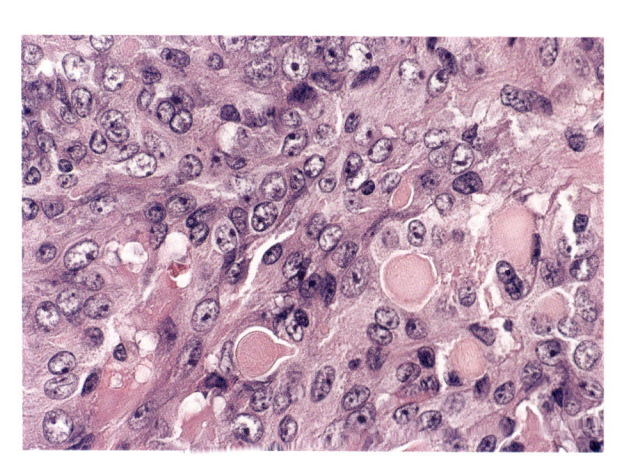

写真4 広汎浸潤型濾胞癌組織像（HE染色，対物×40）
広汎浸潤型では細胞異型の顕著なことがある．

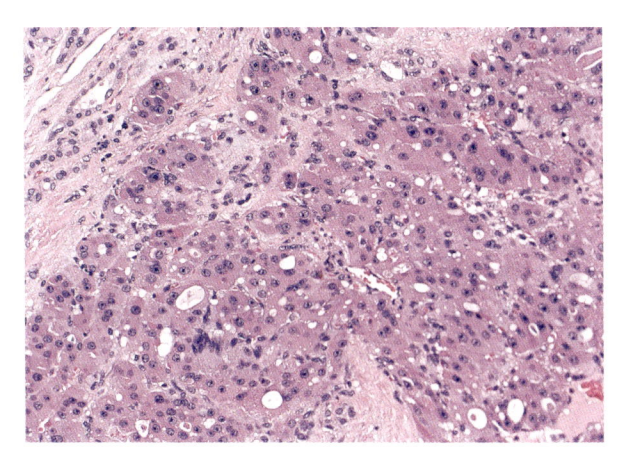

写真5 好酸性細胞型濾胞癌組織像（HE染色，対物×20）
好酸性腫瘍細胞が索状構造を示し，密に増殖している．この所見のみでは良悪の判断はつかない．

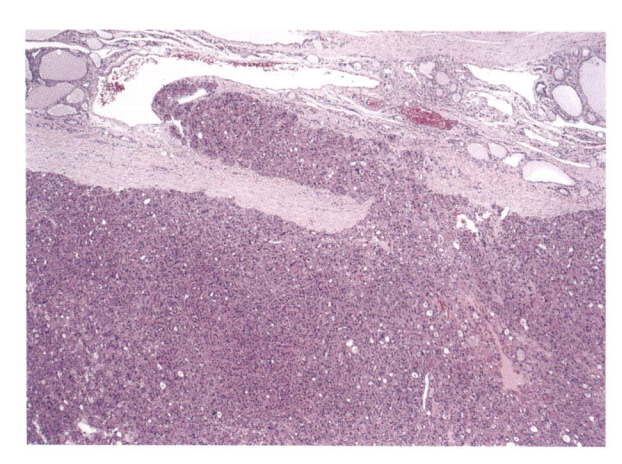

写真6 好酸性細胞型濾胞癌組織像（HE染色，対物×4）
好酸性の胞体を有する腫瘍細胞が被膜を貫通し腫瘍外に進展している．

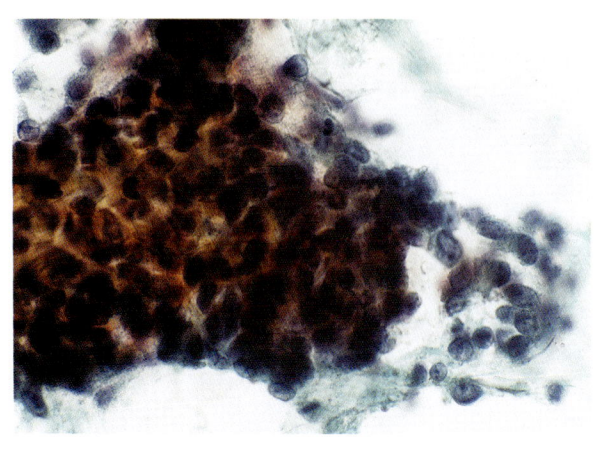

写真7 広汎浸潤型濾胞癌細胞像（Pap.染色，対物×60）
クロマチンが増量した細胞からなる重積著明な細胞集塊を認め，辺縁には"ほつれ"を示す腫瘍細胞がみられる．

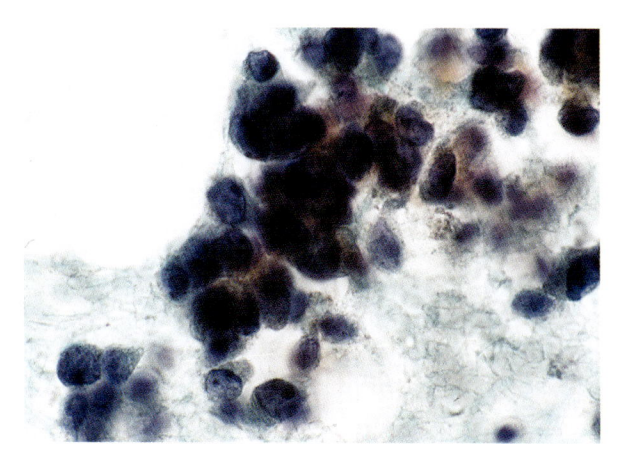

写真8 広汎浸潤型濾胞癌細胞像（Pap.染色，対物×100）
核異型の強い細胞集塊は小濾胞構造を示しているが，濾胞内のコロイドが不明瞭で低分化な病変が示唆される．核形不整もみられるが，クロマチン形態はヘテロクロマチンが主体を示す．

由は広汎浸潤型濾胞癌の腫瘍細胞の分化度が低く，大型で細胞異型が強いことに起因する．したがって，腫瘍細胞には，他臓器腺癌の悪性診断基準（クロマチン増量やN/C比増大，核大小不同など）を満たす所見が得られる（写真7, 8）．出現形態は，濾胞性腫瘍の特徴である多量の血液を背景に，小型～中型で重積傾向の強い細胞集塊として観察され，集塊内部には小濾胞構造を認める．広汎浸潤型濾胞癌における濾胞構造は，後述の微少浸潤型濾胞癌と比べ濾胞腔の形成に乏しく，オレンジ色に染まるコロイド腔のみられない場合が多い（写真9）．なお，細胞診にて甲状腺癌を診断する場合は，常に乳頭癌を否定する必要がある．このような場合，濾胞を形成する乳頭癌（濾胞型乳頭癌）の腫瘍細胞には，核溝や核内細胞質封入体がみられ，クロマチンもユークロマチンが主体で淡染性を示す．一方，広汎浸潤型濾胞癌の腫瘍細胞には，軽度の核形不整を認めるが，核内細胞質封入体がみられることは非常に少なく，核の染色性もヘテロクロマチンにて濃染性を呈することが鑑別点となる．

微少浸潤型濾胞癌の組織診断基準は，細胞像からは判定不可能な"被膜浸潤"および"脈管侵襲"であり，加えて本疾患での腫瘍細胞の細胞異型が軽度なため，細胞診にて濾胞腺腫と鑑別することが困難である．濾胞構造を示す細胞集塊がみられた場合に区別しなければならない病変としては，腺腫様甲状腺腫，濾胞型乳頭癌，および濾胞腺腫と微少浸潤型濾胞癌を包括した濾胞性腫瘍であるが，本稿では濾胞性腫瘍と診断すべき細胞像について，さらにそれらのなかでも経験的により濾胞癌を疑うべき細胞所見について概説する．

微少浸潤型濾胞癌では，単一な形態を示す腫瘍細胞で構成され，背景も腺腫様甲状腺腫と異なり，コロイドを主体とせず，採取されるのは多量の血液である（写真10）．また，泡沫細胞などの囊胞性所見がみられることは少ない．出現する腫瘍細胞は全体的には小型な円形核から構成され，核異型は目立たない場合が多い．濾胞構造においても広汎浸潤型濾胞癌での濾胞構造と異なり，オレンジ色に染色されるコロイドを取り囲む濾胞腺腫と同様の所見を呈する．しかし，小濾胞構造をとりながら核の重積著明な細胞集塊（写真11）が多量に採取される場合は微少浸潤型濾胞癌を疑う必要がある．さらに構成細胞にN/C比増大（核の飛び出し像）やクロマチン増量を認める場合，一部に大型核や異型核が目立つ場合も濾胞癌を疑う必要がある（写真12）．

好酸性細胞型濾胞癌では，好酸性細胞型濾胞腺腫と同じく，顆粒状の細胞質を有する好酸性腫瘍細胞のみが出現する単一な細胞像を呈する．腫瘍細胞はN/C比が低く，多稜形の豊富な細胞質をもち，結合性に乏しい平面的な集塊として出現する（写真13, 14）．核は好酸性細胞型濾胞腺腫と同様に単核～2核のものが多い．好酸性細胞型濾胞癌ではより多核の傾向が強く，3核以上のものがみられる場合は，本症を疑う必要がある（写真15）．さらに，明らかなクロマチン増量や核の大小不同，大型核小体などの所見を認めた場合も好酸性細胞型濾胞癌が疑われる（写真16）．しかし，このような所見が確認できないときは，好酸性細胞型濾胞性腫瘍として鑑別困難と診断することが望ましい．

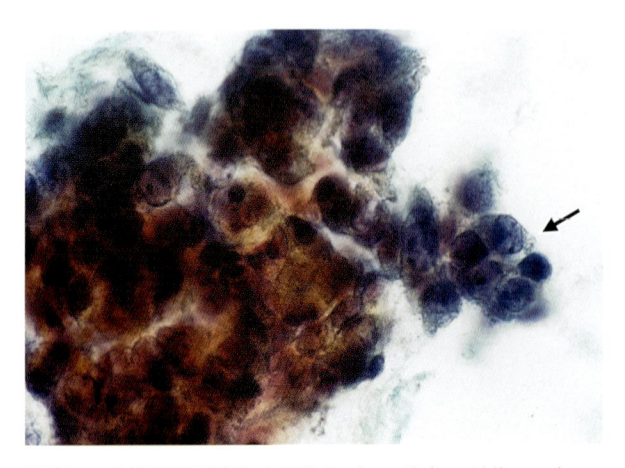

写真9　広汎浸潤型濾胞癌細胞像（Pap.染色，対物×60）
細胞集塊に部分的に濾胞構造（↓）を有していることからも濾胞性腫瘍が推定される．核が腫大し異型がみられることから濾胞癌が疑われる．

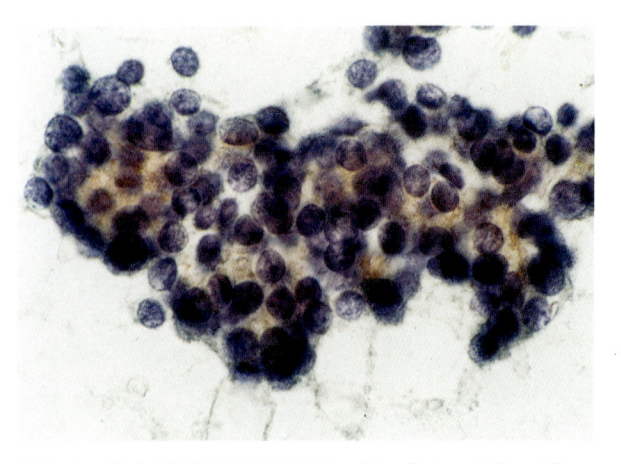

写真10　微少浸潤型濾胞癌細胞像（Pap.染色，対物×60）
豊富な細胞量が得られ，クロマチン増量を示す腫瘍細胞からなる細胞集塊が認められる．集塊の重積性は6～7層と著明で内部には小濾胞構造がみられる．

2) 濾胞癌

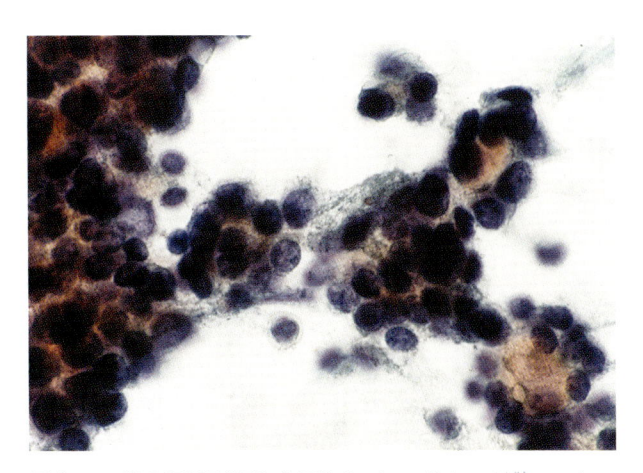

写真11 微少浸潤型濾胞癌細胞像（Pap.染色，対物×60）
細胞集塊の辺縁では構造が観察しやすく，オレンジG好性のコロイドを有する濾胞腔を認める．

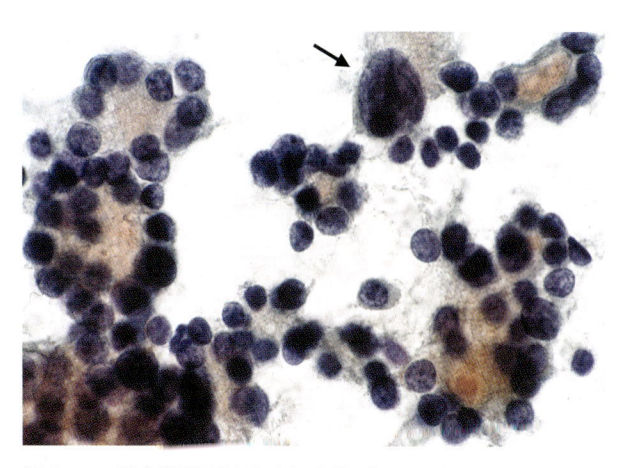

写真12 微少浸潤型濾胞癌細胞像（Pap.染色，対物×60）
一部に大型核（↓）がみられるが，全体は小型円形核から構成される．

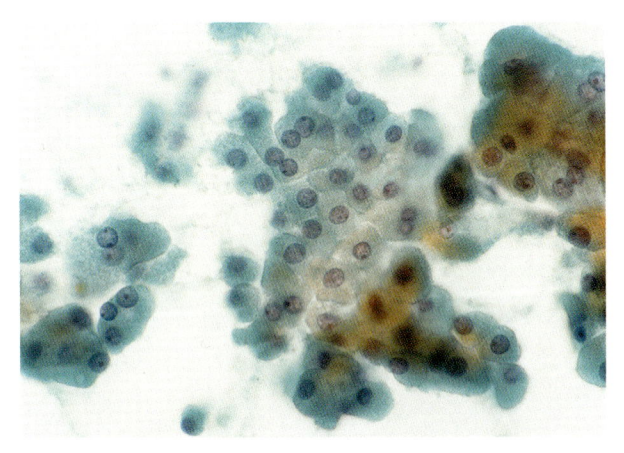

写真13 好酸性細胞型濾胞癌細胞像（Pap.染色，対物×40）
ライトグリーン好性の豊富な細胞質をもつ腫瘍細胞がみられる．血液と腫瘍細胞のみからなる単一像をとる場合は，好酸性細胞型濾胞性腫瘍を考える．

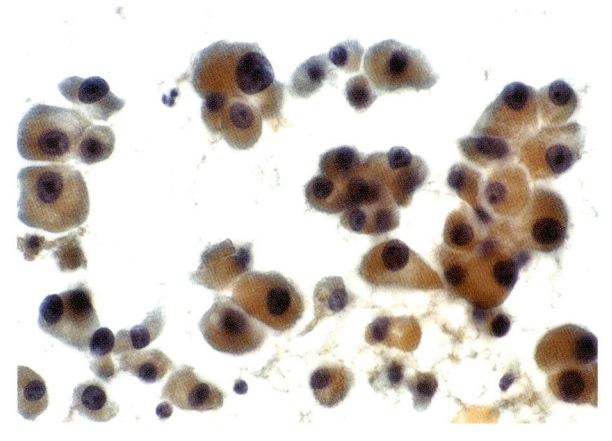

写真14 好酸性細胞型濾胞癌細胞像（Pap.染色，対物×40）
血液を背景にオレンジG好性の細胞質をもつ腫瘍細胞が観察され，これらの細胞にはクロマチン増量が認められる．

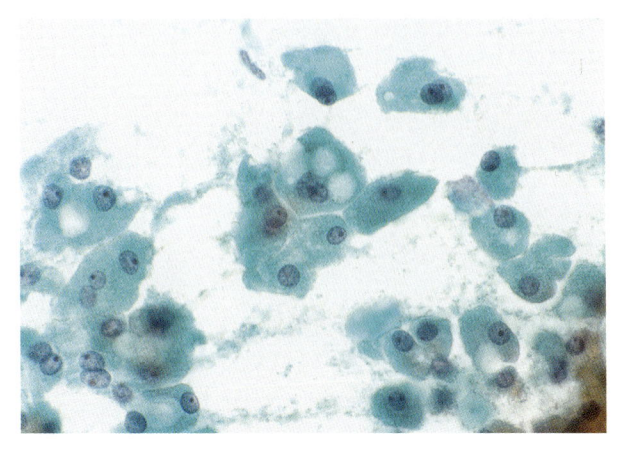

写真15 好酸性細胞型濾胞癌細胞像（Pap.染色，対物×40）
核は単核〜2核の多核傾向が強い．クロマチン増量，核の大小不同，核異型，大型核小体，3核以上の細胞がみられる場合は濾胞癌を疑う．

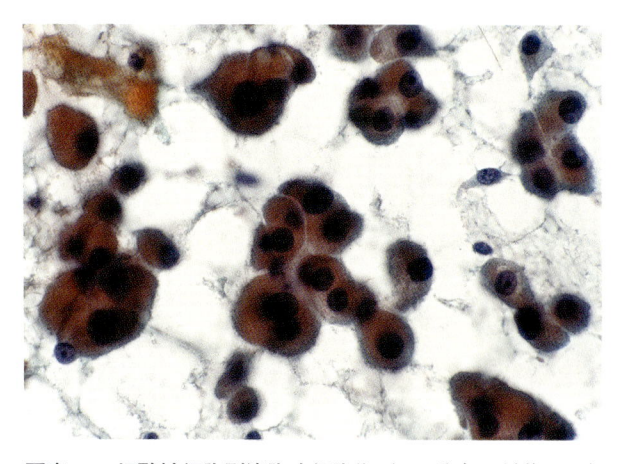

写真16 好酸性細胞型濾胞癌細胞像（Pap.染色，対物×40）
細胞の結合性は緩く，小集塊〜散在性に腫瘍細胞が出現している．多核の傾向は低いが，核の大小不同が目立ち，核小体が腫大していることから好酸性細胞型濾胞癌が疑われる．

第1章　V. 甲状腺病変の病理組織と細胞診
4. 悪性腫瘍

3）低分化癌
Poorly differentiated carcinoma

　低分化癌は，臨床的に分化癌（乳頭癌，濾胞癌）と未分化癌の中間の経過をたどる悪性腫瘍である．分化型の乳頭癌に連続して低分化癌が認められることがあるが，このような症例は乳頭癌の一部に脱分化が生じたためと考えられる．WHO分類では島状構造（insular pattern）を呈するものを低分化癌とよぶが，わが国の取り扱い規約ではこのほかに索状（trabecular），充実性（solid），硬性（scirrhous）構造を示すものも含めている．低分化癌と分化癌が混在するものは低分化癌に分類する．

● 組織像

　腫瘍細胞は充実胞巣，あるいは索状構造を示し密に増殖する．周囲に向かい浸潤性に旺盛に増殖し，甲状腺被膜を越えて広く外に浸潤する（写真1，2）．脈管侵襲もしばしば認められる．胞巣中心部には壊死を認めることもある．腫瘍細胞はN/C比が高く，異型性を有する（写真3）．本例は濾胞癌の脱分化症例である．このように濾胞癌か乳頭癌かの区別のつくものと判別できないものがある．未分化癌でみられる炎症性背景は認められない．また，分化癌，未分化癌，あるいは両者と同時に認められる例もある．

● 細胞像

　背景にコロイドはみられず，裸核様を呈する腫瘍細胞が，結合性に比較的乏しい重積集塊として出現する（写真4）．なお，低分化癌と分化癌が混在する症例を除き，腫瘍細胞に分化傾向を示唆する構造（乳頭癌での乳頭状，濾胞癌での濾胞状）は認められない．クロマチンは微細顆粒状淡染性で，乳頭癌に類似したクロマチン形態を示すが，核溝，核内細胞質封入体といった著しい核形不整の所見は観察されない（写真5，6）．また，核には軽度の大小不同が認められる．細胞集塊内にコロイドを認めない濾胞様の構造がみられる場合では（写真7），広汎浸潤型濾胞癌（写真8）との鑑別を要するが，前述の如く，クロマチン形態は微細顆粒状淡染性を示し，広汎浸潤型濾胞癌にみられるような明らかなクロマチン増量などの所見を認めない．

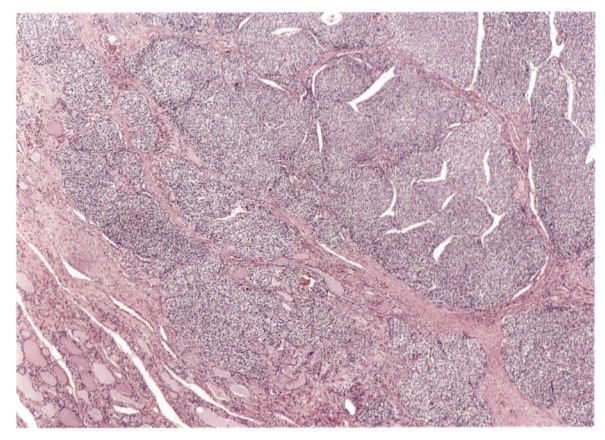

写真1　低分化癌組織像（HE染色，対物×4）
腫瘍細胞が充実胞巣を形成し，被膜を越えて周囲甲状腺組織に浸潤している．

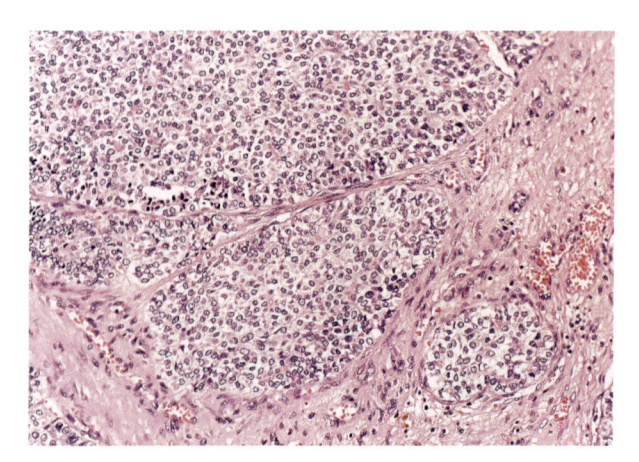

写真2　低分化癌組織像（HE染色，対物×20）
濾胞腔は明らかでないものの，濾胞状構造を窺わせる細胞配列が認められる．

3) 低分化癌

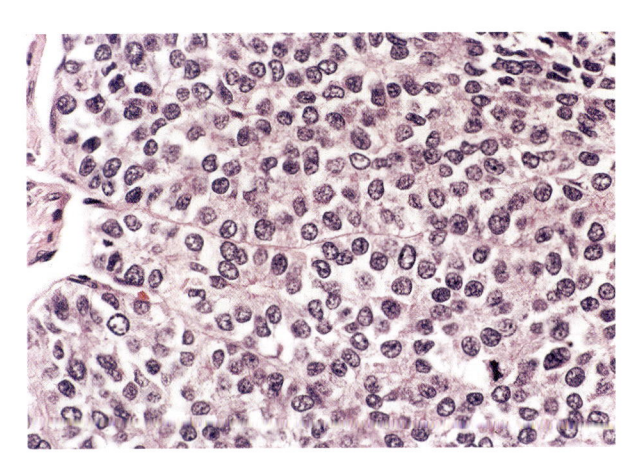

写真3 低分化癌組織像（HE染色，対物×40）
腫瘍細胞の核は大型で，核分裂像もみられる．濾胞構造は明らかでなく，腫瘍細胞は充実性に増殖している．

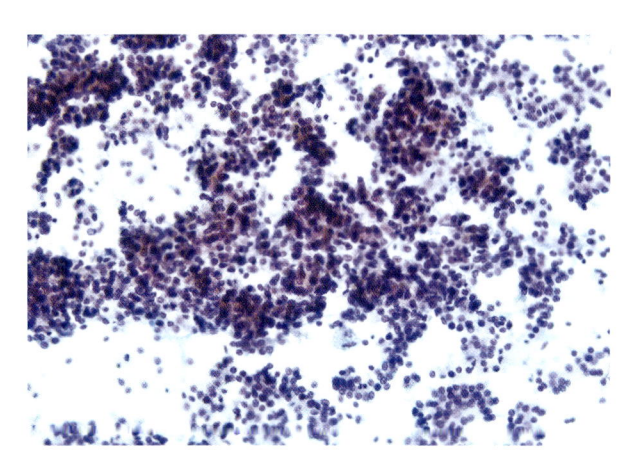

写真4 低分化癌細胞像（Pap.染色，対物×20）
細胞採取量は豊富で，不規則な重積性を示す腫瘍細胞集塊周囲には，裸核状を呈する腫瘍細胞が観察される．

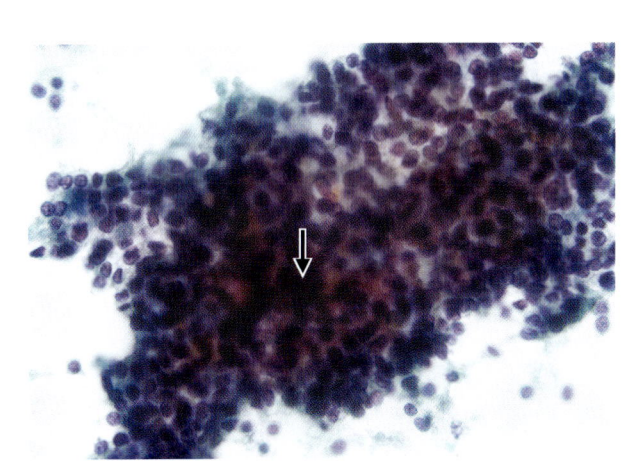

写真5 低分化癌細胞像（Pap.染色，対物×40）
重積塊内部には濾胞構造を疑わせる細胞配列（↓）が観察される．

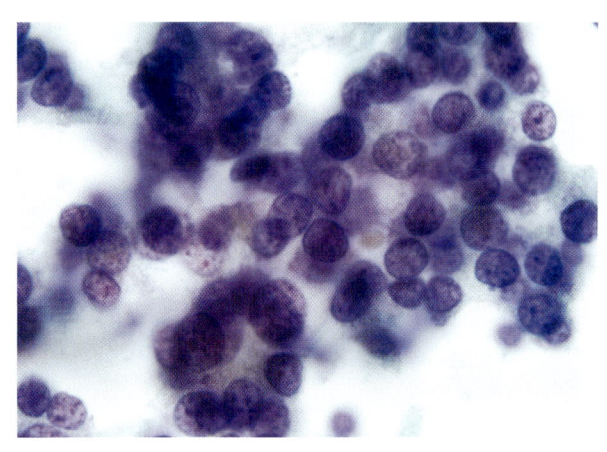

写真6 低分化癌細胞像（Pap.染色，対物×100）
腫瘍細胞のクロマチンはヘテロクロマチンよりユークロマチンに近く，核形不整がなく，濾胞構造を認め，乳頭癌を否定的である．

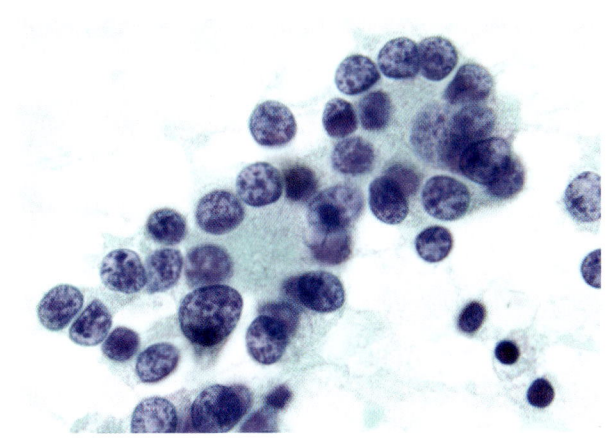

写真7 低分化癌細胞像（Pap.染色，対物×100）
腫瘍細胞の核には大小不同を認め，1～数個の核小体がみられ，濾胞様構造内部にはコロイドは観察されない．

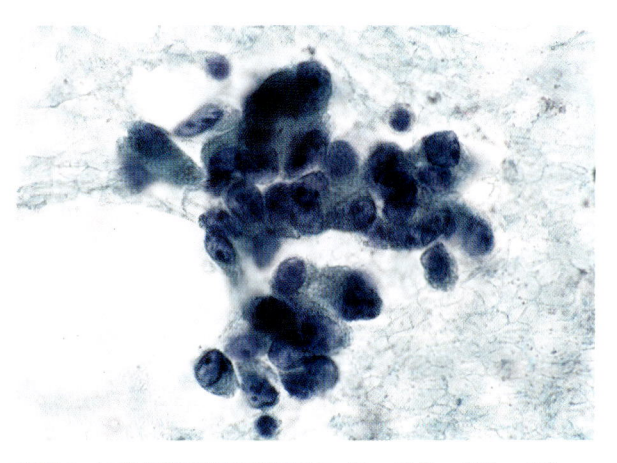

写真8 広汎浸潤型濾胞癌細胞像（Pap.染色，対物×60）
核異型著明な腫瘍細胞が小濾胞を形成して出現している．核形不整が目立つ場合は濾胞型乳頭癌と鑑別が難しくなるが，クロマチン形態が粗顆粒状に増量していることから濾胞癌を考える．

第1章 V. 甲状腺病変の病理組織と細胞診
4. 悪性腫瘍

4）未分化癌
Undifferentiated (anaplastic) carcinoma

　未分化癌は，甲状腺原発の腫瘍で最も予後が悪い．急速に増大し，あらゆる治療に抵抗性である．したがって手術は行われないことが多く，細胞診のみで診断が確定することもしばしばある．分化癌の脱分化で生じるとされており，分化癌や低分化癌と共存して認められることがある．濾胞上皮由来であるが，脱分化のため本疾患はサイログロブリンが陰性となる．上皮性マーカーのサイトケラチンもしばしば陰性となる．

● 組織像

　壊死を伴うことが多く，背景には好中球を中心とした炎症性細胞浸潤が著明である．核の異型性，多形性が顕著で，多核・巨大核を認めることもある（写真1）．細胞形態は多彩で，多角形を示すものや紡錘形細胞が主体のものがある（写真2）．扁平上皮化生をみる例も多い．乳頭癌が未分化転化した例では両者に組織上移行像が認められる．一方，濾胞癌が未分化転化した例では石灰化を伴い被包化した濾胞癌の被膜外に未分化癌が広がる傾向がある．

● 細胞像

　甲状腺悪性腫瘍の多くは発育が緩慢なため，急激な腫瘍腫大に伴う壊死や炎症性細胞を認めることは少ない．一方，未分化癌は増殖性が強く，背景には多数の炎症性細胞と壊死物質が存在し，この所見が未分化癌を推定する重要な所見となる（写真3）．腫瘍細胞は大型で，形も多彩であり，紡錘形や多核巨細胞も認められる（写真3〜8）．また，結合性は弱く，散在性に出現する腫瘍細胞も多い．核異型は著しく，大小不同を認め，クロマチンが粗大顆粒状で濃染し，核小体も目立つ．核分裂像も多く出現する．なお，上記のような細胞異型顕著な腫瘍細胞が得られれば診断は容易であるが，穿刺部位によっては腫瘍細胞が得られないこともある．未分化癌は外科的治療の対象外となることが多く，細胞診検査が最終診断となることも少なくない．したがって，標本に好中球や壊死が観察された場合は，臨床所見（高齢者で頸部急速腫大）を参考に未分化癌の可能性を考え，臨床サイドに積極的に再検査を促す必要がある．

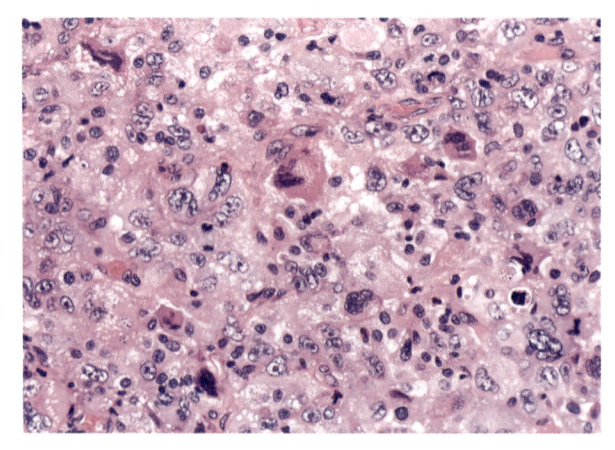

写真1　未分化癌組織像（HE染色，対物×20）
好中球を背景に，多形性の著明な腫瘍細胞の増殖が認められる．大型の細胞も散見される．腫瘍細胞は明らかな構造を作っていない．

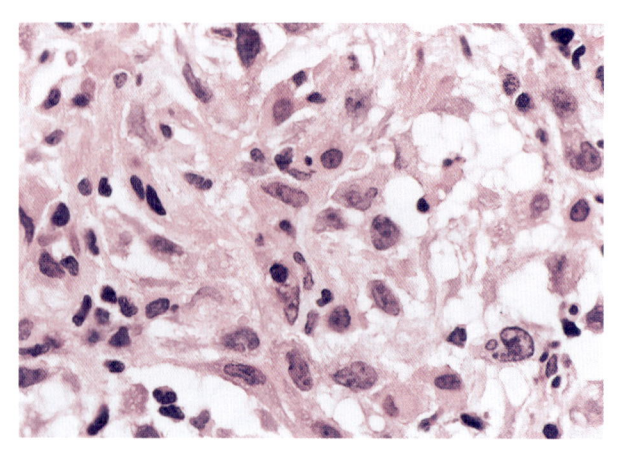

写真2　未分化癌組織像（HE染色，対物×40）
腫瘍細胞は多角形，または紡錘形を示す．クロマチンは濃染し，核形は多彩である．

4）未分化癌

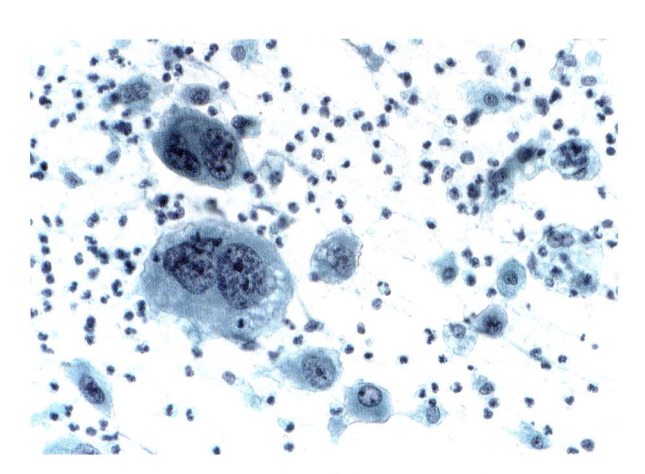

写真3　未分化癌細胞像（Pap.染色，対物×40）
多数の好中球を背景に大型の腫瘍細胞が認められる．これらの細胞は散在性に出現し，核の大小不同を認め，多核の腫瘍細胞も観察される．

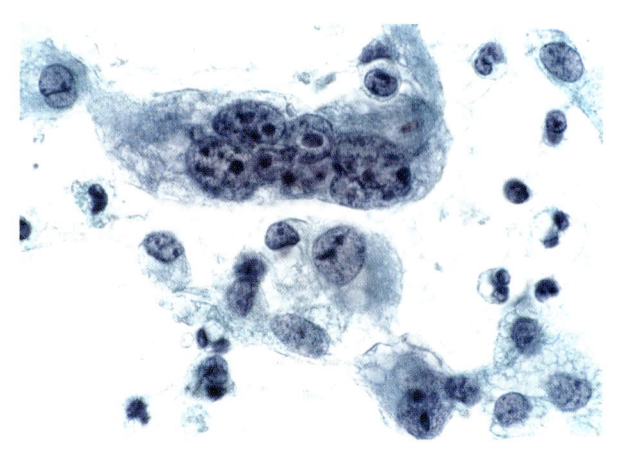

写真4　未分化癌細胞像（Pap.染色，対物×100）
大型核を有する腫瘍細胞は，クロマチンが粗大顆粒状に濃染し，複数の核小体が観察される．

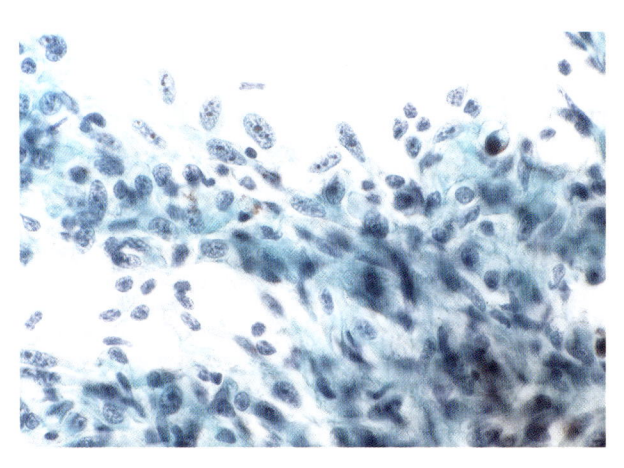

写真5　未分化癌細胞像（Pap.染色，対物×40）
紡錘形核の細胞集塊を認め結合性は弱い．周囲には，集塊からほつれるように散在性を示す腫瘍細胞が観察される．

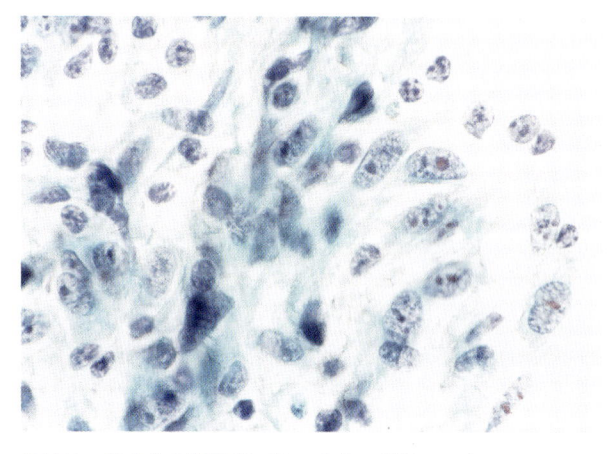

写真6　未分化癌細胞像（Pap.染色，対物×60）
核の大小不同を認め，クロマチンは粗顆粒状を呈する．核小体は腫大し，複数個を有する腫瘍細胞も認められる．軽度の核縁肥厚がみられる．

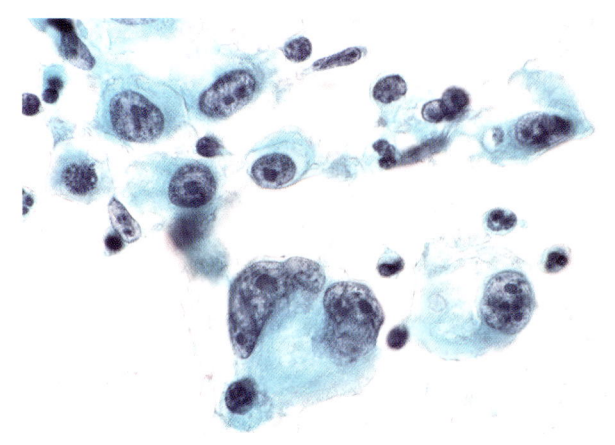

写真7　未分化癌細胞像（Pap.染色，対物×100）
ミラーイメージを思わせる多核細胞や核異型の強い腫瘍細胞が認められる．核小体は著しく腫大し1〜数個確認できる．

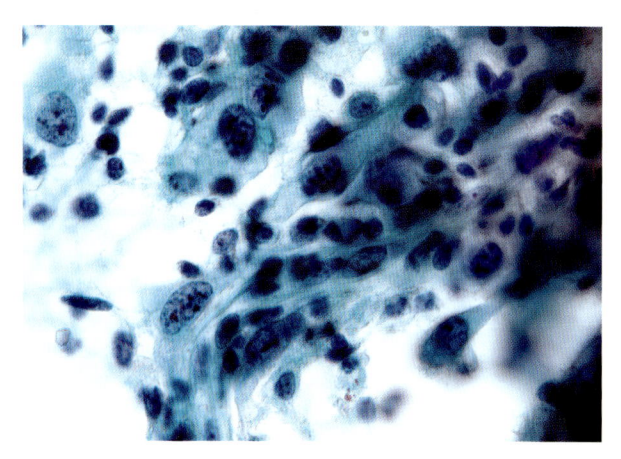

写真8　未分化癌細胞像（Pap.染色，対物×100）
大型異型核は円形から紡錘形と多彩な形態を示す．また，集塊内には炎症性細胞が含まれる．

第1章　V. 甲状腺病変の病理組織と細胞診
4. 悪性腫瘍

5) 髄様癌
Medullary carcinoma

　髄様癌はC細胞由来の腫瘍であり，カルシトニン産生を特徴とする．良性のcounterpartである腫瘍は認識されておらず，C細胞の腫瘍はすべて髄様癌となる．約1/4の症例は家族性に発生する．他の臓器に発生する腫瘍や腫瘍性病変との組み合わせにより多発性内分泌腫瘍症（multiple endocrine neoplasia：MEN）のtype 2A，type 2Bに分類され，他臓器腫瘍の合併がないものを家族性非MEN髄様癌とよぶ．

●組織像

　構造，細胞形態とも多彩である．構造は索状，充実性，濾胞状，乳頭状などさまざまで，細胞形態は紡錘形（写真1），円形（写真2），多角形，巨細胞など症例による差異が目立つ．髄様癌の診断を下すには免疫染色で腫瘍細胞の胞体にカルシトニンを証明する必要がある．また，間質にはアミロイド（amyloid）の沈着をみることがあり，同部はしばしば石灰化を生じる．

●細胞像

　髄様癌はきわめて多彩な細胞所見を呈するため，組織型推定に困難を伴う場合が多い．また，細胞診標本から髄様癌を診断する場合には，まず，乳頭癌，濾胞癌を否定する必要がある．髄様癌の出現パターンは，①紡錘形細胞型，②小型円形細胞型，③紡錘形細胞・小型円形細胞の混在型，④大細胞型（巨細胞を含む）主体に大別される．それぞれのパターンから鑑別疾患をあげると，短紡錘形〜紡錘形核の出現がみられる場合は硝子化索状腫瘍や未分化癌が，円形〜類円形細胞では悪性リンパ腫が，大細胞型のときは腫瘍細胞が好酸性の細胞質を有するため，好酸性細胞型濾胞性腫瘍との鑑別を要する．さらに核内細胞質封入体や核形不整がみられる場合は，乳頭癌との鑑別が求められる（P100参照）．各パターンの共通点としては，1. 上皮性結合は弱く，散在性傾向がある，2. 神経内分泌腫瘍の特徴的な粗顆粒状クロマチン像（ヘテロクロマチン主体）を呈する，3. 核形不整が目立たない，4. 副所見としてアミロイドの出現を認める場合がある，の4点があげられる．

　紡錘形細胞型の髄様癌は，しばしば遭遇する出現パターンであり，短紡錘形核〜紡錘形核が観察された場合は，髄様癌を念頭に考える必要がある．腫瘍細胞集塊には，軽度の重積性が認められる．周囲には小集塊も観察され，腫瘍細胞の結合性は比較的弱く，ほつれた印象を受ける（写真3a）．個々の腫瘍細胞には核の大小不同がみられ，核形不整は目立たず，クロマチンは粗顆粒状を呈する．核小体は小さなものが1つみられる程度である．細胞質は神経内分泌顆粒を含むために，顆粒状に染色される（写真3b）．

　小型円形細胞型の髄様癌は，紡錘形細胞型に次いで多くみられる出現パターンである．背景には紡錘形細胞型に比してアミロイド（ライトグリーン淡染性の無構造物質）を認める場合が多い（写真4，5）．しかし，コロイドにおいても類似した所見を呈する場合があり，あくまでもアミロイド様物質の存在は，副所見として捉える必要がある．腫瘍細胞は小集塊，あるいは散在性に出現し，結合性に乏しい．個々の腫瘍細胞は多稜形の細胞質を有し，核は偏在性を示し（写真5），核の大小不同は軽度であるが，ときに大型核も観察される．また，クロマチンが粗顆粒状であり，小型核小体を数個認める．核縁の不整はなくスムースである（写真4b）．

　紡錘形細胞・小型円形細胞の混在型は両者の腫瘍細胞が混在する像を呈する．

　大細胞型の髄様癌では，2核細胞や大型異型細胞の出現もみられる．細胞質の染色性が好酸性腫瘍に類似するため，未分化癌や好酸性細胞型濾胞性腫瘍との鑑別を要する．このような病変との鑑別では背景所見（アミロイドの有無）が重要である（写真6）．なお，アミロイドがみられない場合でも形態的に本疾患を否定できない場合は，血中カルシトニン値の測定依頼を報告書に記載することが望ましい．

5）髄様癌

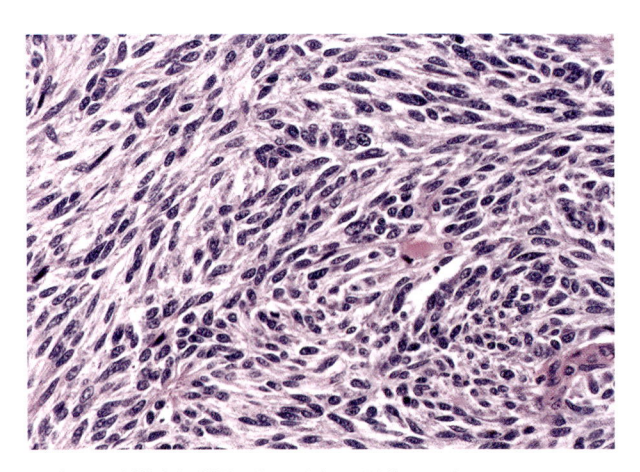

写真1　髄様癌組織像（HE染色，対物×20）
長円形核を有し紡錘形で胞体がやや塩基性を示す腫瘍細胞が錯綜し増殖している．

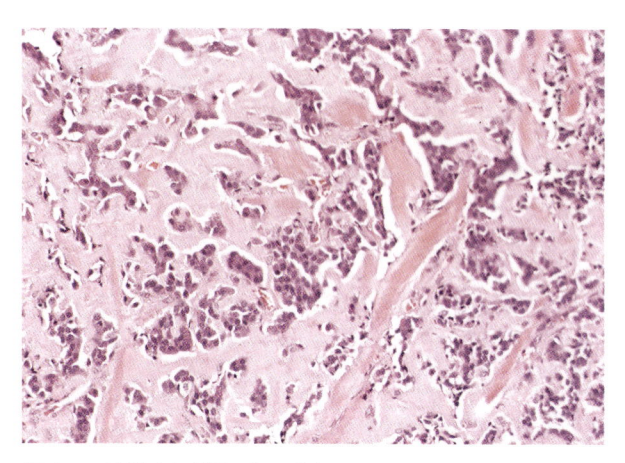

写真2　髄様癌組織像（HE染色，対物×10）
多量のアミロイドを背景に，類円形核を有する小型の腫瘍細胞が小集団を作り増殖している．細胞異型は乏しい．

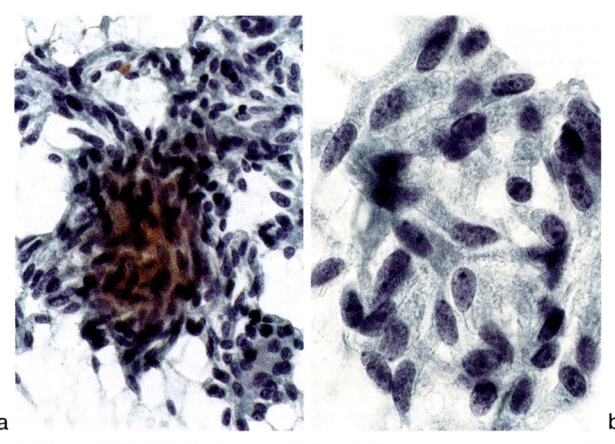

写真3　髄様癌細胞像（Pap.染色，対物 a：×40，b：×100）
紡錘形細胞からなる細胞集塊には，軽度重積性と細胞極性が認められる．周囲には小細胞集塊もあり，結合性は比較的弱く，ほつれる印象を受ける（a）．
核形は短紡錘形から類円形を呈する．核形不整はなく，クロマチンは粗顆粒状である．核小体は小さなものが1つ認められる（b）．

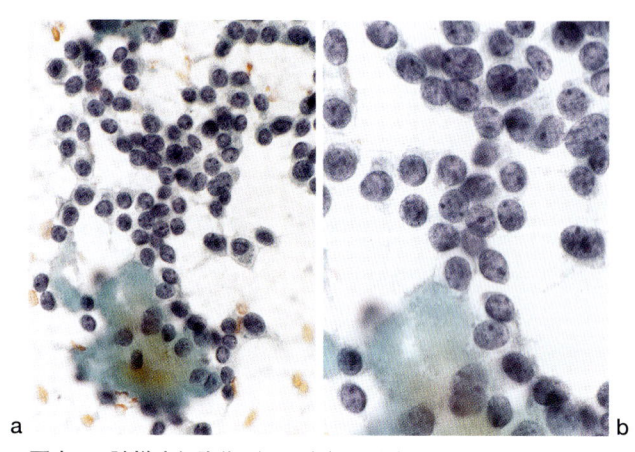

写真4　髄様癌細胞像（Pap.染色，対物 a：×40，b：100）
小型円形腫瘍細胞が，弱い上皮性結合を示し小集塊あるいは散在性に認められる（a）．
クロマチンは粗顆粒状で，小型核小体を数個認める．核形不整はなく，核縁がスムースで，ライトグリーン淡染性の細胞質をもつ．また，ライトグリーン好性のアミロイドを認める（b）．

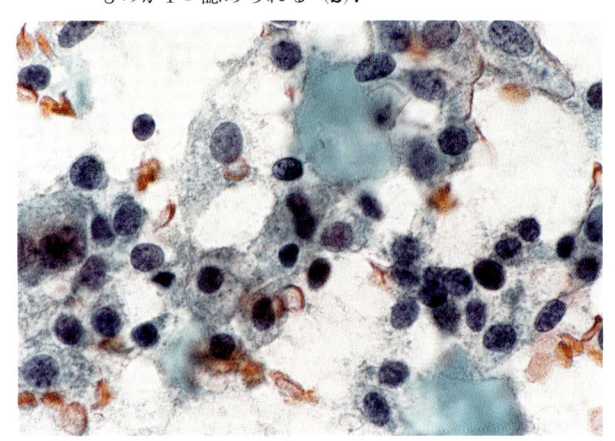

写真5　髄様癌細胞像（Pap.染色，対物×100）
血液とライトグリーン好染物質（アミロイド）とともに小型の腫瘍細胞が散在性に出現している．核は類円形から短紡錘形で，核の大小不同がみられるが，核形不整を認めない．細胞質は神経内分泌顆粒を含むために顆粒状を呈する．

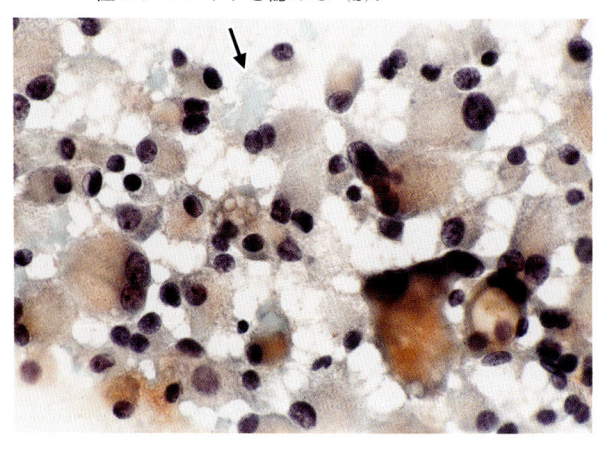

写真6　髄様癌細胞像（Pap.染色，対物×60）
細胞質が好酸性の染色性を示し，大型の多核細胞も混在して出現している．核の大小不同が著明であり好酸性細胞型濾胞癌との鑑別を必要とする．このような場合は神経内分泌腫瘍のクロマチン形態を呈することとアミロイド（↓）の有無より鑑別する．

第1章　V. 甲状腺病変の病理組織と細胞診
4. 悪性腫瘍

6) 悪性リンパ腫
Malignant lymphoma

　甲状腺に発生する悪性リンパ腫は，橋本病との関連があり，経過中，急速な頸部腫大が認められたときには本疾患を疑う．通常はB細胞型であり，低悪性度のMALT（mucosa-associated lymphoid tissue）リンパ腫と，高悪性度のびまん性大細胞型B細胞リンパ腫（diffuse large B-cell lymphoma：DLBCL）に大別される．DLBCLはMALTリンパ腫のprogressionで生じるとされ，その中間的な形態を示す症例もしばしば経験される．以前，濾胞性リンパ腫（follicular lymphoma）とされてきたものは免疫染色や染色体検索の結果から多くがMALTリンパ腫であることがわかった．MALTリンパ腫の細胞が濾胞状に集簇したものはfollicular colonizationとよばれる．

●組織像

　DLBCL（写真1）は，大型リンパ球大の胚中心芽細胞（centroblast），免疫芽球細胞（immunoblast）類似の腫瘍細胞のびまん性増殖よりなる．MALTリンパ腫（写真2）は，中型リンパ球大の胚中心細胞に類似した細胞（centrocyte-like cell），単球様B細胞（monocytoid B-cell），および形質細胞に類似した類形質細胞（plasmacytoid cell）のびまん性増殖よりなる．濾胞上皮を破壊し，上皮内に腫瘍細胞が浸潤した像（lymphoepithelial lesion：LEL）がしばしばみられ，本疾患を示唆する所見となる．濾胞腔内に腫瘍細胞が充満する所見はpackingとよばれる．

●細胞像

　甲状腺穿刺吸引細胞診においてはDLBCLが最も多く，次いでMALTリンパ腫が経験され，ほとんどがB細胞性リンパ腫である．DLBCL（写真3, 4）は標本全体が大型リンパ球大の腫瘍細胞で占められており，悪性リンパ腫の判定が比較的容易である．しかし，MALTリンパ腫（写真5, 6）では小型～中型リンパ球大の腫瘍細胞が出現するため，橋本病との鑑別を要する．橋本病は小型リンパ球主体で細胞量も少～中等量であるが，MALTリンパ腫では核形不整や核小体の目立つ中型リンパ球が主体を示し，細胞量も多量である．最も重要なのは出現している小型リンパ球が腫瘍性なのか非腫瘍性の"いわゆる成熟リンパ球"なのかの見極めである．非腫瘍性小型リンパ球は円形～類円形核で，クロマチンが凝集高度で，均等な分布を示し，Papanicolaou染色では小さな核小体も観察される．それに対し腫瘍性小型リンパ球はやや大きく，くびれなどの核形不整が目立ちクロマチン凝集は軽度，腫大した核小体を有するなどが鑑別点である．その他の所見としては濾胞上皮細胞は橋本病では目立つが，悪性リンパ腫では認めないか，みられたとしても少量である．LELがみられれば悪性リンパ腫を推定できるが，細胞診標本ではその出現は稀である．MALTリンパ腫では単球様B細胞や類形質細胞が種々の割合で混在する．DLBCLではしばしばライトグリーン好性無構造蛋白物質（lymphoglandular body）がみられる．また，濾胞過形成の強い橋本病では多数の大型リンパ球が出現しDLBCLとの鑑別を要することがある．大型リンパ球が目立つものの大型リンパ球集簇部に核破片貪食組織球（tingible body macrophage：TBM）がみられれば橋本病のリンパ濾胞胚中心の存在が考えられる．

第1章　V. 甲状腺病変の病理組織と細胞診 —— 75

6）悪性リンパ腫

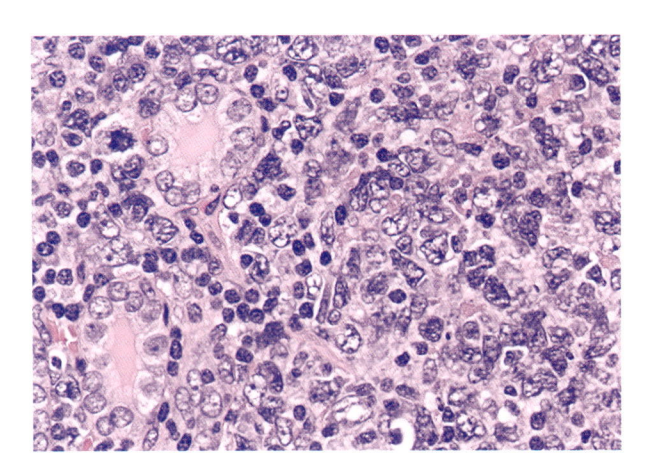

写真1　びまん性大細胞型B細胞リンパ腫組織像
（HE染色，対物×40）
大型リンパ球大の腫瘍細胞がびまん性に増殖している．核のくびれやねじれなどの核形不整が高度である．

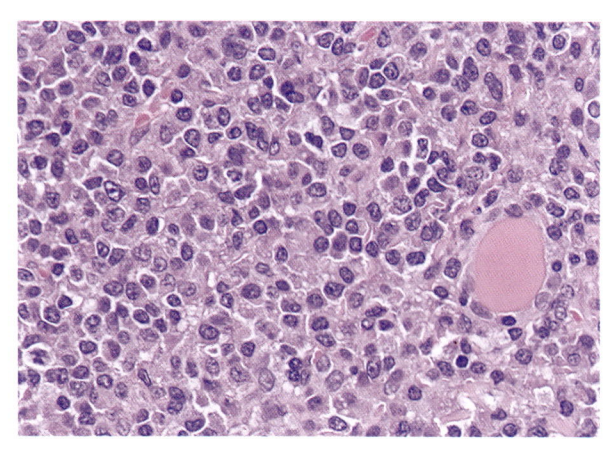

写真2　MALTリンパ腫組織像（HE染色，対物×40）
小型～中型リンパ球大の腫瘍細胞が増殖している．形質細胞，ないしは類形質細胞の増殖も目立つ．

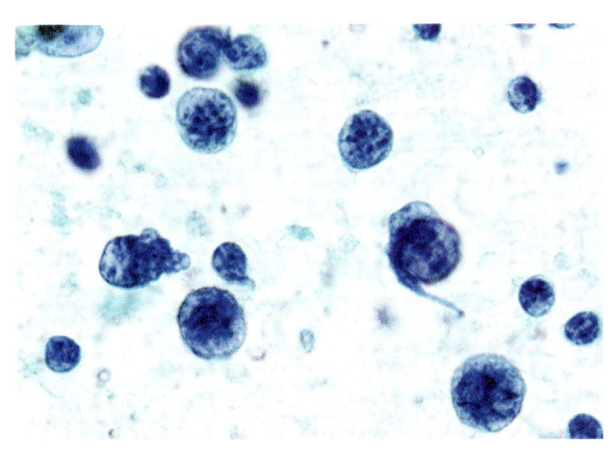

写真3　びまん性大細胞型B細胞リンパ腫細胞像
（Pap.染色，対物×100）
腫瘍細胞の核はくびれや分葉状を呈し，明瞭な核小体を有する．背景にはライトグリーン好性無構造蛋白物質（lymphoglandular body）がみられる．

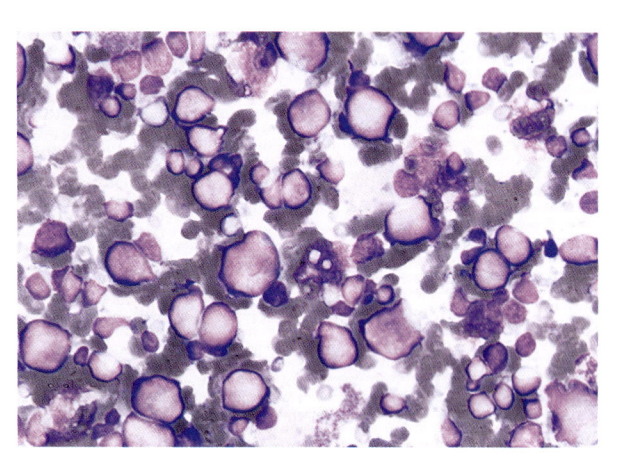

写真4　びまん性大細胞型B細胞リンパ腫細胞像
（Giemsa染色，対物×40）
大型リンパ球大の腫瘍細胞が多数出現している．核は類円形～分葉状を呈している．

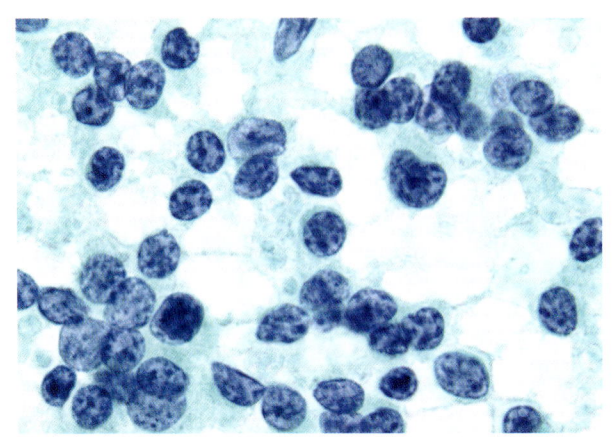

写真5　MALTリンパ腫細胞像（Pap.染色，対物×100）
中型リンパ球大の腫瘍細胞がみられる．クロマチン凝集軽度で，核のくびれや腫大した核小体がみられる．

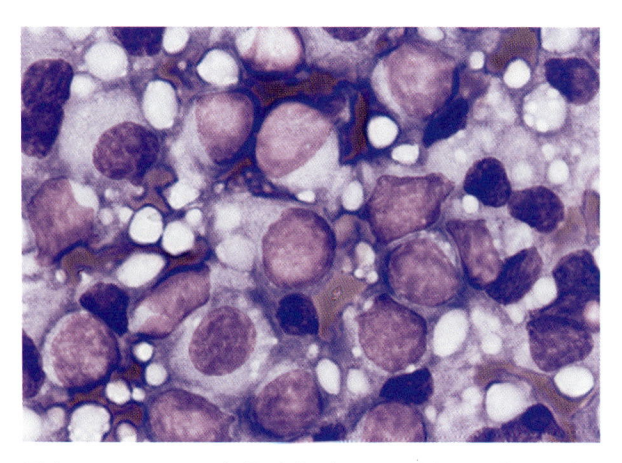

写真6　MALTリンパ腫細胞像（Giemsa染色，対物×100）
腫瘍細胞は中型リンパ球大でクロマチンが細網状，細胞質が淡染性で，類形質細胞もみられる．

第1章　V. 甲状腺病変の病理組織と細胞診
5. その他の腫瘍

1）硝子化索状腫瘍
Hyalinizing trabecular tumor

　硝子化索状腫瘍は，索状構造を特徴とする濾胞上皮由来の腫瘍である．以前は硝子化索状腺腫（hyalinizing trabecular adenoma）とよばれていたが，悪性例の報告があったため"腫瘍"という良悪性を規定しない名称となった．乳頭癌と合併する場合がある．肉眼的には境界明瞭な腫瘍で，割面は黄赤色調を示す．

●組織像

　索状に増殖する腫瘍であり，索と索の間には基底膜様物質よりなる硝子様間質をみる（写真1）．小石灰化を伴うこともある．腫瘍細胞は多角形～紡錘形で，豊富な胞体を有する．Yellow bodyとよばれる滴状物をみることがある．核は乳頭癌と類似しており，核溝や核内細胞質封入体が認められる（写真2）．封入体の出現頻度は乳頭癌より高い傾向にある．MIB-1（通常は核が染色される）の免疫染色で細胞膜が陽性になることが診断に役立つ（写真3）．

●細胞像

　本疾患では，核内細胞質封入体を有する紡錘形細胞の出現が特徴である（写真4, 5）．しかし，稀な病変であり，診断に際しては同様な紡錘形細胞を認める未分化癌や髄様癌，非上皮性腫瘍では平滑筋肉腫などを否定しながら絞り込んでいき，最終的には核内細胞質封入体を特徴とする乳頭癌との鑑別が求められる．平滑筋肉腫とは硝子化索状腫瘍が上皮性結合を有することから鑑別できる．未分化癌とは壊死物質や炎症性細胞の出現がないことから否定する．髄様癌との鑑別点としては，①硝子化索状腫瘍の腫瘍細胞が，髄様癌細胞に比して核形不整が強く，核内細胞質封入体が目立つ（写真6, 7）．②濾胞上皮由来によることからクロマチン形態が乳頭癌に似たユークロマチンを主体とした像（髄様癌はC細胞由来によることからヘテロクロマチン主体）があげられる．乳頭癌との鑑別では，硝子化索状腫瘍の細胞集塊内，あるいは周囲に付着する硝子化物質を探し出すことが重要なポイントとなる．硝子化間質物質（写真5, 7）はPapanicolaou染色ではライトグリーン好性を示し，May-Giemsa染色では赤紫色異染性（メタクロマジー）を示す（写真8）．また，硝子化索状腫瘍の核形は乳頭癌よりも紡錘形核を呈することが多く，核内細胞質封入体の出現も乳頭癌に比べて多い．

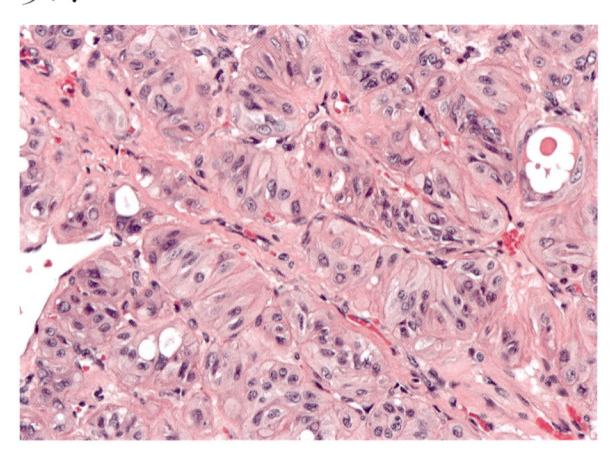

写真1　硝子化索状腫瘍組織像（HE染色，対物×20）
多角形の腫瘍細胞が索状に配列し増殖している．間質は硝子様である．

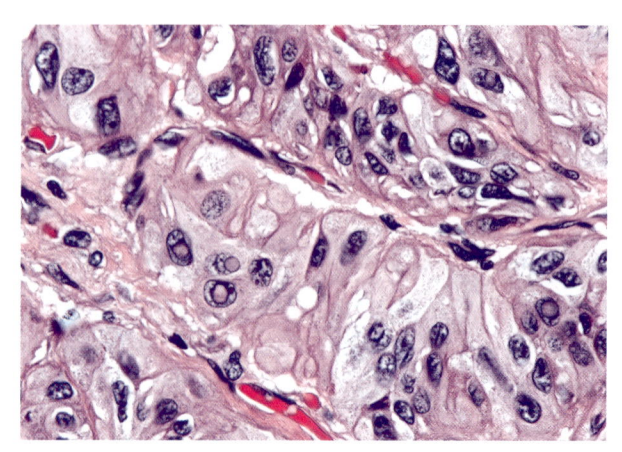

写真2　硝子化索状腫瘍組織像（HE染色，対物×60）
腫瘍細胞の核縁は不整で核溝や核内細胞質封入体が観察される．構造を考慮しないと，一見，乳頭癌を思わせる所見である．

1）硝子化索状腫瘍

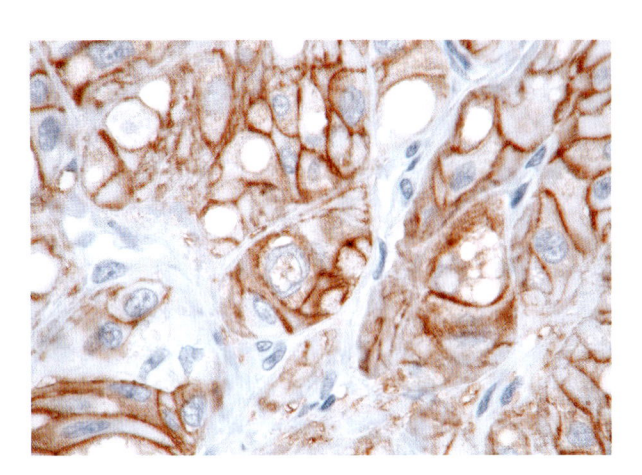

写真3　硝子化索状腫瘍組織像
（免疫染色〈MIB-1〉，対物×60）
腫瘍細胞の細胞膜が陽性に染色される．

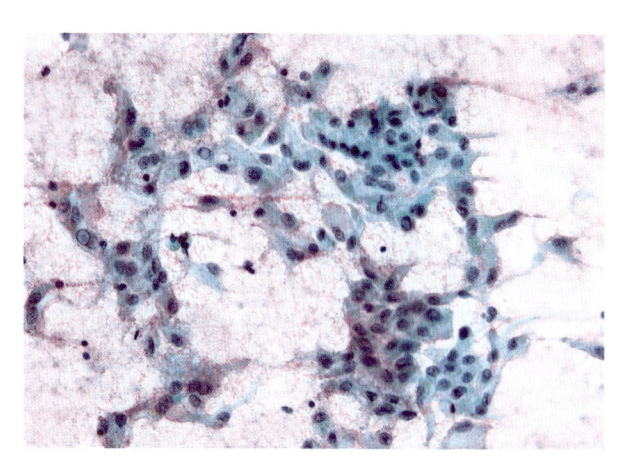

写真4　硝子化索状腫瘍細胞像（Pap.染色，対物×40）
平面的な細胞集塊を呈するが，辺縁は引きちぎられたような形態を示す．集塊を構成する腫瘍細胞の核は類円形～紡錘形を呈し，核内細胞質封入体を多く認める．また，豊富な多稜形の細胞質を有する．

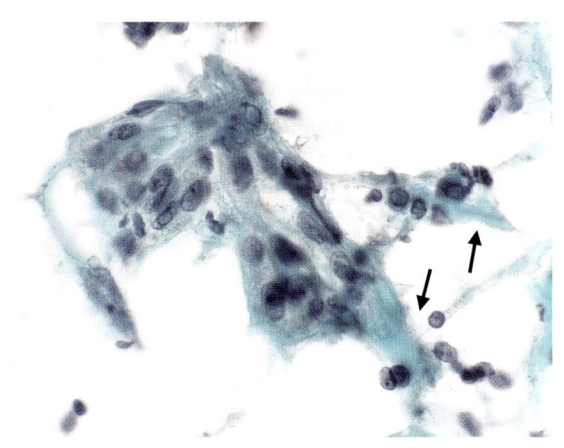

写真5　硝子化索状腫瘍細胞像（Pap.染色，対物×60）
組織像にみる硝子化間質で仕切られた島状部分がそのまま出現したような細胞集塊を認める．集塊周囲には硝子化物質（↓）が付着してみられる．

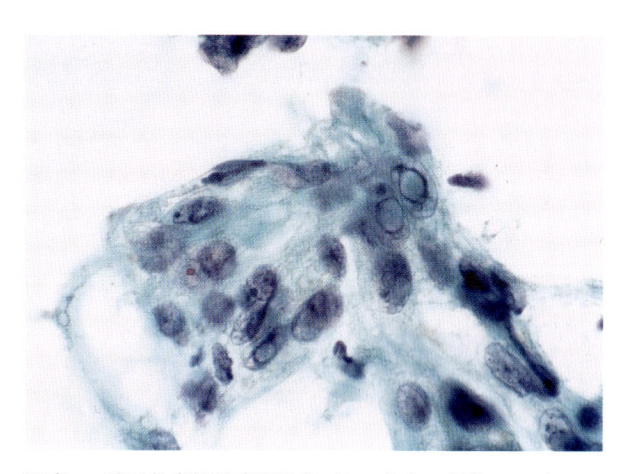

写真6　硝子化索状腫瘍細胞像（Pap.染色，対物×100）
核形不整が目立ち，核内細胞質封入体を多く認める．

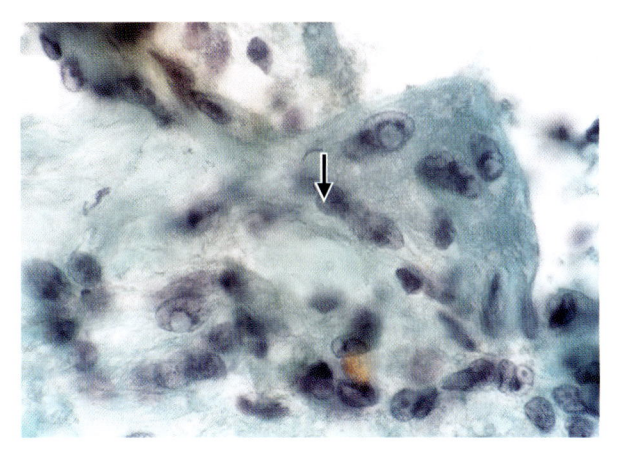

写真7　硝子化索状腫瘍細胞像（Pap.染色，対物×100）
類円形～紡錘形核が多く，細胞集塊の中や周囲には硝子化物質（↓）が観察される．

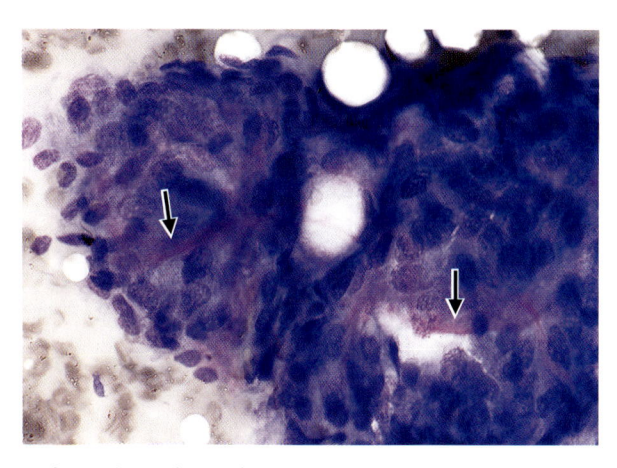

写真8　硝子化索状腫瘍細胞像（Giemsa染色，対物×60）
Giemsa染色で硝子間質はメタクロマジーを示し赤紫色に染色され（↓），集塊内や周囲に付着して認められる．

第1章　V. 甲状腺病変の病理組織と細胞診
5. その他の腫瘍

2）胸腺様分化を示す癌
Carcinoma showing thymus-like differentiation (CASTLE)

　胸腺様分化を示す癌は，当初には甲状腺内胸腺腫（intrathyroidal thymoma）という名称でよばれており，扁平上皮癌のなかでも予後の良い一群という位置づけであったが，現在ではCASTLEという名でWHO分類にも記載されている．甲状腺の下極に境界明瞭な分葉状腫瘍として認められる．割面は白色で，組織学的には胸腺腫，特にWHO分類のB3型に類似している．予後は比較的良好である．

● 組織像
　緻密な線維性結合織により腫瘍細胞は島状に分割されている．大型核を有する紡錘形～多角形の腫瘍細胞が充実胞巣を形成し増殖する（写真1，2）．腫瘍細胞は核小体が目立ち，細胞境界が不鮮明である（写真3）．核異型は軽度～中等度で核分裂像が散見される．角化傾向を示し，胞巣にはリンパ球，形質細胞の浸潤がみられる．扁平上皮癌との鑑別が問題となるが，CASTLEはCD5が腫瘍細胞に陽性になる点が重要な鑑別ポイントである（写真4）．

● 細胞像
　リンパ球を背景に小型～中型の腫瘍細胞が主体を示し，その中に大型の細胞が混在した像を呈する（写真5，6）．腫瘍細胞は，N/C比が高く，核の大小不同，核小体が目立つ場合が多い（写真7）．このような腫瘍細胞に加え，角化傾向を示す腫瘍細胞が認められる．したがって，出現する腫瘍細胞の細胞質に重厚感や層状構造など，扁平上皮への分化を示唆する所見（写真8）がみられた場合は，乳頭癌の所見がないことを前提にCASTLEを疑う必要がある．また，リンパ球の混在は本疾患に多くみられる所見であるが，リンパ球のみが採取される場合には，慢性甲状腺炎，MALTリンパ腫との鑑別が困難である．なお，扁平上皮癌との鑑別点では，壊死やghost cellが扁平上皮癌に多く，本疾患はリンパ球背景である．

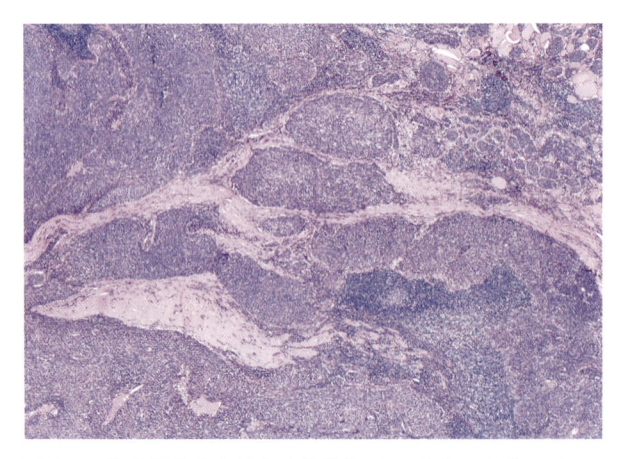

写真1　胸腺様分化を示す癌組織像（HE染色，対物×4）
　　　　腫瘍細胞は島状構造を示し増殖する．細胞密度は高い．間質には硝子化を示す結合織がみられる．

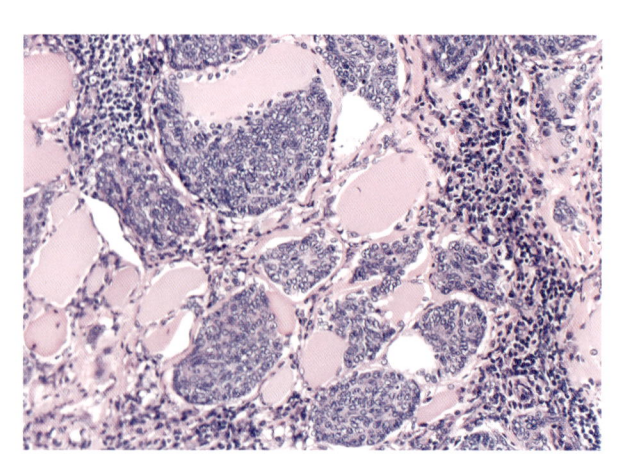

写真2　胸腺様分化を示す癌組織像（HE染色，対物×20）
　　　　腫瘍辺縁部では腫瘍細胞が濾胞腔内に浸潤する傾向がある．

2) 胸腺様分化を示す癌

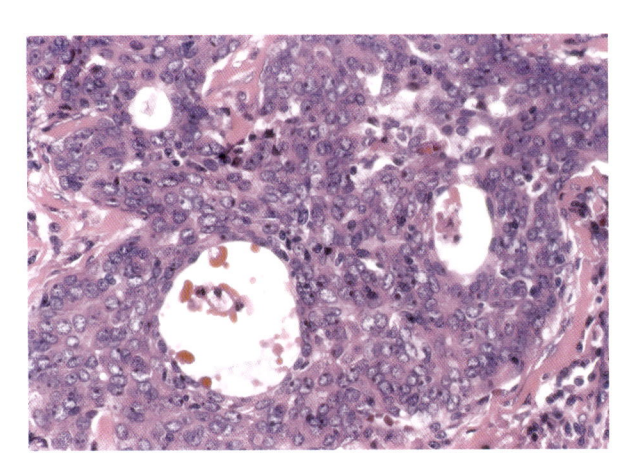

写真3 胸腺様分化を示す癌組織像（HE染色，対物×40）
比較的大型な核を有する腫瘍細胞が充実胞巣を形成している．胞巣内にはリンパ球浸潤がみられる．小嚢胞状の腔の存在は胸腺への分化を窺わせる．

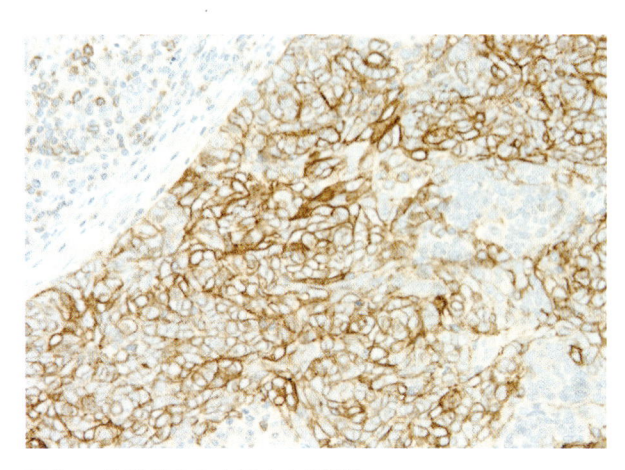

写真4 胸腺様分化を示す癌組織像
（免疫染色〈CD5〉，対物×40）
腫瘍細胞の細胞膜がCD5陽性を示す．

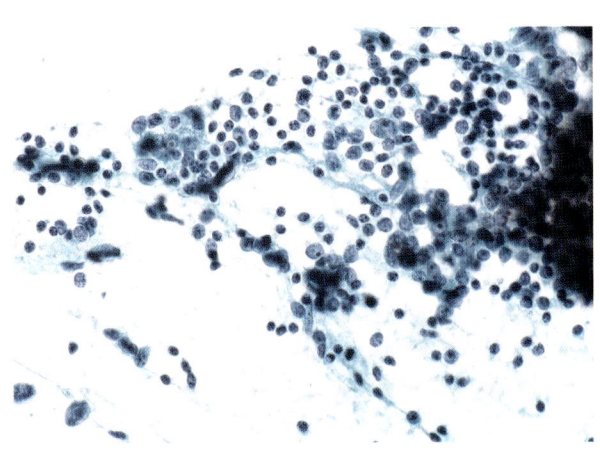

写真5 胸腺様分化を示す癌細胞像（Pap.染色，対物×40）
小型～中型の腫瘍細胞から構成される細胞集塊とリンパ球が混在して出現している．

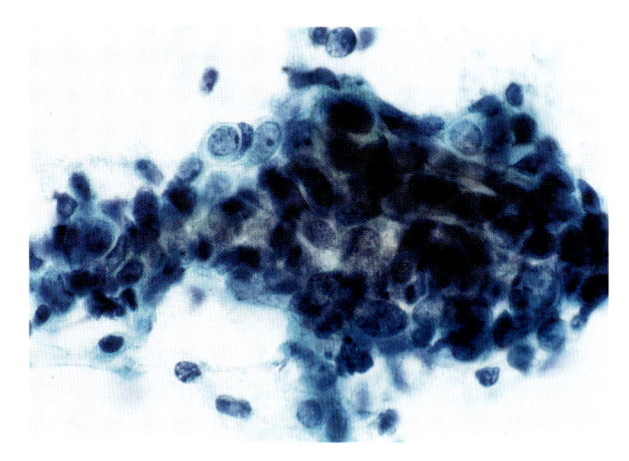

写真6 胸腺様分化を示す癌細胞像（Pap.染色，対物×60）
リンパ球を背景に上皮性結合を示す細胞集塊が出現している．

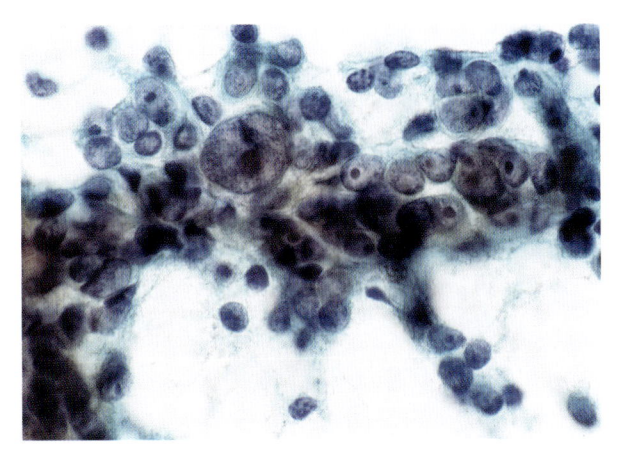

写真7 胸腺様分化を示す癌細胞像（Pap.染色，対物×100）
核は円形～類円形で大小不同が目立ち，核小体が著明に腫大している．

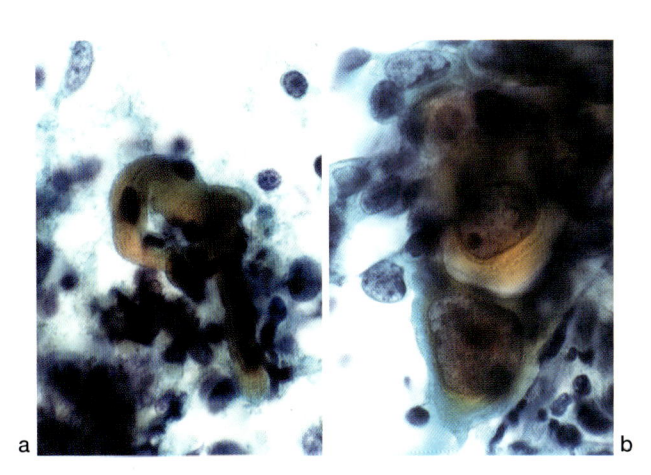

写真8 胸腺様分化を示す癌細胞像（Pap.染色，対物×100）
角化傾向を示す紡錘形腫瘍細胞（a）．細胞集塊の中に細胞質が層状構造を示す腫瘍細胞（b）が認められる．

第1章　V. 甲状腺病変の病理組織と細胞診
5. その他の腫瘍

3) 扁平上皮癌
Squamous cell carcinoma

　扁平上皮癌は，扁平上皮への分化を示す悪性腫瘍であり，他臓器に発生するものと組織学的には同一である．しかし，甲状腺原発の扁平上皮癌では，他の成分（乳頭癌，未分化癌など）を混在するものは含めない．臨床的には未分化癌と同様に急激に増大し，リンパ節転移が多く，予後はきわめて不良である．他臓器（食道癌，肺癌，喉頭癌など）の扁平上皮癌の転移との鑑別が重要である．

● 組織像
　好酸性の厚みのある胞体を有する腫瘍細胞が敷石状配列を示し増殖する（**写真1〜3**）．症例により角化の程度はさまざまであるが，一般に低分化型が多い．分化度の高い扁平上皮癌の場合は角化を示し玉葱状に集塊を形作る部分，癌真珠（cancer pearl）も認められる．このような箇所では核は濃縮，小型化している（**写真3**）．組織学的に鑑別すべき疾患は乳頭癌や腺腫様甲状腺腫，中毒性腺腫様結節の扁平上皮化生，胸腺様分化を示す癌である．他臓器の扁平上皮癌とは組織の一部を観察しただけでは鑑別不可能である．

● 細胞像
　基本的には他臓器における扁平上皮癌と同じ細胞像を示し，食道や口腔・喉頭に原発する高分化型扁平上皮癌に似た細胞像を呈する．背景には壊死物質やghost cellが観察され（**写真4, 5**），腫瘍細胞の細胞質は重厚感がありオレンジGあるいはライトグリーン好性を示す（**写真5, 6**）．また，多核化を示す腫瘍細胞（**写真7**），核濃染性明らかな腫瘍細胞，癌真珠を形成する腫瘍細胞（**写真8**）など扁平上皮癌の診断は比較的容易といえる．しかし，高分化型扁平上皮癌にみられる多くの腫瘍細胞は異型に乏しいため，甲状腺を穿刺した検体で，角化傾向を示す細胞が少しでも採取された場合には，扁平上皮癌の病態が未分化癌と同様に予後不良であることを念頭におき，悪性と判定できる細胞を探し出すよう慎重に鏡検する必要がある．

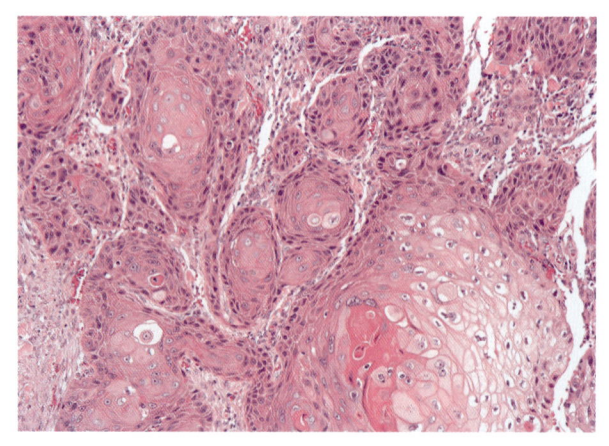

写真1　扁平上皮癌組織像（HE染色，対物×10）
腫瘍の全体が扁平上皮癌である．類円形核と好酸性の胞体を有する紡錘形細胞の増殖がみられる．腫瘍の各所で角化傾向が認められる．

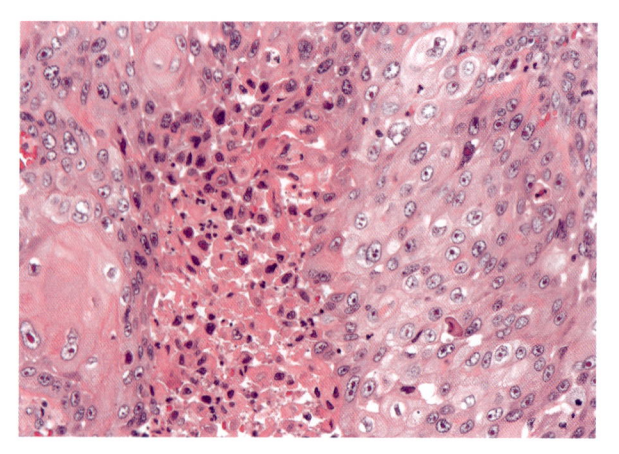

写真2　扁平上皮癌組織像（HE染色，対物×40）
腫瘍胞巣の中心部分に壊死が認められる．

3) 扁平上皮癌

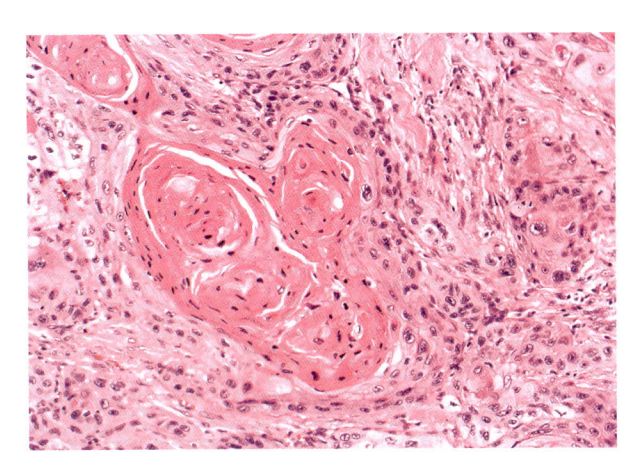

写真3 扁平上皮癌組織像（HE染色，対物×40）
本例の場合は同心円状の形態を示す，いわゆる癌真珠の形成が顕著である．

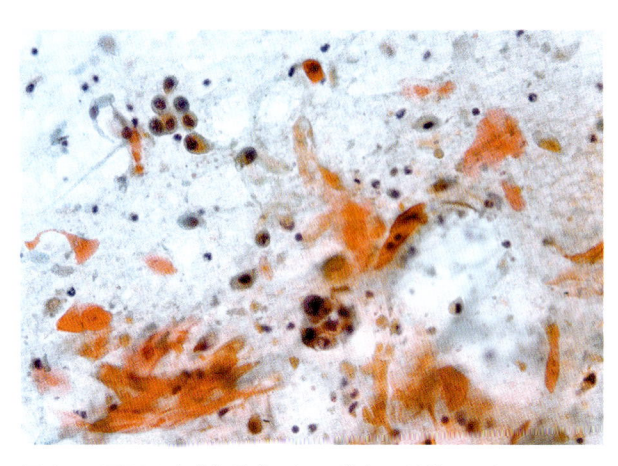

写真4 扁平上皮癌細胞像（Pap.染色，対物×40）
壊死性背景に小型で核異型の強い細胞が出現している．オレンジG好性のghost cellや奇妙な形状を示す腫瘍細胞が多くみられる．

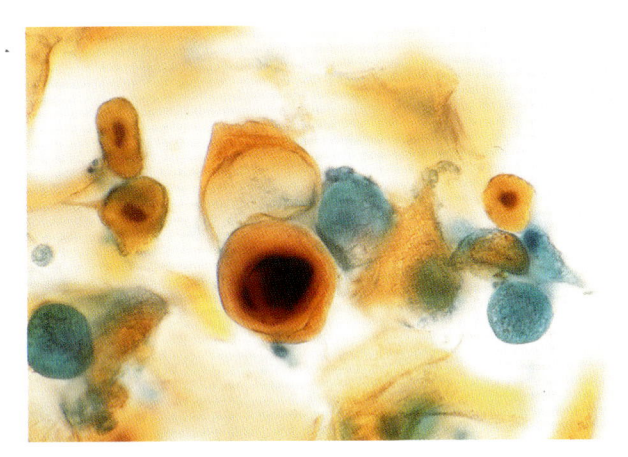

写真5 扁平上皮癌細胞像（Pap.染色，対物×100）
癌真珠を形成する細胞や脱核したghost cellを多数認める．

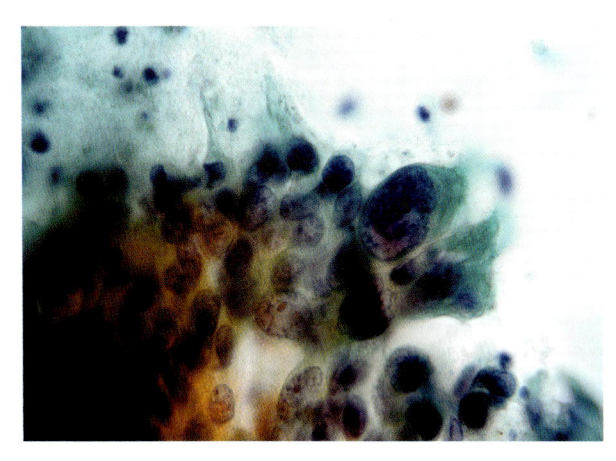

写真6 扁平上皮癌細胞像（Pap.染色，対物×60）
比較的平面的な敷石状配列を示し，一部に大型の腫瘍細胞がみられる．

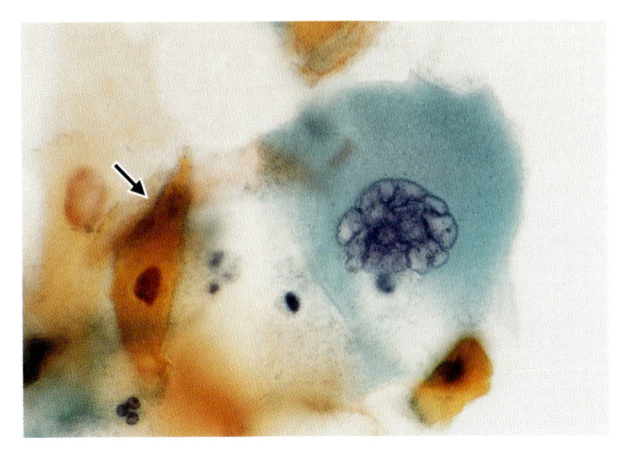

写真7 扁平上皮癌細胞像（Pap.染色，対物×100）
正常扁平上皮細胞に類似した腫瘍細胞（↓）に加え，大型で多核化を示す腫瘍細胞が認められる．

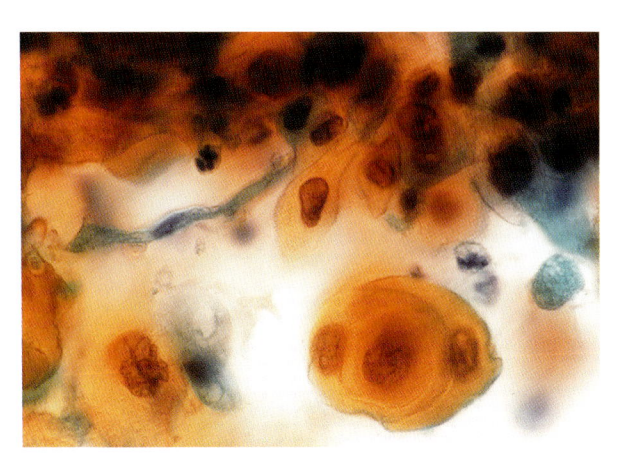

写真8 扁平上皮癌細胞像（Pap.染色，対物×60）
細胞質が厚く，核形不整著明な腫瘍細胞や癌真珠を形成する腫瘍細胞が認められる．

第1章　V. 甲状腺病変の病理組織と細胞診
5. その他の腫瘍

4）平滑筋肉腫
Leiomyosarcoma

　甲状腺でも稀に軟部腫瘍（soft tissue tumor）の発生があり，そのなかで比較的頻度が高いものに平滑筋肉腫がある．血管平滑筋由来とする説が有力である．他臓器（子宮体部など）の平滑筋肉腫の甲状腺転移という例もあるが，原発性か，転移性かを鑑別することは組織診でも難しい．本疾患は特に未分化癌との鑑別が重要である．通常のHE染色のみならず，免疫染色で確認することが必要である．甲状腺に平滑筋肉腫の良性counterpartである平滑筋腫（leiomyoma）の報告がほとんどないのは不思議な点である．甲状腺原発の軟部腫瘍には他に，血管肉腫（angiosarcoma），悪性末梢神経腫瘍（malignant peripheral nerve sheath tumor），孤立線維性腫瘍（solitary fibrous tumor），Langerhans細胞組織球腫（Langerhans cell histiocytosis）等の報告がある．

●組織像
　桿状核を有する紡錘形腫瘍細胞が錯綜配列を示し増殖する（写真1）．壊死を伴うことも多い．クロマチンは不均等に分布し，核分裂像も散見される（写真2）．胞体に空胞がみられることも特徴である．腫瘍辺縁では非腫瘍部の甲状腺濾胞が取り込まれる像が認められる．免疫染色ではサイログロブリン（写真3）およびサイトケラチンは陰性，smooth muscle actin（SMA）が陽性になる（写真4）．

●細胞像
　甲状腺に原発する平滑筋肉腫はきわめて稀な病変であるが，経験した症例では，穿刺吸引検体の場合，採取細胞量が少なく（写真5），腫瘍細胞の核は紡錘形〜楕円形，不整形と多形性に富み，クロマチンは繊細で，核小体を有し，核縁の肥厚はみられない（写真6, 7）．さらに腫瘍擦過捺印像では，多数の細胞が得られるため，腫瘍細胞に結合性を認めないことや，著明な核の大小不同を認めるなどの所見の観察が可能である（写真8）．

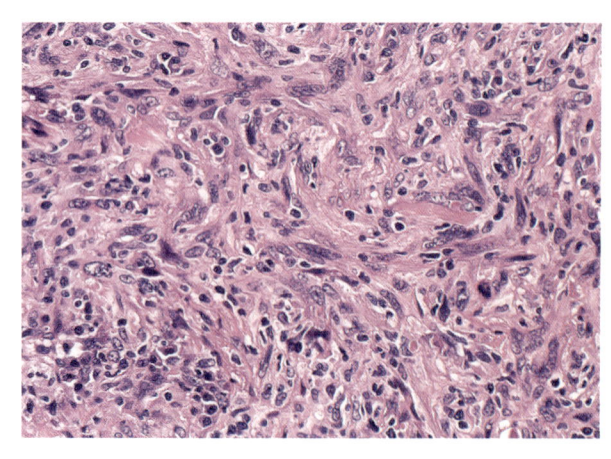

写真1　平滑筋肉腫組織像（HE染色，対物×20）
　　　紡錘形腫瘍細胞が錯綜し密に増殖している．リンパ球浸潤を伴っている．

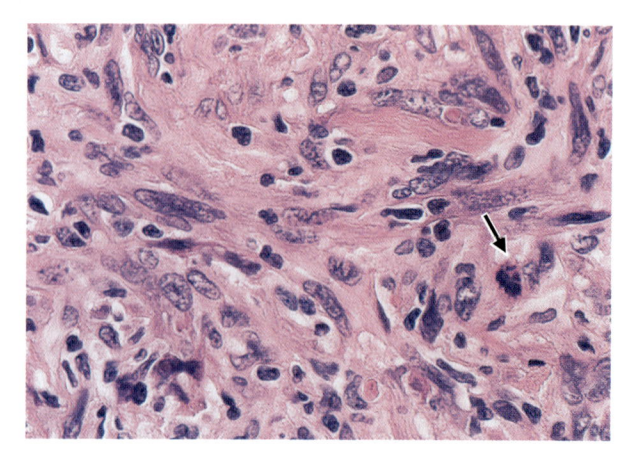

写真2　平滑筋肉腫組織像（HE染色，対物×40）
　　　腫瘍細胞は桿状の異型核を有する．核分裂像（↓）も認められる．

4）平滑筋肉腫

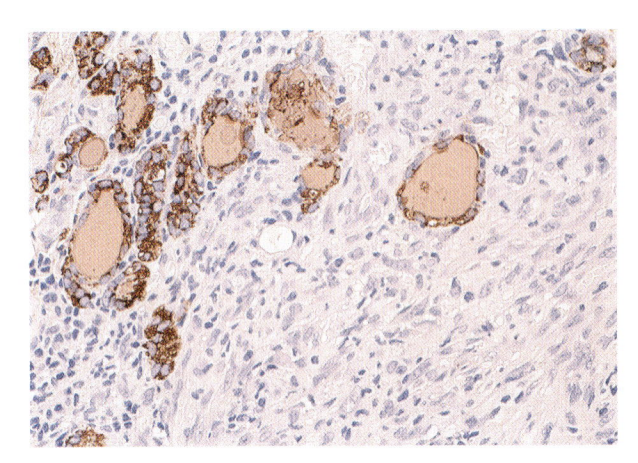

写真3 平滑筋肉腫組織像
（免疫染色〈サイログロブリン〉，対物×20）
残存する甲状腺濾胞上皮細胞では陽性を示すが，腫瘍細胞は陰性である．

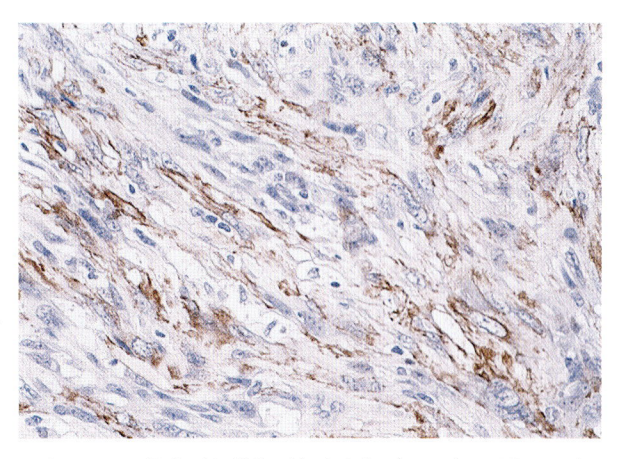

写真4 平滑筋肉腫組織像（免疫染色〈SMA〉，対物×20）
腫瘍細胞はSMA陽性を呈する．

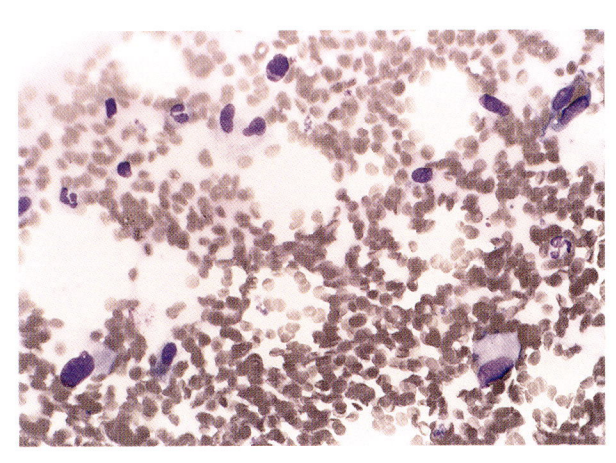

写真5 平滑筋肉腫穿刺吸引細胞像
（Giemsa染色，対物×40）
多量の血液を背景に紡錘形核を呈する腫瘍細胞が散在性に少数みられる．

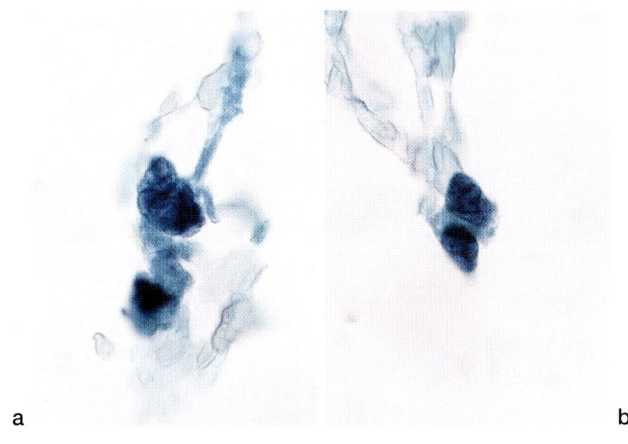

写真6 平滑筋肉腫穿刺吸引細胞像（Pap.染色，対物×100）
細胞採取量に乏しく，腫瘍細胞は核異型のある短紡錘形細胞として観察される．

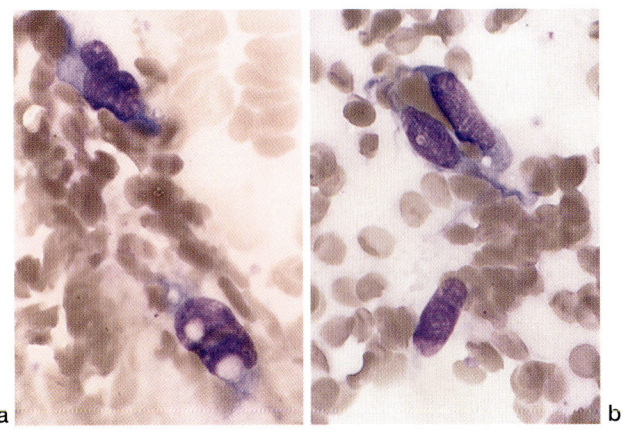

写真7 平滑筋肉腫穿刺吸引細胞像
（Giemsa染色，対物×100）
核は腫大し，両端は丸みを帯びた形態を示す．また，腫瘍細胞には細胞質を有するものと裸核状を呈するものが認められる．

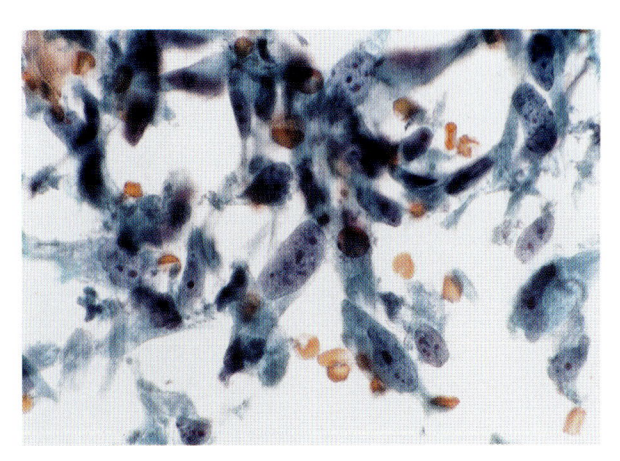

写真8 平滑筋肉腫擦過捺印細胞像（Pap.染色，対物×100）
腫瘍細胞は紡錘形で核の大小不同があり，核小体も目立つ．上皮性結合は認められない．

第1章 V. 甲状腺病変の病理組織と細胞診
5. その他の腫瘍

5）続発性（転移性）癌
Secondary (metastatic) tumors

　甲状腺にはさまざまな腫瘍の浸潤，あるいは転移が認められるが，比較的頻度の高いものに腎細胞癌（renal cell carcinoma）の転移がある．腎細胞癌が甲状腺のみに転移を生じることもあるが，その詳しい理由についてはわかっていない．多くは明細胞癌（clear cell carcinoma）であり，これが甲状腺に転移した場合は甲状腺濾胞癌（あるいは腺腫）の明細胞亜型（clear cell variant）との鑑別が重要となる．また，大腸癌からの転移も甲状腺に認められることがあるが，腎細胞癌と異なり，甲状腺原発の腫瘍で類似の形態を示すものはなく，診断が比較的容易である．なお，大腸癌の場合，甲状腺にのみ転移しているという症例はごく稀であり，甲状腺実質に腫瘤をつくるもののほか，脈管内にのみ転移巣を認める症例もある．本稿では腎細胞癌と大腸癌の甲状腺転移性癌の組織像と細胞像について概説する．

●組織像

　腎細胞癌の転移は，甲状腺内に境界明瞭な結節を形成する（写真1a）．腫瘍は明澄な胞体を有する腫瘍細胞の胞巣状の増殖よりなる．腫瘍内にしばしば出血を認める．腫瘍細胞の核は類円形で，明るい豊富な胞体を有し（写真1b），サイログロブリンが陰性でCD10陽性を示す．大腸癌の転移では，境界明瞭な結節を形作る腫瘍は壊死傾向が目立ち，管状構造を示し（写真2a），腫瘍細胞の核は大型で明瞭な核小体を有する（写真2b）．

●細胞像

　腎細胞癌の転移では，多くの血液が混入する．腫瘍細胞の核は小型〜中型で，濾胞類似の細胞集塊も観察される（写真3, 4）．細胞質は淡明泡沫状で，核に切れ込み像や核内細胞質封入体を認める場合もある（写真5）．甲状腺濾胞癌明細胞亜型との鑑別としては，核形不整が腎細胞癌のほうが高度である．クロマチンは乳頭癌よりも粗な顆粒状を呈する．大腸癌の転移では，壊死性背景にクロマチン増量を示す高円柱状の大型腺癌細胞が観察される（写真6〜8）．このような細胞像を呈する甲状腺腫瘍はなく，他臓器からの転移性腫瘍を考えやすい．しかし，転移性腫瘍の診断では，必ず臨床経過や既往歴を確認する必要がある．

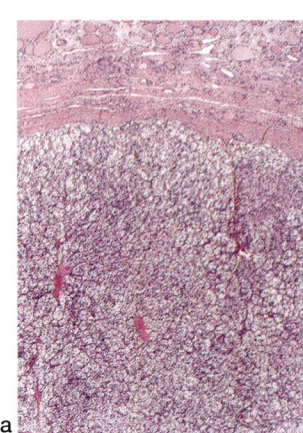

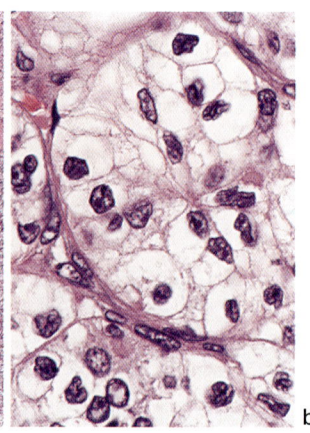

写真1　腎明細胞癌転移組織像
　（HE染色，対物a：×4，b：×100）
　被膜を有する境界明瞭な腫瘍が形成されている(a)．核縁不整な小型核と明るい豊富な胞体を有する細胞が，胞巣を形成し胞巣間には細い毛細血管を認める(b)．

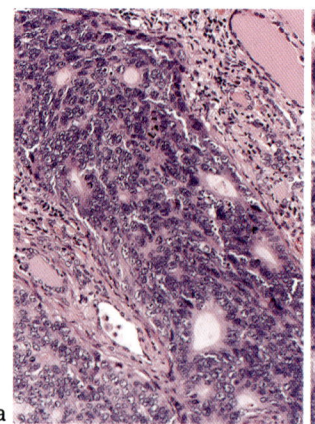

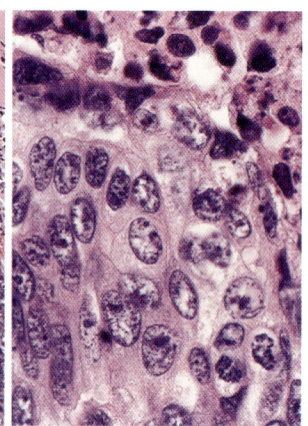

写真2　大腸癌転移組織像（HE染色，対物a：×10，b：×100）
　甲状腺内に腫瘍胞巣が認められる．濃染した大型核を有する細胞が癒合状腺管を形成しつつ増殖している（a）．腫瘍細胞の核は大型で，核小体が目立つ．壊死傾向が窺われる（b）．

5) 続発性（転移性）癌

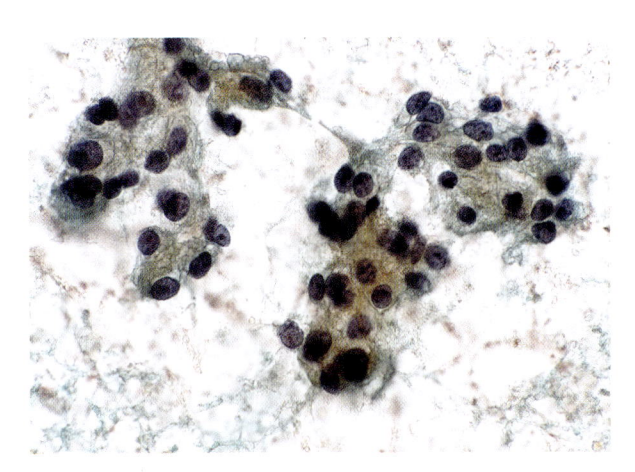

写真3 腎明細胞癌転移細胞像（Pap.染色，対物×60）
血液を背景に淡い細胞質をもつ腫瘍細胞がゆるやかな結合性を示し出現している．また，出現形態は一見，濾胞構造に類似した像を示している．

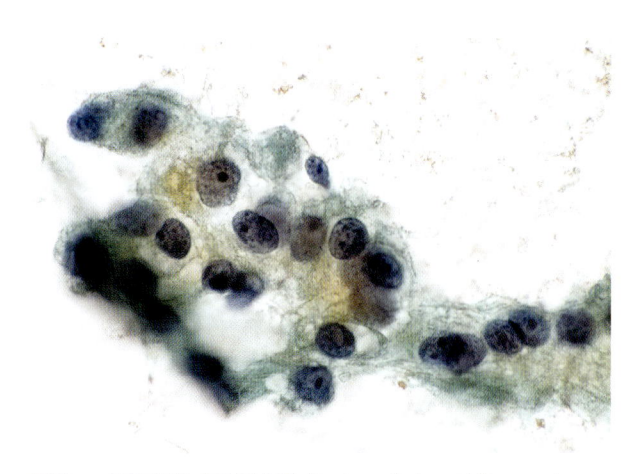

写真4 腎明細胞癌転移細胞像（Pap.染色，対物×100）
核の大小不同と軽度の核形不整が目立つ．細胞質はやや豊富で核小体が著明である．

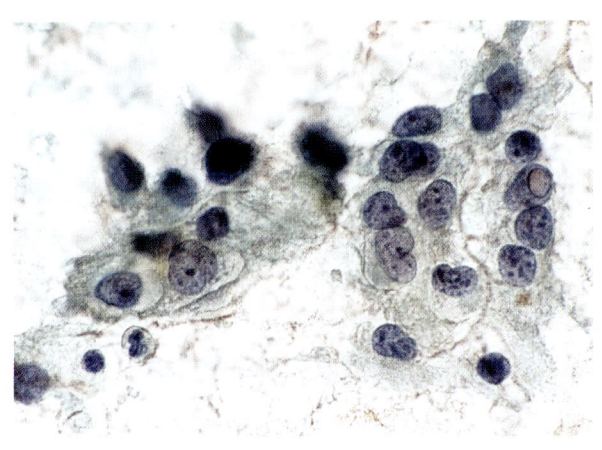

写真5 腎明細胞癌転移細胞像（Pap.染色，対物×100）
核形不整は明細胞型濾胞癌より目立ち，核の切れ込みや核内細胞質封入体を認める．クロマチンは粗顆粒状を呈する．

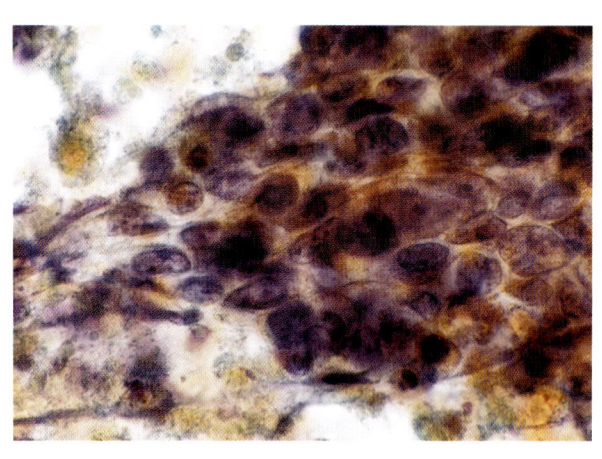

写真6 大腸癌転移細胞像（Pap.染色，対物×100）
多量の壊死物質を背景にクロマチン増量を示す楕円形核より構成される細胞集塊を認める．

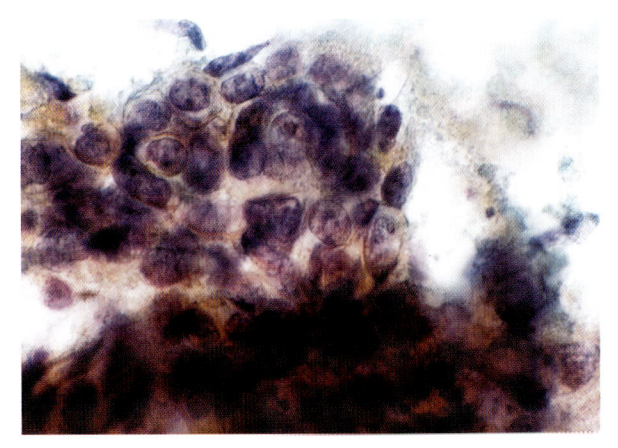

写真7 大腸癌転移細胞像（Pap.染色，対物×100）
核は類円形から楕円形を示し，核小体も観察される．

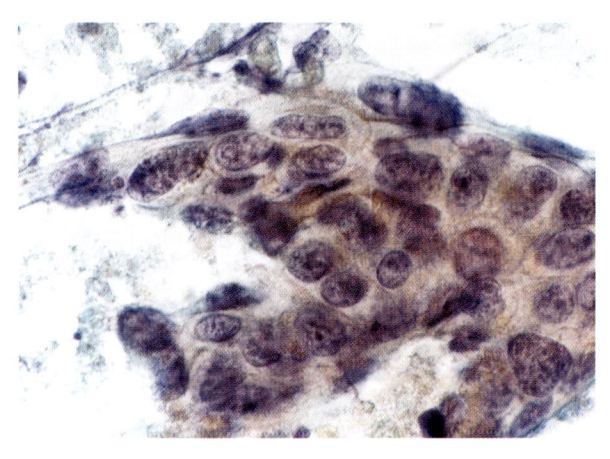

写真8 大腸癌転移細胞像（Pap.染色，対物×100）
クロマチンは粗大顆粒状を呈する．このようなクロマチン形態は甲状腺癌にはみられず，腫瘍細胞は高円柱状大型であり，壊死性背景も伴うことから転移性癌の推定が可能である．

第1章　頭頸部穿刺吸引細胞診

Ⅵ. 甲状腺病変の鑑別アトラス

　甲状腺穿刺吸引細胞診において日常経験する病変は，炎症性病変としては亜急性甲状腺炎と慢性甲状腺炎が，過形成病変としては腺腫様甲状腺腫が，腫瘍性病変としては濾胞腺腫および濾胞癌を総括した濾胞性腫瘍，および乳頭癌，未分化癌，髄様癌，悪性リンパ腫などがあげられる．これらの病変を細胞学的に鑑別する場合には，まず，採取された検体の適正を判断することが重要である．また，それらの標本の全体像から得られる所見，あるいは特徴ある細胞の出現性から鑑別すると，より正確な診断に近づくことが可能となる．

　標本の全体像から得られる所見は，炎症性細胞の増加所見，上皮細胞の出現形態（乳頭状あるいはシート状，濾胞状，散在性）に大別される．特徴ある細胞の出現性の鑑別では，紡錘形細胞や好酸性細胞の出現，核内細胞質封入体を有する細胞の出現などがあげられる．本稿では，このような細胞所見から導き出される甲状腺病変の鑑別について概説する．

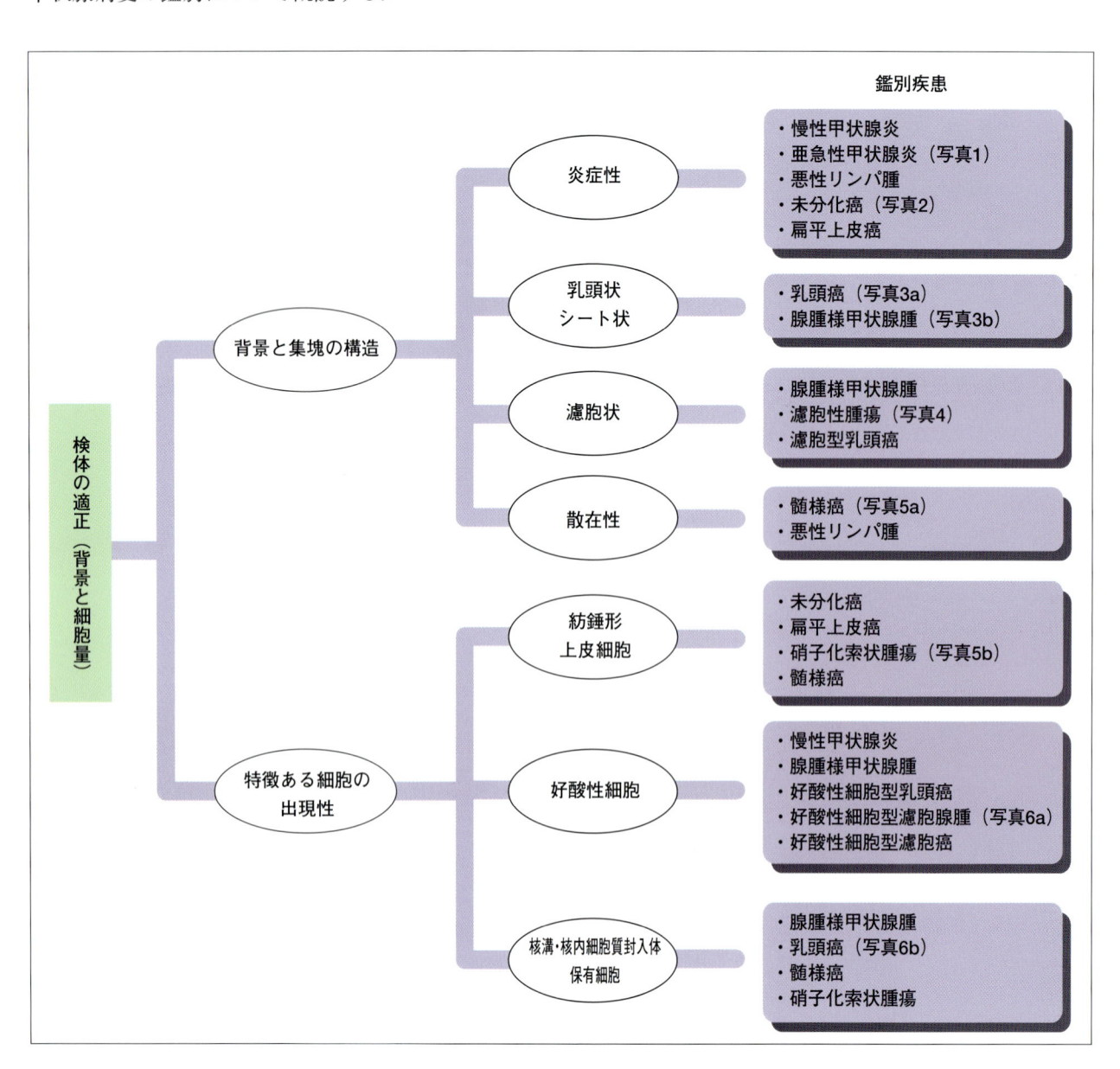

鑑別疾患

検体の適正（背景と細胞量）

背景と集塊の構造

炎症性
・慢性甲状腺炎
・亜急性甲状腺炎（写真1）
・悪性リンパ腫
・未分化癌（写真2）
・扁平上皮癌

乳頭状シート状
・乳頭癌（写真3a）
・腺腫様甲状腺腫（写真3b）

濾胞状
・腺腫様甲状腺腫
・濾胞性腫瘍（写真4）
・濾胞型乳頭癌

散在性
・髄様癌（写真5a）
・悪性リンパ腫

特徴ある細胞の出現性

紡錘形上皮細胞
・未分化癌
・扁平上皮癌
・硝子化索状腫瘍（写真5b）
・髄様癌

好酸性細胞
・慢性甲状腺炎
・腺腫様甲状腺腫
・好酸性細胞型乳頭癌
・好酸性細胞型濾胞腺腫（写真6a）
・好酸性細胞型濾胞癌

核溝・核内細胞質封入体保有細胞
・腺腫様甲状腺腫
・乳頭癌（写真6b）
・髄様癌
・硝子化索状腫瘍

第1章 Ⅵ. 甲状腺病変の鑑別アトラス ── 87

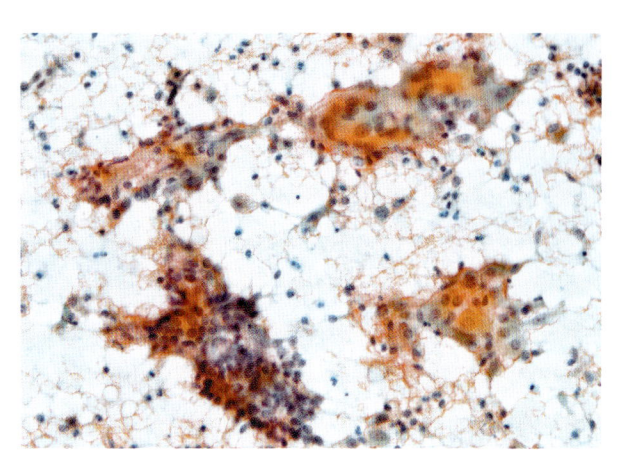

写真1 亜急性甲状腺炎（Pap.染色，対物×40）
好中球やリンパ球，多核組織球などの炎症性細胞を背景に，軽度の核腫大を示す濾胞上皮細胞が認められる．また，紡錘形核の類上皮細胞も散見される．

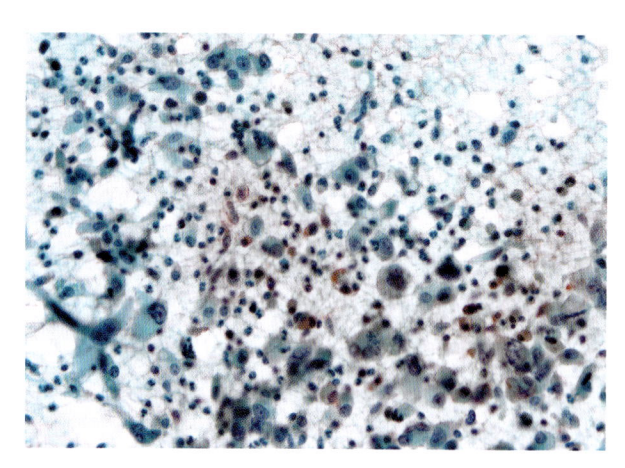

写真2 未分化癌（Pap.染色，対物×40）
多数の好中球を背景に，大型異型核を有する細胞が孤立性に認められる．

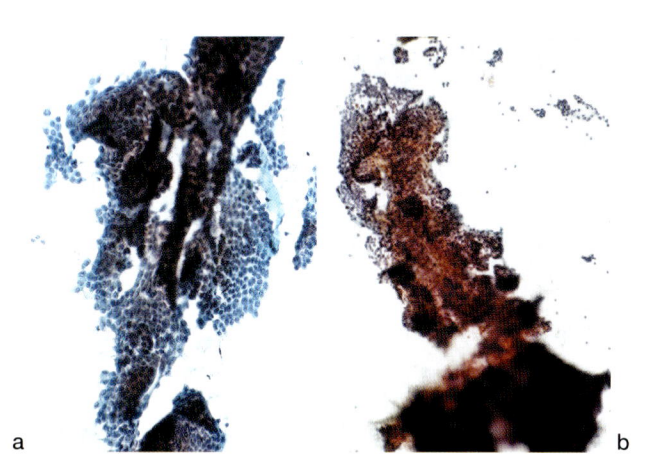

写真3 乳頭状集塊（Pap.染色，対物×20）
乳頭癌に由来した乳頭状集塊には管状・乳頭状部分とシート状部分の折れ曲がりが混在する（a）．腺腫様甲状腺腫での乳頭状集塊にはシート状部分や濾胞構造が認められる（b）．

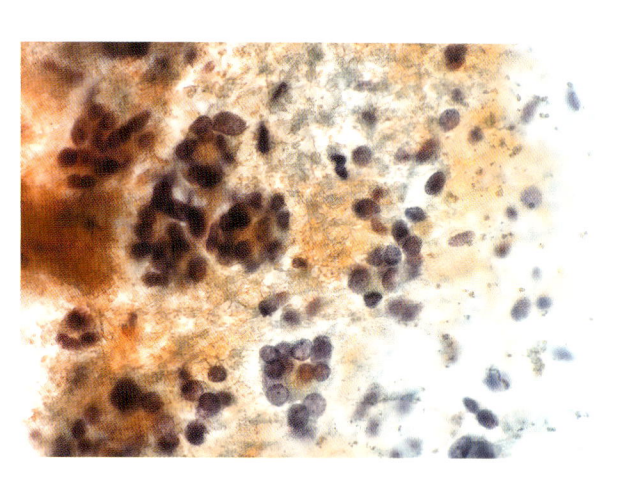

写真4 濾胞性腫瘍（Pap.染色，対物×60）
多量の血液を背景に，濾胞構造を呈する細胞集塊と散在性に出現する腫瘍細胞が認められる．

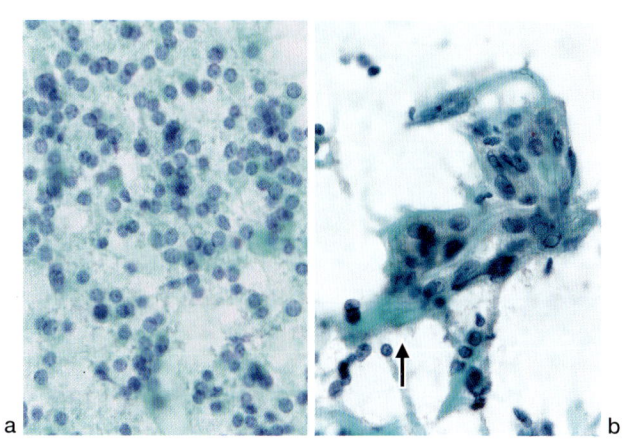

写真5 髄様癌（a），硝子化索状腫瘍（b）
（Pap.染色，対物a：×40，b：×60）
髄様癌では小型類円形核の腫瘍細胞が孤立性に出現し，細胞質は淡染性で一部には緩やかな結合性を示す（a）．硝子化索状腫瘍の腫瘍細胞は紡錘形で，細胞周囲には硝子化間質（↓）が観察される（b）．

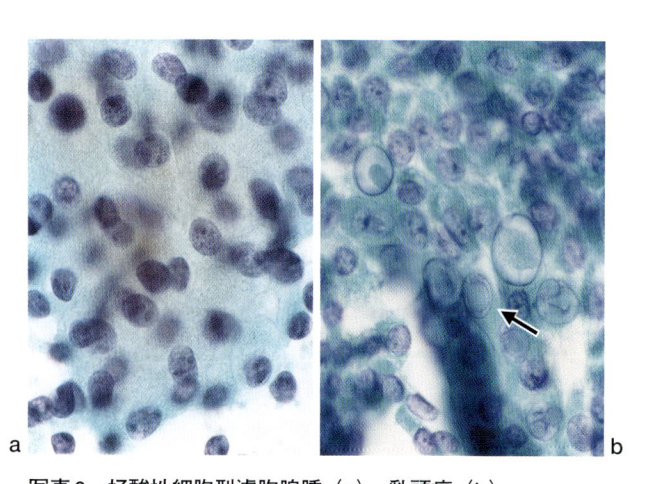

写真6 好酸性細胞型濾胞腺腫（a），乳頭癌（b）
（Pap.染色，対物×100）
好酸性細胞型濾胞腺腫にみられる腫瘍細胞は，顆粒状の豊富な細胞質をもつ（a）．核内細胞質封入体は核内へ細胞質が陥入したものを指し，封入体内部が細胞質と同一の染色性を示す（↓）（b）．

1. 炎症性背景を認める甲状腺病変の鑑別診断

炎症性背景を伴う甲状腺病変としては，慢性甲状腺炎，亜急性甲状腺炎，悪性リンパ腫，未分化癌などがあげられる．炎症性背景を認める場合は，壊死物質，上皮性性格（結合性，角化傾向）の有無，炎症性細胞の種類などの所見から以下に示すフローチャートに従い，鑑別する．

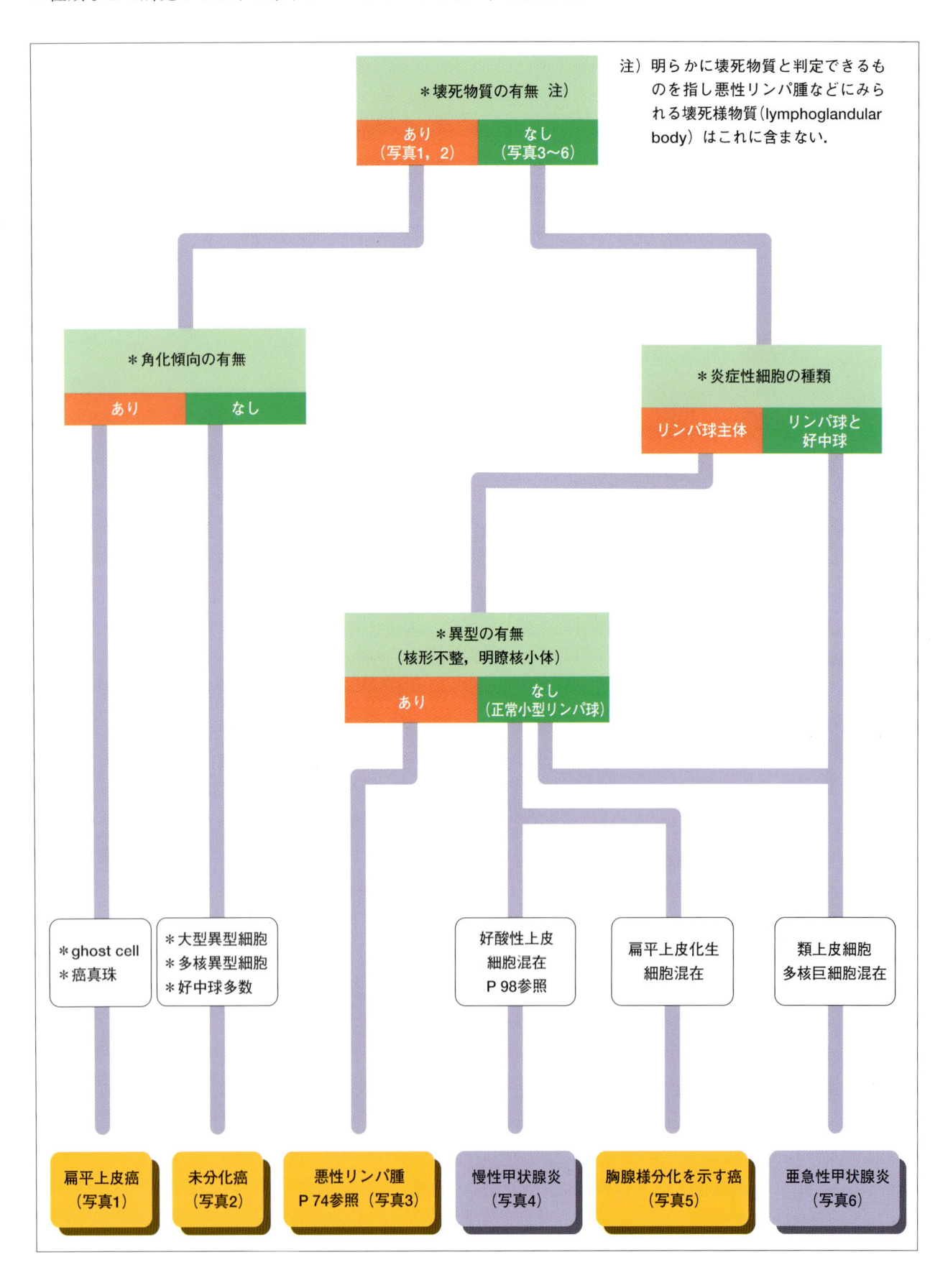

注）明らかに壊死物質と判定できるものを指し悪性リンパ腫などにみられる壊死様物質（lymphoglandular body）はこれに含まない．

＊壊死物質の有無 注）
- あり（写真1，2）
- なし（写真3〜6）

＊角化傾向の有無
- あり
- なし

＊炎症性細胞の種類
- リンパ球主体
- リンパ球と好中球

＊異型の有無（核形不整，明瞭核小体）
- あり
- なし（正常小型リンパ球）

- ＊ghost cell／＊癌真珠 → 扁平上皮癌（写真1）
- ＊大型異型細胞／＊多核異型細胞／＊好中球多数 → 未分化癌（写真2）
- 悪性リンパ腫 P 74参照（写真3）
- 好酸性上皮細胞混在 P 98参照 → 慢性甲状腺炎（写真4）
- 扁平上皮化生細胞混在 → 胸腺様分化を示す癌（写真5）
- 類上皮細胞／多核巨細胞混在 → 亜急性甲状腺炎（写真6）

第1章　Ⅵ. 甲状腺病変の鑑別アトラス ── 89

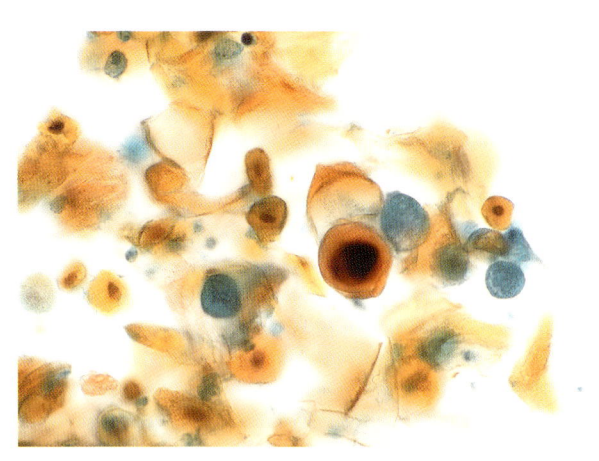

写真1　扁平上皮癌（Pap.染色，対物×60）
壊死物質を背景に角化傾向を呈し著明なクロマチン増量を示す腫瘍細胞が認められる．また，周囲には多数のghost cellも観察される．

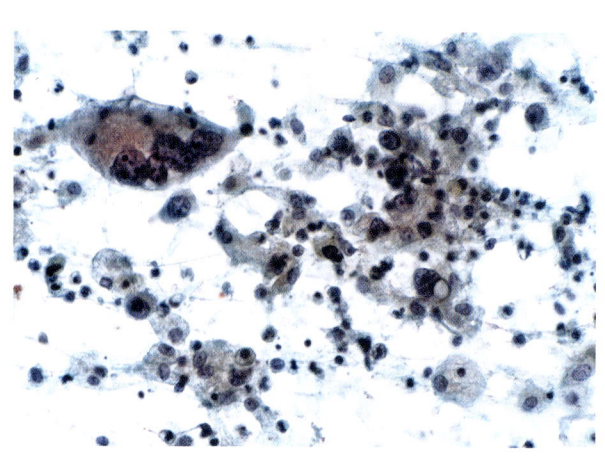

写真2　未分化癌（Pap.染色，対物×40）
多くの好中球と壊死物質を背景に，大型の異型核を有する腫瘍細胞が認められる．甲状腺病変において壊死を認めた場合は，未分化癌あるいは扁平上皮癌を疑う必要がある．

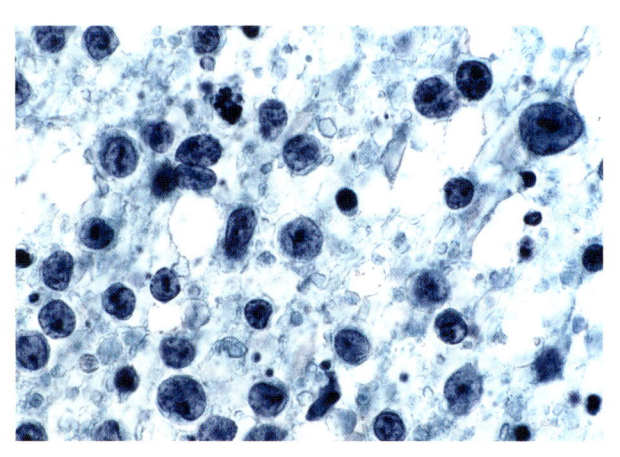

写真3　悪性リンパ腫（Pap.染色，対物×100）
腫瘍細胞の細胞質の断片である壊死様物質（lympho-glandular body）を背景に大型な異型リンパ球様腫瘍細胞が認められる．なお，慢性甲状腺炎に認められるリンパ球との鑑別では，細胞径，核形，核小体所見の観察が重要である．

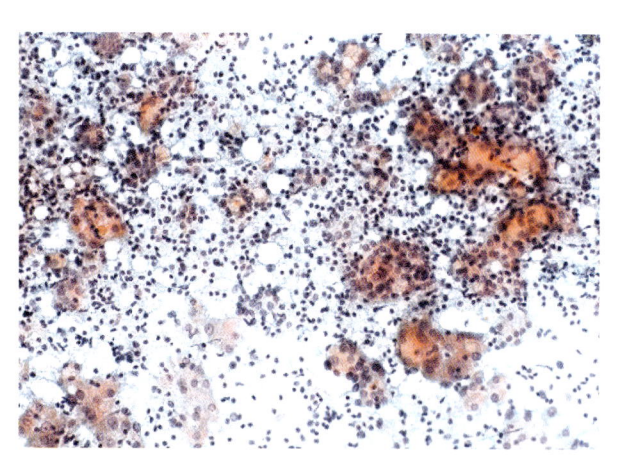

写真4　慢性甲状腺炎（Pap.染色，対物×20）
多数の正常小型リンパ球とともに，核と細胞質が腫大し好酸性変化を呈する濾胞上皮細胞を多数認める．

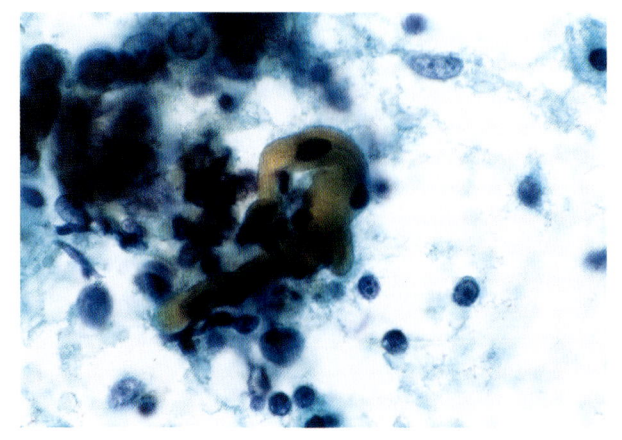

写真5　胸腺様分化を示す癌（Pap.染色，対物×100）
リンパ球を背景にオレンジG好性細胞を認める．壊死性背景はなく，リンパ球と扁平上皮様細胞がみられた場合は胸腺様分化を示す癌を念頭におくべきである．

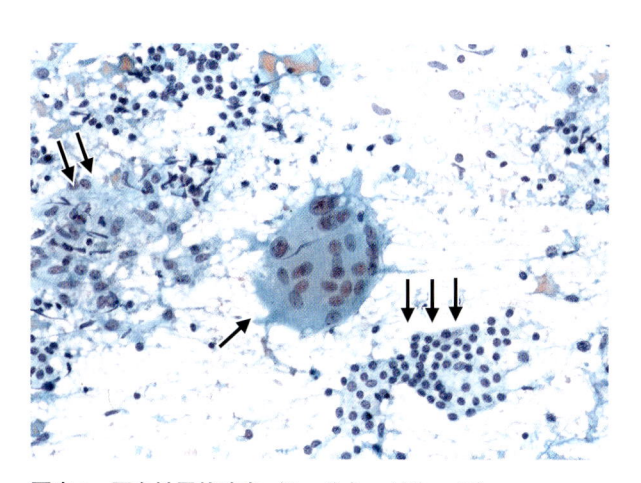

写真6　亜急性甲状腺炎（Pap.染色，対物×40）
リンパ球が主体を占め，好中球はあまりみられない．また，周囲には多核巨細胞（↓），紡錘形核の類上皮細胞（↓↓），異型性の乏しい濾胞上皮細胞（↓↓↓）が観察される．

2. 乳頭状，シート状細胞集塊がみられる甲状腺病変の鑑別

　乳頭状・シート状の細胞集塊が採取された場合は，核間距離やクロマチン形態，核溝や核内細胞質封入体などの核所見，さらには間接所見としての破骨細胞様巨細胞や，砂粒小体の存在に注目して乳頭癌と腺腫様甲状腺腫の両者の細胞学的特徴を比較して鑑別する必要がある．

乳頭癌と腺腫様甲状腺腫の細胞像の差異

	乳頭癌	腺腫様甲状腺腫
背景所見		
破骨細胞様巨細胞（写真1a）	＋	－
砂粒小体（写真1b）	＋	－
集塊所見		
不規則重積（写真2）	±	－
核間距離（写真3）	不均等・密	均等・疎
コロイド腔（写真4）	稀	目立つ
細胞所見		
N/C比	高い	低い
クロマチン形態（写真5, 6）	ユークロマチン主体	ヘテロクロマチン主体
核の大小不同	中等度～高度	軽度
核形不整；核溝・核内細胞質封入体 注)（写真7, 8）	対物40倍で鮮明	対物40倍では不鮮明

注) 核内細胞質封入体は乳頭癌の特徴的所見の1つではあるが，他の所見と併せ，総合的判断を行うことが両者の鑑別には重要である（P100参照）．

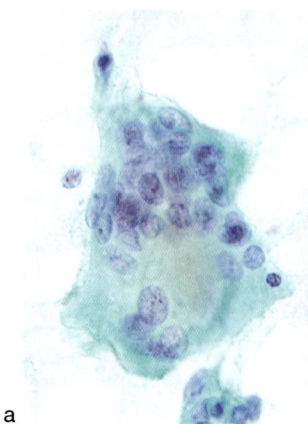

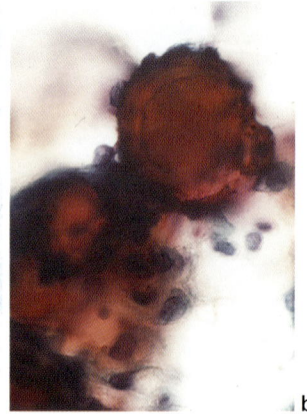

写真1　破骨細胞様巨細胞（a），砂粒小体（b）
　　　　（Pap.染色，対物×100）
　　　　破骨細胞様巨細胞はライトグリーンにて濃染する細胞質をもつ多核細胞として観察される（a）．砂粒小体はヘマトキシリン好性で，同心円状，層状の構造を示す（b）．

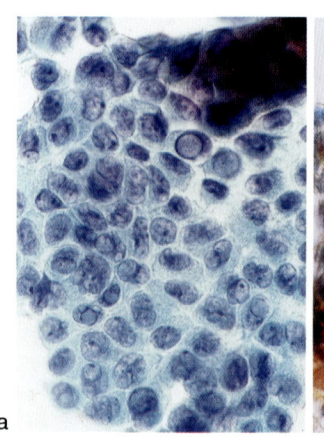

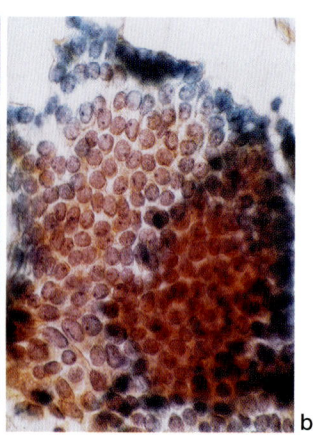

写真2　不規則重積（a：乳頭癌，b：腺腫様甲状腺腫）
　　　　（Pap.染色，対物a：×100，b：×60）
　　　　乳頭癌では不規則重積を認めるが（a），腺腫様甲状腺腫では認められない（b）．

第1章 Ⅵ.甲状腺病変の鑑別アトラス ── 91

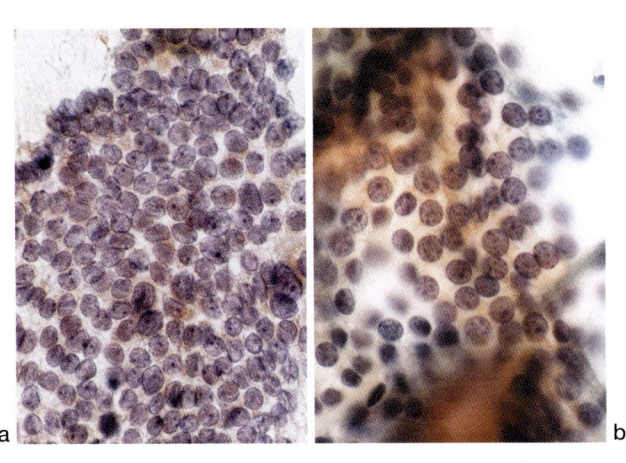

写真3　核間距離（a：乳頭癌，b：腺腫様甲状腺腫）
（Pap.染色，対物×60）
乳頭癌では核間距離が密でN/C比が高い（a）．腺腫様甲状腺腫での核間距離は疎で，N/C比が低い（b）．

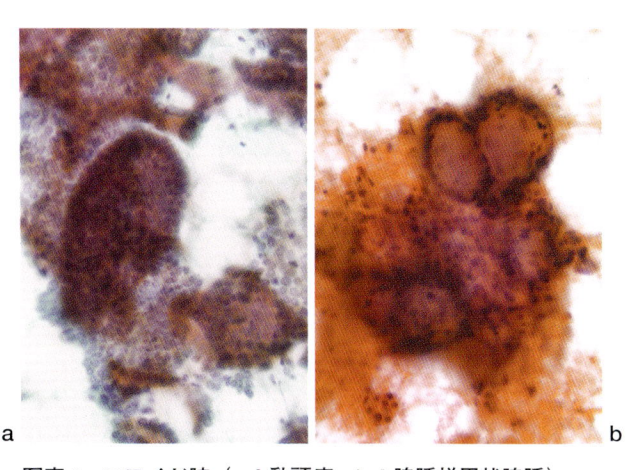

写真4　コロイド腔（a：乳頭癌，b：腺腫様甲状腺腫）
（Pap.染色，対物×20）
乳頭癌に認められる乳頭状を呈する管状集塊内部にはコロイドはみられないが（a），腺腫様甲状腺腫での集塊内部にはコロイドが認められる（b）．

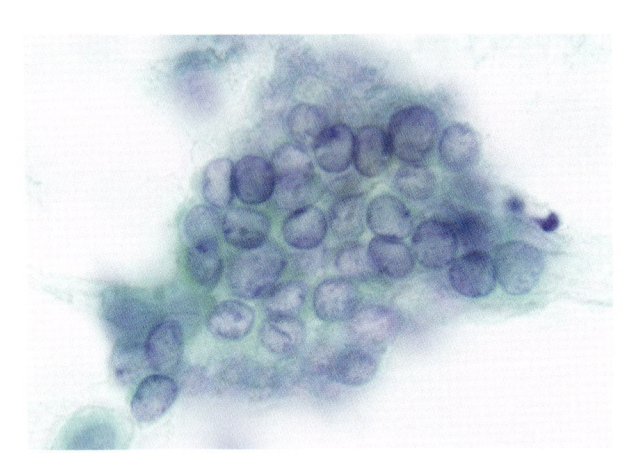

写真5　乳頭癌クロマチン形態（Pap.染色，対物×100）
クロマチン顆粒は比較的不明瞭でユークロマチンが主体を示す．

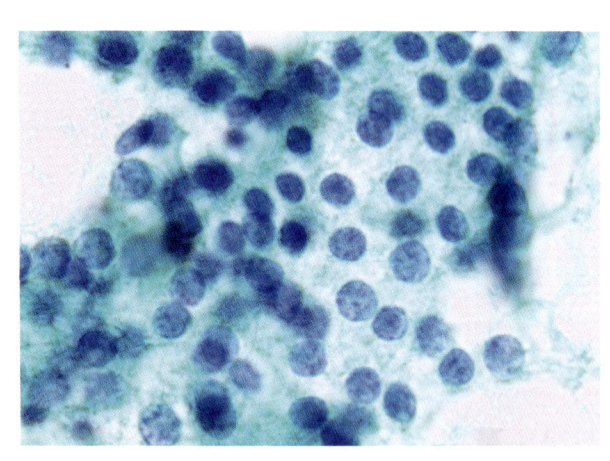

写真6　腺腫様甲状腺腫クロマチン形態
（Pap.染色，対物×100）
乳頭癌に比してクロマチン顆粒は明瞭でヘテロクロマチンが主体である．

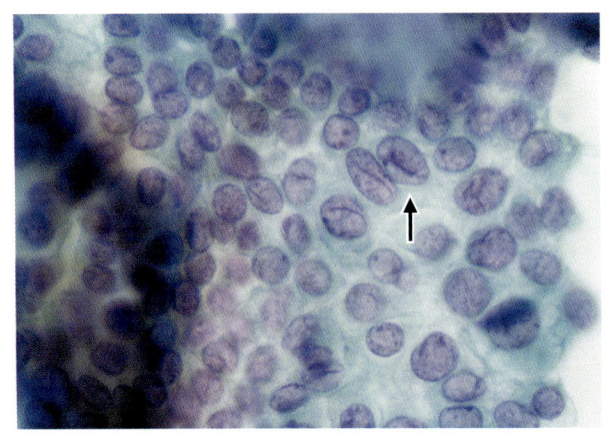

写真7　乳頭癌での核溝（Pap.染色，対物×100）
核形不整がみられ，一部の核には核溝（↓）を認める．

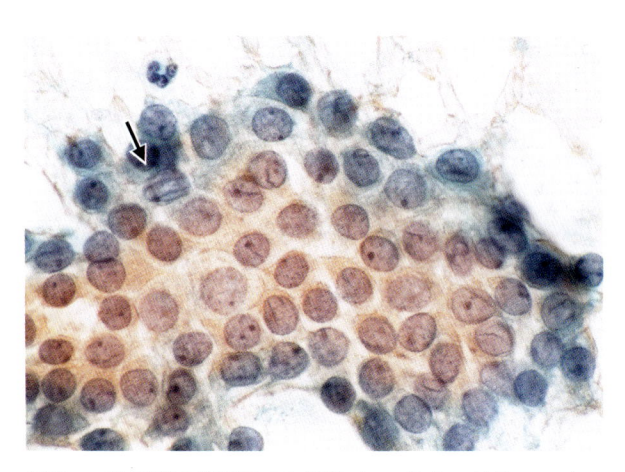

写真8　腺腫様甲状腺腫での核溝（Pap.染色，対物×100）
顆粒状のクロマチンを有し，一部の核には核溝を認める（↓）．ただし，このような構造は対物レンズ40倍を用いた観察では不鮮明である．

3. 濾胞状細胞集塊が主体を示す甲状腺病変の鑑別

濾胞状の細胞集塊が認められる甲状腺病変としては，腺腫様甲状腺腫，濾胞性腫瘍，濾胞型乳頭癌などがあげられる．このような病変を鑑別する場合は，まず出現細胞に核内細胞質封入体や核溝など濾胞型乳頭癌を疑わせる所見の有無を確認した後，以下に示すフローチャートに従い観察する．なお，濾胞性腫瘍については，クロマチン増量，あるいは核小体所見を含めた核異型や重積性などの所見を観察して総合的に判定する必要がある．

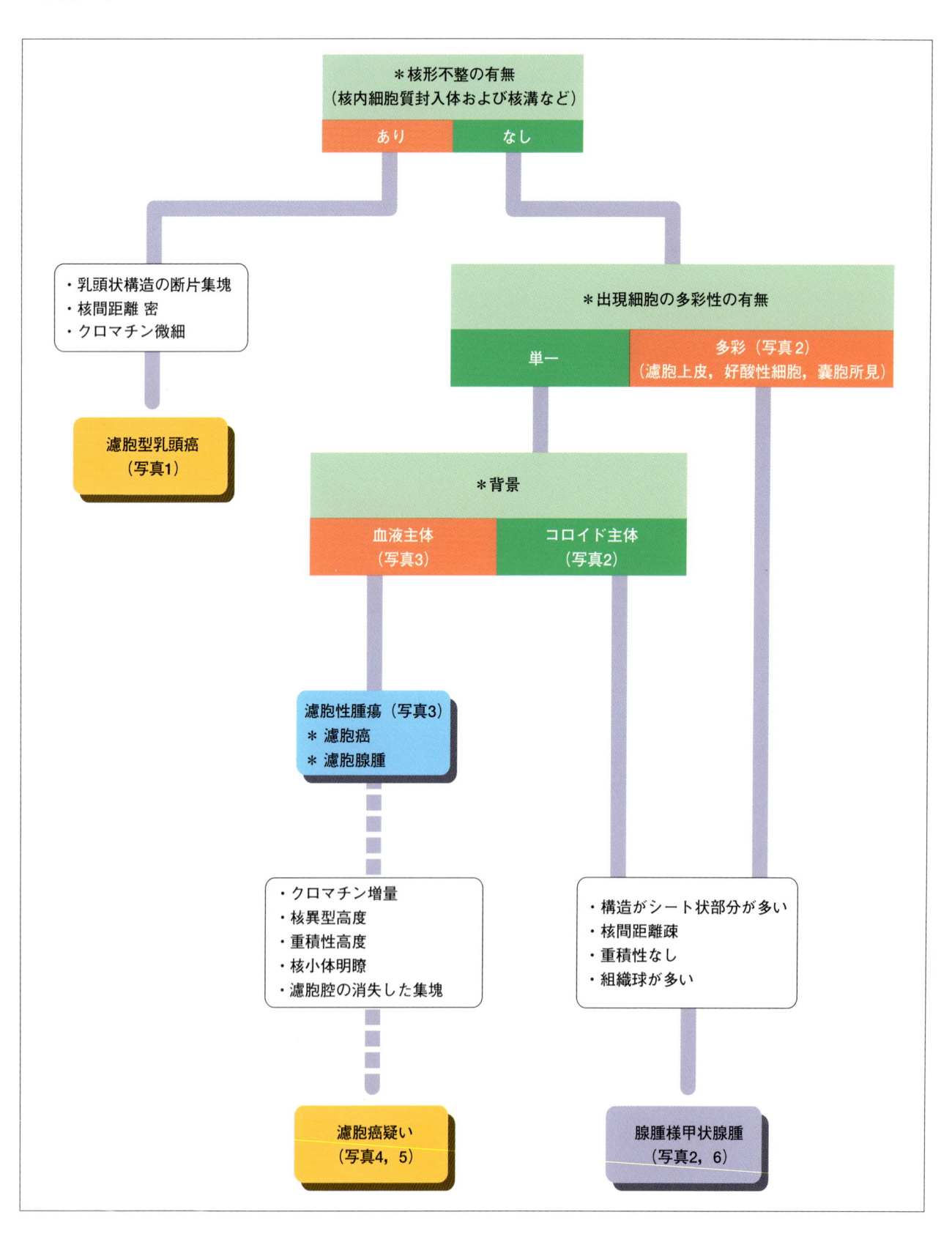

```
＊核形不整の有無
（核内細胞質封入体および核溝など）
├─ あり
│   ・乳頭状構造の断片集塊
│   ・核間距離 密
│   ・クロマチン微細
│   → 濾胞型乳頭癌（写真1）
└─ なし
    ＊出現細胞の多彩性の有無
    ├─ 単一
    │   ＊背景
    │   ├─ 血液主体（写真3）
    │   │   → 濾胞性腫瘍（写真3）
    │   │       ＊濾胞癌
    │   │       ＊濾胞腺腫
    │   │   ・クロマチン増量
    │   │   ・核異型高度
    │   │   ・重積性高度
    │   │   ・核小体明瞭
    │   │   ・濾胞腔の消失した集塊
    │   │   → 濾胞癌疑い（写真4, 5）
    │   └─ コロイド主体（写真2）
    └─ 多彩（写真2）
        （濾胞上皮，好酸性細胞，嚢胞所見）
        ・構造がシート状部分が多い
        ・核間距離疎
        ・重積性なし
        ・組織球が多い
        → 腺腫様甲状腺腫（写真2, 6）
```

第1章 Ⅵ. 甲状腺病変の鑑別アトラス ── 93

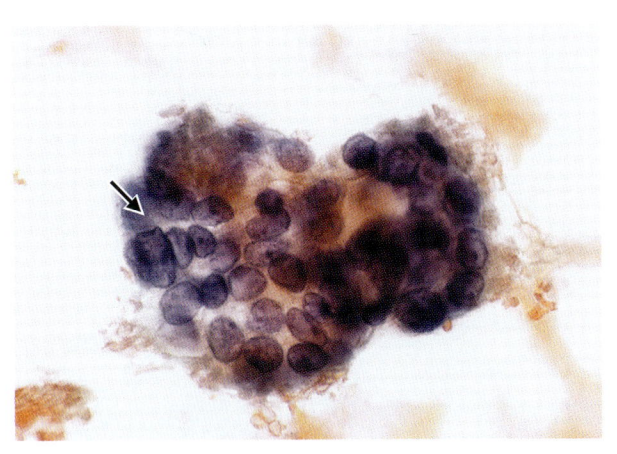

写真1　濾胞型乳頭癌（Pap.染色，対物×100）
血液背景に濾胞構造を有する小集塊がみられる．核の大小不同，核溝あるいは，突出像（↓）などの核形不整が認められ，クロマチンは微細で透明感がある．核内細胞質封入体は認めないが，乳頭癌を推定する所見である．

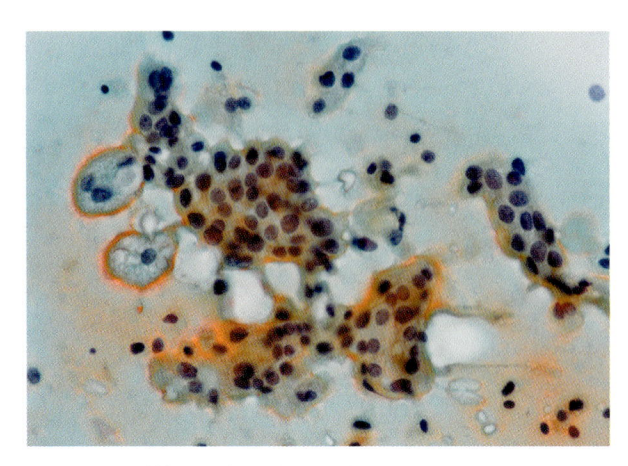

写真2　腺腫様甲状腺腫（Pap.染色，対物×40）
ライトグリーンからエオジンに淡く染まる"とろみ"のある背景はコロイドである．やや細胞質が広く軽度核腫大した濾胞上皮細胞と組織球が混在して認められる．

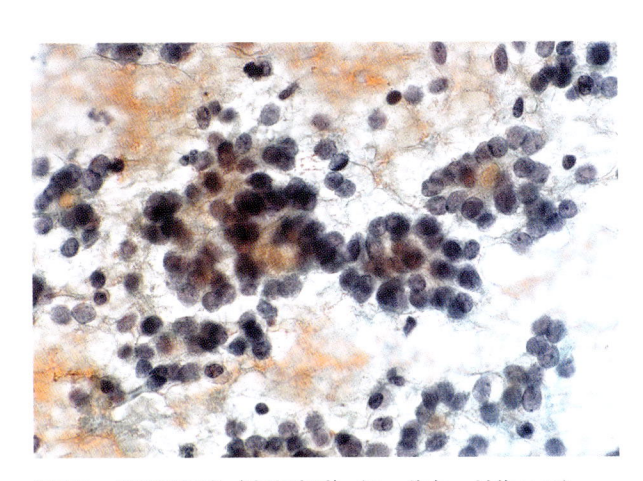

写真3　濾胞性腫瘍（濾胞腺腫）（Pap.染色，対物×60）
血液と単一な形態を示す腫瘍細胞がみられ，組織球は認めない．濾胞性腫瘍は腺腫様甲状腺腫よりも血管に富むことから血液を背景に認めることが多い．濾胞腔内にはコロイドを認める．

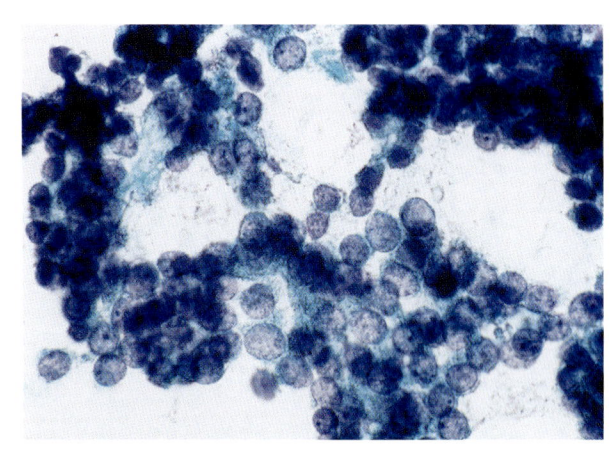

写真4　濾胞癌（Pap.染色，対物×100）
濾胞構造を構成する細胞集塊が観察される．核異型には乏しいものの腔内のコロイドは不明瞭で，細胞密度が高く重積性も著明である．microfollicular構造を示す濾胞癌を推定する所見である．

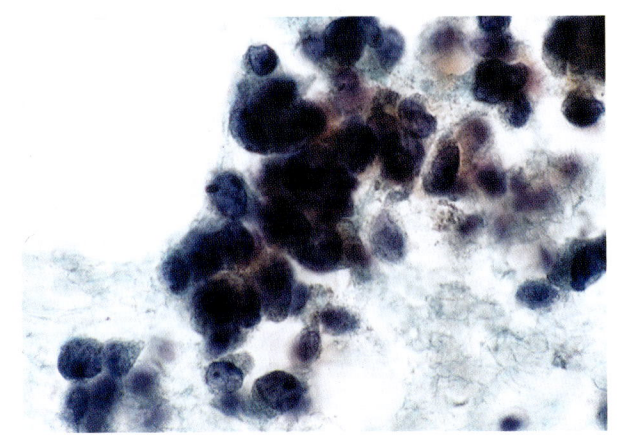

写真5　濾胞癌（Pap.染色，対物×100）
高度なクロマチン増量を示し，核の大小不同や異型性が強い例である．濾胞構造をとっており，核の形態から乳頭癌の否定が可能ならば濾胞癌を考える．

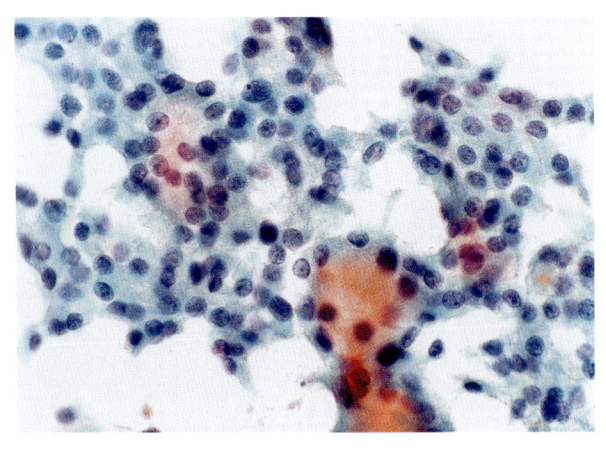

写真6　腺腫様甲状腺腫（Pap.染色，対物×60）
濾胞構造を有する部分と，重積が少なく平面的な配列を示す細胞集塊が混在する．核間距離は疎で，核形不整やクロマチン増量もみられない．濾胞構造を呈する細胞集塊が主体を示す場合は，濾胞腺腫との鑑別を要する．

4. 孤立性異型細胞が目立つ甲状腺病変の鑑別

孤立性異型細胞が目立つ甲状腺病変としては髄様癌，悪性リンパ腫があげられる．このような病変を鑑別する場合には，まず出現細胞の形状を観察し，以下に示すフローチャートに従い鑑別する．なお，MALTリンパ腫の細胞診断は実際には難しいことが多い．

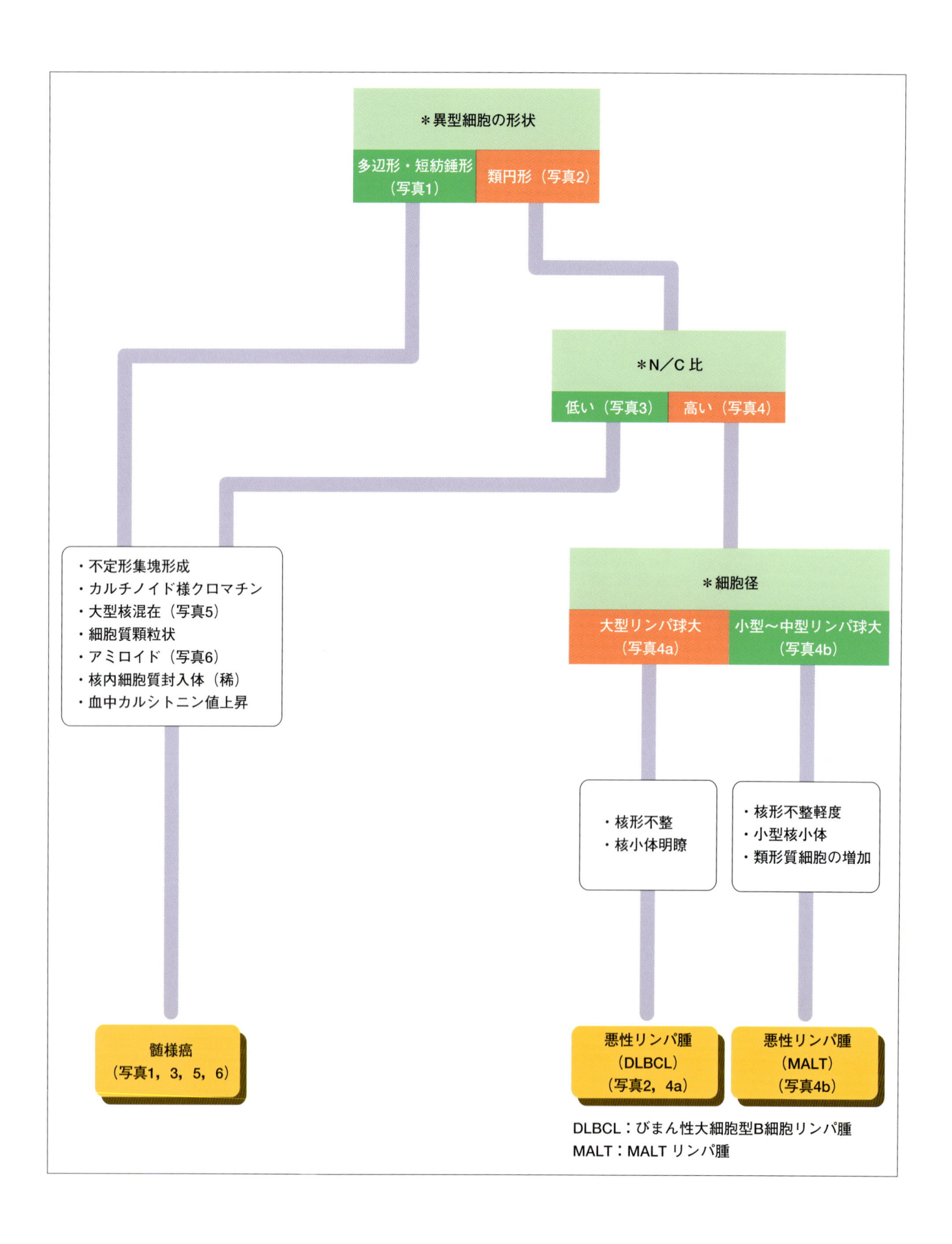

```
＊異型細胞の形状
├─ 多辺形・短紡錘形（写真1）
│     │
│     ├─・不定形集塊形成
│     │  ・カルチノイド様クロマチン
│     │  ・大型核混在（写真5）
│     │  ・細胞質顆粒状
│     │  ・アミロイド（写真6）
│     │  ・核内細胞質封入体（稀）
│     │  ・血中カルシトニン値上昇
│     │       │
│     │     【髄様癌（写真1, 3, 5, 6）】
│
└─ 類円形（写真2）
      │
      ＊N／C比
      ├─ 低い（写真3） → 髄様癌
      └─ 高い（写真4）
            │
            ＊細胞径
            ├─ 大型リンパ球大（写真4a）
            │      ・核形不整
            │      ・核小体明瞭
            │        → 悪性リンパ腫（DLBCL）（写真2, 4a）
            │
            └─ 小型〜中型リンパ球大（写真4b）
                   ・核形不整軽度
                   ・小型核小体
                   ・類形質細胞の増加
                     → 悪性リンパ腫（MALT）（写真4b）
```

DLBCL：びまん性大細胞型B細胞リンパ腫
MALT：MALTリンパ腫

第1章 Ⅵ. 甲状腺病変の鑑別アトラス ── 95

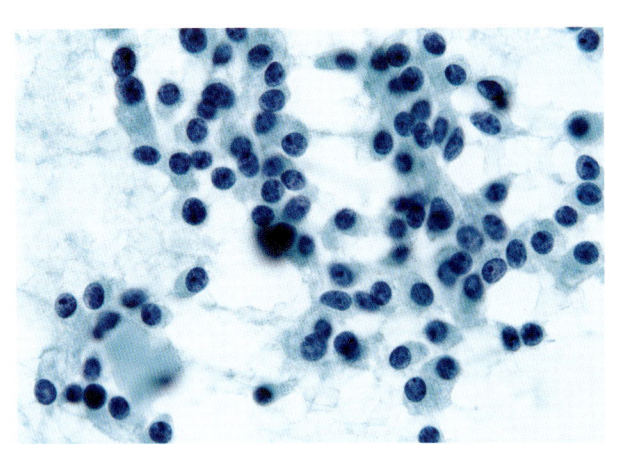

写真1 髄様癌（Pap.染色，対物×60）
多辺形〜類円形の腫瘍細胞が孤立性，あるいは緩い結合性を示す集塊として観察される．

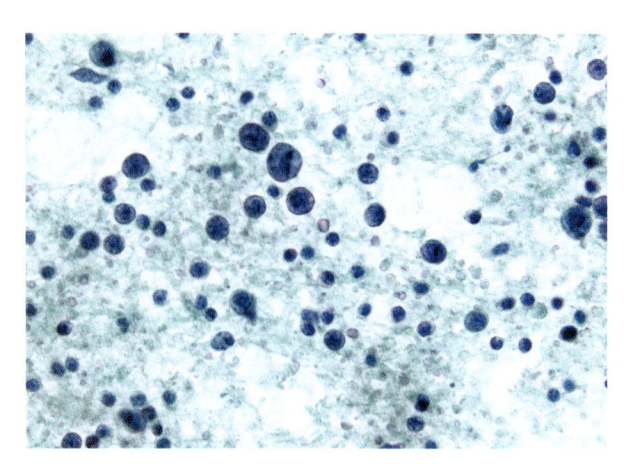

写真2 悪性リンパ腫（DLBCL）（Pap.染色，対物×60）
背景に顆粒状物質を認め，類円形核を有する異型リンパ球様腫瘍細胞が認められる．

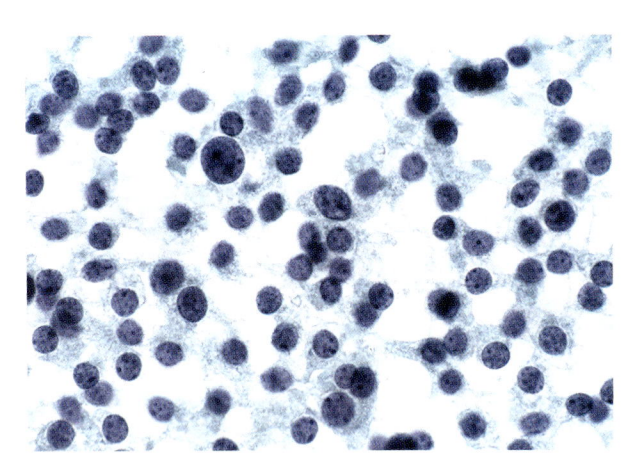

写真3 髄様癌（Pap.染色，対物×60）
裸核状細胞も混じるが，多くの腫瘍細胞は淡明な細胞質をもち，N/C比が低い．

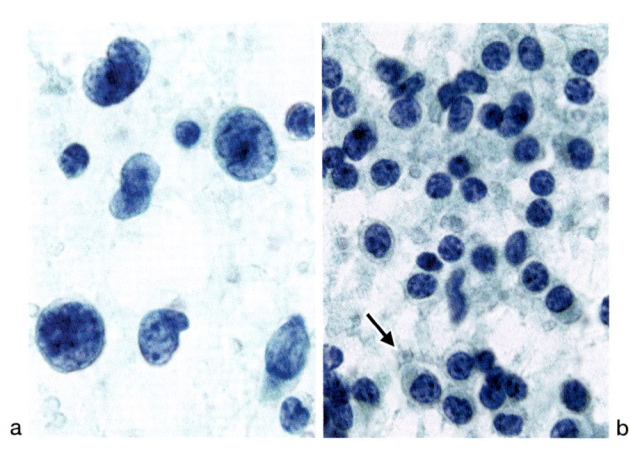

写真4 悪性リンパ腫（a：DLBCL，b：MALT）
（Pap.染色，対物×100）
DLBCLでは大型〜中型核を有する異型リンパ球様腫瘍細胞が認められ，明瞭な核小体がみられる（a）．
MALTでは，小型〜中型核をもつ異型リンパ球様腫瘍細胞が主体を占め，周囲には類形質細胞様細胞（↓）が散見される（b）．

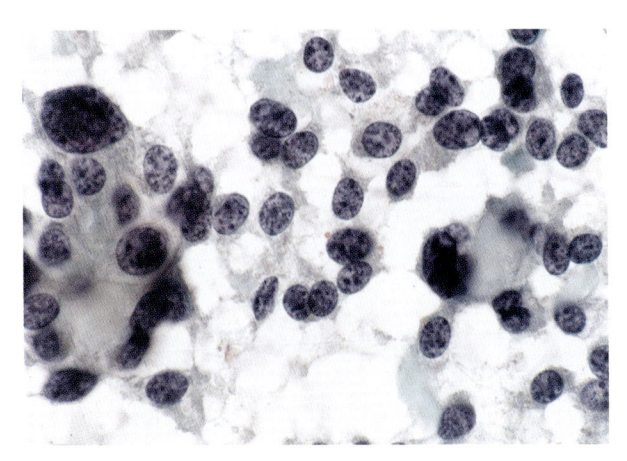

写真5 髄様癌（Pap.染色，対物×100）
顆粒状の細胞質をもつ腫瘍細胞．一部に大型核を有する腫瘍細胞の混在を認める．

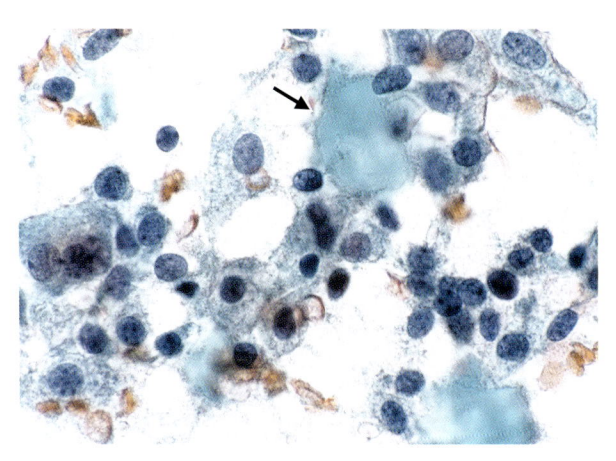

写真6 髄様癌（Pap.染色，対物×100）
アミロイド（↓）は主にライトグリーン好性を示す蝋様物質でコロイドと異なり，形状が不定形を示す．

5. 紡錘形異型上皮細胞の出現する甲状腺病変の鑑別

甲状腺上皮性病変のなかで，紡錘形を示す腫瘍細胞がみられる病変としては，未分化癌，髄様癌，硝子化索状腫瘍などがあげられる．このような病変を鑑別する場合には，まず壊死性背景の有無および核内細胞質封入体の存在に注意し，それぞれの病変に特徴的な所見を総合的に判定し，鑑別する必要がある．

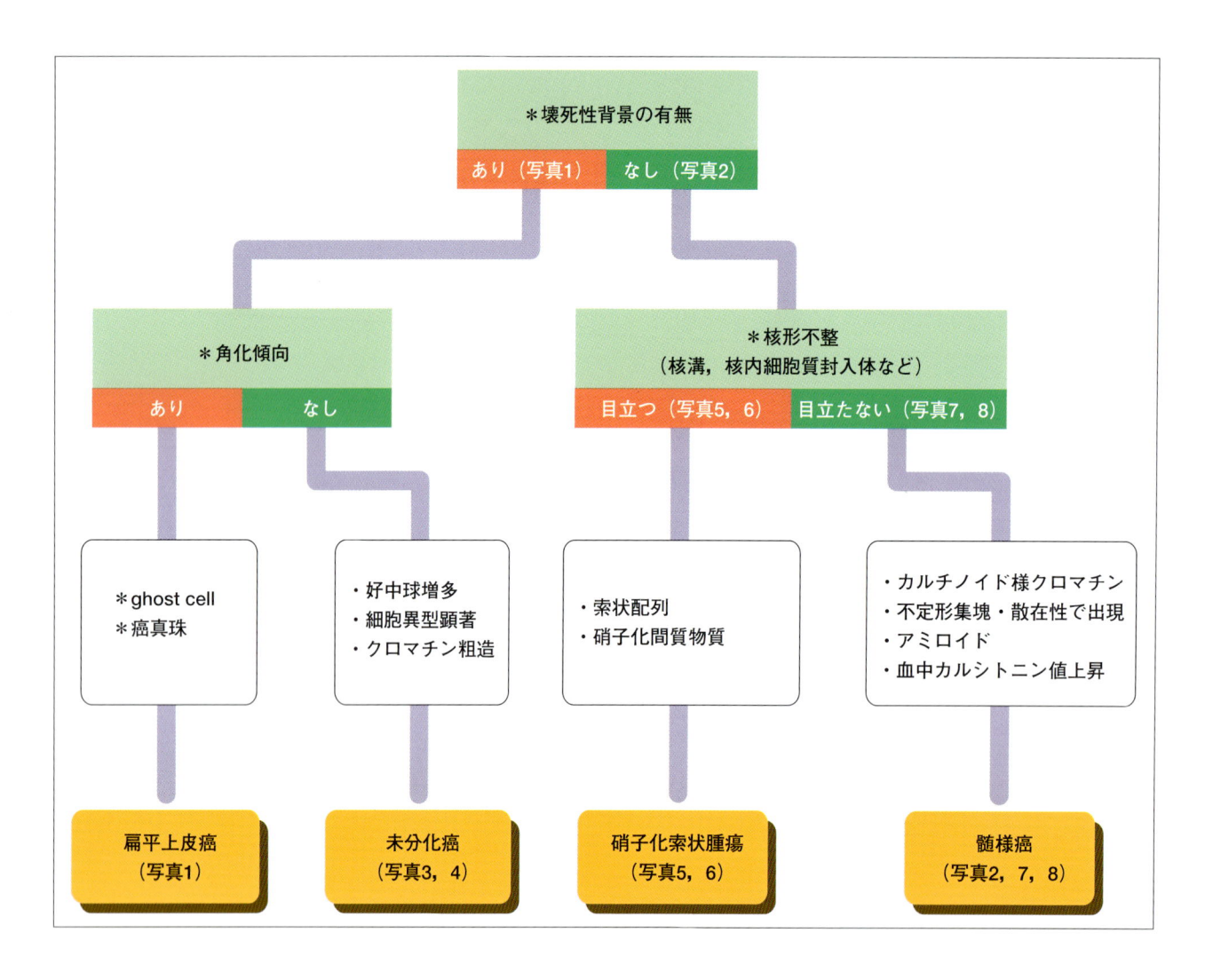

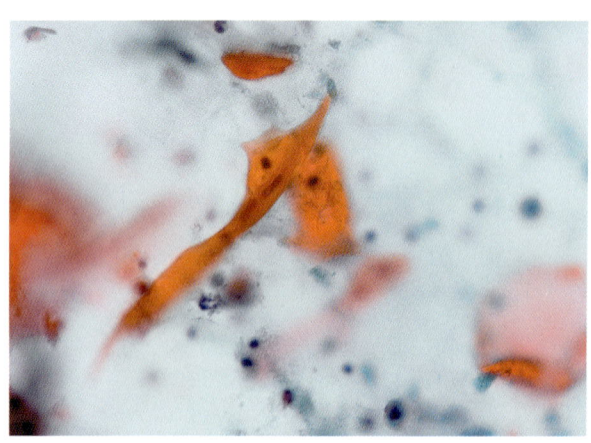

```
                    *壊死性背景の有無
                  ┌──────────┴──────────┐
               あり(写真1)            なし(写真2)
                  │                     │
          *角化傾向                  *核形不整
                                (核溝，核内細胞質封入体など)
        ┌────┴────┐            ┌────────┴────────┐
      あり       なし         目立つ(写真5,6)   目立たない(写真7,8)
        │          │                │                  │
  ┌──────────┐ ┌──────────┐ ┌──────────┐  ┌──────────────────┐
  │ *ghost   │ │・好中球増多│ │・索状配列 │  │・カルチノイド様   │
  │  cell    │ │・細胞異型 │ │・硝子化間質│  │  クロマチン       │
  │ *癌真珠  │ │  顕著     │ │  物質     │  │・不定形集塊・散在性│
  │          │ │・クロマチン│ │           │  │  で出現           │
  │          │ │  粗造     │ │           │  │・アミロイド        │
  │          │ │           │ │           │  │・血中カルシトニン  │
  │          │ │           │ │           │  │  値上昇           │
  └────┬─────┘ └─────┬────┘ └─────┬────┘  └─────┬────────────┘
       │              │            │              │
   扁平上皮癌      未分化癌      硝子化索状腫瘍      髄様癌
   (写真1)        (写真3,4)     (写真5,6)          (写真2,7,8)
```

写真1　扁平上皮癌（Pap.染色，対物×60）
壊死性背景にオレンジG好性の細胞質を有する腫瘍細胞がみられる．

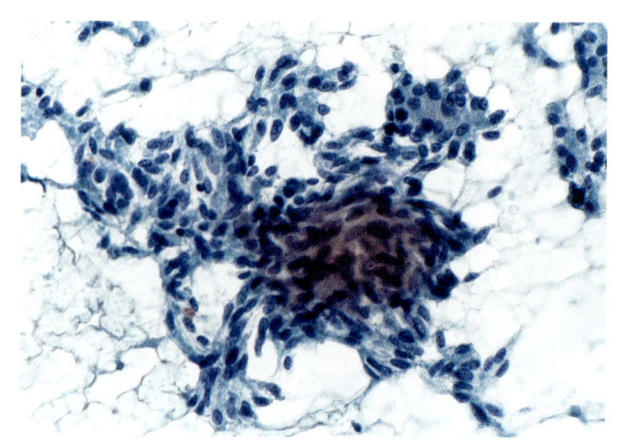

写真2　髄様癌（Pap.染色，対物×40）
紡錘形核を呈する腫瘍細胞が，軽度重積した細胞集塊で出現している．束状から流れのある構造もみられ，結合性は緩く，ほつれる部分も多い．腫瘍性背景は認められない．

第1章 Ⅵ. 甲状腺病変の鑑別アトラス ── 97

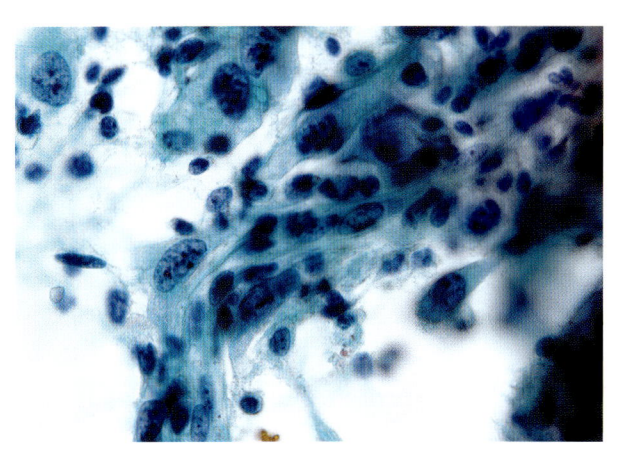

写真3　未分化癌（Pap.染色，対物×100）
腫瘍細胞は大小不同が目立ち，クロマチンは粗顆粒状で核小体は複数個認められる．

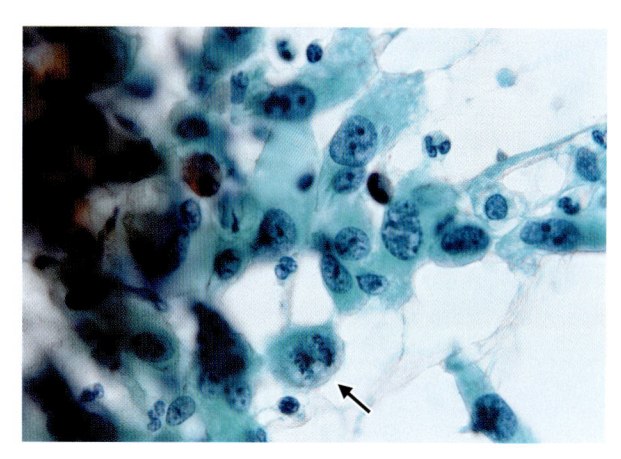

写真4　未分化癌（Pap.染色，対物×100）
壊死物質とともに大型異型細胞が採取されている．炎症性細胞も多く細胞集塊周囲には好中球やリンパ球が観察される．核分裂像（↓）も認められる．

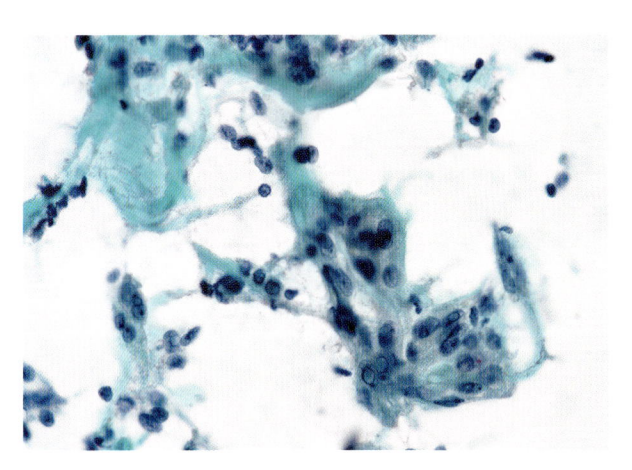

写真5　硝子化索状腫瘍（Pap.染色，対物×60）
紡錘形を呈する腫瘍細胞周囲にはライトグリーン強染性を示す硝子化間質物質が観察される．上皮細胞集塊の辺縁にこのような物質がみられる場合は組織推定しやすい．

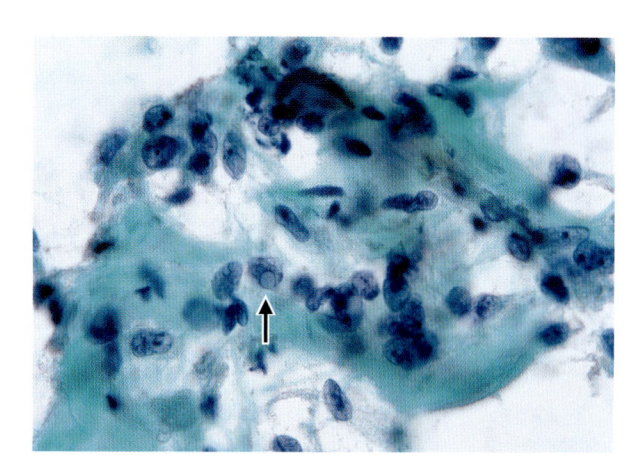

写真6　硝子化索状腫瘍（Pap.染色，対物×100）
硝子化間質物質にまとわり着くように核形不整高度な短紡錘形核が認められる．クロマチンは乳頭癌類似のユークロマチンで微細顆粒状を呈し，核内細胞質封入体（↓）は乳頭癌よりも出現頻度が高い．

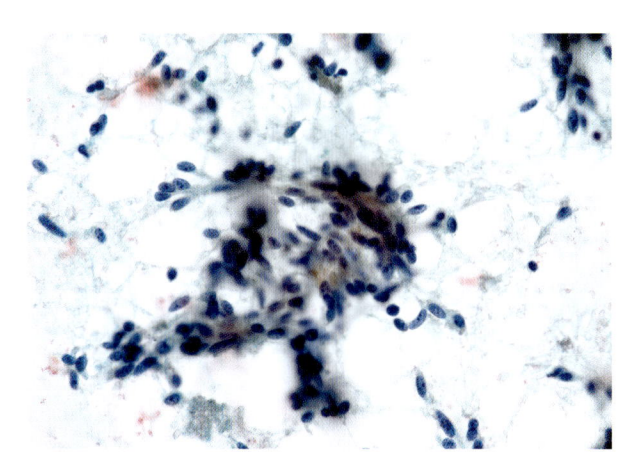

写真7　髄様癌（Pap.染色，対物×40）
紡錘形核を有する腫瘍細胞が軽度の重積性を示す細胞集塊，あるいは散在性にみられる．背景に好中球などの炎症性細胞はなく壊死も認めない．

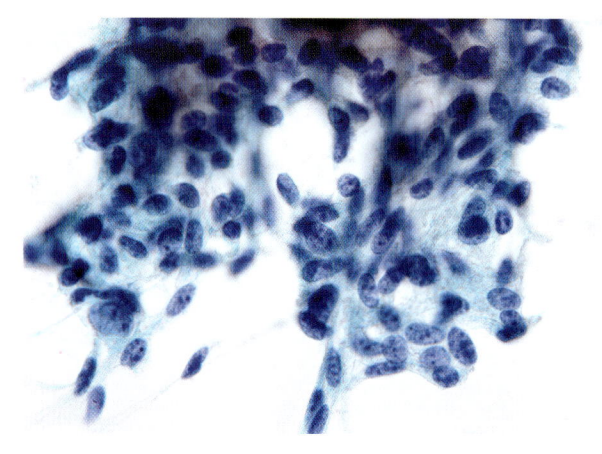

写真8　髄様癌（Pap.染色，対物×100）
紡錘形核を有する腫瘍細胞が細胞集塊からほつれるように採取されている．核形不整はなく，クロマチンが粗顆粒状を呈する．

6. 好酸性細胞を認める甲状腺病変の鑑別

　細胞質の染色性が濃染傾向を示す好酸性細胞は，甲状腺穿刺吸引細胞診をみるうえで，特徴的な細胞の1つといえる．本細胞を認める病変としては，慢性甲状腺炎，腺腫様甲状腺腫，好酸性細胞型濾胞腺腫，好酸性細胞型乳頭癌などがあげられる．このような病変の鑑別点を以下に示す．

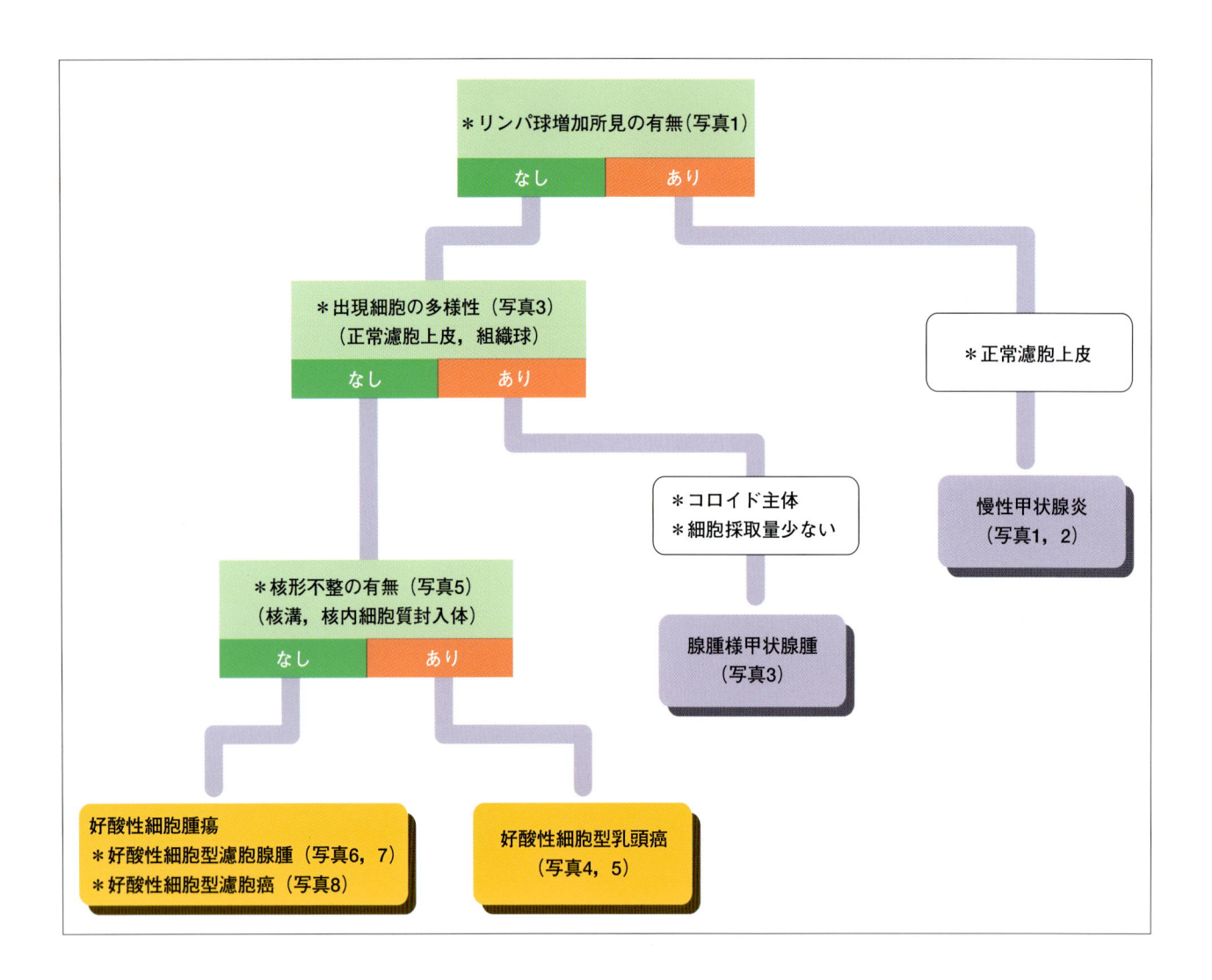

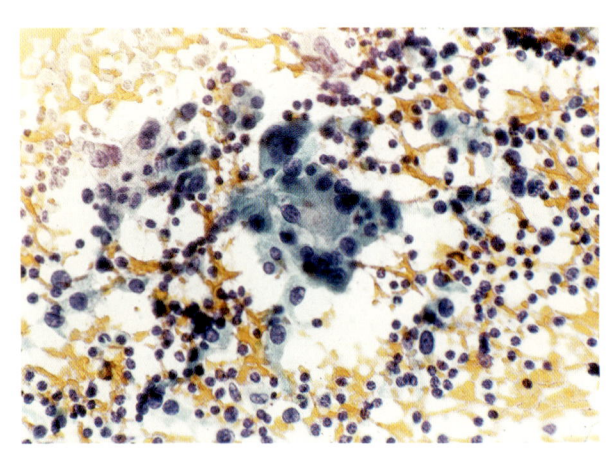

```
＊リンパ球増加所見の有無（写真1）
  なし              あり
   │                │
   ▼                ▼
＊出現細胞の多様性（写真3）      ＊正常濾胞上皮
 （正常濾胞上皮，組織球）           │
  なし        あり                 ▼
   │          │              慢性甲状腺炎
   │          ▼               （写真1，2）
   │    ＊コロイド主体
   │    ＊細胞採取量少ない
   │          │
   ▼          ▼
＊核形不整の有無（写真5）    腺腫様甲状腺腫
 （核溝，核内細胞質封入体）     （写真3）
  なし        あり
   │          │
   ▼          ▼
好酸性細胞腫瘍          好酸性細胞型乳頭癌
＊好酸性細胞型濾胞腺腫       （写真4，5）
 （写真6，7）
＊好酸性細胞型濾胞癌
 （写真8）
```

写真1　慢性甲状腺炎（Pap.染色，対物×40）
　多数のリンパ球を背景に，好酸性の細胞質をもち，核腫大と核の大小不同を示す濾胞上皮細胞が認められる．

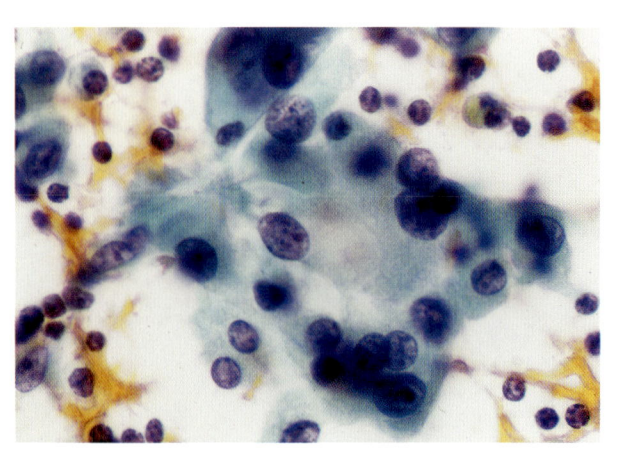

写真2　慢性甲状腺炎（Pap.染色，対物×100）
　濾胞上皮細胞は核，細胞質の双方が腫大しN/C比が低い．ヘマトキシリンの濃染傾向は強いが，核形不整はない．核の大小不同が目立つときもあるが，背景にリンパ球が多い場合は慢性甲状腺炎による上皮の変性と考えてよい．

第1章　Ⅵ. 甲状腺病変の鑑別アトラス ── 99

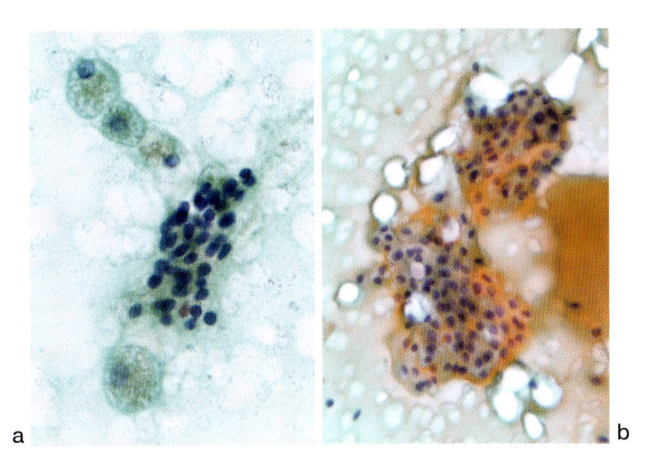

写真3　腺腫様甲状腺腫（Pap.染色，対物×20）
組織球および核濃染を示す濾胞上皮細胞が観察される（a）．コロイドおよび好酸性細胞が認められる（b）．

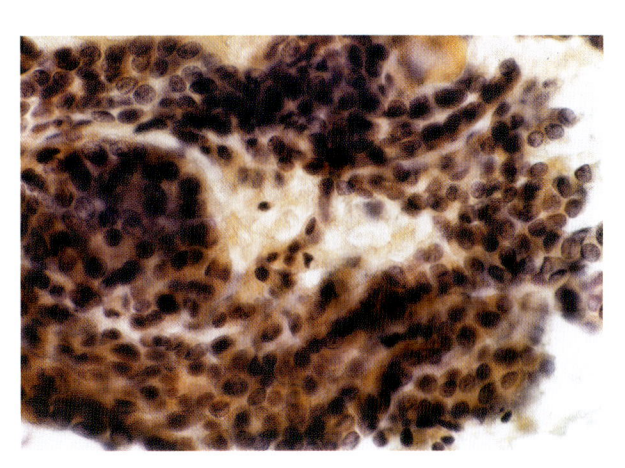

写真4　好酸性細胞型乳頭癌（Pap.染色，対物×40）
強い結合性を示す細胞集塊を認める．

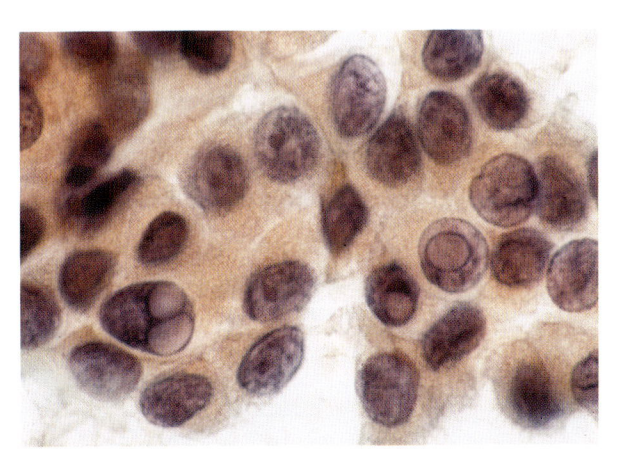

写真5　好酸性細胞型乳頭癌（Pap.染色，対物×100）
エオジン好性の細胞質をもち，クロマチンは微細顆粒状でユークロマチン主体な像を示す．また，不整形核や核溝，核内細胞質封入体などの核形不整所見が認められる．

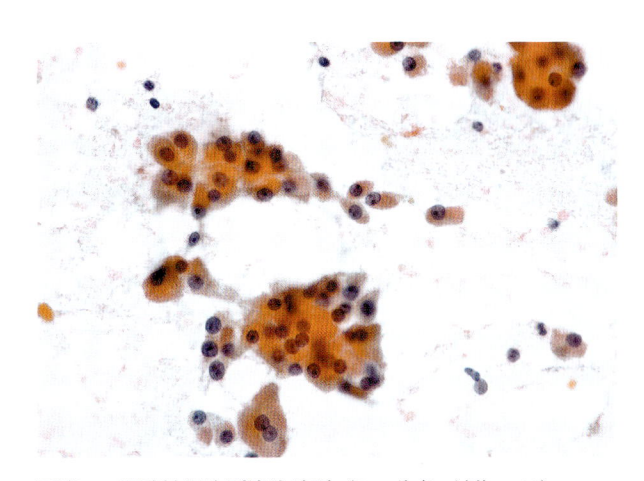

写真6　好酸性細胞型濾胞腺腫（Pap.染色，対物×40）
慢性甲状腺炎や腺腫様甲状腺腫とは異なり，背景にリンパ球などの炎症性細胞はみられず，血液と好酸性細胞が出現する．軽度の重積性を示す細胞集塊や散在性細胞の出現率が高い．

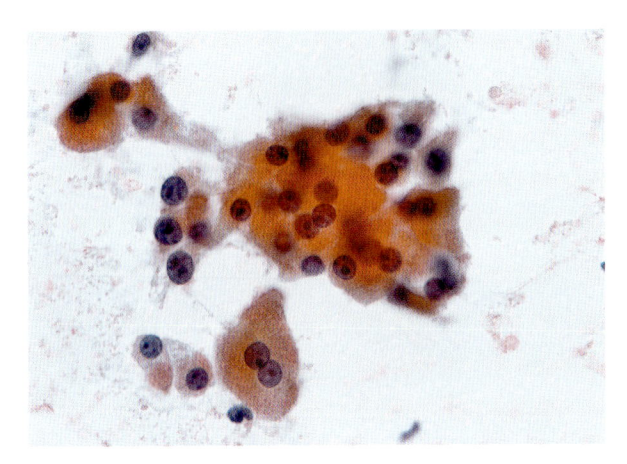

写真7　好酸性細胞型濾胞腺腫（Pap.染色，対物×60）
細胞質はエオジン好性で，核小体の目立つことが多い．2核細胞もしばしば認められるが，3核の細胞が多い場合は悪性を疑わせる所見である．

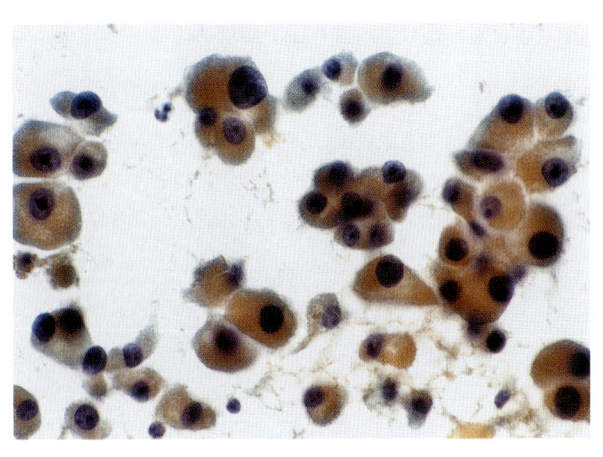

写真8　好酸性細胞型濾胞癌（Pap.染色，対物×60）
好酸性細胞型濾胞腺腫に比してN/C比が高く，核の大小不同も著明で，大型核小体も認められる．しかし，好酸性細胞腫瘍の良悪の鑑別は困難なことが多い．

7. 核溝あるいは核内細胞質封入体がみられる甲状腺病変の鑑別

核溝あるいは核内細胞質封入体は，乳頭癌の診断では重要な所見の1つである．しかし，腺腫様甲状腺腫や硝子化索状腫瘍においても同様な所見が認められるため，それぞれの病変の細胞学的特徴を踏まえ鑑別する必要がある．

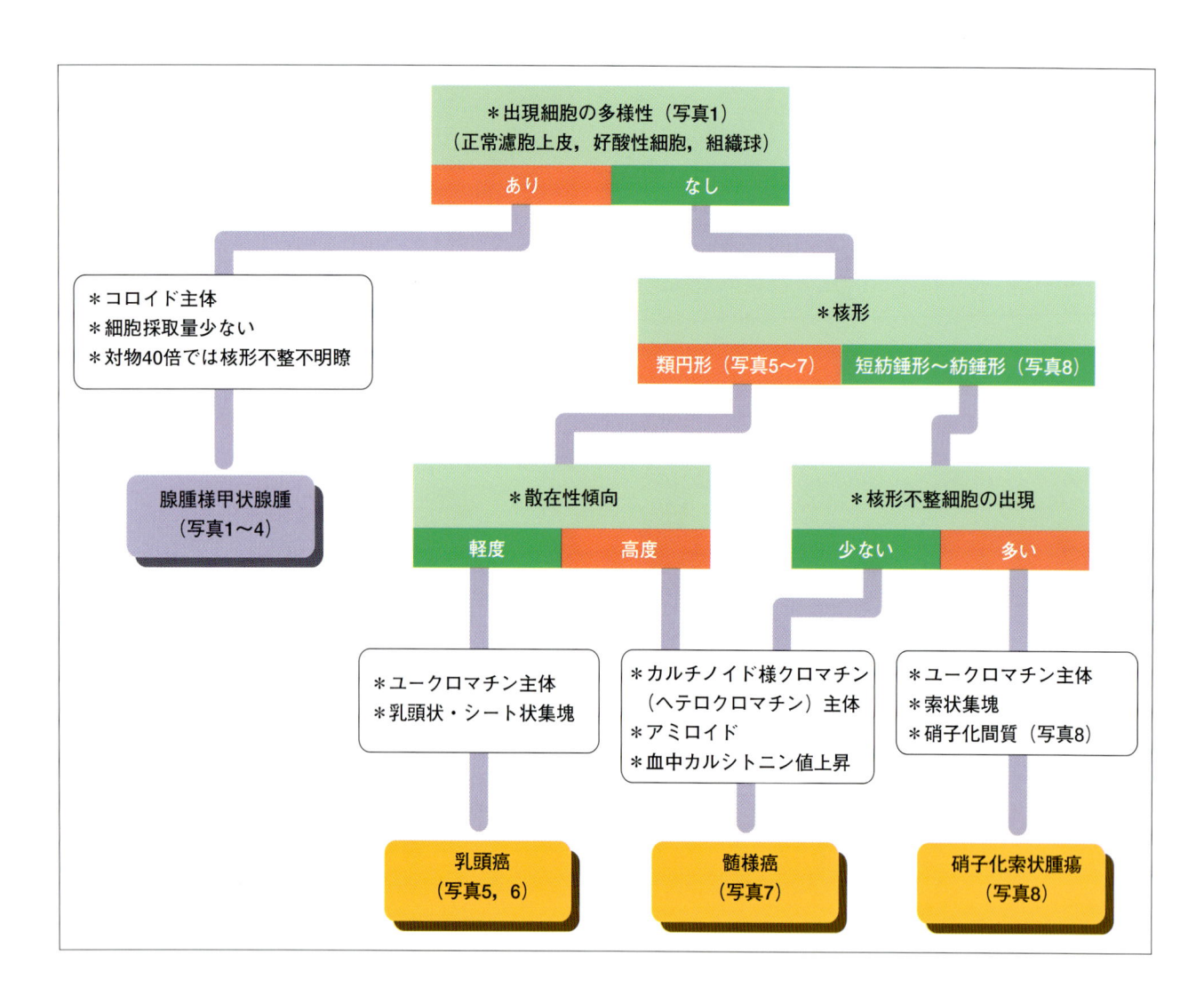

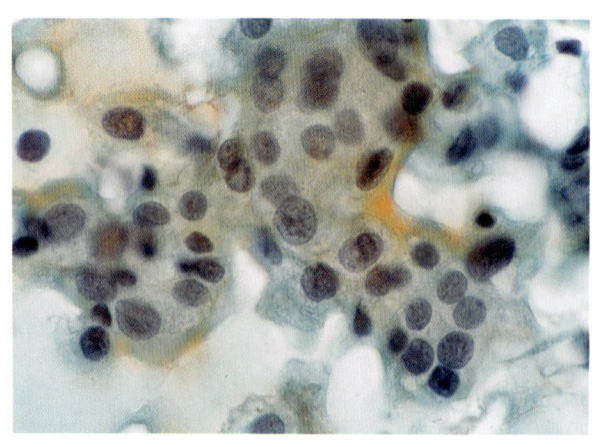

```
＊出現細胞の多様性（写真1）
（正常濾胞上皮，好酸性細胞，組織球）
        あり              なし
         │                │
  ＊コロイド主体         ＊核形
  ＊細胞採取量少ない    類円形（写真5～7）  短紡錘形～紡錘形（写真8）
  ＊対物40倍では核形            │                   │
   不整不明瞭            ＊散在性傾向        ＊核形不整細胞の出現
         │              軽度     高度        少ない      多い
   腺腫様甲状腺腫          │       │           │          │
   （写真1～4）    ＊ユークロマチン主体  ＊カルチノイド様クロマチン  ＊ユークロマチン主体
                  ＊乳頭状・シート状集塊  （ヘテロクロマチン）主体  ＊索状集塊
                                        ＊アミロイド              ＊硝子化間質（写真8）
                                        ＊血中カルシトニン値上昇
                         乳頭癌              髄様癌             硝子化索状腫瘍
                       （写真5，6）         （写真7）            （写真8）
```

写真1 腺腫様甲状腺腫（Pap.染色，対物×100）
コロイドを背景に豊富な細胞質を有する好酸性細胞が出現している．

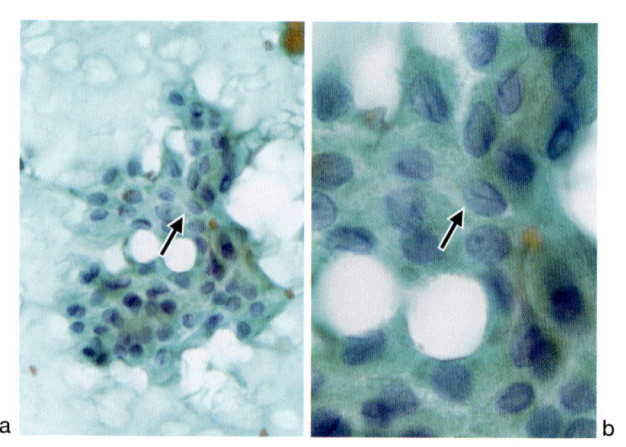

写真2 腺腫様甲状腺腫
（Pap.染色，対物a：×40，b：×100）
対物レンズ40倍を用いた観察では，核形不整は不明瞭であるが（a），油浸レンズを用いると核溝（↓）と思われる構造物が確認できる（b）．

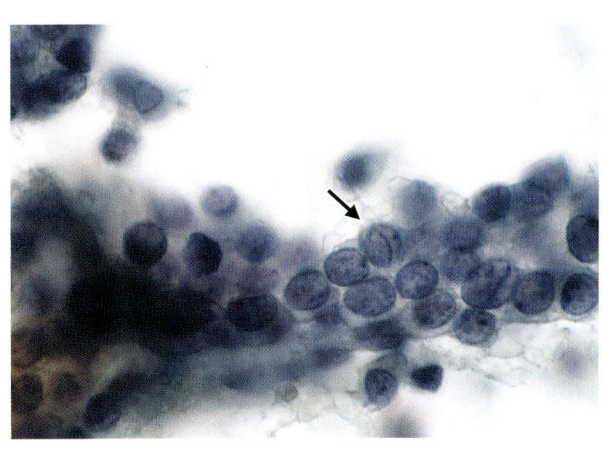

写真3　腺腫様甲状腺腫（Pap.染色，対物×100）
　濾胞状あるいは乳頭状構造を有する細胞集塊で採取され，核溝（↓）などの核形不整と微細なユークロマチン像から濾胞型乳頭癌が疑われたが，組織学的には腺腫様甲状腺腫であった．

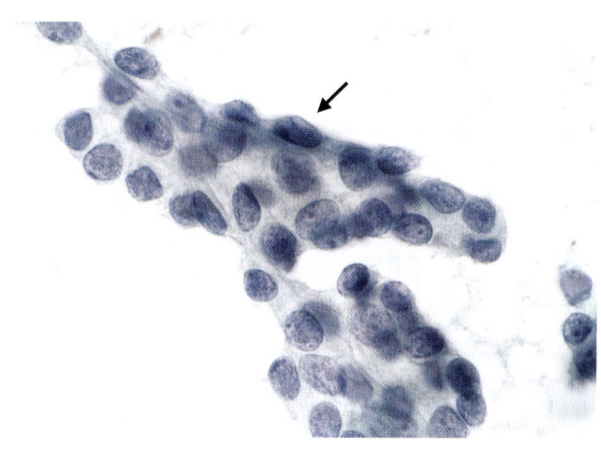

写真4　腺腫様甲状腺腫（Pap.染色，対物×100）
　写真3と同一症例．管状あるいは濾胞状を呈する細胞集塊がみられ，一部に不鮮明な核溝（↓）を認める．

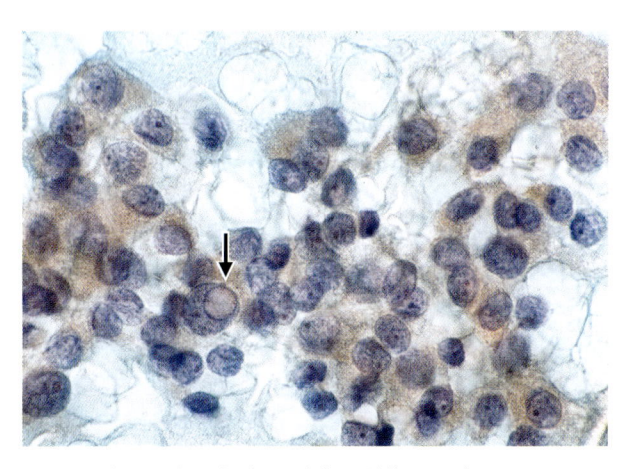

写真5　濾胞型乳頭癌（Pap.染色，対物×100）
　腫瘍細胞は緩い結合性を示し，濾胞構造を窺わせる細胞配列も観察される．クロマチン形態は微細顆粒でユークロマチンが主体を示し，核内細胞質封入体も認められる（↓）．

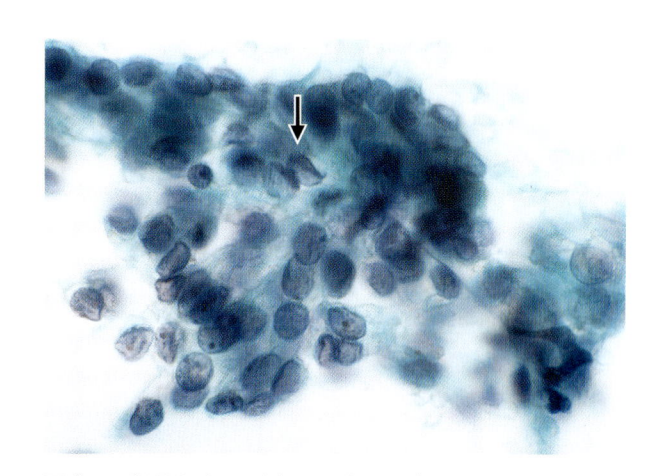

写真6　乳頭癌（Pap.染色，対物×100）
　核密度の高い細胞集塊がみられ，核に複数の皺を認める"干し柿"の核形態が認められる（↓）．

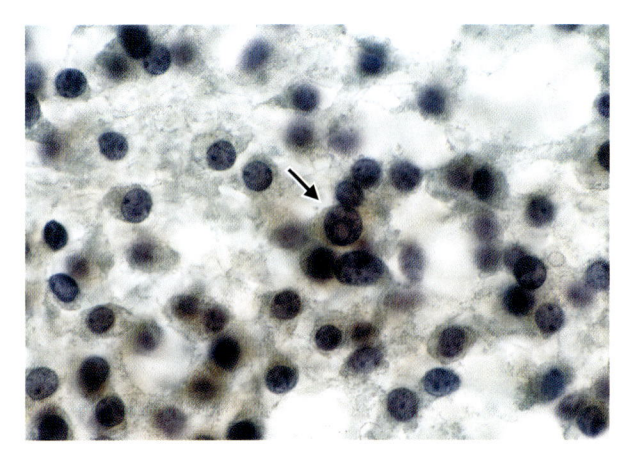

写真7　髄様癌（Pap.染色，対物×100）
　類円形核が散在性に出現し，一部の腫瘍細胞には核内細胞質封入体が認められる（↓）．乳頭癌にみられる核形不整はなく，核溝なども観察されない．クロマチンは粗顆粒状でカルチノイド様クロマチンが主体な像を示す．

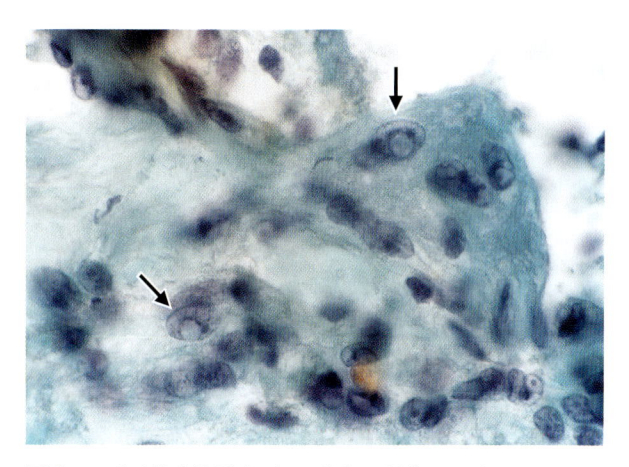

写真8　硝子化索状腫瘍（Pap.染色，対物×100）
　乳頭癌に類似した著しい核形不整が認められる．核形は紡錘形で核内細胞質封入体（↓）の出現率は高く，中央部には硝子化間質も認められる．

第1章　Ⅶ. 唾液腺病変の病理組織と細胞診

1. 炎症性病変

1) 急性および慢性唾液腺炎 / 2) シェーグレン症候群
Acute sialadenitis and Chronic sialadenitis/Sjögren syndrome

1)-1　急性唾液腺炎（acute sialadenitis）

細菌性またはウイルス性感染によるものがほとんどで，いずれも片側または両側の耳下腺が好発部位である．一般に口腔内からの上行性感染や全身の消耗性疾患の際に生じ，化膿性炎症の場合が多い．

●組織・細胞像

唾液腺の間質には好中球およびリンパ球，組織球の浸潤をみる．経過を追うごとに導管上皮細胞（owl-eye cell）は腫大し，腺房細胞は萎縮傾向を示す．細菌性の場合，膿瘍形成を伴うため背景に多数の好中球および細菌を認める（急性化膿性唾液腺炎）．ウイルス性の場合，リンパ球および組織球を主体に腺房細胞および導管上皮の集塊をみる．とくにサイトメガロウイルス（cytomegalovirus）感染による巨細胞性封入体症の場合は，多数の成熟リンパ球を背景に核内に大きな封入体を伴う導管上皮細胞（owl-eye cell）を認めることがある．

1)-2　慢性唾液腺炎（chronic sialadenitis）

多くは唾石による導管閉塞や放射線治療などにより唾液腺が腫脹し，しばしば痛みを伴う．唾石は顎下腺に発生する頻度が高く，耳下腺，舌下腺，小唾液腺には比較的少ない．遷延化した慢性炎症による線維性結合組織の著明な増生を伴うものは慢性硬化性唾液腺炎とよび，このなかで顎下腺に無痛性の腫瘤形成をきたしたものを特にKüttner腫瘍と称する．

●組織・細胞像

リンパ球，形質細胞の浸潤，線維化の中に腺房細胞の萎縮・消失と拡張した導管の出現をみる．また導管上皮細胞の扁平上皮化生や粘液細胞化生を認めることもある．細胞像では多数の成熟リンパ球，形質細胞および線維芽細胞を背景に腺管形成を示す導管上皮細胞をみる．腺房細胞は萎縮し，その出現が比較的乏しい．導管上皮細胞はN/C比が低く，集塊辺縁の核が規則的な柵状配列を示す．

2) シェーグレン症候群（Sjögren syndrome）

30〜50歳代の中年女性に好発し，口腔乾燥症および乾燥性角結膜炎を主訴に涙腺や耳下腺，ときに顎下腺や小唾液腺の腫脹を示す自己免疫性疾患である．欧米では良性リンパ上皮性病変（benign lymphoepithelial lesion）や筋上皮性唾液腺炎（myoepithelial sialadenitis）などとよばれることがある．慢性関節リウマチやその他の膠原病をしばしば合併し，γグロブリン血症やリウマチ因子，抗核抗体などの自己抗体が証明される．また経過が長い場合にはMALTリンパ腫などの悪性リンパ腫を発症することもあり，その発症危険度は健常者の40倍以上とされる．わが国における本疾患の診断はさまざまな症状が現れるため，複数の検査項目を組み合わせる厚生省班の診断基準（1999年）が使われている．

●組織・細胞像

　腫脹した耳下腺には腺実質の消失，高度のリンパ球浸潤（主にCD4陽性T細胞）および残存導管の増生による上皮筋上皮島（epimyoepithelial islands：EMEI）の形成がみられる（写真1）．EMEIには著明な扁平上皮化生を示すものや硝子様物質を含むものもある．リンパ球浸潤が高度になると腺管構造も破壊され，線維芽細胞の増生や硝子様物質の沈着を認めることもある（写真2）．

　細胞診では，背景に多数の成熟リンパ球および形質細胞が出現し，その中に散在性にEMEI細胞集塊をみる．このEMEI細胞集塊は導管上皮細胞と筋上皮細胞からなり，類円形核の導管上皮細胞と短紡錘形核の筋上皮細胞が結合性を示す細胞集塊として認められる（写真3，4）．鑑別疾患として小細胞癌や腺癌のリンパ節転移，リンパ上皮癌あるいはワルチン腫瘍などがあげられ，出現した上皮細胞がEMEI細胞集塊か，その他の腫瘍細胞かについて詳細に観察する必要がある．また悪性リンパ腫の合併の有無にも留意すべきである．悪性リンパ腫は臨床症状として唾液腺と周囲リンパ節の腫大を示し，細胞形態としてリンパ球にくびれなどの核異型や免疫芽球様腫瘍細胞の出現，核内封入体（dutcher body）がみられる．さらに補助的診断法として免疫染色やフローサイトメトリーなども有用である．

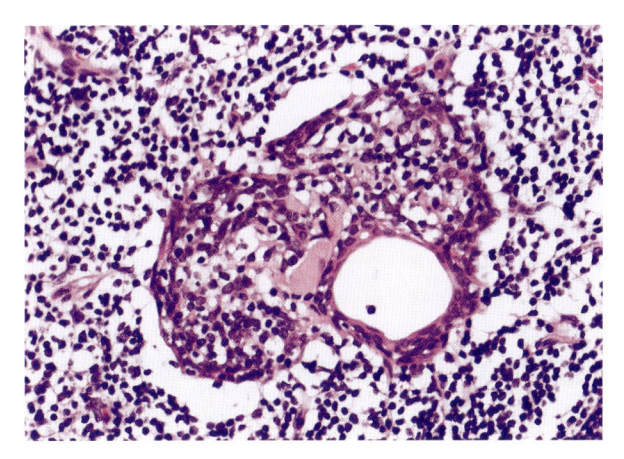

写真1　シェーグレン症候群組織像（HE染色，対物×20）
上皮筋上皮島は残存導管と筋上皮細胞の集塊である．内部には硝子様物質の沈着がみられる．

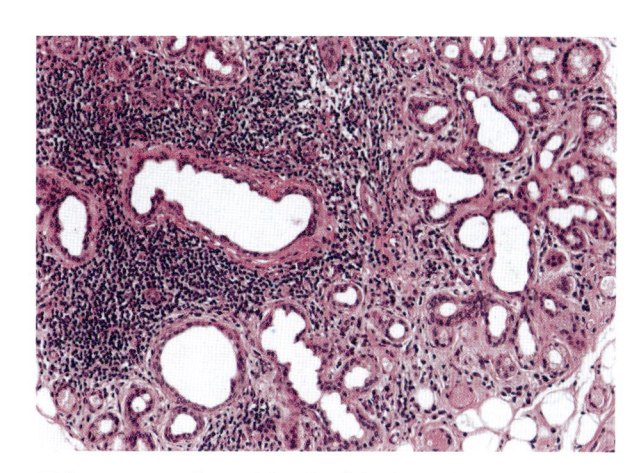

写真2　シェーグレン症候群組織像（HE染色，対物×20）
口唇生検では導管周囲にリンパ球浸潤を認め，腺房の萎縮や脱落，線維化も観察される．

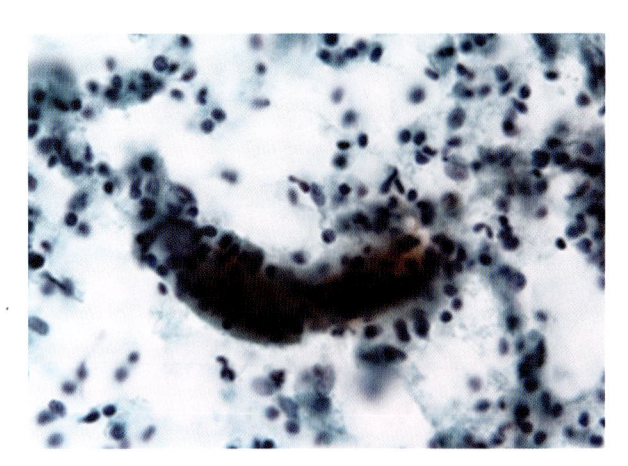

写真3　シェーグレン症候群細胞像（Pap.染色，対物×20）
多数のリンパ球を背景に結合性を示すEMEI細胞集塊をみる．集塊内は導管上皮細胞と濃縮核を示す筋上皮細胞よりなる．

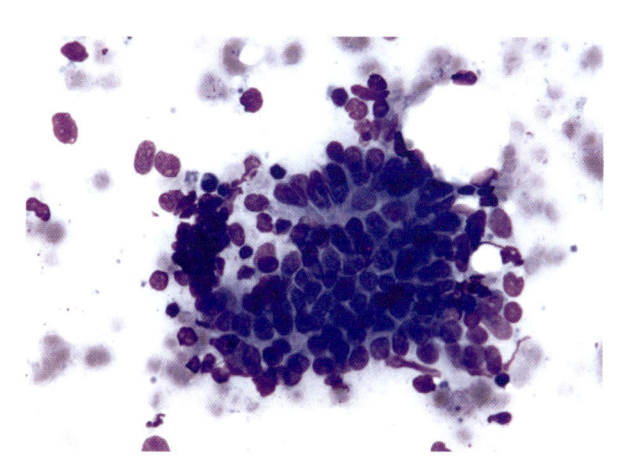

写真4　シェーグレン症候群細胞像
（Giemsa染色，対物×40）
細胞集塊は導管上皮細胞と濃縮核の筋上皮細胞よりなる．

第1章　Ⅶ. 唾液腺病変の病理組織と細胞診
2．良性腫瘍

1）多形腺腫
Pleomorphic adenoma, Mixed tumor

　唾液腺腫瘍のなかで最も高頻度（55〜70％）にみられる良性腫瘍である．好発年齢は30〜50歳の女性に多く，耳下腺，顎下腺および小唾液腺（主に口蓋腺）に発生する．発生頻度は耳下腺に最も多く，90％が浅葉にみられる．そのなかの50％が下部に認められる．発育は緩慢で周囲組織との境界が明瞭であるが，腫瘍摘出が不完全であれば再発することがある．再発時はしばしば多発性で，境界明瞭な類円形小結節を腺内や軟組織内に認める．また5〜10％に悪性転化をみることがある．

●組織像

　基本的に腫瘍は被膜で覆われているが，口腔粘膜に発生するものでは被膜が明らかでないこともある．割面は光沢があり，灰白色充実性である（写真1）．組織学的に腫瘍は導管上皮細胞と筋上皮細胞への分化を示す細胞（腫瘍性筋上皮細胞）が2層性腺管を形成し，種々の割合で粘液腫様間質がみられる（写真2，3）．腺管が拡張し，化生性の好酸性細胞，扁平上皮細胞あるいは粘液細胞を認めることがある（写真4，5）．腫瘍性筋上皮細胞は上皮様，基底細胞様，形質細胞様，淡明，星状および紡錘形細胞などの形態をとり，これらが混在しながら多彩な像を呈する（写真6〜8）．間質成分はアルシアン青染色陽性，PAS染色にて弱陽性〜陰性の粘液腫様間質とPAS染色陽性の基底膜様の硝子化間質を認める（写真9〜11）．しばしば小窩（lacuna）を伴う軟骨基質が形成され，骨や脂肪織が混在することもある（写真12，13）．免疫染色において腫瘍性筋上皮細胞はp63，α-SMA，GFAP，ビメンチン，S-100蛋白などの発現を示し，それぞれの発現強度や分布が症例によってさまざまである（写真14〜16）．

●細胞像

　背景の粘液腫様間質はPapanicolaou染色で半透明，ライトグリーン淡染性あるいは淡紫色を呈し，周囲境界は毛羽立つような所見を示す（写真17）．May-Giemsa染色では鮮やかな赤紫色の異染性を呈し（写真18），軟骨様基質の存在は多形腺腫を示唆する所見である．基底膜様物質はライトグリーン好性で，May-Giemsa染色でも異染性を示すが，粘液腫様間質と比較すると鮮やかな色調は乏しい印象を受ける（写真19）．通常は上皮様，基底細胞様の腫瘍性筋上皮細胞が集塊を形成し，形質細胞様，紡錘形ないし星状細胞が孤立散在性あるいは緩やかな結合を示しながら出現する（写真20）．

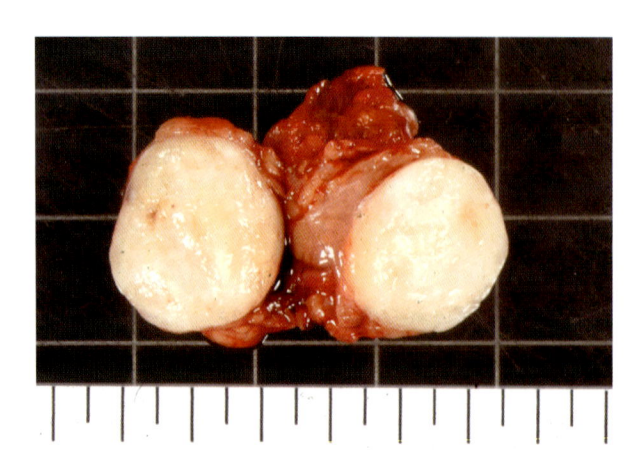

写真1　多形腺腫肉眼像
　　　　腫瘍は硬く，割面は灰白色充実性を示す．

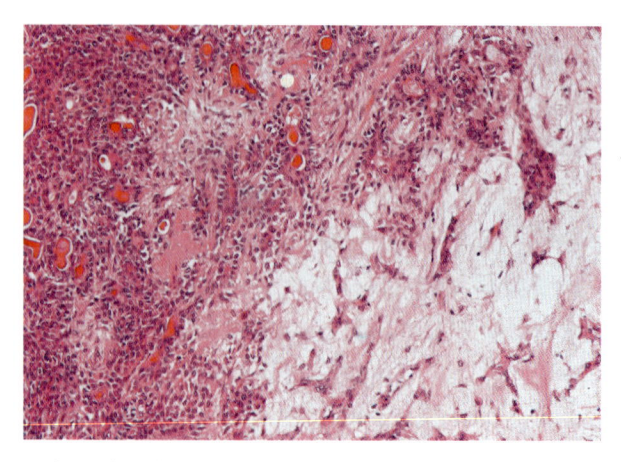

写真2　多形腺腫組織像（HE染色，対物×10）
　　　　腫瘍は，粘液腫様間質，管腔形成を示す導管上皮細胞および腫瘍性筋上皮細胞からなる．

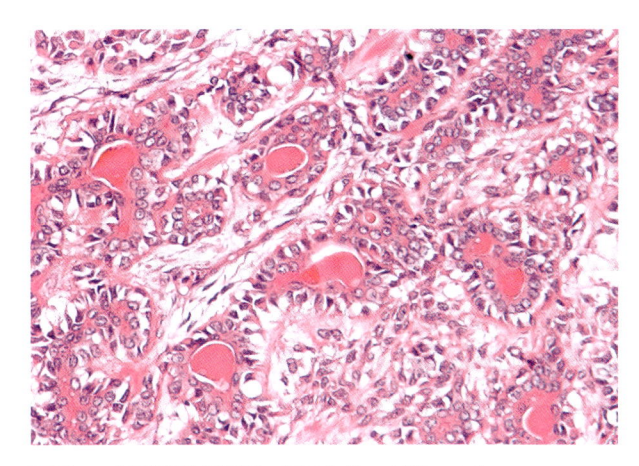

第1章　Ⅶ. 唾液腺病変の病理組織と細胞診 ── 105

写真3　多形腺腫組織像（HE 染色，対物×20）
腺管構造は，導管上皮細胞と腫瘍性筋上皮細胞からなる2層性配列を示す．

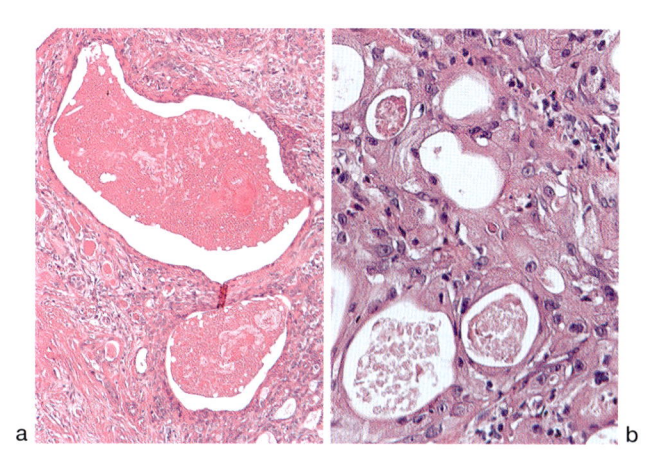

写真4　多形腺腫組織像（HE 染色，対物a：×10, b：×20）
拡張した腺管を認め，中には分泌物を認める（a）．好酸性変化を示す細胞が管腔を形成している（b）．

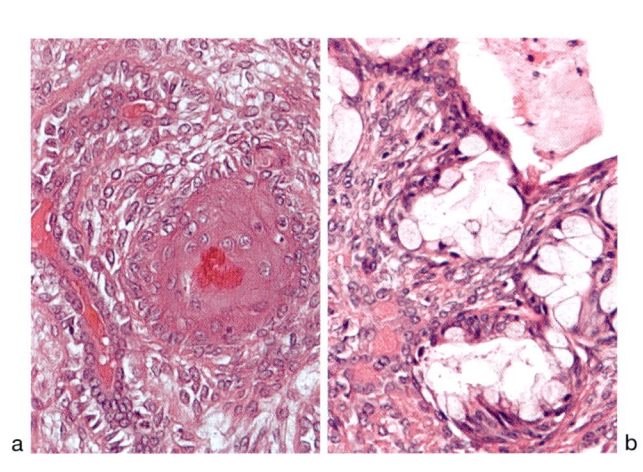

写真5　多形腺腫組織像（HE 染色，対物×20）
腫瘍内に化生性の扁平上皮細胞（a）や稀に粘液細胞（b）を認めることがある．

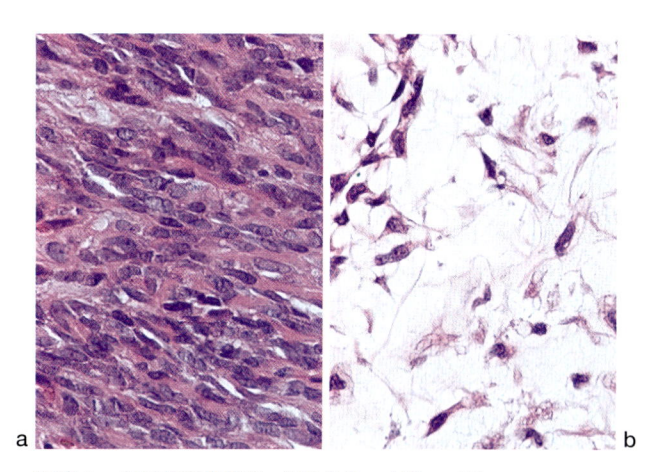

写真6　多形腺腫組織像（HE 染色，対物×40）
紡錘形（a）および星状（b）を示す腫瘍性筋上皮細胞．

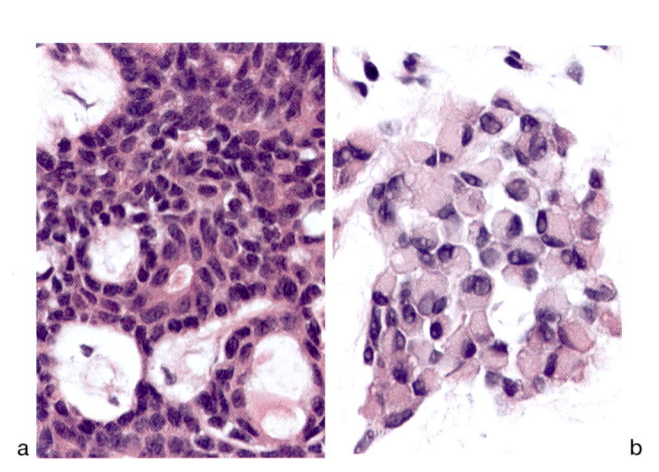

写真7　多形腺腫組織像（HE 染色，対物×40）
基底細胞様（a）および形質細胞様（b）の腫瘍性筋上皮細胞．

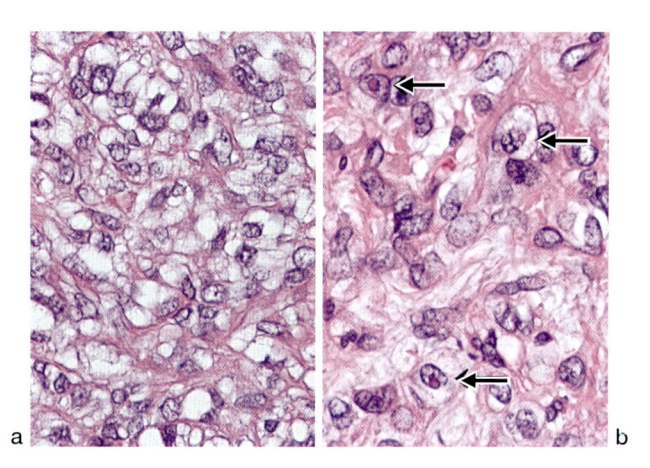

写真8　多形腺腫組織像（HE 染色，対物×40）
淡明細胞の形態を示す腫瘍性筋上皮細胞（a）．腫瘍性筋上皮細胞には，しばしば核内封入体像（↓）がみられるが，悪性の指標にはならない（b）．

106 —— 頭頸部・口腔細胞診アトラス

写真9　多形腺腫組織像（HE染色，対物×20）
粘液腫様間質はエオジン淡染性を示し，腫瘍性筋上皮細胞が混在する．

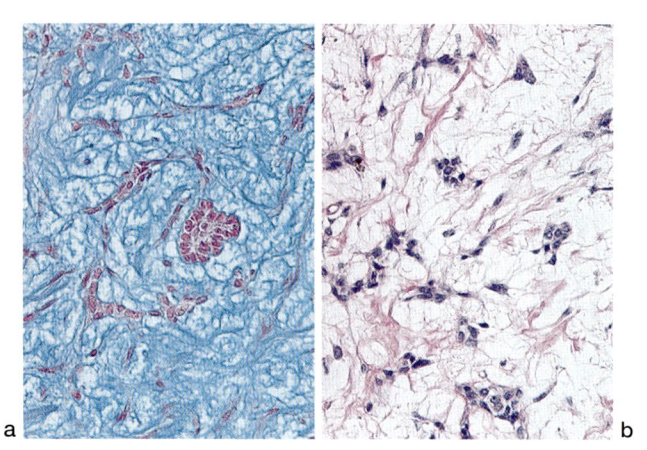

写真10　多形腺腫組織像
（a：アルシアン青染色，b：PAS染色，対物×20）
粘液腫様間質はアルシアン青陽性，PAS陰性〜弱陽性を示す．

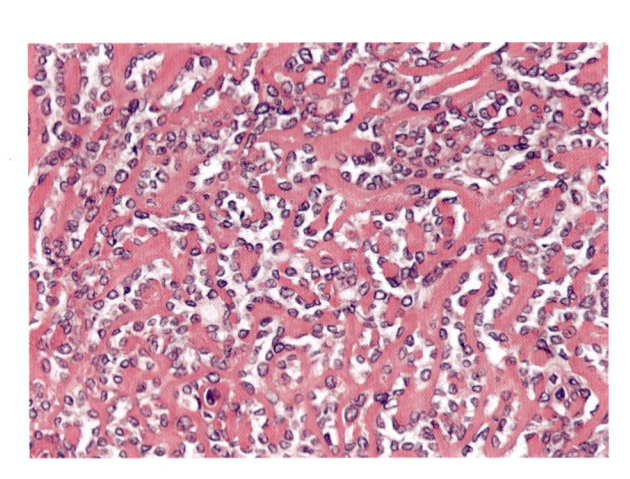

写真11　多形腺腫組織像（HE染色，対物×20）
好酸性硝子様の基底膜様物質を多量に産生するものもある．

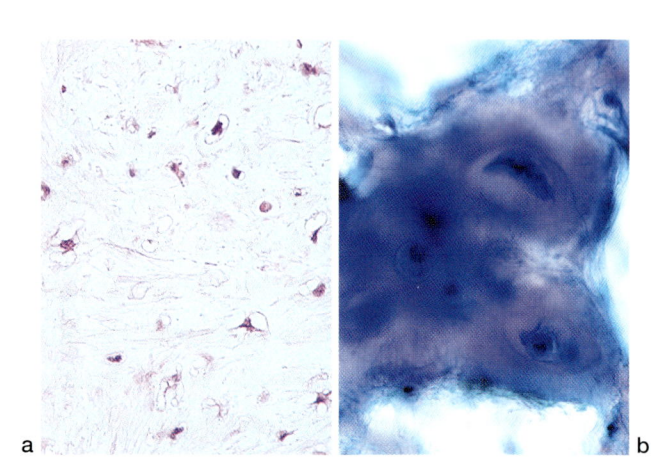

写真12　多形腺腫組織像と細胞像（a：HE染色，対物×20，b：Pap.染色，対物×100）
軟骨様基質の存在は多形腺腫を示唆する所見であるが，穿刺吸引細胞診での出現頻度は低い．

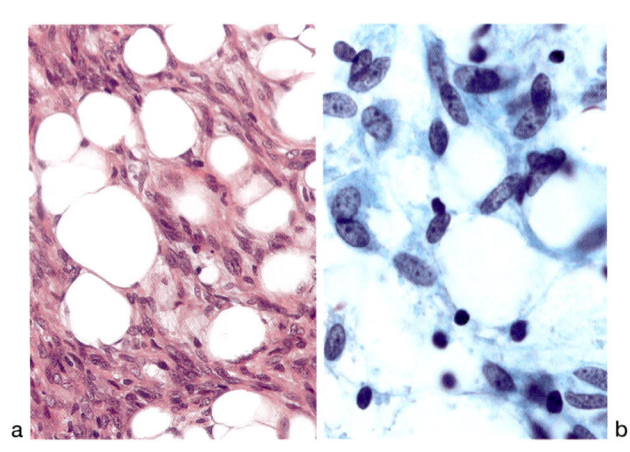

写真13　多形腺腫組織像と細胞像（a：HE染色，対物×40，b：Pap.染色，対物×100）
腫瘍内に脂肪織を認めることがある（a）．細胞診では，脂肪成分の判別が困難なことがある（b）．

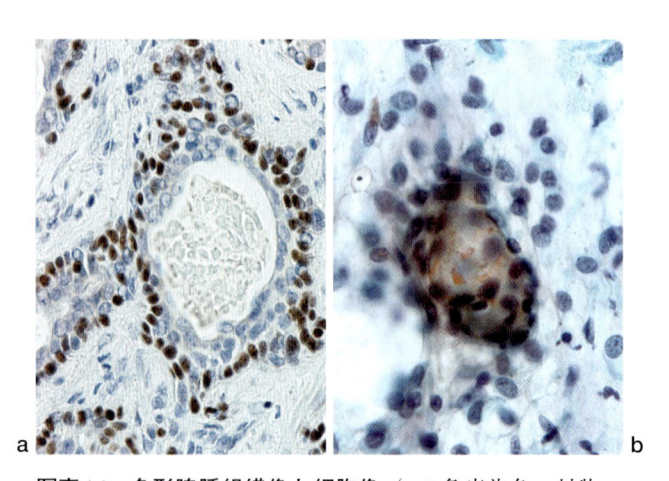

写真14　多形腺腫組織像と細胞像（a：免疫染色　対物×20，b：Pap.染色，対物×40）
導管上皮の外側の腫瘍性筋上皮細胞はp63の発現を示す（a）．導管上皮細胞集塊は結合性の強い集塊としてみられる（b）．

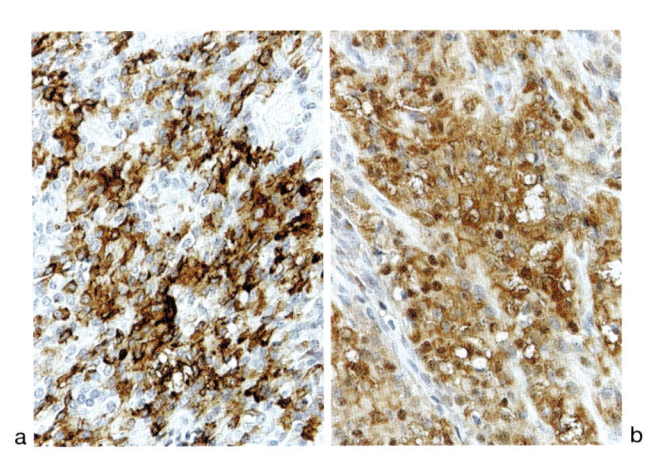

第1章 Ⅶ. 唾液腺病変の病理組織と細胞診 — 107

写真15 多形腺腫組織像（免疫染色，対物×20）
腫瘍性筋上皮細胞はα-SMA（a）やS-100蛋白（b）の発現を示す．

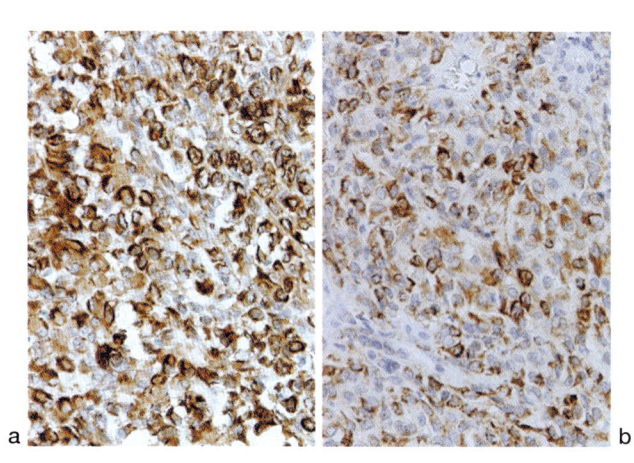

写真16 多形腺腫組織像（免疫染色，対物×20）
腫瘍性筋上皮細胞はビメンチン（a）やGFAP（b）の発現を示す．

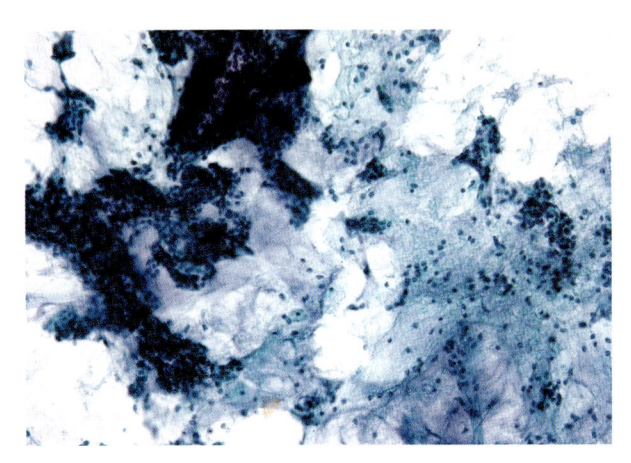

写真17 多形腺腫細胞像（Pap.染色，対物×10）
典型的な多形腺腫の弱拡大像．粘液腫様間質を伴う上皮細胞集塊を認める．粘液腫様間質はライトグリーン淡染性を示す．

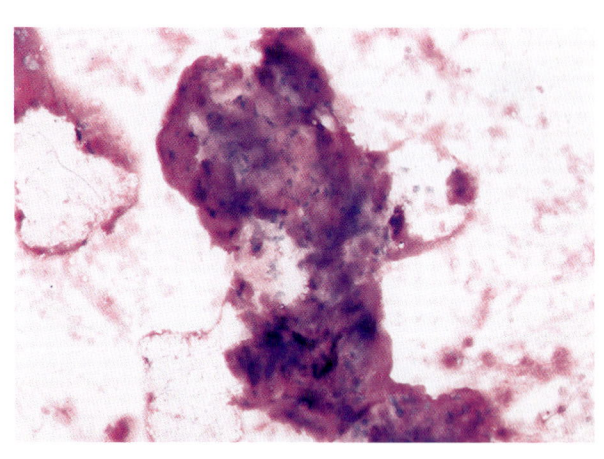

写真18 多形腺腫細胞像（Giemsa染色，対物×10）
粘液腫様間質は，Giemsa染色で桃色ないしは鮮やかな赤紫色の異染性を呈する．

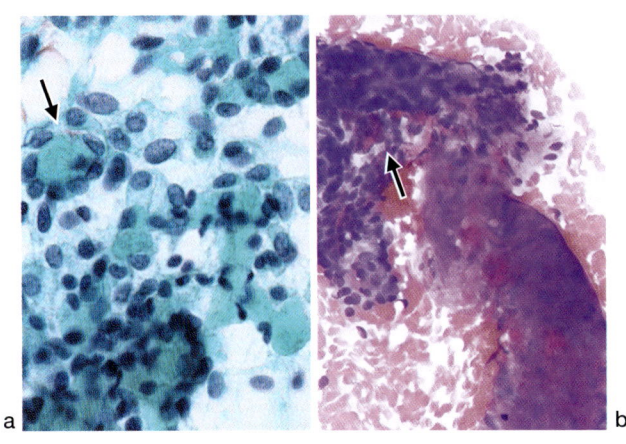

写真19 多形腺腫細胞像（a：Pap.染色，対物×40，b：Giemsa染色，対物×20）
硝子様物質（↓）を腫瘍性筋上皮細胞が取り囲む細胞像を呈している（a）．この物質は，Giemsa染色で異染性（↓）を示す（b）．

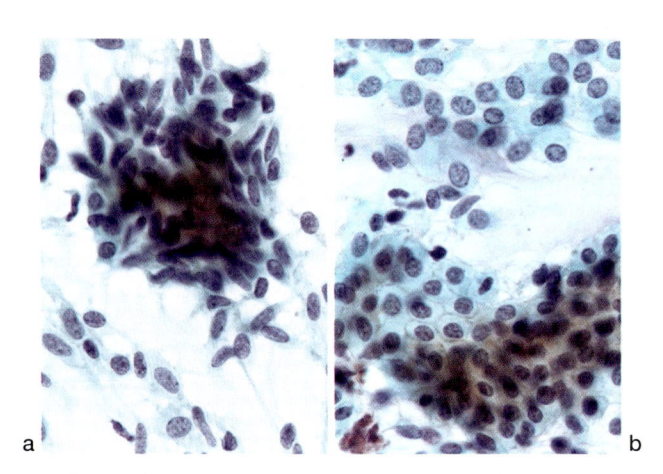

写真20 多形腺腫細胞像（Pap.染色，対物×40）
腫瘍性筋上皮の紡錘形細胞（a）と上皮様細胞（b）．

第1章 Ⅶ. 唾液腺病変の病理組織と細胞診
2. 良性腫瘍

2）筋上皮腫
Myoepithelioma

　全唾液腺腫瘍の約1.5％を占め，好発部位は多形腺腫と同様，耳下腺に多く（約40％），次いで口蓋が約20％である．男女差はなく，30～40歳代に発生のピークをみる．完全摘出により予後は良好である．組織学的には多形腺腫のなかでも著しく腫瘍性筋上皮細胞成分が優位な亜型とみなされているが，少数の腺管を許容する立場もあるため多形腺腫との区別が難しい場合も少なくない．また以前には局所浸潤性がより強く，悪性化しやすいなど臨床的態度の違いから多形腺腫と区別されていたが，現在ではこのような記載はなく，再発の頻度についても諸説がある．

●組織像

　周囲との境界明瞭な充実性結節としてみられ（写真1），割面は白色～灰黄白色を示すが，口腔の小唾液腺に発生した場合は被膜が不明瞭なこともある．構成細胞のほとんどが腫瘍性筋上皮細胞からなる良性腫瘍であり，Dardickらの分類では類上皮細胞型（45.0％）と紡錘細胞型（32.5％）が多く，形質細胞様細胞型（7.5％）や淡明細胞型（2.5％）は少ない（写真2～4）．免疫染色において筋上皮マーカー（α-SMA，GFAP，ビメンチン，S-100蛋白など）の発現を示し，それぞれのマーカーにおける発現態度の強弱は多形腺腫と同様に症例によって多少異なる．

●細胞像

　多形腺腫と同様に上皮様細胞（epithelioid cell）（写真5），紡錘形細胞（spindle cell）（写真6），形質細胞様細胞（plasmacytoid cell）（写真7, 8），淡明細胞（clear cell）などが出現し，各々が単独または混在して認められる．多形腺腫にみられるような粘液腫様間質や導管上皮細胞などの細胞成分を欠いた細胞像を示すが，腫瘍性筋上皮細胞は多形腺腫と同様であるため，細胞診のみでの確定診断は現実的には不可能である．上皮様細胞は類円形あるいは短紡錘形核で緩い結合性を示し，集塊内の細胞は密で索状，渦巻状あるいは錯綜配列を示す．紡錘形細胞は核が紡錘形を呈し，結合性が乏しく孤立散在性にみられる．形質細胞様細胞は偏在する類円形核を有し，孤立散在性にみられる．またMay-Giemsa染色では核周明庭を有し，形質細胞に類似した形態を示すことがある．

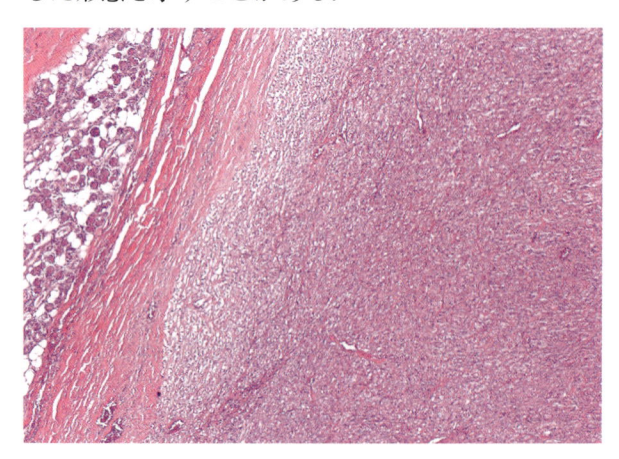

写真1　筋上皮腫組織像（HE染色，対物×4）
　　　腫瘍は充実性増殖を呈し，耳下腺組織とは線維性被膜で明瞭に境される．

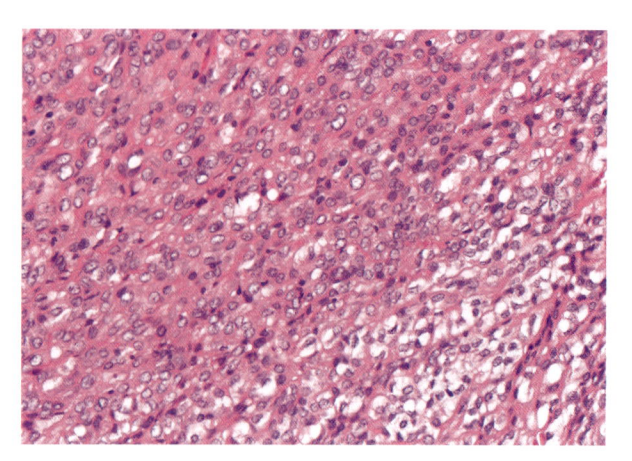

写真2　筋上皮腫組織像（HE染色，対物×20）
　　　好酸性胞体を有する上皮様細胞（左上方）と明るい胞体を有する淡明細胞（右下方）が混在している．

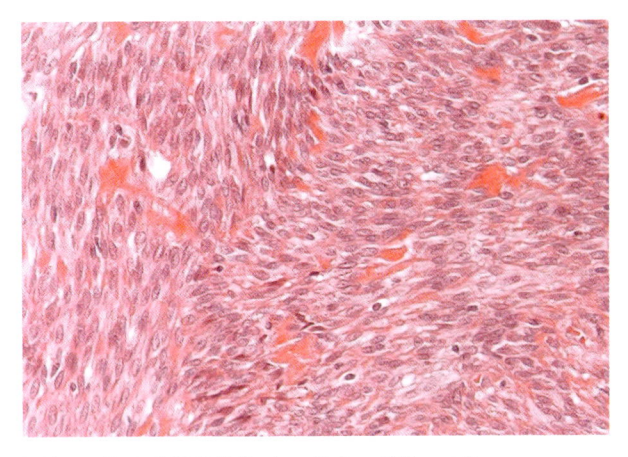

第 1 章　Ⅶ. 唾液腺病変の病理組織と細胞診 ── 109

写真 3　筋上皮腫組織像（HE染色，対物×20）
　　　　紡錘形の腫瘍性筋上皮細胞が充実性増殖を示し，腺管構造はみられない．

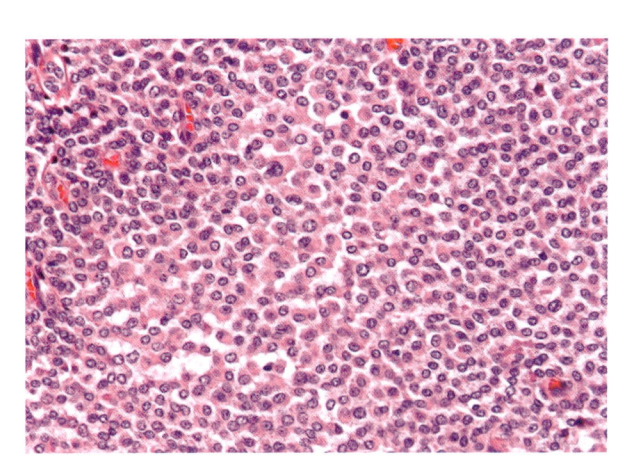

写真 4　筋上皮腫組織像（HE染色，対物×20）
　　　　形質細胞様の腫瘍性筋上皮細胞が充実性増殖を示す．

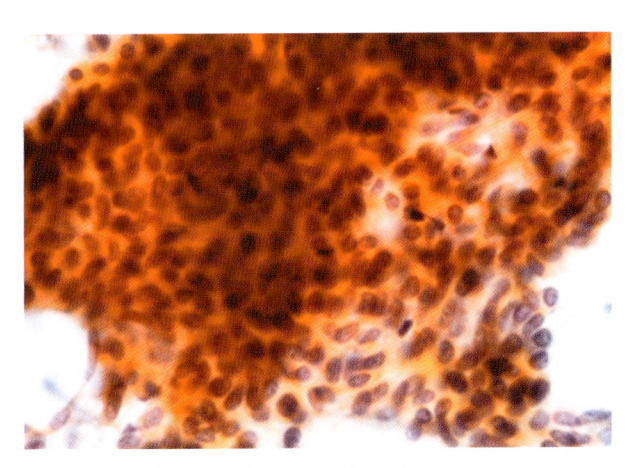

写真 5　筋上皮腫細胞像（Pap.染色，対物×40）
　　　　重積性を伴う集塊で出現する上皮様の腫瘍性筋上皮細胞．明らかな核異型はみられない．

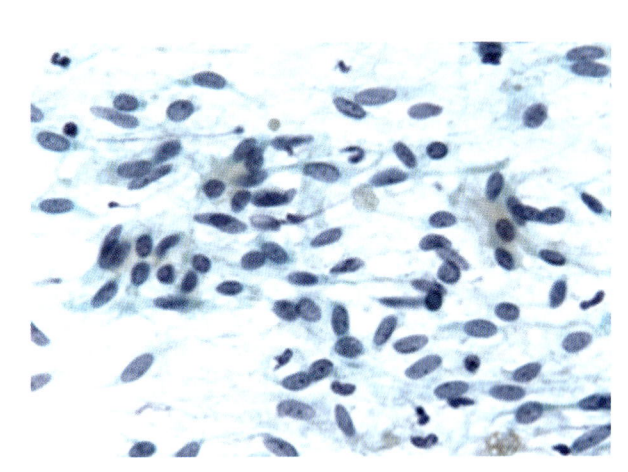

写真 6　筋上皮腫細胞像（Pap.染色，対物×40）
　　　　淡い細胞質を有し，結合性の乏しい紡錘形核を有する腫瘍性筋上皮細胞．

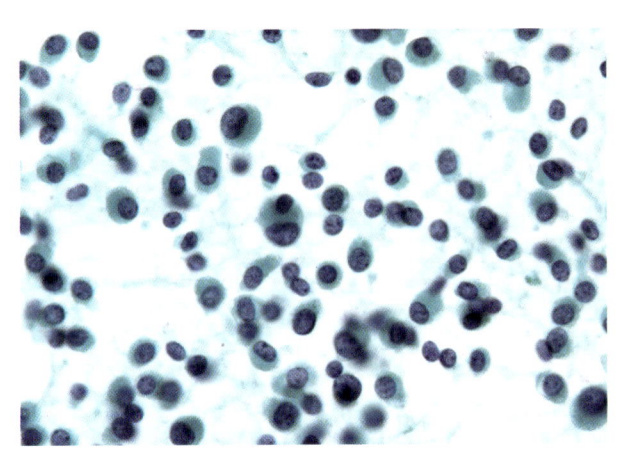

写真 7　筋上皮腫細胞像（Pap.染色，対物×40）
　　　　結合性に乏しく孤立散在性に出現する形質細胞様細胞．

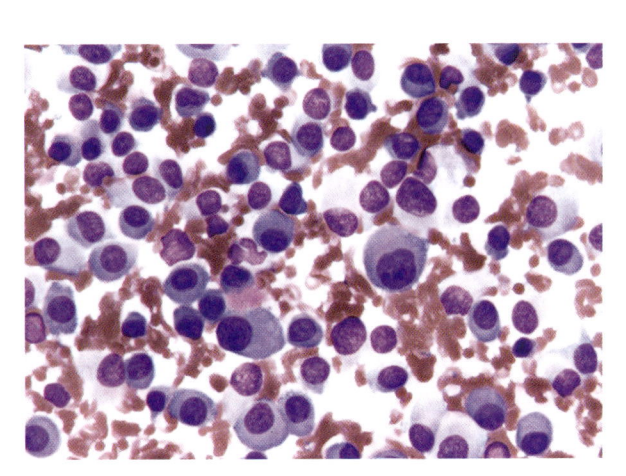

写真 8　筋上皮腫細胞像（Giemsa染色，対物×40）
　　　　形質細胞様細胞．核偏在性を示し，軽度の核大小不同を認める．

第1章　Ⅶ. 唾液腺病変の病理組織と細胞診

2. 良性腫瘍

3）基底細胞腺腫
Basal cell adenoma

　60歳代にピークを有し，やや女性に多い．ほとんどが耳下腺に集中するが，稀に口腔内にもみられる．緩慢な増殖を示し，3cm以下のものが多い．WHO分類では全唾液腺腫瘍の約1〜3％と稀な良性腫瘍とされるが，わが国での頻度は7％前後である．

● 組織像

　線維性被膜を有し，境界明瞭な腫瘍を形成する．割面は白色〜黄白色充実性を示し，内部にはしばしば大小の嚢胞状構造を伴う（**写真1**）．多くは充実性腫瘍を示すが（**写真2**），大きな嚢胞変化を呈することもある（**写真3, 4**）．細胞の増殖形態により充実型（solid type），管状型（tubular type），索状型（trabecular type）および膜状型（membranous type）に分けられるが，各型の像は混在することが多い（**写真5〜7**）．2層性を示す腺管構造の内層は導管上皮細胞よりなり（**写真8**），ときに化生性の扁平上皮細胞を伴う．腺様嚢胞癌に類似した篩状様構造を呈することがある（**写真9**）．腺管の外層および胞巣を形成する細胞は基底細胞様を呈する腫瘍性筋上皮細胞で，胞巣辺縁の柵状配列が特徴的である（**写真10**）．基底膜様物質はPAS染色陽性を示し，Ⅳ型コラーゲンやラミニンの発現を認める（**写真11, 12**）．

● 細胞像

　充実性腫瘍からの穿刺吸引細胞像は，細胞密度の高い重積性集塊をなす腫瘍細胞が認められる（**写真13**）．腫瘍細胞のN/C比は高く，集塊辺縁の一部の核配列が柵状（nuclear palisading arrangement）を呈することもある（**写真14**）．腫瘍細胞は基底細胞に類似した均一な類円形〜短紡錘形核を有する細胞で構成され，クロマチンが濃縮状あるいは細顆粒状を呈する（**写真15, 16**）．背景に壊死を伴うことはなく，腫瘍細胞に著しい異型や核小体の明瞭化，核分裂像は認めない．また細胞質辺縁，集塊内外には，ライトグリーン好性の基底膜様物質を認めることがあり（**写真17**），これらはMay-Giemsa染色で異染性を示す（**写真18**）．嚢胞部分からの穿刺吸引細胞像は組織球を背景に認め，通常腫瘍細胞の出現量は乏しいが（**写真19**），稀に大型集塊の出現をみることもある（**写真20**）．

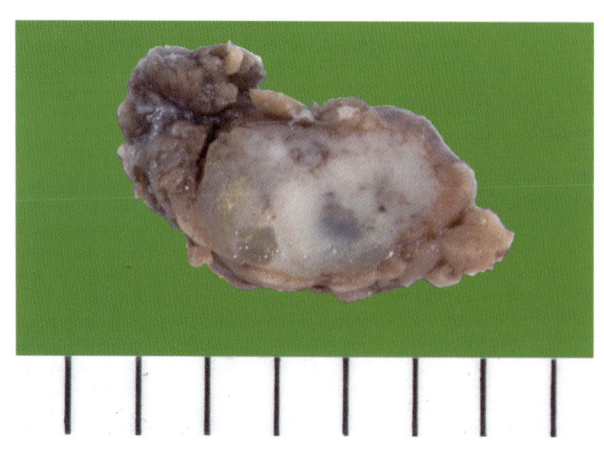

写真1　基底細胞腺腫肉眼像
腫瘍割面は灰白色充実性で，一部に嚢胞構造を伴う．

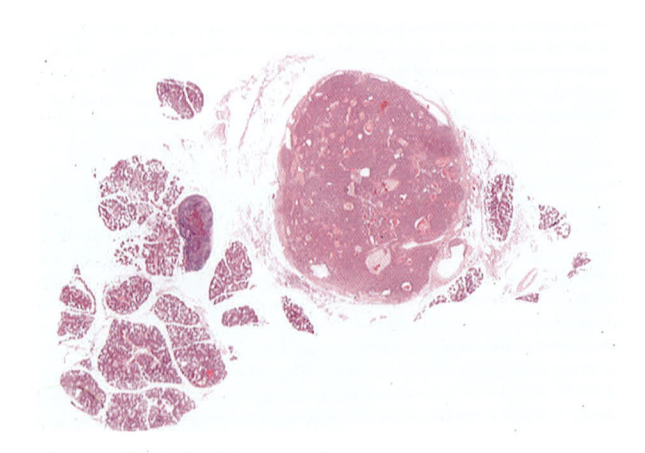

写真2　基底細胞腺腫ルーペ像
境界明瞭な充実性腫瘍を呈する．

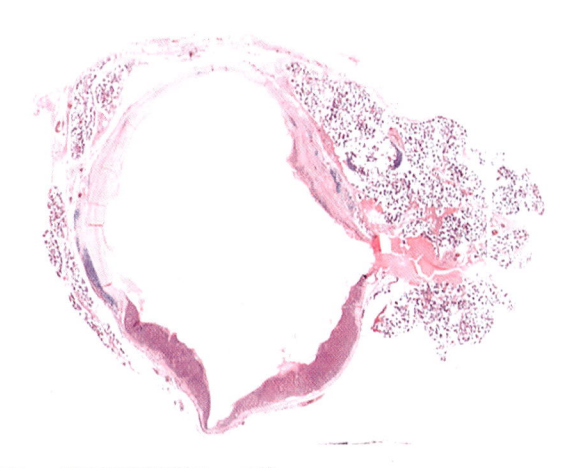

第1章　Ⅶ. 唾液腺病変の病理組織と細胞診 ── 111

写真3　基底細胞腺腫ルーペ像
肉眼上，嚢胞状を呈する基底細胞腺腫．細胞診での出現細胞は一般に充実性増殖のものと比べ少ない．

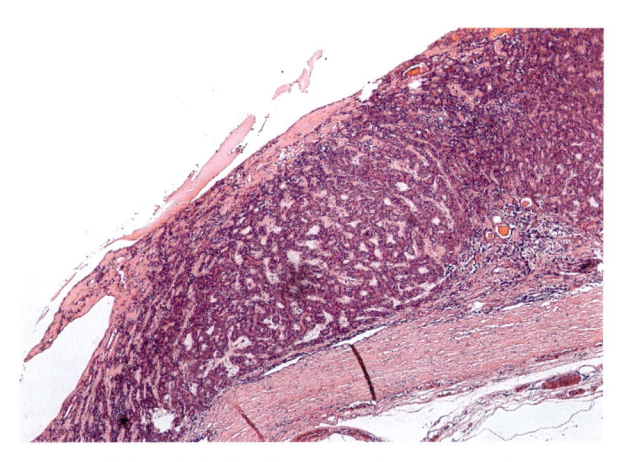

写真4　基底細胞腺腫組織像（HE染色，対物×10）
嚢胞壁の一部に腫瘍細胞を認める．

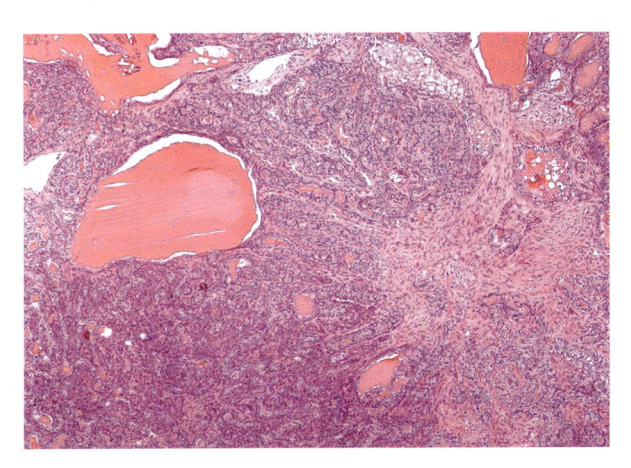

写真5　基底細胞腺腫組織像（HE染色，対物×4）
腫瘍細胞は充実性増殖を示し，嚢胞状に拡張した腺管を認める．

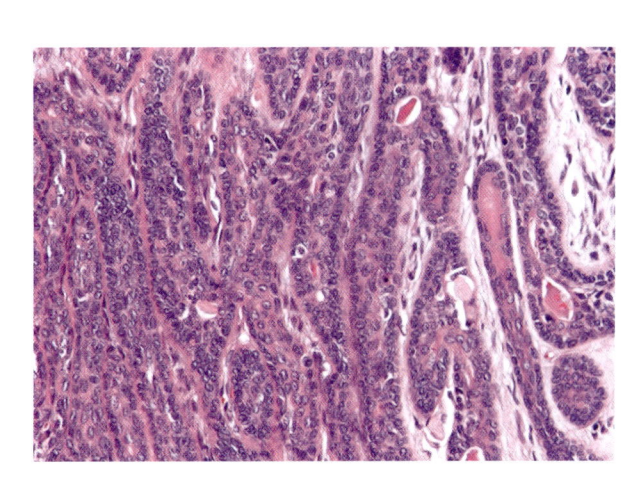

写真6　基底細胞腺腫組織像（HE染色，対物×20）
2層性配列が明瞭な管状型の組織像を呈している．

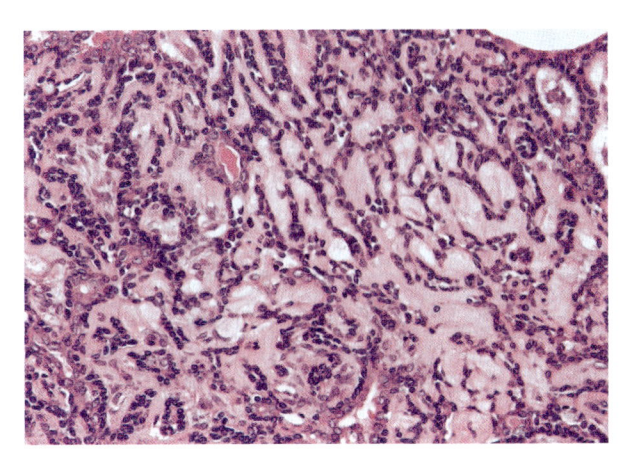

写真7　基底細胞腺腫組織像（HE染色，対物×20）
広範囲あるいは部分的に著しい基底膜様物質の産生を示す．

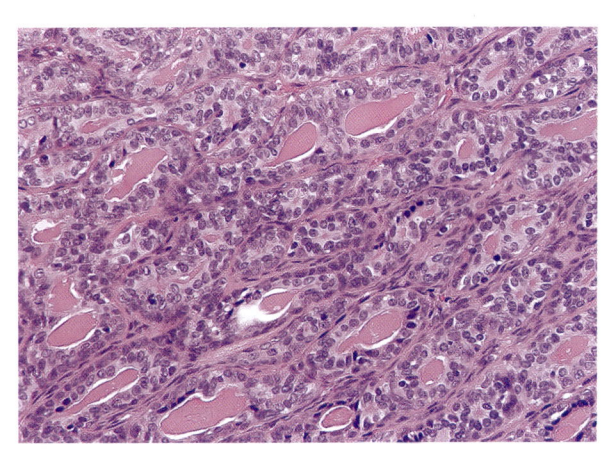

写真8　基底細胞腺腫組織像（HE染色，対物×20）
2層性腺管は内層の導管上皮と外層の基底細胞様筋上皮細胞からなる．

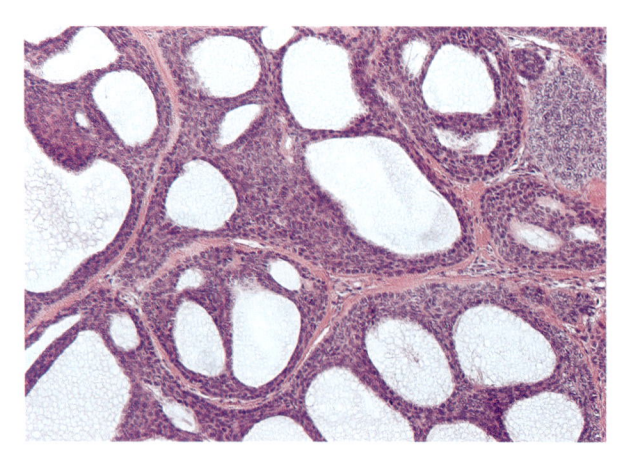

112 —— 頭頸部・口腔細胞診アトラス

写真9 　基底細胞腺腫組織像（HE染色，対物×10）
稀に腺様囊胞癌に類似した像を示すものもある．

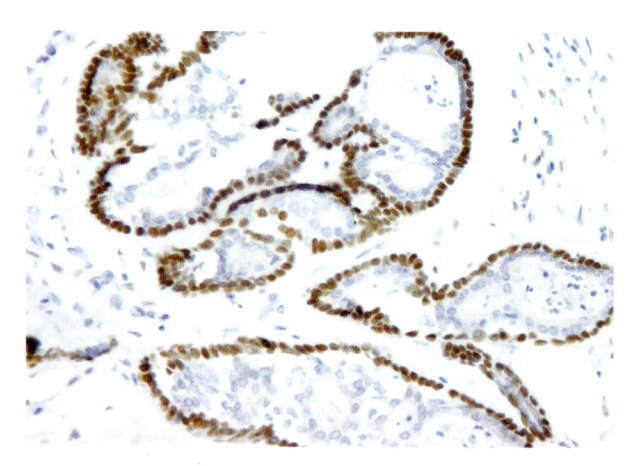

写真10 　基底細胞腺腫組織像（免疫染色，対物×20）
外層の筋上皮細胞はp63の発現を示す．

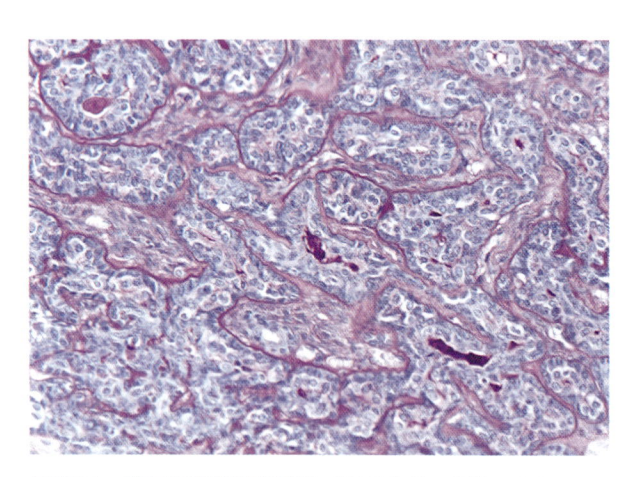

写真11 　基底細胞腺腫組織像（PAS染色，対物×20）
胞巣や腺管を取り巻くようにPAS染色陽性～弱陽性を示す基底膜様物質がみられる．

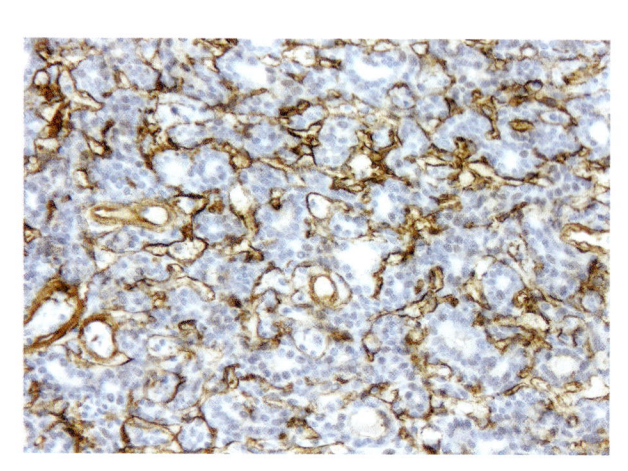

写真12 　基底細胞腺腫組織像（免疫染色，対物×20）
基底膜構造に一致してラミニンの発現がみられる．

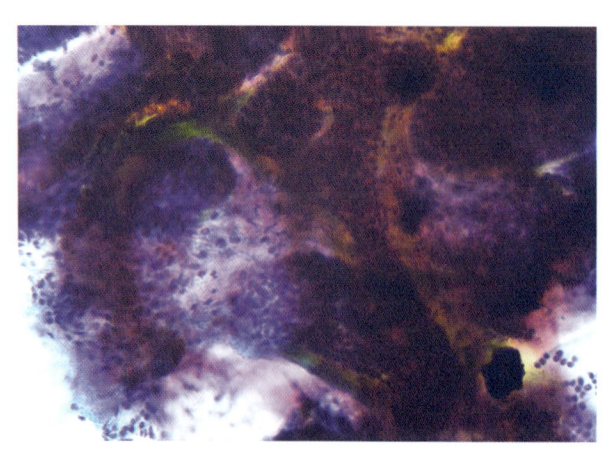

写真13 　基底細胞腺腫細胞像（Pap.染色，対物×10）
結合の強い重積集塊が出現している．

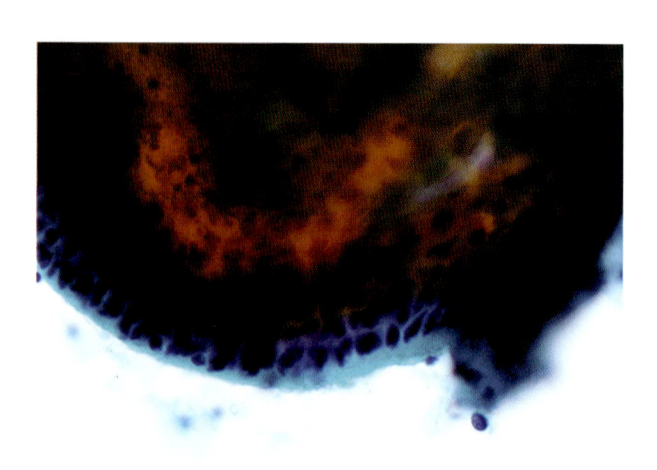

写真14 　基底細胞腺腫細胞像（Pap.染色，対物×20）
細胞診でも胞巣辺縁の柵状配列がみられることがある．外周には基底膜構造がみられる．

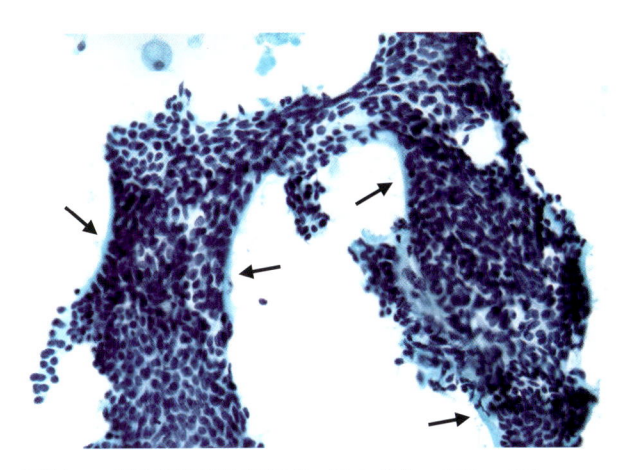

第1章 Ⅶ. 唾液腺病変の病理組織と細胞診 —— 113

写真15 基底細胞腺腫細胞像（Pap.染色，対物×20）
大型のシート状集塊を示し，集塊辺縁には基底膜構造（↓）を認める．

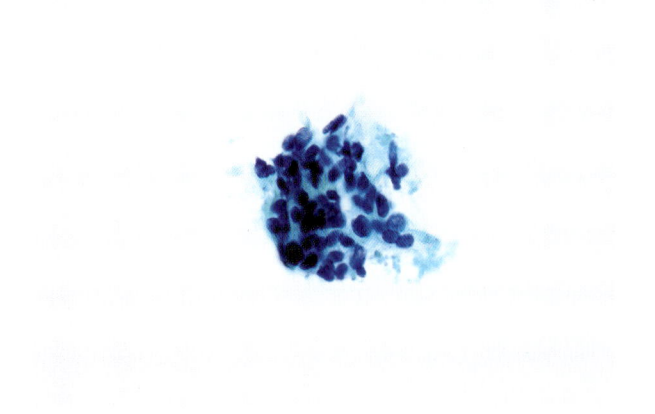

写真16 基底細胞腺腫細胞像（Pap.染色，対物×40）
通常は中〜小集塊でみられることが多く，核が小型で濃染性を示す．

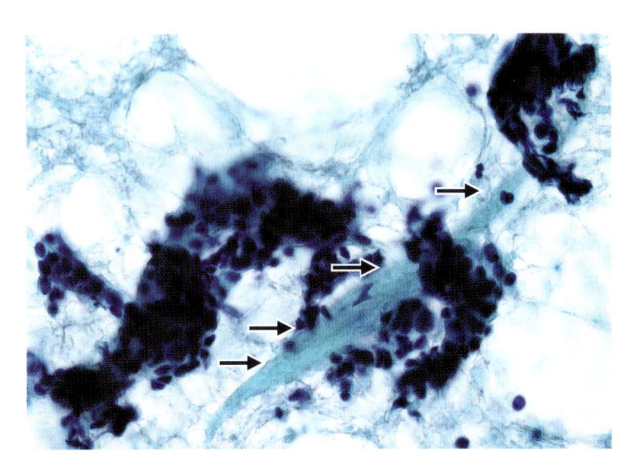

写真17 基底細胞腺腫細胞像（Pap.染色，対物×40）
基底細胞に類似した腫瘍細胞の集塊に基底膜様物質が混在する（↓）．

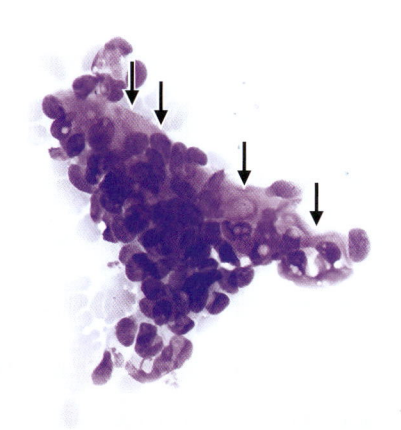

写真18 基底細胞腺腫細胞像（Giemsa染色，対物×40）
基底膜様物質はGiemsa染色にて異染性を示す（↓）．

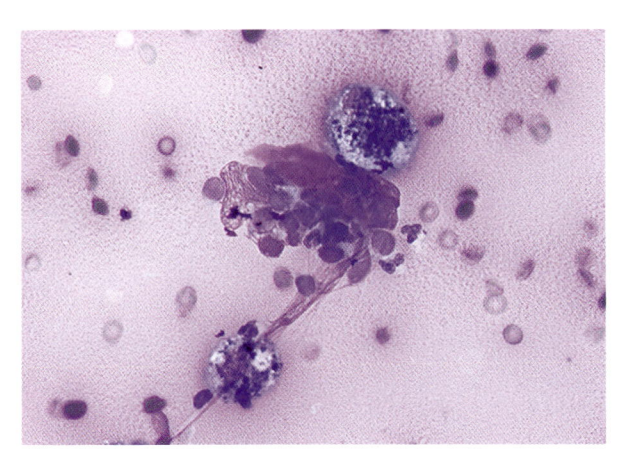

写真19 基底細胞腺腫細胞像（Giemsa染色，対物×40）
囊胞部分からの穿刺吸引細胞像では，通常，細胞成分に乏しく，腫瘍細胞の小集塊をみる．

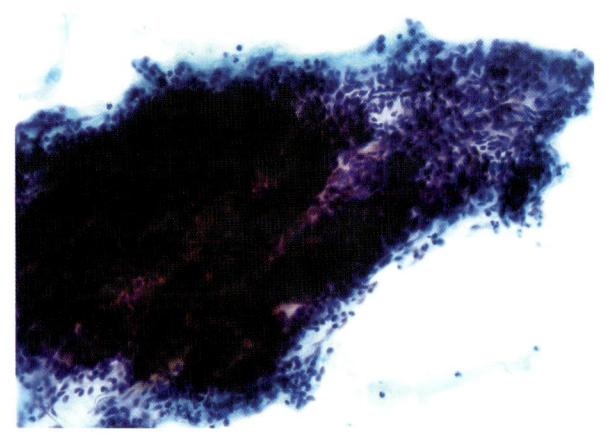

写真20 基底細胞腺腫細胞像（Pap.染色，対物×20）
囊胞部分からの穿刺吸引細胞像では，稀に大型集塊を認める．

第1章　Ⅶ. 唾液腺病変の病理組織と細胞診
2. 良性腫瘍

4) ワルチン腫瘍
Warthin tumor

　以前は腺リンパ腫（adenolymphoma）あるいは乳頭状リンパ腫性嚢胞腺腫（papillary cystadenoma lymphomatosum）などともよばれていた．50歳以上の男性の耳下腺に好発し，小唾液腺では極めて稀である．両側性にみられることがあり，また片側性でも多発することがある．腫瘤の大きさは2～5cm大のものが多く，軟らかい．喫煙との関連が強いとされる．発育は緩徐で，無痛性の腫瘤を形成するが，二次的な炎症や壊死をきたした場合（壊死性ないしは化生性ワルチン腫瘍）は疼痛を伴う．また稀に悪性転化をきたし，扁平上皮癌，粘表皮癌，腺癌NOSおよび未分化癌などの発生をみることもある．

●組織像
　腫瘍は被膜を有し，周囲との境界は明瞭である．割面は乳白色から褐色調で，嚢胞状部分と充実性部分が種々の割合で混在し，嚢胞内には泥状物質が充満している（写真1）．稀に嚢胞腔内に著明な粘液の貯留を認める（写真2）．組織学的に腫瘍は好酸性細胞と成熟したリンパ組織から構成されている（写真3, 4）．腺管構造は2層性を示し，内側の高円柱状を呈する好酸性細胞と外側の立方状をなす基底細胞から構成され（写真5），好酸性細胞が嚢胞腔内に乳頭状増殖を示す．嚢胞内の泥状物質はエオジン好性で壊死変性様所見を呈する（写真6）．嚢胞構造の破綻により内容液がリンパ間質へ漏出すると好中球浸潤や扁平上皮化生を引き起こす（写真7）．また，PAS染色陽性の化生性粘液細胞の混在を認めることがある（写真8, 9）．電顕的に好酸性細胞の細胞質内に多数のミトコンドリアが観察される．

●細胞像
　嚢胞部分からの穿刺吸引では，茶褐色の泥状分泌物が吸引されることが多く，その細胞像は漿液性，粘液性および壊死様などさまざまな背景所見を呈する（写真10）．通常は多数の異型を伴わないリンパ球（成熟リンパ球主体で，ときに幼若リンパ球が混在）を背景に好酸性細胞の集塊をみる（写真11～13）．リンパ間質成分が優位な細胞像を示すワルチン腫瘍は，正常リンパ節との鑑別が必要となるが（写真14），ワルチン腫瘍の場合は無核の変性した好酸性細胞をみることが多い（写真15）．その他に化生性の扁平上皮細胞，粘液細胞（杯細胞），さらに肥満細胞およびコレステリン結晶などの出現を認めることもある（写真16～20）．

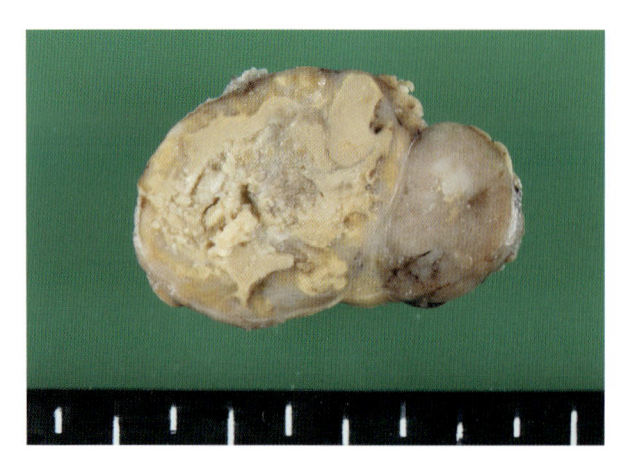

写真1　ワルチン腫瘍肉眼像
　　　腫瘍は褐色調を示し，嚢胞内には泥状物質が充満している．

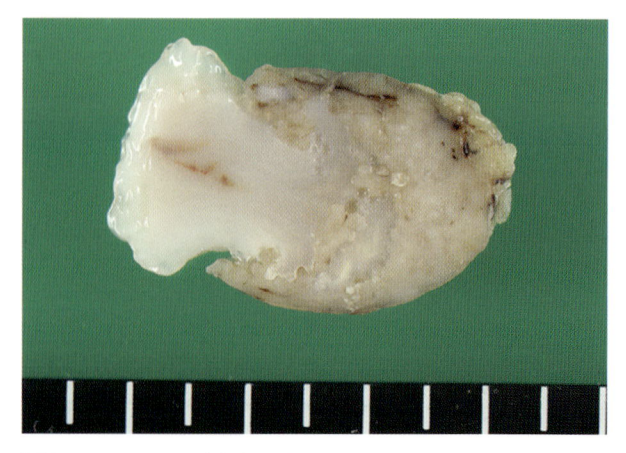

写真2　ワルチン腫瘍肉眼像
　　　稀に粘液性の内容物をみることがある．

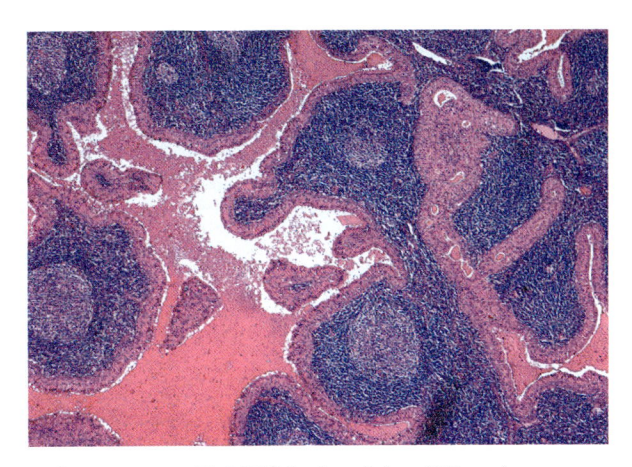

第1章 Ⅶ. 唾液腺病変の病理組織と細胞診 ── 115

写真3 ワルチン腫瘍組織像（HE染色，対物×4）
腫瘍は囊胞構造を示し，内腔には内容液が充満している．

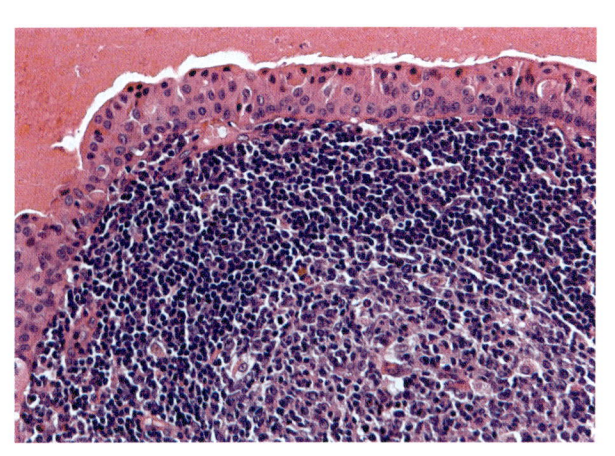

写真4 ワルチン腫瘍組織像（HE染色，対物×20）
腫瘍はリンパ間質および好酸性細胞からなり，リンパ組織には胚中心を伴う．

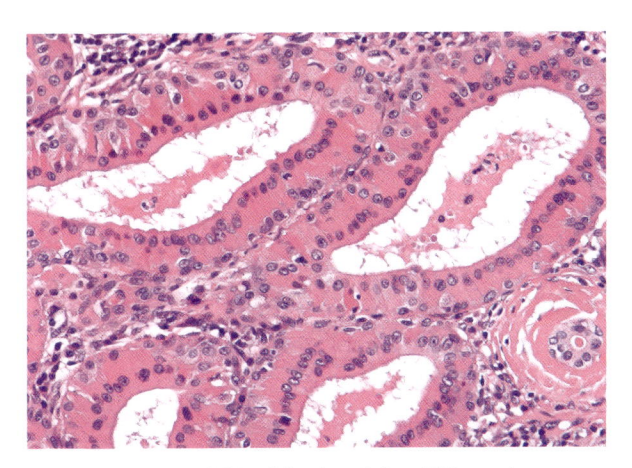

写真5 ワルチン腫瘍組織像（HE染色，対物×20）
上皮細胞は2層性を示し，好酸性の胞体を有する好酸性細胞からなる．

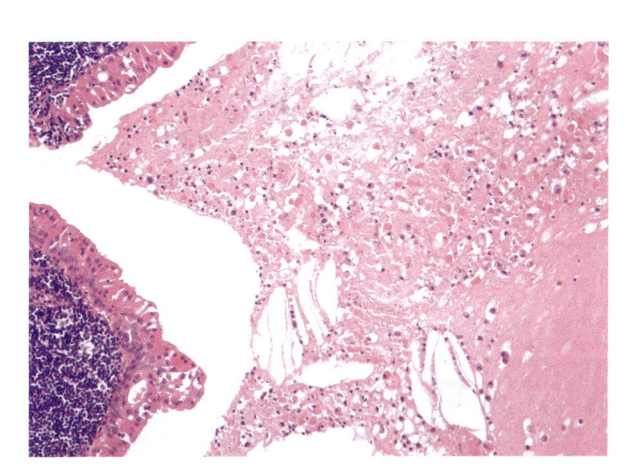

写真6 ワルチン腫瘍組織像（HE染色，対物×10）
囊胞内容物は壊死変性様所見を呈し，ワルチン腫瘍を同定する一助になる．

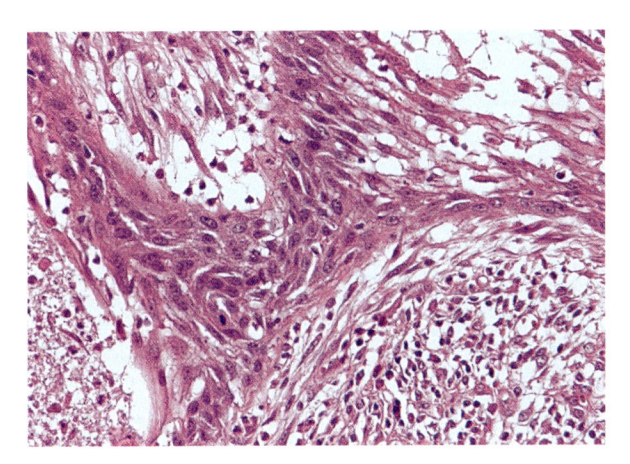

写真7 ワルチン腫瘍組織像（HE染色，対物×20）
化生性の扁平上皮細胞を伴うワルチン腫瘍．好酸性細胞が扁平上皮化生を起こし，囊胞腔内には多くの好中球を認める．

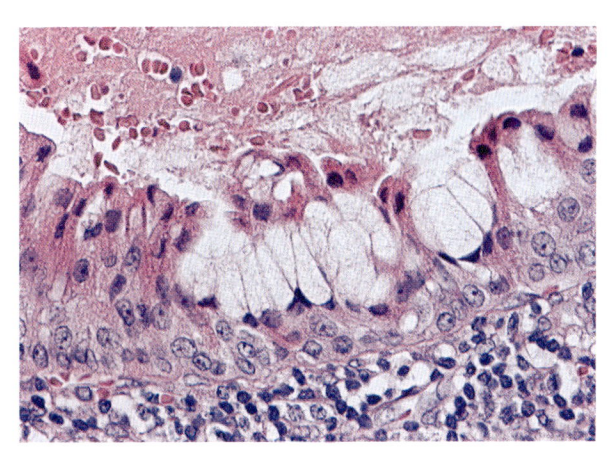

写真8 ワルチン腫瘍組織像（HE染色，対物×40）
化生性の粘液細胞を伴うワルチン腫瘍．内腔面に杯細胞が出現している．

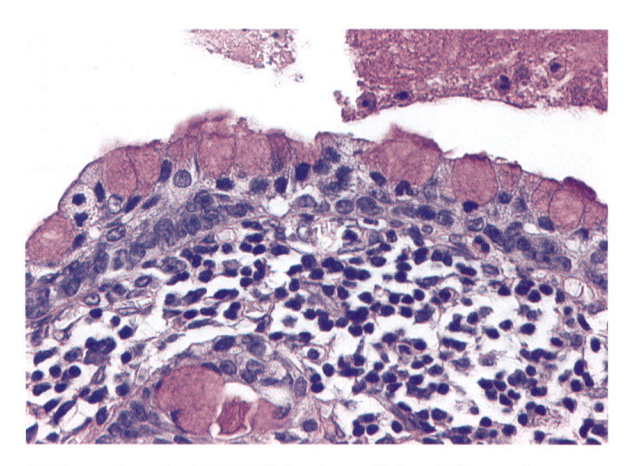

116 — 頭頸部・口腔細胞診アトラス

写真9 ワルチン腫瘍組織像（PAS染色，対物×40）
粘液化生細胞はPAS陽性の粘液を有している．

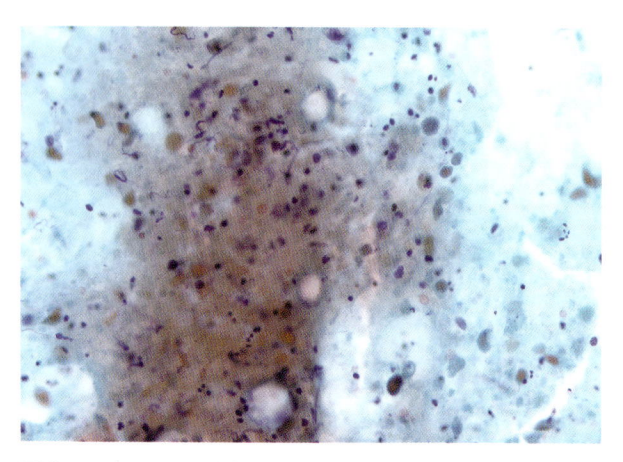

写真10 ワルチン腫瘍細胞像（Pap.染色，対物×20）
壊死変性物質の中には，変性した上皮成分やリンパ球をみることが多い．

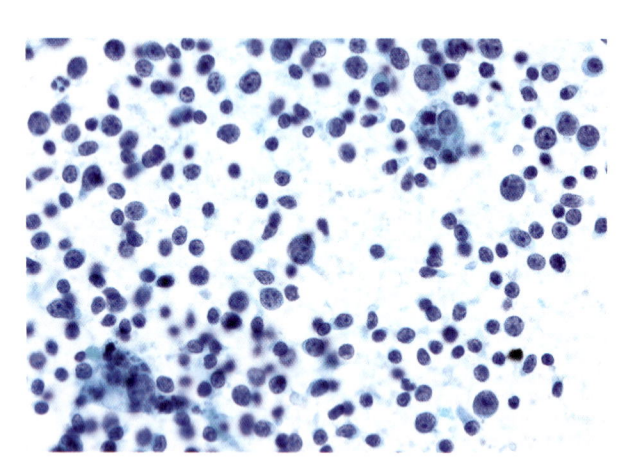

写真11 ワルチン腫瘍細胞像（Pap.染色，対物×40）
リンパ間質の細胞像．成熟および幼若リンパ球やマクロファージの混在を認める．

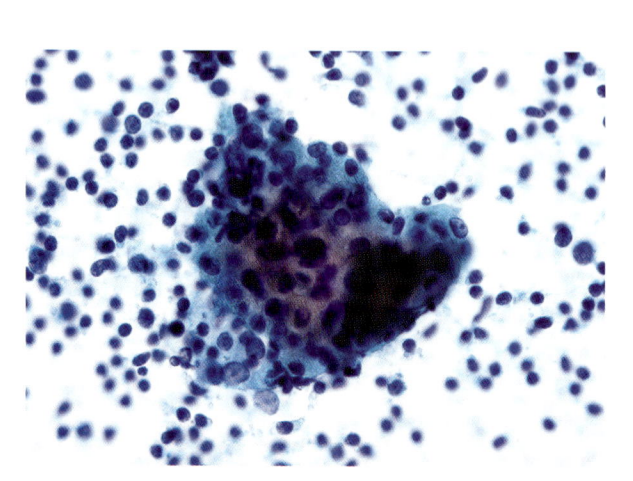

写真12 ワルチン腫瘍細胞像（Pap.染色，対物×40）
リンパ球を背景に上皮細胞集塊を認め，two cell patternを示す．

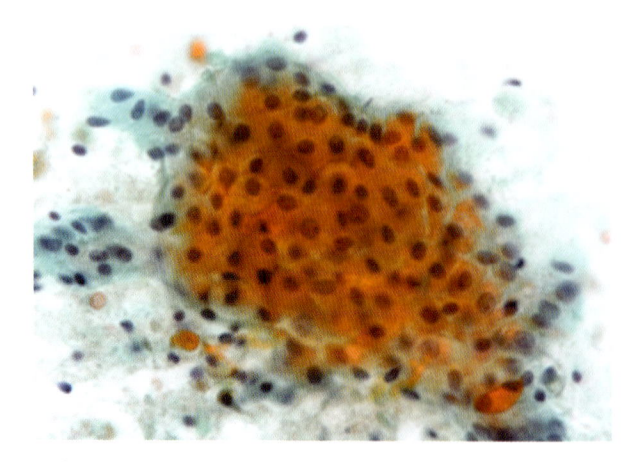

写真13 ワルチン腫瘍細胞像（Pap.染色，対物×40）
好酸性細胞は，しばしば細胞質がエオジン好性に染色される．

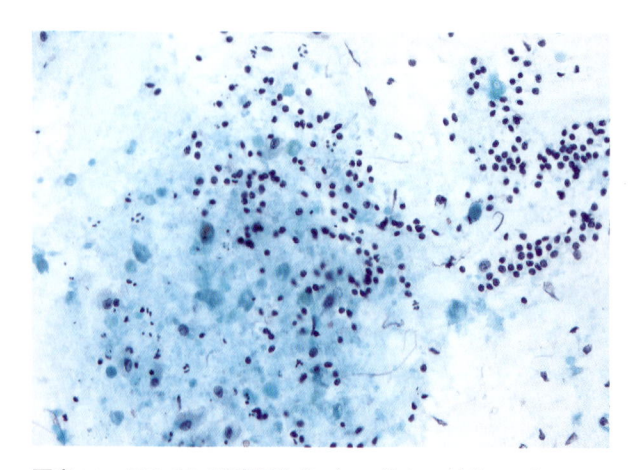

写真14 ワルチン腫瘍細胞像（Pap.染色，対物×20）
リンパ球主体の細胞像を示し，正常リンパ節に類似した細胞像を呈しているが，ワルチン腫瘍では背景に変性細胞を認めることが多い．

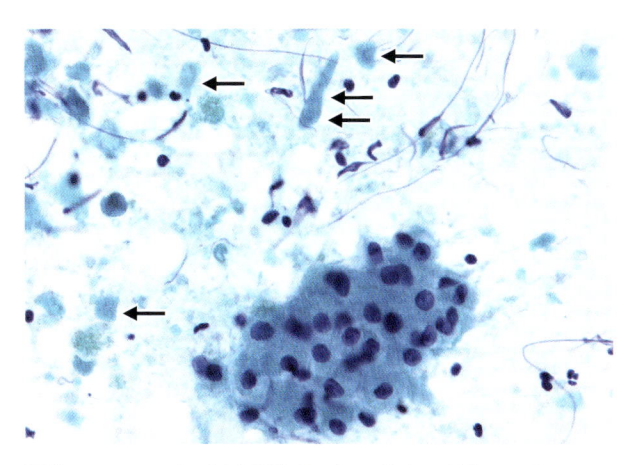

第1章 Ⅶ. 唾液腺病変の病理組織と細胞診 — 117

写真15 ワルチン腫瘍細胞像（Pap.染色，対物×40）
変性上皮細胞は，無核化することが多く（↓），高円柱状の細胞形態を示すものもみられる（↓↓）．

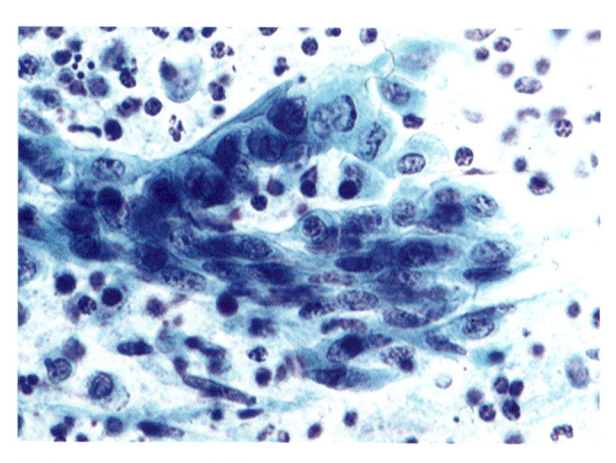

写真16 ワルチン腫瘍細胞像（Pap.染色，対物×60）
好中球，リンパ球を背景に，円形ないし紡錘形の化生性扁平上皮細胞を認める．

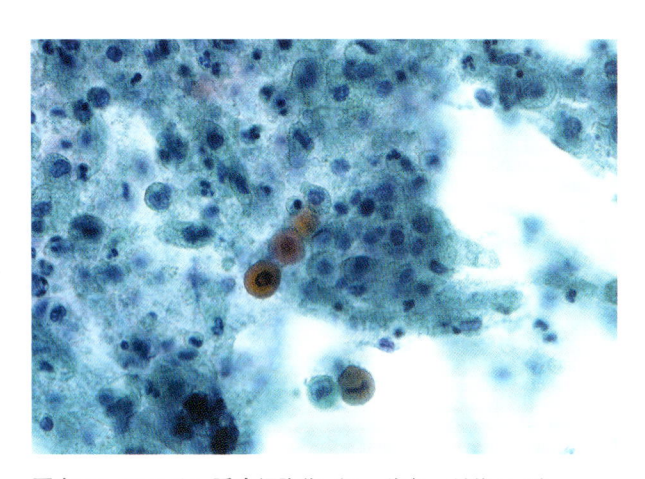

写真17 ワルチン腫瘍細胞像（Pap.染色，対物×40）
化生性の扁平上皮化生細胞はときに角化を示すが，小型で異型に乏しい．

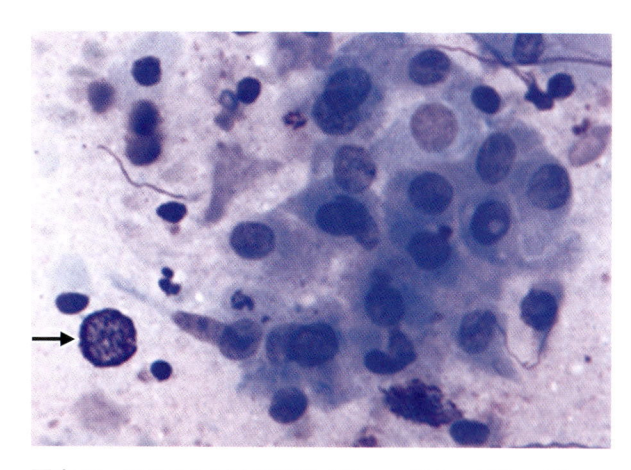

写真18 ワルチン腫瘍細胞像（Giemsa染色，対物×40）
ワルチン腫瘍では肥満細胞の混在を認めることがある（↓）．

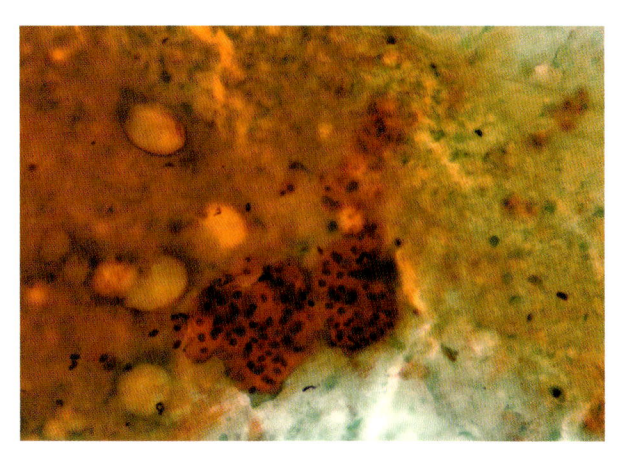

写真19 ワルチン腫瘍細胞像（Pap.染色，対物×20）
粘液化生細胞を伴う症例の背景は粘液様を示し，この中に好酸性細胞の集塊を認める．

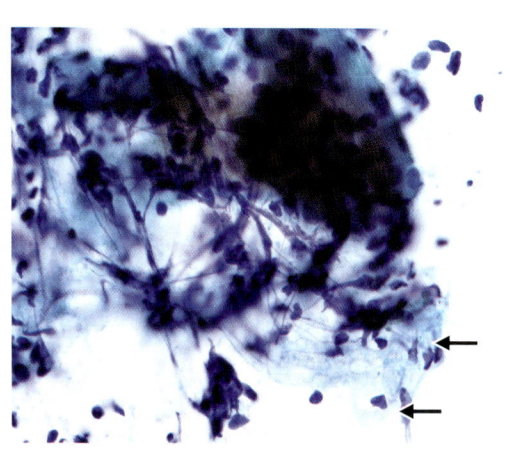

写真20 ワルチン腫瘍細胞像（Pap.染色，対物×40）
好酸性細胞とともに化生性の粘液細胞（↓）を認めるため，粘表皮癌との鑑別に留意すべきである．

第1章　Ⅶ. 唾液腺病変の病理組織と細胞診
2. 良性腫瘍

5）オンコサイトーマ
Oncocytoma

　50〜70歳代の高齢者の耳下腺，次いで顎下腺に発生する．男性よりも若干女性に多い傾向にある．全唾液腺腫瘍の約1％で，好酸性腺腫（oncocytic adenoma, oxyphilic adenoma）ともよばれることがある．通常緩慢な発育を示す軟らかい無痛性の腫瘤として触知される．顎顔面領域の放射線治療との関係もあるとされる．またオンコサイト症（oncocytosis）のなかの多巣性腺腫様過形成（multifocal oncocytic adenomatous hyperplasia）を基盤として発生するとも考えられている．

● 組織像

　腫瘍は薄い被膜を有し，割面は灰色ないし褐色調を呈する．周囲組織との境界明瞭な単結節性腫瘍で充実性，ときに小囊胞を伴う（**写真1**）．腫瘍細胞は好酸性細胞（oxyphilic cell）あるいはオンコサイト（oncocyte）とよばれるミトコンドリアに富んだ好酸性顆粒状の胞体を有する細胞からなり，腫瘍の間質は非常に狭く，毛細血管からなる（**写真2**）．ごく稀に明るい胞体を有する淡明細胞が多数混在する症例もある．オンコサイトは免疫染色でサイトケラチンおよび抗ミトコンドリア抗体に陽性を示す．

● 細胞像

　大型〜中型で，核の大小不同はみられるものの，類円形から多稜形の比較的均一な腫瘍細胞が出現する．結合性は弱く，部分的に孤立散在性ないし結合性の乏しい腺腔あるいは腺房様配列を示す．細胞質は豊富で，Papanicolaou染色では橙色またはライトグリーン好性を示す（**写真3，4**）．核はやや偏在性で小型類円形，クロマチンは細顆粒状で，通常核分裂像を認めない．本腫瘍では核腫大，核溝や明瞭な核小体などの所見が観察されるが，これらは悪性の指標にならず，悪性とするためには組織学的に浸潤や脈管侵襲の有無の確認が必要である．なお，穿刺吸引細胞診にてオンコサイトを認めた場合，ワルチン腫瘍や多形腺腫なども考慮する必要がある．これらの腫瘍に限らず唾液腺腫瘍では，オンコサイト化生を生じる症例（**写真5，6**）があるため，診断には留意すべきである．オンコサイトーマとオンコサイト化生では細胞形態に大差はない（**写真7，8**）．

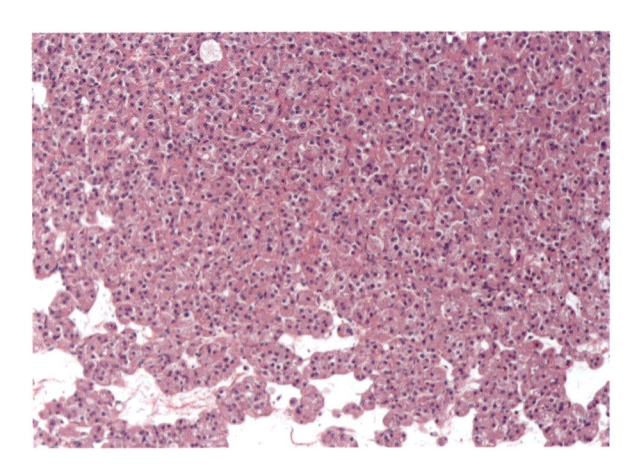

写真1　オンコサイトーマ組織像（HE染色，対物×10）
腫瘍は胞巣を形成しながら密な増殖を示す．

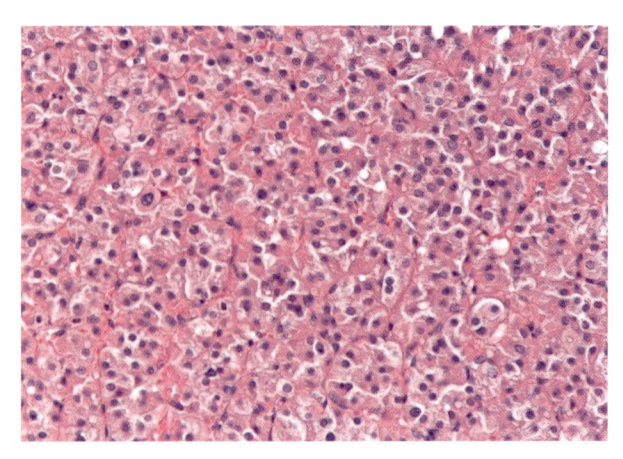

写真2　オンコサイトーマ組織像（HE染色，対物×20）
腫瘍細胞の胞体は好酸性で，胞巣は毛細血管を含む狭小な線維性間質で仕切られる．

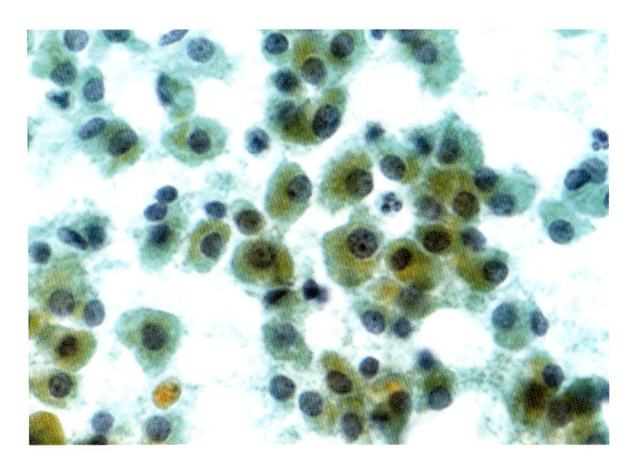

第1章　Ⅶ．唾液腺病変の病理組織と細胞診 ── 119

写真3　オンコサイトーマ細胞像（Pap.染色，対物×40）
腫瘍細胞は緩い上皮性結合を示し，細胞質は顆粒状を示す．背景にリンパ球はほとんどみられない．

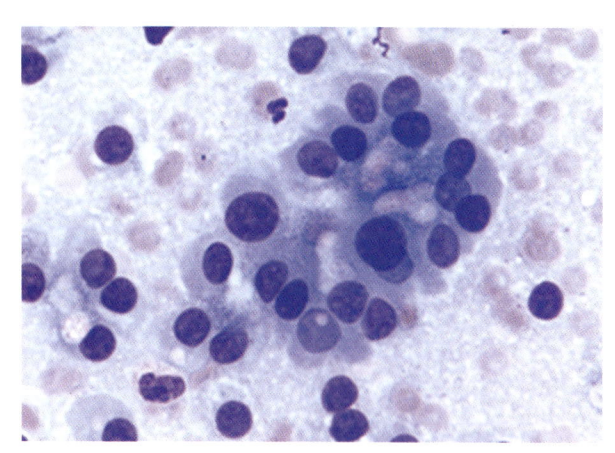

写真4　オンコサイトーマ細胞像
（Giemsa染色，対物×40）
腫瘍細胞は核の大小不同を示し，小型で平面的な集塊を形成している．

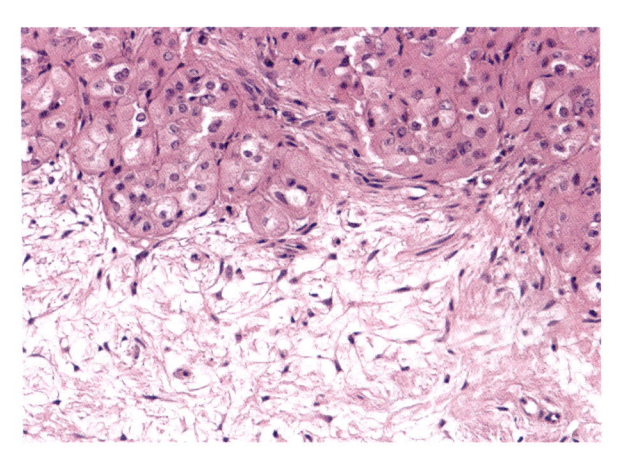

写真5　多形腺腫組織像（HE染色，対物×20）
オンコサイト化生を伴う多形腺腫．粘液腫様間質とともに広範なオンコサイトの増生を認める．

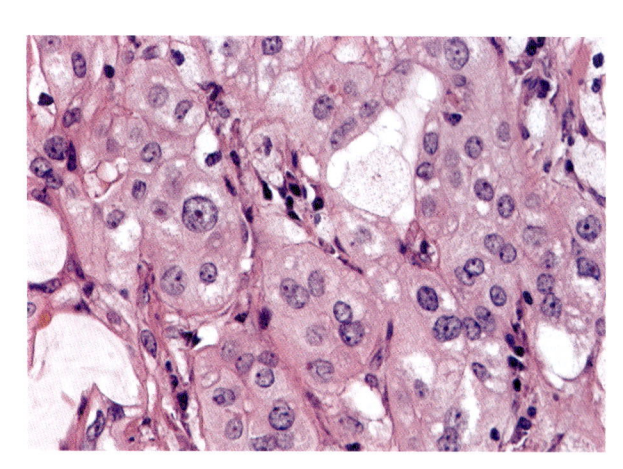

写真6　多形腺腫組織像（HE染色，対物×40）
オンコサイト化生を伴う多形腺腫．腫瘍細胞は豊富な顆粒状胞体を有し，一部に核腫大を認める．

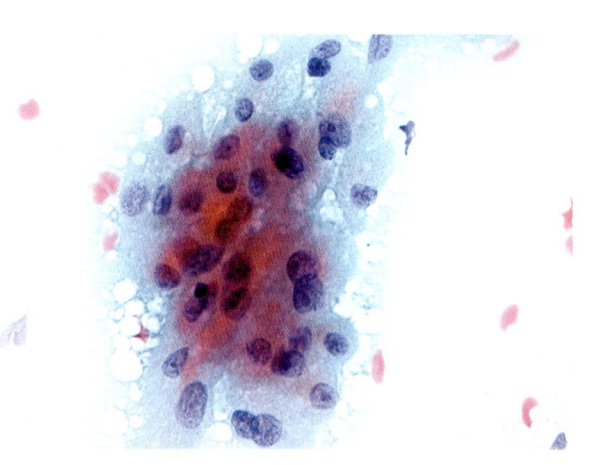

写真7　多形腺腫細胞像（Pap.染色，対物×40）
オンコサイト化生を伴う多形腺腫．核の大小不同を伴うオンコサイト様細胞が集塊で出現し，細胞質は顆粒状を示す．

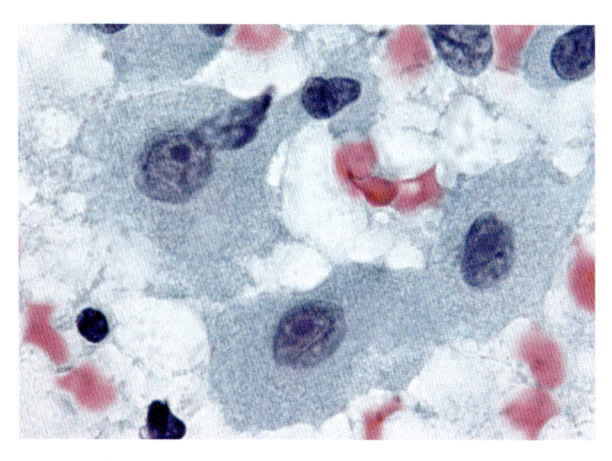

写真8　多形腺腫細胞像（Pap.染色，対物×100）
オンコサイト化生を伴う多形腺腫．オンコサイト様細胞は顆粒状細胞質と明瞭な核小体を有する．

第1章 Ⅶ. 唾液腺病変の病理組織と細胞診
3. 悪性腫瘍

1）腺房細胞癌
Acinic cell carcinoma

30〜50歳の女性に多いが，小児にも発生する．主に耳下腺，次いで小唾液腺（頬粘膜，上口唇など）に好発する．全唾液腺腫瘍の7〜18％を占める．経過が長く40年に及ぶものもあるが，局所再発もしばしば遅発性に認められる．

●組織像

割面は充実性で褐色〜乳白色を呈し，軟らかく，嚢胞形成をみることもある（写真1）．本腫瘍の多くは3cm以下で，比較的境界明瞭な腫瘤をなすが，基本的には浸潤性である（写真2）．腫瘍細胞は主に漿液性腺房様細胞と介在部導管上皮様細胞からなり，空胞状細胞，淡明細胞ならびに非特異的腺細胞が記載されている．組織構造としては充実性（solid），微小嚢胞状（microcystic），乳頭／嚢胞型（papillary-cystic），濾胞状（follicular）および腺状（glandular）があり，これらが単独または混在してみられる（写真3〜7）．Tumor-associated lymphoid proliferation（TALP）がみられる症例では間質が胚中心を伴う成熟したリンパ組織に占められ（写真8），このような場合は予後が良いとする説もある．通常異型性，核分裂像に乏しいが（写真9），Ki-67標識率が5％以上，あるいは核分裂像などがみられる場合は再発や転移の頻度が高くなるとされる．免疫染色ではサイトケラチン，トランスフェリン，ラクトフェリン，α-1-アンチトリプシン，CEA，S-100蛋白およびアミラーゼなどに陽性を示し，腺房細胞や導管上皮細胞への分化が認められる．

●細胞像

充実型における腫瘍細胞は緩やかな結合を示す腺房様集塊を形成し，細胞質はライトグリーン淡染性で細胞異型に乏しいが，正常の腺房細胞に比べると核腫大や細胞配列の乱れが目立つ（写真10, 11）．クロマチンは細顆粒状で，小型で明瞭な核小体を認める（写真12）．また，裸核状の腫瘍細胞が背景に散在することも多く，空胞状細胞もみられる（写真13）．乳頭／嚢胞型では背景に泡沫細胞を認めることがあり，腫瘍細胞量は豊富で重積を伴う大型集塊や結合性の低下を示す．（写真14〜16）．しばしば集塊内に小嚢胞様構造を認めることがあり（写真17, 18），空胞状細胞は組織構造に関係なく観察されることが多い（写真19）．腫瘍細胞の細胞質内にヘモジデリンの沈着を伴うこともある（写真20）．

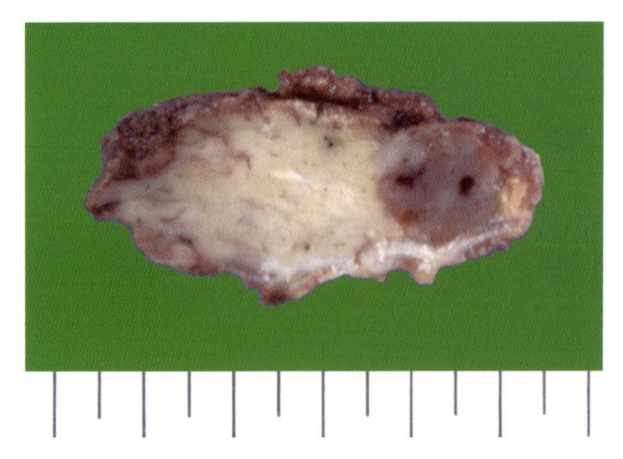

写真1　腺房細胞癌肉眼像
割面右方に灰白色から褐色の充実性腫瘍を認め，一部黄色調の嚢胞構造を伴う．

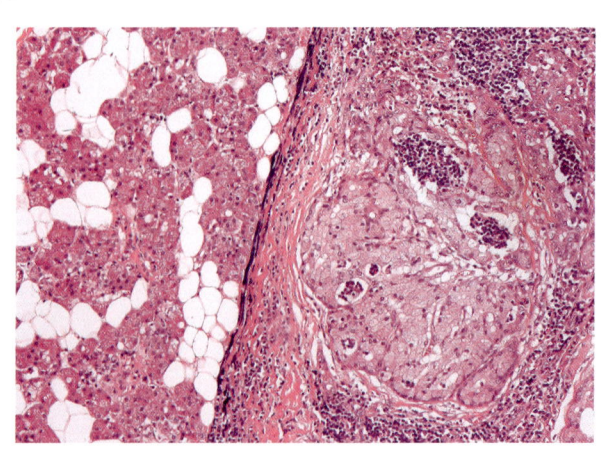

写真2　腺房細胞癌（充実型）組織像（HE染色，対物×10）
正常組織との境界明瞭な腫瘤を形成し，腺房様の配列がみられる．

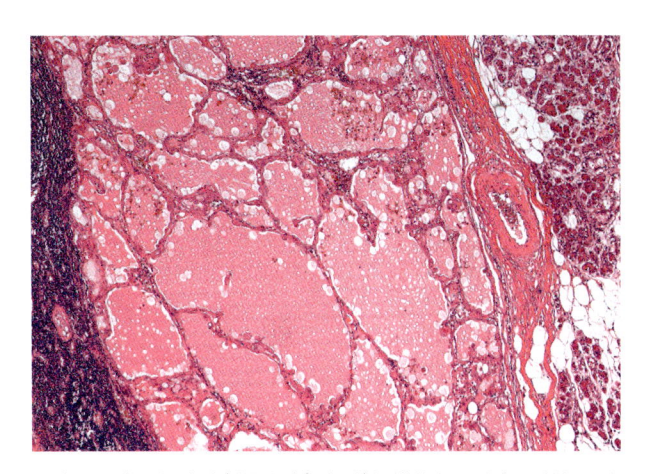

第1章　Ⅶ. 唾液腺病変の病理組織と細胞診 ―― 121

写真3　腺房細胞癌(乳頭／嚢胞型)組織像(HE染色, 対物×4)
濾胞状ないし嚢胞状構造を形成しながら増殖する．

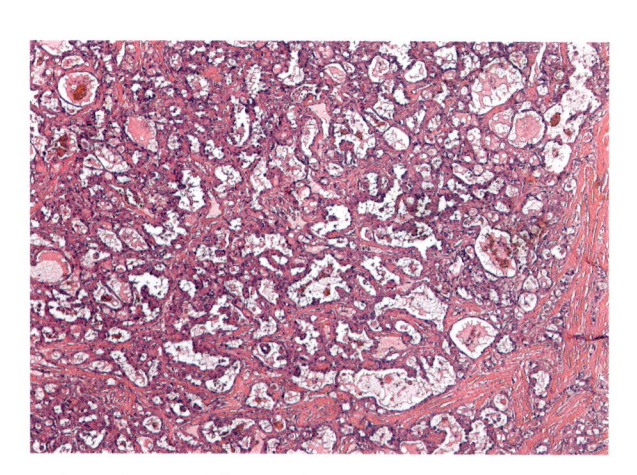

写真4　腺房細胞癌(乳頭／嚢胞型)組織像(HE染色, 対物×4)
大小の管状ないし嚢胞状構造を形成している．

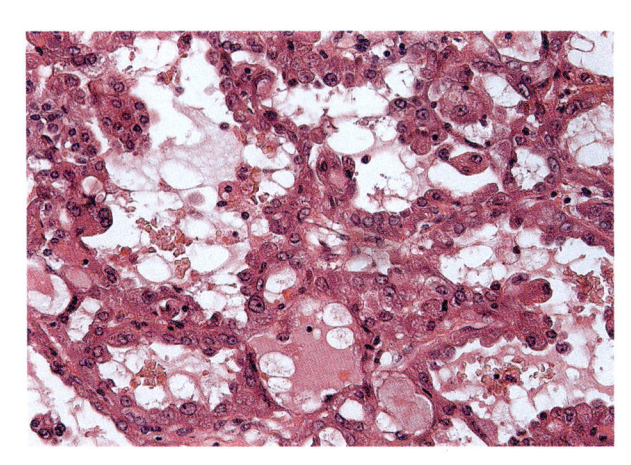

写真5　腺房細胞癌（乳頭／嚢胞型）組織像
（HE染色，対物×20）
腫瘍細胞は特徴的なhobnail様像を呈し，大小の嚢胞腔内には蛋白様物質が貯留している．

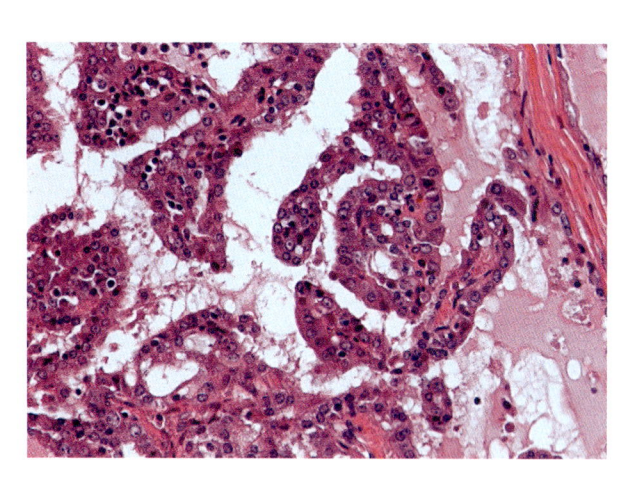

写真6　腺房細胞癌（乳頭／嚢胞型）組織像
（HE染色，対物×20）
腫瘍細胞は乳頭状に増殖しており，細胞異型が乏しく，核分裂像を認めない．

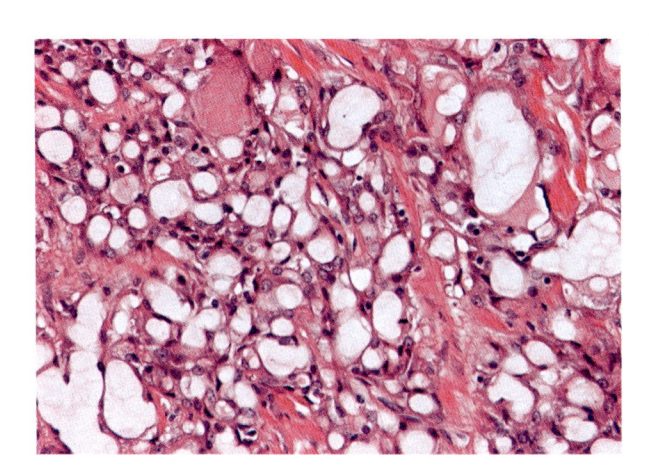

写真7　腺房細胞癌（乳頭／濾胞型）組織像
（HE染色，対物×20）
腫瘍細胞は小濾胞を形成しながら増殖している．

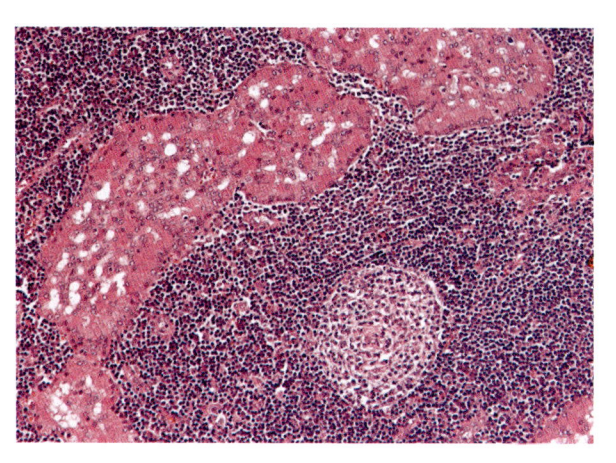

写真8　腺房細胞癌（充実型）組織像（HE染色，対物×10）
TALPによって間質は密なリンパ球浸潤を伴っている．

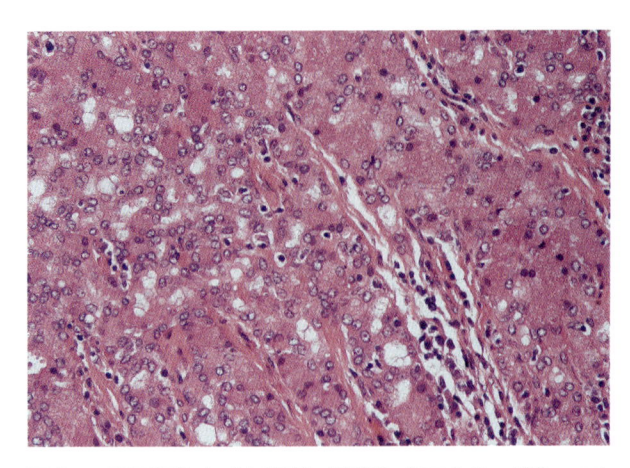

写真9 腺房細胞癌(充実型)組織像(HE染色, 対物×20)
腺房様配列とともに微小囊胞状のパターンを呈する.

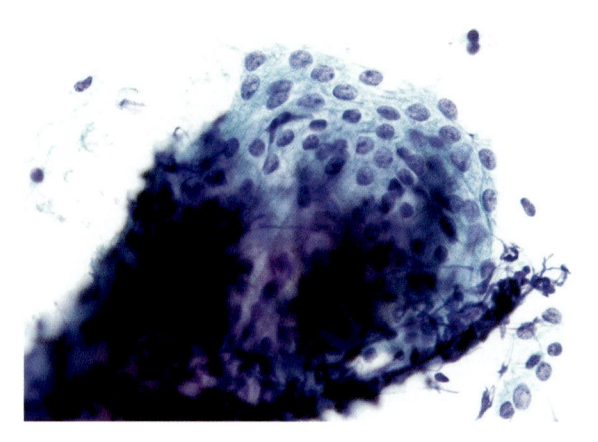

写真10 腺房細胞癌細胞像(Pap.染色, 対物×40)
異常な重積を示す集塊が出現する. 核密度の増加を認める.

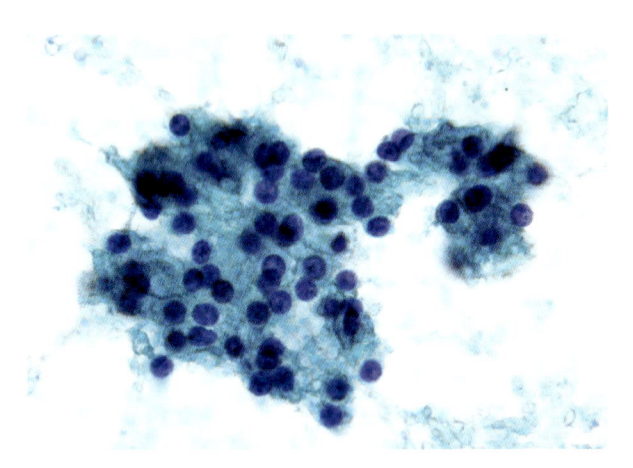

写真11 腺房細胞癌細胞像(Pap.染色, 対物×40)
腫瘍細胞は腺房様の集塊を形成し, ライトグリーン淡染性の細胞質を有する.

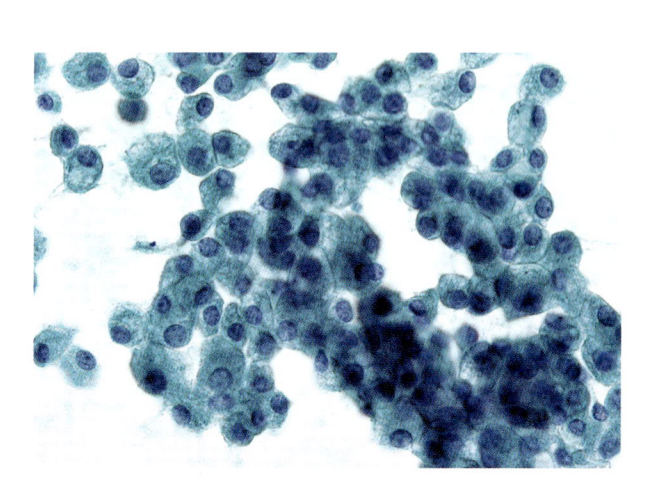

写真12 腺房細胞癌細胞像(Pap.染色, 対物×40)
腫瘍細胞のN/C比は小さいが, 結合性の低下がみられる.

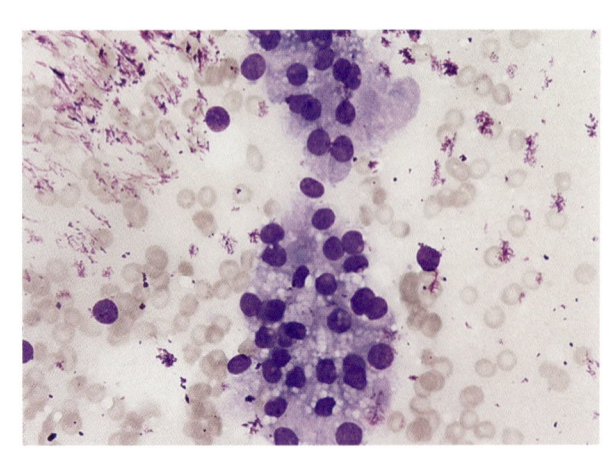

写真13 腺房細胞癌細胞像(Giemsa染色, 対物×40)
腫瘍細胞の細胞質内には空胞状構造があり, 周囲に裸核状の腫瘍細胞を認める.

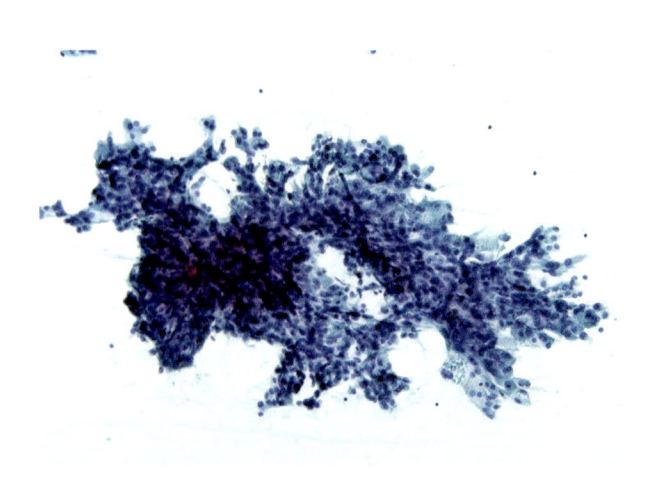

写真14 腺房細胞癌細胞像(Pap.染色, 対物×20)
乳頭/囊胞型では, 腫瘍細胞は大型集塊で出現しやすく, 細胞量は豊富なことが多い.

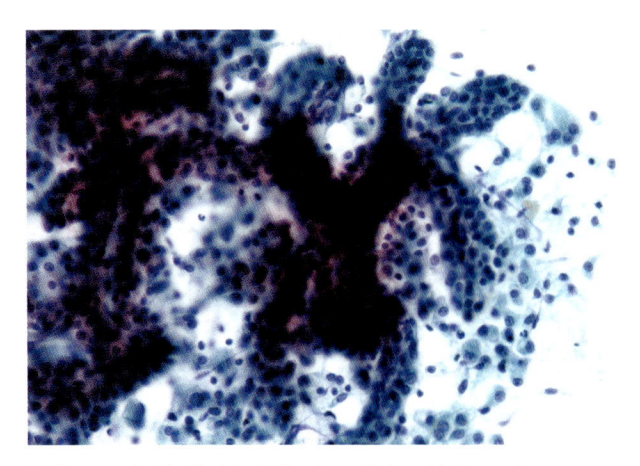

第1章 Ⅶ. 唾液腺病変の病理組織と細胞診 — 123

写真15 腺房細胞癌細胞像（Pap.染色，対物×20）
重積を伴う乳頭状集塊を認める．

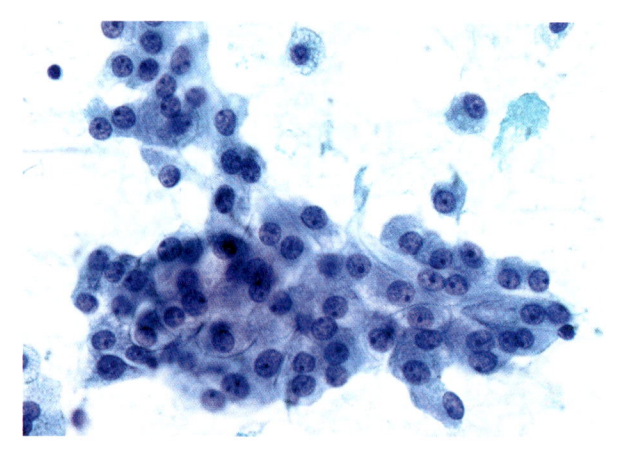

写真16 腺房細胞癌細胞像（Pap.染色，対物×40）
腫瘍細胞は小型核小体を有し，配列の乱れを呈する．

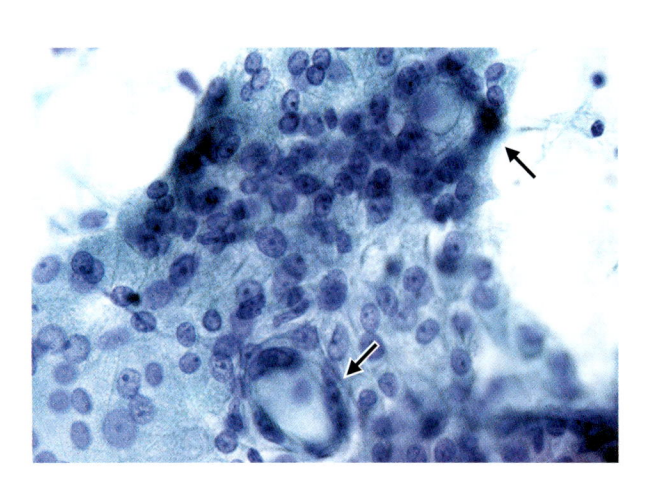

写真17 腺房細胞癌細胞像（Pap.染色，対物×40）
集塊内に小嚢胞様あるいは腺腔様の配列（↓）を認める．

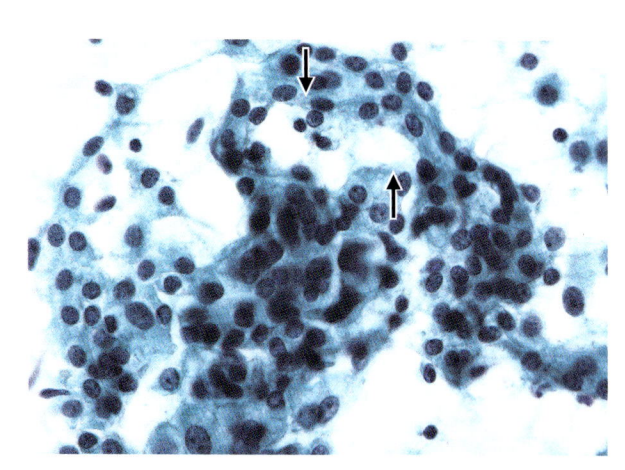

写真18 腺房細胞癌細胞像（Pap.染色，対物×40）
結合性の低下を認める集塊がみられ，小嚢胞様の配列（↓）を認める．

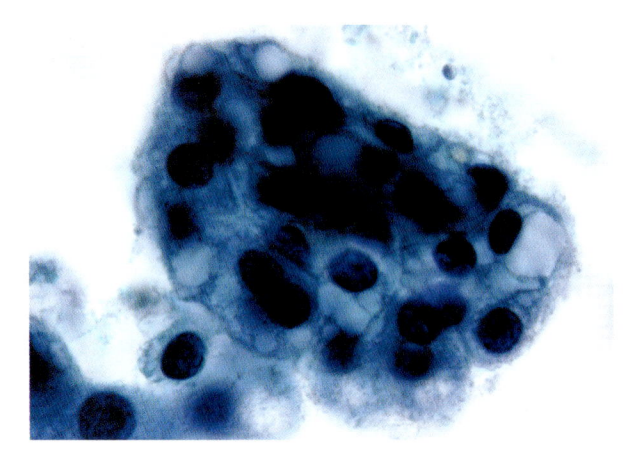

写真19 腺房細胞癌細胞像（Pap.染色，対物×100）
細胞質内にやや大型の空胞状構造がみられ，腺房細胞癌の診断に有用な所見である．

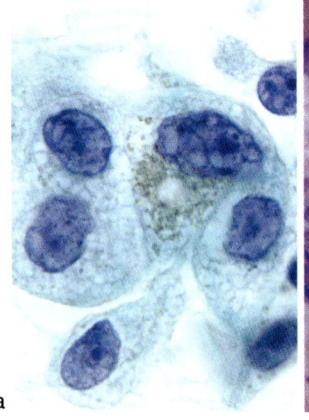

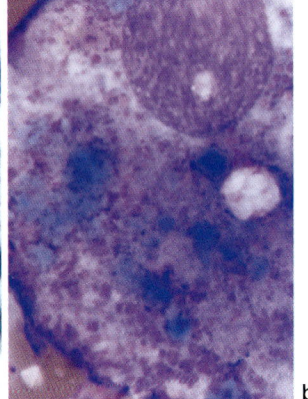

写真20 腺房細胞癌細胞像（a：Pap.染色，b：Giemsa染色，対物×100）
腫瘍細胞の細胞質内にヘモジデリンの沈着を伴う（a）．しばしば細胞質内に異染性顆粒（b）を認めることがある．

第1章 Ⅶ. 唾液腺病変の病理組織と細胞診
3. 悪性腫瘍

2）粘表皮癌
Mucoepidermoid carcinoma

好発年齢は30～50歳であるが，若年者にも多い．全唾液腺腫瘍の3～15％を占め，原発性癌腫では最も多い．耳下腺に最も多く，次いで小唾液腺（口蓋など）に好発する．組織学的悪性度において低および中悪性度は女性に多く，無痛性で発育が比較的緩慢だが，高悪性度は男性に多く，予後不良とされる．

●組織像

低悪性度では肉眼的に大小多房性の嚢胞形成がみられ，その中に粘液を含む．高悪性度では黄白色の割面を呈する充実性の腫瘍で，周囲組織への浸潤が著しい（写真1）．腫瘍細胞は粘液細胞と扁平上皮成分および中間細胞が種々の割合で混在し，充実性の胞巣形成，管腔や嚢胞状構造の形成をみる．ときにtumor-associated lymphoid proliferation（TALP）によって間質が成熟したリンパ組織に占められる症例や，稀に脂腺細胞を含む症例，オンコサイトが優位を占める症例などもみられる．低悪性度では大小の嚢胞形成を呈し，粘液細胞が主体で，扁平上皮成分は少ない（写真2～4）．粘液細胞はPAS染色，ムチカルミン染色やアルシアン青染色に陽性を示す（写真5）．一方，高悪性度では充実性増殖もしくは周囲組織へのびまん性浸潤を呈し，嚢胞形成は少ない（写真6, 7）．細胞異型が強く，扁平上皮成分と中間細胞が主体をなし，粘液細胞は認識しにくいことが多い．中悪性度では両者の中間的な像を示し，淡明細胞は中悪性度以上の症例にみることが多い（写真8～10）．免疫染色において粘液細胞にはhuman gastric mucinの発現がみられ，中間細胞や扁平上皮成分はp63または高分子量サイトケラチンなどの発現を示す（写真11, 12）．

●細胞像

低悪性度は嚢胞形成を伴うため粘液背景を示す（写真13）．腫瘍細胞は単個または小集塊で出現し，中間細胞や扁平上皮成分が混在する（写真14, 15）．一般に細胞異型が乏しく，核分裂像は認めないため，良悪性の判定が困難な症例もある．中悪性度は粘液細胞，中間細胞および扁平上皮成分が比較的均等な割合で出現するため，組織型推定が容易なことが多い（写真16, 17）．扁平上皮成分はライトグリーン好性で厚い細胞質をもち，しばしば細胞質内に粘液空胞を認める．通常，角化細胞を認めることは少ない（写真18）．高悪性度では，粘液背景よりも壊死背景が多く，明らかな細胞異型を示す扁平上皮成分がみられる（写真19, 20）．

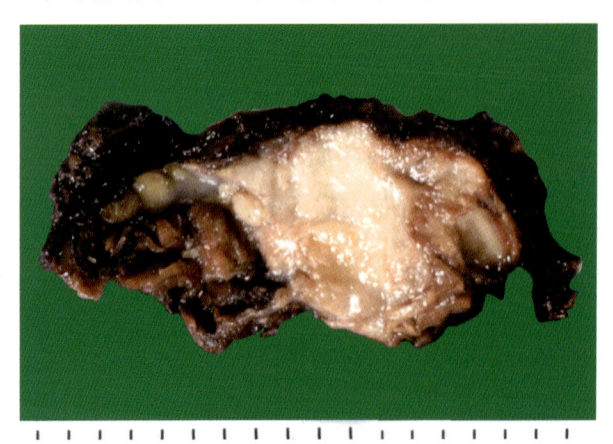

写真1　粘表皮癌（高悪性度）肉眼像
腫瘍の割面は充実性黄白色を示す．

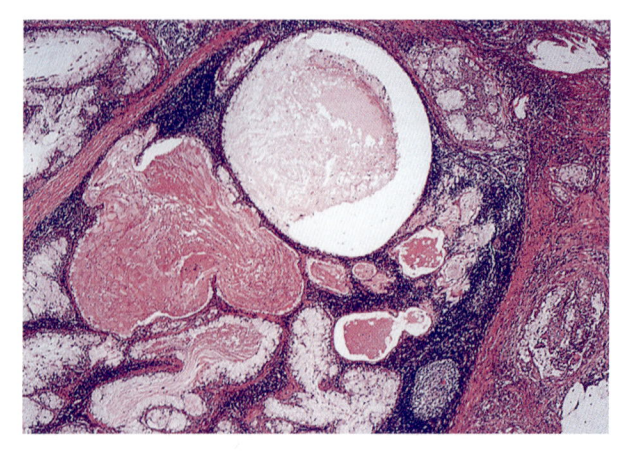

写真2　粘表皮癌（低悪性度）組織像（HE染色，対物×4）
大小多房性の嚢胞形成がみられ，その中に粘液を含む．しばしば間質にはTALPによる密なリンパ球浸潤を認める．

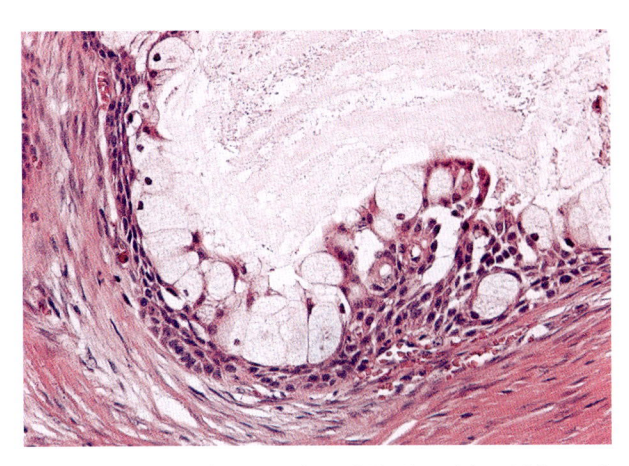

写真3 粘表皮癌（低悪性度）組織像（HE染色，対物×20）
囊胞腔に沿って粘液細胞および中間細胞が増殖する．

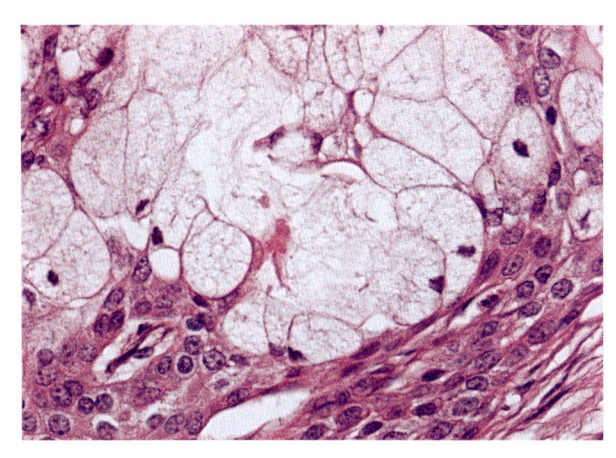

写真4 粘表皮癌（低悪性度）組織像（HE染色，対物×40）
腫瘍は粘液細胞が主体をなし，細胞異型が乏しい．

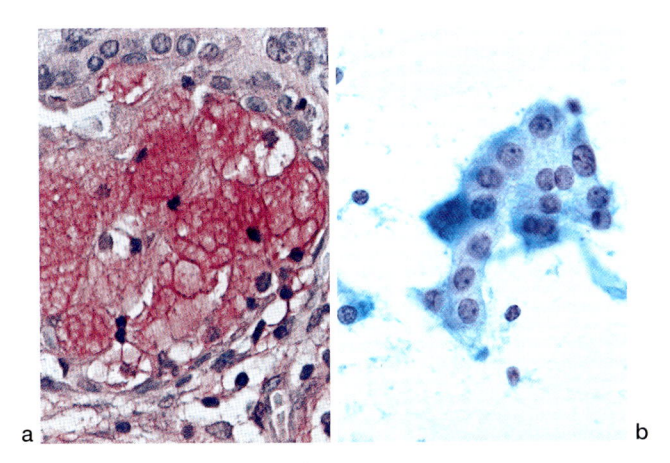

写真5 粘表皮癌組織像と細胞像（a：ムチカルミン染色，b：アルシアン青染色，対物×40）
粘液細胞はPAS染色のみならずムチカルミン染色（a）やアルシアン青染色（b）でも陽性を呈する．

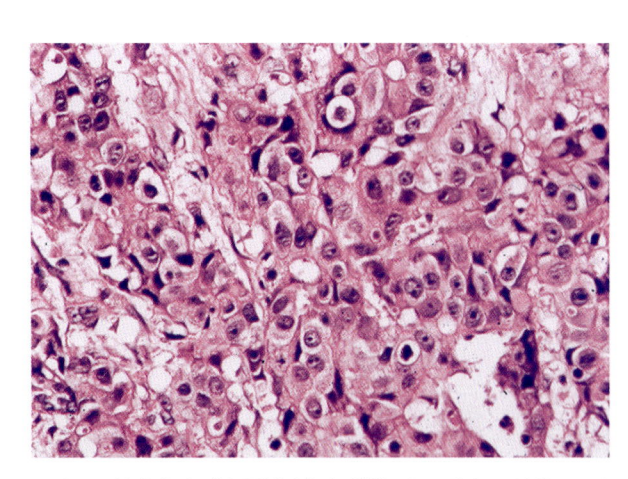

写真6 粘表皮癌（高悪性度）組織像（HE染色，対物×40）
高悪性度の扁平上皮成分は核異型やクロマチン増量を呈する．

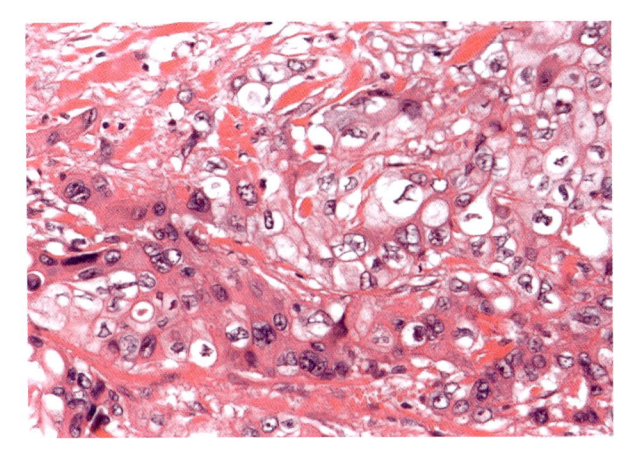

写真7 粘表皮癌（高悪性度）組織像（HE染色，対物×40）
重厚な胞体を有する扁平上皮成分と胞体の明るい淡明細胞が混在している．

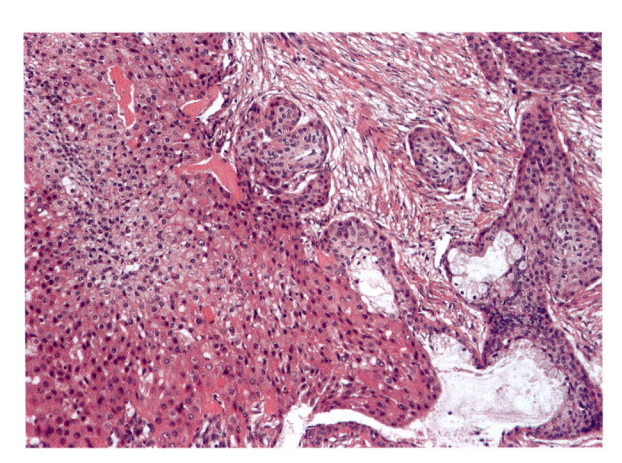

写真8 粘表皮癌（中悪性度）組織像（HE染色，対物×10）
粘液細胞とともに，核形不整を呈する扁平上皮成分が浸潤性に増殖する．

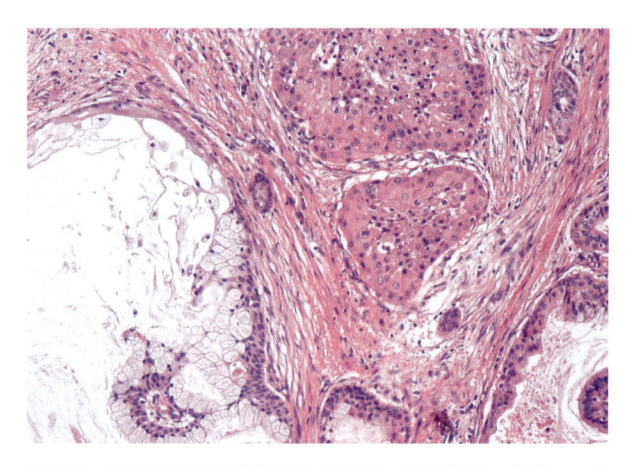

写真9　粘表皮癌（中悪性度）組織像（HE染色，対物×10）
粘液細胞および中間細胞からなる嚢胞状構造と扁平上皮主体の浸潤胞巣を認める．

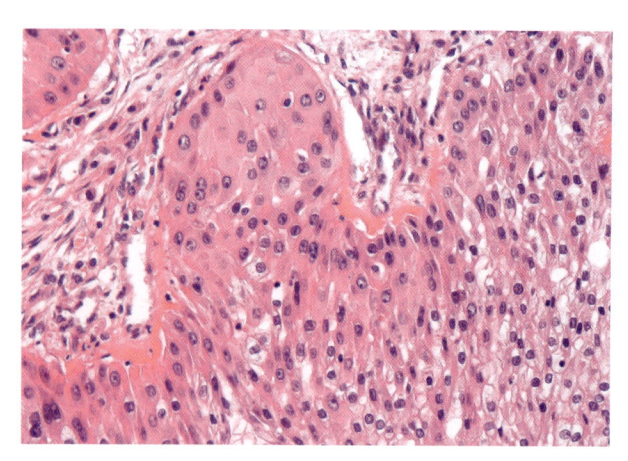

写真10　粘表皮癌（中悪性度）組織像（HE染色，対物×20）
扁平上皮成分からなる粘表皮癌の組織像．一部に淡明な胞体を有する扁平上皮成分を認め，明らかな粘液細胞の介在はみられない．

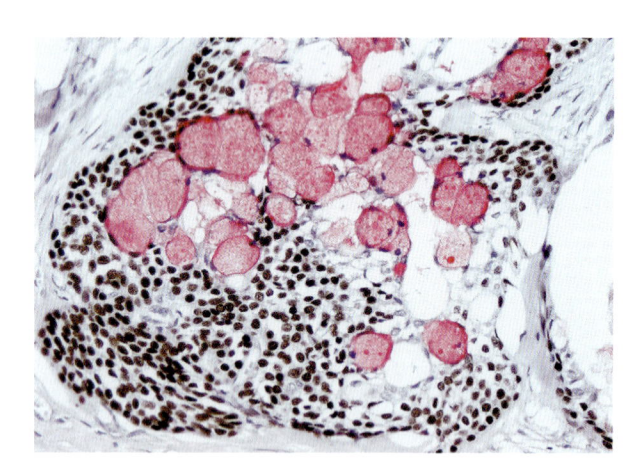

写真11　粘表皮癌（低悪性度）組織像
（免疫二重染色，対物×20）
粘液細胞（human gastric mucin抗体にて赤色）と中間細胞あるいは扁平上皮成分（p63抗体にて褐色）が混在しながら増殖する．

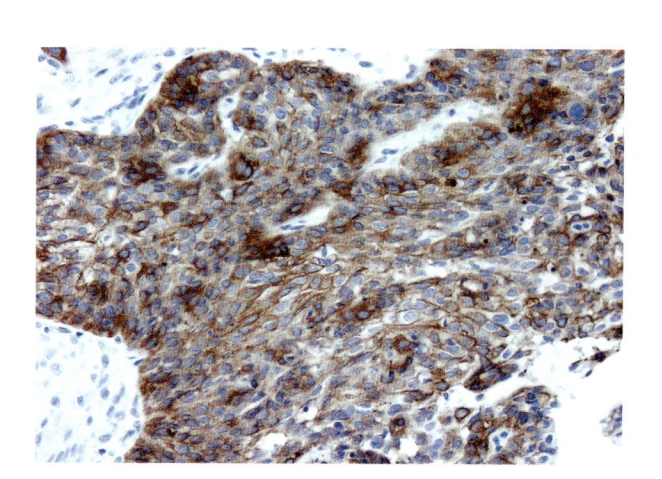

写真12　粘表皮癌組織像（免疫染色，対物×20）
粘表皮癌の扁平上皮成分には高分子量サイトケラチン（34βE12抗体）の発現がみられる．

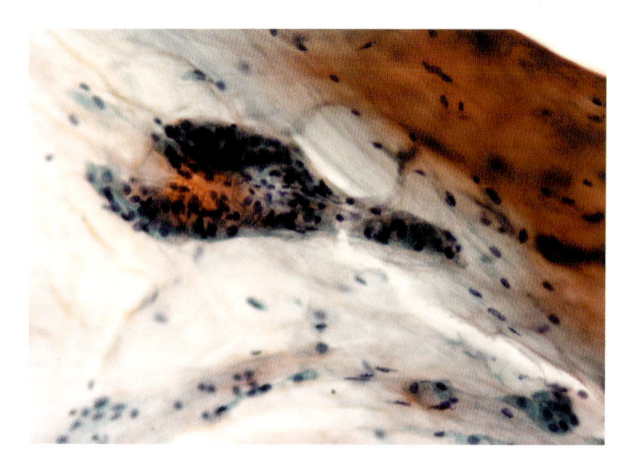

写真13　粘表皮癌（低悪性度）細胞像（Pap.染色，対物×20）
粘液を背景に粘液細胞と中間細胞が混在した集塊を認める．

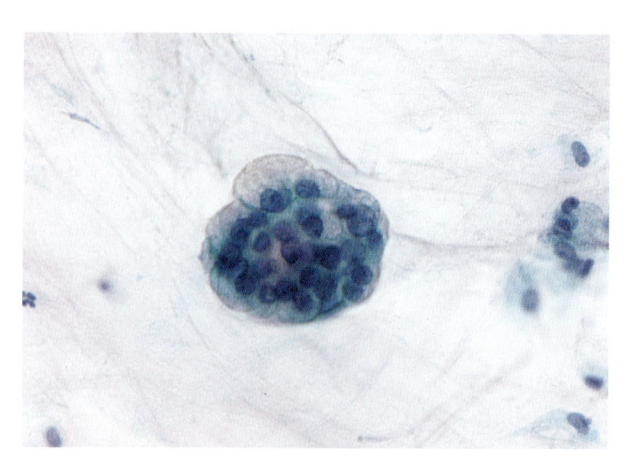

写真14　粘表皮癌（低悪性度）細胞像（Pap.染色，対物×40）
粘液細胞からなる小集塊．核は偏在し，粘液が桃色調を示す．

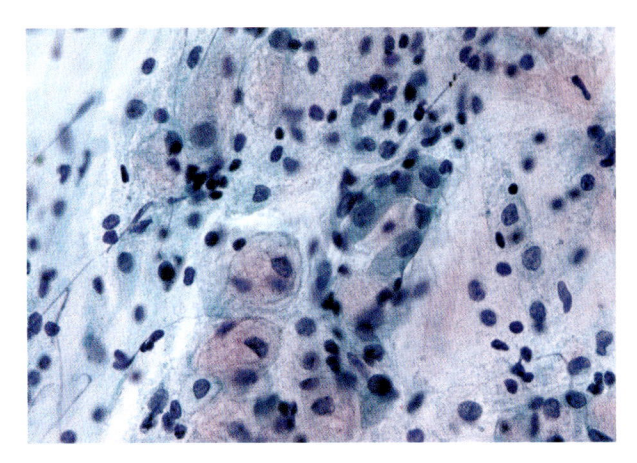

第1章 Ⅶ. 唾液腺病変の病理組織と細胞診 —— 127

写真15 粘表皮癌（低悪性度）細胞像（Pap.染色，対物×40）
粘液細胞と中間細胞の個々の異型は乏しいため，出現した細胞からみた総合的判断が必要となる．

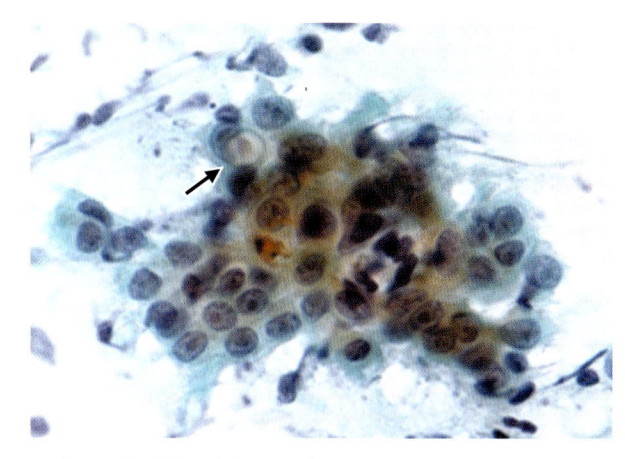

写真16 粘表皮癌（中悪性度）細胞像（Pap.染色，対物×40）
扁平上皮成分の細胞集塊．一部の細胞質に粘液空胞をみる（↓）．

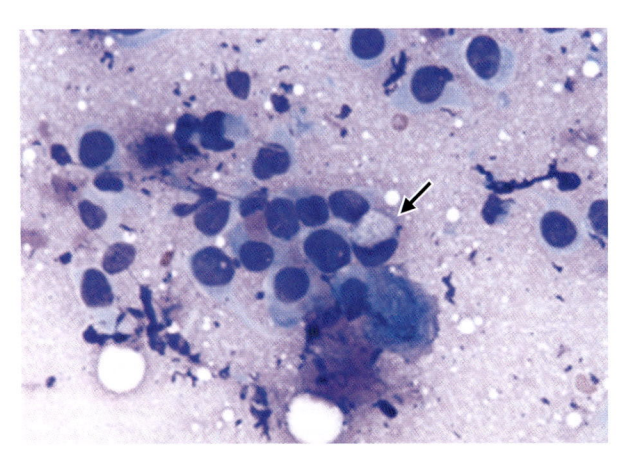

写真17 粘表皮癌（中悪性度）細胞像
（Giemsa染色，対物×40）
粘液細胞（↓）を認め，核は粘液により圧排されている．

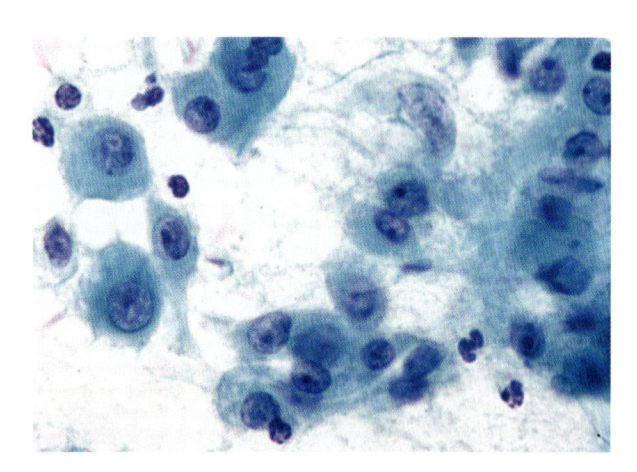

写真18 粘表皮癌（中悪性度）細胞像（Pap.染色，対物×40）
扁平上皮成分の細胞像．核腫大と小型核小体を認める．

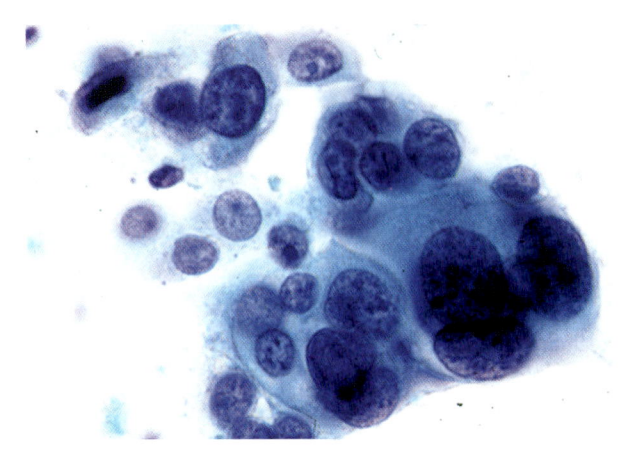

写真19 粘表皮癌（高悪性度）細胞像（Pap.染色，対物×60）
細胞異型が著明な扁平上皮成分の細胞像．この視野では扁平上皮癌との鑑別は困難である．

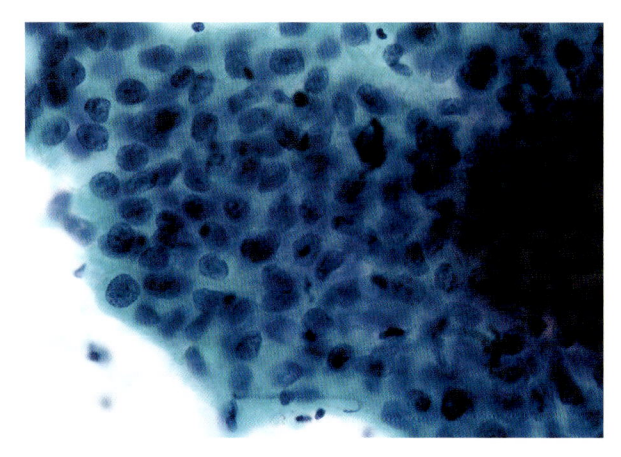

写真20 粘表皮癌（高悪性度）細胞像（Pap.染色，対物×40）
粘表皮癌の扁平上皮成分には異常重積，配列の乱れなど悪性所見を認め，明らかな粘液細胞の混在はみられない．

第1章 Ⅶ. 唾液腺病変の病理組織と細胞診
3. 悪性腫瘍

3）腺様嚢胞癌
Adenoid cystic carcinoma

好発年齢は40～60歳で，顎下腺，耳下腺，小唾液腺（特に口蓋）などにみられる．全唾液腺腫瘍の5～10％を占め，発育は比較的緩慢であるが，痛みや麻痺症状を生じることがある．一般に転移はリンパ行性よりも血行性が多く，特に肺，骨への転移を示す．また長い経過中に局所再発を繰り返す例もみられる．

● 組織像

割面は黄白色充実性で，比較的境界明瞭な結節状を呈することが多いが（写真1），小唾液腺例では顎骨内にびまん性浸潤を伴っていることもある．組織学的に腫瘍細胞は導管上皮細胞と基底細胞様の腫瘍性筋上皮細胞からなる．間質はしばしば硝子化を伴い，基底細胞様細胞からなる篩状構造が特徴的である（写真2）．また，明瞭な2層性腺管が形成されることも多い（写真3）．発育先進部ではしばしば索状配列をなして，神経線維束周囲への浸潤をみることもある（写真4, 5）．さらに異型を増した基底細胞様細胞の充実性増殖を主体とするものは悪性度が高く（写真6），近年では低分化な腺癌NOSや未分化癌などの高悪性成分を伴った脱分化型も認識されている．免疫染色において導管上皮細胞はサイトケラチン，EMA，CEAなどが発現し，偽嚢胞を取り囲む腫瘍性筋上皮細胞はビメンチン，S-100蛋白，α-SMAなどの発現を示すが，その程度は症例により少なからずばらつきがある（写真7）．偽嚢胞には間質性粘液もしくは基底膜様物質（Ⅳ型コラーゲン，ラミニンなどからなる）が含まれている（写真8, 9）．

● 細胞像

腫瘍細胞は篩状，球状，管状あるいはシート状などの配列を示す細胞集塊として認められる（写真10～13）．篩状および球状配列をなす細胞集塊内にはアルシアン青染色陽性，PAS染色陰性の間質性粘液がみられ，May-Giemsa染色で赤紫色の異染性（metachromasia）を示す（写真14～16）．特に球形のものは粘液球または球状硝子様物質などとよばれている．また，基底膜様物質の融合像を認めることもある（写真17, 18）．篩状および球状集塊を形成する腫瘍性筋上皮細胞の核は，小型で濃縮状ないし細顆粒状クロマチンを有する．集塊形状の特徴が乏しく，単調な集塊あるいは密な集塊を形成して出現した場合は，いずれにおいても組織型推定に苦慮することが多い（写真19, 20）．

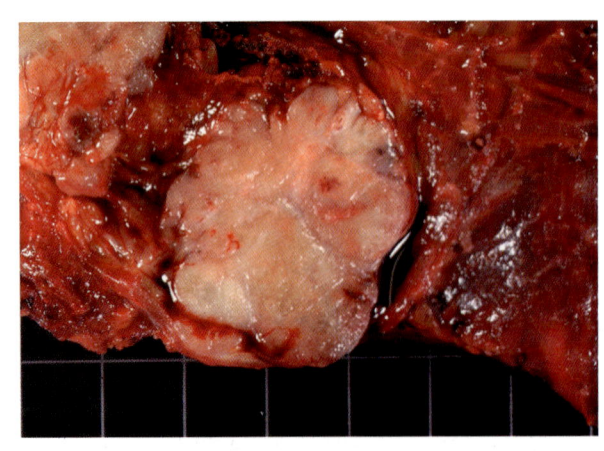

写真1　腺様嚢胞癌肉眼像
　　　割面では黄白色で辺縁不整な充実性の結節を認める．

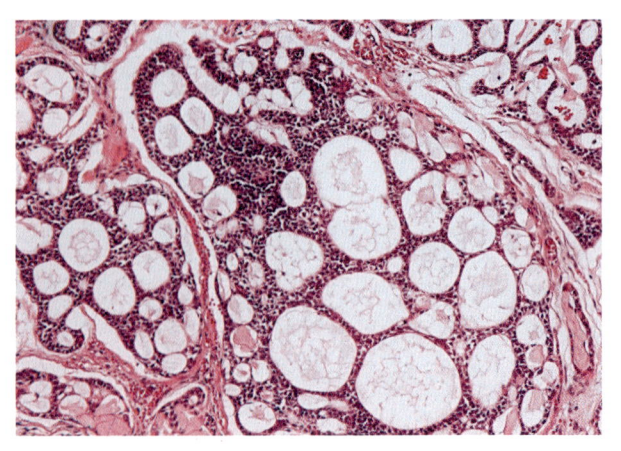

写真2　腺様嚢胞癌組織像（HE染色，対物×10）
　　　腫瘍細胞は特徴的な篩状構造を呈する．

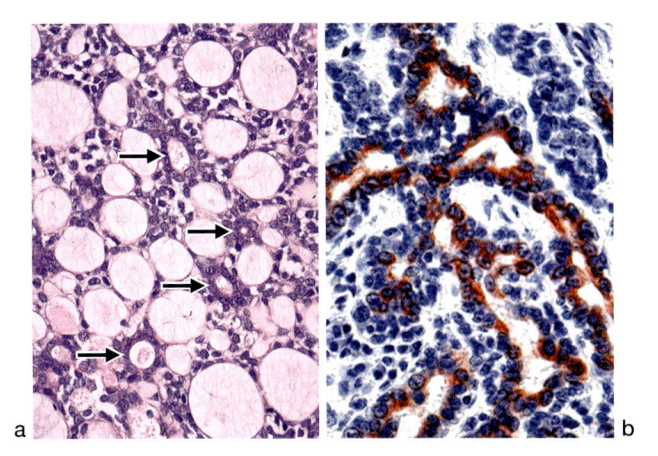

第1章 Ⅶ. 唾液腺病変の病理組織と細胞診 —— 129

写真3 腺様嚢胞癌組織像（a：HE染色，対物×20，b：免疫染色，対物×20）
篩状構造は，偽嚢胞（偽腺管）と腺管（真の腺管：↓）が混在する（**a**）．腺管を形成する導管上皮細胞はサイトケラチン（AE1/AE3）の発現を呈する（**b**）．

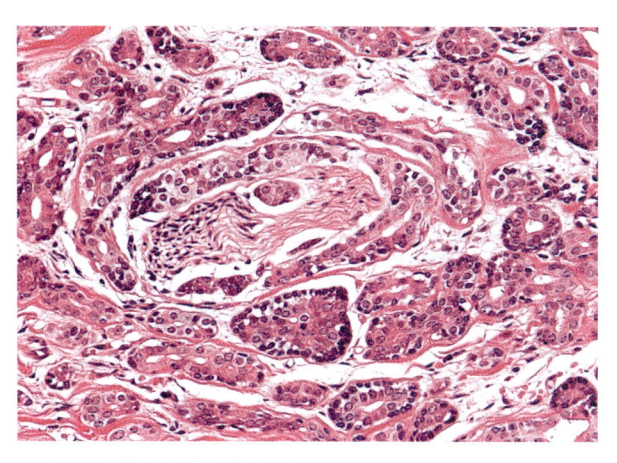

写真4 腺様嚢胞癌組織像（HE染色，対物×20）
腫瘍細胞は管状ないし索状の配列を示しながら神経線維束周囲に浸潤している．

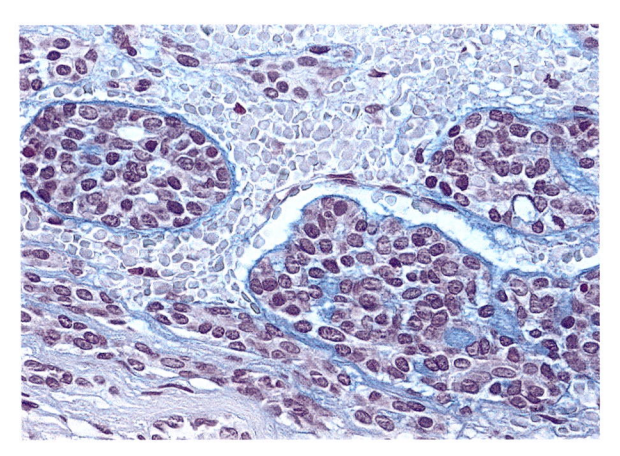

写真5 腺様嚢胞癌組織像（アルシアン青染色，対物×20）
腫瘍胞巣辺縁の基底膜構造および胞巣内の偽腺腔に一致してアルシアン青陽性反応を認める．

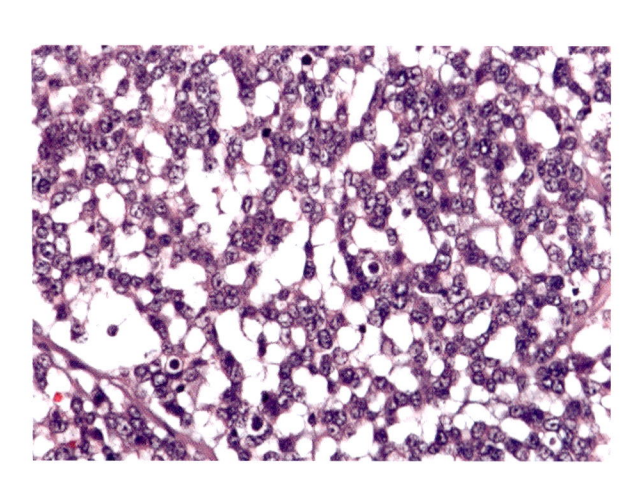

写真6 腺様嚢胞癌組織像（HE染色，対物×20）
異型の著明な腫瘍細胞が浮腫状に解離した疎な配列を示す．

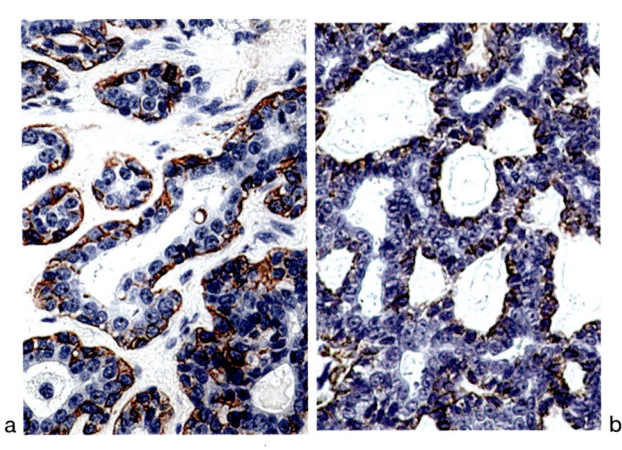

写真7 腺様嚢胞癌組織像（免疫染色，対物×20）
α-SMAの発現する腫瘍性筋上皮細胞は腺管の外層にみられ，導管上皮細胞との2層性配列を示す（**a**）．また，篩状構造では偽嚢胞の周囲に腫瘍性筋上皮細胞が配列し，腺腔様構造を形成する（**b**）．

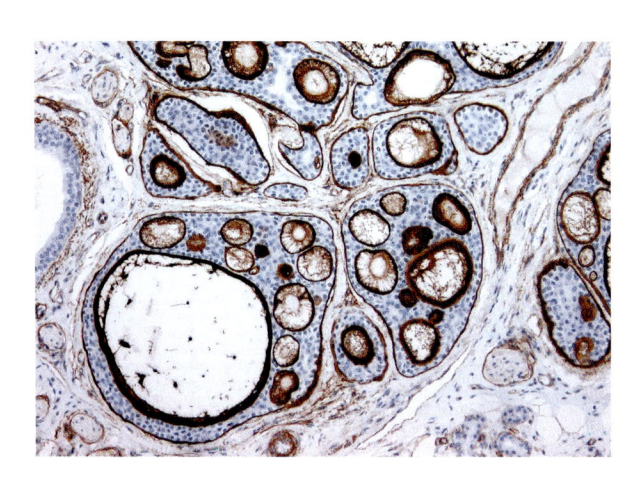

写真8 腺様嚢胞癌組織像（免疫染色，対物×10）
篩状構造の内腔面および構造の周囲にⅣ型コラーゲンの発現を認める．

写真9　腺様嚢胞癌組織像（免疫染色，対物×10）
篩状構造の内腔面と胞巣辺縁にラミニンの発現を認める．

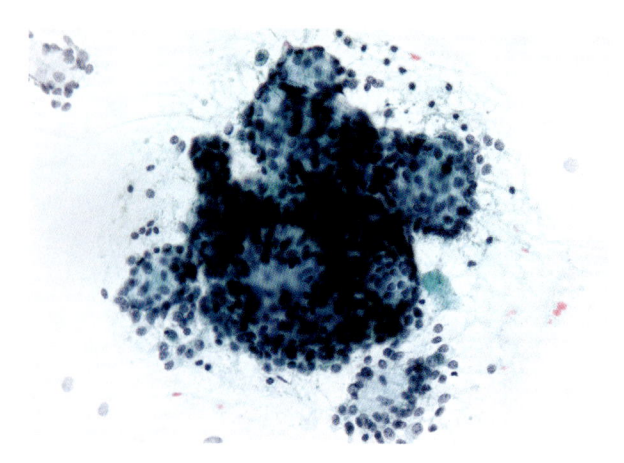

写真10　腺様嚢胞癌細胞像（Pap.染色，対物×20）
篩状配列を示す細胞集塊内には間質性粘液からなる球状硝子様物質を認める．

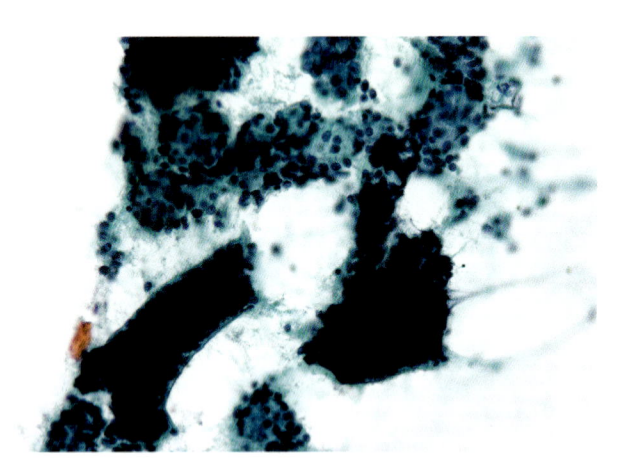

写真11　腺様嚢胞癌細胞像（Pap.染色，対物×20）
篩状および管状配列を示し，核にはクロマチンの増量がみられる．

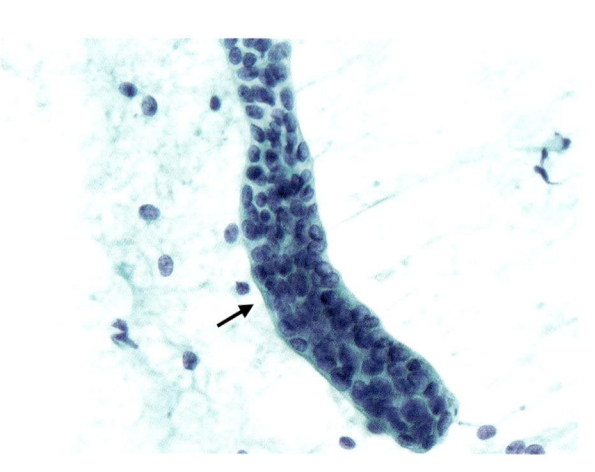

写真12　腺様嚢胞癌細胞像（Pap.染色，対物×40）
索状配列を反映した集塊を認め，周囲には基底膜構造がうかがわれる（↓）．

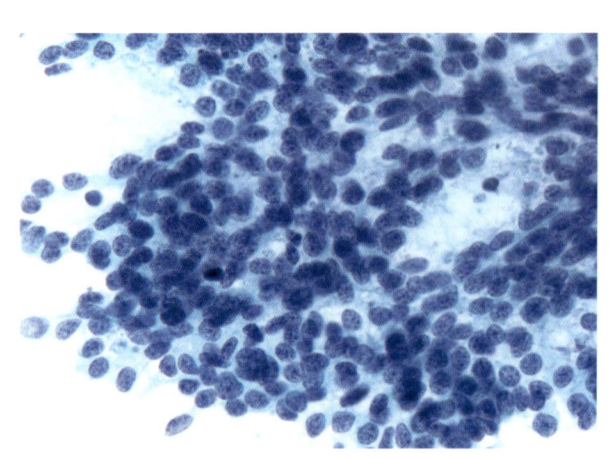

写真13　腺様嚢胞癌細胞像（Pap.染色，対物×40）
結合性に乏しく，N/C比の高い腫瘍細胞が敷石状配列を示す．

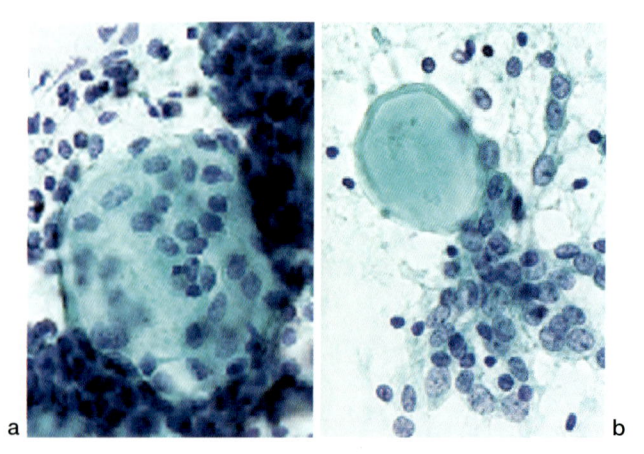

写真14　腺様嚢胞癌細胞像（Pap.染色，対物×40）
球状硝子様物質はライトグリーン淡染性ないし透明（a），あるいはライトグリーン好性（b）の色調を呈する．

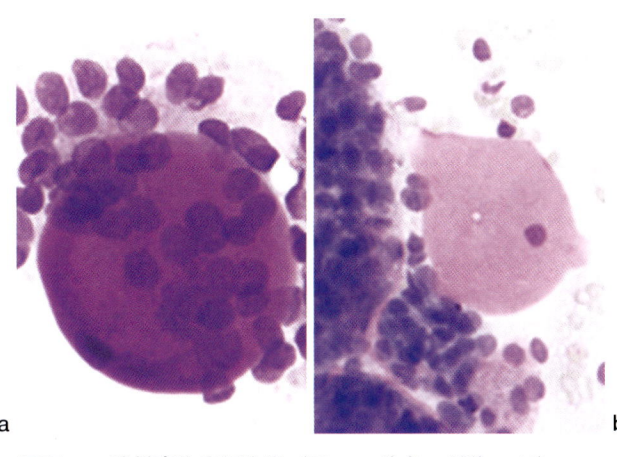

第1章 Ⅶ.唾液腺病変の病理組織と細胞診 ─ 131

写真15 腺様嚢胞癌細胞像（Giemsa染色，対物×40）
Pap.染色でライトグリーン淡染性ないし透明の球状硝子様物質，およびライトグリーン好性の球状硝子様物質は，May-Giemsa染色ではそれぞれ鮮やかな赤紫色（a）と桃色（b）を示す．

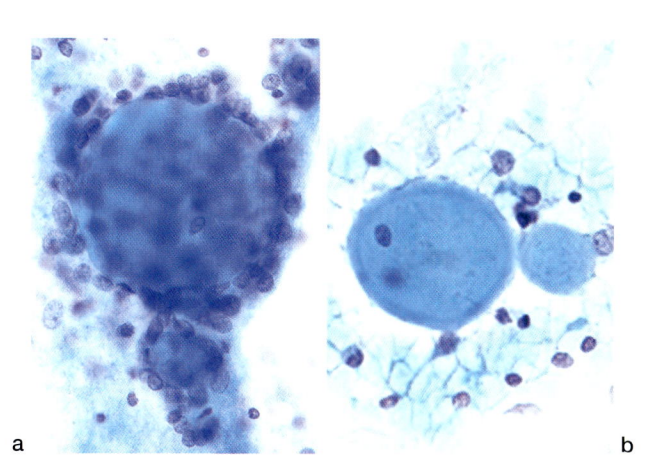

写真16 腺様嚢胞癌細胞像（アルシアン青染色，対物×40）
Pap.染色でライトグリーン淡染性ないし透明の球状硝子様物質，およびライトグリーン好性の球状硝子様物質は，いずれもアルシアン青染色陽性を示す．

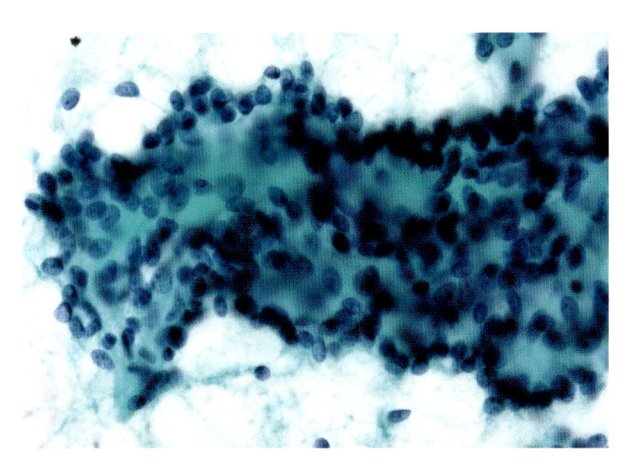

写真17 腺様嚢胞癌細胞像（Pap.染色，対物×40）
篩状構造からの穿刺吸引細胞像．ライトグリーン好性を示す基底膜様物質の融合像を認める．

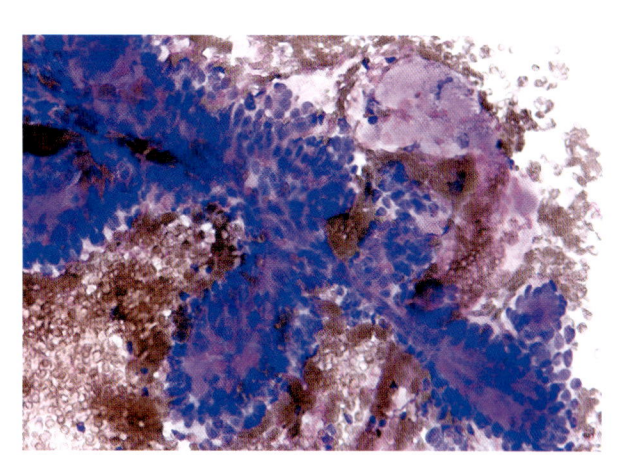

写真18 腺様嚢胞癌細胞像（Giemsa染色，対物×20）
篩状構造からの穿刺吸引細胞像．赤紫色の異染性を示す基底膜様物質の融合像を認める．

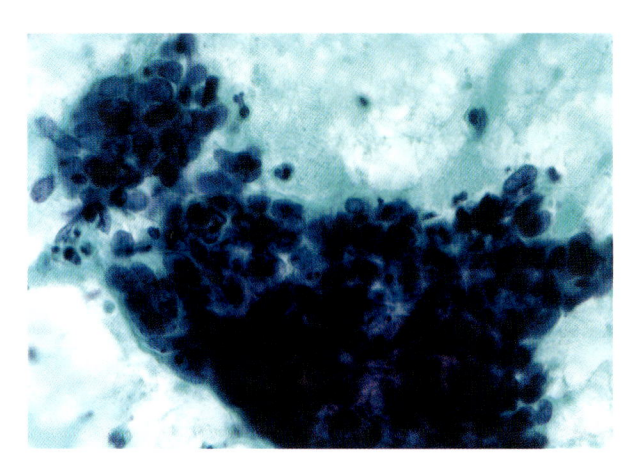

写真19 腺様嚢胞癌細胞像（Pap.染色，対物×40）
異常重積，クロマチン増量した腫瘍細胞の集塊．篩状配列など腺様嚢胞癌の特徴に乏しく，組織型推定は困難である．

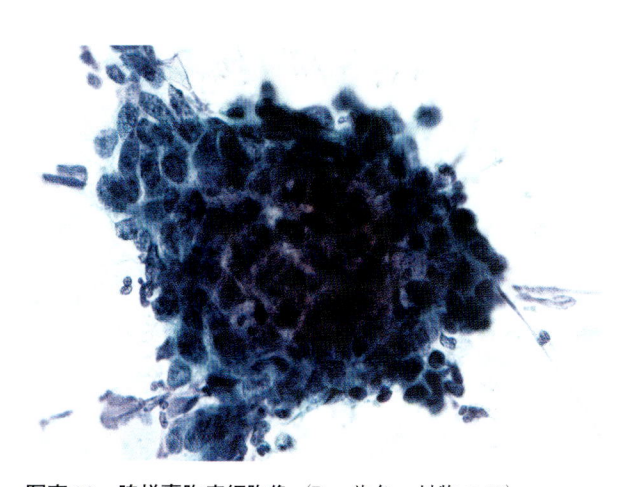

写真20 腺様嚢胞癌細胞像（Pap.染色，対物×40）
口腔内病変をブラシなどで擦過すると粘膜表面に露出した腫瘍細胞が採取される．そのため篩状配列を示す集塊は乏しく，基底細胞様細胞のみからなる単調な集塊をみることが多い．

第1章 Ⅶ. 唾液腺病変の病理組織と細胞診
3. 悪性腫瘍

4) 多型低悪性度腺癌
Polymorphous low-grade adenocarcinoma：PLGA

50～60歳代の女性に好発し，ほとんどは小唾液腺（特に口蓋）に発生する．欧米では比較的頻度が高いが，わが国では極めて稀な腫瘍である．緩徐に増殖する無痛性限局性の小腫瘤として認められ，通常直径は3cm以下である．腫瘍直上の粘膜表面に血管拡張を認めることがあるが，出血や潰瘍を伴うことは少ない．

●組織像

腫瘍は弾性硬で，割面は比較的均一な黄白色を呈する．通常明らかな被膜を欠き浸潤性増殖を示す．腫瘍細胞は均一だが，組織学的には管状，索状，篩状，乳頭状および囊胞状など多彩な構造を形成しながら増殖し，充実性胞巣の辺縁部には核の柵状配列を認めることもある（写真1，2）．管状構造は単層性で，小型の立方状細胞によって形成される（写真3）．篩状構造には真の腺腔構造を有するものと腺様囊胞癌に類似する偽囊胞腔を有するものがあり，後者の内部には間質性粘液や基底膜様物質がみられる．また，細胞が1層に並ぶindian-file patternもみられることがある．間質は硝子化を示し，粘液様基質に富むこともあるが，軟骨形成は示さない（写真4）．腺様囊胞癌と同様に神経周囲浸潤の頻度は高く，同心円状の標的様配列（targetoid pattern）を示すが，再発や転移の頻度が低いため予後は良好である．免疫染色ではサイトケラチン，S-100蛋白，ビメンチンの発現を示し，ときにGFAPやα-SMAの発現を呈するものもある．

●細胞像

腫瘍細胞はシート状，管状および篩状などの多彩な出現形態を示し，いくつかの細胞配列が混在してみられることもある（写真5，6）．管状および篩状集塊の内部には腺癌に類似した管腔様構造を認めるが，May-Giemsa染色では集塊の周囲に間質性粘液の存在を示唆する異染性を認める（写真7）．索状配列やindian-file patternを反映した小型短紡錘形核が一列に並ぶ所見をみることもある．腫瘍細胞はいずれも細胞質が淡く，核が小型で円形～類円形を示し，核溝様の所見を呈することがある（写真8）．クロマチンは細顆粒状で，核小体が目立たない．通常核分裂像は認められない．

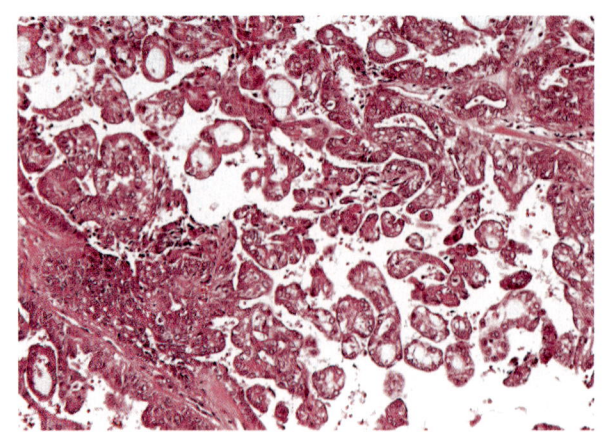

写真1 **多型低悪性度腺癌組織像**（HE染色，対物×10）
腫瘍は管状や乳頭状構造を形成しながら増殖浸潤している．

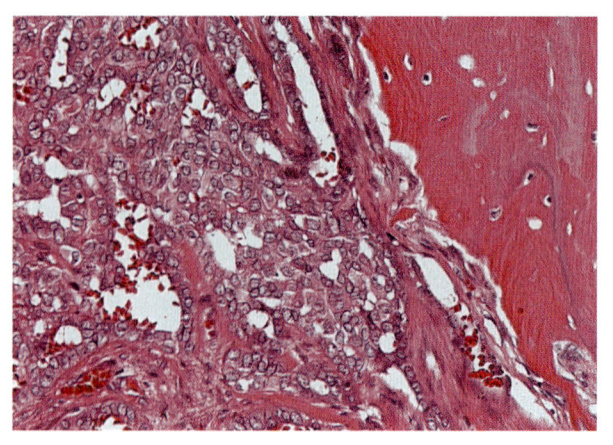

写真2 **多型低悪性度腺癌組織像**（HE染色，対物×20）
著明な細胞異型を認めないが，腫瘍は顎骨を破壊しながら浸潤している．

第1章 Ⅶ. 唾液腺病変の病理組織と細胞診 — 133

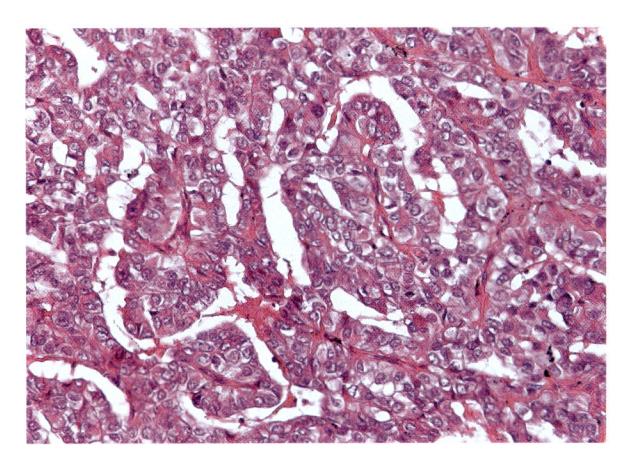

写真3　多型低悪性度腺癌組織像（HE染色，対物×20）
管状ないし乳頭状配列を示す領域．腫瘍細胞の核は円形〜類円形を示し，クロマチンは細顆粒状を示す．明らかな核分裂像は認めない．

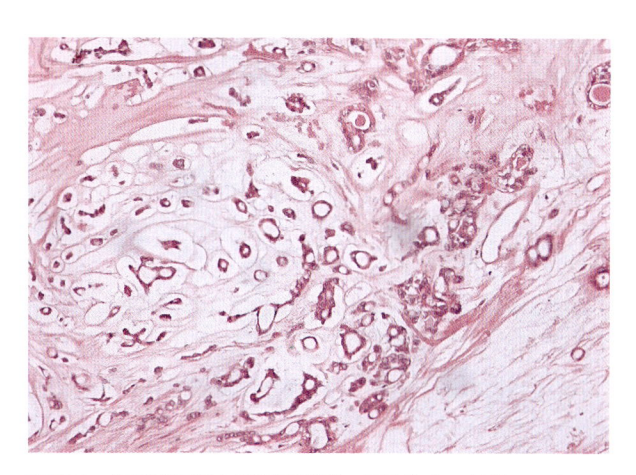

写真4　多型低悪性度腺癌組織像（HE染色，対物×10）
腫瘍細胞は不整な管状ないし索状の配列を示し，間質は粘液様の基質に富む疎な像を示す．

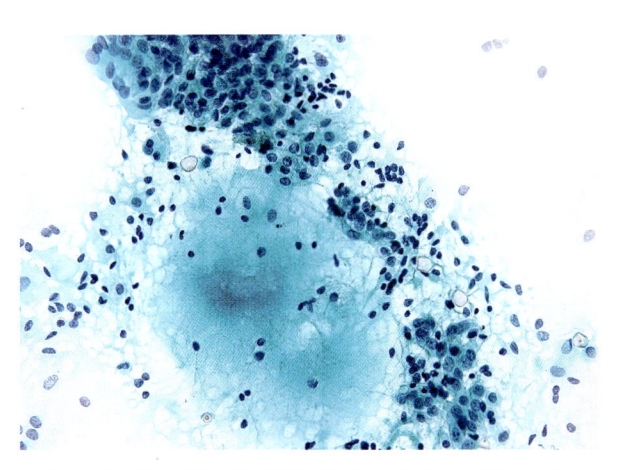

写真5　多型低悪性度腺癌細胞像（Pap.染色，対物×20）
ライトグリーン淡染の間質基質とともに集塊状あるいは孤立散在性の腫瘍細胞が出現している．

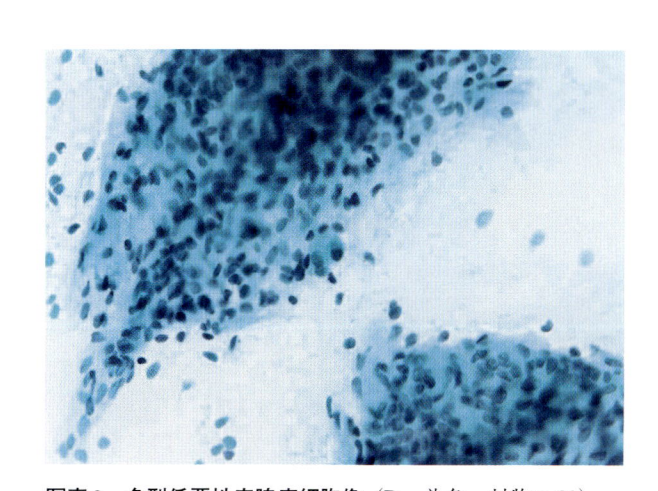

写真6　多型低悪性度腺癌細胞像（Pap.染色，対物×20）
重積を伴う集塊が出現し，部分的には結合性の低下を認める．
（千葉大学医学部付属病院病理部・堀内文男氏提供）

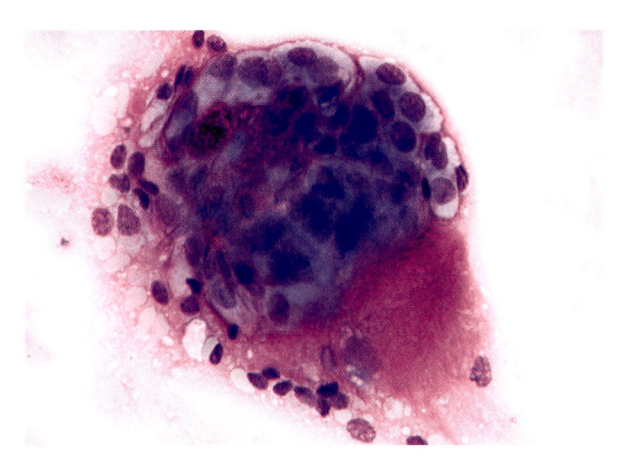

写真7　多型低悪性度腺癌細胞像（Giemsa染色，対物×40）
小型類円形核を有する細胞の周囲には異染性を認める．

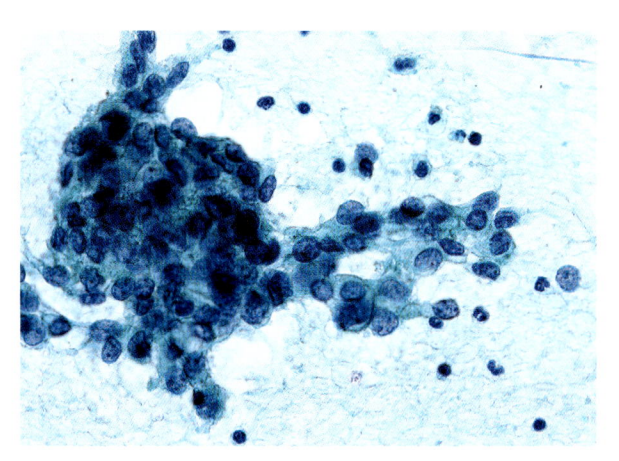

写真8　多型低悪性度腺癌細胞像（Pap.染色，対物×40）
核は円形〜類円形を示し，クロマチンが細顆粒状を呈する．

第1章 Ⅶ. 唾液腺病変の病理組織と細胞診
3. 悪性腫瘍

5）上皮筋上皮癌
Epithelial-myoepithelial carcinoma

50～60歳代の女性の耳下腺に多く，次いで顎下腺，小唾液腺（口蓋腺など）の順にみられる．全唾液腺腫瘍の約1％の頻度で，一般的には低ないし中等度悪性の癌腫とみなされ，発育は緩徐だが，局所再発やリンパ節転移も認められる．

●組織像

腫瘍は単ないし多結節性で，肉眼上周囲組織との境界は明瞭だが，しばしば被膜が欠落し，浸潤性増殖を示す．また神経や脈管内への浸潤がみられることもある．割面は灰白色ないし淡褐色で，嚢胞状変化や出血，壊死を伴うこともある（写真1）．内層の導管上皮細胞とそれを取り囲む外層の淡明な胞体を有する腫瘍性筋上皮細胞からなる2層性の腺管形成を特徴とし（写真2），ときに導管上皮細胞は嚢胞状拡張や乳頭状増殖を示すことがある．2層性腺管や淡明筋上皮細胞の胞巣周囲には，明瞭な基底膜構造が形成されることが多い（写真3）．一方，導管上皮細胞に乏しく，淡明筋上皮細胞の胞巣形成が優位を示すものもある（写真4）．腫瘍性筋上皮細胞の胞体内にはジアスターゼ消化性のPAS陽性顆粒（グリコーゲン）がみられる．免疫染色において導管上皮細胞はサイトケラチン，EMA，CEAの発現を呈し，外層の淡明筋上皮細胞にはビメンチン，α-SMA，S-100蛋白およびp63の発現がみられる（写真5）．

●細胞像

腫瘍細胞は，上皮性結合の強い導管上皮細胞とやや結合性の乏しい淡明筋上皮細胞からなる．導管上皮細胞の細胞質はライトグリーン好性で核は類円形を呈し，核小体は目立たない（写真6）．また細胞質に粘液様空胞を有することがある．一方，淡明筋上皮細胞は導管上皮細胞に接して，あるいは単独で集塊を形成し，ライトグリーン淡染性で類円形核を有している（写真7）．また，淡明筋上皮細胞は裸核状で出現するため，乳腺の線維腺腫に類似した細胞像を呈することもある．集塊辺縁や集塊外にはMay-Giemsa染色で異染性を示す基底膜様物質がみられることがある．組織学的に淡明筋上皮細胞が優位な症例では，淡明筋上皮細胞のみが観察され，組織型推定に苦慮することがある（写真8）．

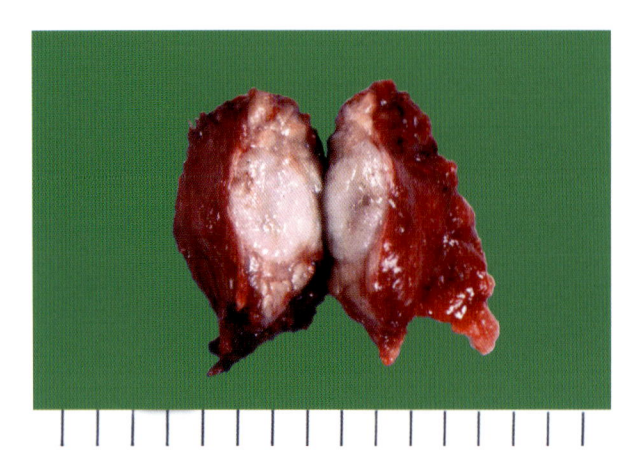

写真1　上皮筋上皮癌肉眼像
腫瘍割面は，灰白色結節性を示し，比較的境界明瞭な腫瘤を形成する．

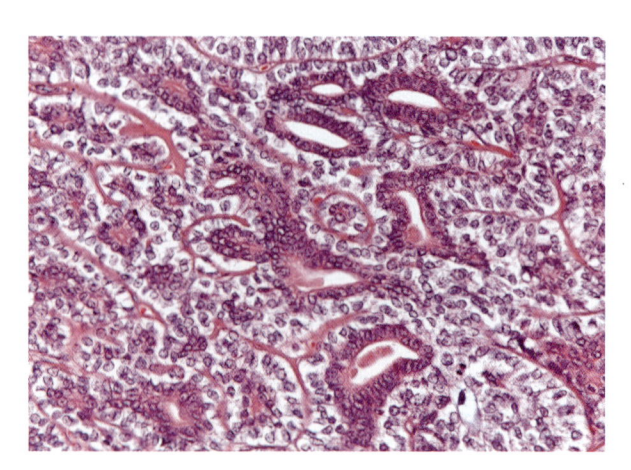

写真2　上皮筋上皮癌組織像（HE染色，対物×20）
内層の導管上皮細胞と外層の淡明な胞体を有する腫瘍性筋上皮細胞からなる腺管構造が形成され，構造間には繊細な基底膜が介在する．

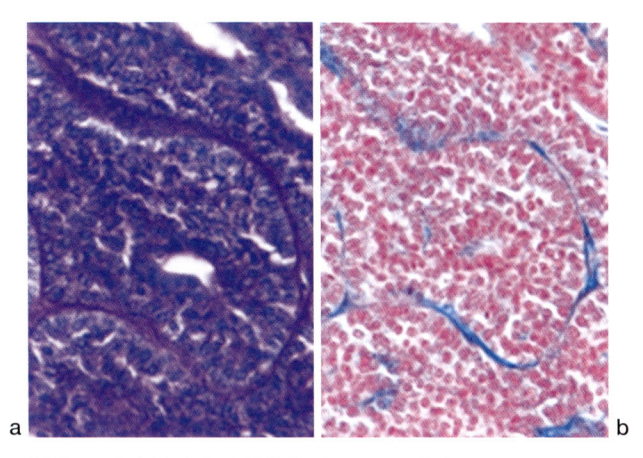

第1章 Ⅶ.唾液腺病変の病理組織と細胞診 —— 135

写真3 上皮筋上皮癌組織像（a：PAS染色，b：アルシアン青染色，対物×40）
淡明筋上皮細胞の胞体内にPAS（＋），アルシアン青（−）のグリコーゲンがみられ，胞巣周囲の基底膜構造はPAS，アルシアン青染色いずれにも陽性を呈する．

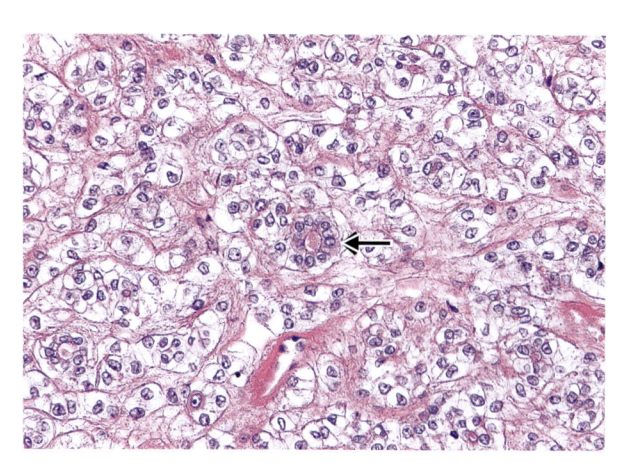

写真4 上皮筋上皮癌組織像（HE染色，対物×20）
淡明細胞が優位な上皮筋上皮癌の組織像．淡明上皮細胞が充実性増殖を示し，中央に微小な腺腔形成を示す導管上皮細胞を認める（↓）．

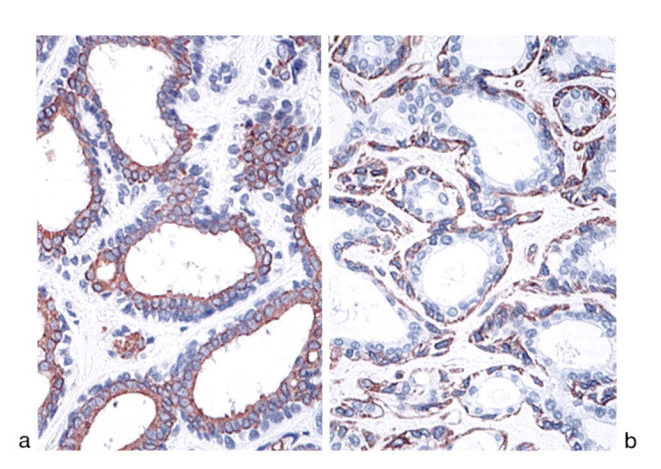

写真5 上皮筋上皮癌組織像（免疫染色，対物×20）
腺管内層の導管上皮細胞はEMA（a）の発現を示し，外層の淡明筋上皮細胞は，α-SMA（b）の発現を示す．

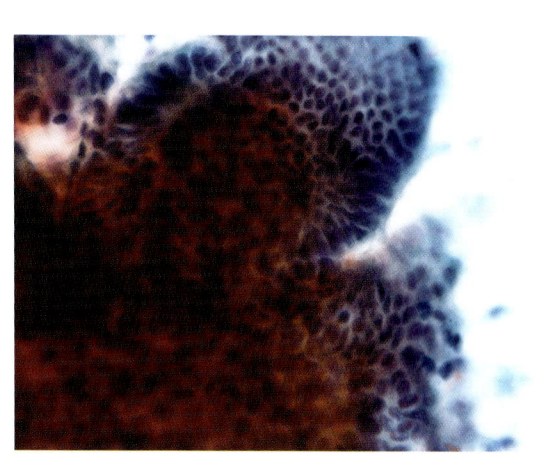

写真6 上皮筋上皮癌細胞像（Pap.染色，対物×40）
導管上皮細胞の集塊．細胞の結合性は強く，N/C比大で，異常重積を示す．

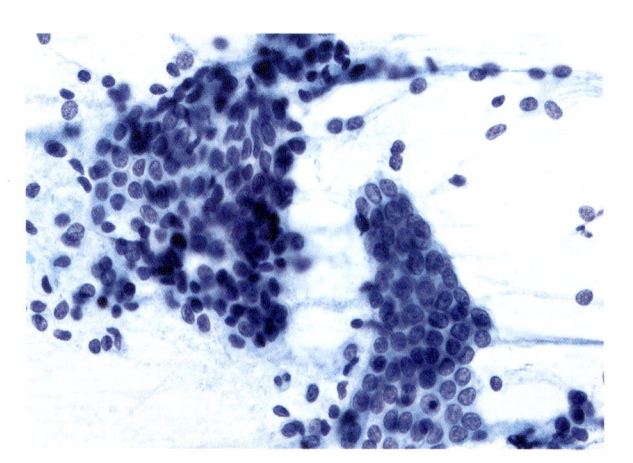

写真7 上皮筋上皮癌細胞像（Pap.染色，対物×40）
淡明筋上皮細胞は淡い細胞質を有し，導管上皮細胞集塊の周囲に混在する．また背景には，裸核状を呈する筋上皮細胞も散見される．

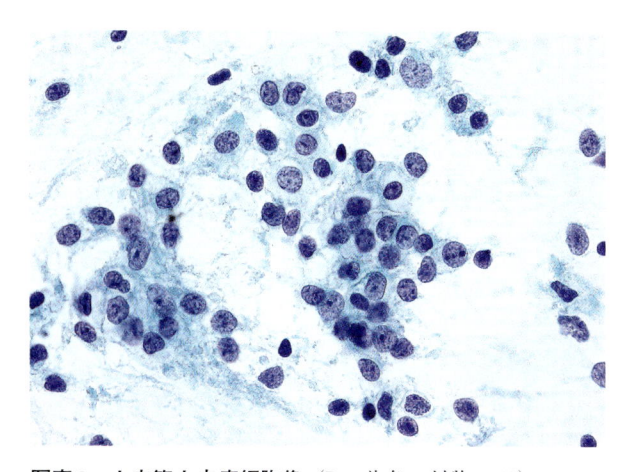

写真8 上皮筋上皮癌細胞像（Pap.染色，対物×40）
淡明筋上皮細胞からなる集塊．結合性に乏しく，ライトグリーン淡染性の細胞質を有し，クロマチンは細顆粒状を示す．

第1章　Ⅶ. 唾液腺病変の病理組織と細胞診
3. 悪性腫瘍

6) 基底細胞腺癌
Basal cell adenocarcinoma

　基底細胞腺腫の悪性型とみなされる腫瘍であるが，基底細胞腺腫に比べ発生頻度は全唾液腺腫瘍の1％と著しく低い．多くは高齢者の大唾液腺，特に耳下腺に発生する．生物学的には低悪性度とされる．

● 組織像

　割面は白色ないし黄白色の充実性結節を形成し，境界明瞭であるが，部分的には被膜を超えて周囲組織に浸潤性増殖を示す．肉眼的に出血，壊死巣を認めることがある（写真1）．組織学的にも膨張性かつ部分的には浸潤性に増殖し，広範な壊死を伴う場合もある（写真2）．基本的には基底細胞腺腫と類似し，充実型（solid type），管状型（tubular type），索状型（trabecular type）および膜状型（membranous type）に亜分類される（写真3）．充実型では胞巣辺縁の柵状配列が不明瞭なこともあり，しばしば角化を伴った化生性の扁平上皮がみられる（写真4）．腺様嚢胞癌に類似した篩状構造を含むものもある．核分裂像や壊死巣が認められることもあるが，多くの場合は細胞異型に乏しく，良性の基底細胞腺腫と類似した組織像を呈することから最終的には浸潤性増殖の有無で識別せざるをえないため，多数切片による病変全体の観察が必須である．

● 細胞像

　基底細胞腺腫の出現細胞パターンと類似するが，壊死性背景は悪性を示唆する所見である．個々の腫瘍細胞の結合性が乏しくなり，集塊辺縁からのほつれや配列不整などを認める（写真5）．核は類円形で重積性を示し，細胞密度が高く，クロマチンの増量や核分裂像などを認めることがある（写真6）．採取細胞量や化生性の扁平上皮細胞の有無は良悪性を鑑別する所見にはならない（写真7）．基底細胞腺癌は基底膜様物質の産生を示すため，腺様嚢胞癌に類似した球状硝子様物質を認めることもあるが，その出現頻度は少なく，腫瘍細胞の結合性は腺様嚢胞癌に比べ強い（写真8）．本腫瘍では著明な異型を示すことが少なく，加えて細胞診では浸潤性増殖の確認が不可能であるため，多くの場合診断確定は組織診にたよらざるをえない．

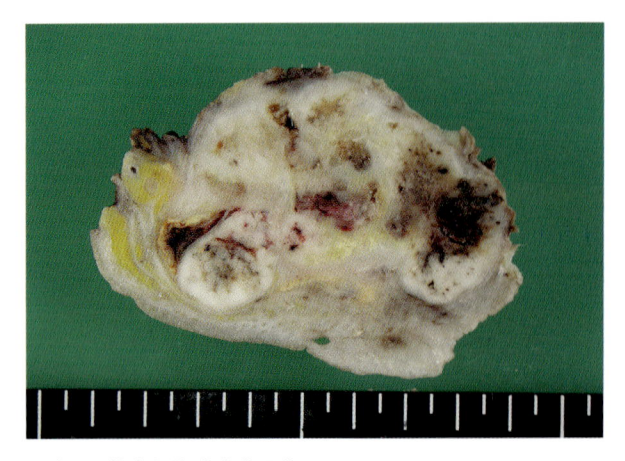

写真1　基底細胞腺癌肉眼像
腫瘍割面は，白色充実性を示し，内部に出血，壊死を認める．

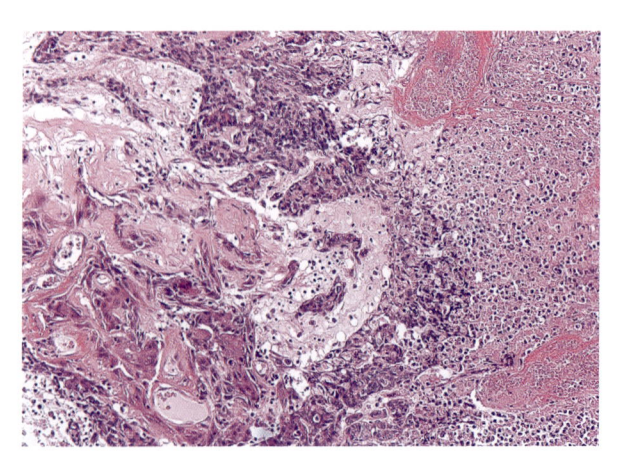

写真2　基底細胞腺癌組織像（HE染色，対物×10）
広範な壊死を伴いながら基底細胞様の腫瘍細胞が浸潤している．

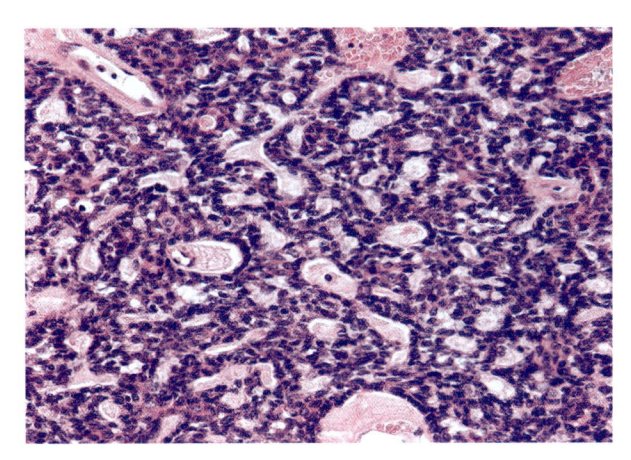

写真3　基底細胞腺癌組織像（HE染色，対物×20）
基底細胞様細胞が管状あるいは索状構造を形成し，腫瘍細胞のクロマチンは増量を示す．

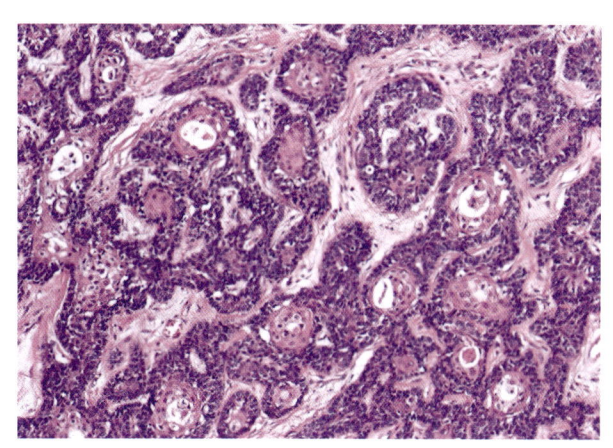

写真4　基底細胞腺癌組織像（HE染色，対物×20）
腫瘍細胞は互いに連結した管状ないし胞巣状の配列を示しながら増殖し，胞巣内部には化生性の扁平上皮がみられる．
（東京歯科大学市川総合病院臨床検査科・宜保一夫氏提供）

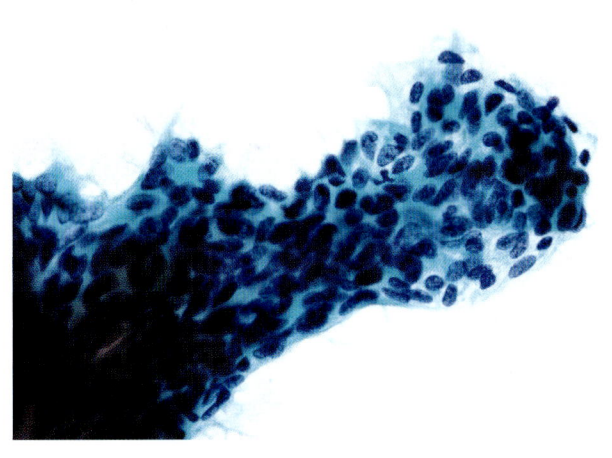

写真5　基底細胞腺癌細胞像（Pap.染色，対物×40）
腫瘍細胞は強い結合性を示し，核密度の増加を認める．配列不整を示すが核異型は乏しい．

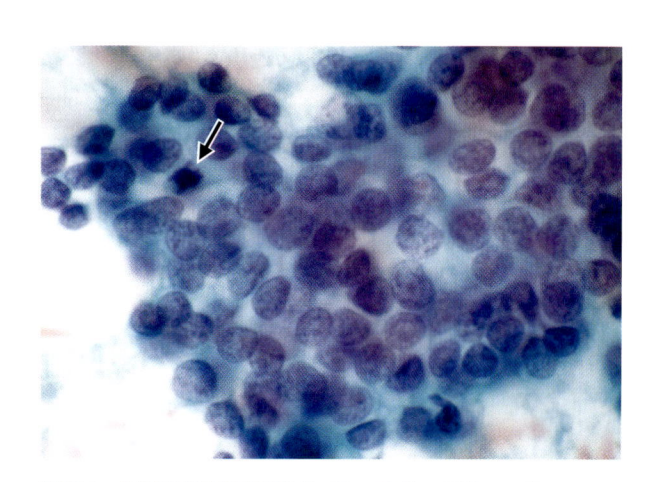

写真6　基底細胞腺癌細胞像（Pap.染色，対物×40）
腫瘍細胞は円形核を有し，小型核小体を認め，核分裂像を散見する（↓）．
（東京歯科大学市川総合病院臨床検査科・宜保一夫氏提供）

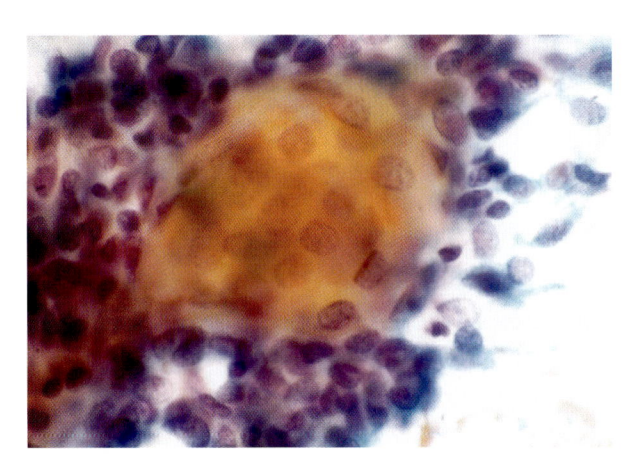

写真7　基底細胞腺癌細胞像（Pap.染色，対物×40）
集塊内に扁平上皮への分化を示す細胞が混在する．
（東京歯科大学市川総合病院臨床検査科・宜保一夫氏提供）

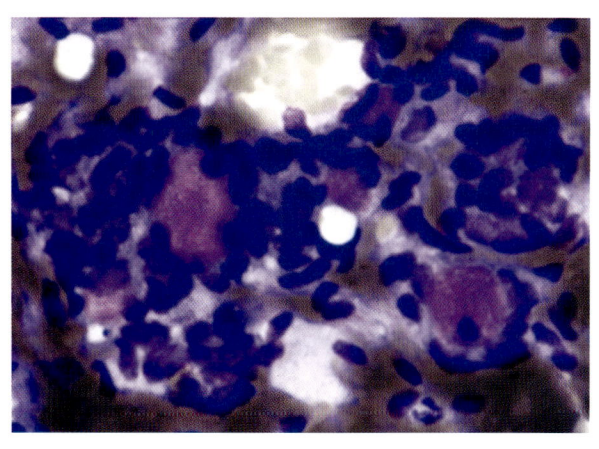

写真8　基底細胞腺癌細胞像（Giemsa染色，対物×40）
球状硝子様物質を取り囲むように腫瘍細胞が配列する．
（東京歯科大学市川総合病院臨床検査科・宜保一夫氏提供）

第1章 Ⅶ. 唾液腺病変の病理組織と細胞診
3. 悪性腫瘍

7) 嚢胞腺癌
Cystadenocarcinoma

　50歳以上の耳下腺や顎下腺に発生し，全唾液腺腫瘍の1％以下である．従来low-grade papillary adenocarcinoma，あるいはmalignant papillary cystadenomaなどと称されていたものがこの範疇に含まれる．

●組織・細胞像

　割面像では多房性の嚢胞状構造からなり，肉眼的に被膜形成を欠くことが多い．組織学的にも大小の嚢胞がみられ，嚢胞内には粘液貯留がみられることがある（写真1）．腫瘍細胞は単層で粘液産生性または非産生性の立方状，あるいは円柱上皮細胞からなり，乳頭状，管状の増殖形態を示す（写真2）．一般に細胞異型は乏しく，核分裂像も少ない．基本的には低悪性癌であり，転移や現病死は稀である．篩状構造や広範な導管内進展を呈する亜型がlow-grade cribriform cystadenocarcinomaの名称で記載されている．細胞像では粘液性または漿液性の嚢胞液が採取されることが多く，背景には泡沫細胞を孤立散在性に認める．腫瘍細胞は乳頭状ないしシート状の細胞集塊を形成しながら出現し，異常な重積を認める（写真3）．N/C比はやや高く，細胞質はライトグリーン好性を示す．核は類円形単一で，基本的に細胞異型は乏しいが，核形不整なものや核小体の明瞭なものもある（写真4）．

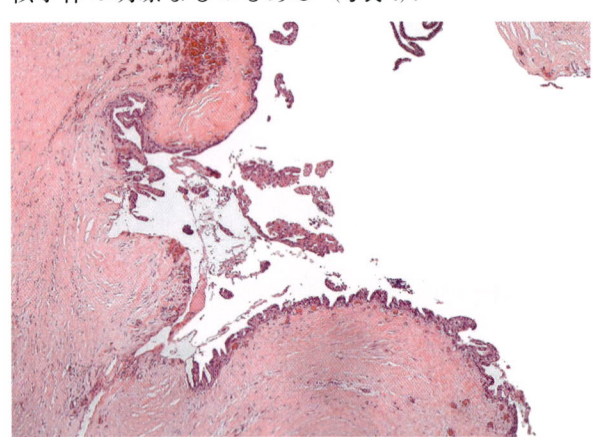

写真1　嚢胞腺癌組織像（HE染色，対物×4）
嚢胞内に低乳頭状増殖を示す腫瘍細胞を認める．

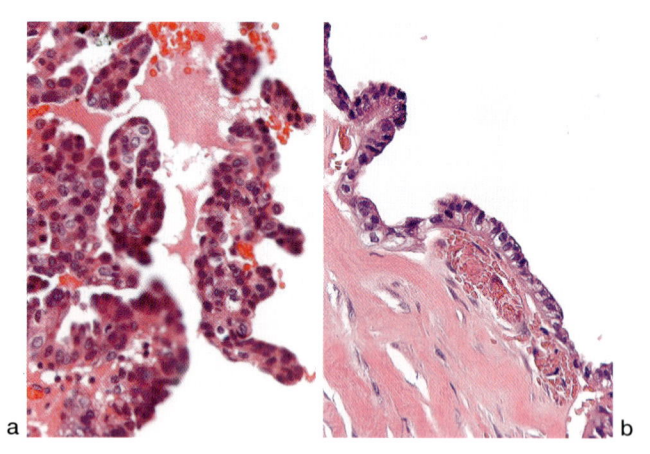

写真2　嚢胞腺癌組織像（HE染色，a，b：対物×20）
腫瘍細胞は乳頭状または立方状を示し，核異型が軽度である．

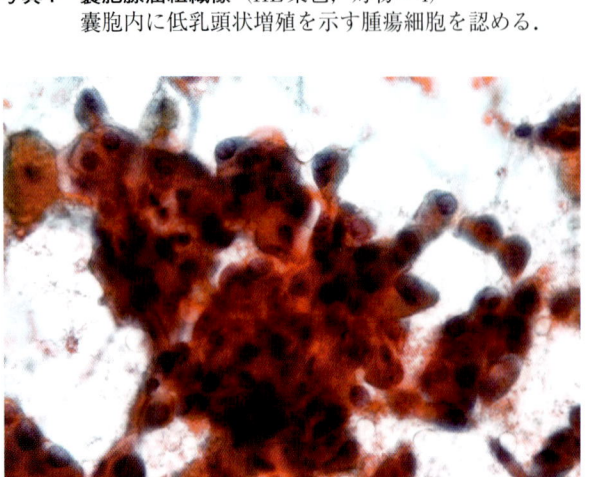

写真3　嚢胞腺癌細胞像（Pap.染色，対物×40）
腫瘍細胞は重積を伴う集塊をなし，核が類円形で異型に乏しい．

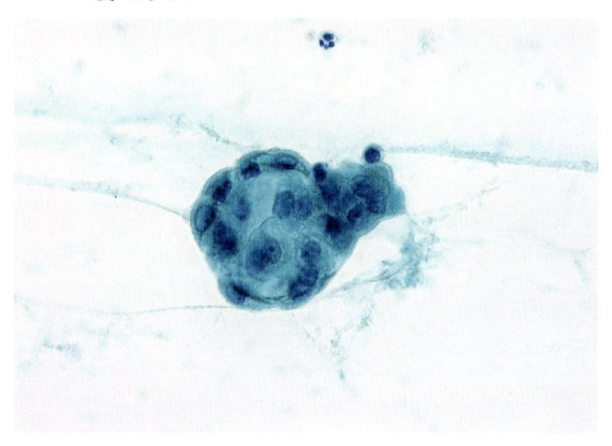

写真4　嚢胞腺癌細胞像（Pap.染色，対物×40）
N/C比は高く，細胞質がライトグリーン好性で小型核小体を有する．

第1章　Ⅶ. 唾液腺病変の病理組織と細胞診
3. 悪性腫瘍

8) オンコサイト癌
Oncocytic carcinoma

　全唾液腺腫瘍の1%以下とされ，60歳以上の高齢者の耳下腺に発生する稀な腫瘍である．オンコサイトーマの悪性型とみなされ，早期よりリンパ節に転移しやすく，遠隔転移率も高い．

● 組織・細胞像

　周囲組織との境界不明瞭な腫瘍で被膜は認められない．割面は灰色ないし灰褐色の単結節状または多結節状で，出血，壊死を伴うこともある．組織学的には異型の強い細胞からなるものが多く，周囲組織および神経，脈管への浸潤もみられる（写真1）．腫瘍細胞はPTAH染色で紺色細顆粒状に染色される．免疫染色においてサイトケラチン，抗ミトコンドリア抗体が陽性で，電子顕微鏡的にも大小のミトコンドリアが多数認められる．細胞像では背景に壊死物質や裸核化した腫瘍細胞がみられ，腫瘍細胞は集塊，あるいは孤立散在性に出現する（写真2～4）．細胞質はライトグリーン好性，豊富で好酸性顆粒を含み，N/C比は低い．核は大小不同を示し，明瞭な核小体を認める．核分裂像を散見することがあるが，低悪性度の症例はオンコサイトーマとの鑑別が困難なことが多い．

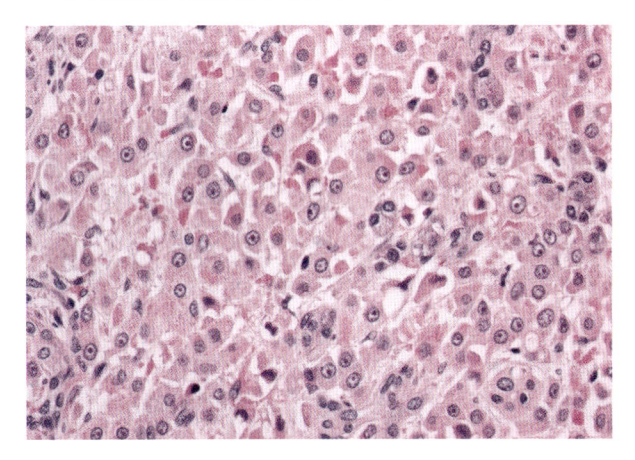

写真1　オンコサイト癌組織像（HE染色，対物×40）
好酸性胞体に富むオンコサイトが充実性増殖を示す．
（愛知県立看護大学病理学・越川卓先生提供）

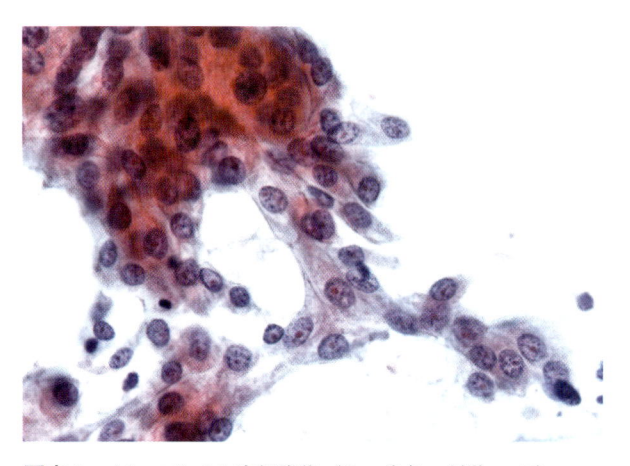

写真2　オンコサイト癌細胞像（Pap.染色，対物×40）
腫瘍細胞は大型細胞集塊あるいは孤在性にみられる．
（千葉大学医学部附属病院病理部・堀内文男氏提供）

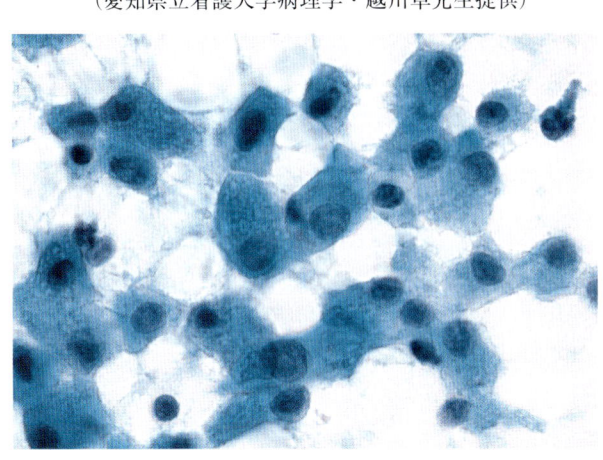

写真3　オンコサイト癌細胞像（Pap.染色，対物×60）
ライトグリーン好性，顆粒状の細胞質に富み，N/C比は低いが，核の大小不同を認める．
（愛知県立看護大学病理学・越川卓先生提供）

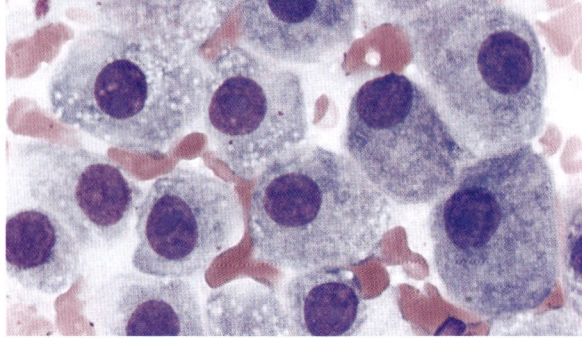

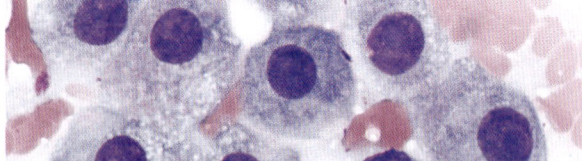

写真4　オンコサイト癌細胞像（Giemsa染色，対物×60）
腫大した核小体と細胞質内に空胞を認める．
（愛知県立看護大学病理学・越川卓先生提供）

第1章 Ⅶ. 唾液腺病変の病理組織と細胞診
3. 悪性腫瘍

9) 唾液腺導管癌
Salivary duct carcinoma

　50歳以上の男性に多く，大唾液腺（特に耳下腺）に好発するが，小唾液腺に発生することもある．全唾液腺腫瘍の1〜2％ほどとされるが，切片上組織学的特徴が明確でないものは腺癌NOSと診断される可能性があり，また多形腺腫由来癌の癌腫成分としてみられることもあるため，近年ではもはや稀な腫瘍とはいえないとする見解もある．急速に増大する腫瘍として現れ，顔面神経麻痺や疼痛を伴うことが多い．局所再発，リンパ節転移や遠隔転移を起こし，一般に予後は不良である．

●組織像
　肉眼的に境界不明瞭で，割面は灰白色ないし黄褐色の充実性結節状を呈し，部分的には大小の囊胞状構造や黄色の壊死巣を伴うこともある（写真1）．組織学的には胞巣状，乳頭状，篩状の増殖を示し，特徴的なRoman-bridgeや充実性胞巣には面疱壊死（comedo necrosis）など乳癌の面疱癌（comedo carcinoma）に類似した像を呈する（写真2, 3）．導管内に進展した部分では構造周囲に非腫瘍性の筋上皮細胞がみられ，また神経周囲浸潤や脈管侵襲も多くの症例でみられる．腫瘍細胞は豊富な顆粒状の胞体を有し，核異型やクロマチン増量を認める（写真4）．免疫染色において腫瘍細胞はサイトケラチンやEMA，アンドロゲンレセプター，GCDFP-15などの発現を示す（写真5）．多数の肉腫様紡錘形細胞や多形細胞をみるsarcomatoid，多量の粘液産生を伴うmucin-rich，浸潤部に小型乳頭状胞巣をみるinvasive micropapillaryなどの亜型がこれまでに認識されている．以前low-grade salivary duct carcinomaの名称で本疾患の亜型とされていたものの多くは，臨床的挙動や組織学的および免疫染色などの特徴からも本疾患とは少なからぬ差異があり，現在は囊胞腺癌の亜型であるlow-grade cribriform cystadenocarcinomaとされている．

●細胞像
　腫瘍細胞は壊死背景に重積またはシート状配列を呈する集塊として観察され，細胞質が豊富でライトグリーン好性顆粒状を呈する（写真6）．N/C比が低い細胞や細胞密度の高い集塊などさまざまな像を示す．クロマチン増量，核分裂像を伴うことが多く，通常核小体は小型で目立たないが，しばしば著明な核小体を認める症例もある（写真7, 8）．乳腺のアポクリン癌に類似した像を示すことが多い．

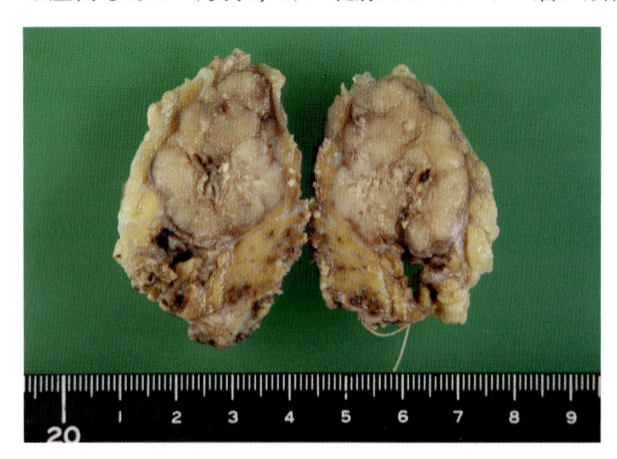

写真1　唾液腺導管癌肉眼像
　　　　腫瘍割面は黄白色で多結節状を呈している．内部に点状の壊死巣を認める．

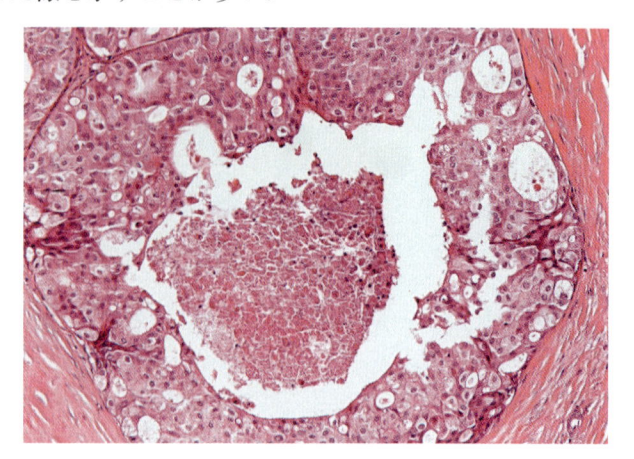

写真2　唾液腺導管癌組織像（HE染色，対物×10）
　　　　胞巣中心部にcomedo necrosisを認める．

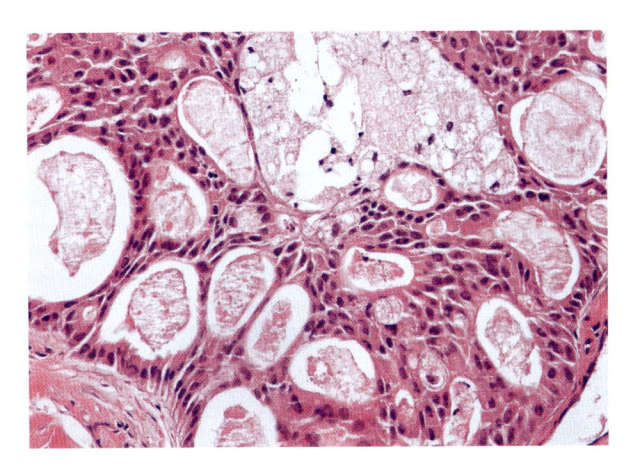

第1章 Ⅶ. 唾液腺病変の病理組織と細胞診 —— 141

写真3　唾液腺導管癌組織像（HE染色，対物×20）
大小の腺管が融合した篩状構造を呈する．拡張した腺腔内にはしばしばマクロファージを認める．

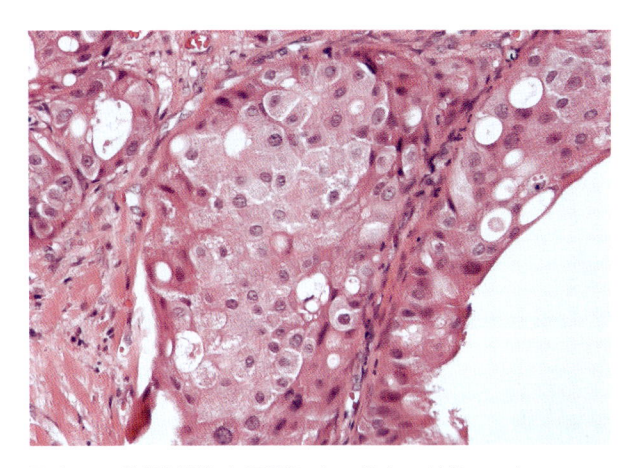

写真4　唾液腺導管癌組織像（HE染色，対物×20）
腫瘍細胞は好酸性の顆粒状胞体を有し，N/C比がさまざまである．

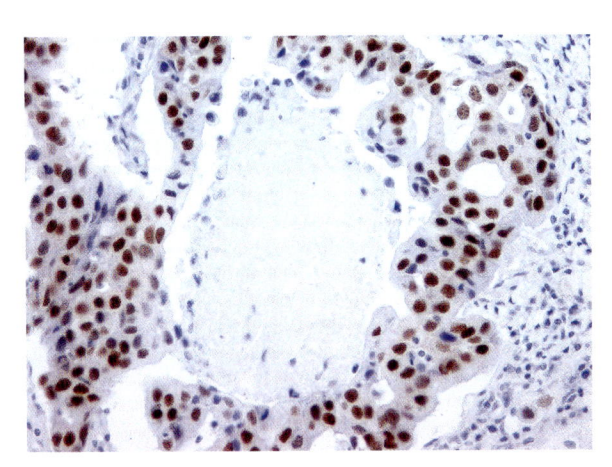

写真5　唾液腺導管癌組織像（免疫染色，対物×20）
腫瘍細胞の核に一致してアンドロゲンレセプターの発現を認める．

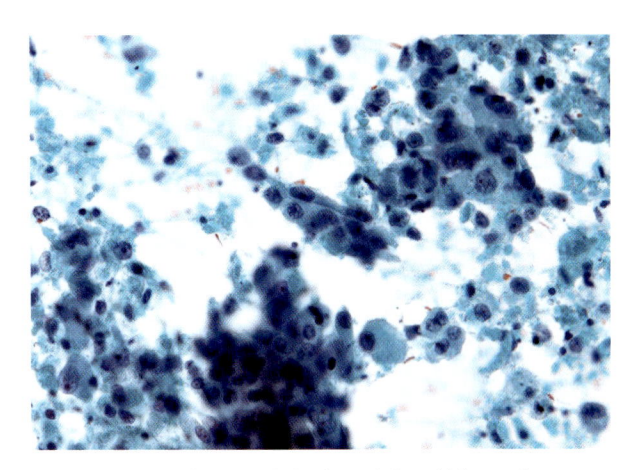

写真6　唾液腺導管癌細胞像（Pap.染色，対物×20）
壊死背景にクロマチン増量を示す腫瘍細胞の重積集塊をみる．
（大森赤十字病院検査部病理・九十九葉子氏提供）

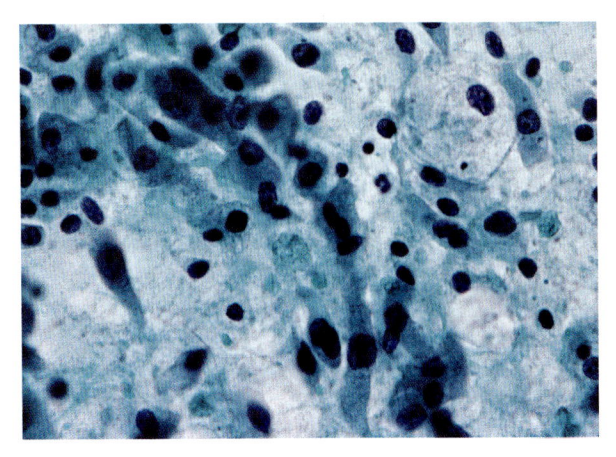

写真7　唾液腺導管癌細胞像（Pap.染色，対物×40）
腫瘍細胞の細胞質は広く，著明な細胞異型と核の大小不同を呈する．

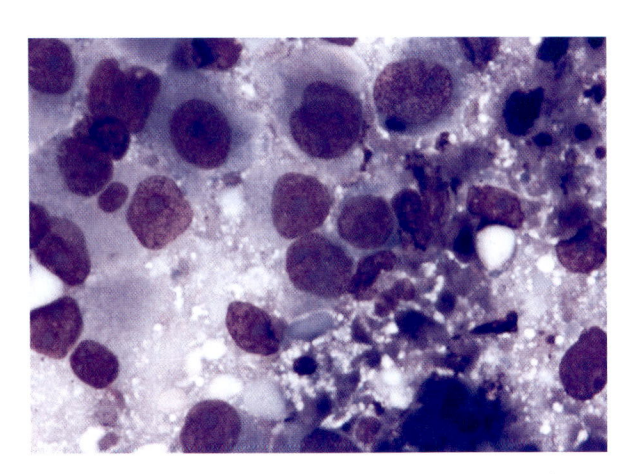

写真8　唾液腺導管癌細胞像（Giemsa染色，対物×40）
腫瘍細胞の核には大型で明瞭な核小体がみられる．異染性はみられない．
（大森赤十字病院検査部病理・九十九葉子氏提供）

第1章　Ⅶ. 唾液腺病変の病理組織と細胞診
3. 悪性腫瘍

10）筋上皮癌
Myoepithelial carcinoma

　高齢者の耳下腺に好発するが，小唾液腺（特に口蓋）に約1/4の発生をみる．構成細胞のほとんどが腫瘍性筋上皮細胞からなり，筋上皮腫の悪性型とみなされる．細胞異型，浸潤程度，増殖活性，p53の発現状況などにより生物学的悪性度はさまざまであるが，一般的に低悪性度の症例では多形腺腫と類似した臨床像を示し，中ないし高悪性度の症例では局所再発や遠隔転移を起こしやすいため，予後は不良である．多形腺腫や筋上皮腫の悪性化から生じるものも多い．

●組織像

　割面は充実性多結節状で，腫瘍は被膜を有さず浸潤性に増殖する（写真1, 2）．部分的に出血・壊死を伴い，これによる囊胞状変化を示すこともある．細胞形態により紡錘形細胞型（spindle cell type），上皮様細胞型（epithelioid cell type），形質細胞様細胞型（plasmacytoid cell type）および淡明細胞型（clear cell type）などの亜分類があるが，これらの像が混在して存在することも多い（写真3, 4）．導管上皮への分化を示す細胞はほとんどなく，多形腺腫にみられる粘液腫様間質も通常認めない．一般に筋上皮癌の細胞異型は強いが，低悪性度ではその限りではない（写真5）．免疫染色では筋上皮腫と同様の所見を示す．紡錘形細胞型では，紡錘形細胞が主体となる肉腫や悪性黒色腫との鑑別が重要であり，サイトケラチンやS-100蛋白などの筋上皮マーカーの組み合わせによる総合的な判定を必要とする．

●細胞像

　壊死あるいは出血性背景に，紡錘形細胞型では腫瘍細胞の密な錯綜配列が認められる．形質細胞様細胞型では核が偏在し，細胞質はライトグリーン好性を示す．淡明細胞型では細胞質に豊富なグリコーゲンを含有している．上皮様細胞型では多角形の腫瘍細胞が出現する（写真6）．間質は基底膜様物質の介在により，May-Giemsa染色で異染性を示すが，多形腺腫にみられるような粘液腫様間質を認めない（写真7）．いずれも細胞配列は乱れ，異型が強くクロマチンの増量を認め，ときに核小体が明瞭で，核分裂像を伴うことがある（写真8）．上皮様細胞型ではその特徴像に乏しく，質的診断が困難なことが多い．低悪性度では異型や多形性を示す細胞の出現が少ない．したがって，多形腺腫や筋上皮腫との鑑別が極めて困難な症例もある．

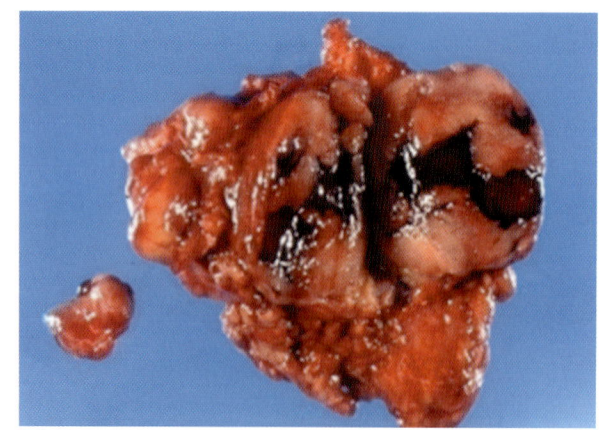

写真1　筋上皮癌肉眼像
　　　　割面は充実性で部分的に出血壊死をみる．
　　　　（千葉市海浜病院検査科病理・高橋年美氏提供）

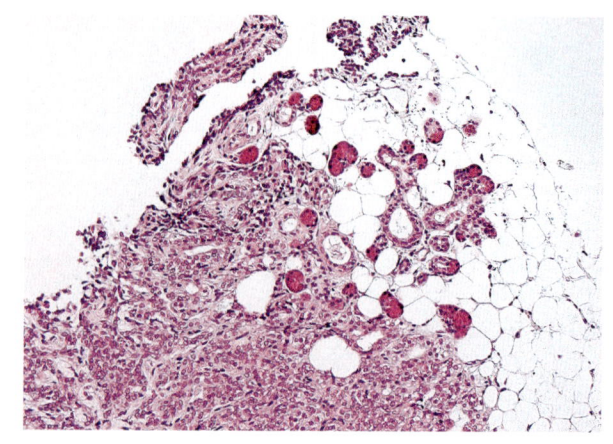

写真2　筋上皮癌組織像（HE染色，対物×10）
　　　　腫瘍細胞は周囲の耳下腺組織を破壊しながら浸潤増殖する．

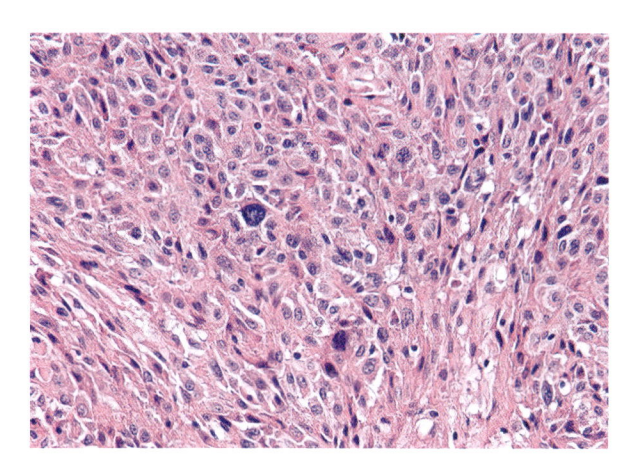

写真3　筋上皮癌組織像（HE染色，対物×20）
　　　腫瘍細胞は紡錘形細胞および上皮様細胞の形態を示し，核異型やクロマチン増量を呈する．

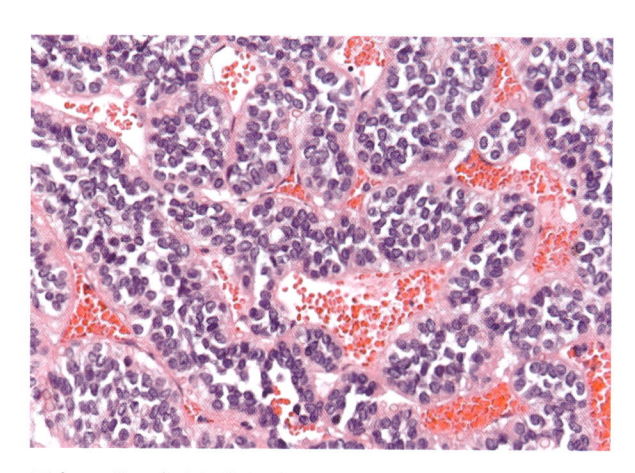

写真4　筋上皮癌組織像（HE染色，対物×20）
　　　淡明細胞ないし基底細胞様細胞が胞巣を形成し，周囲には明瞭な基底膜構造をみる．
　　　（千葉市海浜病院検査科病理・高橋年美氏提供）

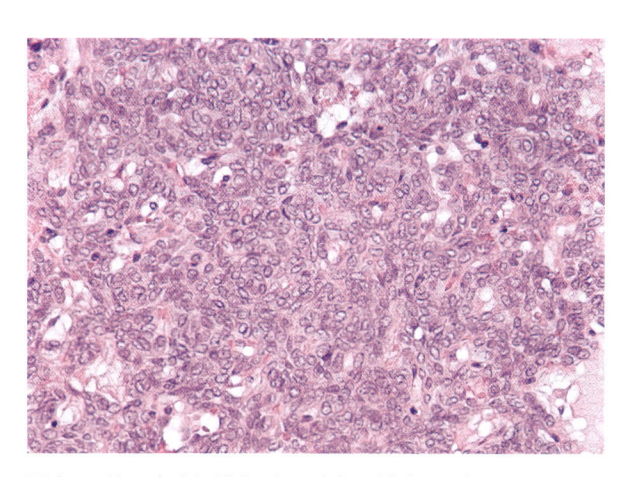

写真5　筋上皮癌組織像（HE染色，対物×20）
　　　低悪性度筋上皮癌の腫瘍細胞は類円形を示し，細胞異型やクロマチン増量は軽度である．

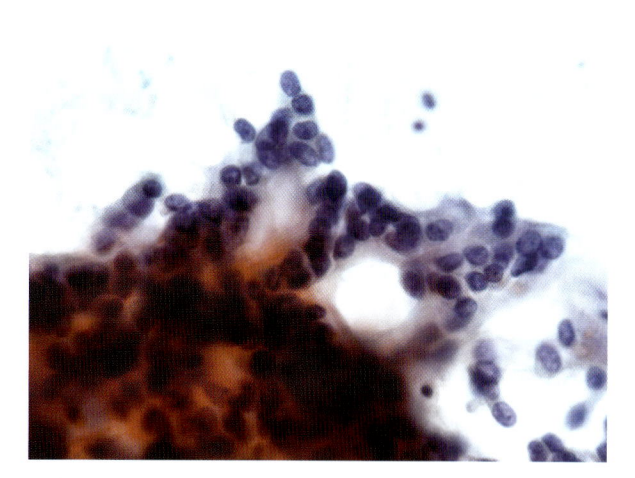

写真6　筋上皮癌細胞像（Pap.染色，対物×40）
　　　異常重積を示す集塊辺縁に腺腔に類似した配列を認めることがある．
　　　（千葉市海浜病院検査科病理・高橋年美氏提供）

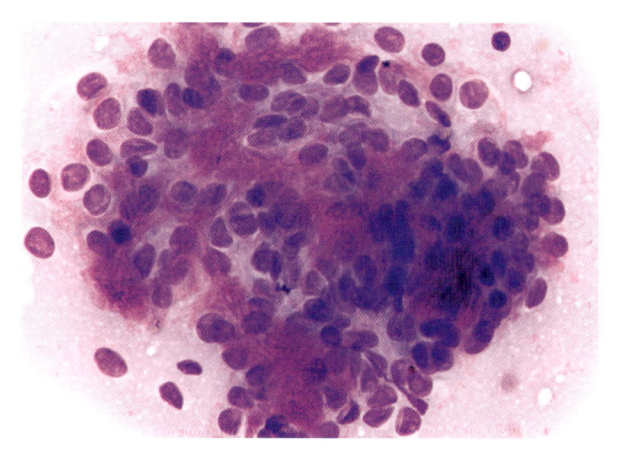

写真7　筋上皮癌細胞像（Giemsa染色，対物×40）
　　　細胞集塊内に異染性物質を認める．

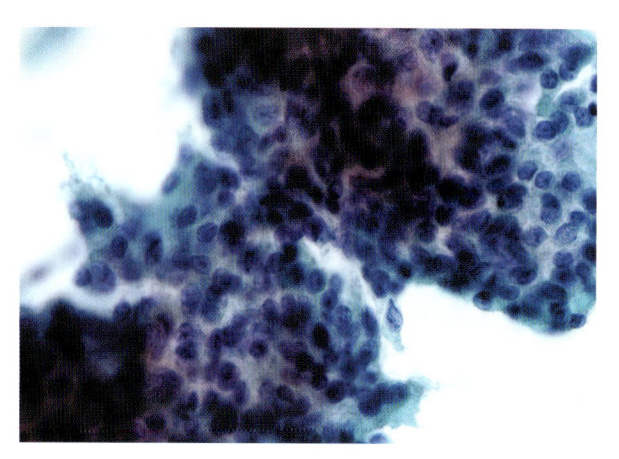

写真8　筋上皮癌細胞像（Pap.染色，対物×40）
　　　上皮様細胞が集塊でみられ，異常な重積と核腫大を認める．

第1章　Ⅶ. 唾液腺病変の病理組織と細胞診
3. 悪性腫瘍

11）多形腺腫由来癌
Carcinoma ex pleomorphic adenoma

　多くは多形腺腫の陳旧化により生じ，長期の経過後，腫瘍が急速に増大し潰瘍形成，顔面神経麻痺および疼痛などの自覚症状を認めることが多い．好発年齢は多形腺腫より10年以上遅い．以前は多形腺腫内癌と称したが，「内」の文字が下記の非浸潤型と誤解されやすいとの事情から，現在では本名称が推奨されている．

● 組織・細胞像

　腫瘍割面は黄白色から淡褐色で（写真1），腺腫部分の線維化や瘢痕化により硬い腫瘍を形成することが多い．組織学的には癌腫成分が多形腺腫内に限局してみられる非浸潤型，浸潤が被膜から1.5mm以内の範囲にとどまる微小浸潤型と周囲組織へ浸潤性増殖を示す浸潤型の3型に分類される．瘢痕化とともに多形腺腫成分の証明が困難となることが多いが，通常は密な硝子化を伴う境界明瞭な類円形の結節として認められる．癌腫成分は腺癌NOS，唾液腺導管癌，筋上皮癌や扁平上皮癌など種々多彩なものが生じる（写真2, 3）．細胞像では浸潤型は壊死を背景に著明な細胞異型や核分裂像を有する明らかな癌細胞を認めるが（写真4），多形腺腫の細胞成分がみられないことが多いため，本疾患の確定は事実上不可能なことが多い．

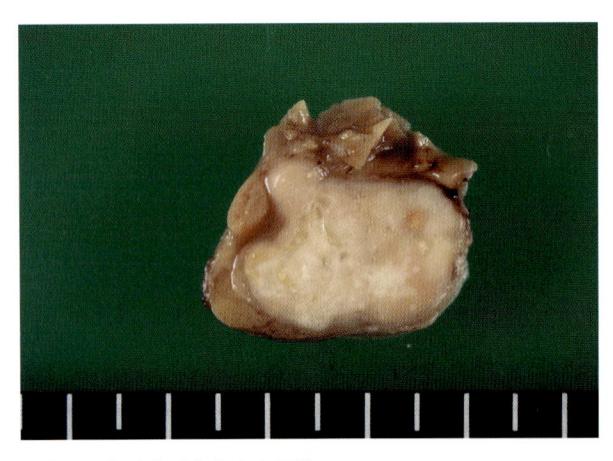

写真1　多形腺腫由来癌肉眼像
腫瘍割面は不均一な黄白色を示し，辺縁不整な腫瘍を形成している．

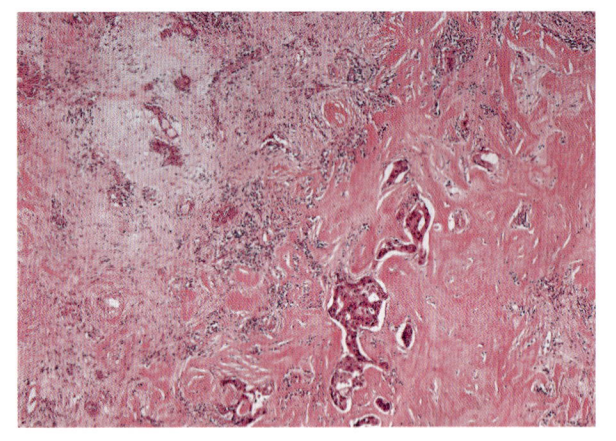

写真2　多形腺腫由来癌組織像（HE染色，対物×4）
多形腺腫成分（左上方）と腺管形成を示し浸潤する癌腫成分（右下方）をみる．

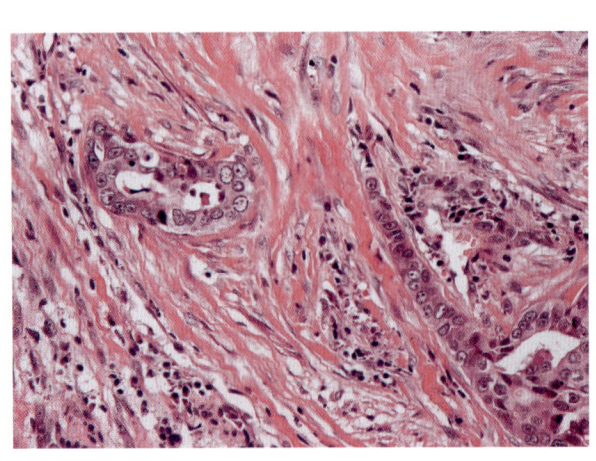

写真3　多形腺腫由来癌組織像（HE染色，対物×20）
異型腺管が線維性間質に浸潤している．

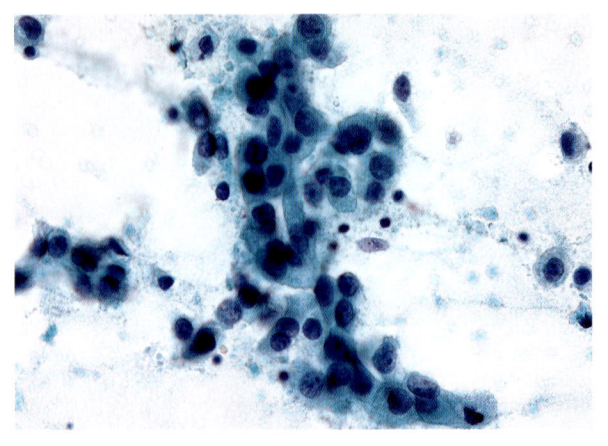

写真4　多形腺腫由来癌細胞像（Pap.染色，対物×40）
壊死物質を背景に不整な集塊形状を示す腺癌細胞をみる．

第1章 Ⅶ. 唾液腺病変の病理組織と細胞診
3. 悪性腫瘍

12) リンパ上皮癌
Lymphoepithelial carcinoma

　イヌイット（エスキモー），南東中国や香港に多くみられるが，日本での報告例もある．大多数は大唾液腺に発生し，中高齢者に多い．間質に著明なリンパ球浸潤を伴い，鼻咽頭の未分化癌に類似した組織像を呈する．本疾患も鼻咽頭未分化癌と同様に Epstein-Barr virus との関連が示唆されている．

●組織・細胞像
　割面では周囲組織との境界不明瞭な充実性腫瘍を形成し，組織学的には咽頭や喉頭に発生するリンパ上皮癌と同様の組織像を示す．形質細胞を混じる間質への著明なリンパ球浸潤が特徴で，しばしば胚中心もみられる．腫瘍細胞はこの間質を背景に島状の胞巣形成を示す（写真1, 2）．稀に良性上皮リンパ性病変の悪性化により生じるものもある．免疫染色において腫瘍細胞はサイトケラチンが発現し，EBER に対する in situ hybridization では核に陽性反応がみられる．細胞像では出血，壊死背景に腫瘍細胞とともに成熟リンパ球が散在し，two cell pattern を特徴とする．腫瘍細胞の細胞質は乏しく，N/C 比が高い．核は類円形大型で，核線を認めることもある．クロマチンは細顆粒状で，大型明瞭な核小体や核分裂像を頻繁に認める（写真3, 4）．

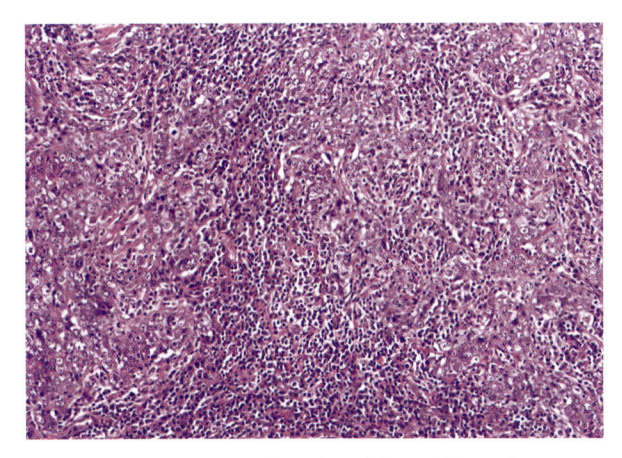

写真1　リンパ上皮癌組織像（HE染色, 対物×10）
　　　　腫瘍は大小の胞巣を形成しながら浸潤し，間質にはリンパ球や形質細胞の炎症性細胞浸潤を認める．

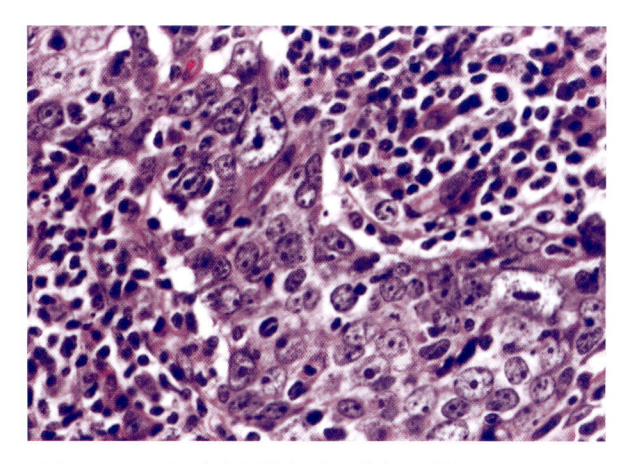

写真2　リンパ上皮癌組織像（HE染色, 対物×40）
　　　　腫瘍細胞は著明な大小不同を呈し，大型で明瞭な核小体を有する．

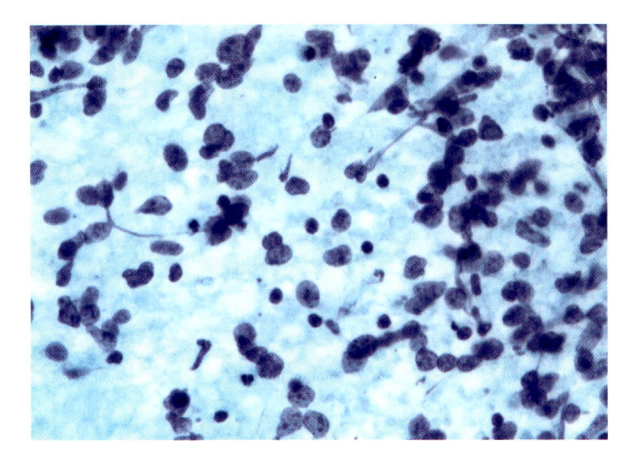

写真3　リンパ上皮癌細胞像（Pap.染色, 対物×40）
　　　　壊死背景に類円形で裸核状の腫瘍細胞とリンパ球をみる．

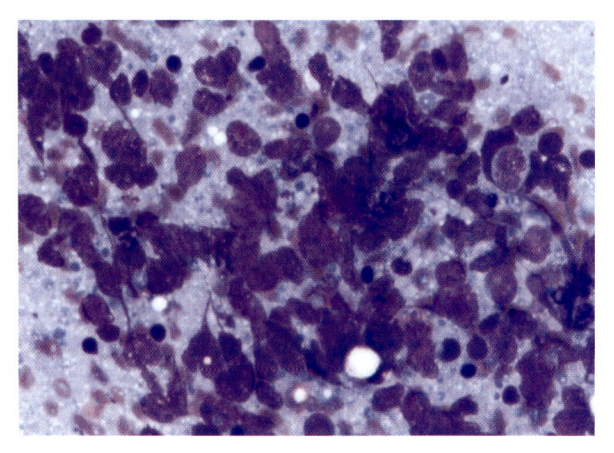

写真4　リンパ上皮癌細胞像（Giemsa染色, 対物×40）
　　　　腫瘍細胞は退形成が著明で，しばしば核線を伴う．

第1章　Ⅶ. 唾液腺病変の病理組織と細胞診
3. 悪性腫瘍

13) 悪性リンパ腫
Malignant lymphoma

　唾液腺から発生する悪性リンパ腫はMALT（mucosa-associated lymphoid tissue） リンパ腫（MALT lymphoma），びまん性大細胞型B細胞リンパ腫（diffuse large B-cell lymphoma：DLBCL），濾胞性リンパ腫（follicular lymphoma：FL）などである．なかでもMALT lymphomaは唾液腺悪性リンパ腫の約半数以上を占め，シェーグレン症候群などから発生するとされている．また高齢者や女性に多く，予後は節性リンパ腫に比べ良好とされている．

● 組織像

　MALTリンパ腫は，中型リンパ球大の胚中心細胞に類似した細胞（centrocyte-like cells），単球様B細胞および形質細胞に類似したリンパ形質細胞様細胞のびまん性増殖よりなり，腫瘍細胞以外にも小型リンパ球や形質細胞もみられ，反応性病変に類似した組織像を呈する（写真1）．鑑別点としては，腺上皮内に腫瘍細胞が浸潤するlymphoepithelial lesion（LEL）（写真2）がみられれば本疾患を示唆する所見となる．DLBCLは大型リンパ球大の中心芽細胞，免疫芽球細胞類似の腫瘍細胞のびまん性増殖よりなる．FLは中型リンパ球大の胚中心細胞，および大型リンパ球大の胚中心芽細胞で核にくびれを有する腫瘍細胞の濾胞性増殖よりなる（写真3, 4）．

● 細胞像

　MALTリンパ腫では，核にくびれが目立つ中型リンパ球大の腫瘍細胞が単調に出現し（写真5, 6），形質細胞に類似したリンパ形質細胞様細胞も認められる．また，細胞標本にみることは稀であるが腺上皮内に腫瘍細胞が浸潤するLELが観察されれば本疾患を示唆する所見となる．一方，良性病変では，唾液腺組織内にリンパ濾胞を形成するため多数の小型リンパ球が出現し，さらに中型〜大型リンパ球が混在した多彩な像を呈する．また，濾胞過形成の著しい症例では大型リンパ球も多数観察されるが，胚中心を形成する核破片貪食組織球（tingible body macrophage：TBM）がみられる．なお，他の唾液腺悪性リンパ腫（DLBCL, FL）では，中型〜大型リンパ球大の腫瘍細胞が出現し，それらの細胞には，くびれなどの核形不整や軽度のクロマチン凝集，腫大した核小体などの異型が認められる（写真7, 8）．

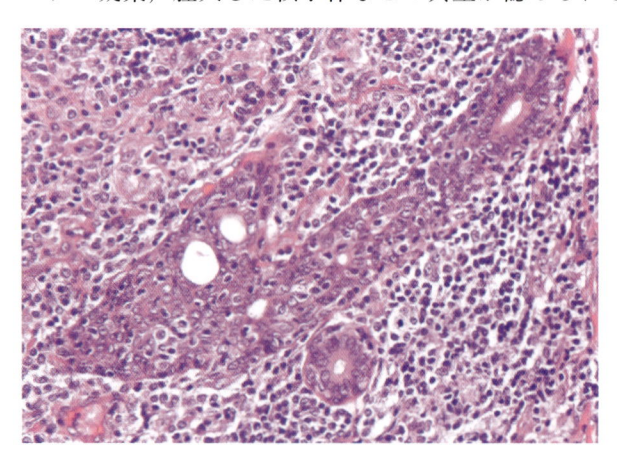

写真1　MALTリンパ腫組織像（HE染色，対物×20）
　　　小型〜中型リンパ球大の腫瘍細胞が唾液腺組織内にびまん性に増殖している．

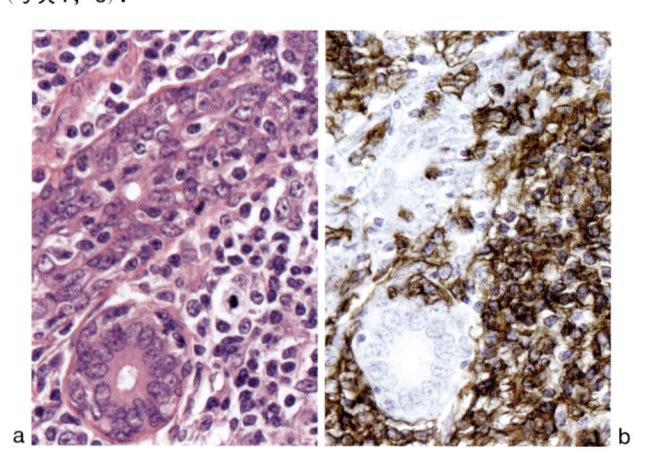

写真2　MALTリンパ腫組織像
　　　（a：HE染色，b：免疫染色，対物×40）
　　　腫瘍細胞は腺管内へ浸潤し，LELの像を呈している（a）．免疫染色ではCD20が腺管内の腫瘍細胞に陽性を示している（b）．

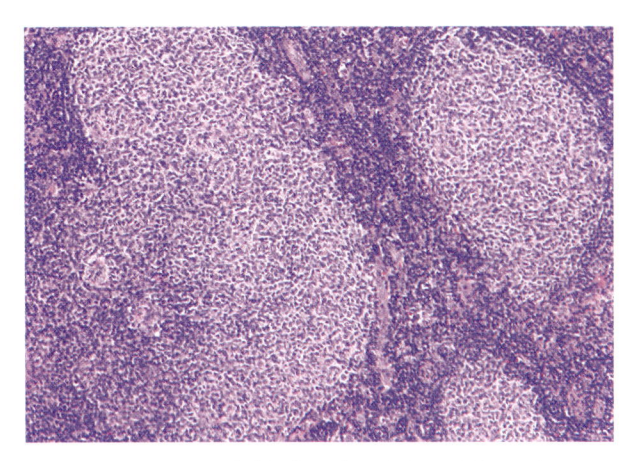

第1章 Ⅶ. 唾液腺病変の病理組織と細胞診 —— 147

写真3　濾胞性リンパ腫組織像（HE染色，対物×10）
腫瘍細胞はリンパ濾胞が腫大し，マントル層および周囲に浸潤性に増殖している．TBMはみられない．

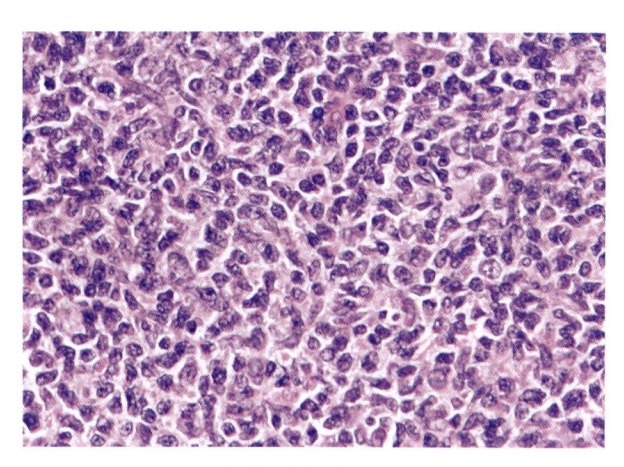

写真4　濾胞性リンパ腫組織像（HE染色，対物×40）
濾胞内の腫瘍細胞は中型リンパ球大で単調にみられ，核のくびれが顕著である．

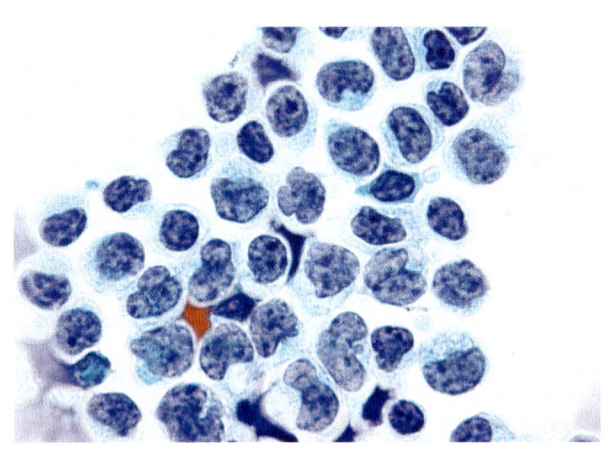

写真5　MALTリンパ腫細胞像（Pap.染色，対物×100）
腫瘍細胞は中型リンパ球大でクロマチン凝集軽度，細胞質は狭く，核のくびれが目立ち，明瞭な核小体を有する腫瘍細胞も認められる．

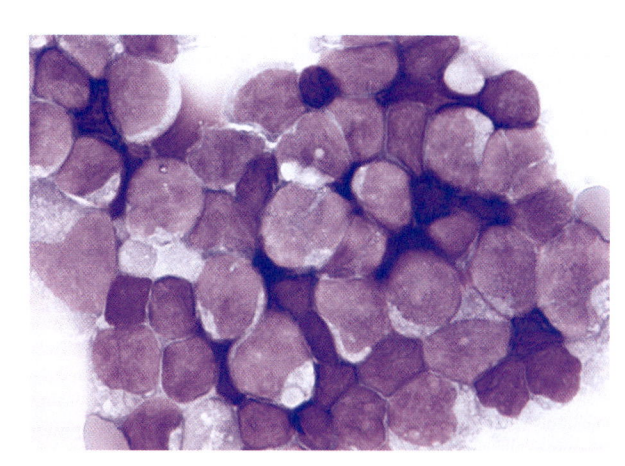

写真6　MALTリンパ腫細胞像
（Giemsa染色，対物×100）
腫瘍細胞は中型リンパ球大で，N/C比が高く，クロマチン凝集軽度，核のくびれが目立つ．

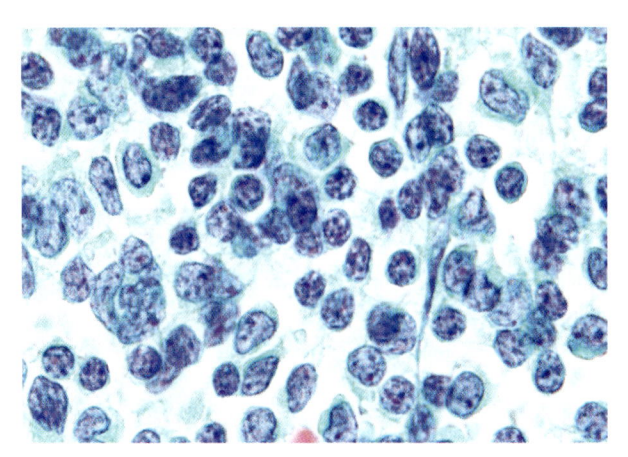

写真7　濾胞性リンパ腫細胞像（Pap.染色，対物×100）
腫瘍細胞は中型リンパ球大でクロマチン凝集軽度，核のくびれ，核小体が目立つ．

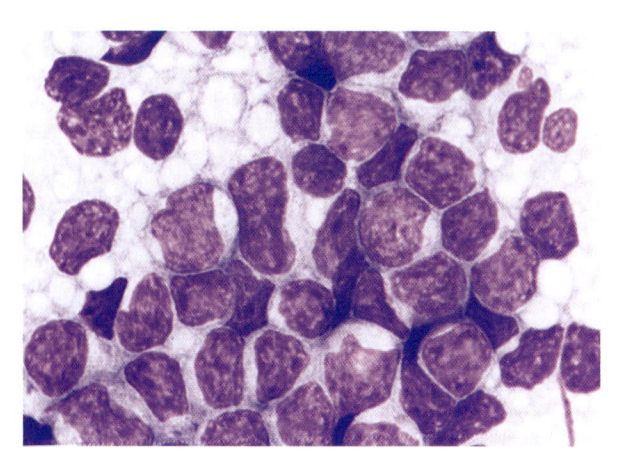

写真8　濾胞性リンパ腫細胞像
（Giemsa染色，対物×100）
腫瘍細胞は中型リンパ球大でクロマチンは細網状，細胞質が淡染性，核のくびれが目立つ．

第1章　頭頸部穿刺吸引細胞診

VIII. 唾液腺病変の鑑別アトラス

　唾液腺病変における穿刺吸引細胞診は，低コスト，低侵襲，迅速性などの利点を踏まえ，良・悪性の鑑別を目的として頻繁に行われる．さらに悪性腫瘍のみならず，良性腫瘍における組織型推定は治療方針の決定に必要不可欠であることから，その重要性が増している．しかし，臨床的に唾液腺腫瘍を疑っていても実際にはリンパ節病変や転移性腫瘍である事例もときに経験する．細胞診断では分類上多彩な細胞像を呈する良性腫瘍や異型の乏しい悪性腫瘍も数多く存在するため良・悪性の鑑別にさえ苦慮することがある．

　多形腺腫由来癌（carcinoma ex pleomorphic adenoma）は種々多彩な癌腫成分を生じ，癌腫成分と多形腺腫成分の双方が細胞診標本上で明確に認識されることが少なく，的確な組織型推定は難しい．また他の腫瘍型の特徴的な組織像を欠く，いわば通常型の腺癌のことを腺癌NOS（adenocarcinoma, not otherwise specified）と称するが，多くは多形腺腫由来癌の癌腫成分として生じる．組織診ではいずれかの特異的な組織型に分類可能なものであっても，細胞診では腫瘍の全体像や特徴的所見を把握することが困難なこともあり，このような状況下では腺癌NOSの表記を用いざるをえない．上記のような背景が唾液腺病変の細胞診断を複雑なものにしており，的確な細胞診断には出現細胞に対する観察眼のみならず，総合的な病理学的知識や経験が必要とされる．さらには採取された細胞からできるだけ多くの情報を抽出する工夫も必要で，Papanicolaou染色のみならずMay-Giemsa染色を併用し，細胞外基質（extracellular matrix）の形状・色彩・大きさなどの細胞情報を得ながら腫瘍環境あるいは分化を理解し，必要に応じて免疫染色を追加することが望ましい．

　唾液腺腫瘍の細胞診断における重要な臨床的および細胞学的所見は，①発生部位，②年齢・性別，③背景物質と異染性，④構成細胞である．発生部位に関しては臨床的にその情報が曖昧なことがあるので，耳下部，顎下部および口腔内（口蓋・頬粘膜・歯肉・口底など）の3か所で考えると理解しやすい．さらに年齢・性別を加味すると診断の一助となる（表）．背景にみられる細胞あるいは物質としては，リンパ球と粘液様物質が中心であり，しばしば好中球もみられる．酸性ムコ多糖類を含む細胞外基質は，May-Giemsa染色で異染性を示すことが多く，多形腺腫では粘液腫様間質（i），軟骨様成分（j）と基底膜様物質（k）があり，基底細胞腺腫と腺様囊胞癌では基底膜様物質を認める．しかし，粘液成分がMay-Giemsa染色で異染性を示すことがあり，必ずしも上記のような細胞外基質とは限らないので，必ずPapanicolaou染色（上皮性粘液（l）；橙赤色調）と合わせ所見の整合性を確認する必要がある．唾液腺病変の穿刺吸引細胞診は，導管上皮（a），好酸性細胞（b），腺房細胞（c），筋上皮細胞（d〜h）や扁平上皮細胞（m〜p）などさまざまな正常/腫瘍細胞が採取される．特に腫瘍性筋上皮細胞の細胞形態は多彩で，上皮様（e），基底細胞様（f），形質細胞様（g），紡錘形細胞（h）や淡明細胞などがあり，多形腺腫，筋上皮腫，基底細胞腺腫/腺癌，腺様囊胞癌や上皮筋上皮癌などの構成細胞でもある．したがって，これらの構成細胞，背景，細胞外基質を細胞診標本から読み取ることにより組織型推定が可能となる（図）．

　唾液腺病変の鑑別フローチャートでは，はじめに最も発生頻度の高い多形腺腫を中心に，異染性所見を呈することが多い筋上皮系腫瘍に対応したフローチャートを作成した．次にリンパ球背景が特徴的なワルチン腫瘍や粘液背景の低悪性度粘表皮癌など背景に着目した鑑別法を記載し，非腫瘍性病変あるいはリンパ球系病変の可能性も考慮したフローチャートを作成した．さらに腫瘍細胞の核の大きさを基準としたフローチャートも，唾液腺腫瘍全体からみた組織型推定に有用と思われる．最後に，唾液腺腫瘍ではしばしば扁平上皮化生がみられるため，壊死性ないしは化生性ワルチン腫瘍を念頭に置いたフローチャートを作成した．

　唾液腺腫瘍は採取部位により，その細胞像が異なることがあるため，推定診断に役立つ特徴的所見をさまざまな角度から示した．

表 細胞採取部位，男女比，好発年齢と組織型の関係

	採取部位			男女比	発生年齢	
	耳下部	顎下部	口腔内		好発年齢	小児（20歳以下）
多形腺腫	○	○	○	1：2	特になし	○
ワルチン腫瘍	○			7：1	70歳代	
基底細胞腺腫	○			1：2	中高年	
粘表皮癌*	○	△	○	3：2	50歳代	○
腺房細胞癌	○		△	2：1	若〜中年	○
腺様嚢胞癌	△	△	○	3：2	70歳代	
上皮筋上皮癌*	○			2：1	特になし	
唾液腺導管癌*	○	○		10：1	70歳代	

1996年から2006年までの久留米大学病院病理部における唾液腺腫瘍データベースを基に作成（*は多形腺腫由来癌症例を含む）．採取部位に関して，症例数が多かった部位を○，次に多かった部位を△で記載．

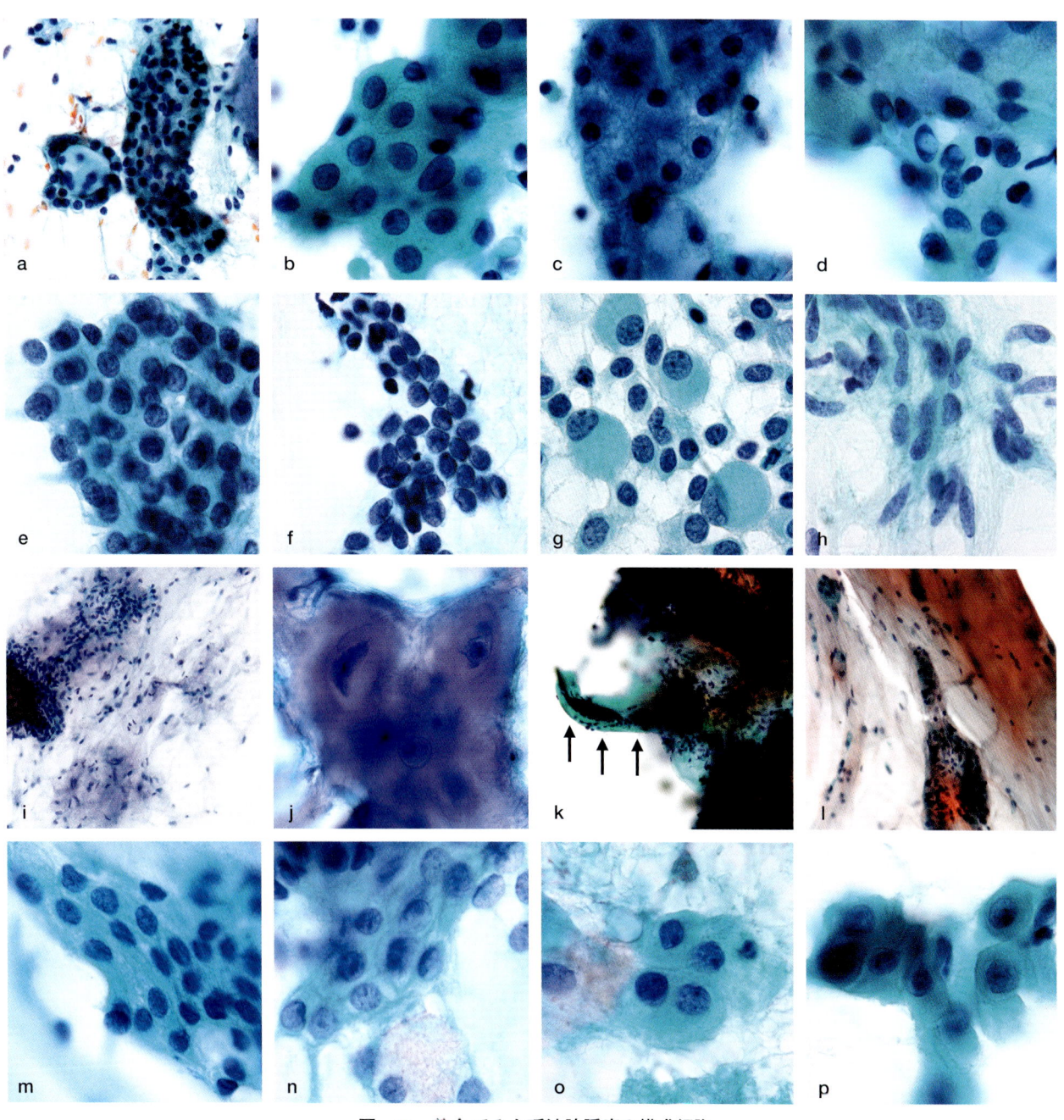

図　Pap.染色でみた唾液腺腫瘍の構成細胞

a：導管上皮細胞，b：好酸性細胞，c：漿液性腺房細胞，d：核内空胞（腫瘍性筋上皮細胞），e：上皮様筋上皮細胞，f：基底細胞様筋上皮細胞，g：形質細胞様筋上皮細胞，h：紡錘形筋上皮細胞，i：粘液腫様間質成分，j：軟骨様成分，k：基底膜様物質（↓）（基底細胞腺腫），l：粘液背景（粘表皮癌），m〜p：さまざまな扁平上皮成分（粘表皮癌）

1. 筋上皮系唾液腺腫瘍の鑑別 Ⅰ

球状硝子様物質が特徴的な腺様嚢胞癌を診断するためのフローチャートである．多型低悪性度腺癌はわが国では稀な疾患であるため，上皮筋上皮癌との識別がより重要になる．

```
                    *球状硝子様物質の出現
                         (写真1)
              ┌──────────┬──────────┐
              多い                   少ない
                                      │
                                    P152へ
              │
    *形質細胞様細胞（写真2a）および紡錘形細胞（写真2b）
          ┌──────────┬──────────┐
          少ない                   多い
            │                       │
  *棒状，シート状などさまざまな形状を示す          *細胞異型
    基底膜様物質（写真3）                      *不規則な腺管構造
  *辺縁明瞭な集塊                                (写真6)
  *基底細胞様細胞
      ┌────┬────┐                        ┌────┬────┐
      あり      なし                         あり      なし
       │        │                           │        │
       │    *淡明細胞質                *発生部位：口腔内
       │    *裸核状細胞（写真4）        *出現形態：多彩（写真6）
       │     ┌───┬───┐                 （乳頭状，腺管状など）
       │    あり   なし               *しばしば核溝を認める
       │     │     │                 *サイトケラチン，ビメンチン，
       │     │     │                   S-100蛋白など陽性（写真7）
       │   *導管上皮集塊
       │   *細顆粒状クロマチン
       │    （写真5）
       ↓     ↓           ↓            ↓
    腺様嚢胞癌  上皮筋上皮癌  多型低悪性度腺癌  多形腺腫
    （写真1，3） （写真4，5）   （写真6，7）    （写真2，8）
```

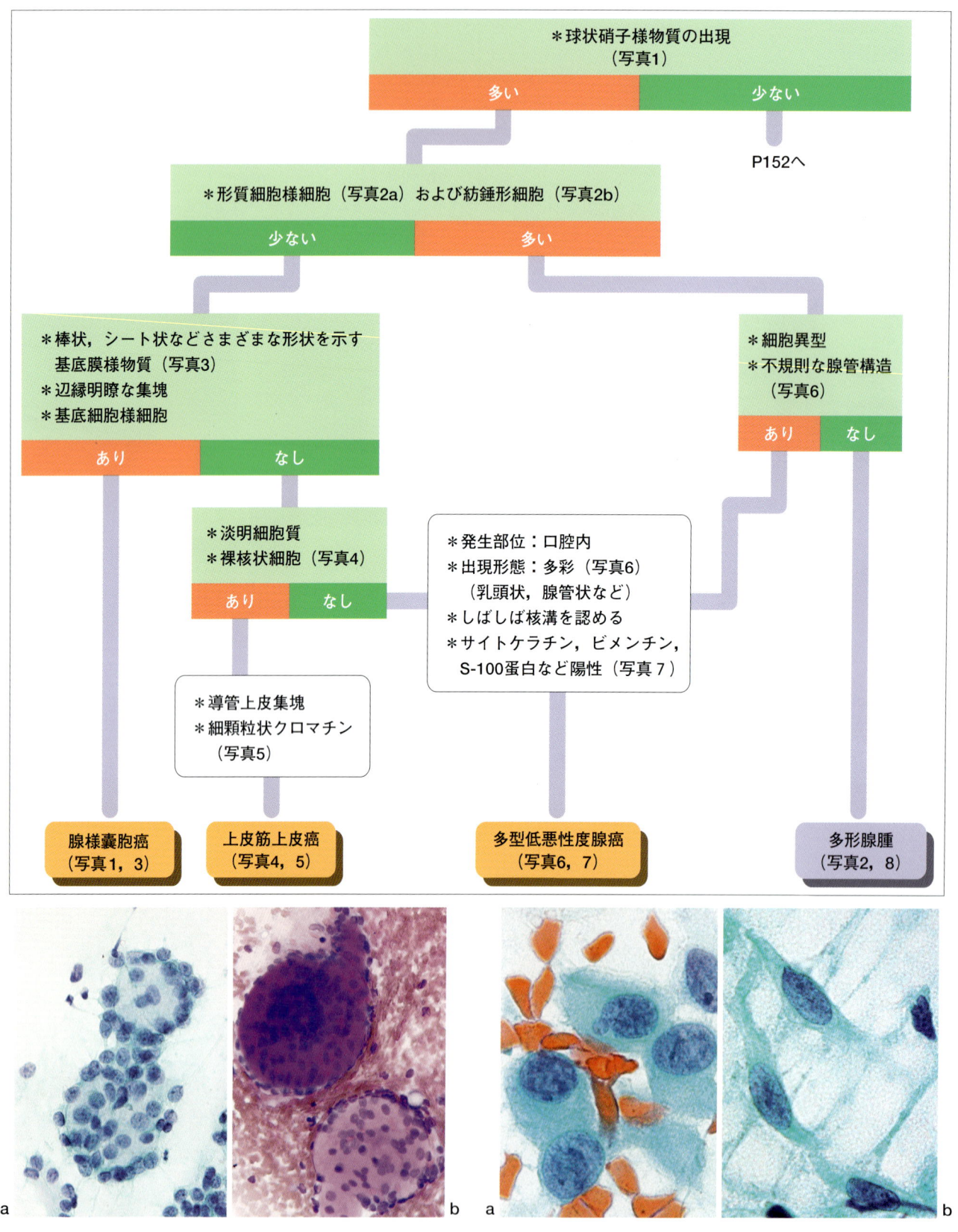

写真1 腺様嚢胞癌（a：Pap.染色，対物×40，b：Giemsa染色，対物×20）
腺様嚢胞癌の典型像．腺様嚢胞癌の腫瘍細胞は小型裸核状を示し，球状集塊を形成する．球状硝子様物質の異染性は，桃色ないしは鮮やかな赤紫色である．

写真2 多形腺腫（Pap.染色，対物×100）
a：形質細胞様細胞，b：紡錘形細胞
腫瘍性筋上皮細胞はさまざまな形態を示し，この他に上皮様，基底細胞様，淡明細胞などがある．しばしば核内空胞を散見する．筋上皮腫や筋上皮癌にも同様な細胞がみられることがある．

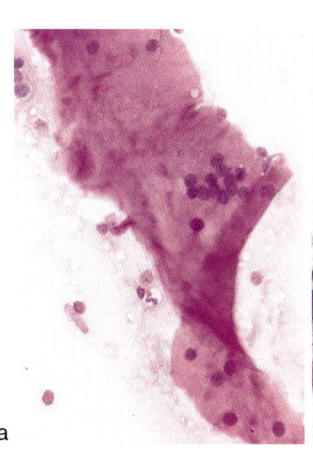

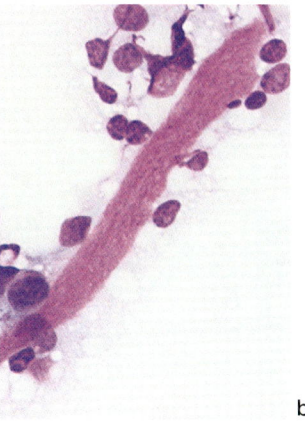

第1章 Ⅷ. 唾液腺病変の鑑別アトラス — 151

写真3 腺様嚢胞癌
（Giemsa染色，対物a：×20，b：×40）
腺様嚢胞癌の基底膜様物質は，多彩な形態を示し，大型シート状（a）や棒状（b）などを認める．このような基底膜様物質の形状は腺様嚢胞癌に多い．

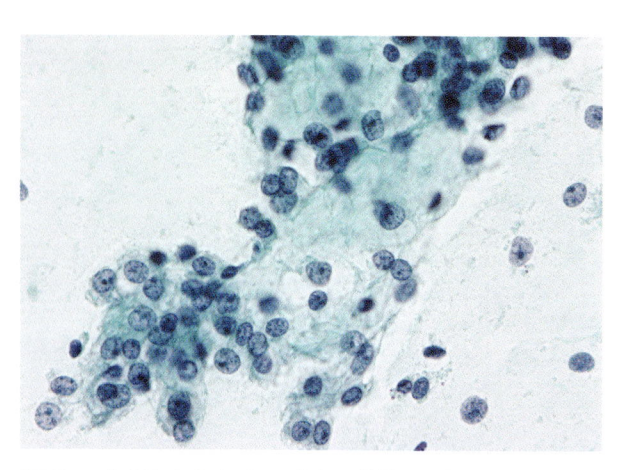

写真4 上皮筋上皮癌（Pap.染色，対物×40）
腫瘍性筋上皮細胞の淡明細胞からなる集塊．淡明細胞が優位に増殖した症例では，明らかな導管上皮の集塊はみられないことがある．細胞質はライトグリーン淡染性で融合した細胞像を呈し，球状硝子様物質のようにみえることがある．鑑別点はクロマチン所見，核小体や基底膜様物質などである．

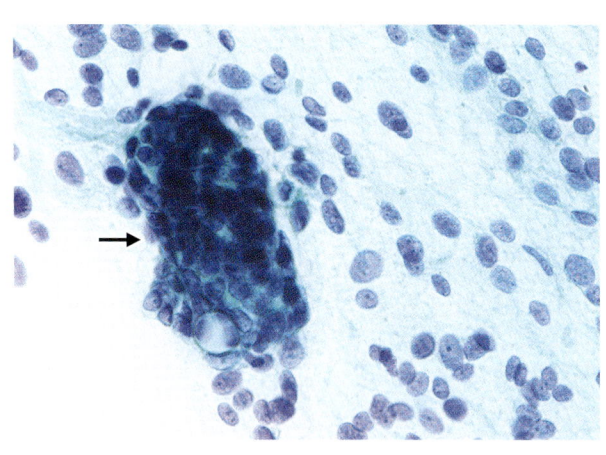

写真5 上皮筋上皮癌（Pap.染色，対物×40）
導管上皮細胞（↓）と腫瘍性筋上皮細胞の淡明細胞からなる腫瘍である．導管上皮細胞はしばしば粘液様空胞を有することがある．淡明細胞はライトグリーン淡染性細胞質を有するか，裸核状細胞としてみられる．

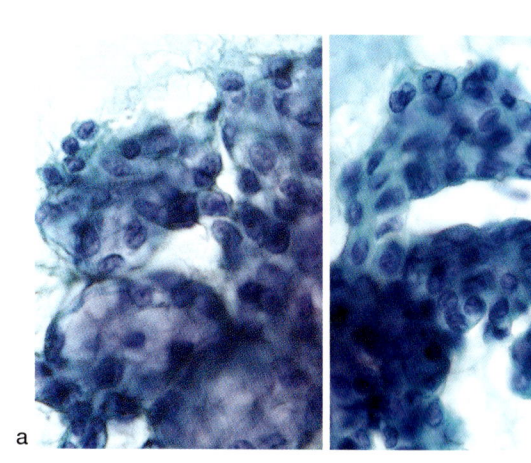

写真6 多型低悪性度腺癌（Pap.染色，対物×40）
腺管様構造が融合したような集塊を認め，クロマチンは細顆粒状である．核は腺様嚢胞癌に比べやや大きく，細顆粒状クロマチンを示す（a）．乳頭状様の集塊を認め，小型核小体や核溝などがみられる．腺癌様の不整な導管上皮集塊の出現を認める（b）．

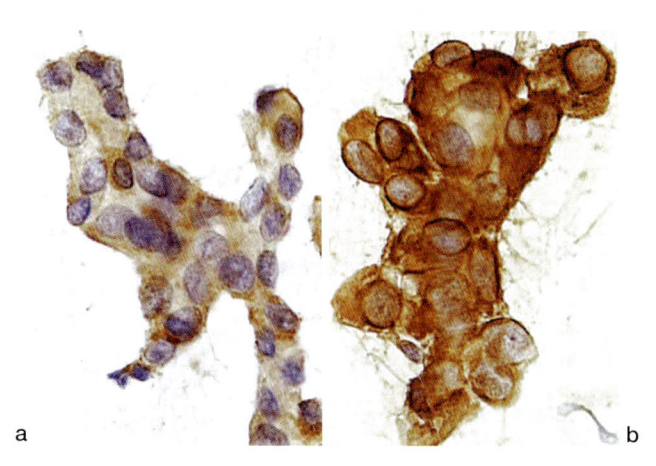

写真7 多型低悪性度腺癌，免疫染色
（a：CEA，b：ビメンチン，対物×40）
多型低悪性度腺癌は，上皮性マーカーであるEMAやCEA（a）と筋上皮マーカーの1つであるビメンチン（b）が腺系集塊に発現を示す．

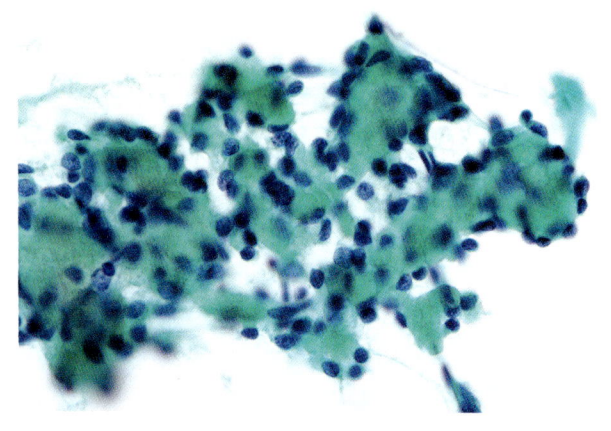

写真8 多形腺腫（Pap.染色，対物×40）
粘液腫様間質を伴わない多形腺腫の細胞像．多形腺腫にみられる球状硝子様物質はライトグリーン好性であることが多い．このような細胞像は部分的である．

1. 筋上皮系唾液腺腫瘍の鑑別 Ⅱ

筋上皮系腫瘍を診断するためのフローチャートである．発生頻度の最も高い多形腺腫は，症例によりさまざまな細胞像を呈するため注意が必要である．

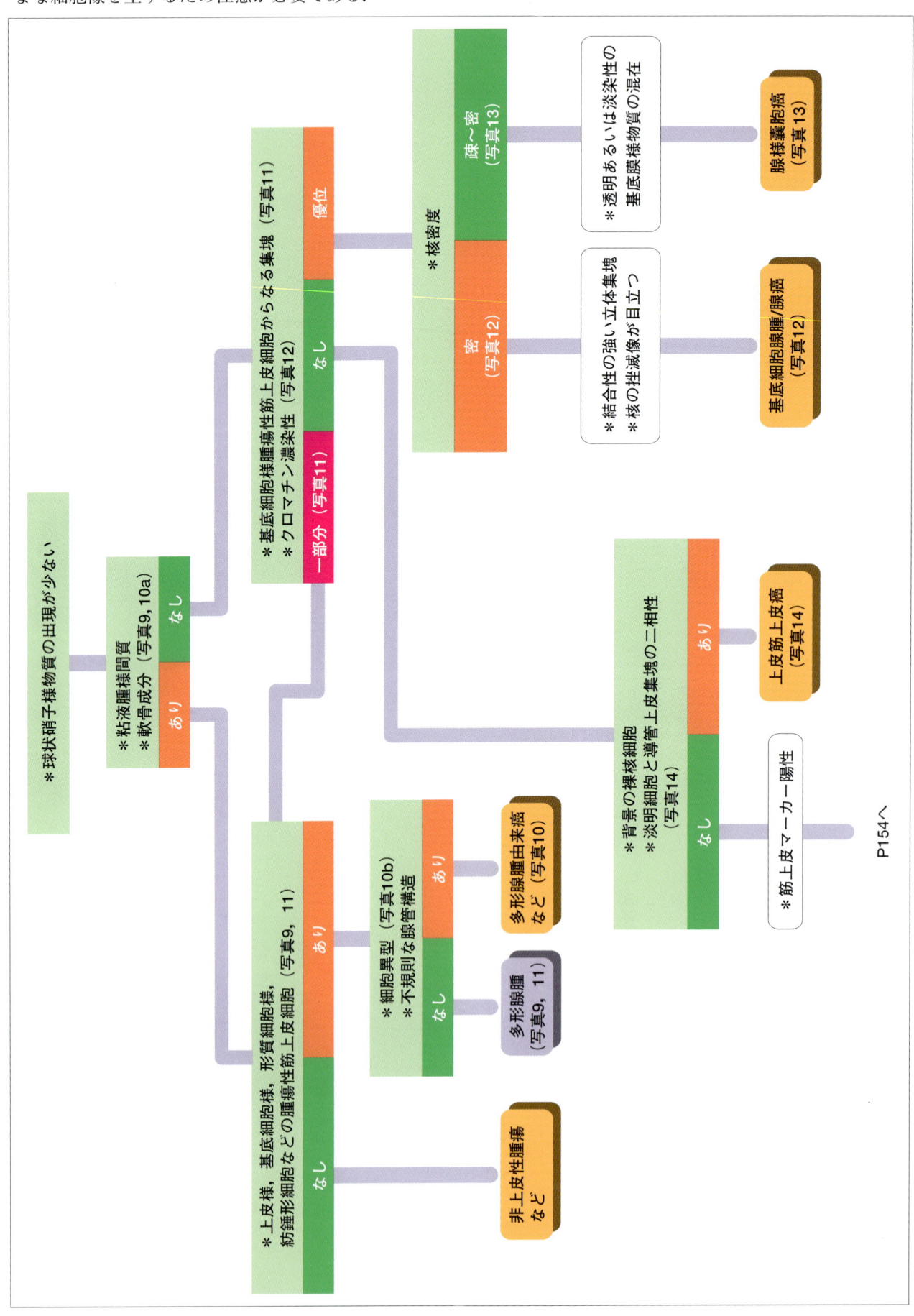

```
                                                            *核密度
                                                        密            疎～密
                                                      (写真12)          (写真13)
                                                        │               │
                                                *結合性の強い立体集塊    *透明あるいは淡染性の
                                                *核の挫滅像が目立つ      基底膜様物質の混在
                                                        │               │
                                                  基底細胞腺腫         腺様囊胞癌
                                                   (写真12)            (写真13)
                                                        ↑優位
                                       *基底細胞様腫瘍性筋上皮細胞からなる集塊 (写真11)
                                       *クロマチン濃染性
                                         一部分(写真11)      なし
                                                │
                        *粘液腫様間質 (写真9, 10a)
                        *軟骨様成分
                          あり          なし
                            │            │
              *球状硝子様物質の出現が少ない
                            │
                            │                    *細胞異型 (写真10b)
                            │                    *不規則な腺管構造
                            │                     あり         なし
                            │                      │           │
                            │                 多形腺腫由来癌  多形腺腫
                            │                 など(写真10)    (写真9, 11)
              *上皮様，基底細胞様，形質細胞様，
               紡錘形細胞などの腫瘍性筋上皮細胞 (写真9, 11)
                  あり         なし
                   │           │
                                              *背景の裸核細胞
                                              *淡明細胞と導管上皮集塊の二相性
                                                (写真14)
                                                  あり         なし
                                                   │           │
                                              上皮筋上皮癌   *筋上皮マーカー陽性
                                                (写真14)
                                                              P154へ

                 非上皮性腫瘍など
```

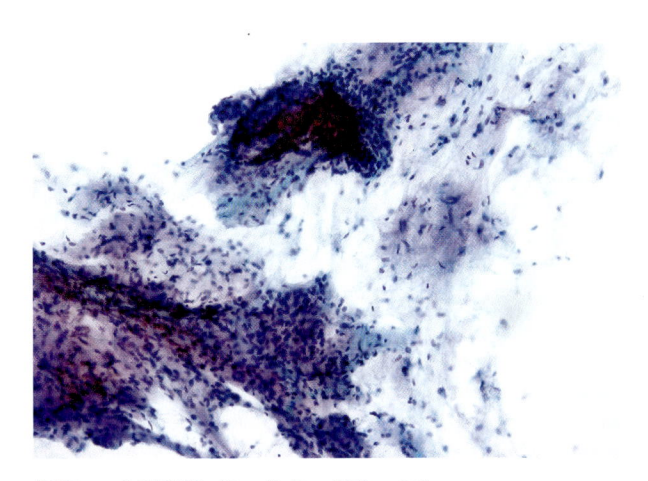

写真9　**多形腺腫**（Pap.染色，対物×20）
多形腺腫の典型的な細胞像．粘液腫様間質を伴い，腫瘍性筋上皮細胞がシート状集塊でみられる．通常，上皮様または基底細胞様細胞が集塊を示し，形質細胞様細胞，星状細胞や紡錘形細胞が孤在性出現を示す．穿刺吸引細胞診で粘液腫様間質を伴う症例は40％程度を占める．

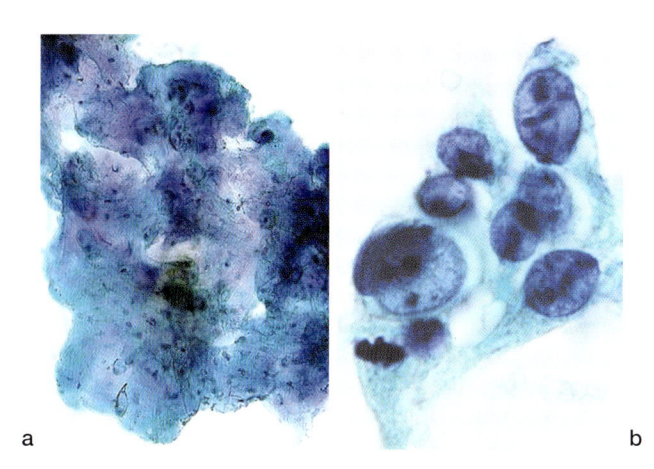

写真10　**多形腺腫由来癌**（Pap.染色，対物a；×20, b；×100）
a：軟骨様成分．b：癌腫成分（扁平上皮癌）
軟骨様成分とともに，核異型を有する癌細胞を認める．多形腺腫由来癌の場合，癌腫成分の分化が不明瞭なことがあるが，通常細胞異型は著明である．癌腫成分のみが採取されることが多い．

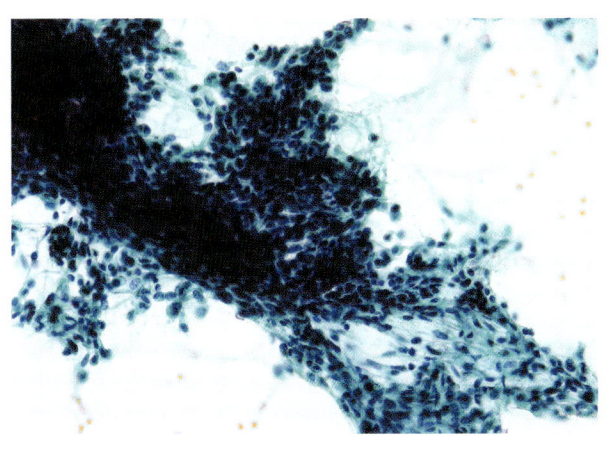

写真11　**多形腺腫**（Pap.染色，対物×40）
濃染核を有する腫瘍性筋上皮細胞の基底細胞様細胞．通常結合性の強い重積性集塊として出現することが多い．周囲には，集塊と連続して上皮様あるいは紡錘形細胞を認める．

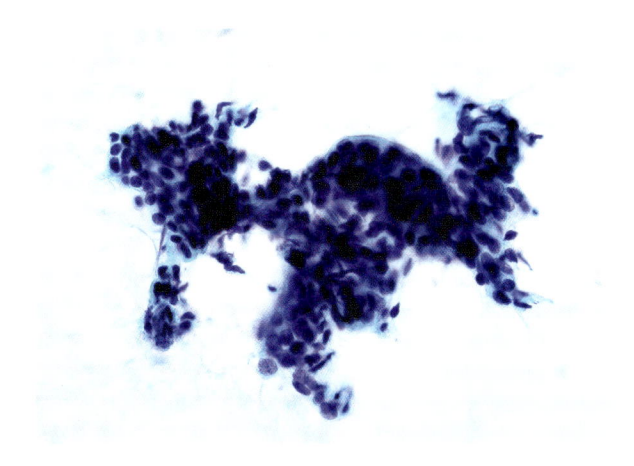

写真12　**基底細胞腺腫**（Pap.染色，対物×40）
大型集塊で出現した場合，立体的な重積集塊を形成し，導管上皮細胞を認識しにくいことが多い．しばしば集塊辺縁にライトグリーン好性の基底膜様物質を伴うことがある．背景に壊死物質がみられる場合や臨床的に悪性が疑われている場合は基底細胞腺癌と鑑別を要し，慎重に診断すべきである．

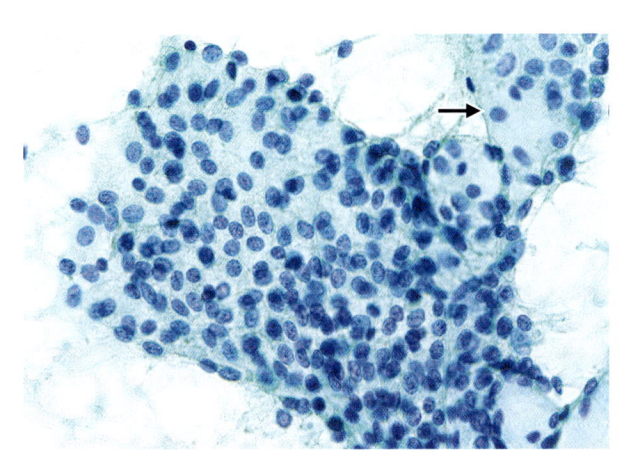

写真13　**腺様嚢胞癌**（Pap.染色，対物×40）
小型核でシート状に出現する腺様嚢胞癌の細胞像．核間距離の疎な集塊がみられる．基底細胞腺腫と比べ，結合性は低下している．集塊内に透明あるいはライトグリーン淡染性の基底膜様物質が混在していることがある（↓）．

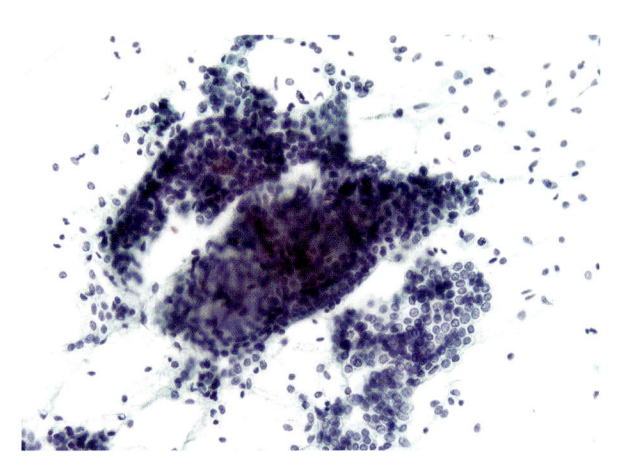

写真14　**上皮筋上皮癌**（Pap.染色，対物×20）
裸核状細胞を背景に大型の導管上皮集塊を認める．しばしば球状硝子様物質がみられるため，腺様嚢胞癌との鑑別が必要となる．腺様嚢胞癌では大型の導管上皮細胞集塊をみることが少ないため，導管上皮細胞の判定が重要である．

1. 筋上皮系唾液腺腫瘍の鑑別 Ⅲ

腫瘍性筋上皮細胞が関与しない腫瘍との分岐点となるフローチャートである．細胞形態のみで判断が難しい場合，免疫染色を用いることも必要である．

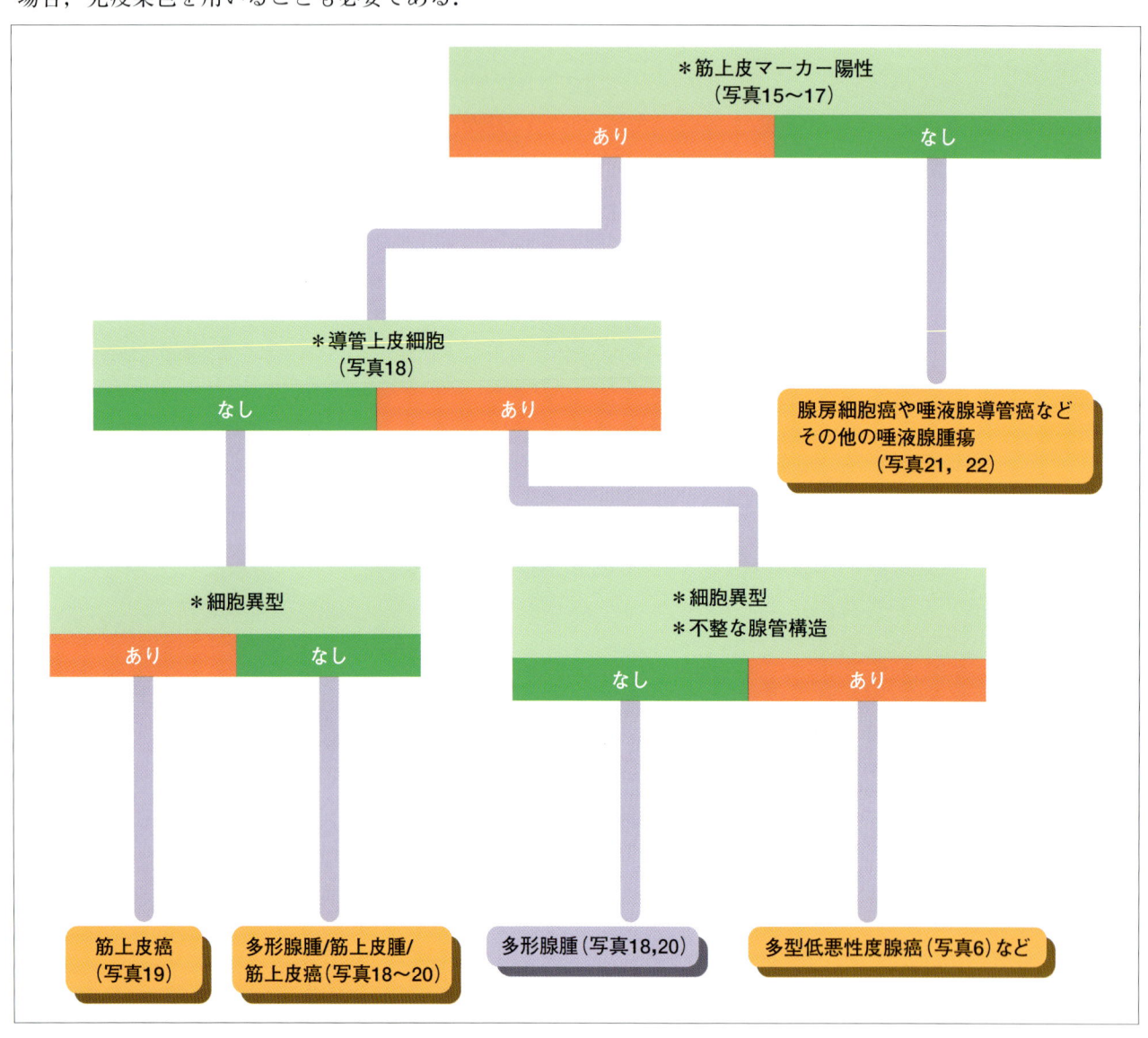

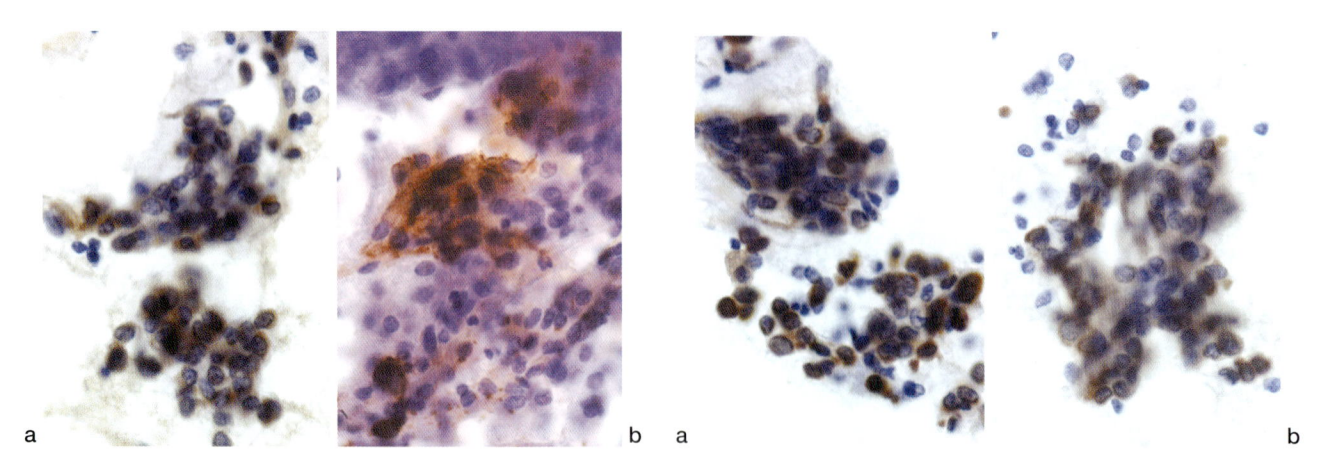

```
＊筋上皮マーカー陽性
（写真15～17）
├─ あり
│   ＊導管上皮細胞
│   （写真18）
│   ├─ なし
│   │   ＊細胞異型
│   │   ├─ あり → 筋上皮癌（写真19）
│   │   └─ なし → 多形腺腫/筋上皮腫/筋上皮癌（写真18～20）
│   └─ あり
│       ＊細胞異型
│       ＊不整な腺管構造
│       ├─ なし → 多形腺腫（写真18, 20）
│       └─ あり → 多型低悪性度腺癌（写真6）など
└─ なし → 腺房細胞癌や唾液腺導管癌などその他の唾液腺腫瘍（写真21, 22）
```

写真15 免疫染色（a：多形腺腫，S-100蛋白，対物×40，b：筋上皮癌，α-SMA，対物×40）
腫瘍性筋上皮細胞は，S-100蛋白やα-SMAの発現を示す．複数の抗体を用いたほうが筋上皮への分化を確認しやすい．

写真16 免疫染色（多形腺腫，a：ビメンチン，b：GFAP 対物×40）
ビメンチンは比較的多くの腫瘍性筋上皮細胞に発現を示すが，GFAPの発現はビメンチンに比べ少ないことが多い．

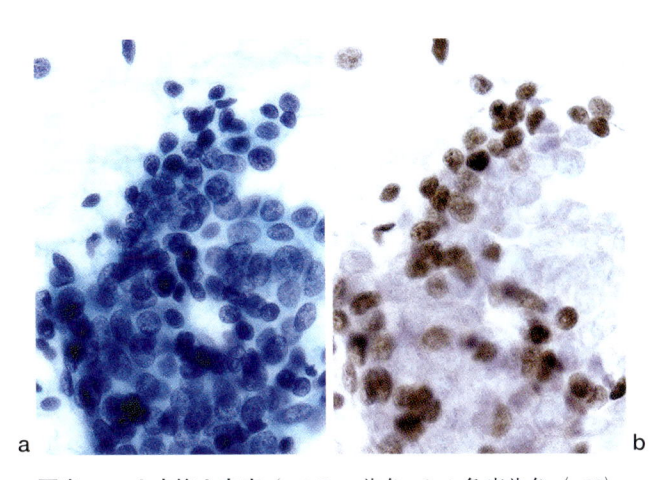

第1章 Ⅷ.唾液腺病変の鑑別アトラス — 155

写真17 上皮筋上皮癌（a：Pap.染色，b：免疫染色〈p63〉，対物×40）
p63抗原は核内に発現を示すため，裸核状を呈した腫瘍性筋上皮細胞の検索に有用である．

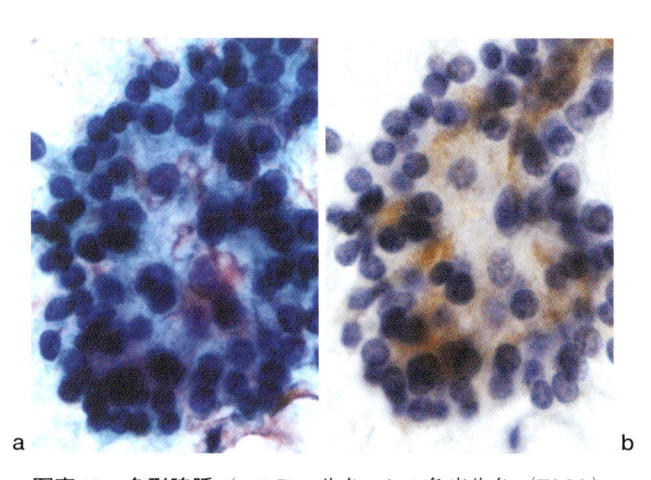

写真18 多形腺腫（a：Pap.染色，b：免疫染色〈EMA〉，対物×40）
明瞭な腺腔様構造を示したとき，導管上皮細胞集塊の判別は容易であるが，集塊内や孤立散在性にみられることも多い．

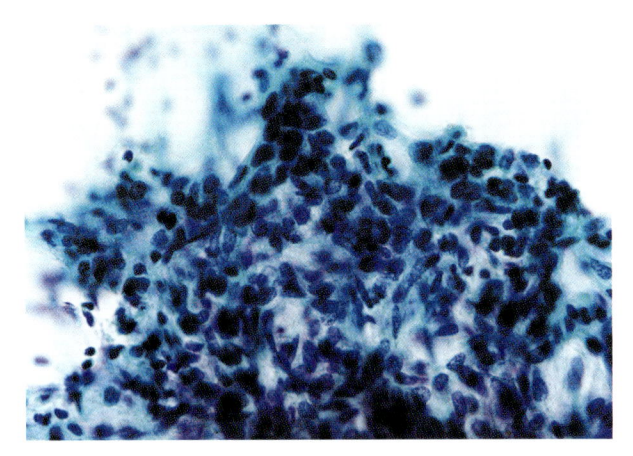

写真19 筋上皮癌（Pap.染色，対物×40）
比較的小型細胞からなり，重積異常を示す集塊を認める．核は濃染性を示し，円形や紡錘形などさまざまな核形態を示す細胞を認めるが，著明な核異型が乏しい．多形腺腫との鑑別が困難なときがある．

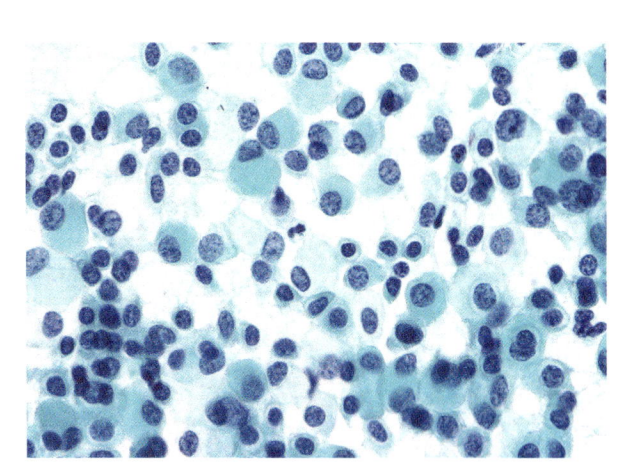

写真20 多形腺腫（Pap.染色，対物×40）
腫瘍性筋上皮の形質細胞様細胞が優位な多形腺腫の細胞像．ほとんどの細胞は孤立散在性に出現し，明らかな導管上皮細胞集塊はみられない．筋上皮腫との鑑別が困難なことがある．

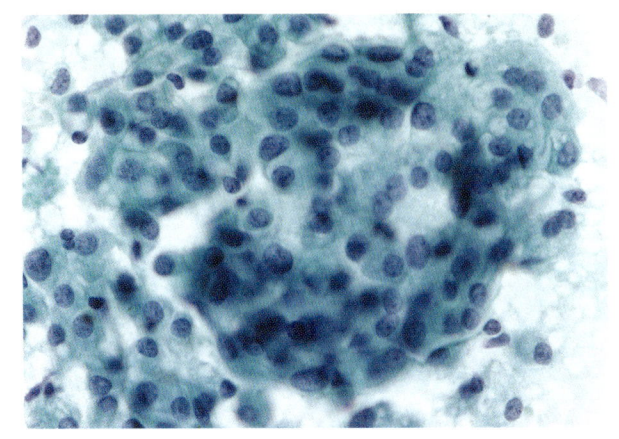

写真21 腺房細胞癌（Pap.染色，対物×40）
筋上皮系腫瘍以外の唾液腺腫瘍は，比較的豊富な細胞質を有する腫瘍が多い．腺房細胞癌（乳頭/嚢胞型）の典型的な細胞像．核は円形～類円形で，細顆粒状のクロマチンを有しており，細胞質が顆粒状または空胞状を呈している．

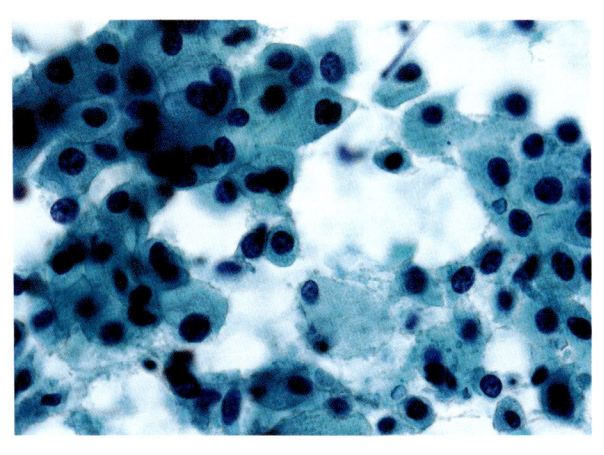

写真22 唾液腺導管癌（Pap.染色，対物×40）
唾液腺導管癌の典型的な細胞像．核は円形～類円形で，顆粒状クロマチンを有している．細胞質は顆粒状を示し，ライトグリーン好性である．

2. 背景に炎症性細胞（リンパ球）が認められる唾液腺病変の鑑別

リンパ球背景が特徴的なワルチン腫瘍を中心としたフローチャートである．低悪性腫瘍ではしばしば腫瘍増殖に伴ったリンパ増生（tumor-associated lymphoid proliferation：TALP）のためリンパ球背景を示すことがある．

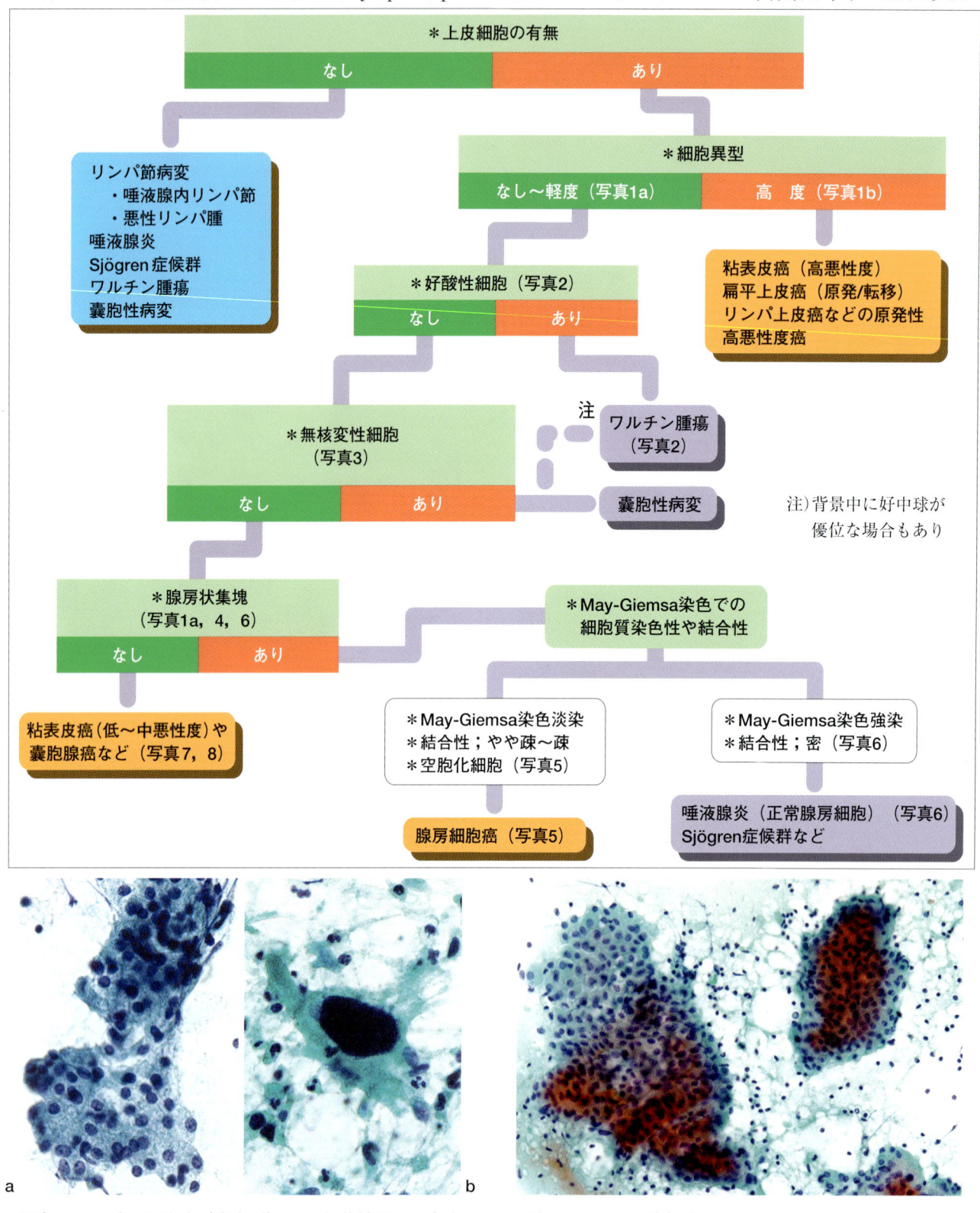

```
＊上皮細胞の有無
├─ なし
│   リンパ節病変
│   ・唾液腺内リンパ節
│   ・悪性リンパ腫
│   唾液腺炎
│   Sjögren症候群
│   ワルチン腫瘍
│   嚢胞性病変
└─ あり
    ＊細胞異型
    ├─ なし～軽度（写真1a）
    │   ＊好酸性細胞（写真2）
    │   ├─ なし
    │   │   ＊無核変性細胞（写真3）
    │   │   ├─ なし
    │   │   │   ＊腺房状集塊（写真1a，4，6）
    │   │   │   ├─ なし
    │   │   │   │   粘表皮癌（低～中悪性度）や
    │   │   │   │   嚢胞腺癌など（写真7，8）
    │   │   │   └─ あり
    │   │   │       ＊May-Giemsa染色での
    │   │   │       細胞質染色性や結合性
    │   │   │       ├─ ＊May-Giemsa染色淡染
    │   │   │       │   ＊結合性；やや疎～疎
    │   │   │       │   ＊空胞化細胞（写真5）
    │   │   │       │   → 腺房細胞癌（写真5）
    │   │   │       └─ ＊May-Giemsa染色強染
    │   │   │           ＊結合性；密（写真6）
    │   │   │           → 唾液腺炎（正常腺房細胞）（写真6）
    │   │   │             Sjögren症候群など
    │   │   └─ あり
    │   │       囊胞性病変
    │   └─ あり（注）
    │       ワルチン腫瘍（写真2）
    │       注）背景中に好中球が優位な場合もあり
    └─ 高度（写真1b）
        粘表皮癌（高悪性度）
        扁平上皮癌（原発/転移）
        リンパ上皮癌などの原発性
        高悪性度癌
```

写真1 a：腺房細胞癌（充実型），b：転移性扁平上皮癌（Pap.染色，対物×40）
　a：核は小型で豊富な細胞質を有する．核異型は軽度である．
　b：好中球を背景に，クロマチン増量，ライトグリーン好染性，核中心性の扁平上皮癌細胞を認める．臨床情報を踏まえ細胞判定する必要がある．

写真2 ワルチン腫瘍（Pap.染色，対物×20）
ワルチン腫瘍の典型像．リンパ球を背景に，細胞質に好酸性変化を伴う細胞の重積塊がみられる．リンパ球が乏しい場合，好酸性腫瘍あるいは化生性好酸性細胞との鑑別が必要である．

第1章 Ⅷ. 唾液腺病変の鑑別アトラス ― 157

写真3 ワルチン腫瘍（壊死性ないしは化生性ワルチン腫瘍）
（Pap.染色，対物×40）
ワルチン腫瘍は，しばしば梗塞性変化を来し，リンパ球とともに好中球や組織球の増加を認める．このような場合，好酸性細胞（↓↓）の出現は乏しく，無核となった好酸性細胞が多くみられる（↓）．

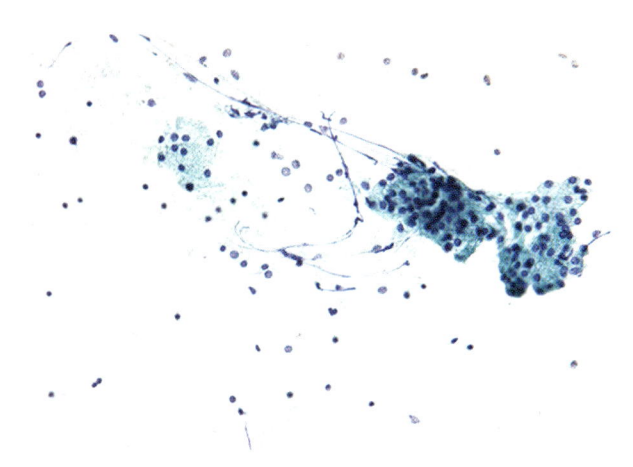

写真4 腺房細胞癌（充実型）（Pap.染色，対物×20）
腺房細胞癌では，リンパ球を背景に伴うことがある．腫瘍細胞は核が小型で異型に乏しいため，良性細胞のようにみえる．穿刺吸引細胞診では，しばしば正常腺房細胞と腫瘍細胞が混在するため，両者の鑑別は重要である．

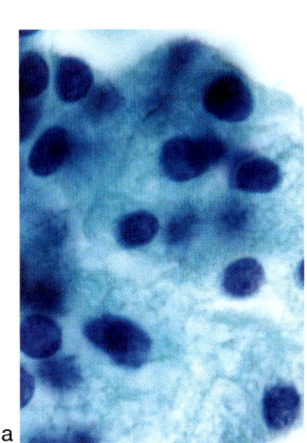

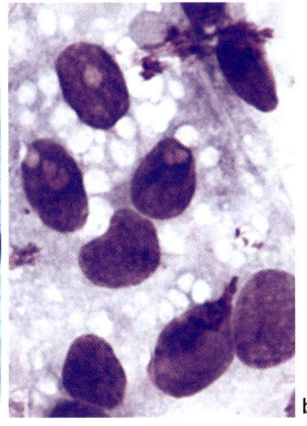

写真5 腺房細胞癌（充実型）
（a：Pap.染色，b：Giemsa染色，対物×100）
腺房細胞癌（充実型）における空胞化細胞は，Pap.染色よりも，Giemsa染色のほうが観察しやすい．Pap.染色では顆粒状細胞質を示し，核は小型円形であるが，細胞配列の乱れを認める．

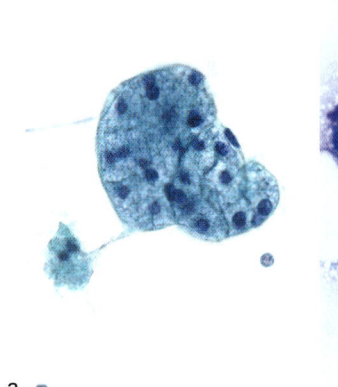

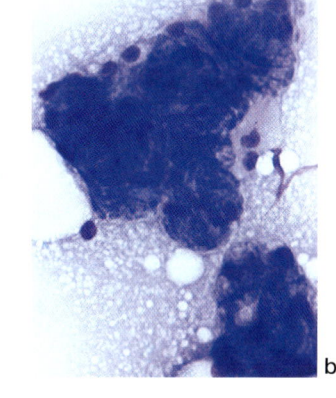

写真6 正常漿液性腺房細胞
（a：Pap.染色，b：Giemsa染色，対物×40）
結合性が強く，細胞配列の乱れはみられない．Giemsa染色で細胞質は好塩基性を示すことが多い．大型集塊が採取された場合，脂肪細胞や導管上皮細胞が混在する．

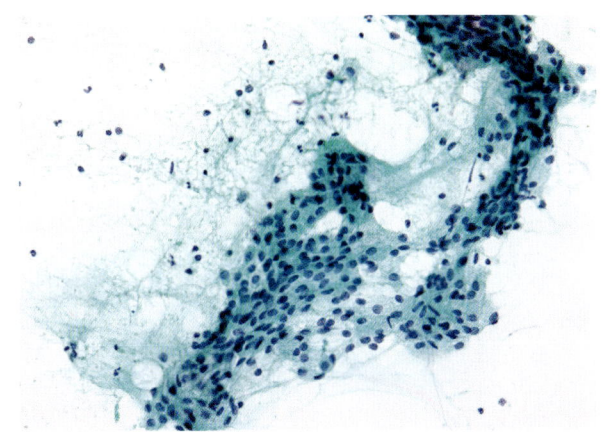

写真7 粘表皮癌（中悪性度）（Pap.染色，対物×20）
リンパ球を背景に，軽度の重積を伴うシート状集塊を認める．核は小型で異型に乏しいため，粘液細胞の介在や扁平上皮成分の詳細な観察が必要である．

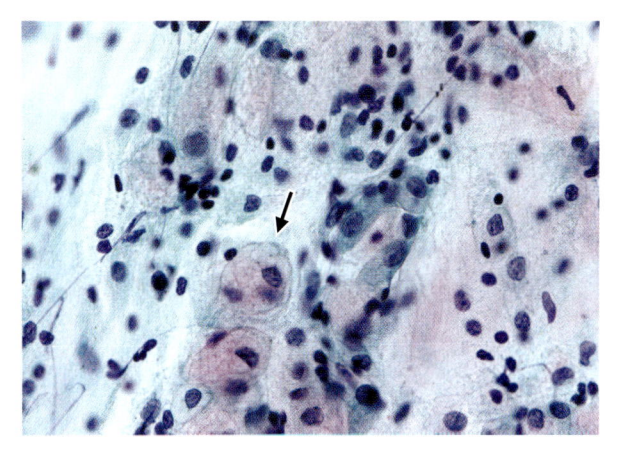

写真8 粘表皮癌（低悪性度）（Pap.染色，対物×40）
リンパ球に混じって，粘液細胞を認める（↓）．粘液細胞はN/C比が低く核異型が乏しいため，出現する他の構成細胞と合わせて診断しなければならない．

3. 背景に粘液様物質を認める唾液腺病変の鑑別

粘液様背景が特徴的な粘表皮癌（低悪性度）を中心としたフローチャートである．ワルチン腫瘍や多形腺腫もしばしば粘液様背景を示すことがある．

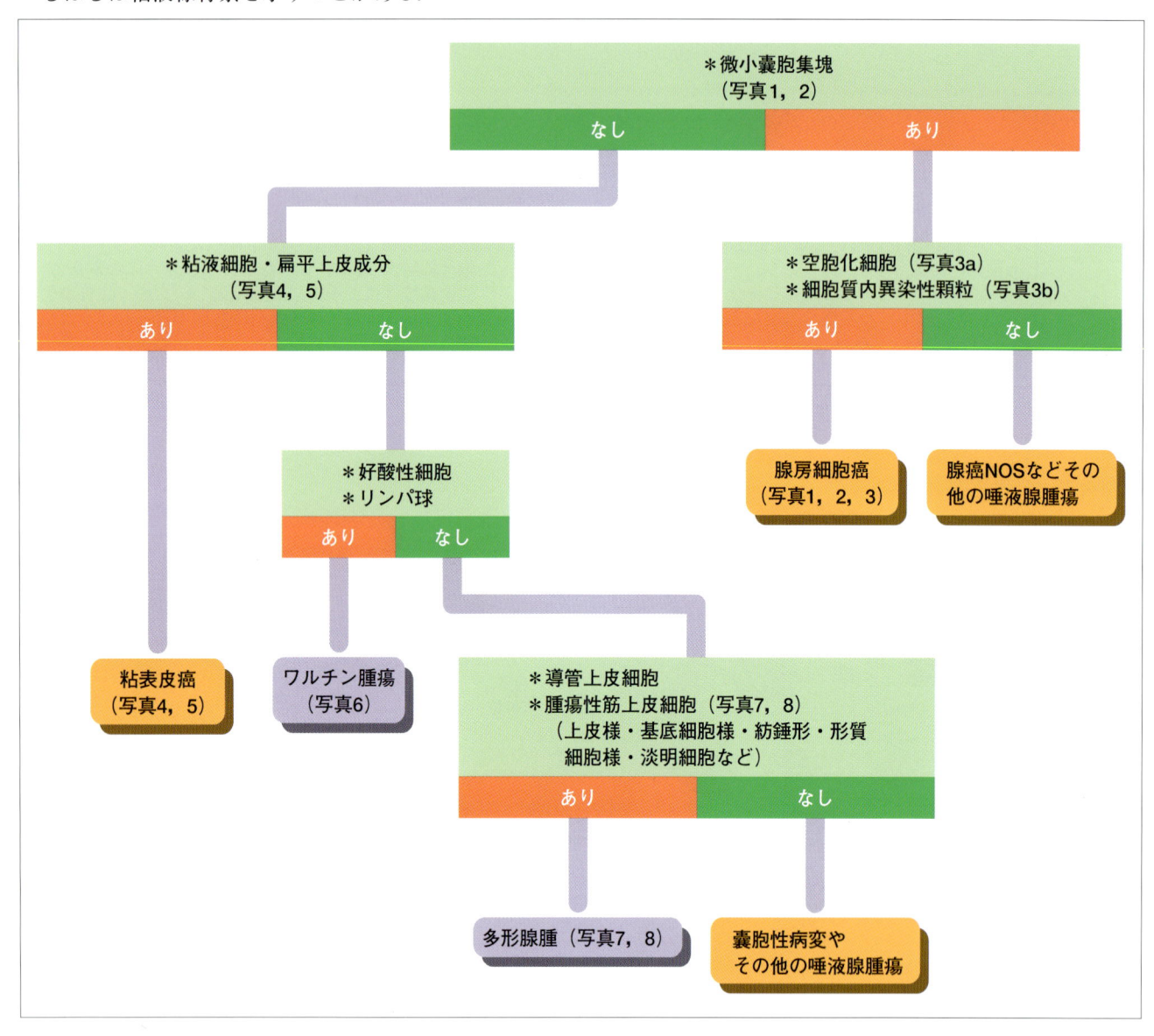

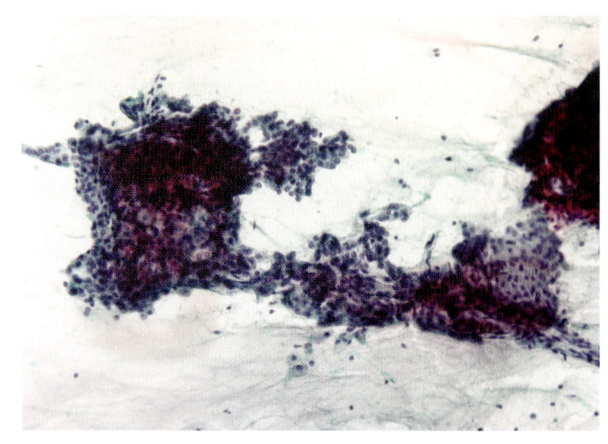

```
                        ＊微小嚢胞集塊
                        （写真1，2）
                  なし ─┴─ あり
         ┌─────────────┘        └─────────────┐
  ＊粘液細胞・扁平上皮成分                  ＊空胞化細胞（写真3a）
  （写真4，5）                              ＊細胞質内異染性顆粒（写真3b）
  あり ─┴─ なし                            あり ─┴─ なし
   │      │                                │           │
   │   ＊好酸性細胞                      腺房細胞癌   腺癌NOSなどその
   │   ＊リンパ球                        （写真1,2,3） 他の唾液腺腫瘍
   │   あり ─┴─ なし
   │    │        │
 粘表皮癌 ワルチン腫瘍   ＊導管上皮細胞
 （写真4,5）（写真6）    ＊腫瘍性筋上皮細胞（写真7，8）
                        （上皮様・基底細胞様・紡錘形・形質
                        細胞様・淡明細胞など）
                        あり ─┴─ なし
                         │         │
                       多形腺腫   嚢胞性病変や
                      （写真7,8） その他の唾液腺腫瘍
```

写真1　腺房細胞癌（乳頭/嚢胞型）（Pap.染色，対物×10）
大型の重積集塊がみられ，集塊辺縁では，細胞の"ほつれ"を認める．通常，腺房細胞癌（乳頭/嚢胞型）の細胞量は豊富である．

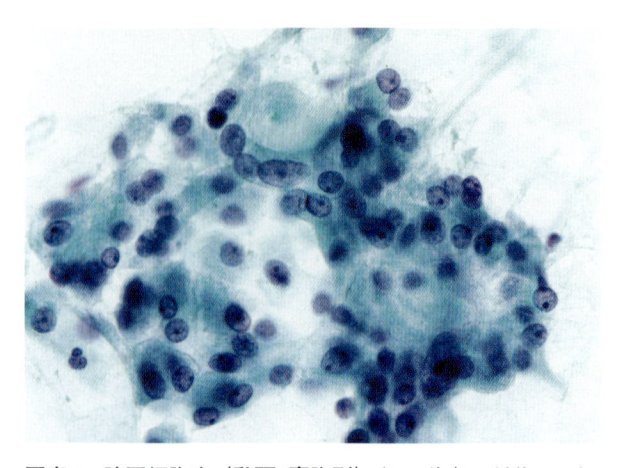

写真2　腺房細胞癌（乳頭/嚢胞型）（Pap.染色，対物×40）
ライトグリーン淡染性の細胞質を有する腫瘍細胞が微小嚢胞集塊を形成し出現している．核はほとんどが円形で小型核小体を有している．

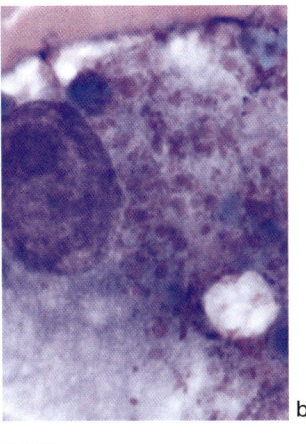

第1章 Ⅷ. 唾液腺病変の鑑別アトラス ── 159

写真3　腺房細胞癌（乳頭/囊胞型）
（a：Pap.染色，b：Giemsa染色，対物×100）
豊富な顆粒状細胞質内に大小の空胞を認める（a）．この空胞化細胞は腺房細胞癌で多くみられる．細胞質内に異染性顆粒を有する細胞（b）は腺房細胞癌でしばしばみられるが，その頻度は空胞化細胞より少ない．

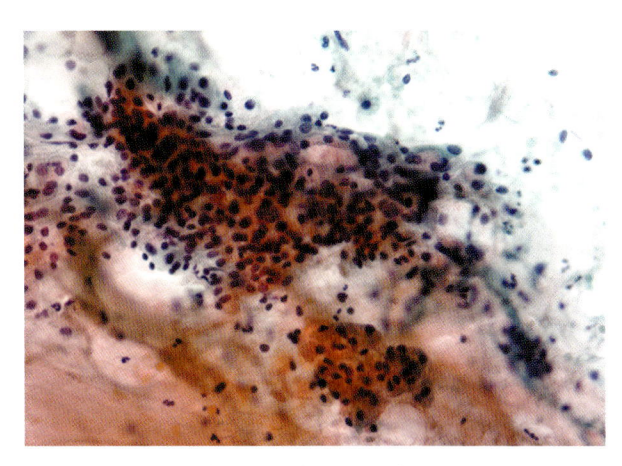

写真4　粘表皮癌（低悪性度）（Pap.染色，対物×20）
典型的な粘表皮癌（低悪性度）の細胞像．粘液を背景に重積を伴うシート状集塊を認め，桃色の細胞質を有する粘液細胞が混在している．

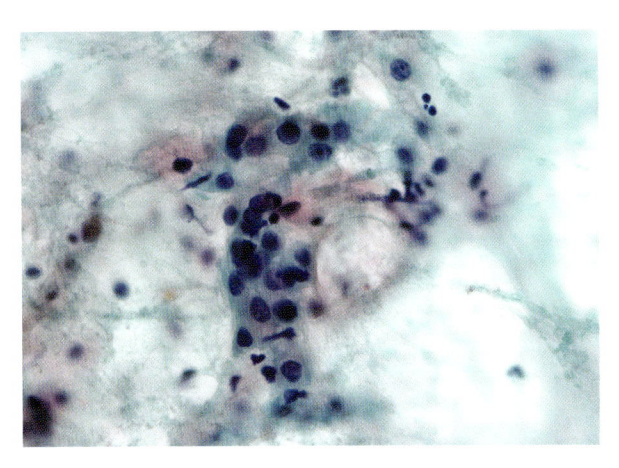

写真5　粘表皮癌（低悪性度）（Pap.染色，対物×40）
シート状集塊の中に桃色を呈する細胞質をもつ粘液細胞とライトグリーン好性の中間型扁平上皮細胞を認める．ともに細胞異型は軽度である．

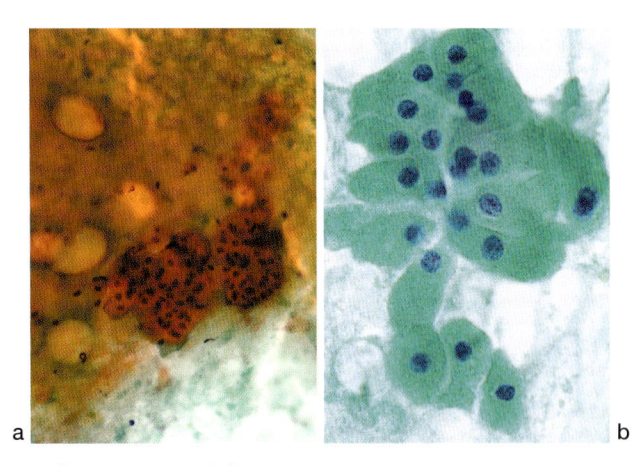

写真6　ワルチン腫瘍
（Pap.染色，対物：a×10，b：×40）
粘液・蛋白様物質を背景に結合性の強い集塊を認め，しばしば化生性粘液細胞をみることがある（a）．豊富な顆粒状の細胞質を持ち，小型核を有する好酸性細胞．細胞境界は，しばしば明瞭となるが，通常不明瞭なことが多い（b）．

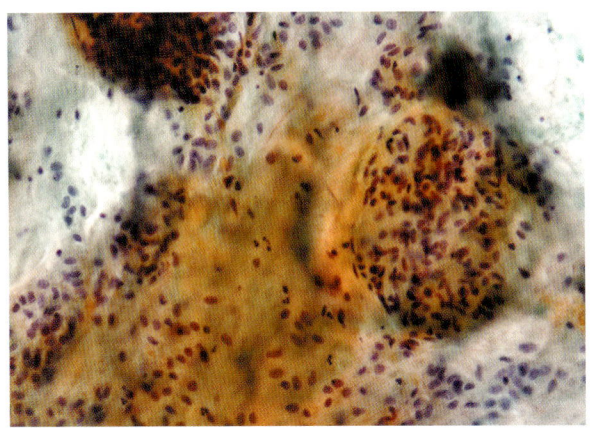

写真7　多形腺腫（Pap.染色，対物×20）
粘液・蛋白様物質を背景に小型核を有する腫瘍性筋上皮細胞を集塊，または孤立散在性に多数認める．多形腺腫内に拡張した導管があると，しばしば粘液様背景を示すことがある．

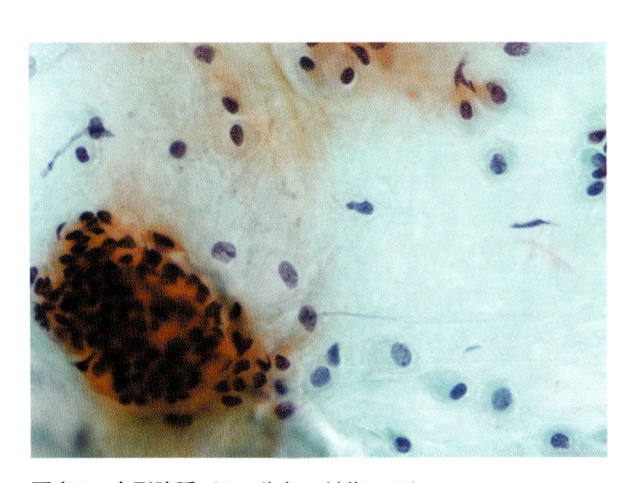

写真8　多形腺腫（Pap.染色，対物×40）
上皮様あるいは基底細胞に類似した腫瘍性筋上皮細胞を認める．一見，基底細胞腺腫に類似しているが，形質細胞様細胞の混在を認める．基底細胞腺腫では粘液様背景を示す症例は少ない．

4. 小型〜中型核（約10μm以下）を有する腫瘍細胞がみられる唾液腺病変の鑑別 Ⅰ

小型核を有する腫瘍細胞は良・悪性腫瘍が含まれる．稀な悪性リンパ腫や小細胞癌にも対応したフローチャートである．

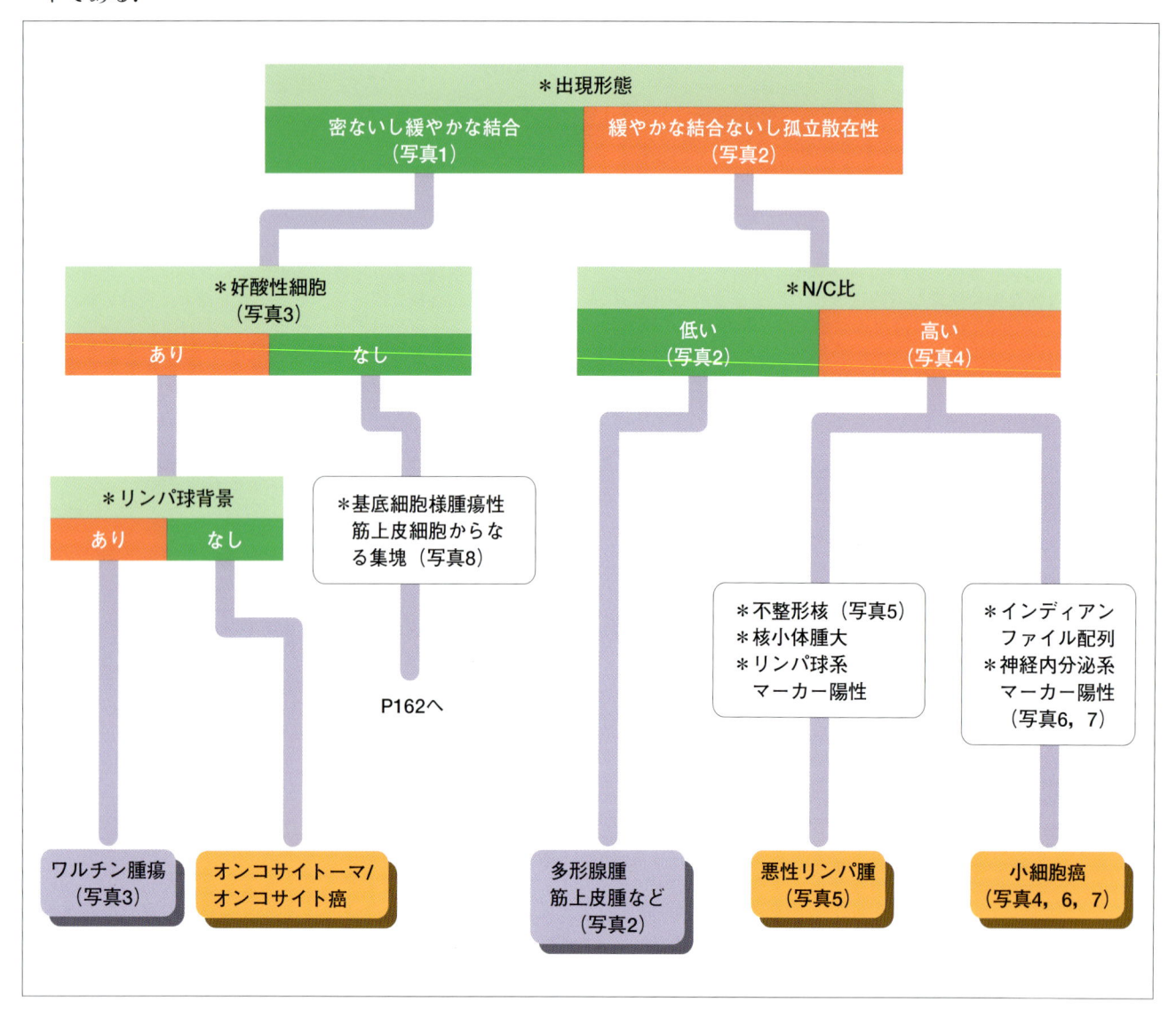

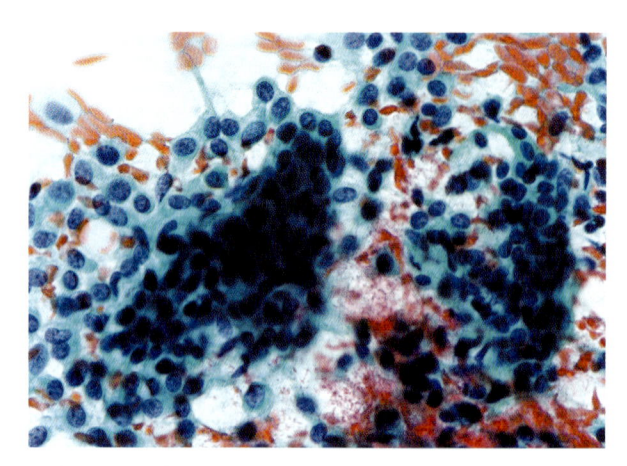

```
*出現形態
├─ 密ないし緩やかな結合（写真1）
│   └─ *好酸性細胞（写真3）
│       ├─ あり
│       │   └─ *リンパ球背景
│       │       ├─ あり → ワルチン腫瘍（写真3）
│       │       └─ なし → オンコサイトーマ／オンコサイト癌
│       └─ なし
│           └─ *基底細胞様腫瘍性筋上皮細胞からなる集塊（写真8）→ P162へ
└─ 緩やかな結合ないし孤立散在性（写真2）
    └─ *N/C比
        ├─ 低い（写真2）→ 多形腺腫 筋上皮腫など（写真2）
        └─ 高い（写真4）
            ├─ *不整形核（写真5）
            │  *核小体腫大
            │  *リンパ球系マーカー陽性
            │  → 悪性リンパ腫（写真5）
            └─ *インディアンファイル配列
               *神経内分泌系マーカー陽性（写真6，7）
               → 小細胞癌（写真4，6，7）
```

写真1　多形腺腫（Pap.染色，対物×40）
　密ないし緩やかな結合を示す多形腺腫の腫瘍性筋上皮細胞集塊．基底細胞様細胞の集塊を認め，周りには形質細胞様細胞を認める．粘液腫様間質成分はみられない．多形腺腫の穿刺吸引細胞診で，粘液腫様間質が乏しい症例は40％程度を占める．

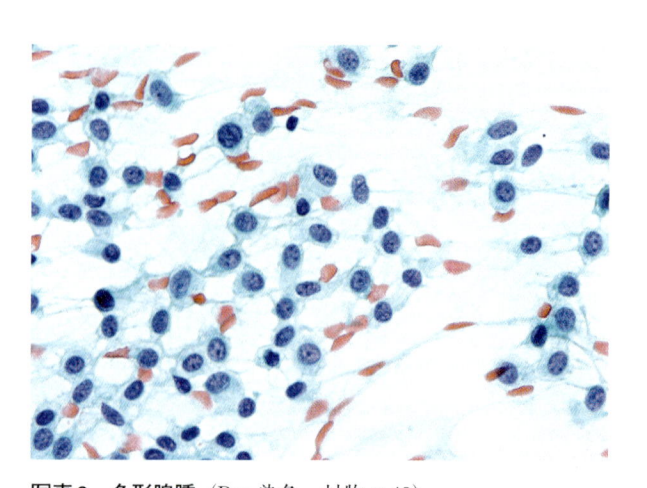

写真2　多形腺腫（Pap.染色，対物×40）
　形質細胞様あるいは星状の腫瘍性筋上皮細胞が孤立散在性に出現している．集塊形成や粘液腫様間質はみられない．筋上皮腫でも同様な細胞像を示すことがある．多形腺腫の穿刺吸引細胞診で，このような症例は10％程度を占める．

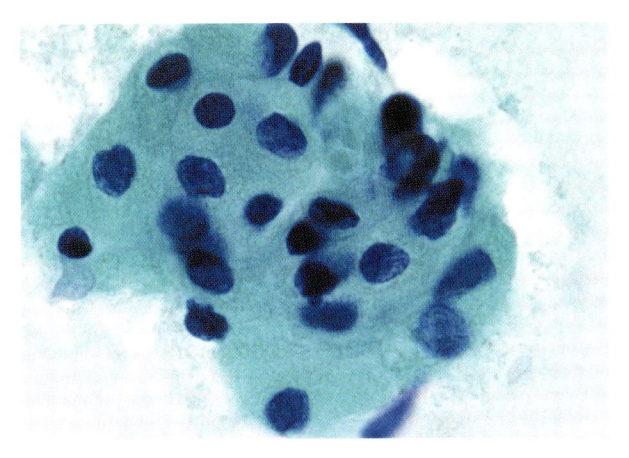

第1章 Ⅷ. 唾液腺病変の鑑別アトラス ── 161

写真3 ワルチン腫瘍（Pap.染色，対物×100）
　顆粒状細胞質を有する好酸性細胞．集塊を形成して出現した場合，細胞境界不明瞭なことが多い．N/C比は低く，核小体が目立たない．

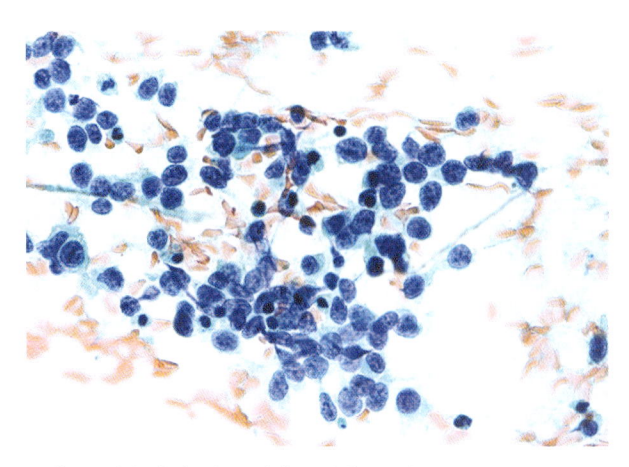

写真4 小細胞癌（Pap.染色，対物×40）
　小型裸核状細胞が緩やかな結合性を示してみられる．一部には核濃縮状細胞や相互封入像を散見する．

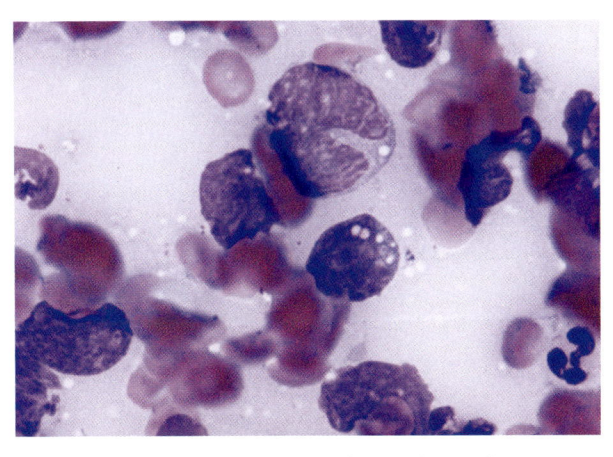

写真5 悪性リンパ腫（Giemsa染色，対物×100）
　出血を背景に，核形不整を示すリンパ球系細胞を認める．唾液腺領域には，稀に悪性リンパ腫がみられる．唾液腺腫瘍と治療方法が異なるため，リンパ球系マーカーなどを用いた免疫染色を施行することが望ましい．

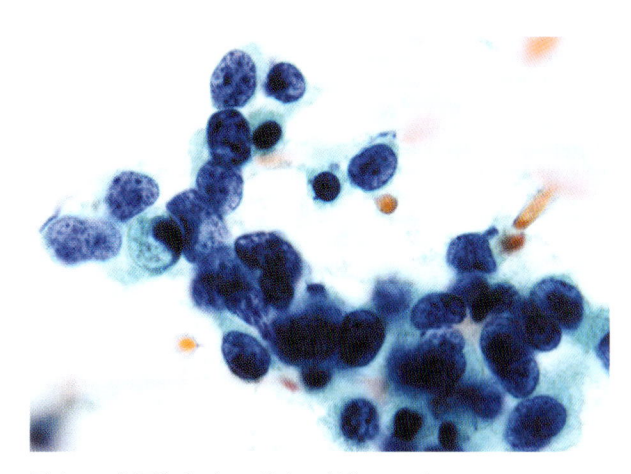

写真6 小細胞癌（Pap.染色，対物×100）
　小型裸核状を呈し，顆粒状クロマチンを有する腫瘍細胞を認める．緩やかな結合でインディアンファイル状配列を示す．神経内分泌系マーカーを用いた免疫染色で確定することが望ましい．

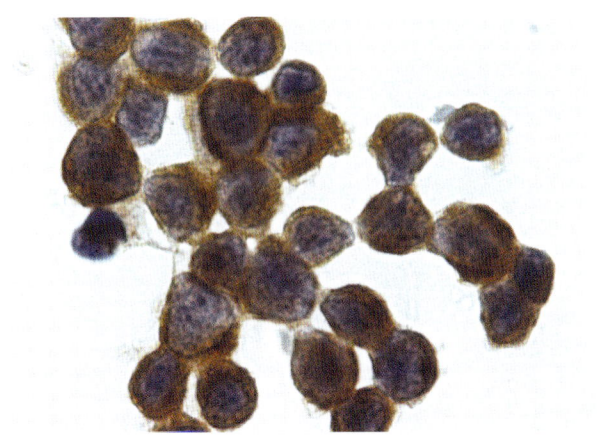

写真7 小細胞癌（免疫染色〈シナプトフィジン〉，対物×100）
　細胞質に発現を認め，小細胞癌と判定できる．大細胞神経内分泌癌との鑑別は，細胞の大きさ，N/C比，出現形態により判定を行う．

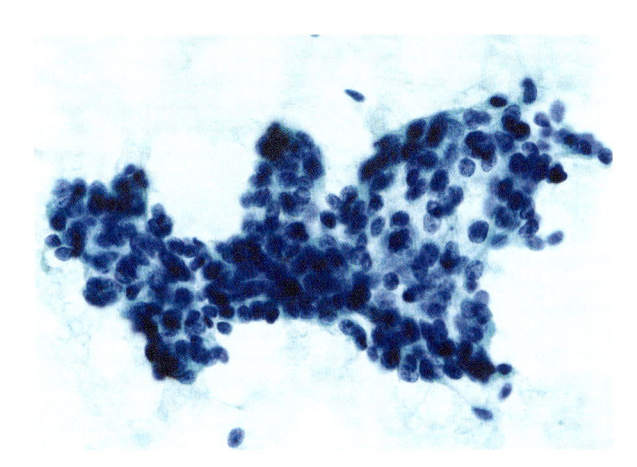

写真8 腺様嚢胞癌（Pap.染色，対物×40）
　腺様嚢胞癌の腫瘍細胞は小型裸核状を呈している．シート状や重積集塊として出現することが多い．しばしば球状硝子様物質がみられないこともある．

4. 小型〜中型核（約10μm以下）を有する腫瘍細胞がみられる唾液腺病変の鑑別 Ⅱ

腺様嚢胞癌と基底細胞腺腫などの判定に重要な基底細胞様細胞に着目したフローチャートである．

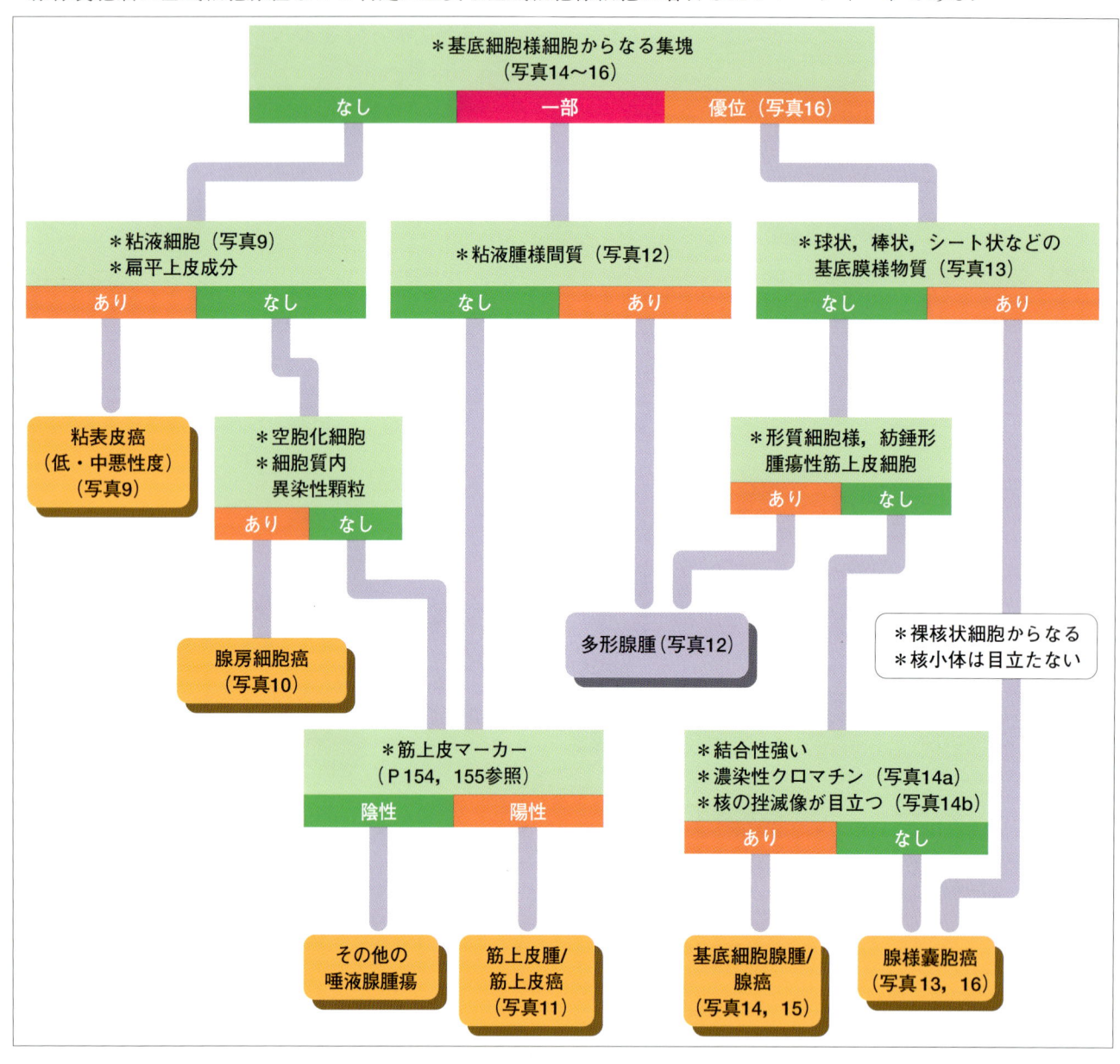

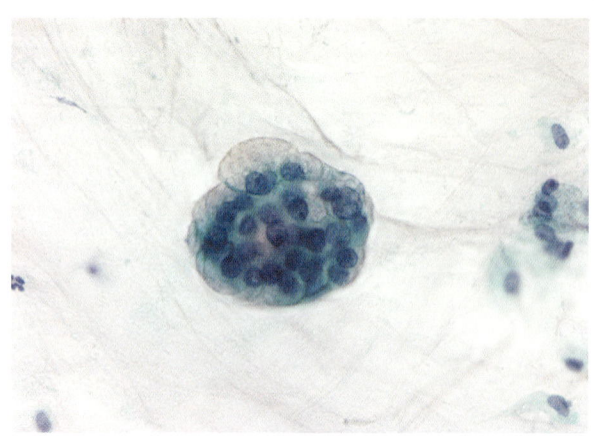

```
                    ＊基底細胞様細胞からなる集塊
                         （写真14〜16）
            なし          一部          優位（写真16）
             │            │              │
    ┌────────┤            │              └──────────┐
    │        │            │                         │
＊粘液細胞（写真9）    ＊粘液腫様間質（写真12）   ＊球状，棒状，シート状などの
＊扁平上皮成分                                       基底膜様物質（写真13）
  あり   なし          なし    あり              なし        あり
   │     │             │      │                │          │
   │     │             │      │         ＊形質細胞様，紡錘形
粘表皮癌  ＊空胞化細胞   │      │          腫瘍性筋上皮細胞
（低・中悪性度）＊細胞質内      │            あり    なし
 （写真9）  異染性顆粒         │              │      │
           あり  なし          │              │      │
                 │            │              │      │
              腺房細胞癌      多形腺腫（写真12）      ＊裸核状細胞からなる
              （写真10）                              ＊核小体は目立たない
                 │
            ＊筋上皮マーカー            ＊結合性強い
            （P154, 155参照）           ＊濃染性クロマチン（写真14a）
             陰性    陽性               ＊核の挫滅像が目立つ（写真14b）
              │      │                  あり        なし
              │      │                   │          │
           その他の  筋上皮腫/         基底細胞腺腫/   腺様嚢胞癌
           唾液腺腫瘍 筋上皮癌           腺癌        （写真13, 16）
                    （写真11）        （写真14, 15）
```

写真9　粘表皮癌（低悪性度）（Pap.染色，対物×40）
粘表皮癌の粘液細胞．核は小型で異型に乏しく，粘液が桃色を示す．粘液細胞のみ出現することもある．

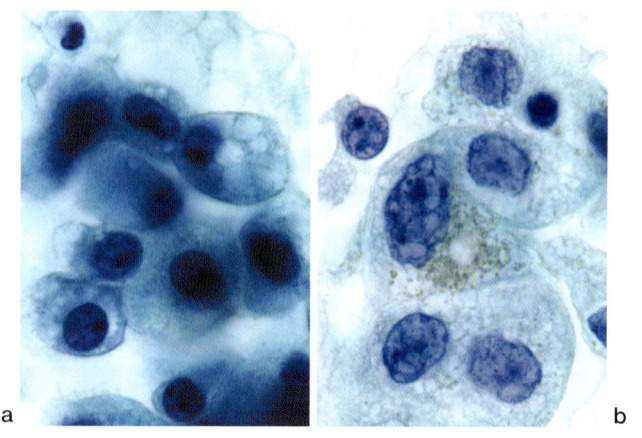

写真10　腺房細胞癌（乳頭/嚢胞型）
（Pap.染色，対物×100）
顆粒状あるいは小空胞状細胞質を有する腺房細胞癌（乳頭/嚢胞型）の細胞像（**a**）．比較的細胞境界は明瞭なことが多い．しばしばヘモジデリンの沈着を伴うことがある（**b**）．

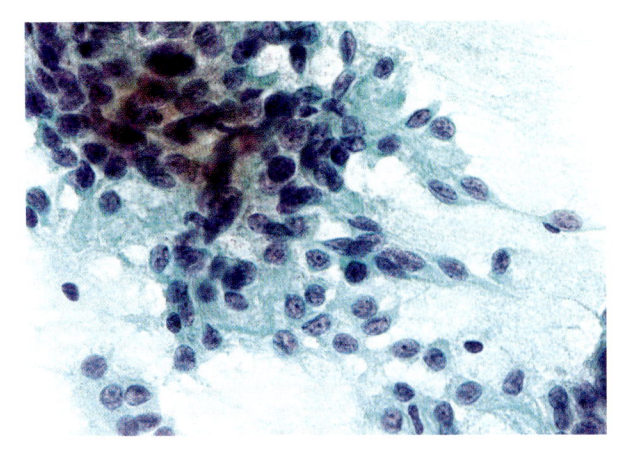

第1章 Ⅷ. 唾液腺病変の鑑別アトラス —— 163

写真11 筋上皮癌（Pap.染色，対物×40）
淡い細胞質を有し，小型核小体を伴う類円形あるいは紡錘形細胞を認める．筋上皮癌は，症例によりさまざまな細胞形態を呈する．細胞異型が乏しい症例もあるため，筋上皮腫あるいは多形腺腫と鑑別困難なことがある．

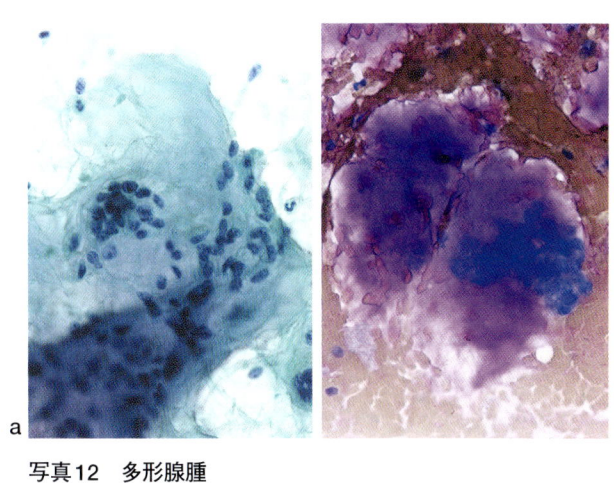

写真12 多形腺腫
（a：Pap.染色，b：Giemsa染色，対物×20）
多形腺腫の粘液腫様間質．Pap.染色では淡緑あるいは紫色に染色される．異染性の色彩は，桃色ないしは鮮やかな赤紫色を呈する．辺縁は白色調を呈しやすい．

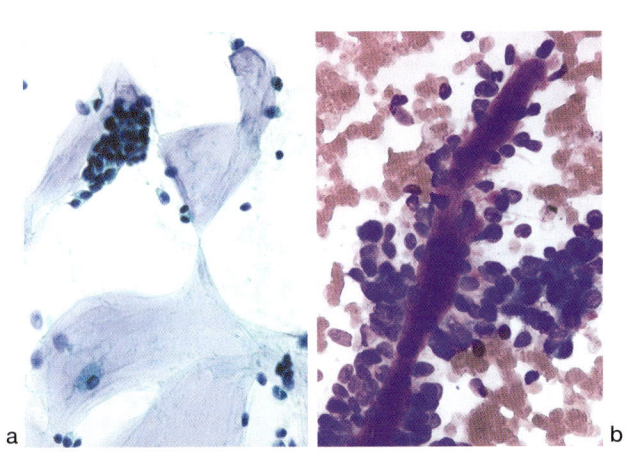

写真13 腺様嚢胞癌
（a：Pap.染色，b：Giemsa染色，対物×20）
シート状（a）や棒状（b）など多彩な形状を示す腺様嚢胞癌の基底膜様物質．異染性の色彩は鮮やかな赤紫色を示す．

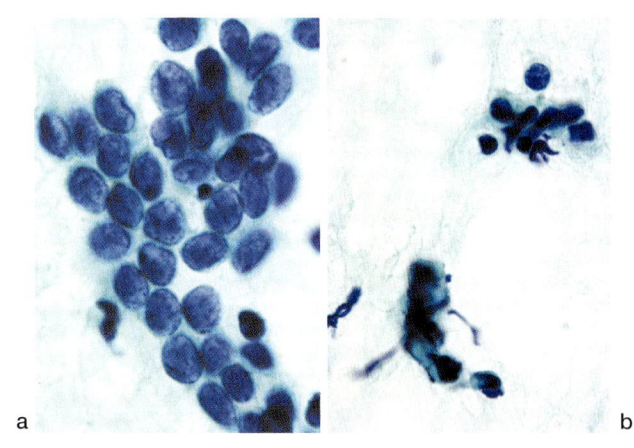

写真14 基底細胞腺腫（Pap.染色，対物a：×100，b：×40）
基底細胞様腫瘍性筋上皮細胞は，円形核を有し細顆粒状～濃染性クロマチンを呈する（a）．穿刺吸引の影響により核の挫滅像が目立つ（b）．この他に核が集塊辺縁に並ぶpalisadingの像をみることもある．

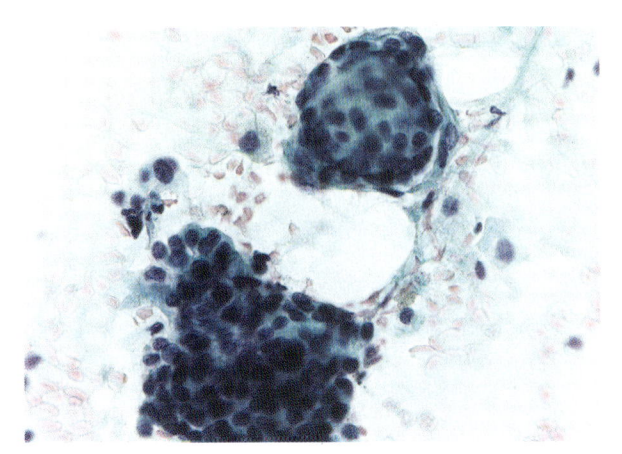

写真15 基底細胞腺癌（Pap.染色，対物×40）
管状構造を示す集塊を認める．腫瘍性筋上皮細胞は基底細胞様細胞に類似した細胞形態を示す．小型核でN/C比大，結合性は強い．基底細胞腺腫と鑑別困難なことがある．

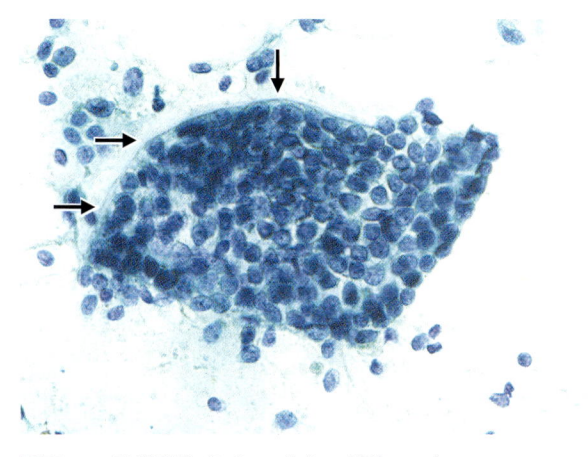

写真16 腺様嚢胞癌（Pap.染色，対物×40）
結合性がやや強く，集塊辺縁明瞭な部分を伴う腺様嚢胞癌の細胞集塊．集塊の外側には，薄い膜様（↓）の基底膜様物質を認める．

5. 大型核（約10μm以上）を有する腫瘍細胞が出現する唾液腺病変の鑑別

大型核を有する唾液腺腫瘍の悪性判定は容易であり，扁平上皮系と腺系の鑑別は臨床的に重要である．

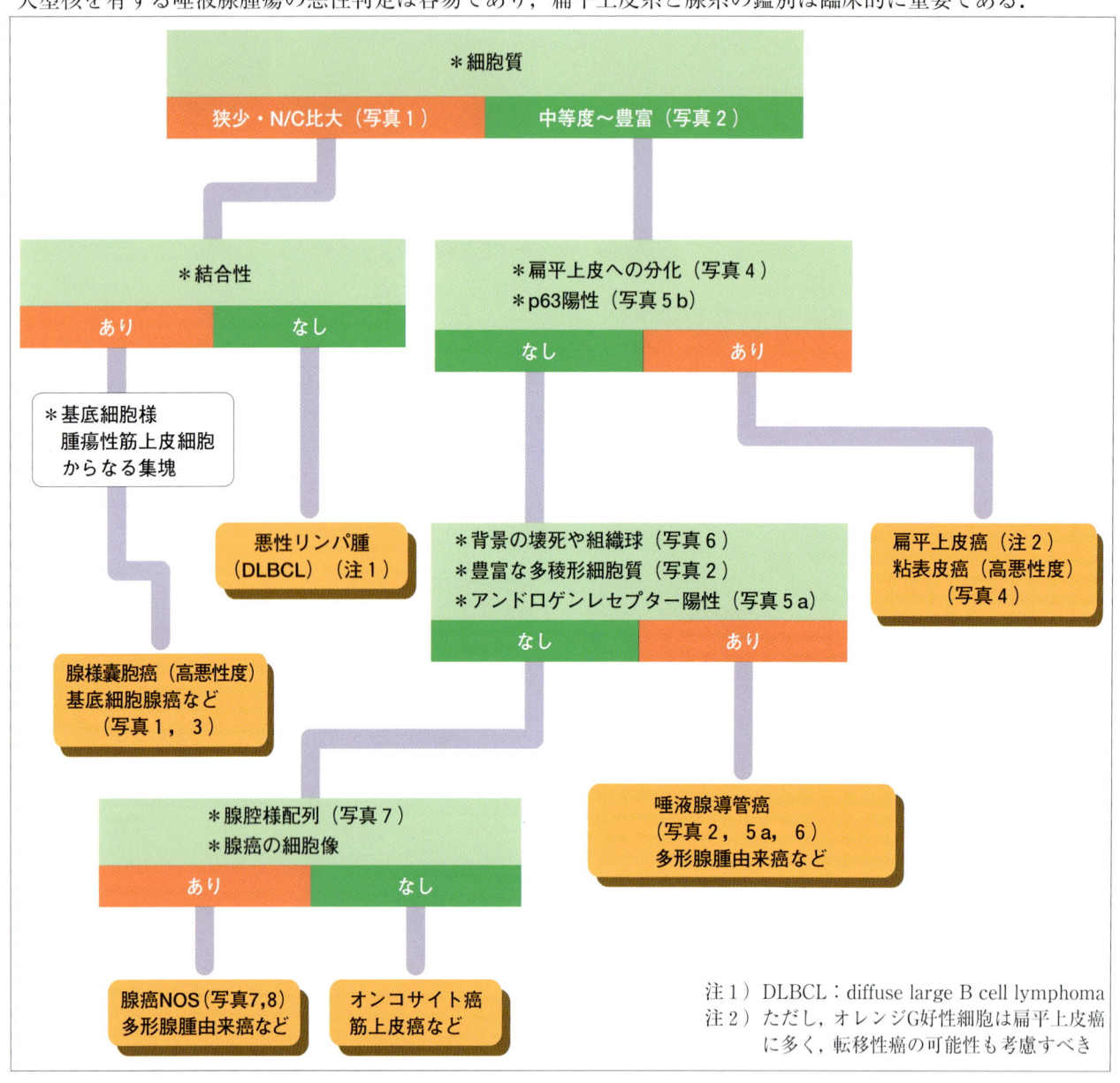

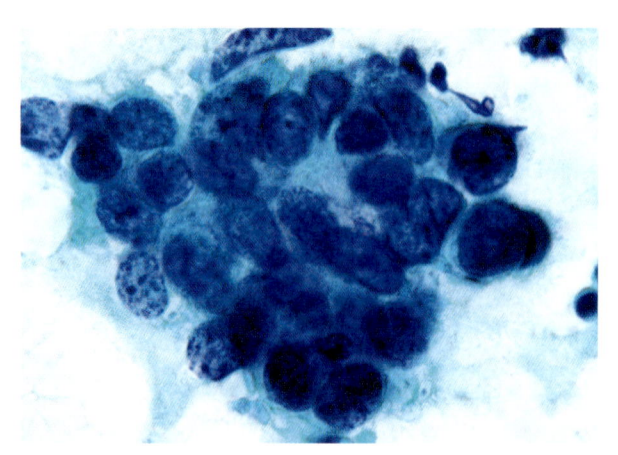

```
                          ＊細胞質
            ┌──────────────────┬──────────────────┐
            │ 狭少・N/C比大（写真1） │ 中等度～豊富（写真2）│
            └──────────────────┴──────────────────┘
                    │                          │
        ┌───────────┘                          └───────────┐
        ▼                                                  ▼
     ＊結合性                              ＊扁平上皮への分化（写真4）
  ┌────┬────┐                              ＊p63陽性（写真5b）
  │ あり │ なし │                          ┌────┬────┐
  └────┴────┘                              │ なし │ あり │
      │    │                                └────┴────┘
      │    │                                  │      │
      ▼    │                                  │      ▼
 ＊基底細胞様                                  │  扁平上皮癌（注2）
  腫瘍性筋上皮細胞                              │  粘表皮癌（高悪性度）
  からなる集塊                                  │   （写真4）
      │    ▼                                  ▼
      │ 悪性リンパ腫                  ＊背景の壊死や組織球（写真6）
      │ （DLBCL）（注1）              ＊豊富な多稜形細胞質（写真2）
      │                              ＊アンドロゲンレセプター陽性（写真5a）
      ▼                              ┌────┬────┐
 腺様嚢胞癌（高悪性度）                  │ なし │ あり │
 基底細胞腺癌など                        └────┴────┘
  （写真1, 3）                            │      │
                                        ▼      ▼
              ＊腺腔様配列（写真7）         唾液腺導管癌
              ＊腺癌の細胞像             （写真2, 5a, 6）
              ┌────┬────┐               多形腺腫由来癌など
              │ あり │ なし │
              └────┴────┘
                │    │
                ▼    ▼
           腺癌NOS  オンコサイト癌
          （写真7,8）筋上皮癌など
          多形腺腫由来癌など
```

注1）DLBCL：diffuse large B cell lymphoma
注2）ただし，オレンジG好性細胞は扁平上皮癌に多く，転移性癌の可能性も考慮すべき

写真1　腺様嚢胞癌（高悪性度）（Pap.染色，対物×100）
N/C比大で，粗いクロマチンを有する腺様嚢胞癌（高悪性度）の細胞像．核の大小不同や重積異常が著しく，腺様嚢胞癌に特徴的な球状硝子様物質の出現は乏しい．

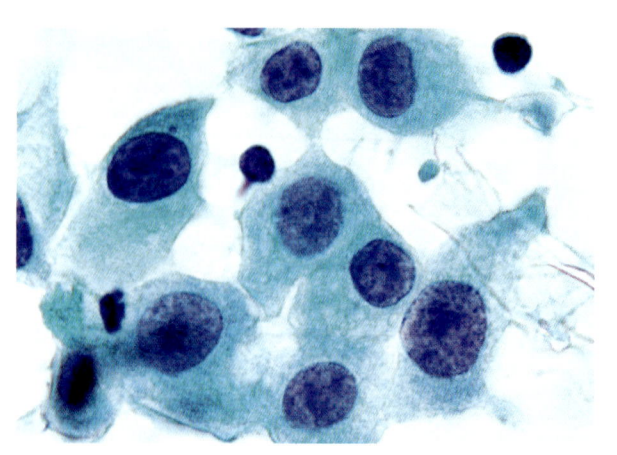

写真2　唾液腺導管癌（Pap.染色，対物×100）
豊富な細胞質を有し，核腫大を示す唾液腺導管癌の細胞像．細胞質は多稜形，円形や円柱状などを示す．核異型の程度は症例により異なることがある．

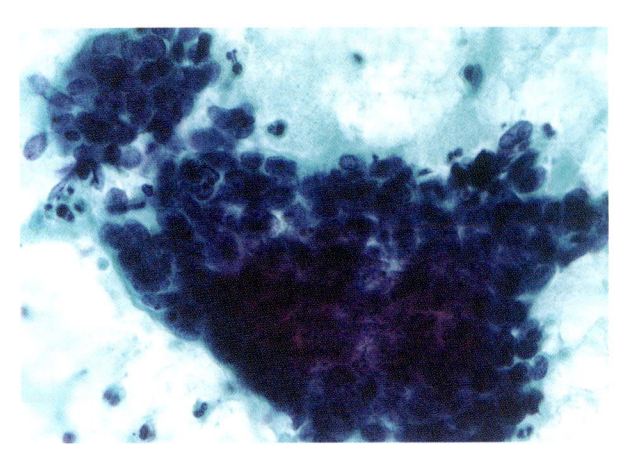

第1章 Ⅷ. 唾液腺病変の鑑別アトラス ―― 165

写真3 腺様嚢胞癌（高悪性度）（Pap.染色，対物×40）
N/C比大となり，核異型を伴う腺様嚢胞癌（高悪性度）の細胞像．細胞外基質の混在が乏しく，組織型推定が困難なことがある．鑑別疾患としては，基底細胞腺癌や転移性腫瘍も考慮すべきである．

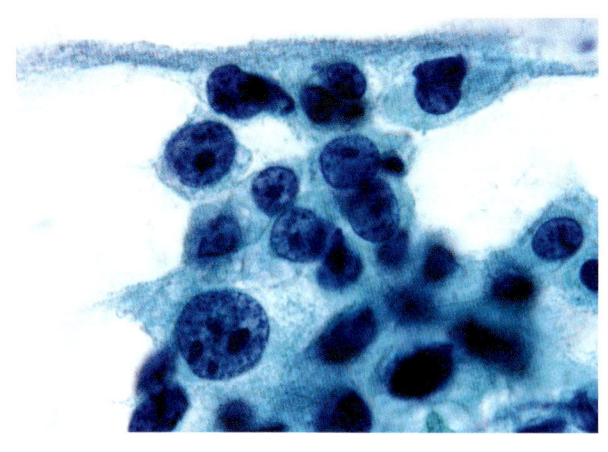

写真4 粘表皮癌（高悪性度）（Pap.染色，対物×100）
核の大小不同，核縁肥厚や大型核小体を認める．クロマチン増量を呈し，核異型は高度である．扁平上皮への分化を判定しにくい場合，免疫染色を施行したほうがよい．

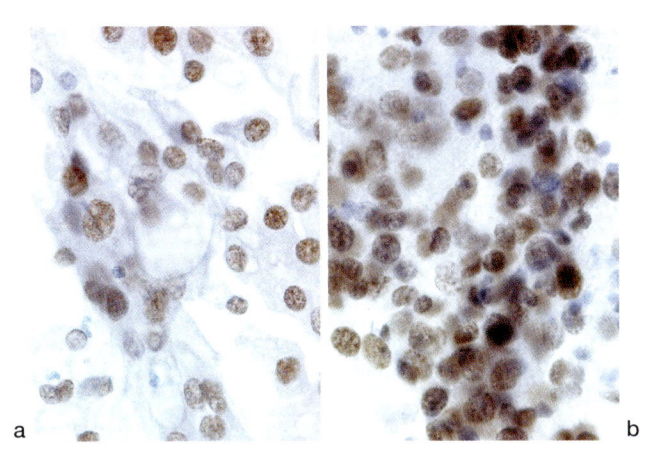

写真5 免疫染色（a：唾液腺導管癌，アンドロゲンレセプター，b：扁平上皮癌，p63，対物×40）
両抗原とも核内に発現を認める．アンドロゲンレセプターは唾液腺導管癌で高率に陽性を示す．p63は，扁平上皮細胞と腫瘍性筋上皮細胞の両方に発現を示すため，細胞像や他の抗体を用いるなど総合的に判断すべきである．

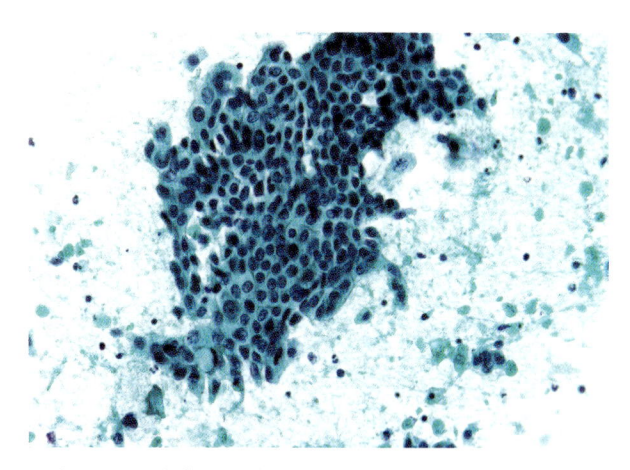

写真6 唾液腺導管癌（Pap.染色，対物×20）
壊死物質を背景に，大型シート状を呈し出現する唾液腺導管癌の細胞像．壊死とともに組織球が混在することがある．細胞異型を認めるため，悪性の判定は容易である．

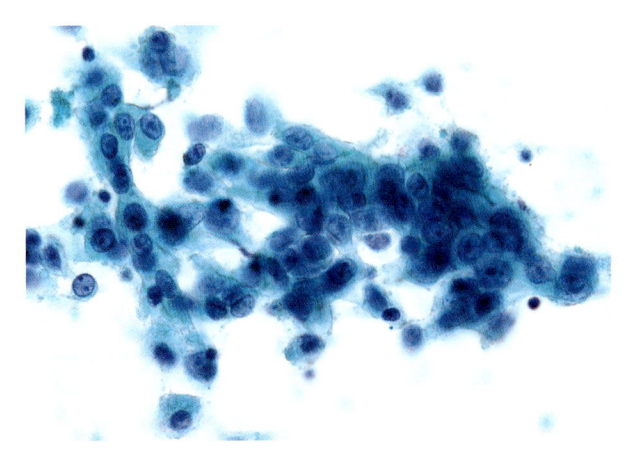

写真7 腺癌NOS（Pap.染色，対物×40）
腺腔様配列を示す腺癌NOSの細胞像．唾液腺導管癌と同様に，しばしば細胞質内に粘液空胞を認めることがある．多形腺腫由来癌の癌腫成分としてみられることが多い．

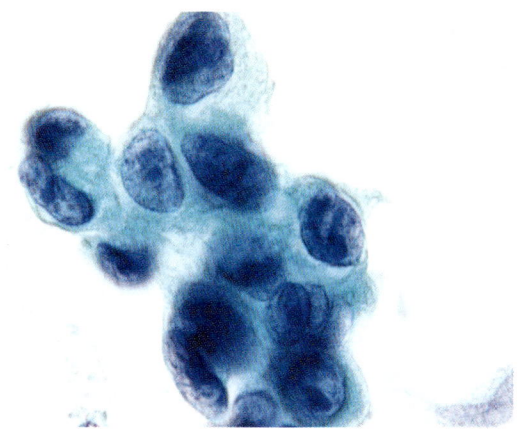

写真8 腺癌NOS（Pap.染色，対物×100）
核腫大，核小体明瞭となった腺癌NOSの細胞像．悪性の判定は容易であるが，組織型推定に苦慮することがある．唾液腺導管癌などの特徴的所見がみられない場合に腺癌NOSの組織型を用いるべきである．

6. 扁平上皮への分化を示す細胞がみられる唾液腺病変の鑑別

低〜高悪性度の粘表皮癌が中心となるが，壊死性ないしは化生性ワルチン腫瘍の判定にも役立つフローチャートである．

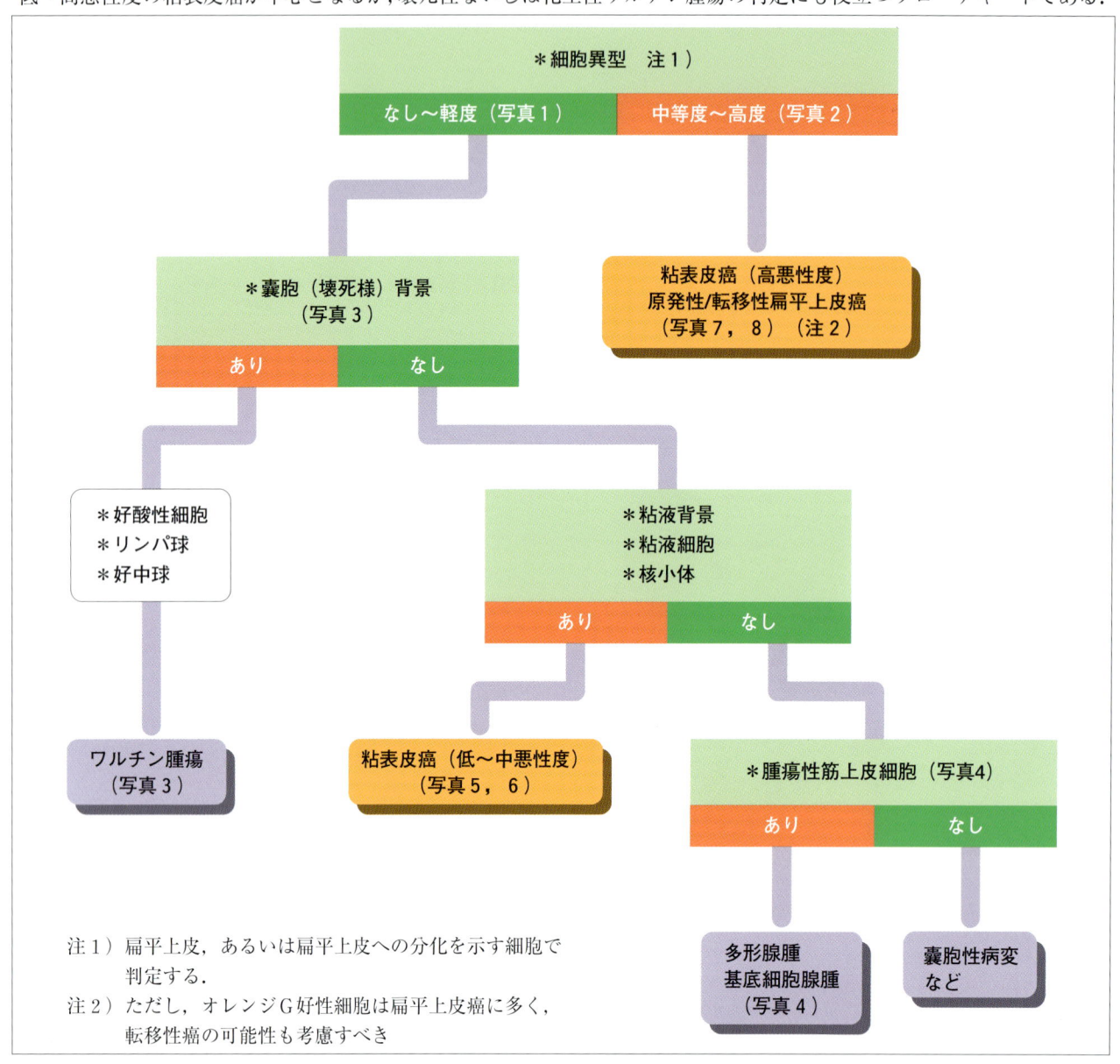

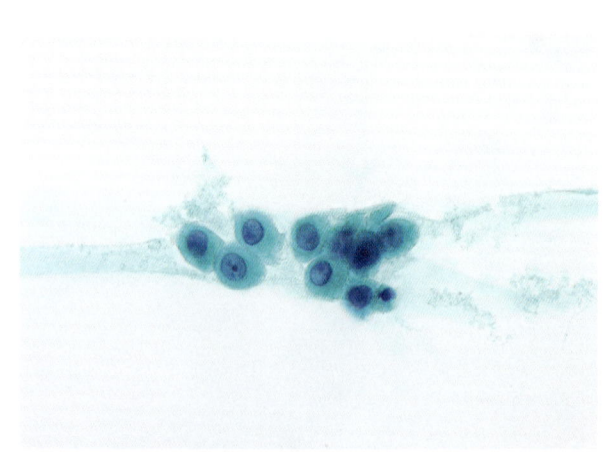

```
                        ＊細胞異型　注1）
              ┌─────────────┴─────────────┐
         なし〜軽度（写真1）           中等度〜高度（写真2）
              │                              │
              │                      粘表皮癌（高悪性度）
       ＊嚢胞（壊死様）背景            原発性/転移性扁平上皮癌
           （写真3）                    （写真7，8）（注2）
          ┌───┴───┐
         あり      なし
          │        │
   ＊好酸性細胞   ＊粘液背景
   ＊リンパ球    ＊粘液細胞
   ＊好中球      ＊核小体
          │     ┌──┴──┐
          │    あり    なし
          │     │      │
    ワルチン腫瘍  粘表皮癌    ＊腫瘍性筋上皮細胞
    （写真3）  （低〜中悪性度）    （写真4）
              （写真5，6）   ┌──┴──┐
                          あり    なし
                           │      │
                        多形腺腫  嚢胞性病変
                        基底細胞腺腫  など
                        （写真4）
```

注1）扁平上皮，あるいは扁平上皮への分化を示す細胞で判定する．
注2）ただし，オレンジG好性細胞は扁平上皮癌に多く，転移性癌の可能性も考慮すべき

写真1　粘表皮癌（低〜中悪性度）（Pap.染色，対物×40）
比較的小型な粘表皮癌の扁平上皮成分．好酸性細胞に類似するが，細胞質の染色性や核小体の目立つ点が異なる．粘液細胞がみられないこともある．

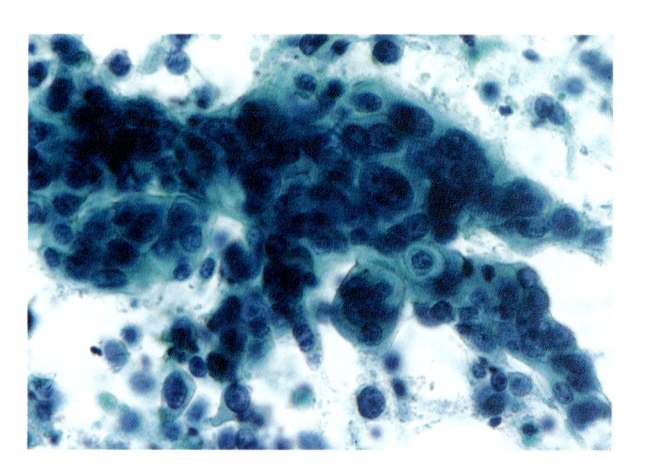

写真2　粘表皮癌（高悪性度）（Pap.染色，対物×40）
壊死を背景に，核異型の強い扁平上皮成分をみる．低悪性度と高悪性度で扁平上皮成分の細胞の大きさや核異型度は異なる．粘液細胞は認識できないことが多い．

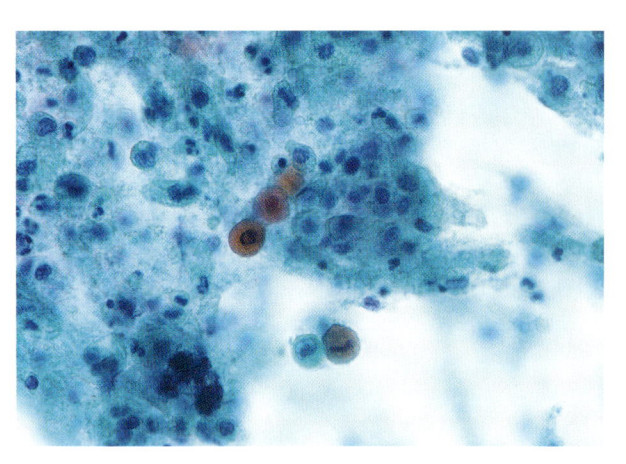

第1章 Ⅷ. 唾液腺病変の鑑別アトラス ── 167

写真3　ワルチン腫瘍（Pap.染色，対物×40）
　　　壊死様物質を背景に，角化を示す化生性の扁平上皮細胞を散見する．角化細胞は小型で異型はなく，ワルチン腫瘍の2次的変化としてみられることが多い．多形腺腫でみられるような表層型の扁平上皮細胞の形態は少ない．

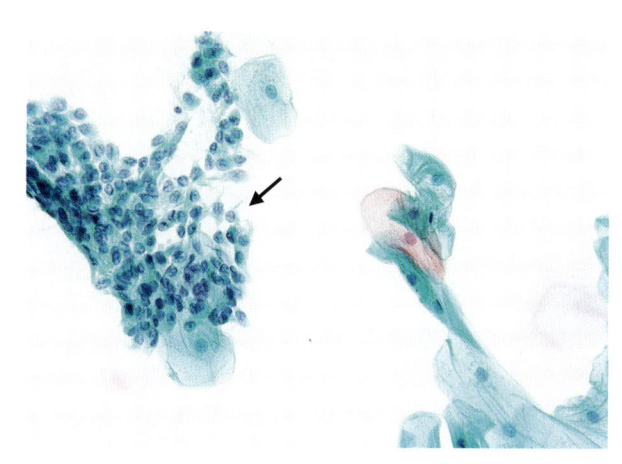

写真4　多形腺腫（Pap.染色，対物×20）
　　　腫瘍性筋上皮細胞（↓）とともに化生性の扁平上皮細胞を認め，核異型はみられない．表層型扁平上皮細胞の形態を示し，異常な角化などは乏しい．基底細胞腺腫でも同様な化生細胞を認める．

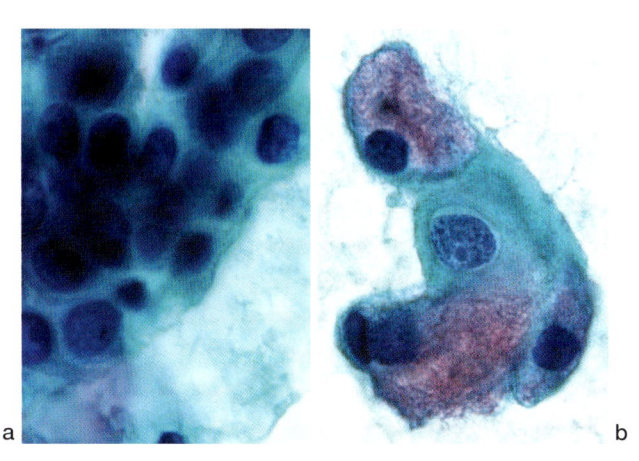

写真5　粘表皮癌（低～中悪性度）（Pap.染色，対物×100）
　　　基底細胞から扁平上皮の中間的な細胞像を呈する中間細胞（a）．粘液細胞とともに扁平上皮への分化を示す腫瘍細胞が混在し，扁平上皮成分は核小体を有する（b）．

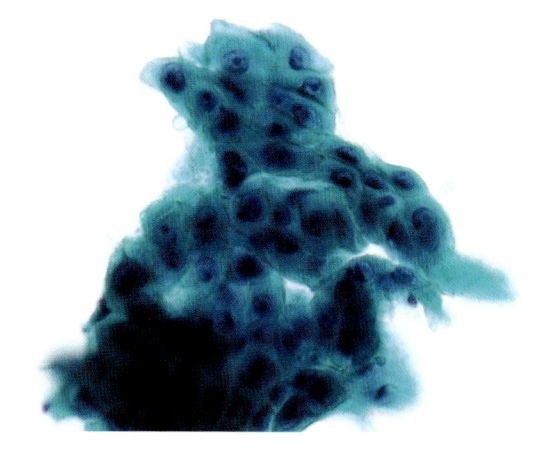

写真6　粘表皮癌（中悪性度）（Pap.染色，対物×40）
　　　多稜形細胞質を有し，ライトグリーン好性を示す粘表皮癌の扁平上皮成分．粘液細胞の出現数は症例により異なるため，背景物質を踏まえ診断する必要がある．

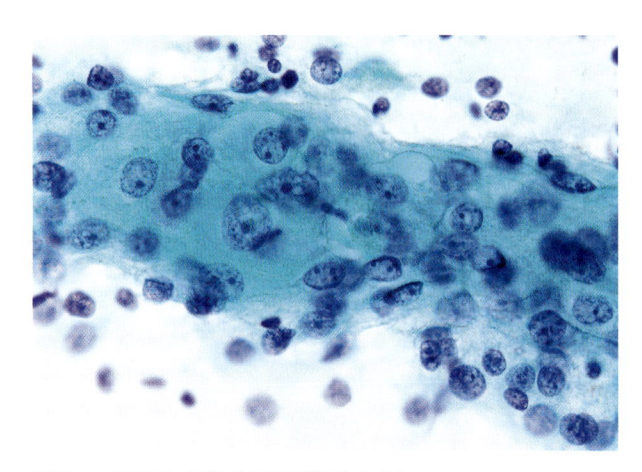

写真7　扁平上皮癌（多形腺腫由来癌）
　　　　（Pap.染色，対物×40）
　　　ライトグリーン好性の細胞質を有し，核異型が著明である．シート状集塊，核中心性細胞，核濃染性細胞など扁平上皮の特徴はとらえられるが，粘表皮癌（高悪性度）との鑑別は困難である．

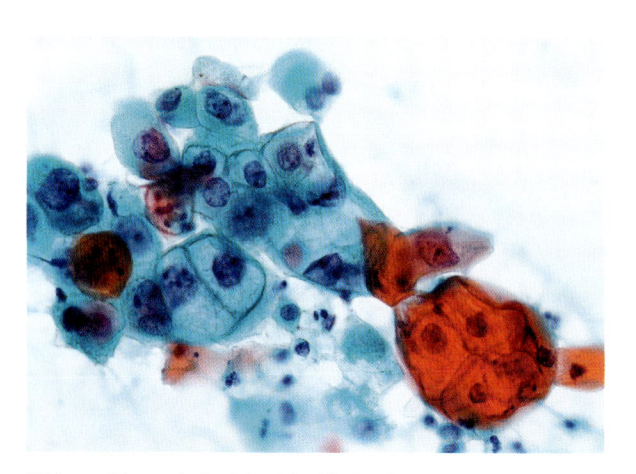

写真8　扁平上皮癌（多形腺腫由来癌）
　　　　（Pap.染色，対物×40）
　　　ライトグリーン好性細胞とともに，異常な角化を呈する細胞を認める．転移性扁平上皮癌との鑑別が必要である．

第1章　Ⅸ. リンパ節病変の病理組織像と細胞診
A. 良性リンパ節病変と境界病変，および悪性腫瘍の転移―1. 良性リンパ節病変

1）反応性濾胞過形成
Reactive follicular hyperplasia

　リンパ節の濾胞過形成を理解するためには，Bリンパ球の分化，成熟および免疫機構を把握しておくことが必要である．Bリンパ球は骨髄の造血幹細胞から分化し，末梢でリンパ節などのリンパ装置に出て最終的に抗体産生細胞となる．末梢のリンパ節でBリンパ球は，一次濾胞あるいはマントル層のBリンパ球となり，ここで抗原刺激を受けると分裂し，胚中心細胞となる．胚中心が形成されると暗調部には胚中心芽細胞（centroblast）が増生し，マントル層は周囲へ押しやられる．胚中心芽細胞は分裂して胚中心細胞（centrocyte）となり，濾胞先端の明調部に行く．そして胚中心を出て形質細胞かメモリーBリンパ球となる．

　リンパ節における基本的反応形式にはリンパ濾胞型のほか，ウイルス性リンパ節炎や薬剤性リンパ節症などでみられる傍皮質・髄索型と洞組織球症などのリンパ洞型がある．なかでも反応性濾胞過形成は，リンパ節生検で遭遇する最も多い良性病変の1つであり，B細胞が抗原刺激により増生して胚中心を形成した二次濾胞が腫大・増生する反応性の病変である．小児では，原因不明のリンパ節の反応性濾胞過形成がしばしばみられるが，高齢者では免疫反応が抑制されているため，胚中心の腫大・増生は小児ほどではなく，特異的なことが多い．このため高齢者での反応性濾胞過形成は，リウマチ様関節炎，トキソプラズマリンパ節炎，後天性免疫不全症候群（AIDS）における持続性全身性リンパ節症，木村病，キャッスルマン病などに伴って生ずるが，実際には癌や感染症などに伴ったリンパ組織の変化としてみられる場合が多い．

●組織像

　反応性濾胞過形成では，濾胞の大きさおよび数ともに増し，胚中心は拡大して濾胞は腫大する．さらに濾胞は皮質のみでなく傍皮質や髄質にも広がる（写真1）．胚中心には正常のB細胞がtransformationした中型の胚中心細胞，および大型の胚中心芽細胞がみられる．過形成の胚中心にはその他に核破片貪食組織球（tingible body macrophage：TBM）や胚中心に網目構造を形成する濾胞樹状細胞（follicular dendritic cell：FDC）が存在し，多くの核分裂像が認められる（写真2）．加えてわずかにTリンパ球や形質細胞の混在もみられる．暗調部には胚中心芽細胞と核分裂像が多く，明調部には胚中心細胞とFDCが多く観察される．反応性濾胞過形成では，濾胞の形状も多彩で，大小の濾胞，癒合したもの，細長いもの，一部にくびれたものなどがみられ，胚中心とその周囲のマントル層には明瞭な境界が認められる．

　免疫染色では，胚中心はB細胞マーカー（CD20，CD79a，CD10）が陽性で（写真3〜5），T細胞マーカー（CD3，UCHL-1）やBcl-2は陰性である[1,2]．このようにBcl-2は反応性濾胞過形成の胚中心部では陰性であるが（写真6），濾胞性リンパ腫ではBcl-2が陽性となり，両者を鑑別する際には有用なマーカーである．また，われわれのデータでは，細胞増殖因子であるKi-67は反応性濾胞過形成の胚中心では陽性率が90％以上を示す．前述の如く，反応性濾胞過形成を来す主な疾患にリウマチ様関節炎やトキソプラズマリンパ節炎がある．リウマチ様関節炎ではリンパ節腫脹が30〜60％でみられ，この濾胞過形成がリンパ節腫脹の原因となる．反応性に腫大した濾胞内には，胚中心芽細胞や胚中心細胞とともに形質細胞も多く観察される．またトキソプラズマリンパ節炎でも胚中心の過形成を伴う濾胞過形成がみられる．さらに類上皮細胞の小集簇巣を傍皮質に認め，リンパ洞内に単球様Bリンパ球（monocytoid B lymphocyte）の集簇巣が観察される場合はトキソプラズマリンパ節炎を強く疑う必要がある．上記のように反応性濾胞過形成はさまざまな疾患に伴ってみられるが，原因の不明なことのほうがむしろ多い．

1）反応性濾胞過形成

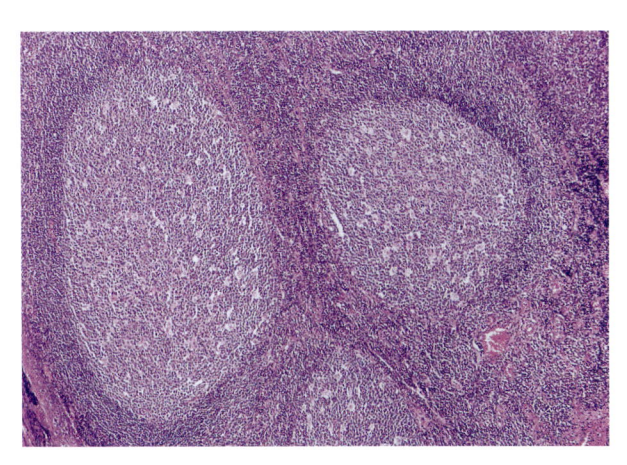

写真1 反応性濾胞過形成組織像（HE染色，対物×10）
胚中心の腫大を伴う濾胞過形成．濾胞は傍皮質にも広がっている．マントル層との境界は明瞭である．

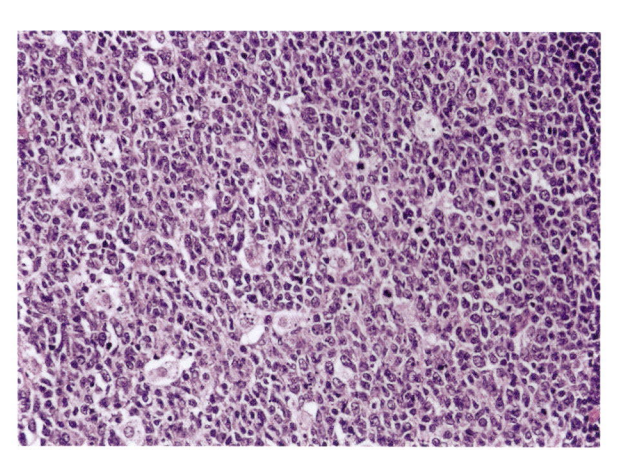

写真2 反応性濾胞過形成組織像（HE染色，対物×40）
胚中心にはcentrocyteやcentroblastがみられ，またtingible body macrophageや核分裂像もみられる．

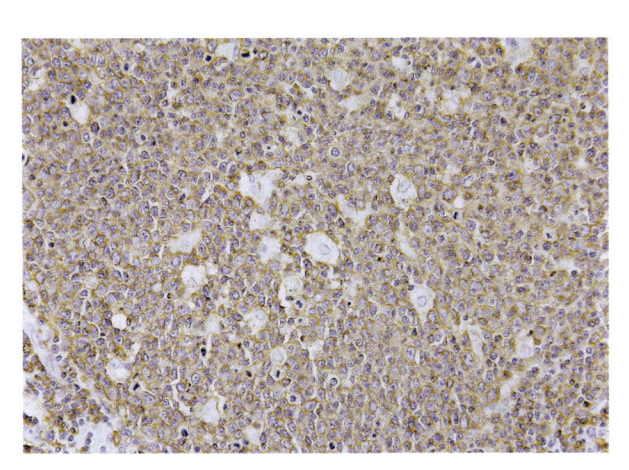

写真3 反応性濾胞過形成組織像（免疫染色，対物×40）
胚中心を構成する細胞はCD20陽性である．

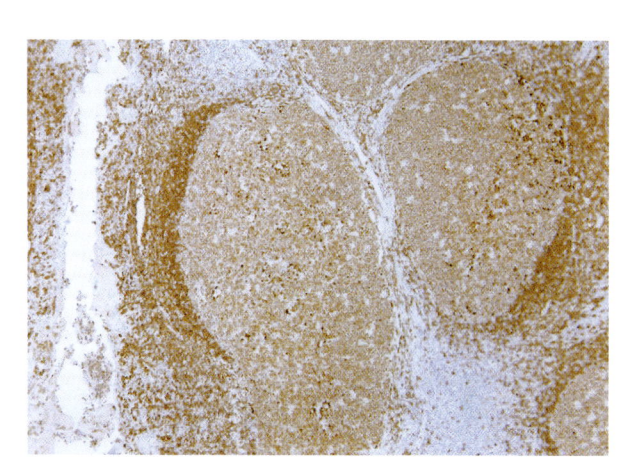

写真4 反応性濾胞過形成組織像（免疫染色，対物×10）
胚中心，およびマントル層はCD79a陽性である．

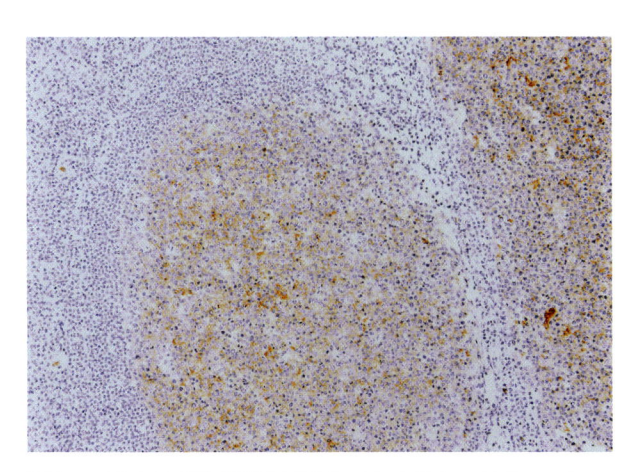

写真5 反応性濾胞過形成組織像（免疫染色，対物×20）
CD10は胚中心に陽性を示す．

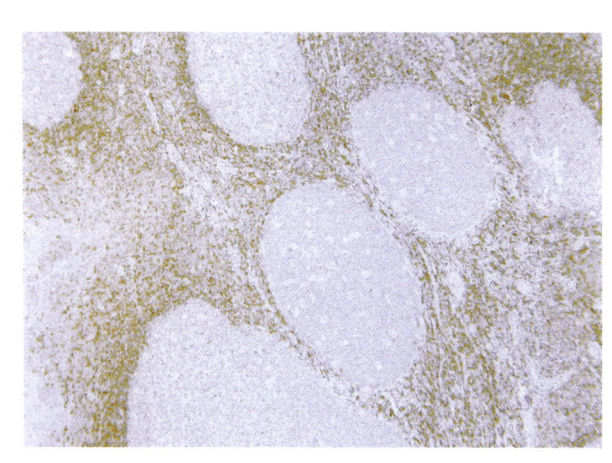

写真6 反応性濾胞過形成組織像（免疫染色，対物×10）
マントル層，およびその周囲はBcl-2陽性となるが胚中心は陰性である．

●細胞像

　本疾患は，頸部リンパ節腫脹を主訴とする患者に対して施行される穿刺吸引細胞診検査にて日常的に遭遇する病変であり，しばしば悪性リンパ腫との鑑別が必要となる．したがって，本疾患の細胞像は非腫瘍性病変（良性病変）の代表的な像として十分に把握しておかなければならない．また，その細胞像はリンパ節の構成細胞を知るうえでも重要である．

　反応性濾胞過形成に出現する細胞は，小型リンパ球，中型リンパ球，大型リンパ球，形質細胞，類形質細胞，組織球系細胞，樹状細胞があげられる．小型リンパ球は標本中に出現する最も小さなリンパ球であり，核径はGiemsa染色で8μm前後，Papanicolaou染色では，5μm前後である．細胞質は狭小で，クロマチン凝集は粗く比較的均等に分布している．なおGiemsa染色には，本細胞よりもさらに小さくクロマチンが濃縮した小型リンパ球を認めるが，これも小型リンパ球として扱う必要がある（写真7）．また，小型リンパ球のなかにはPapanicolaou染色にてきわめて小型な核小体が観察されるものもある．小型リンパ球はT領域（T細胞性）やマントル層（B細胞性）に分布し，良性リンパ節病変の場合，70〜80%以上の割合でみられる．中型リンパ球は，主に二次濾胞の胚中心に存在する胚中心細胞に代表される．小型リンパ球よりもやや大きく，核径はGiemsa染色で10μm前後，Papanicolaou染色では5〜7μm前後であり，核形は類円形で，くびれを有しcleaved cellとよばれる．クロマチン凝集は小型リンパ球より軽度で，核小体も観察される．大型リンパ球は，小型リンパ球の2〜3倍の大きさで，核径はGiemsa染色で12〜15μm程度，Papanicolaou染色では8μm以上である．また，核形は類円形，多辺形，くびれを有するものなど多様である．クロマチンは網状で明瞭な核小体を有し，細胞質は弱好塩基性で狭いものから豊富なものまでみられ，小空胞も認められる．リンパ節での分布は主にB細胞性で胚中心に存在する大型胚中心細胞，胚中心芽細胞に相当する．さらに大型リンパ球のなかでも強好塩基性細胞質を有するものを免疫芽球とよびT，B細胞性のものがある．形質細胞は比較的N/C比が低く，核は偏在性で車軸状のクロマチン凝集が特徴であり，細胞質はGiemsa染色で好塩基性を示し，Papanicolaou染色においてもライトグリーンに強染性を呈する．また，核の周囲に明庭部がみられることも特徴的な所見である．類形質細胞は，細胞形が形質細胞に類似する細胞を指し，核も大きく大型リンパ球大のものもみられる．クロマチン凝集は形質細胞に比して軽度で核小体も認められる．主にB細胞性だがT細胞性のものもある．組織球系細胞としては組織球，多核巨細胞，類上皮細胞があげられる（写真8）．核は類円形，腎形，分葉状であり，クロマチンは微細顆粒状，小型の核小体を有する．細胞質は豊富で淡染性，小空胞を有し，異物や核破砕物を貪食したものもみられる．樹状細胞（写真9）としては，リンパ濾胞に存在する濾胞樹状細胞，副皮質領域に存在する指状嵌入細胞があげられる．いずれも組織球様の細胞で，核形，クロマチンも組織球に類似する．細胞質は豊富で多辺形，線維状を呈している．

　反応性濾胞過形成の細胞像では上記の細胞が混在し認められるが，典型的な症例では小型リンパ球が主体で，加えて二次濾胞胚中心に由来する胚中心芽細胞（大型リンパ球大で類円形〜くびれを有する）や胚中心細胞（中型で核のくびれを有する）が種々の割合で出現する．このため，本疾患の細胞像では小型リンパ球主体で中型〜大型リンパ球が混在した多彩な印象を受ける（写真10）．しかし，胚中心の過形成が著明な症例では大型リンパ球の出現が目立ち，悪性リンパ腫との鑑別を要することもある．このような場合，背景に出現するTBMの存在が役に立つ．TBMは胚中心に存在する貪食組織球で，胚中心の活発な増殖によって排除されたリンパ球の核破砕物を貪食した細胞である（写真11）．したがってTBMの存在は胚中心の存在を示唆し，良性リンパ節病変では高率に観察されるが，組織学的にも本疾患と最も鑑別を要する濾胞性リンパ腫での出現率はきわめて低い．ただし，増殖能の高いリンパ腫でも貪食組織球は出現するため，リンパ球の出現様相などの細胞所見を優先して観察するべきである．また，リンパ球，樹状細胞，TBMが一塊となったlymphohistiocytic aggregates（写真12）は胚中心の存在を示唆する有力な所見となる．

●参考文献

1) 森 尚義．リンパ節の診断病理．「反応性濾胞腫大とその鑑別」．病理と臨床 1999; 17(6): 544-549.
2) 和田輝里子, 他．濾胞過形成．最新・悪性リンパ腫アトラス（菊池昌弘，森 茂郎，編）．東京；文光堂：2004. p.345-347.

第 1 章 Ⅸ. リンパ節病変の病理組織像と細胞診 —— 171

1）反応性濾胞過形成

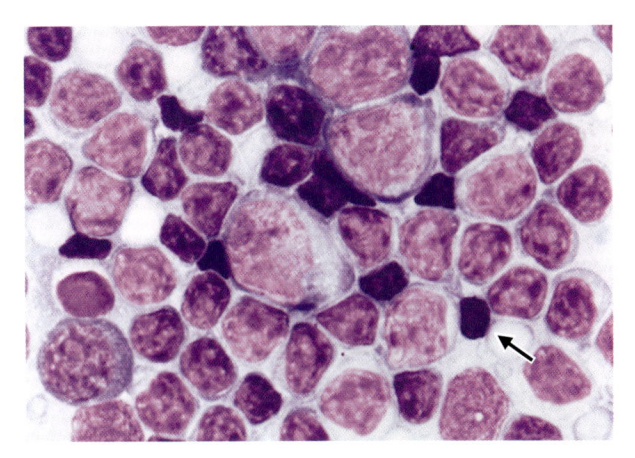

写真 7　反応性濾胞過形成細胞像（Giemsa染色，対物×100）
小型リンパ球を主体に中型，大型リンパ球が混在している．小型リンパ球はクロマチンが高度凝集，均等分布し，さらに小さく濃縮したリンパ球（↓）も小型リンパ球として扱う必要がある．

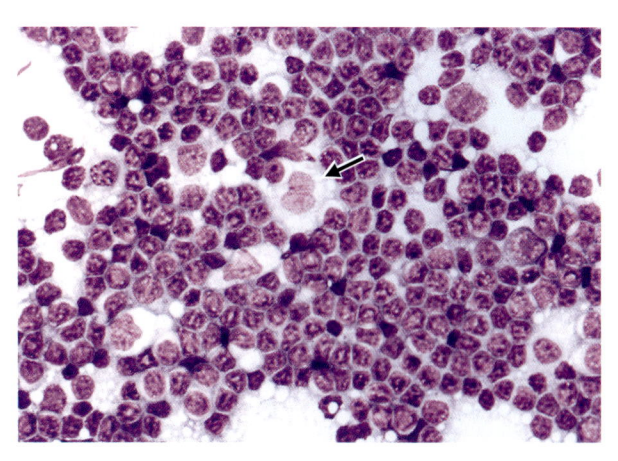

写真 8　反応性濾胞過形成細胞像（Giemsa染色，対物×40）
弱拡大像において小型リンパ球は70～80％以上と大半を占める．中型，大型リンパ球，さらに豊富な細胞質を有し，クロマチンは微細顆粒状を示す組織球系細胞（↓）も混在する．

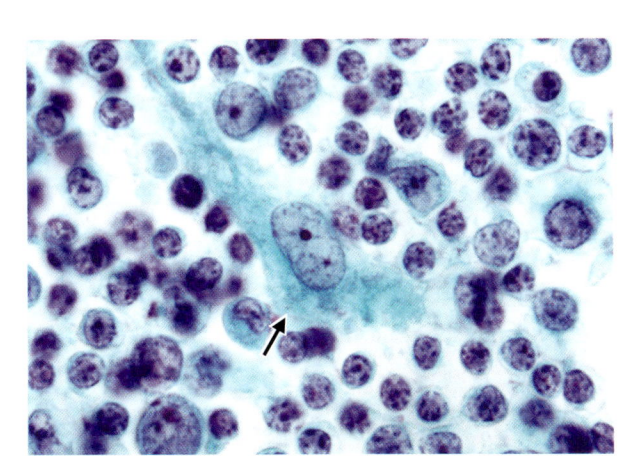

写真 9　反応性濾胞過形成細胞像（Pap.染色，対物×100）
樹状細胞（↓）もしばしば観察される組織球様の細胞であり核形，クロマチン，小型核小体も組織球に類似する．細胞質は豊富で多辺形，線維状を呈している．

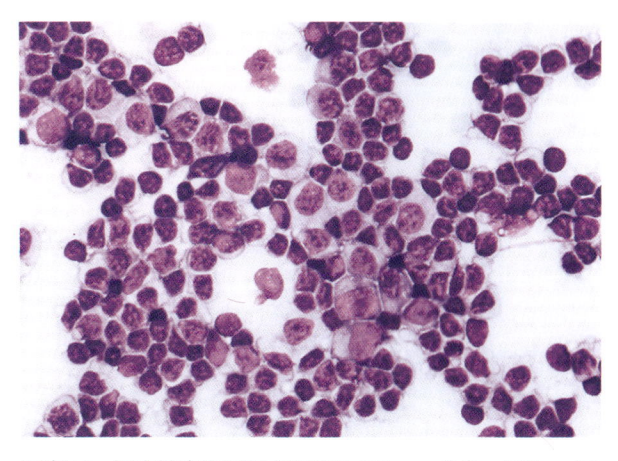

写真 10　反応性濾胞過形成細胞像（Giemsa染色，対物×40）
写真中央の大型リンパ球や中型リンパ球がやや目立つものの，全体的には小型リンパ球が70～80％以上と大半を占め，典型的な反応性濾胞過形成の細胞像を呈している．

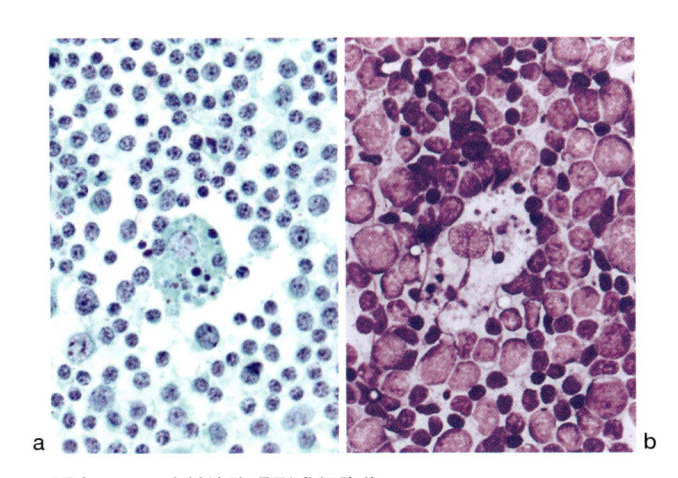

写真 11　反応性濾胞過形成細胞像
（a：Pap.染色，b：Giemsa染色，対物×40）
TBMは反応性濾胞過形成において胚中心の存在を意味し，良性疾患の可能性を示唆する細胞となる．ただし，増殖能の高いリンパ腫でも出現するため総合的な判定が重要となる．

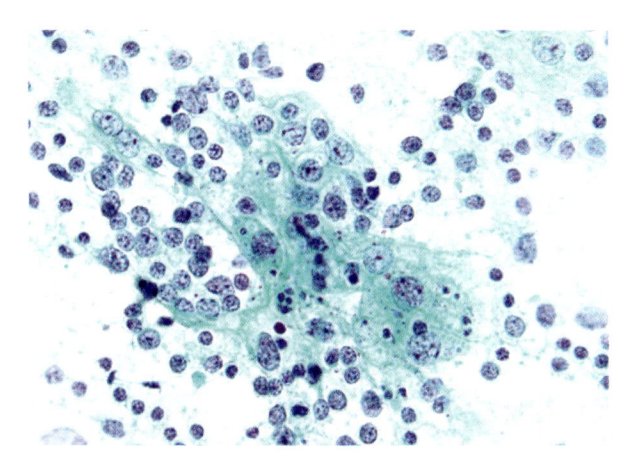

写真 12　反応性濾胞過形成細胞像（Pap.染色，対物×40）
Lymphohistiocytic aggregatesは小型～大型リンパ球，組織球系細胞，樹状細胞，TBMが一塊となって出現したもので，胚中心の存在を示唆する有力な所見となる．

第1章 Ⅸ. リンパ節病変の病理組織像と細胞診
A. 良性リンパ節病変と境界病変, および悪性腫瘍の転移―1. 良性リンパ節病変

2) 組織球性壊死性リンパ節炎（菊池病）
Histiocytic necrotizing lymphadenitis (Kikuchi disease)

20～30歳代の頸部リンパ節腫大および発熱を特徴とする．稀に全身性のリンパ節腫脹をみることもある．しかし，深在性のリンパ節腫脹はほとんどない．やや女性に多く，白血球減少とごく少数の異型リンパ球の出現を認める．大部分は加療をしなくても2～3か月で治癒するが，ステロイドの使用により劇的に改善する．原因はウイルス感染が疑われているが確実なものではない．

● 組織像

リンパ節は，周囲との癒着はなく，大きくても2cm以内である．リンパ節の基本構造は保たれ，傍皮質を主として一部皮質に及ぶT細胞性の大型リンパ球の集簇が観察される（写真1a）．それとともに形質細胞様単球や組織球，核崩壊物をみる病巣（写真1b）がある．ときには泡沫細胞が目立ち，また壊死が著明なこともある．いずれにしても好中球，好酸球や形質細胞の反応をみることはない．

● 細胞像

小型リンパ球が主体を占め，中型～大型リンパ球が混在して出現する．症例により大型で核形不整を示す大型リンパ球も出現するが，背景には好中球を認めない．また，壊死所見とともに核や細胞質の破砕物を貪食した組織球が多数みられることを特徴とする（写真2）．このような組織球の核は偏在性で細胞質の端に位置しており，その形状も三日月状を呈している．さらに細胞質はGiemsa染色において泡沫状で白く抜け，弱拡大にて本細胞が多数観察された場合は，本疾患を示唆する所見となりうる．なお，反応性濾胞過形成に認められる核破片貪食組織球（tingible body macrophage：TBM）では，核が細胞質の中心に位置していることが多い．

● 参考文献

1) 萩原由貴, 新津 望. 全身症状をきたす反応性リンパ増殖性疾患の臨床像. 病理と臨床 2007; 25(2): 131-135.

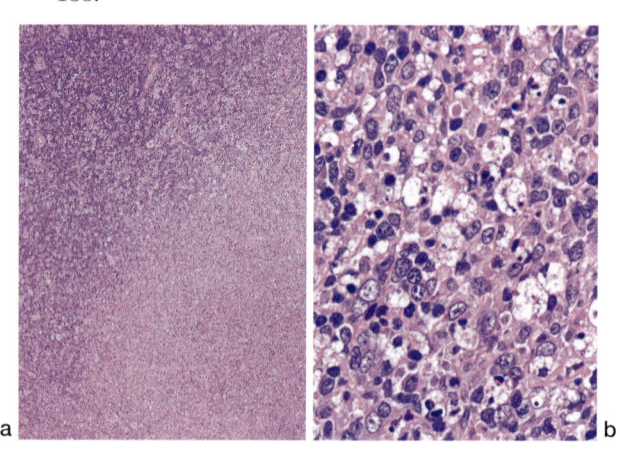

写真1　組織球性壊死性リンパ節炎組織像
（HE染色，対物　a：×10, b：×40）
a：傍皮質から皮質に及ぶ大型リンパ球からなる病巣がみられる．
b：病巣部には大型リンパ球と伴に形質細胞様単球や組織球，核崩壊物がみられる．

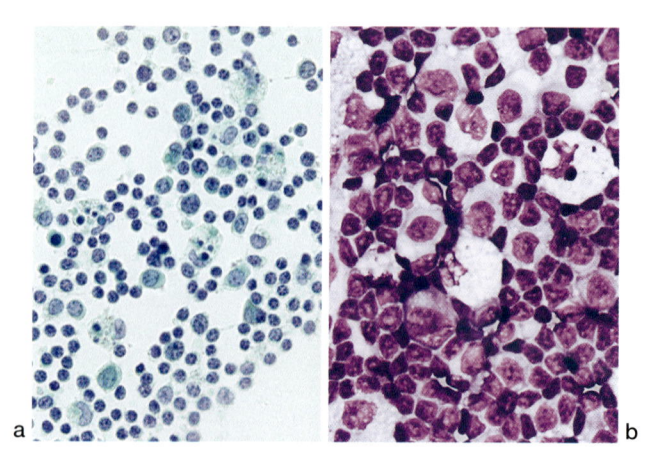

写真2　組織球性壊死性リンパ節炎細胞像
（a：Pap.染色, b：Giemsa染色, 対物×40）
大型リンパ球が目立つものの，小型リンパ球が主体で，核や細胞質の破片を貪食した組織球も多数出現している．核は偏在性で三日月状を呈している．

第1章　IX. リンパ節病変の病理組織像と細胞診
A. 良性リンパ節病変と境界病変，および悪性腫瘍の転移—1. 良性リンパ節病変

3）結核性リンパ節炎
Tuberculous lymphadenitis

わが国の結核罹患率は1970年代まで順調に減少してきたが，1980年頃より減少傾向が鈍くなった．全世界の結核患者の2/3はアジア地域に認められ，単独の感染症での死亡率は第1位である．組織学的に類上皮細胞反応が目立つ反応性リンパ節病変にはさまざまな疾患があるが，結核性リンパ節炎はその代表的な疾患であり，特徴的な乾酪壊死性の肉芽腫形成性病変で多くは頸部，縦隔リンパ節にみられる．気道から吸入された結核菌 *Mycobacterium tuberculosis* は，肺尖部や下葉などの呼気の排出効率の悪いところにまず定着・感染し，引き続き所属肺門リンパ節に病変を生じ縦隔，頸部リンパ節に病変は進展する．免疫応答が不十分な場合に結核を発症し，免疫機能が後天的に障害されると結核は再活性化する．

● 組織像

凝固壊死の一種である乾酪壊死巣を広範に認め，それを囲んで類上皮細胞とラングハンス型巨細胞からなる肉芽腫の形成がみられ，その周りを小型リンパ球が囲む（写真1）．病変が古くなると乾酪壊死部の水分が吸収され，肉芽腫部分の線維化が進み，硬化性病変となる．なお，組織学的にはサルコイドーシスや悪性腫瘍の所属リンパ節にみるサルコイド様反応などとの鑑別が必要で，非定型的抗酸菌によるリンパ節病変との鑑別は困難である．このため診断に際しては細菌検査が必要となる．

● 細胞像

背景に壊死物質を認め，小型リンパ球を主体に中型～大型リンパ球が混在した細胞像を呈する．好中球はみられず，組織球系細胞が目立ち，ラングハンス型巨細胞（紡錘形核が細胞質辺縁に馬蹄形あるいは花冠状に配列し，細胞周囲に微細な突起を有するため細胞質辺縁は不明瞭）（写真2），類上皮細胞（核は卵円形～長楕円形で弯曲を示す．多くは集団をなして認められるが，細胞境界は不明瞭）が散在性または集塊で出現する．なお，壊死物質を確認できない場合はサルコイドーシスとの鑑別が困難である．

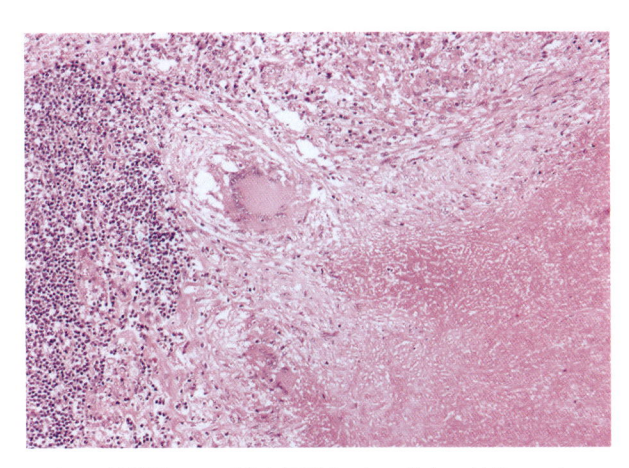

写真1 結核性リンパ節炎組織像（HE染色，対物×20）
広範な乾酪壊死巣がみられ，その周囲には類上皮細胞，ラングハンス型巨細胞，リンパ球からなる結核結節がみられる．

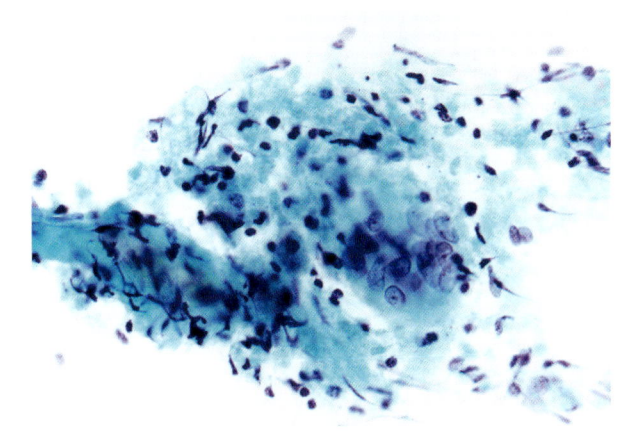

写真2 結核性リンパ節炎細胞像（Pap.染色，対物×40）
ライトグリーン好性の壊死物質を背景にラングハンス型巨細胞がみられる．

第1章 Ⅸ. リンパ節病変の病理組織像と細胞診
A. 良性リンパ節病変と境界病変, および悪性腫瘍の転移—1. 良性リンパ節病変

4) サルコイドーシス
Sarcoidosis

　サルコイドーシスは原因不明の全身性（多臓器性）肉芽腫性疾患で，その組織像は非乾酪性類上皮細胞肉芽腫を特徴とする．診断に際しての基本は，①非乾酪性類上皮細胞肉芽腫を確認，②各臓器に特徴的な臨床所見，③サルコイドーシスに頻度の高い全身所見の3条件を中心に検討することが重要である．

● 組織像

　サルコイドーシスの最盛期ではリンパ濾胞は消失し，リンパ節全体に類上皮細胞，ラングハンス型巨細胞，リンパ球からなる肉芽腫が形成される．サルコイドーシスの肉芽腫では結核の場合と違って肉芽腫内に壊死がほとんどみられないことが多い（写真1）．また星状小体（asteroid body）やSchaumann小体がみられることがあるが，サルコイドーシスに特徴的なものではない[1]．

● 細胞像

　結核性リンパ節炎などの肉芽腫性病変と同様の細胞像を呈するが，背景には乾酪壊死を疑わせる無構造物質はみられない．また，結核に比べ組織球系細胞，特に類上皮細胞の出現は高率である（写真2）．このような類上皮細胞の増加所見は一部の末梢性T細胞リンパ腫（Lennert lymphoma）でも認められるが，サルコイドーシスは基本的に小型リンパ球が主体で中型〜大型リンパ球が混在した良性リンパ節病変の出現様相を呈する．ときにラングハンス型巨細胞の細胞質に星状小体やSchaumann小体とよばれる石灰化小体がみられるとされる[2]．

● 参考文献

1) 浅野重之．mixed patternを呈する疾患．肉芽腫性リンパ節炎（膿瘍形成性肉芽腫性リンパ節炎を含む）．病理と臨床 2007; 25(3): 226-238.
2) 西 国広．新細胞診の進め方．東京；近代出版：1990.

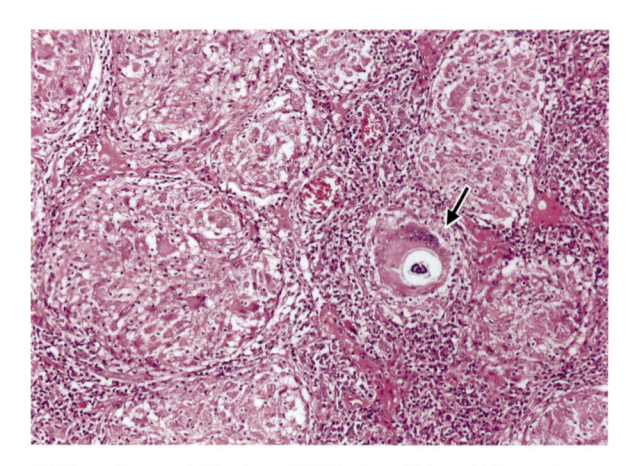

写真1　サルコイドーシス組織像（HE染色，対物×20）
類上皮細胞，ラングハンス型巨細胞，リンパ球からなる肉芽腫の形成がみられるが，乾酪壊死はない．またSchaumann小体（↓）がみられる．

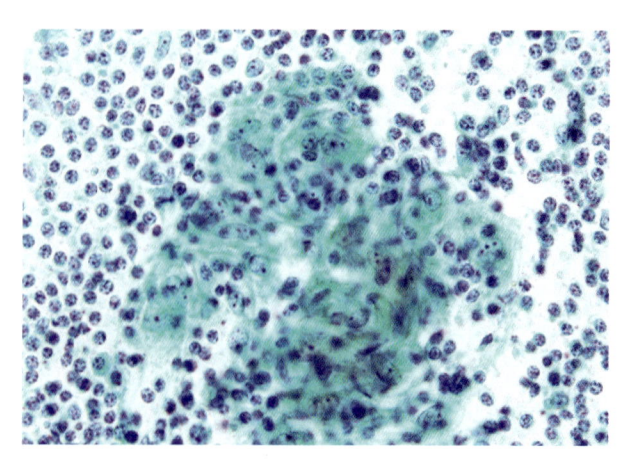

写真2　サルコイドーシス細胞像（Pap.染色，対物×40）
小型リンパ球を背景に結合性を有する類上皮細胞の集塊が出現している．核は類円形〜紡錘形で，クロマチン微細顆粒状，小型核小体を有し，細胞質は豊富で多辺形，紡錘形を呈している．

第1章 Ⅸ．リンパ節病変の病理組織像と細胞診
A．良性リンパ節病変と境界病変，および悪性腫瘍の転移―1．良性リンパ節病変

5）皮膚病性リンパ節症
Dermatopathic lymphadenopathy

　種々の皮膚疾患に伴って発生する反応性のリンパ節腫大で，全身性または局所性の慢性皮膚疾患の存在のもと所属リンパ節が腫大する．リンパ節腫大以外の一般的な症状に乏しく，すでに皮膚病変が消退していることもある．リンパ節は比較的小さく圧痛はない．

● 組織像
　皮膚病性リンパ節症の初期にはリンパ濾胞の腫大もみられるが，しだいに傍皮質に主として皮膚に由来するランゲルハンス細胞（Langerhans cell：LC）よりなる組織球の浸潤，増殖がみられ，傍皮質の拡大が優勢となる．また指状嵌入細胞（interdigitating cell：IDC）が混在し，メラニン色素，ヘモジデリン，脂肪などを貪食したマクロファージもみられる．LC，IDCの核は腎形ないしコーヒー豆様の深い切れ込みを有し，細長く，クロマチンは繊細で，1～数個の核小体をもつ（写真1）．なお，免疫染色ではLCはS-100蛋白陽性，CD1a/Birbeck顆粒陽性である．

● 細胞像
　主にT細胞領域の過形成像を反映して，小型リンパ球が主体を占める反応性リンパ節病変の細胞像を呈するが，組織球系細胞，樹状細胞の出現が目立つ．すなわち組織球，類上皮細胞，IDCが散在性あるいは集塊で多数出現する．IDCは，紡錘形核を呈し，クロマチンは微細顆粒状，核溝や皺などが目立つ細胞である．またメラニン色素を貪食した組織球やIDC（写真2）の確認が本疾患を診断するうえで重要なポイントとなる．なお，皮膚病性リンパ節症と鑑別を要する悪性疾患に菌状息肉腫や成人T細胞性白血病／リンパ腫（ATLL）などの悪性リンパ腫があげられるが，本疾患に認められるリンパ球は小型リンパ球主体で核形不整などの異型性がみられないことが両者の鑑別点となる．

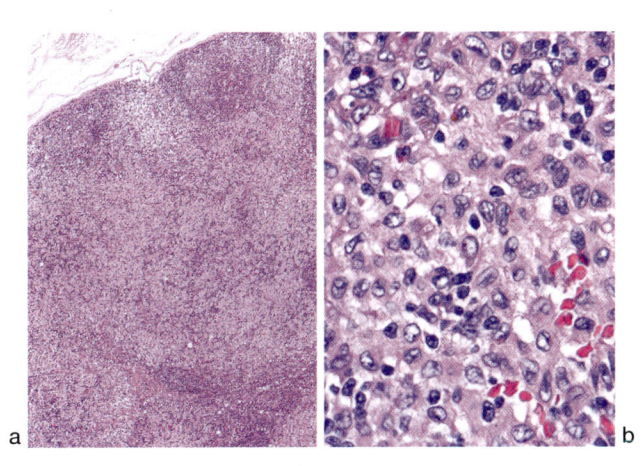

写真1　皮膚病性リンパ節症組織像
　　　　（HE染色，対物 a：×10，b：×40）
　　　a：傍皮質の拡大が著明である．
　　　b：皮膚に由来する腎臓形やコーヒー豆様の切れ込みを有する核からなるランゲルハンス細胞の浸潤増殖がみられる．

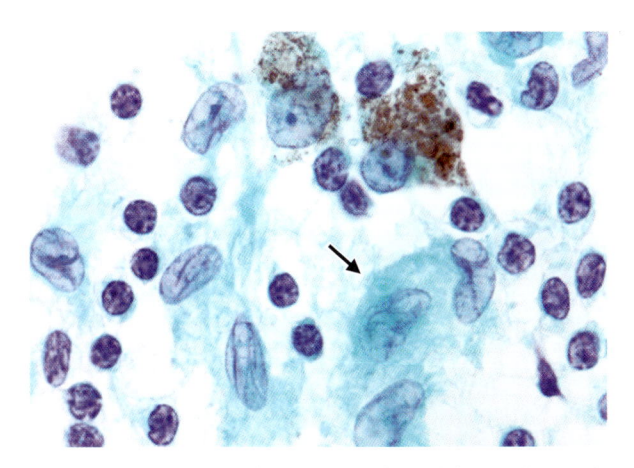

写真2　皮膚病性リンパ節症細胞像（Pap.染色，対物×100）
　　　メラニンを貪食した組織球や紡錘形核を呈しクロマチンは微細顆粒状，核溝や皺が目立つ指状嵌入細胞（↓）が多数みられる．

第1章 IX. リンパ節病変の病理組織像と細胞診
A. 良性リンパ節病変と境界病変,および悪性腫瘍の転移―1. 良性リンパ節病変

6) 薬剤性リンパ節症
Drug-induced lymphadenopathy

薬剤の投与による過敏性反応で生ずる全身性のリンパ節腫脹である.ヒダントイン系などの抗痙攣剤がよく知られており,ペニシリン系剤,セファロスポリン系剤などの抗生物質,サルファ剤,インドメタシンなどの抗炎症剤などによっても発症する.また,近年ではメトトレキサートによるリンパ節症も注目されており,B細胞性リンパ腫やホジキンリンパ腫に進展する例もある.臨床的には発熱,皮疹とリンパ節腫脹がみられ,好酸球増多,肝脾腫,歯肉過形成なども認められる.通常は薬剤投与後1〜数週間で症状がみられ,原因薬剤を中止することで改善される.

● 組織像

薬剤過敏によるリンパ節病変には特異的な組織像はなく,リンパ節の基本構造は保持され,傍皮質の過形成病変を呈するものから正常構造の破壊を伴って一見リンパ腫様の変化を呈する場合もある.大部分は傍皮質過形成,すなわちT領域の過形成所見を認め,免疫芽球様大型細胞の増生,好酸球,形質細胞,好中球や組織球なども出現する(写真1).リンパ濾胞は過形成性のことも萎縮性のこともある.さらにHodgkin/Reed-Sternberg細胞に似た細胞の出現も認められる.また,血管免疫芽球型T細胞リンパ腫(angioimmunoblastic T-cell lymphoma:AILT)との鑑別が困難な場合がある.

● 細胞像

小型リンパ球を主体とした良性リンパ節病変の細胞像を呈するが,免疫芽球様大型リンパ球,好酸球,形質細胞,組織球の出現が目立つ.なお,T領域の過形成所見(小型リンパ球の増加)に加え,細胞質の明るい中型〜大型リンパ球や類形質細胞がみられた場合はAILTや末梢性T細胞リンパ腫と,大型多核巨細胞がみられた場合はホジキンリンパ腫との鑑別を要する(写真2).細胞診断においては,悪性リンパ腫との鑑別も難しく,また悪性リンパ腫への進展例もあることから,形態のみの診断は困難である.

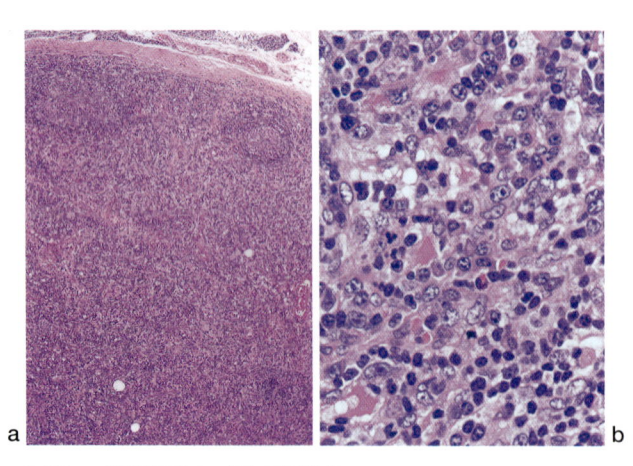

写真1 薬剤性リンパ節症組織像
　(HE染色,対物a:×10,b:×100)
　a:傍皮質すなわちT領域の過形成が著明である.
　b:拡大した傍皮質には免疫芽球様大型細胞の増生,好酸球,形質細胞が出現している.

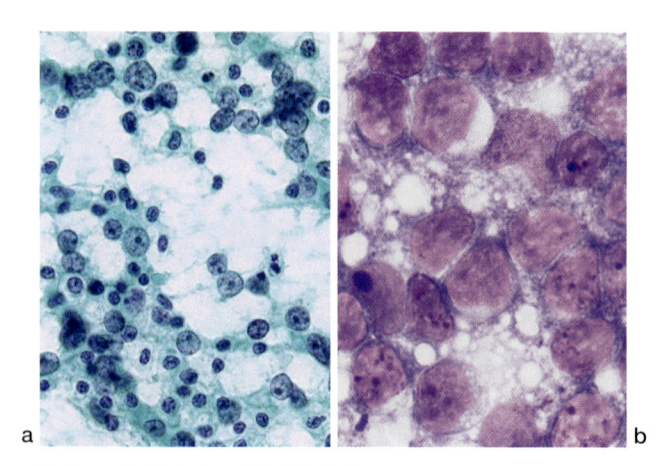

写真2 薬剤性リンパ節症細胞像
　(a:Pap.染色,対物×40,
　 b:Giemsa染色,対物×100)
　本症例はメトトレキサートの投与によりびまん性大細胞型B細胞リンパ腫に進展した症例である.大型リンパ球大の腫瘍細胞が出現している.

第1章　Ⅸ．リンパ節病変の病理組織像と細胞診
A．良性リンパ節病変と境界病変，および悪性腫瘍の転移—1．良性リンパ節病変

7) ウイルス性リンパ節炎
Viral lymphadenitis

ウイルス感染により生ずるリンパ節腫大である．感染によりリンパ節腫大をきたすウイルス疾患は多岐にわたるが，そのなかでも比較的頻度が高いのはEpstein-Barr virus（EBV）による伝染性単核症である．また，免疫不全状態を基盤とする日和見感染的な性格を有することが多い．臨床的には，発熱，咽頭痛，頸部あるいは全身性のリンパ節腫大を特徴とし，末梢血中には異型Tリンパ球が出現する．さらに血球貪食症候群が骨髄でみられることもある．

● 組織像

ウイルス感染により腫大したリンパ節の組織所見は，一般的に傍皮質の過形成で（写真1），基本構造は保持され，種々の程度にリンパ濾胞の腫大や萎縮がみられ，形質細胞や組織球の反応を伴う．傍皮質には，核小体明瞭な大型の免疫芽球様細胞を伴うリンパ球系細胞の増生を認め，なかにはHodgkin細胞やReed-Sternberg細胞に類似したものもみられる．このような細胞が出現した場合はホジキンリンパ腫，びまん性大細胞型B細胞リンパ腫などの悪性リンパ腫，血管の増生が強い場合は血管免疫芽球型T細胞リンパ腫との鑑別が必要となる．麻疹ウイルスによるリンパ節炎では，桑の実細胞ともよばれる多核巨細胞（Warthin-Finkeldey細胞）が観察されることもある．サイトメガロウイルスリンパ節炎では，細胞質・核内封入体形成も認められる．

● 細胞像

ウイルス感染によるリンパ節腫大は主にT細胞領域が反応する．小型リンパ球が主体を示し，周囲には免疫芽球や大型リンパ球が目立つ．鑑別としては末梢性T細胞リンパ腫があげられるが，ウイルス感染により反応性に増殖したTリンパ球の細胞質が比較的均一な染色性を示すのに対して，末梢性T細胞リンパ腫では淡明から好塩基性など多彩な染色性を示す場合が多い．さらにウイルス性リンパ節炎では，Hodgkin細胞やReed-Sternberg細胞に類似した異型リンパ球がみられる場合があり，注意が必要である．

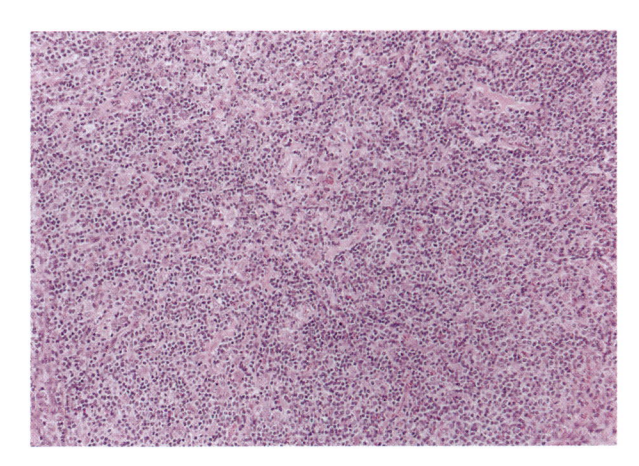

写真1　ウイルス性リンパ節炎組織像（HE染色，対物×20）
著明な傍皮質の過形成がみられ，リンパ濾胞は萎縮している．免疫芽球様の大型リンパ球とともに形質細胞や組織球の反応がみられる．

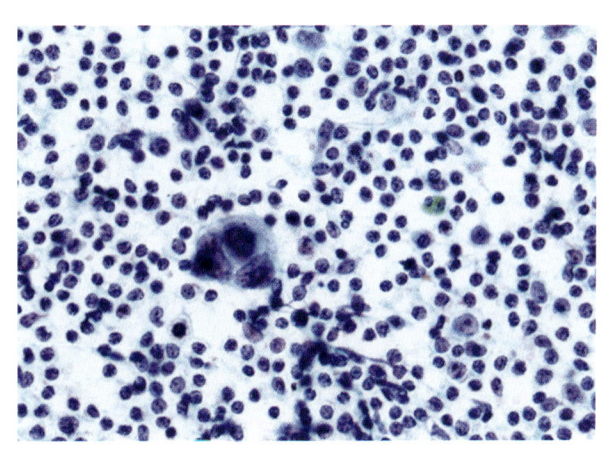

写真2　ウイルス性リンパ節炎細胞像
（Pap.染色，対物×40）
Reed-Sternberg細胞に類似した大型多核巨細胞が出現している．背景は小型リンパ球主体でありホジキンリンパ腫との鑑別を要するが細胞診断は困難である．

第1章　IX. リンパ節病変の病理組織像と細胞診
A. 良性リンパ節病変と境界病変，および悪性腫瘍の転移—1. 良性リンパ節病変

8）猫引っ掻き病
Cat scratch disease

　猫引っ掻き病はネコが保菌動物であり，ネコに引っ掻かれたり，噛まれたり，あるいは傷のある部分を舐められたりした後発病する．原因菌はグラム陰性桿菌の Bartonella henselae であることが1993年に同定された．症状はネコに引っ掻かれた後1〜3週間後に傷が赤くはれ，所属リンパ節に疼痛を伴う腫脹を認めるが，一般に自然治癒する．また，1〜数個の腋窩リンパ節や鼠径リンパ節の腫脹がよくみられ，多くの症例で微熱や全身倦怠，食欲不振，関節痛，吐き気などの症状が認められる．

● 組織像

　感染したリンパ節は，膿瘍形成性肉芽腫性リンパ節炎の形をとるが肉芽腫には2種類の形態がみられる．1つは肉芽腫の中心にみられる膿瘍を厚く類上皮細胞層が囲む像（写真1）であり，他の1つは類上皮細胞層の反応が乏しく，blastic type の単球様B細胞層の中央に膿瘍がみられる像である．この膿瘍には好中球，細胞崩壊物や組織球がみられる[1]．また，周囲の脂肪組織に炎症が及んでいる．Warthin-Starry 染色で，約3μm の桿菌が証明されることもある．

● 細胞像

　細胞崩壊物や好中球を含む膿瘍性背景に小型リンパ球を主体とした反応性リンパ節病変の細胞像を呈する．リンパ球，好中球の他，多数の類上皮細胞がみられる（写真2）．単球に類似した細胞質の豊富な単球様B細胞が出現する例もある．

● 参考文献

1) 浅野重之. mixed pattern を呈する疾患. 肉芽腫性リンパ節炎（膿瘍形成性肉芽腫性リンパ節炎を含む）. 病理と臨床 2007; 25(3): 226-238.

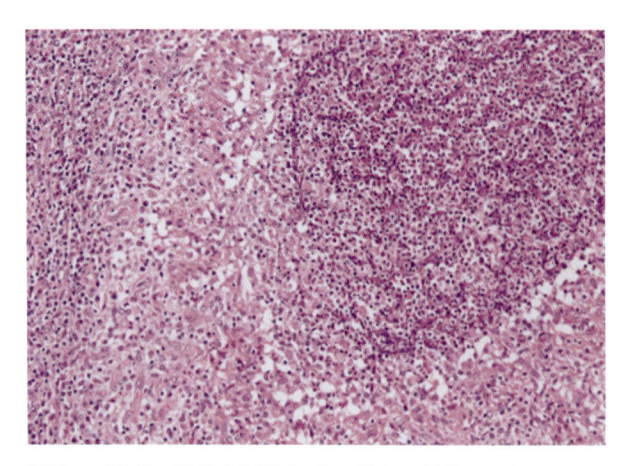

写真1　猫引っ掻き病組織像（HE染色，対物×20）
膿瘍形成性肉芽腫性リンパ節炎の形態で，好中球からなる膿瘍を取り囲んで厚く類上皮細胞層がみられる．

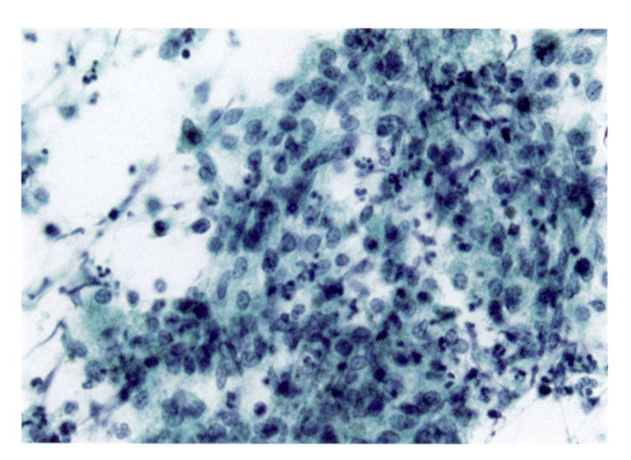

写真2　猫引っ掻き病細胞像（Pap.染色，対物×40）
類上皮細胞の集塊がみられる．背景に好中球が目立つ．

第1章　Ⅸ．リンパ節病変の病理組織像と細胞診
A．良性リンパ節病変と境界病変，および悪性腫瘍の転移―2．境界病変

キャッスルマン病
Castleman disease

　キャッスルマン病の概念は，病理組織学的に規定されたもので，hyalin-vascular type（HV型）とplasma cell type（PC型）の2つの病型に分けるが，中間的な形態を呈する症例もある．また，PC型の一部には全身に病変が広がり，強い臨床症状を呈することがあり，全身性（多中心性）キャッスルマン病（multicentric Castleman disease：MCD）とよばれている．キャッスルマン病の成因は不明であるが，MCDのなかにはヒトヘルペスウイルス8（HHV-8）感染と密接な関係のある症例も認められる．臨床的に若年者に多い傾向があり，多くの症例では1個または数個のリンパ節腫大が縦隔や頸部に認められる．HV型は通常症状を認めないが，PC型では発熱，体重減少，全身倦怠感がみられ，全身性のPC型では症状がさらに強い．

● 組織像

　HV型では皮質から髄質にリンパ濾胞の増生があり，それらの胚中心は小型で，大型Bリンパ球はなく，硝子化を伴っていることもある．また濾胞樹状細胞（follicular dendritic cell）がみられ，血管内皮細胞が目立つ．周囲のマントル層は広く，マントル層周囲の線維化と血管増生が著明で同心円状（onion-skin pattern）を呈している（写真1）．PC型は局所性，全身性ともに同様の組織像で，正常大の胚中心を呈するが細い血管が軽度増生する傾向がある．また，胚中心から外へ血管が放射状に伸びる像がよく観察され，マントル層の外側では著明な形質細胞の増生を認める．免疫染色で形質細胞の約50％は単クローン性の免疫グロブリンで，その場合はIgGλかIgAλである．残りは多クローン性の免疫グロブリンを呈する．

● 細胞像

　HV型，PC型ともに小型リンパ球を主体とした良性リンパ節病変の細胞像を呈する．リンパ濾胞は萎縮性のことが多く，胚中心を示唆する大型リンパ球や核破片貪食組織球（tingible body macrophage）の出現はごくわずかである（写真2）．PC型では小型リンパ球のほか形質細胞が多数出現し，形質細胞性腫瘍との鑑別を要する．

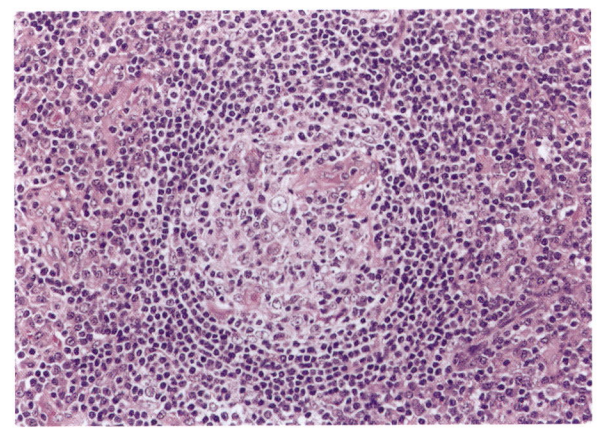

写真1　キャッスルマン病HV型組織像
　　　（HE染色，対物×40）
　　　皮質から傍皮質にリンパ濾胞が増生し，その胚中心は比較的小型で血管内皮細胞が目立つ．マントル層は同心円状にリンパ球があり，周囲には線維化や血管増生がみられる．

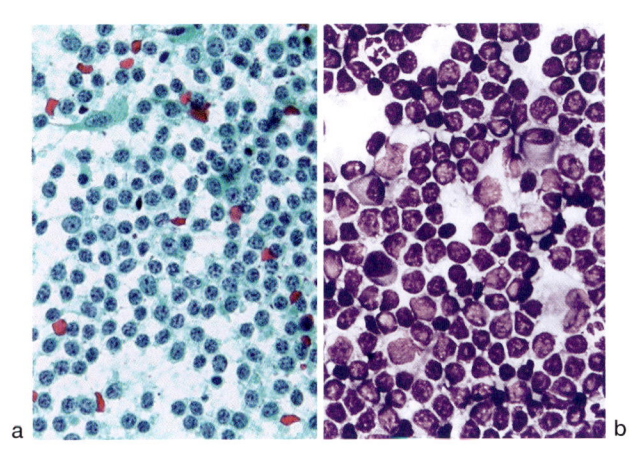

写真2　キャッスルマン病細胞像
　　　（a：Pap.染色，b：Giemsa染色，対物×40）
　　　小型リンパ球が大半を占め，反応性濾胞過形成に類似した細胞像を呈する．通常，小型リンパ球には異型性はみられない．

第1章　Ⅸ．リンパ節病変の病理組織像と細胞診
A．良性リンパ節病変と境界病変，および悪性腫瘍の転移—3．癌，その他悪性腫瘍の転移

癌，その他悪性腫瘍の転移
Metastasis of cancer and other malignant tumors

　リンパ節に固形腫瘍が存在する場合をリンパ節転移とよぶ．リンパ節にみられる悪性腫瘍で最も多く，遭遇する頻度が高いのが転移性病変である．癌は原発臓器の所属リンパ節にまず転移し，リンパ流により遠隔リンパ節へと達する．頸部リンパ節は全身の多くの癌が転移し，なかでも肺癌の転移が多く，頭頸部に原発する癌の転移もみられる．また，リンパ節原発の悪性リンパ腫との鑑別が問題となることがある．

● 組織像

　一般的に頸部リンパ節への癌の転移としては，腺癌（写真1，2）や扁平上皮癌（写真3）が多い．組織学的に悪性リンパ腫との鑑別を必要とする組織型としては，特に肺小細胞癌（写真4）や鼻咽頭癌のリンパ節転移が代表的な疾患としてあげられる．また，その他の各種臓器に発生する未分化癌，精上皮腫などの胚細胞腫瘍，悪性黒色腫（写真5），ユーイング肉腫（Ewing sarcoma），胎児型横紋筋肉腫（写真6），神経芽細胞腫，白血病などの転移性腫瘍も悪性リンパ腫との鑑別を要する．組織診断に際しては，HE染色標本にみる組織構築や細胞形態が最も重要であり，多くの場合，形態のみでも診断は容易である．しかし，未分化または低分化な癌では組織型決定が困難である．したがって，このような場合は免疫染色が有用となる．特にサイトケラチン，ビメンチン，S-100蛋白，LCAなどの染色から大まかに上皮性，非上皮性腫瘍の鑑別が可能となる．また上皮性腫瘍の場合はサイトケラチンのタイプ，例えばCK7およびCK20の発現性により原発巣の同定が可能な場合がある．前立腺癌では前立腺癌のマーカーであるPSAが有用で，精上皮腫では胎児性アルカリフォスファターゼが陽性となる．

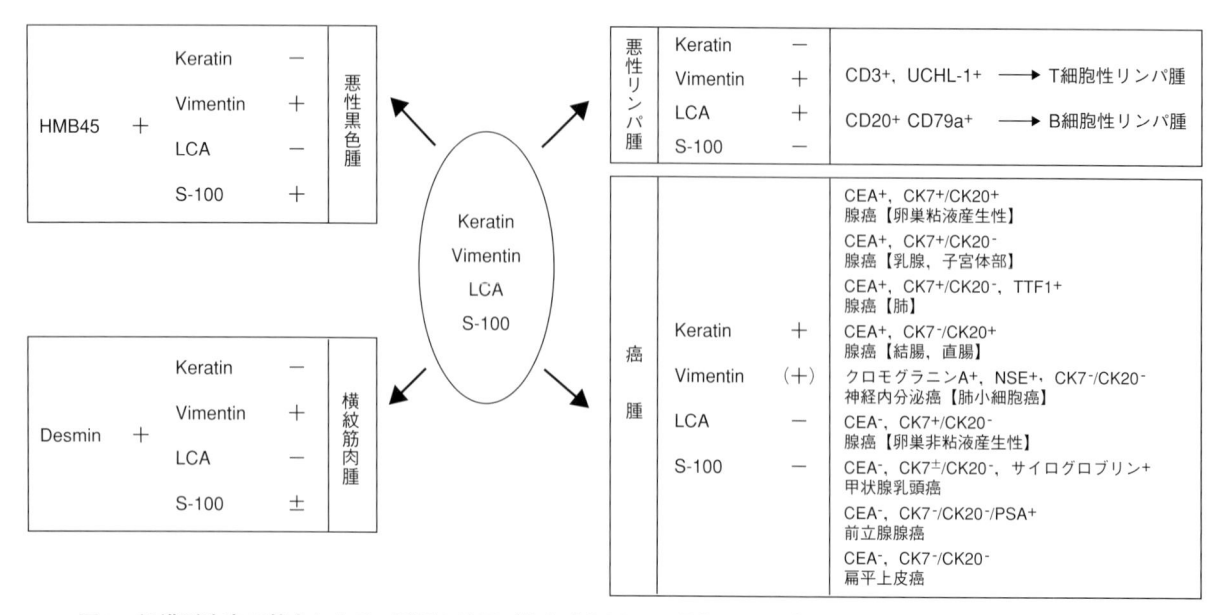

図1　組織型決定の基本となる4種類の抗原（笹島ゆう子．不明癌へのアプローチ．診断に役立つ免疫組織化学．病理と臨床　2007；25（臨時増刊）：10-14. より引用改変）

癌，その他悪性腫瘍の転移

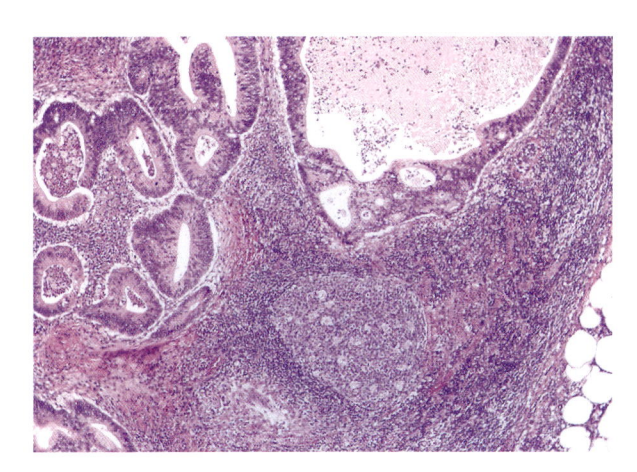

写真1 高分化腺癌のリンパ節転移組織像
（HE染色，対物×20）
腺管形成の明瞭な高分化腺癌の転移がみられる．

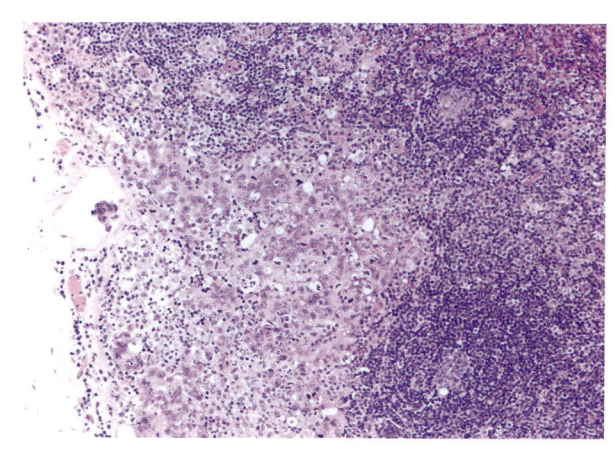

写真2 低分化腺癌のリンパ節転移組織像
（HE染色，対物×40）
リンパ節の辺縁洞内に低分化な腺癌の転移がみられる．

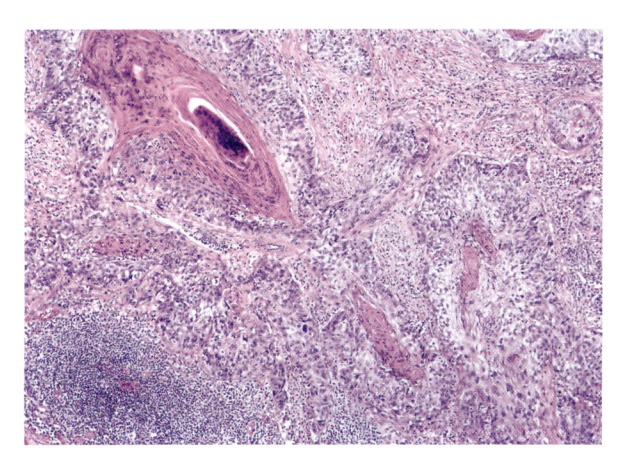

写真3 扁平上皮癌のリンパ節転移組織像
（HE染色，対物×20）
角化を示す高分化な扁平上皮癌のリンパ節転移がみられる．

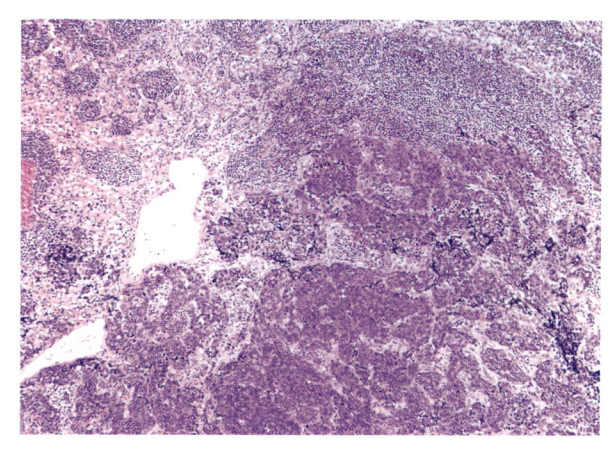

写真4 小細胞癌のリンパ節転移組織像
（HE染色，対物×10）
肺原発の小細胞癌のリンパ節転移がみられる．

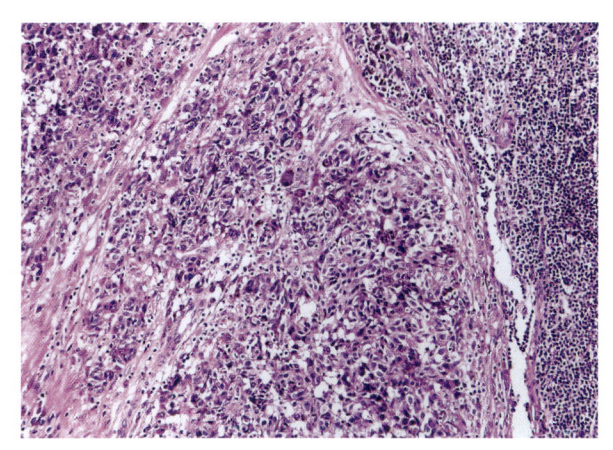

写真5 悪性黒色腫のリンパ節転移組織像
（HE染色，対物×20）
メラニンを有する悪性黒色腫のリンパ節への転移がみられる．

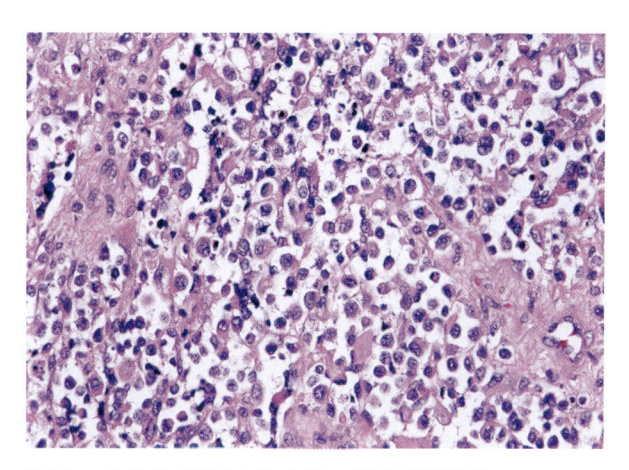

写真6 胎児性横紋筋肉腫のリンパ節転移組織像
（HE染色，対物×40）
小類円形核と好酸性の胞体を有し，種々の形態を示す腫瘍細胞からなる．

● 細胞像

　頸部リンパ節穿刺吸引細胞診で癌の転移は，日常業務において約半数程度に認められる．また，それらの多くは扁平上皮癌と腺癌であり，角化傾向を示す扁平上皮癌細胞（写真7，8）や，結合性を有し大型明瞭な核小体をもつ腺癌細胞（写真9）がみられた場合での細胞診断は比較的容易である．しかし，腫瘍細胞が低分化な場合は，CK5/6（扁平上皮癌）やCAM5.2（腺癌）などを用いた免疫染色に診断が委ねられることもある．角化傾向を示す扁平上皮癌は，Papanicolaou染色において，オレンジG光輝性の異常角化所見が容易に判断可能である．一方Giemsa染色では，このような異常角化の所見は捉えにくく良・悪性判定が困難を要する場合がある．したがって，扁平上皮癌の転移が疑われる場合は，Papanicolaou染色標本を優先的に作製する必要がある．腺癌細胞は原発巣により，細胞形態は異なることがあり，臨床情報を参考に出現する細胞の形態や細胞転写法を用いた免疫染色などを併用して積極的に原発巣の推定を行うことが望ましい．

　リンパ節の原発性腫瘍である悪性リンパ腫と最も形態的に類似し，鑑別を要する転移性腫瘍としては，腫瘍細胞が小型でN/C比の高い未分化癌や非上皮性腫瘍があげられる．

　悪性リンパ腫と小細胞癌（写真10）との鑑別では，悪性リンパ腫は，よりN/C比が高く，核にくびれや切れ込みなどの不整が顕著に観察される．また，小細胞癌ではクロマチンは顆粒状を呈しているのに対して，悪性リンパ腫では網状を呈している．さらに小細胞癌では背景所見に壊死物質が認められるが，悪性リンパ腫では通常みられない．なお，反応性リンパ節病変や悪性リンパ腫でも壊死物質に類似したライトグリーン淡染性の蛋白様物質がみられることがあるが，これはlymphoglandular body（LGB）とよばれている．LGBの成因は穿刺吸引の際に生じる細胞質断片と考えられ，低分化～未分化癌に認められる腫瘍細胞の変性により生じた壊死物質とは本質的に異なるものである．また，LGBはGiemsa染色において観察される2～7μmほどの好塩基性の物質で，特に鑑別を要するびまん性大細胞型B細胞リンパ腫にしばしば観察される．さらに悪性腫瘍の転移で壊死が著明な場合は，ともすれば結核性リンパ節炎と鑑別を要する場合があるが（写真11），このような標本をPapanicolaou染色にて詳細に観察すると高度な変性傾向を示す癌細胞が観察される場合がある（写真12a）．なお，本細胞のGiemsa染色での判定は困難である（写真12b）．

　横紋筋肉腫にみる腫瘍細胞は，小型でN/C比が高く，核は円形から類円形を示し，クロマチンは繊細で核膜の肥厚は認めない（写真13）．また，一部には核偏在性で細胞質がライトグリーンに濃染する腫瘍細胞が観察される（写真14）．このような細胞を認めた場合は，横紋筋肉腫を疑う必要があるが，最終診断はデスミンやmyogeninなどの横紋筋マーカーを用いた免疫染色に委ねるべきである．

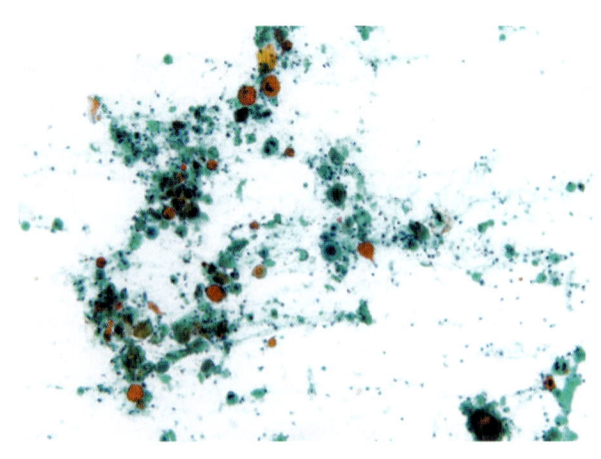

写真7　角化型扁平上皮癌の転移細胞像
（Pap.染色，対物×10）
壊死性背景にオレンジG好性，ライトグリーン好性の扁平上皮癌細胞が出現している．Pap.染色で癌の判定は容易である．

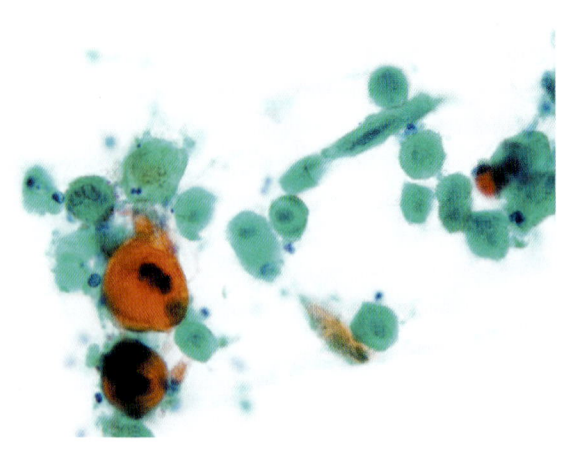

写真8　角化型扁平上皮癌の転移細胞像
（Pap.染色，対物×40）
リンパ節標本においてオレンジG好性，ライトグリーン好性の上皮細胞の出現は反応性リンパ節病変や悪性リンパ腫ではみられない．

第1章 Ⅸ. リンパ節病変の病理組織像と細胞診 —— 183

癌，その他悪性腫瘍の転移

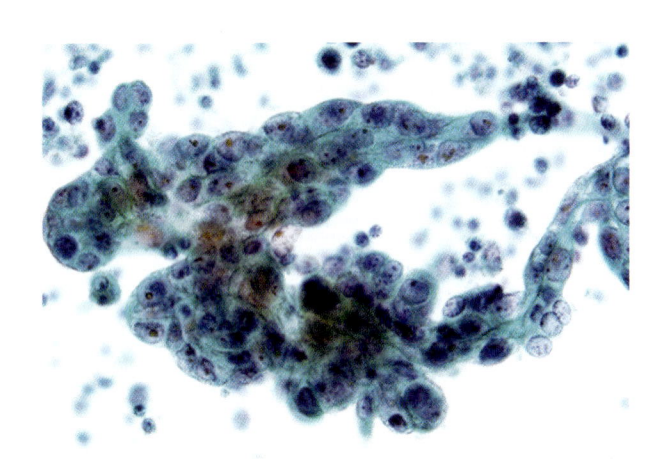

写真9　腺癌の転移細胞像（Pap.染色，対物×40）
明らかな上皮性結合を示し，核小体の腫大した腺癌細胞の乳頭状集塊がみられる．

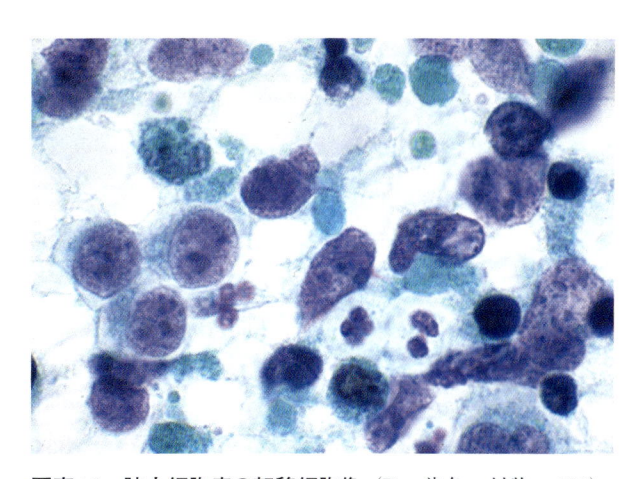

写真10　肺小細胞癌の転移細胞像（Pap.染色，対物×100）
N/C比が比較的高いことから悪性リンパ腫との鑑別を要する．背景には核融解像を伴う壊死物質がみられ，結合性を示す細胞も認められる．小細胞癌のクロマチンは顆粒状を呈している．

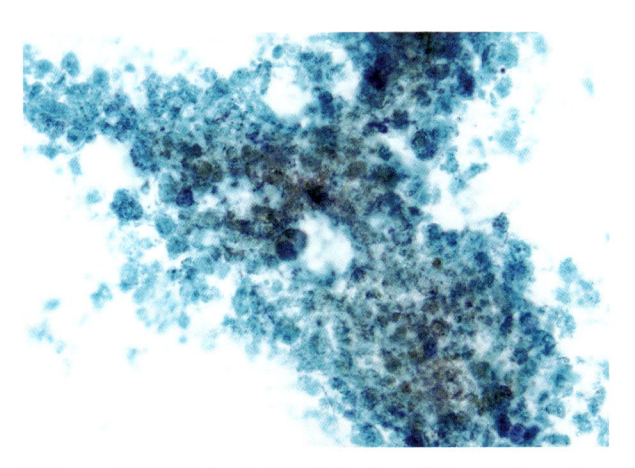

写真11　低分化腺癌の転移細胞像（Pap.染色，対物×40）
著明な壊死に陥っている標本であることから良性では結核性リンパ節炎，悪性では癌転移を疑う細胞像である．

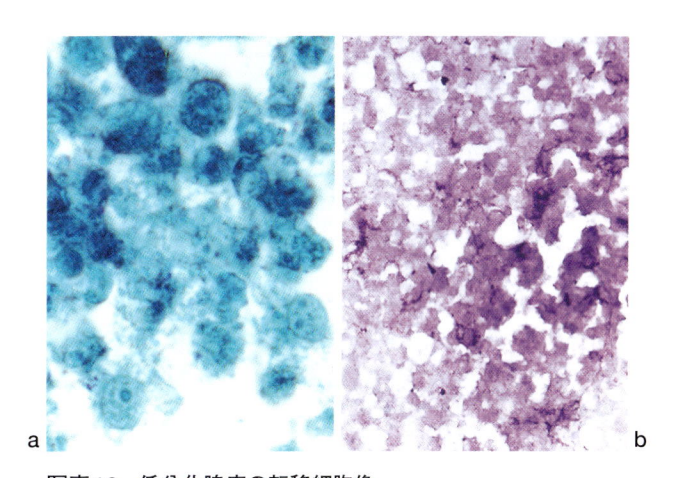

写真12　低分化腺癌の転移細胞像
（a：Pap.染色，対物×100，b：Giemsa染色，対物×40）
Pap.染色の強拡大像では変性，壊死に陥った細胞に明瞭な核小体がみられる．Giemsa染色においては壊死物質のみが好塩基性に染色されている．

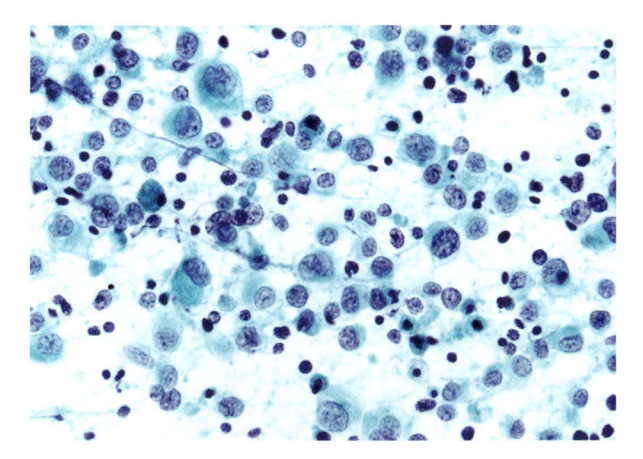

写真13　横紋筋肉腫の転移細胞像（Pap.染色，対物×40）
小型リンパ球の3〜4倍くらいの大きさの腫瘍細胞がみられる．核はやや偏在性で単核〜2核の細胞で比較的細胞質は豊富である．未分化大細胞型リンパ腫などとの鑑別を要する．

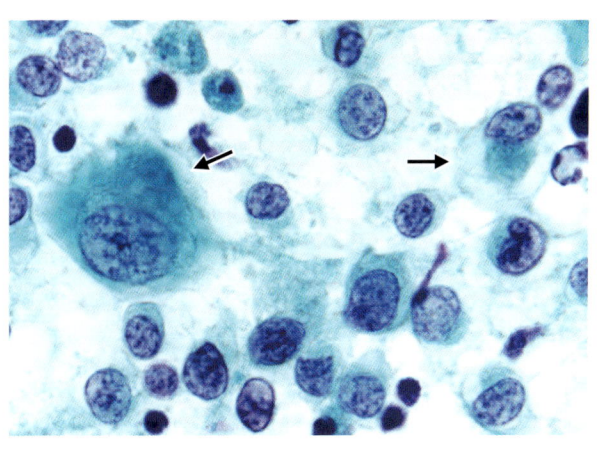

写真14　横紋筋肉腫の転移細胞像（Pap.染色，対物×100）
核偏在性の腫瘍細胞が目立つ．細胞質は重厚で全体，または核近傍にライトグリーンに濃染している（↓）．

第1章　IX. リンパ節病変の病理組織像と細胞診
B. 悪性リンパ腫 —— 1. 前駆B, T細胞腫瘍

前駆B, Tリンパ芽球性白血病/リンパ腫
Precursor B and T lymphoblastic leukemia /lymphoma

　前駆B, Tリンパ芽球型腫瘍は，前駆Bリンパ芽球性白血病/リンパ腫（B-ALL/LBL）と前駆Tリンパ芽球性白血病/リンパ腫（T-ALL/LBL）とに分けられる．B-LBLは，Bリンパ球系のリンパ芽球由来の悪性腫瘍であり，骨髄や末梢血に限ってみられるときはBリンパ芽球性白血病（B-ALL）で，リンパ節や他の臓器にみられる場合をBリンパ芽球性リンパ腫（B-LBL）とされる．ALLの多くはBリンパ球性であるが，リンパ芽球性リンパ腫（LBL）ではT-LBLが多数を占め，B-LBLは稀である．いずれも小児に多い．ALLは比較的予後が良く，B-LBLも寛解率は高い．一方，T-LBLは，Tリンパ球系の前駆Tリンパ球由来の悪性腫瘍であり，LBLの約90％を占める．T-LBLでは，縦隔腫瘤や頸部リンパ節腫脹がみられ，骨髄浸潤もしばしば認められる．末梢血や骨髄に浸潤がごくわずかで腫瘤形成がみられる場合はリンパ腫と診断され，広範な骨髄浸潤や末梢血に腫瘍細胞がみられる場合はリンパ芽球性白血病とされているが，WHO分類ではこの両者を明確に区別していない．

● 組織像

　B-LBLの組織像は，T-LBLの組織像と区別がつかないが，腫瘍細胞（リンパ芽球）は一般的にリンパ節，他臓器ともにびまん性の増生を示す（写真1）．また，リンパ節の傍皮質部分にリンパ芽球が浸潤していることもある．リンパ芽球は中型〜大型の円形あるいは卵円形の核を有し，核膜は厚く，核小体は目立たない．核分裂像は多く，"starry sky"像が一部にみられる（写真2）．免疫染色で，B-LBLではterminal deoxyribonucleotidyl transferase（TdT）が陽性を示し（写真3），CD19やCD79aも陽性である．さらにCD20はごく一部陽性で，UCHL-1は陰性である．なお，びまん性大細胞型B細胞リンパ腫（DLBCL）とは，DLBCLがCD20強陽性を示すことから鑑別される．T-LBLおよびB-LBLは，ともに中型〜大型のリンパ芽球がびまん性増生を示し，組織学的に両者の区別はつかない．

　T-LBLの多くはリンパ節全体に広がり被膜浸潤像が観察され，"starry sky"像も認められる．リンパ芽球はconvolute核を有し，核分裂像も多くみられる．また，線維性結合織の結節様の増生，線維肉腫様増生，血管周囲への一列に並ぶ浸潤像や好酸球の混在なども認められる．免疫染色的にはTdTが陽性で，CD1a，CD2，CD3，CD4，CD5，CD7，さらにCD8が胸腺Tリンパ球の分化にしたがってさまざまな程度に陽性を示す．細胞質内CD3もしばしば陽性となる．

● 細胞像

　細胞学的にもB-LBLおよびT-LBLの細胞標本には，小型リンパ球よりも明らかに大型な腫瘍細胞（中型〜大型リンパ球大）が単調に出現し，良・悪性の判定は比較的容易である．本疾患の腫瘍細胞は増殖能が高く，このことに起因して組織標本に認められる"starry sky"像を思わせる貪食組織球や核分裂像が認められる（写真4）．しかし，"starry sky"像の観察については捺印細胞標本ではしばしばみられるが，穿刺吸引標本では細胞が孤在性に塗抹されるため困難である．腫瘍細胞は悪性リンパ腫のなかで最もN/C比が高く，細胞質はGiemsa染色において弱好塩基性を示す．クロマチンは細顆粒状密に分布し，核小体が1〜数個認められる（写真5）．核形は類円形を呈するが，深い切れ込みを有するconvoluted cell（写真6）もしばしば認められる．なお，このような細胞形態からは組織像と同様，T, B細胞性の鑑別は困難である．また，同様な出現様相を示すバーキットリンパ腫では，腫瘍細胞の細胞質が強好塩基性を示し，クロマチン凝集も高度である．などの所見から本疾患と区別される．

前駆B, Tリンパ芽球性白血病/リンパ腫

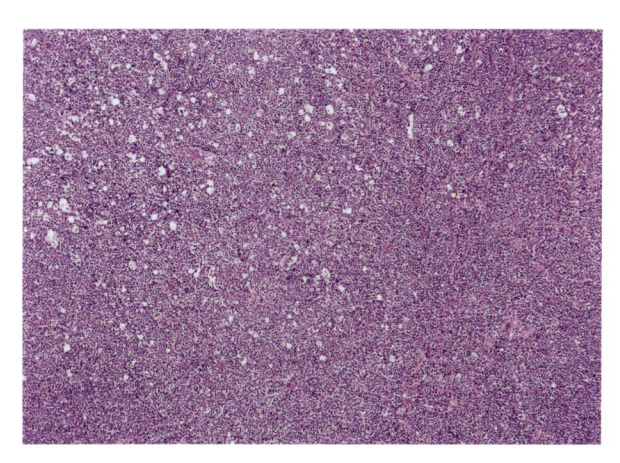

写真1 前駆B, Tリンパ芽球性白血病/リンパ腫組織像
（HE染色，対物×10）
B-LBLとT-LBLの組織像はほぼ同様でびまん性の増生を示す．

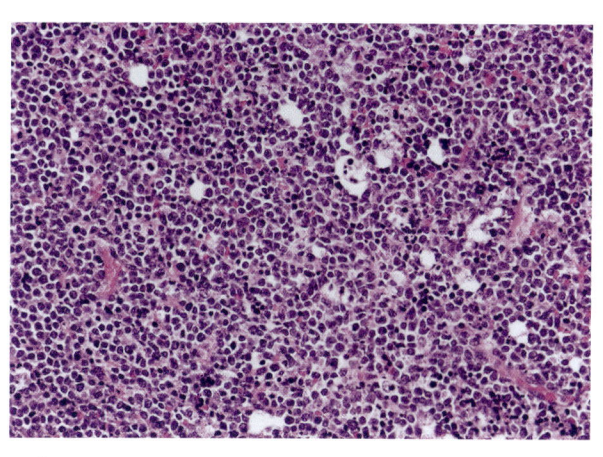

写真2 前駆B, Tリンパ芽球性白血病/リンパ腫組織像
（HE染色，対物×40）
リンパ芽球は中型～大型の円形あるいは卵円形の核で，核分裂像も多く，"starry sky"像もみられる．

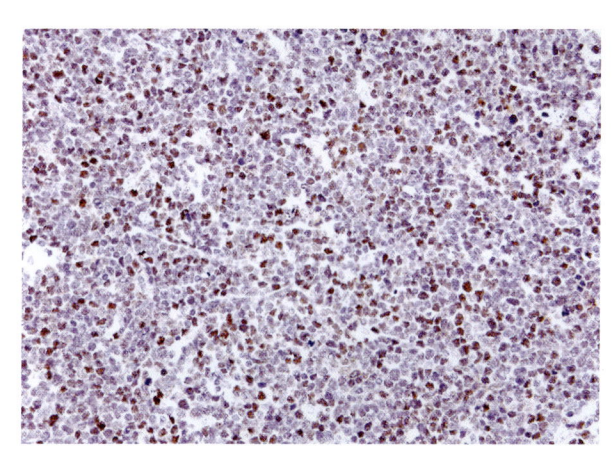

写真3 前駆B, Tリンパ芽球性白血病/リンパ腫組織像
（免疫染色，対物×40）
腫瘍細胞の核にTdTが陽性となる．

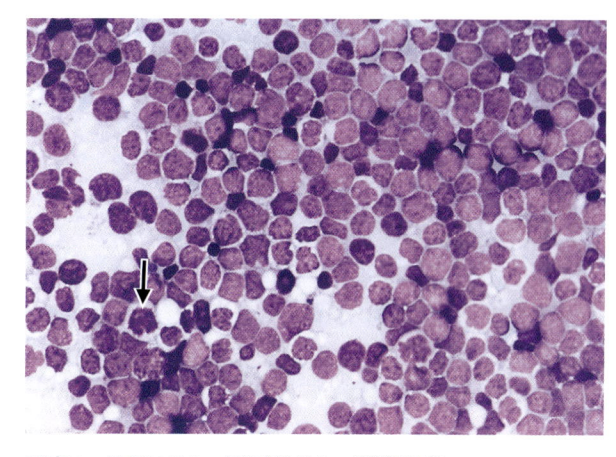

写真4 前駆Tリンパ芽球性リンパ腫細胞像
（Giemsa染色，対物×40）
中型～大型リンパ球大の腫瘍細胞が大半を占め単調に出現している．増殖能が高いことから核分裂像（↓）や貪食組織球が出現する．

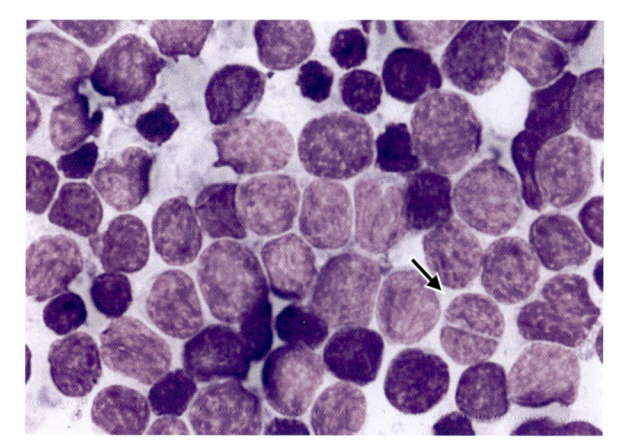

写真5 前駆Tリンパ芽球性リンパ腫細胞像
（Giemsa染色，対物×100）
腫瘍細胞は類円形でN/C比が高く，クロマチンは微細顆粒状を呈している．またconvoluted cellと称される核に深い切れ込みを有する細胞（↓）もみられる．

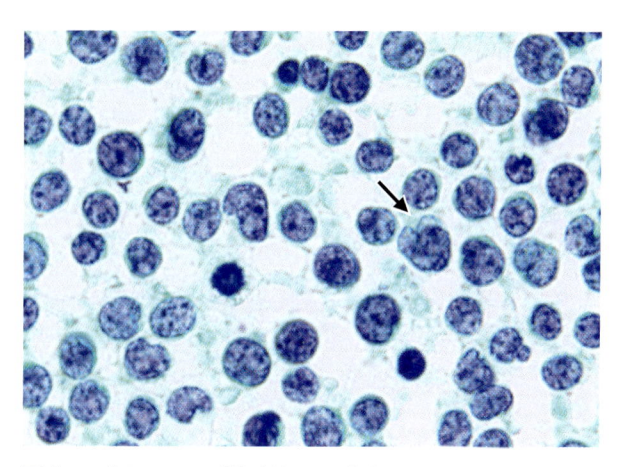

写真6 前駆Tリンパ芽球性リンパ腫細胞像
（Pap.染色，対物×100）
腫瘍細胞のクロマチンは細顆粒状を呈しており，核分裂像，convoluted cell（↓）がみられる．

第1章　IX. リンパ節病変の病理組織像と細胞診
B. 悪性リンパ腫 ── 2. 成熟B細胞腫瘍

1) B細胞性慢性リンパ性白血病/小細胞性リンパ腫
Chronic lymphocytic leukemia/small lymphocytic lymphoma (CLL / SLL)

　SLLはCLLと細胞学的，免疫組織化学的に同一であり，白血化していない症例の組織学的所見を反映した名称である．欧米では非ホジキンリンパ腫の6.7％，全白血病の30％を占める頻度の高いリンパ腫である．しかし，わが国ではきわめて稀で，全白血病の2％に過ぎない．このように著しく異なる発生頻度は人種差によると考えられている．また，50歳以上の高齢者が60〜80％を占めている．

　臨床的にはリンパ節腫大，微熱，倦怠感や体重減少などを主訴に受診する場合もあるが，わが国では検診で白血球増多を指摘されたのを機に診断される例も多い．表在リンパ節腫脹は比較的軽度であり，免疫異常を伴うことが多い．実際，本疾患の死因は正常骨髄造血能の低下による感染症死が多い．また，本疾患には10〜15％に癌腫を合併するといわれている．他の低悪性度リンパ腫と同様に経過が長いが，5〜10％の症例でびまん性大細胞型B細胞リンパ腫（DLBCL）を合併する．これをRichter症候群といい，急激なリンパ節腫脹，B症状（繰り返す38度以上の発熱，10％以上の体重減少，盗汗）をきたして数か月で死亡する．

●組織像

　びまん性または多数の偽濾胞，結節を形成して増殖する（写真1）．腫瘍細胞は小型成熟リンパ球大で，類円形核と乏しい胞体をもつ（写真2）．組織所見で偽濾胞は他の部位に比較して明るくみえ，内部構造は成熟リンパ球，前リンパ球，傍免疫芽球が混在する多彩な像を呈する．病理検査では骨髄生検で診断することが多く，造血細胞巣内に結節状，またはびまん性に腫瘍細胞が増殖している．

　免疫染色では，腫瘍細胞はB細胞マーカーを発現する．90％の症例でCD5陽性，CD23陽性を示し（写真3a, b），きわめて診断的価値が高い．CD5陽性のB細胞腫瘍としてマントル細胞リンパ腫（MCL）との鑑別が必要であるが，cyclinD1陽性とCD23陰性であればMCLの白血化を考える．また免疫グロブリン（Ig）遺伝子再構成により単クローナル増殖を認める．最近の報告ではIg重鎖遺伝子のV領域にsomatic mutationを認める群と認めない群が存在する．50〜60％を占めるsomatic mutationを認める群は胚中心後B細胞に相当すると考えられる．

●細胞像

　腫瘍細胞の大きさは小型〜中型リンパ球大を呈する．弱拡大においては非腫瘍性小型リンパ球と同程度の大きさのため見誤る可能性がある．腫瘍細胞の出現様相が単調な点が特徴的である．中型や大型リンパ球，その他の細胞がほとんど認められない場合は本疾患を疑う所見となる（写真4）．強拡大にて観察すると腫瘍細胞の核は類円形からくびれを示す．また，細胞質は狭小で，クロマチン凝集は小型リンパ球に類似するため高度なものから軽度な症例もある（写真5）．唯一，腫大した核小体は本疾患を示唆する重要な所見となりえる．核小体の所見が容易に観察可能なPapanicolaou染色において主体を占める小型リンパ球に明瞭な核小体がみられる場合は，本疾患を疑う必要がある（写真6）．

1）B細胞性慢性リンパ性白血病/小細胞性リンパ腫

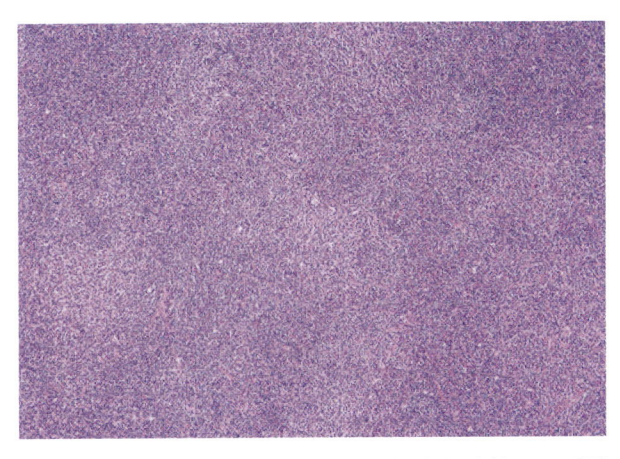

写真1 B細胞性慢性リンパ性白血病/小細胞性リンパ腫組織像（HE染色，対物×10）
びまん性または偽結節を形成して増殖する．

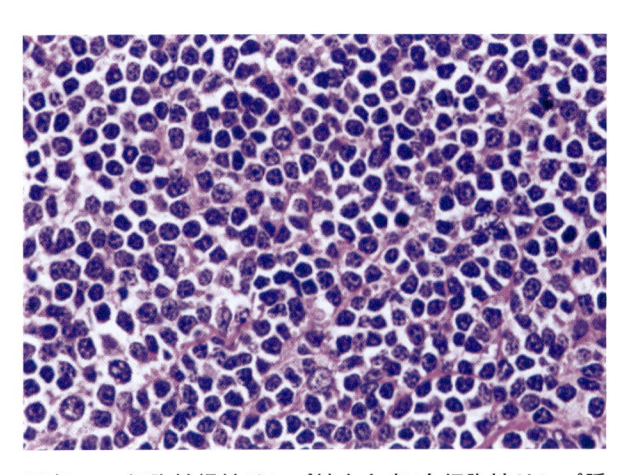

写真2 B細胞性慢性リンパ性白血病/小細胞性リンパ腫組織像（HE染色，対物×40）
腫瘍細胞は小型成熟リンパ球大で，類円形核がみられ，胞体は狭い．

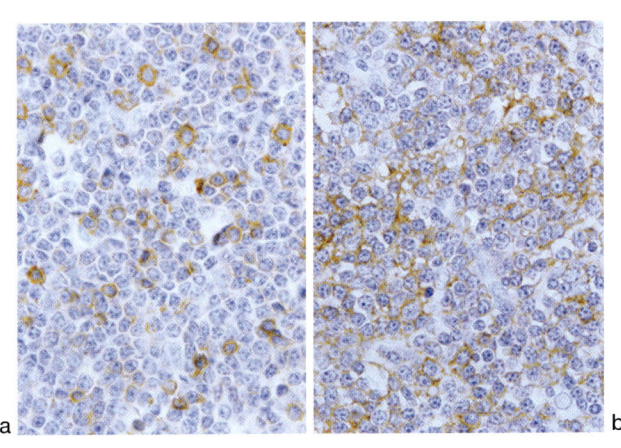

写真3 B細胞性慢性リンパ性白血病/小細胞性リンパ腫組織像（免疫染色，対物×40）
a：CD5陽性．
b：CD23陽性．

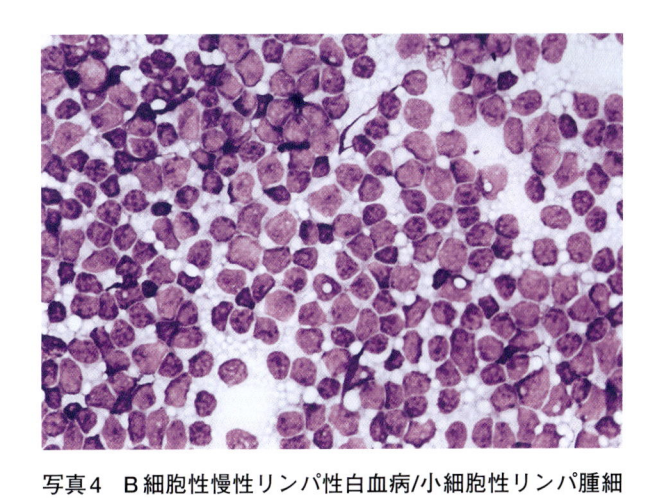

写真4 B細胞性慢性リンパ性白血病/小細胞性リンパ腫細胞像（Giemsa染色，対物×40）
小型リンパ球よりもやや大きい腫瘍細胞が単調に出現している．標本全体がこれらの細胞で占められ，大型リンパ球が少ない場合は本疾患を疑う所見となる．

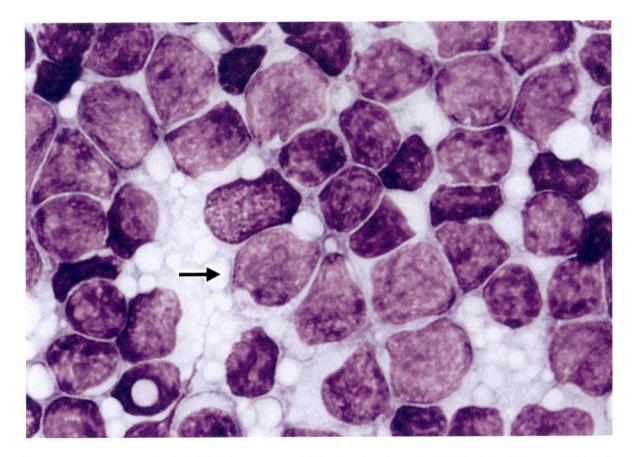

写真5 B細胞性慢性リンパ性白血病/小細胞性リンパ腫細胞像（Giemsa染色，対物×100）
腫瘍細胞は類円形で小型リンパ球よりもやや大きくクロマチン凝集も軽度である．Giemsa染色において核小体（↓）の有無が重要な所見となる．

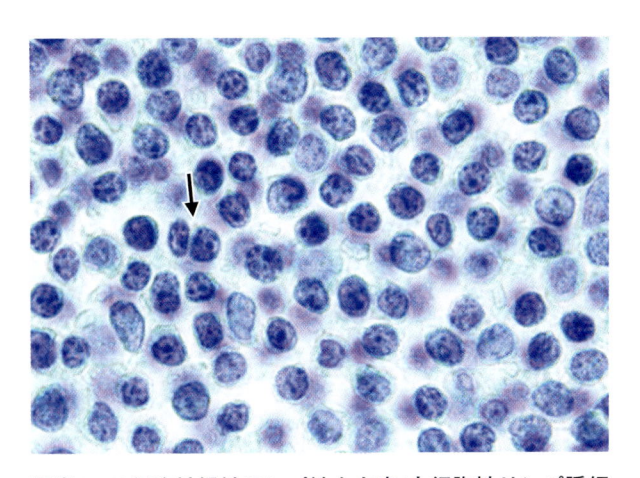

写真6 B細胞性慢性リンパ性白血病/小細胞性リンパ腫細胞像（Pap.染色，対物×100）
クロマチン凝集も中等度〜高度なため非腫瘍性小型リンパ球に類似するも，腫大した核小体（↓）が観察される．

第1章　Ⅸ. リンパ節病変の病理組織像と細胞診
B. 悪性リンパ腫 ── 2. 成熟B細胞腫瘍

2) リンパ形質細胞性リンパ腫 / Waldenströmマクログロブリン血症
Lymphoplasmacytic lymphoma/Waldenström macroglobulinemia (LPL/WM)

　リンパ形質細胞性リンパ腫／Waldenströmマクログロブリン血症（LPL／WM）は小型成熟Bリンパ球，形質細胞様リンパ球（LPC）と形質細胞からなる腫瘍で，骨髄，リンパ節，脾臓を冒す．広義では，WMは単クローン性IgM血症を指すため，他の非ホジキンリンパ腫（NHL）や自己免疫疾患で単クローン性IgM血症をきたすものも含む症候群名である．しかし今日では，LPLを背景とする単クローン性IgM血症のみを指す狭義のWMが一般的であり，WHO分類もこの立場である．逆は必ずしも成り立たず，LPLには広義のWM，すなわち単クローン性IgM血症を示さない例も存在する．全NHLに占める比率は欧米で1.2％，わが国で0.7％と発生頻度は少ない．高齢者に多く，Waldenström[1]が1944年にWMを初めて報告した症例は貧血，血小板減少，出血症状，血液高粘度，全身リンパ節腫脹を呈したとされ，現在の臨床像の理解も同様である．血液粘度が亢進して種々の症状を引き起こす過粘度症候群を呈する．これは毛細血管内の血流停滞によるもので，網膜障害，全身倦怠感，末梢循環不全などの原因となる．

● 組織像
　小型リンパ球，LPC，形質細胞が混在し，びまん性に増殖する．リンパ球と形質細胞の中間に位置するLPCは，形質細胞様の好塩基性胞体を持ち，リンパ球様の顆粒状核をもつ．LPC（写真1）と形質細胞に核内免疫グロブリンであるDutcher bodyや胞体内免疫グロブリンであるRussell bodyがみられれば診断価値が高い．免疫染色では，腫瘍細胞はB細胞マーカーCD20，CD79aが陽性を示し（写真2），また，形質細胞の性質の証明にはCD138やVS38c染色が有用である．免疫染色による免疫グロブリンの証明は必須でIgM型が最も多いが（写真3），IgG型，IgA型も稀に存在する．κ鎖，λ鎖の染色も単クローン性増殖の判定に有用である．なお，CD5およびCD23は陰性を示す．腫瘍細胞は免疫グロブリン重鎖および軽鎖遺伝子の再構成が起こっている．LPLの起源細胞は抗原刺激選択後のB細胞と考えられている．およそ半数にt(9;14)(p13;q32)の染色体異常とそれに伴う*PAX-5*異常発現が認められる．*PAX-5*遺伝子産物はB細胞の分化増殖に重要な因子であり，*PAX-5*遺伝子異常がLPLの発症に関与していると考えられている．

● 細胞像
　出現様相はCLL/SLLの細胞像に類似し，小型リンパ球，形質細胞およびLPCが種々の割合で混在する（写真4）．LPCは小型リンパ球よりやや大きく，典型的な形質細胞に比して細胞質はやや狭いとされている（写真5）．また形質細胞，LPC内に免疫グロブリンであるRussell body（Papanicolaou染色：ライトグリーン好性，Giemsa染色：赤染）をみることや，背景にも無構造の免疫グロブリンを認めることもある（写真6）．鑑別疾患としては形質細胞が出現することから形質細胞性腫瘍をはじめ多くの悪性リンパ腫があげられ，細胞診断は困難である．確定診断は臨床所見，病理組織像，免疫染色，免疫グロブリン軽鎖遺伝子再構成の検索などに委ねるべきである．

● 参考文献
1) Waldenström J. Incipient myelomatosis or "essential hyperglobulinemia with fibrinogenopenia" - A new syndrome? *Acta Med Scand* 1944; 117: 216-217.

2）リンパ形質細胞性リンパ腫／Waldenströmマクログロブリン血症

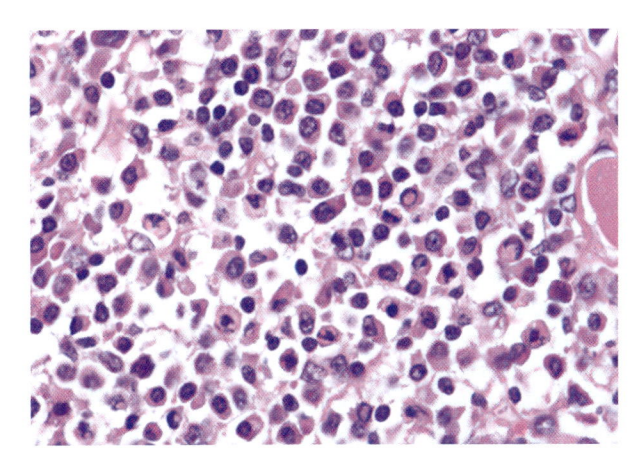

写真1 リンパ形質細胞性リンパ腫 組織像
（HE染色，対物×100）
小型リンパ球，形質細胞様リンパ球，形質細胞が混在してびまん性に増生している．

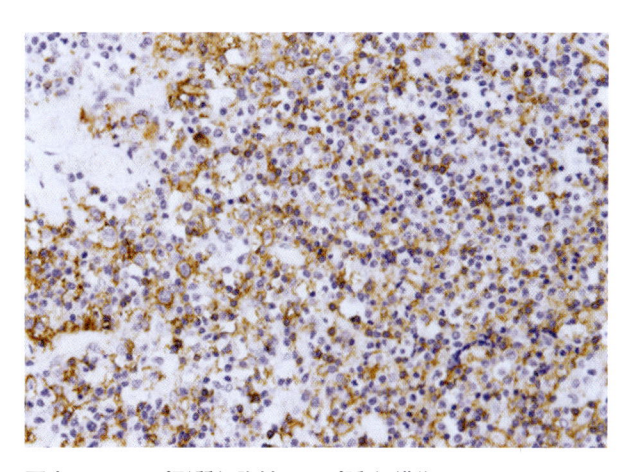

写真2 リンパ形質細胞性リンパ腫 組織像
（免疫染色，対物×20）
CD20陽性．

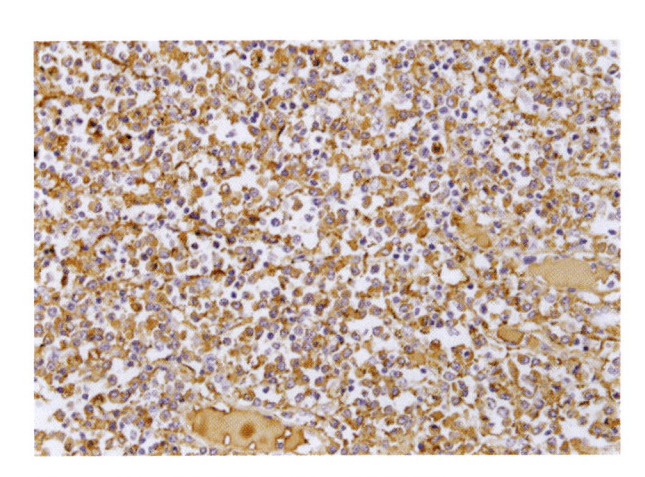

写真3 リンパ形質細胞性リンパ腫 組織像
（免疫染色，対物×20）
免疫グロブリン染色でIgM陽性を示す．

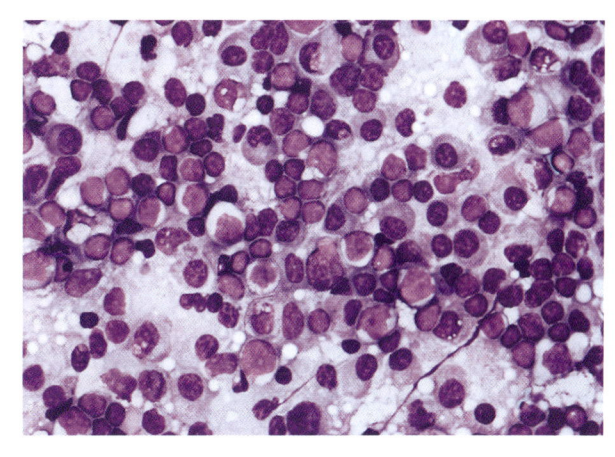

写真4 リンパ形質細胞性リンパ腫細胞像
（Giemsa染色，対物×40）
小型リンパ球，形質細胞，形質細胞様リンパ球などが種々の割合で出現している．形質細胞性腫瘍との鑑別を要する．

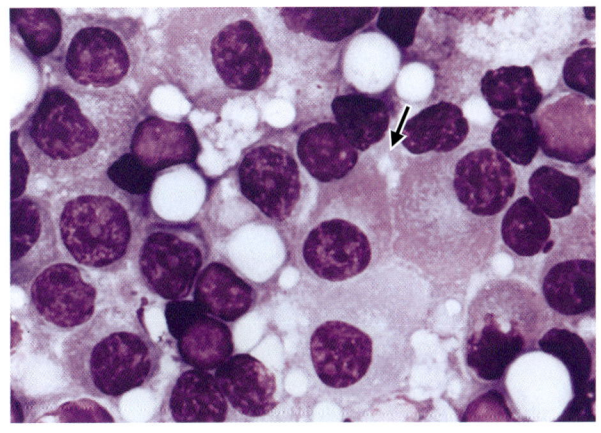

写真5 リンパ形質細胞性リンパ腫細胞像
（Giemsa染色，対物×100）
形質細胞および形質細胞様リンパ球は核偏在性で細胞質の免疫グロブリンが赤染している（↓）．

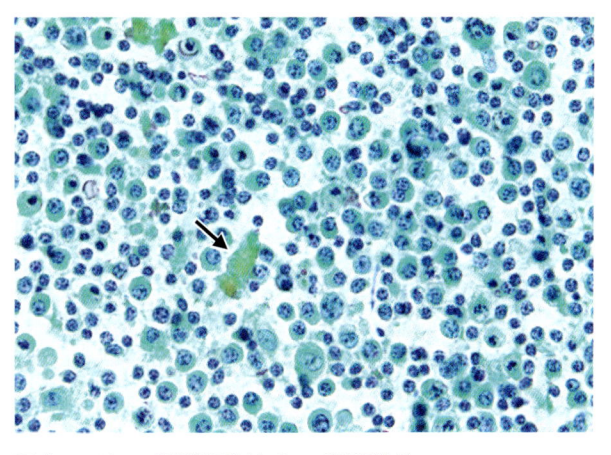

写真6 リンパ形質細胞性リンパ腫細胞像
（Pap.染色，対物×40）
中心性〜偏在性核の形質細胞，形質細胞様リンパ球がみられる．背景には無構造でライトグリーン好性の免疫グロブリン様物質（↓）を認める．

第1章　Ⅸ. リンパ節病変の病理組織像と細胞診
B. 悪性リンパ腫 ── 2. 成熟B細胞腫瘍

3）形質細胞性腫瘍
Plasma cell neoplasms (plasmacytoma, plasma cell myeloma)

　WHO分類では形質細胞性腫瘍（plasma cell neoplasms）のなかに，①形質細胞性骨髄腫，②-1形質細胞腫，②-2骨外性形質細胞腫，③免疫グロブリン沈着症，④骨硬化性骨髄腫，⑤H鎖病の5項目を亜分類している．本稿では，口腔や鼻咽頭などの上気道に圧倒的に多く発生する②-2骨外性形質細胞腫（extraosseous plasmacytoma）を中心に述べる．本疾患はB細胞の最終分化段階である形質細胞の腫瘍化であり，形質細胞性骨髄腫/多発性骨髄腫（multiple myeloma：MM）と同一起源の腫瘍である．MMは骨髄を増殖の主座とするが，本疾患は軟部組織に形成される形質細胞性腫瘍である．形質細胞性骨髄腫は病変がびまん性に骨破壊を伴う．形質細胞腫は局所的でしばしば髄外性にもみられる．骨外性形質細胞腫の発生頻度は，形質細胞性腫瘍の4％，MMに比較すると圧倒的に少ない．MMと異なり，単クローン性高γグロブリン血症を認める症例は15〜20％程度しかない．貧血，高カルシウム血症，腎障害は起こさない．診断は腫瘍組織の生検によりなされるが，MMの浸潤ではなく，軟部組織原発であることを証明するため骨髄検査，全身骨X線検査を含めた全身検索が行われる．10％程度がMMに移行するといわれている．

● 組織像

　基本的にMMと同様で，腫瘍細胞は形質細胞に類似し，好塩基性の豊富な胞体をもつ．核は偏在し，車軸様と称されるクロマチン凝集を認める．Golgi野に一致して核周明庭（halo）が認められる．正常の形質細胞に比して大型化，多核化がみられるが，その特徴は正常形質細胞を模倣するものである（写真1，2）．腫瘍細胞の分化度に応じて成熟型，中間型，未熟型，芽球型に分類され，芽球型が予後不良である．しかし，このような細胞学的分類はMMの骨髄塗抹標本所見に対して行われるもので，組織学的に骨外性形質細胞腫を分類することは稀である．免疫染色にて腫瘍細胞はB細胞マーカーCD20が陰性である．CD79aはときに陽性を示す．パラフィン標本に用いられる有用な抗体はCD138およびVS38cであり，形質細胞性腫瘍に特異性が高い（写真3）．免疫グロブリンの免疫染色は必須で単クローン性が証明され，IgG型が50〜60％を占める．

● 細胞像

　形質細胞に類似した腫瘍細胞が標本全体に出現する．腫瘍細胞は核偏在性で核周明庭を有し，強好塩基性の細胞質を特徴とする（写真4）．クロマチン凝集は車軸様と称される高度なものから軽度なものまでさまざまである．骨髄腫細胞は成熟型から未熟型に分類され，成熟型は形質細胞に類似した細胞形態を呈するが，未熟型では細胞質もやや狭く，クロマチン凝集は軽度，大型核小体が目立つ（写真5）．また，多核の形質細胞も観察されるが，2核までは良性疾患でもみられるため，3核以上の所見をもって異常と捉える必要がある（写真6）．いずれにせよ本疾患では多核の形質細胞の出現率は高く，本疾患を疑う所見となりえる．リンパ形質細胞性リンパ腫や形質細胞が混在する悪性リンパ腫との鑑別も要するが，本疾患では標本全体が形質細胞性腫瘍細胞で占められることが重要である．

● 参考文献

1) 佐野康晴, 吉野 正. 形質細胞腫瘍. 最新・悪性リンパ腫アトラス（菊池昌弘, 森 茂郎, 編）. 東京；文光堂：2004. p.123-129.

3）形質細胞性腫瘍

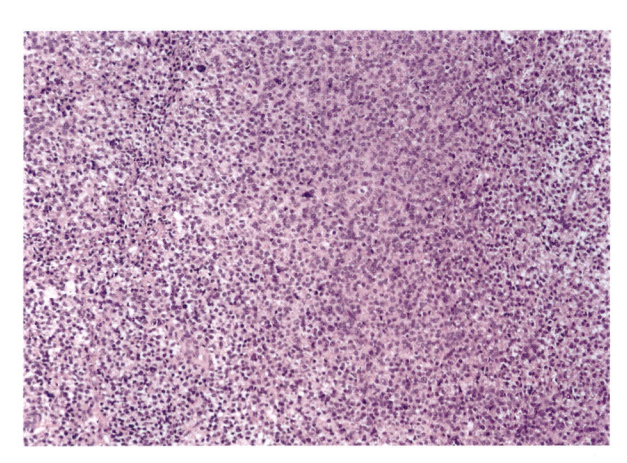

写真1 形質細胞性腫瘍組織像（HE染色，対物×10）
正常形質細胞を模倣する腫瘍細胞のびまん性，結節性増生がみられる．

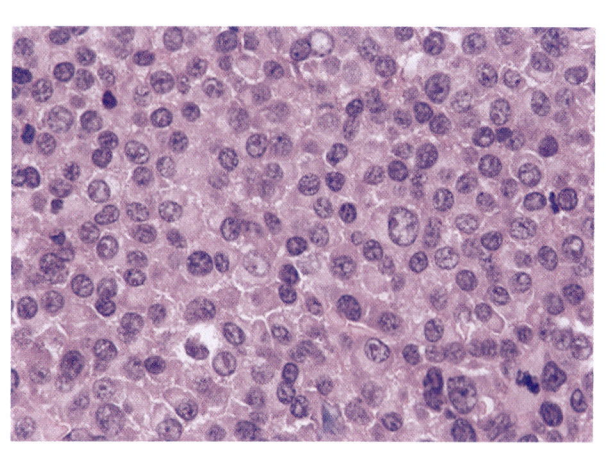

写真2 形質細胞性腫瘍組織像（HE染色，対物×100）
腫瘍細胞は好塩基性の胞体を有し，核は偏在し，車軸様と称されるクロマチン凝集がみられる．

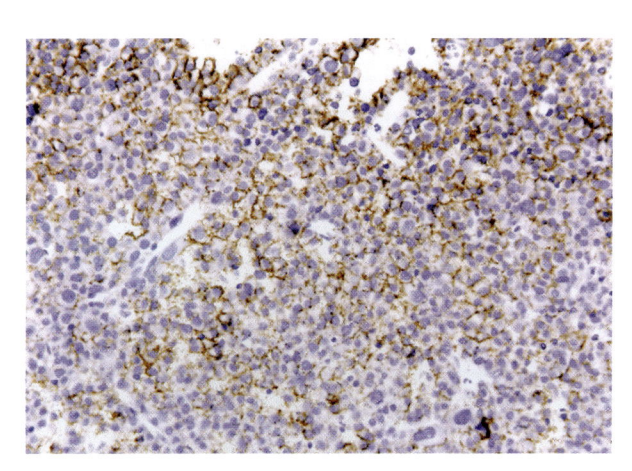

写真3 形質細胞性腫瘍組織像（免疫染色，対物×40）
CD138陽性を示す．

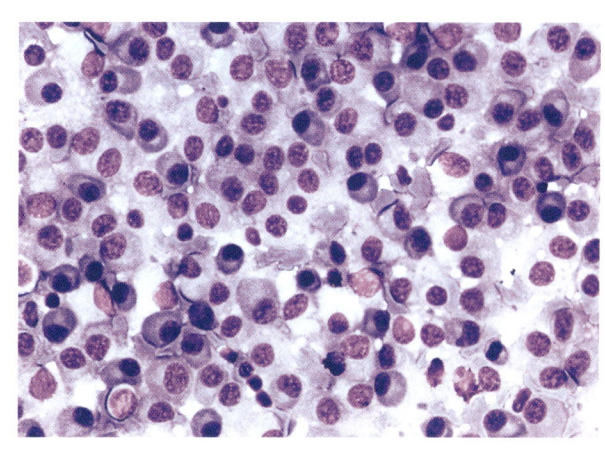

写真4 形質細胞性腫瘍細胞像（Giemsa染色，対物×40）
標本全体が成熟型形質細胞の腫瘍細胞で占められている．クロマチン凝集は軽度なものから濃縮したものまでみられる．また，核小体は弱拡大においても観察可能なものが認められる．

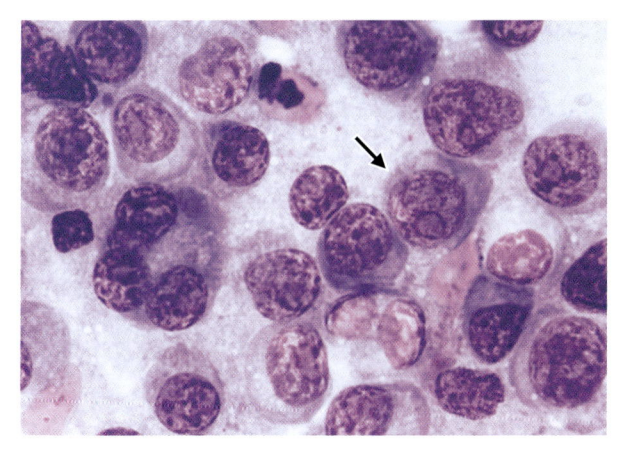

写真5 形質細胞性腫瘍細胞像（Giemsa染色，対物×100）
未熟型形質細胞腫ではクロマチンは粗網状で，大型核小体（↓）もみられる．細胞質は成熟型に比しや狭いものの明らかな核周明庭がみられる．細胞質の好塩基性にも濃淡がみられる．

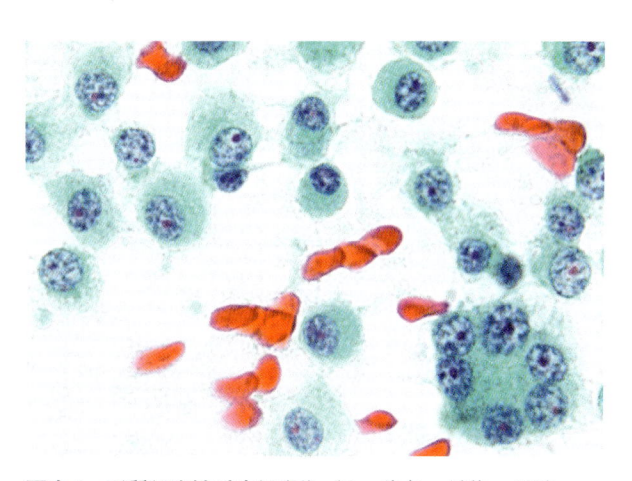

写真6 形質細胞性腫瘍細胞像（Pap.染色，対物×100）
成熟型形質細胞の腫瘍細胞で占められている．クロマチン凝集は非腫瘍性形質細胞に比べ軽度で明瞭な核小体がみられる．また3核以上の多核の形質細胞は腫瘍性を示唆する所見となる．

第1章　IX. リンパ節病変の病理組織像と細胞診
B. 悪性リンパ腫 —— 2. 成熟B細胞腫瘍

4）濾胞性リンパ腫
Follicular lymphoma（FL）

　濾胞性リンパ腫（follicular lymphoma：FL）は，少なくとも部分的に明瞭な濾胞構造をもち，胚中心の構成細胞を由来とする．全世界では悪性リンパ腫の22％を占める．アジアやわが国では10％以下と頻度は低いが近年増加傾向にある．臨床的に低悪性度B細胞性リンパ腫であり，かつては初発限局期では無治療で経過観察し，進展期になればCHOP療法などの化学療法が行われてきた．しかし抗CD20モノクローナル抗体（rituximab）療法が登場し，現在では初発限局期であってもrituximab単独療法ないしrituximab併用CHOP療法は長期無病生存をもたらすと考えられている．FLは低悪性度に分類されるが，初発時に約40％の症例で骨髄浸潤を認めることも特徴である．

●組織像
　弱拡大で胚中心様構造の密な増殖がみられる（写真1）．反応性濾胞過形成（follicular hyperplasia：FH）に比べ，その構造は不明瞭で，マントル層を欠き，核破片貪食組織球（tingible body macrophage：TBM）を認めないことが多い（表）．腫瘍濾胞には大型の胚中心芽細胞（centroblast）と中型の胚中心細胞（centrocyte）が混在し（写真2），濾胞樹状細胞（follicular dendritic cell：FDC）がその間を埋める．centroblastの数により，grade 1〜3に分類し，さらにgrade 3はaとbに亜分類する．すべてがcentroblastから構成されるFL grade 3b（写真3）は，細胞形態では高悪性度リンパ腫のびまん性大細胞型B細胞リンパ腫（DLBCL）と区別がつかない．免疫染色で腫瘍細胞は種々のB細胞マーカーを発現するが，CD20（写真4）は分子標的療法の適応を鑑み，必ず染色する．胚中心由来であることを示すCD10陽性（写真5）は，この診断に十分な根拠をもたらす．Bcl-2発現はFLで陽性（写真6），FHで陰性を示すことから腫瘍と非腫瘍の鑑別には有用である．ごく稀にBcl-2陰性のFLが存在する．FLではCD21陽性のFDCの網目構造が腫瘍濾胞の中に残存する．腫瘍遺伝学的にはt（14;18）（q32;q21）（写真7）により生じる免疫グロブリン重鎖遺伝子とBcl-2の結合 *IgH/bcl-2* が，アポトーシス抑制蛋白Bcl-2の脱制御を起こし，細胞の不死化につながると考えられている．新鮮組織を用いてサザンブロット法やFISH法で転座を確認しておきたい．最も重要な鑑別診断はFHである．ほとんどの症例は形態所見と免疫染色で鑑別可能だが，稀に鑑別が困難なことがあり，*IgH/bcl-2* を遺伝子解析で確認することが決め手になる（写真7）．

表　濾胞性リンパ腫と反応性濾胞過形成の鑑別点

	濾胞性リンパ腫	反応性濾胞過形成
組織所見		
濾胞構造とマントル帯の境界	不明瞭	明　瞭
構成細胞	単調	多様
dark zoneとlight zoneの極性	なし	あり
tingible body macrophage	±	+
Bcl-2の発現	+（80〜90％）	−
t（14;18）（q32;q21）	+（60〜80％）	−

4）濾胞性リンパ腫

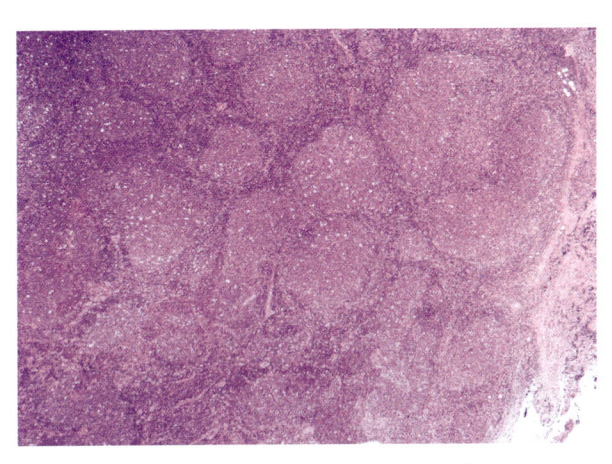

写真1 濾胞性リンパ腫組織像（HE染色，対物×10）
胚中心様構造の密な増殖を示し，反応性濾胞と比べその構造は不明瞭でマントル層を欠く．

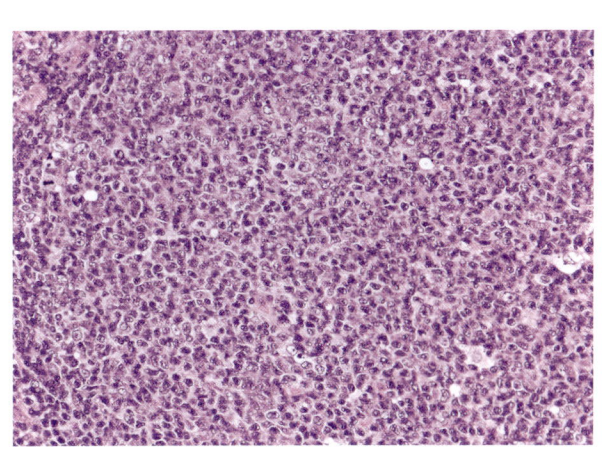

写真2 濾胞性リンパ腫組織像（HE染色，対物×40）
腫瘍濾胞にはcentroblastとcentrocyteが混在し，濾胞樹状細胞がその間にみられる．tingible body macrophageは認められない．

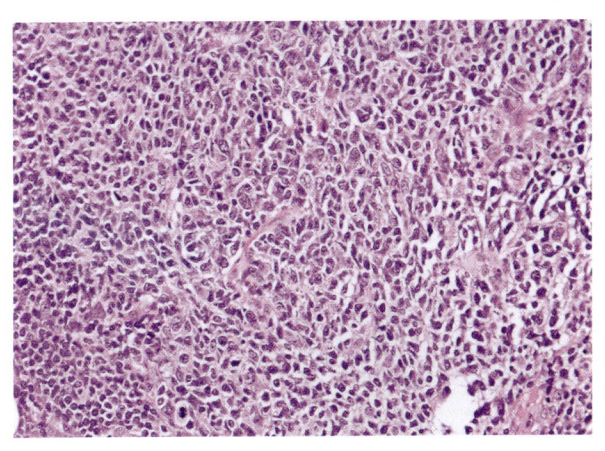

写真3 濾胞性リンパ腫 grade 3b 組織像（HE染色，対物×40）
すべてがcentroblastから構成されている．細胞形態ではびまん性大細胞型B細胞リンパ腫と区別がつかない．

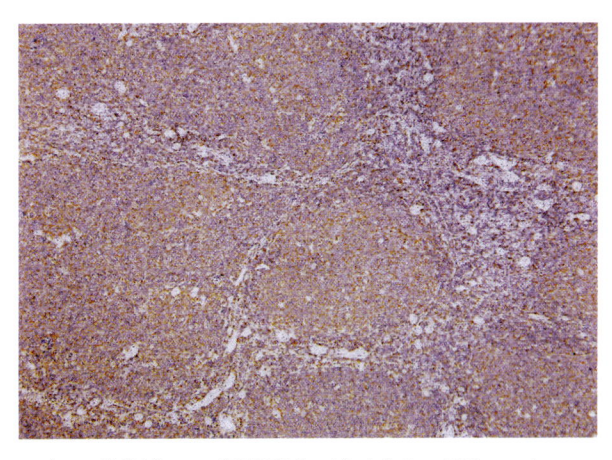

写真4 濾胞性リンパ腫組織像（免疫染色，対物×20）
CD20陽性である．

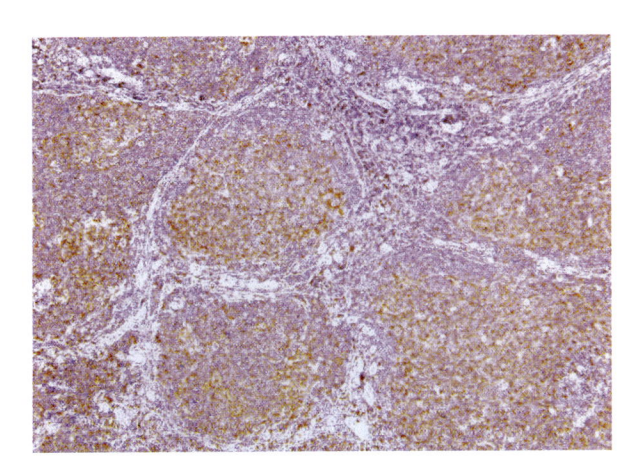

写真5 濾胞性リンパ腫組織像（免疫染色，対物×20）
胚中心様構造はCD10陽性である．

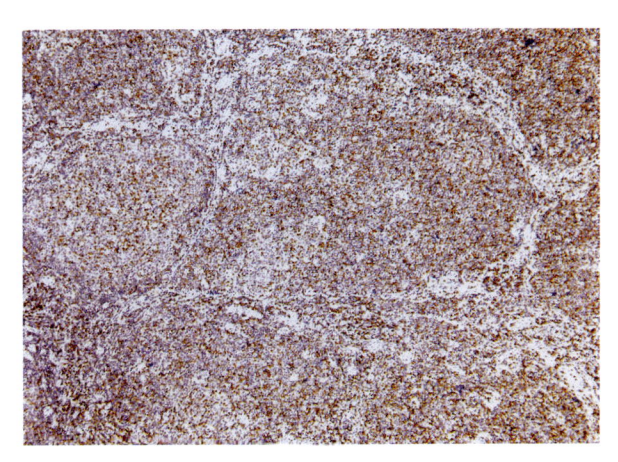

写真6 濾胞性リンパ腫組織像（免疫染色，対物×20）
胚中心様構造はBcl-2の発現が陽性で，反応性濾胞との鑑別に有用である．

● 細胞像

　細胞診断においてもDLBCLに次いで経験する頻度の高い組織型である．腫瘍細胞は胚中心を構成する大型リンパ球大のcentroblastと中型リンパ球大のcentrocyteが種々の割合で混在して出現し，centroblastの出現数によりgrade 1〜3に分類されている．したがって，細胞診標本でも小型〜中型リンパ球大の腫瘍細胞を主体とするgrade 1（写真8），中型リンパ球大に大型リンパ球大の腫瘍細胞が混在するgrade 2，大型リンパ球大の腫瘍細胞が主体を占めるgrade 3（写真9）に分けられる．centrocyteは中型リンパ球大で，核形は不整形を示し，くびれを有することを特徴とする（写真10）．クロマチン凝集は軽度であり，細胞質は狭い．核小体はGiemsa染色では観察されにくいが，Papanicolaou染色では認めやすい．また，本疾患の診断にはPapanicolaou染色標本による所見が重要で，FLの指標となる高度なくびれを有する"2核様くびれ細胞[1]"が容易に観察可能で，その出現率も高い（写真11, 12）．centroblastは大型リンパ球大で核形は類円形から多辺形，くびれも有している．クロマチンは細網状で，核小体も目立ち，細胞質は比較的豊富で小空胞を有するものもみられる．細胞診断においてFL grade 3は大型リンパ球大の腫瘍細胞が出現し，核形不整（くびれ，切れ込み，多辺形）も目立つことから悪性リンパ腫の診断は比較的容易である．しかし，FL grade 1, 2の診断は，Giemsa染色による観察で，明らかに非腫瘍性小型リンパ球よりも大きい中型リンパ球大の腫瘍細胞が主体を示す場合には容易であるが，Papanicolaou染色での観察では，このような場合でも非腫瘍性小型リンパ球と同程度の大きさに観察されるため，見落とされやすい．したがって，FLはリンパ節穿刺細胞診で最も誤判定になる組織型であるといえる．鑑別疾患であるFHでは小型リンパ球が70〜80％を占め，大型リンパ球や組織球が混在し比較的多彩な細胞像を示す．一方，FL grade 1, 2では一般に小型リンパ球よりやや大きいcentrocyteに由来する腫瘍細胞が主体をなし，その出現パターンも単調な細胞像を呈する．また，Papanicolaou染色におけるFL grade 1, 2とFHとの細胞形態的鑑別点としては，①対物40倍レンズを用いた観察で確認可能な"2核様くびれ細胞"の出現数がFLで多い．②FHではTBMが多くの症例でみられるが，FLではないか少数である．③対物100倍レンズを用いた観察において1μm以上の核小体を保有する細胞や核にくびれを有する細胞がFLで高率に出現する（写真13）．④lymphoid aggregates（腫瘍細胞のみで形成される集塊）がFL grade 1, 2では高率に認められる（写真14）．⑤lymphohistiocytic aggregates（リンパ球，TBM，組織球，濾胞樹状細胞が混在した集塊）がFHで高率にみられる．などがあげられる．

● 参考文献

1) Kishimoto K, Kitamura T, Fujita K, Tate G, Mitsuya T. Cytologic differential diagnosis of follicular lymphoma grades 1 and 2 from reactive lymphoid hyperplasia: cytologic features of fine-needle aspiration smears with Papanicolaou stain and fluorescence *in situ* hybridization analysis to detect t（14;18）（q32;q21）chromosomal translocation. *Diagn Cytopathol* 2006; 34: 11-17.

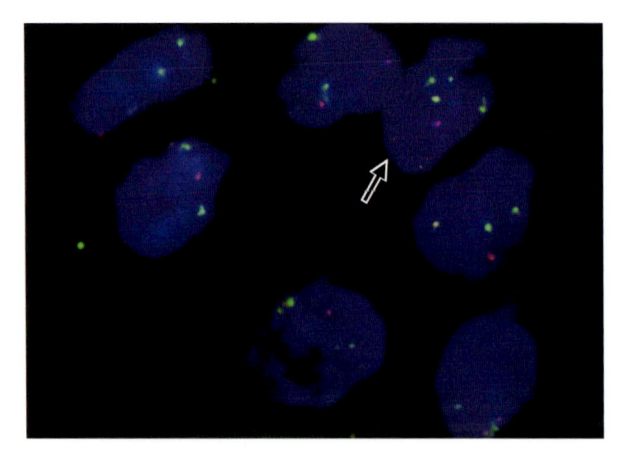

写真7　濾胞性リンパ腫　grade 1 細胞像
（FISH解析，対物×100）
捺印材料から染色体転座による*IgH/bcl-2*融合遺伝子（赤と緑の融合シグナル）（↓）を検出したものである．本疾患では高頻度に本染色体転座がみられる．

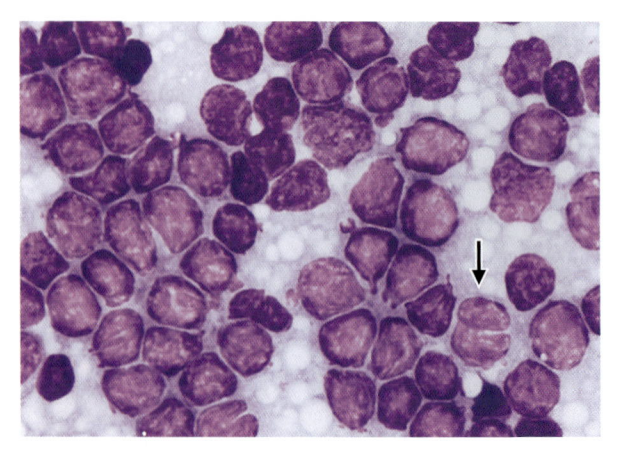

写真8　濾胞性リンパ腫　grade 1 細胞像
（Giemsa染色，対物×100）
小型リンパ球よりもやや大きい中型リンパ球大の腫瘍細胞が比較的単調に出現する．cleaved cellと称される核にくびれのあるcentrocyte（↓）の出現を特徴とする．

4）濾胞性リンパ腫

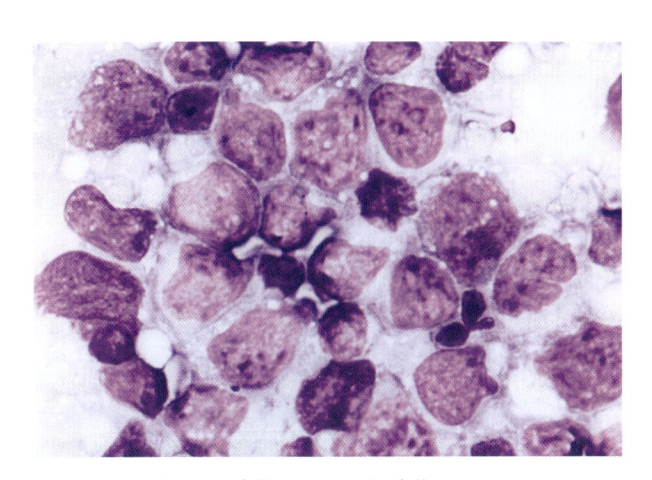

写真9　濾胞性リンパ腫　grade 3 細胞像
（Giemsa染色，対物×100）
大型リンパ球大の核にくびれを有する腫瘍細胞の出現が特徴である．クロマチンは細網状で核小体もみられ，細胞質は淡染性でcentroblastに由来する腫瘍細胞である．

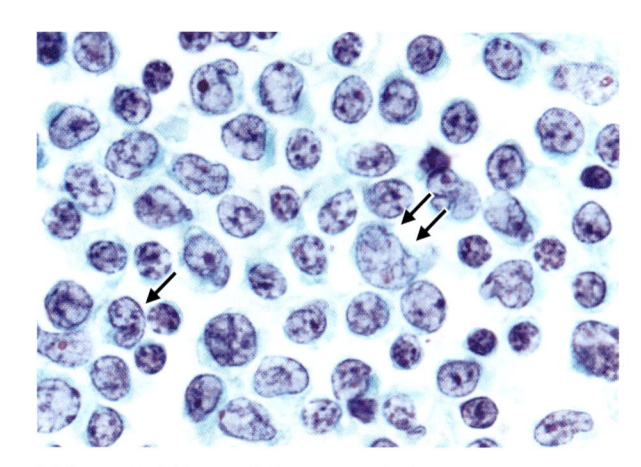

写真10　濾胞性リンパ腫　grade 2 細胞像
（Pap.染色，対物×100）
中型（centrocyte）（↓）〜大型リンパ球大（centroblast）（↓↓）の腫瘍細胞が混在して出現している．核のくびれが目立ち，クロマチン凝集は軽度で明瞭な核小体もみられる．

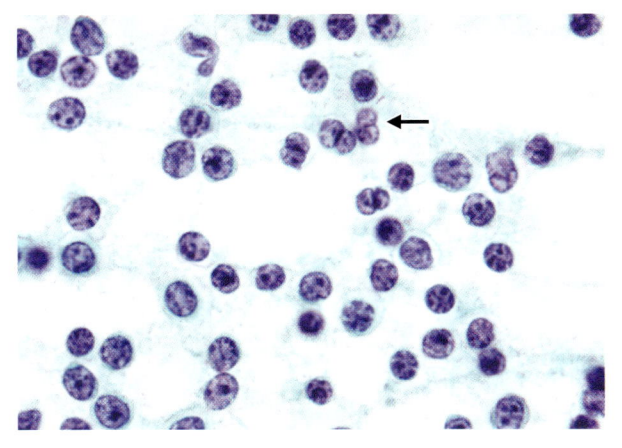

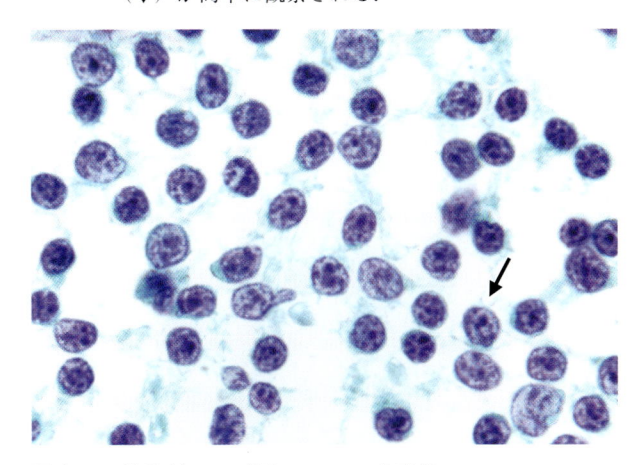

写真11　濾胞性リンパ腫　grade 1 細胞像
（Pap.染色，対物×100）
腫瘍細胞は非腫瘍性小型リンパ球に類似する大きさであり，見落とされやすい細胞であるが対物レンズ40倍を用いても観察可能な2核様くびれ細胞（↓）が高率に観察される．

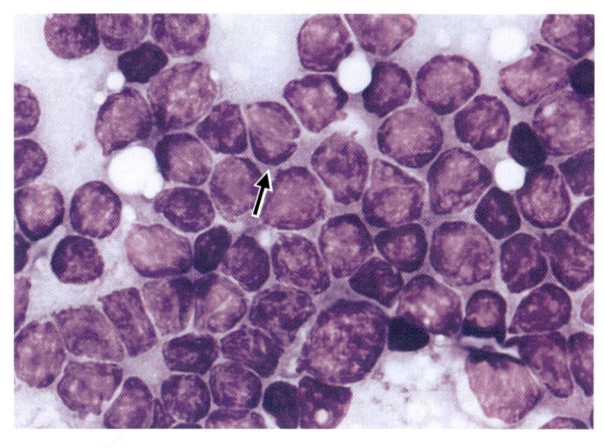

写真12　濾胞性リンパ腫　grade 1 細胞像
（Giemsa染色，対物×100）
Giemsa染色においても2核様くびれ細胞（↓）を観察できるが，Pap.染色のほうが観察しやすい．

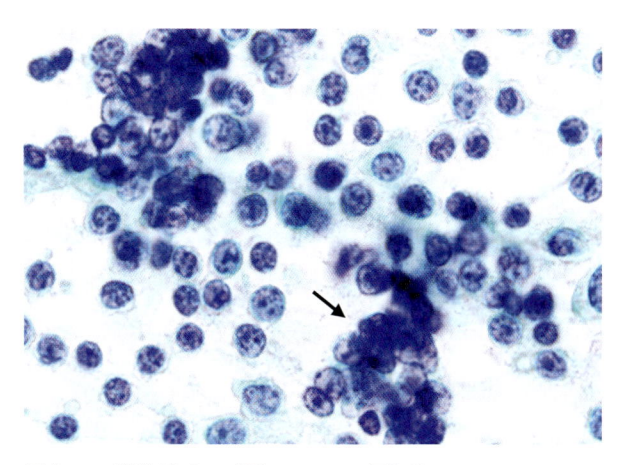

写真13　濾胞性リンパ腫　grade 1 細胞像
（Pap.染色，対物×100）
腫瘍細胞は非腫瘍性小型リンパ球に類似する大きさであり，核のくびれも軽度であるが腫大した核小体（↓）が認められる．

写真14　濾胞性リンパ腫　grade 1 細胞像
（Pap.染色，対物×40）
本疾患では腫瘍細胞のみで形成されるlymphoid aggregates（↓）の出現率が高い．濾胞過形成に出現する，TBM，組織球，濾胞樹状細胞を混じたlymphohistiocytic aggregatesとは区別される．

第1章　Ⅸ. リンパ節病変の病理組織像と細胞診
B. 悪性リンパ腫 ── 2. 成熟B細胞腫瘍

5）マントル細胞リンパ腫
Mantle cell lymphoma (MCL)

　リンパ濾胞のマントル層を構成するリンパ球に由来するB細胞性腫瘍と考えられている．cyclinD1をencodeする*PRAD1 (BCL-1, CCND1)* 遺伝子過剰発現に由来することがわかり，1992年Banksら[1]によってMCLとして提唱された．現在は単一疾患単位として，REAL分類を経てWHO分類に採用されている．わが国では全リンパ腫の2.8％を占め，欧米では7〜8％と報告されている[2]．低悪性度リンパ腫に属するが，骨髄浸潤が多く進展も速いのが特徴である．治療抵抗性で予後不良であり，臨床的には高悪性度リンパ腫と考えたほうがよい．抗CD20モノクロナール抗体（rituximab）療法の登場によって治療成績の向上が図られるか注目される．脾腫，腹部膨満感，消化管浸潤を認めることがあり，初診は血液内科ではなく消化器内科であることも多い．消化管内視鏡所見はいわゆるmultiple lymphomatous polyposis (MLP) を呈するが，この所見はMCLに特異的なものではなくMALTリンパ腫，濾胞性リンパ腫などでもみられる．単に悪性リンパ腫の消化管浸潤の肉眼所見と理解すべきである．

●組織像
　増殖様式には，びまん性増殖型（46％）と結節性増殖型（54％）がある（写真1）．腫瘍細胞は概ね小型〜中型で大きさはほぼ均一である（写真2，3）．このような細胞学的"単調さ"は鑑別診断にMCLをあげるポイントになる．核は類円形からくびれをもつものまでさまざまであるが，概して胞体は乏しい．MCLのなかにはくびれた大型核をもつmorphologic variantが存在するとされ，びまん性大細胞型B細胞リンパ腫やT細胞性リンパ腫との形態的鑑別は困難である．免疫染色では，腫瘍細胞はB細胞マーカーを発現する（写真4）．CD5陽性（写真5），CD10陰性でMCLを疑い，腫瘍細胞の核にみられるcyclinD1陽性（写真6）で診断を確定する．初診時に50〜80％で骨髄浸潤，30％前後に脾腫と末梢血への浸潤を認める．結節性増殖型では，腫瘍細胞のCD10陰性所見で濾胞性リンパ腫を否定しておく必要がある．腫瘍遺伝学的には，cyclinD1過剰発現を引き起こすt (11;14) (q13;q32)（写真7）はMCLに特異的である．鑑別診断としては，あらゆるB細胞性リンパ腫が鑑別対象であるが，びまん性大細胞型B細胞リンパ腫，濾胞性リンパ腫，MALTリンパ腫は重要である．なお，若年発症や縦隔原発の場合にはリンパ芽球性リンパ腫の除外診断をTdT陰性で担保しておくとよい．

表　マントル細胞リンパ腫と鑑別を要するB細胞性リンパ腫の免疫染色所見

	MCL	CLL/SLL	LPL	FL	B-LBL	DLBCL	MALT
CD5	+	+	−	−	−	−/+	−
CD10	−	−	−	+	+/−	+/−	−
CD23	−	+	−/+	−	−	−	−
Bcl-6	−	−	−	+	−	+/−	−
cyclinD1	+	−	−	−	−	−	−
TdT	−	−	−	−	+	−	−

CLL/SLL：慢性リンパ性白血病/小細胞性リンパ腫，LPL：リンパ形質細胞性リンパ腫，FL：濾胞性リンパ腫，B-LBL：B-リンパ芽球性リンパ腫，DLBCL：びまん性大細胞型B細胞リンパ腫，MALT：MALTリンパ腫

5) マントル細胞リンパ腫

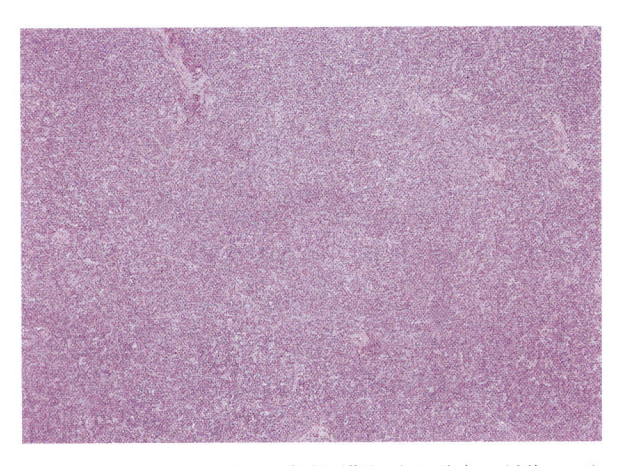

写真1 マントル細胞リンパ腫組織像（HE染色，対物×10）
リンパ節実質の基本構造はなく，びまん性増殖を示す．

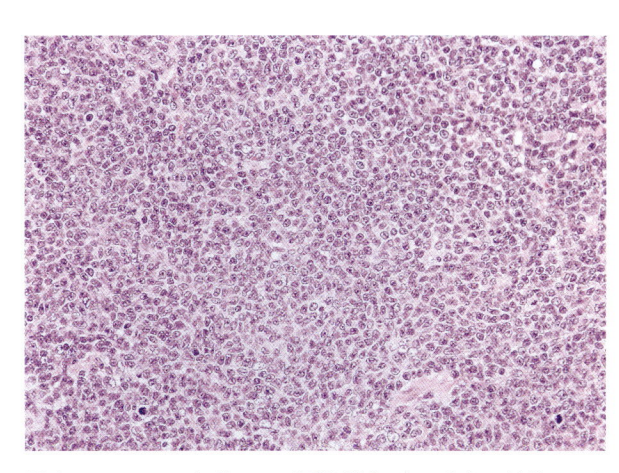

写真2 マントル細胞リンパ腫組織像（HE染色，対物×40）
腫瘍細胞は概ね小型～中型で，大きさはほぼ均一である．細胞学的には単調な像を呈する．

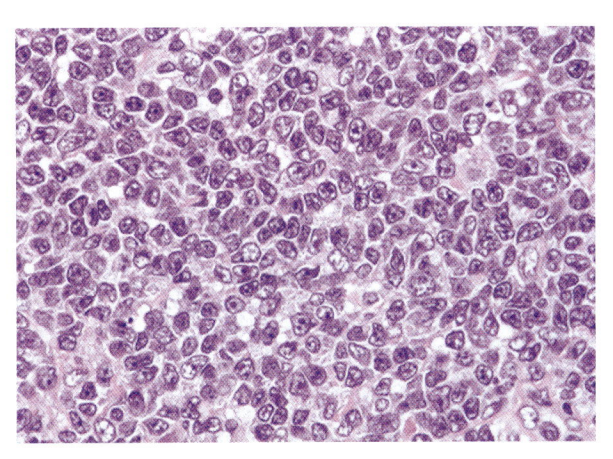

写真3 マントル細胞リンパ腫組織像
（HE染色，対物×100）
核は類円形からくびれをもつものまでさまざまで，胞体は乏しい．

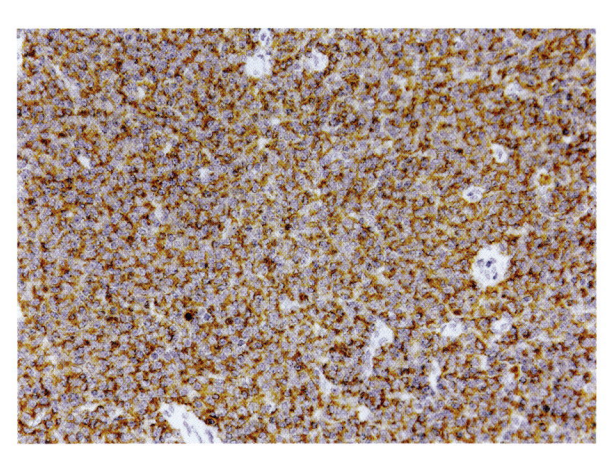

写真4 マントル細胞リンパ腫組織像
（免疫染色，対物×40）
CD20陽性．

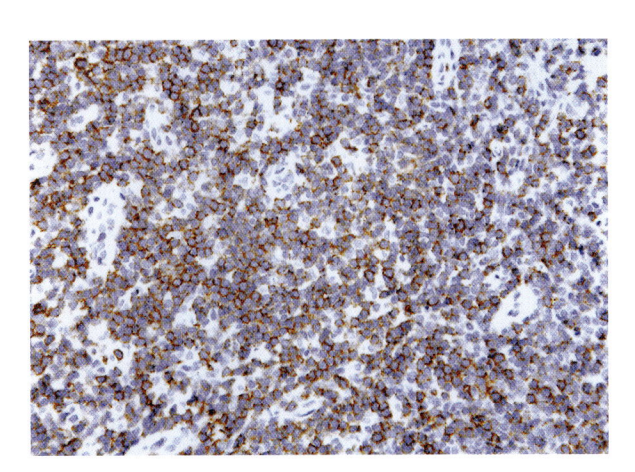

写真5 マントル細胞リンパ腫組織像
（免疫染色，対物×40）
CD5陽性を示す．

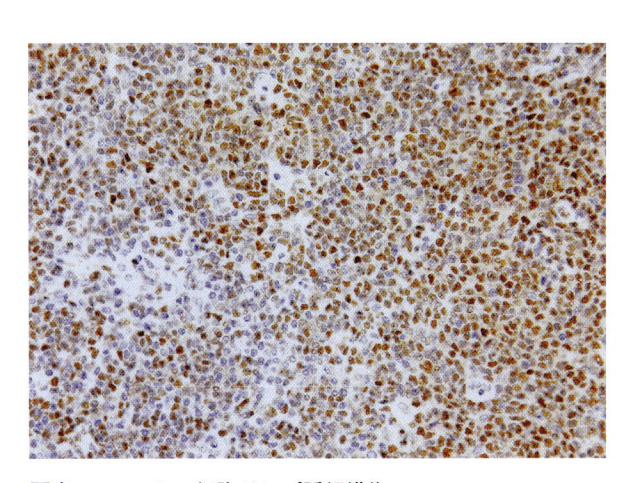

写真6 マントル細胞リンパ腫組織像
（免疫染色，対物×40）
cyclinD1は核に陽性を示す．

● 細胞像

　MCLの一般的な細胞学的特徴は小型リンパ球よりやや大きい中型リンパ球大の腫瘍細胞が単調に出現する（写真8, 9）．Tiemannら[3]は細胞形態学的所見から①中型リンパ腫細胞主体のclassical type，②小型リンパ球類似のsmall type，③核形不整高度なpleomorphic type，④リンパ芽球性リンパ腫に類似するblastic typeの4亜型に分け，各々の割合を87.5％，3.6％，5.9％，2.6％と報告している．概ね中型リンパ腫細胞主体のclassical typeが大半を占める．また，②～④の3亜型を細胞標本のみで推定するのは困難なため，亜分類は組織検査，免疫染色に委ねられる．

　Papanicolaou染色にみる腫瘍細胞の核は円形～類円形で，くびれを有する細胞も少数認められる（写真10, 11）．クロマチン凝集は非腫瘍性小型リンパ球に比べ軽度で，核小体は小型で1～数個観察される．細胞質はライトグリーン淡染性で，狭いものからやや豊富なものまでみられる．Giemsa染色で核は類円形～多辺形を呈しており，クロマチンは細網状，細胞質は白色からやや好塩基性で比較的豊富である（写真12, 13, 14）．

　鑑別を要する悪性リンパ腫としては，濾胞性リンパ腫grade 1，小細胞性リンパ腫，リンパ芽球性リンパ腫，バーキットリンパ腫，末梢性T細胞リンパ腫，非特異型などがあげられる．これらはいずれも小型～中型リンパ腫細胞の単調な出現を特徴とする悪性リンパ腫である．特に核のくびれや切れ込みを特徴とし，日常業務において経験する頻度の高い濾胞性リンパ腫grade 1との鑑別は重要であり，MCLは濾胞性リンパ腫に比べ類円形核が主体を示し，核のくびれも軽度である．

● 参考文献

1) Banks PM, Chan J, Cleary ML, Delsol G, Wolf-Peeters C, Gatter K, et al. Mantle cell lymphoma. A proposal for unification of morphologic, immunologic, and molecular data. *Am J Surg Pathol* 1992; 16: 637-640.
2) Anderson JR, Armitage JO, Weisenburger DD. Epidemiology of the non-Hodgkin's lymphomas. Distributions of the major subtypes differ by geographic locations. *Ann Oncol* 1998; 9: 717-720.
3) Tiemann M, Schrader C, Klapper W, Martin MH, Campo E, Norton A, et al. Histopathology, cell proliferation indices and clinical outcome in 304 patients with mantle cell lymphoma（MCL）. A clinicopathological study from the European MCL Network. *Br J Haematol* 2005; 131: 29～38.

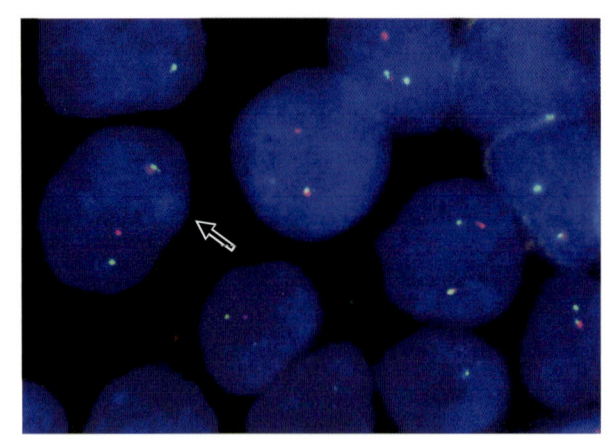

写真7　マントル細胞リンパ腫細胞像
　　　（FISH解析，対物×100）
　　　染色体転座（cyclinD1遺伝子の切断）によって赤と緑のシグナルが離れて観察される（↓）．本疾患に特異的な染色体転座である．

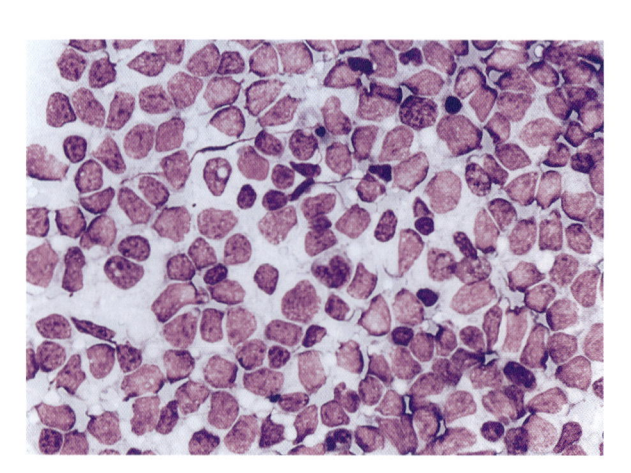

写真8　マントル細胞リンパ腫細胞像
　　　（Giemsa染色，対物×40）
　　　腫瘍細胞は中型リンパ球大で単調に出現している．

5）マントル細胞リンパ腫

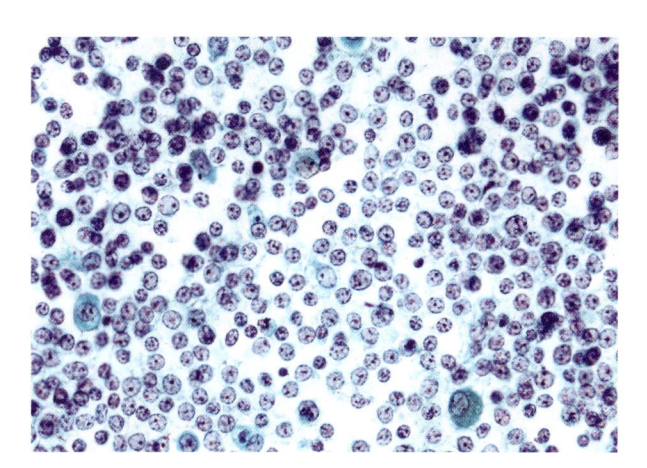

写真9 マントル細胞リンパ腫細胞像（Pap.染色，対物×40）
中型リンパ球大の腫瘍細胞が単調に出現している．核は類円形でクロマチン凝集は軽度，弱拡大においても明瞭な核小体が観察される．

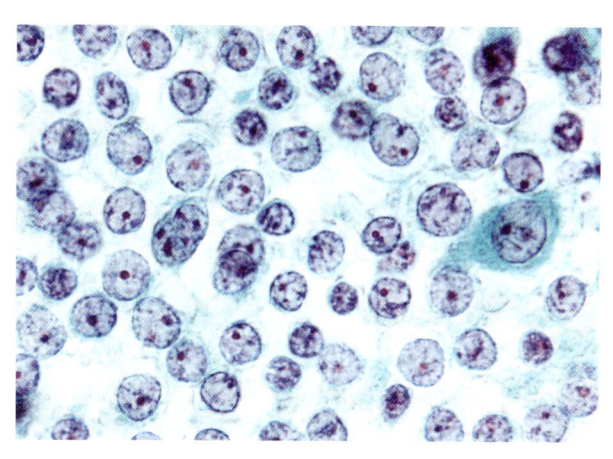

写真10 マントル細胞リンパ腫細胞像
（Pap.染色，対物×100）
核は類円形核が多く核のくびれは軽度である．クロマチン凝集は軽度で単個の明瞭な核小体がみられる．細胞質は淡染性で比較的豊富である．

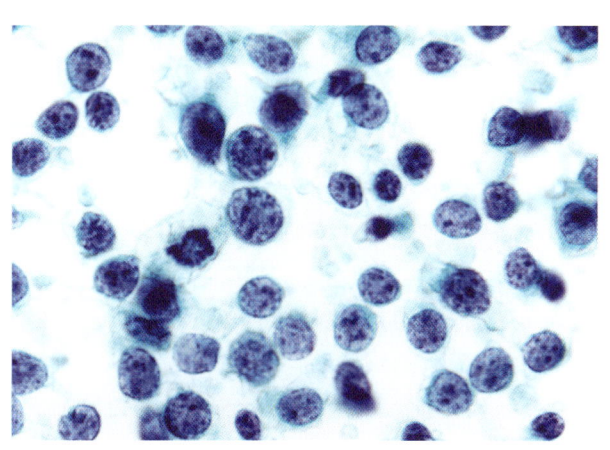

写真11 マントル細胞リンパ腫細胞像
（Pap.染色，対物×100）
中型リンパ球大の腫瘍細胞が単調に出現している．背景にはライトグリーン好性の無構造蛋白物質（lymphoglandular body）がみられる．

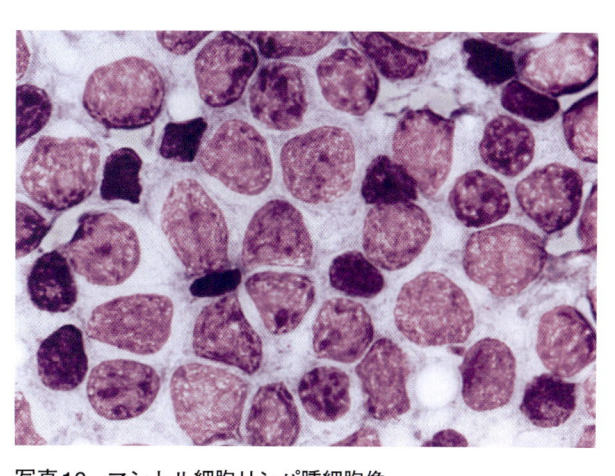

写真12 マントル細胞リンパ腫細胞像
（Giemsa染色，対物×100）
腫瘍細胞は類円形で核のくびれは軽度である．クロマチン凝集は軽度でGiemsa染色においても明瞭な核小体が観察される．

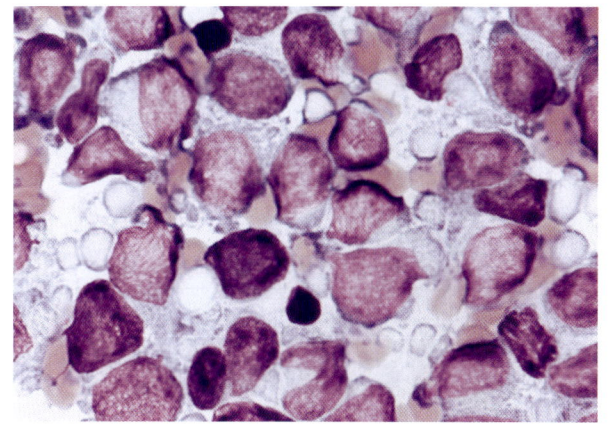

写真13 マントル細胞リンパ腫細胞像
（Giemsa染色，対物×100）
本症例は比較的細胞質が豊富で好塩基性を呈している．背景には弱好塩基性を呈する無構造蛋白物質（lymphoglandular body）がみられる．

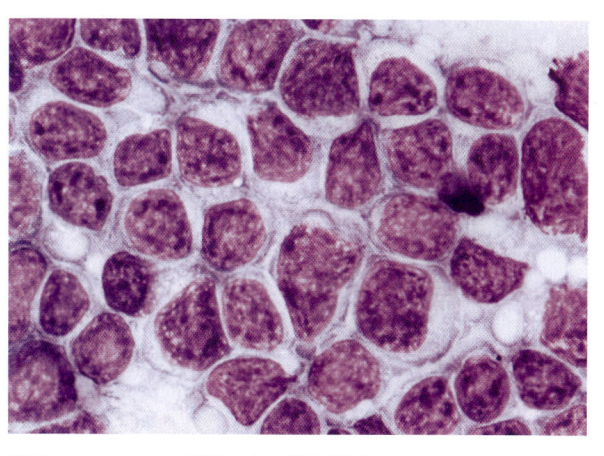

写真14 マントル細胞リンパ腫細胞像
（Giemsa染色，対物×100）
本症例の腫瘍細胞は類円形で，核のくびれは軽度である．クロマチン凝集は軽度～中等度で細胞質は弱好塩基性を示している．

第1章　IX. リンパ節病変の病理組織像と細胞診
B. 悪性リンパ腫 —— 2. 成熟B細胞腫瘍

6）びまん性大細胞型B細胞リンパ腫
Diffuse large B-cell lymphoma（DLBCL）

　DLBCLは，腫瘍細胞の核が組織球の核以上または正常リンパ球の2倍以上の大きさと定義される．胚中心，または胚中心後の細胞を由来とした腫瘍である．多様な形態や性質を示し，濾胞性リンパ腫，MALTリンパ腫，マントル細胞リンパ腫などの低悪性度B細胞性リンパ腫から二次的に進展したものを含む．さらにヒト免疫不全ウイルス（human immunodeficiency virus：HIV）感染症など免疫不全を背景とする場合，Epstein-Barr virus（EBV）感染を背景とする場合などがある．欧米では非ホジキンリンパ腫（NHL）の30～40％を占める．わが国では全悪性リンパ腫の33％，B細胞性NHLの48.7％を占め，最多の組織型である．臨床像も多彩で，多くの予後因子が検討されているが，p53変異，血清可溶性IL-2受容体高値などが予後不良因子として報告されている．現在は抗CD20モノクローナル抗体（rituximab）療法を併用した多剤化学療法が治療の主流となりつつある．

●組織像
　正常濾胞構造が消失し，びまん性に増殖する大型腫瘍細胞で占められている（写真1～3）．4つの組織亜型が存在する．①中心芽球型：大型類円形，空胞状核に2～3個の核小体をもつ．②免疫芽球型：中心部に大型核小体をもち，形質細胞への分化を示す．③T細胞/組織球豊富型：腫瘍の大部分が非腫瘍性細胞であるT細胞/組織球で，腫瘍細胞は10％未満．④未分化大細胞型：きわめて大型の多形核で，腫瘍細胞は結合性を示すことがあり，未分化癌との鑑別を要する．未分化大細胞型の大部分はCD30陽性である．しかし，これらの亜分類は再現性に乏しく，CD30陽性未分化大細胞型以外の組織亜型は付記しないことが多い．なお，WHO分類発刊後にDLBCLの亜分類について大きな動きがあった．DNA microarrayを用いた研究で，DLBCLは胚中心B細胞型（germinal center B cell type）と活性化B細胞型（activated B cell type）の2群に分けられ，後者が予後不良であることが報告された[1]．現在ではCD10（写真5），Bcl-6，MUM1（写真6）の免疫染色を用いて，両者を分類できる（図）．免疫染色では，CD20（写真4），CD79aなどB細胞マーカーを発現し，Bcl-2は陽性を示すことが多い．CD5陽性例は予後不良群とされるが，cyclinD1を確認する必要がある．両者陽性であればマントル細胞リンパ腫のblastic variantとすべきである．Ki-67は50％程度の陽性率で，90％以上の場合はバーキットリンパ腫との鑑別を要する．腫瘍遺伝学的には免疫グロブリン遺伝子再構成による単クローン増殖が証明され，また20～30％の症例にt（14;18）（q32;q21）染色体転座が認められる．

GCB：Germinal center B cell type　　ABC：Activated B cell type

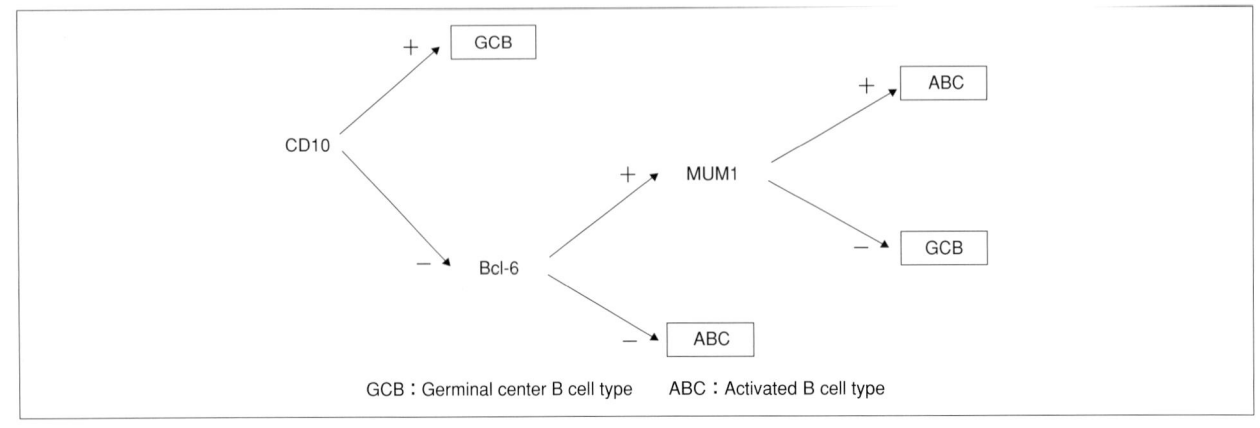

図　GCB typeとABC typeの免疫染色の分類[1]

6）びまん性大細胞型B細胞リンパ腫

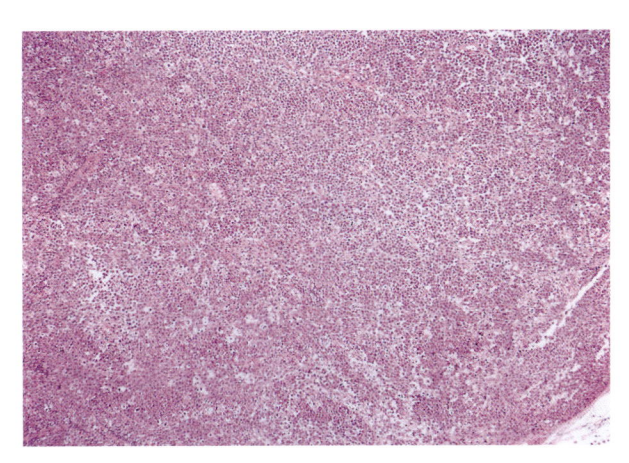

写真1 びまん性大細胞型B細胞リンパ腫組織像
（HE染色，対物×10）
正常構造は消失し，びまん性に大型腫瘍細胞の増殖がみられる．

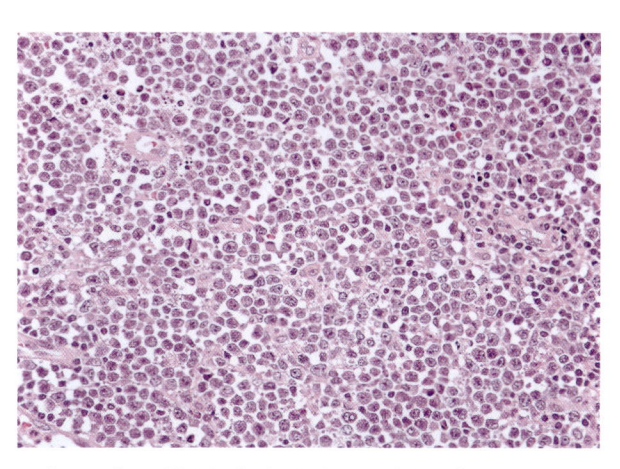

写真2 びまん性大細胞型B細胞リンパ腫組織像
（HE染色，対物×40）
大部分が大型の腫瘍細胞で，一部中型の腫瘍細胞の混在もみられる．

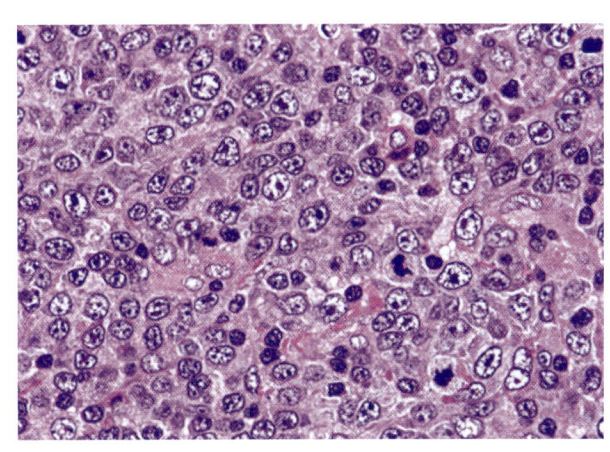

写真3 びまん性大細胞型B細胞リンパ腫組織像
（HE染色，対物×100）
腫瘍細胞は，大型類円形核で，2～3個の核小体を有する胚中心芽球型，および核の中心部に大型核小体を有する免疫芽球型細胞からなる．

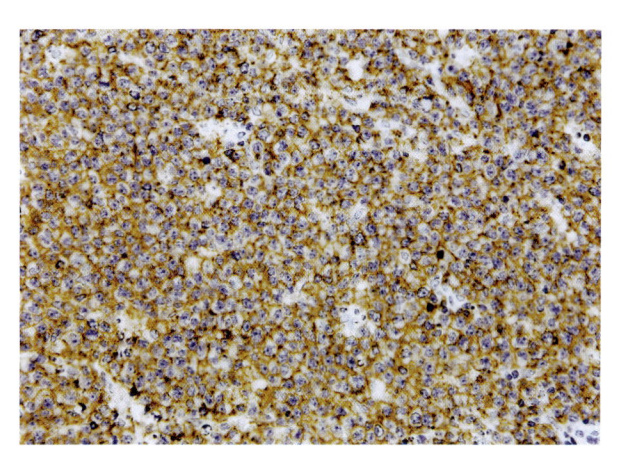

写真4 びまん性大細胞型B細胞リンパ腫組織像
（免疫染色，対物×40）
CD20陽性を示す．

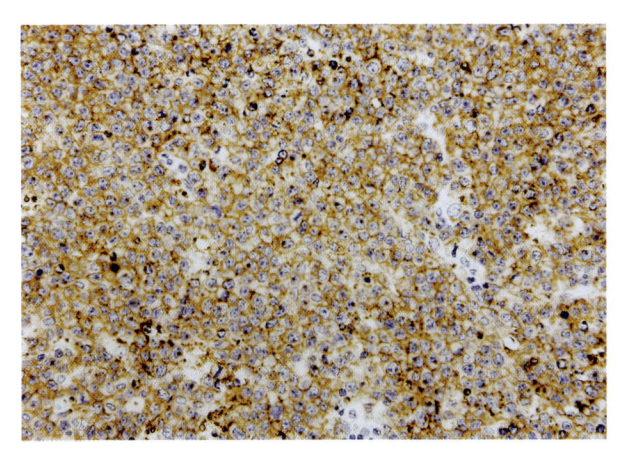

写真5 びまん性大細胞型B細胞リンパ腫組織像
（免疫染色，対物×40）
CD10陽性を示す．

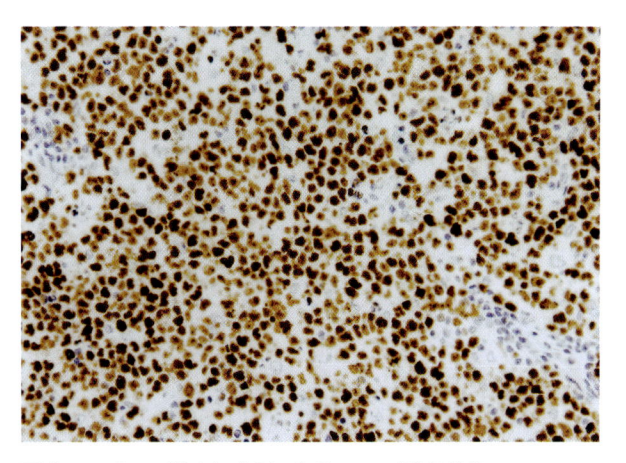

写真6 びまん性大細胞型B細胞リンパ腫組織像
（免疫染色，対物×40）
核にMUM1陽性を示す．

● 細胞像

　日常遭遇する悪性リンパ腫のなかで最も多く，明らかな大型リンパ球大の腫瘍細胞が単調に出現するため，その細胞診断は比較的容易である．前述の如く，組織学的には4亜型に分類されるが，そのなかで大半を占める中心芽球型の典型的な腫瘍細胞の形態は，小型リンパ球の2～3倍程度の大きさを示し（写真7, 8），核は類円形からくびれを有するものや多辺形，分葉状を呈するものまで認められる（写真9, 10）．クロマチン凝集は軽度で細網状を呈する．また，Papanicolaou染色では核縁にクロマチンが付着して観察され，核小体は通常大型で1～数個みられる．細胞質は豊富で淡染性から弱好塩基性を示し，しばしば小空胞も観察される（写真11）．背景にはライトグリーン好性の無構造蛋白物質（lymphoglandular body）[2]がしばしば認められる（写真12）．免疫芽球型（写真13, 14）は，腫瘍細胞も大型で強好塩基性の細胞質と単個の大型核小体を特徴とする．T細胞/組織球豊富型については背景にT細胞性小型リンパ球が多数出現するため細胞診断は困難とされている[3]．未分化大細胞型は豊富な細胞質で，クロマチンは細網状であり，大型の核小体を有するなど未分化大細胞型リンパ腫に類似した細胞像を呈する．なお，詳細な分類についてはT，B細胞マーカー，さらには癌転移を疑う場合，上皮性マーカーを用いた免疫染色を要する．穿刺細胞診検査の診断では未分化癌との鑑別が最も重要であり，悪性リンパ腫であれば当該のリンパ節生検は必須な検査法である．一方，未分化癌においてはこのような組織検査は省かれることが多い．両者の鑑別点としては，①DLBCLでは通常，壊死はみられないが，未分化癌ではしばしば認められる．②N/C比は癌に比べ，DLBCLのほうが高い．③DLBCLの腫瘍細胞には基本的に結合性はみられない．があげられる．

● 参考文献

1) Hans CP, Weisenburger DD, Greiner TC, Gascoine RD, Delabie J, Ott G. et al. Confirmation of the molecular classification of diffuse large B-cell lymphoma by immunohistochemistry using a tissue microarray. *Blood* 2004; 103 : 275-282.

2) Flanders E, Kornstein MJ, Wakely PE Jr, Kardos TF, Frable WJ. Lymphoglandular bodies in fine-needle aspiration cytology smears. *Am J Clin Pathol* 1993; 99: 566-569.

3) 菊池昌弘．びまん性大細胞型リンパ腫．最新・悪性リンパ腫アトラス（菊池昌弘，森茂郎，編）．東京；文光堂：2004. p162-172.

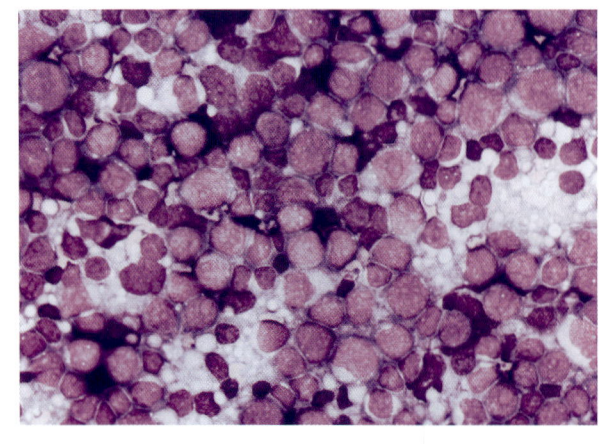

写真7　びまん性大細胞型B細胞リンパ腫細胞像
（Giemsa染色，対物×40）
大型リンパ球大からそれ以上の大きさの腫瘍細胞が単調に出現している．

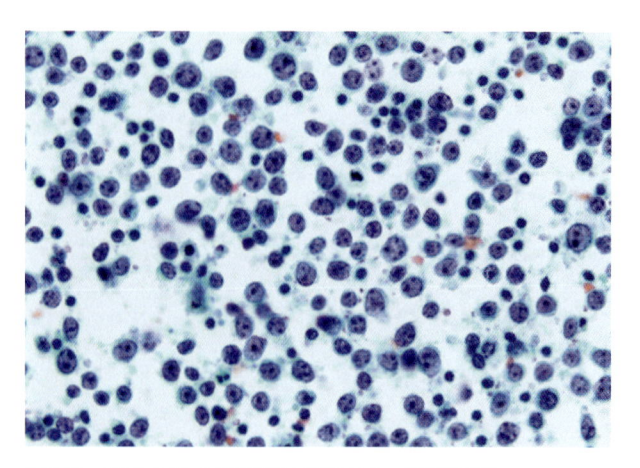

写真8　びまん性大細胞型B細胞リンパ腫細胞像
（Pap.染色，対物×40）
大型リンパ球大からそれ以上の大きさの腫瘍細胞が単調に出現している．核小体が明瞭に観察される．非リンパ性腫瘍との鑑別も要するが，きわめてN/C比は高い．

6）びまん性大細胞型 B 細胞リンパ腫

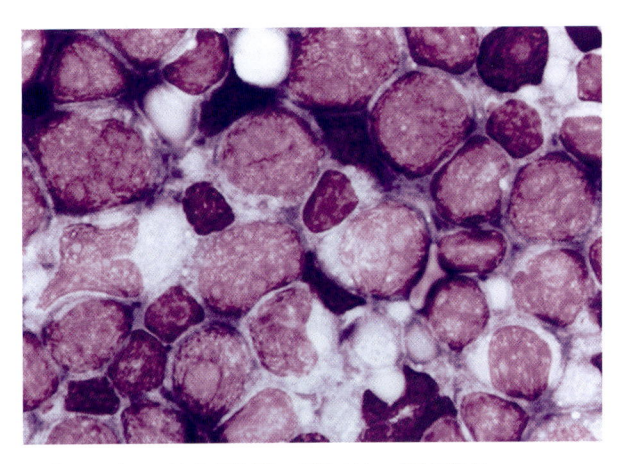

写真 9　びまん性大細胞型 B 細胞リンパ腫細胞像
　　　（Giemsa 染色，対物×100）
　　　腫瘍細胞は小型リンパ球の2～3倍の大きさで核は類円形からくびれを有する．クロマチンは細網状で腫大した大型核小体が目立つ．

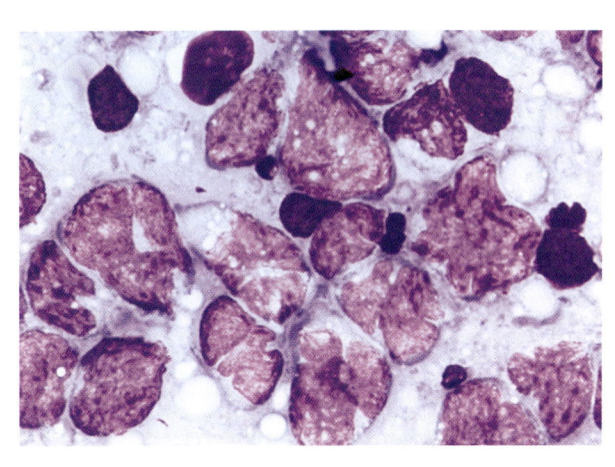

写真 10　びまん性大細胞型 B 細胞リンパ腫細胞像
　　　（Giemsa 染色，対物×100）
　　　本症例では核形不整が著明でくびれや分葉状を呈している．

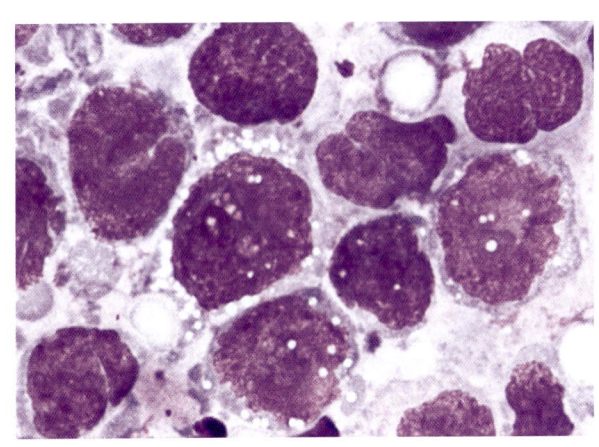

写真 11　びまん性大細胞型 B 細胞リンパ腫細胞像
　　　（Giemsa 染色，対物×100）
　　　本症例では細胞質内に小空胞がみられる．小空胞は本疾患ではしばしば観察されるが，目立つ場合にはバーキットリンパ腫との鑑別を要する．

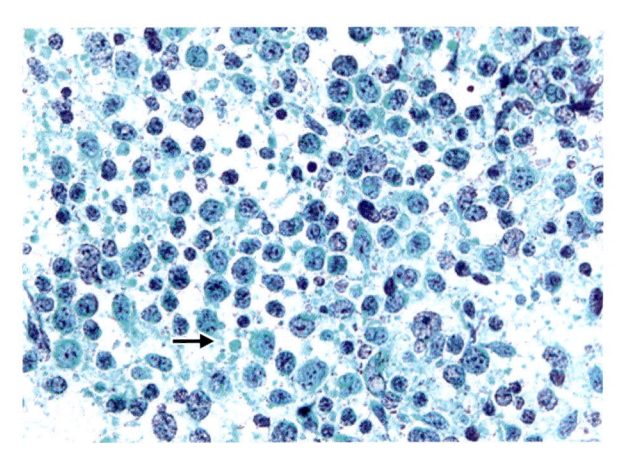

写真 12　びまん性大細胞型 B 細胞リンパ腫細胞像
　　　（Pap.染色，対物×40）
　　　核のくびれなどの核形不整が目立つ腫瘍細胞が単調に出現している．背景には無構造蛋白物質（lymphoglandular body）（↓）がみられるが，壊死物質と間違えないようにしたい．

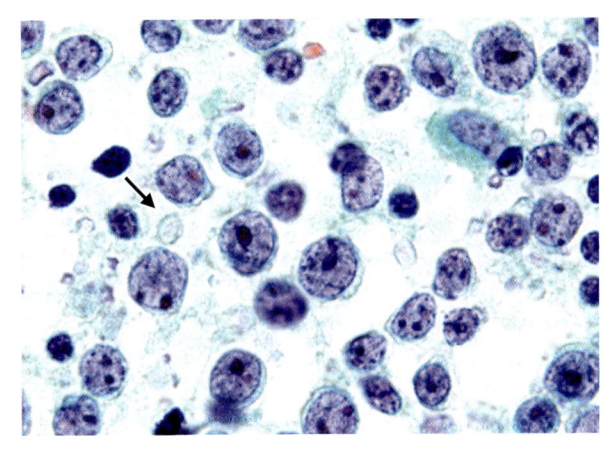

写真 13　びまん性大細胞型 B 細胞リンパ腫細胞像
　　　（Pap.染色，対物×100）
　　　免疫芽球型では単個の腫大した核小体を有するのを特徴とする．背景には無構造蛋白物質（lymphoglandular body）（↓）がみられる．

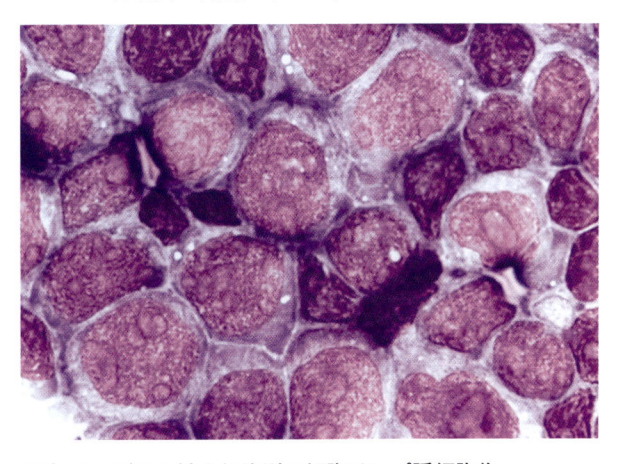

写真 14　びまん性大細胞型 B 細胞リンパ腫細胞像
　　　（Giemsa 染色，対物×100）
　　　免疫芽球型では Giemsa 染色において比較的豊富な細胞質が好塩基性に染色されるのを特徴とする．クロマチンは粗網状で腫大した核小体を有している．

第1章　IX. リンパ節病変の病理組織像と細胞診
B. 悪性リンパ腫 —— 2. 成熟B細胞腫瘍

7）バーキットリンパ腫/白血病
Burkitt lymphoma / leukemia（BL）

　バーキットリンパ腫/白血病（BL）は8q24に位置するc-myc遺伝子と免疫グロブリン（Ig）遺伝子の相互転座に起因する高悪性度の末梢性B細胞性腫瘍である．①流行地型（endemic BL），②非流行地型（sporadic BL），③免疫不全関連型（immunodeficiency associated BL）の3つの臨床像をとる．流行地型はアフリカ地域，パプア・ニューギニアに多く，小児（4～7歳）に多い．Epstein-Barr virus（EBV）感染をほぼ100％の症例に認める．熱帯性気候との関連が古くから指摘され，マラリア流行との関連も報告されている．非流行地型はわが国や欧米にみられ，小児と若年成人（30歳前後）がほとんどで，小児悪性リンパ腫の40～50％を占め，EBV感染との関連はほとんどない．免疫不全関連型は，HIV感染に関連して発症し，EBVは20～30％に認められる．

　発生頻度は，全リンパ腫の1～2％と低い．成人では稀であるが，その70％以上の症例が初診時すでに進行期で，腹部のbulky massで診断されることが多い．小児の場合には強力な化学療法を行うことで，進行期でも80％以上の長期生存が得られる．成人の場合でも小児と同様の強力な化学療法を行うことができれば予後に相違はないとの報告もあるが，治療はきわめて困難である．

● 組織像

　腫瘍細胞は中型で，びまん性に単調な増殖を示す．核は類円形でわずかなくびれを有し，核小体は小さく2～5個程度みられる．胞体は好塩基性で脂肪顆粒をもつ．核片（崩壊した腫瘍細胞）を貪食するマクロファージが非常に多くみられ，あたかも無数の星が暗い夜空に瞬いているようにみえることから"星空像（starry sky appearance）"とよばれ，特徴的な所見とされる（写真1, 2）．

　免疫染色では，腫瘍細胞はB細胞マーカーを発現する．CD10陽性，Bcl-6陽性である．細胞周期増殖期の核に染まるKi-67が，ほぼ100％陽性であることが重要な所見である（写真3）．CD5, cyclinD1, CD23, TdTは陰性である．腫瘍遺伝学的に流行地型，非流行地型に共通してc-mycの異常を認める．c-mycは8q24に位置し，BLの全例で同部位を含む8番染色体に転座を認める．転座の相手は免疫グロブリン（Ig）遺伝子で，転座はt（8;14）（q24;q32），t（2;8）（p12;q24），t（8;22）（q24;q11）のいずれかになる．わが国に多い非流行地型ではt（8;14）（q24;q32）が75～90％を占める．

● 細胞像

　腫瘍細胞は中型リンパ球大で，小型リンパ球の出現はわずかで単調な細胞像を示す．また，増殖能の高い悪性リンパ腫であることからしばしば核分裂像や核片（崩壊した腫瘍細胞）を貪食する組織球が散見される（写真4）．腫瘍細胞の核は類円形が多く，くびれを有する細胞も観察される．クロマチンは粗網状で，リンパ芽球性リンパ腫の細顆粒状クロマチンとは異なる．明瞭な核小体も1～数個みられる（写真5）．細胞質は比較的狭く，腫瘍細胞が一様に強好塩基性を示し，細胞質内に脂肪染色陽性の小空胞を認める（写真6）．小空胞は他のB細胞性リンパ腫（びまん性大細胞型B細胞リンパ腫，濾胞性リンパ腫）などでもみられるが，小空胞の存在は重要で本疾患を推定する所見となりえる．

7）バーキットリンパ腫/白血病

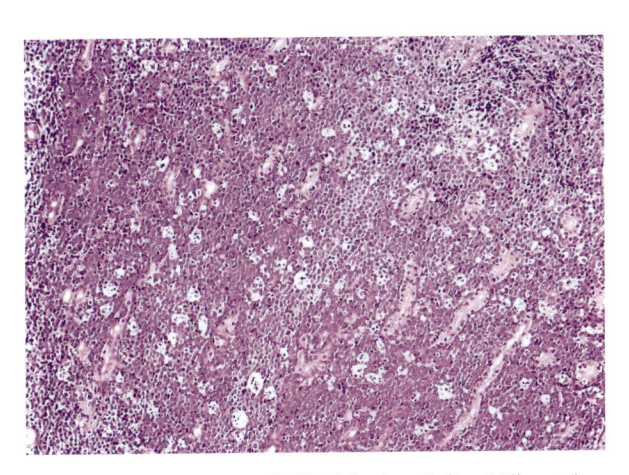

写真1　バーキットリンパ腫組織像（HE染色，対物×10）
　　　腫瘍細胞は中型で，びまん性に単調な増殖を示す．

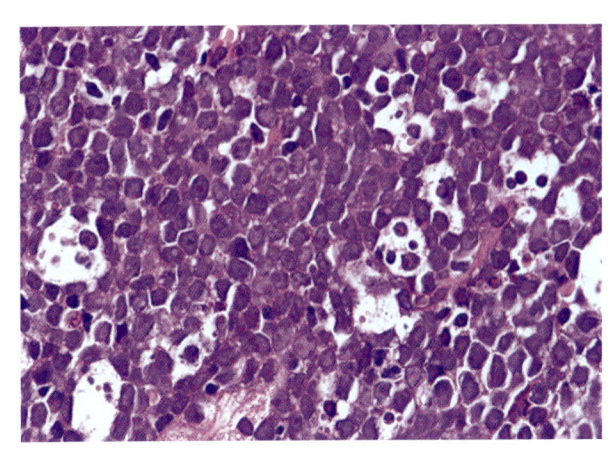

写真2　バーキットリンパ腫組織像（HE染色，対物×100）
　　　腫瘍細胞の核は類円形で，核小体は小さく，胞体は好塩基性である．特徴的な"星空像"がみられる．

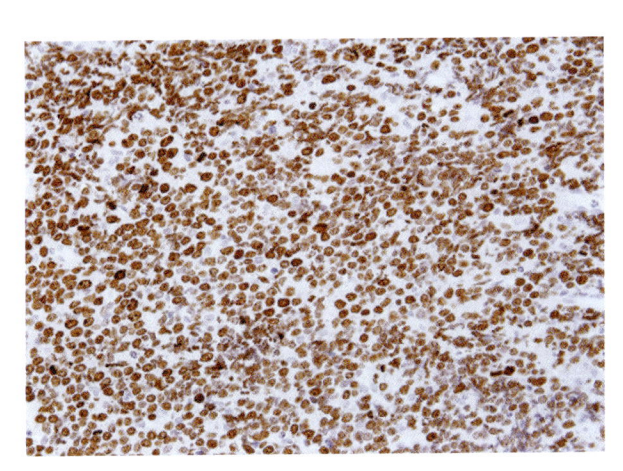

写真3　バーキットリンパ腫組織像（免疫染色，対物×20）
　　　腫瘍細胞の増殖能は高く，Ki-67は高率に陽性である．

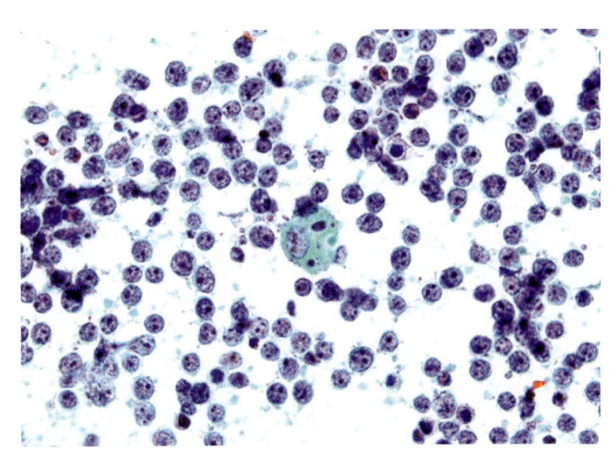

写真4　バーキットリンパ腫細胞像（Pap.染色，対物×40）
　　　腫瘍細胞は中型リンパ球大で占められ単調に出現する．腫瘍細胞の増殖能が高いことから核分裂像や貪食組織球も混在する．

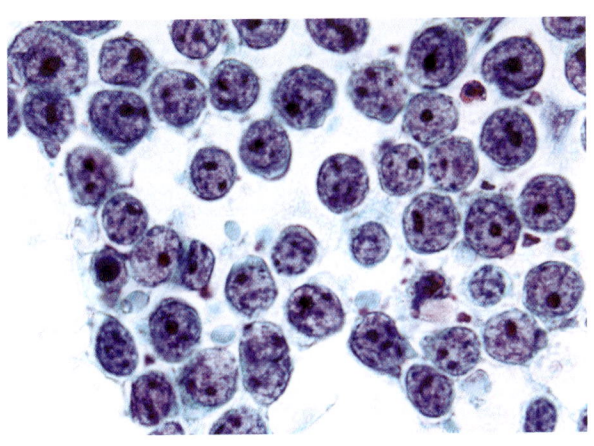

写真5　バーキットリンパ腫細胞像（Pap.染色，対物×100）
　　　腫瘍細胞の核は類円形のことが多く，明瞭な核小体が1〜数個みられる．クロマチンは粗顆粒状を呈している．

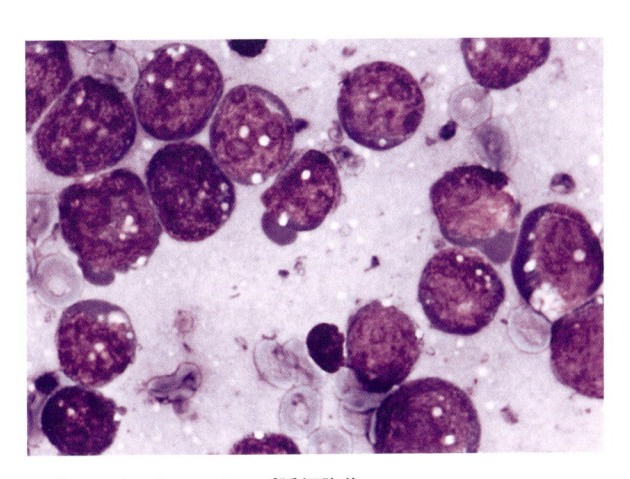

写真6　バーキットリンパ腫細胞像（Giemsa染色，対物×100）
　　　腫瘍細胞のクロマチンは粗網状で，細胞質は強好塩基性に染まり，脂肪染色陽性の小空胞が観察されるのが特徴である．

第1章　Ⅸ．リンパ節病変の病理組織像と細胞診
B．悪性リンパ腫 —— 2．成熟B細胞腫瘍

付）節外性粘膜関連リンパ組織型濾胞辺縁帯リンパ腫（MALTリンパ腫）
Extranodal marginal zone lymphoma of mucosa-associated lymphoid tissue (MALT lymphoma)

　節外性濾胞辺縁帯に由来する．粘膜関連リンパ組織（mucosa-associated lymphoid tissue：MALT）は消化管，呼吸器，甲状腺，唾液腺，涙腺などに存在する．これらの臓器の慢性炎症を基盤とし，後天的に形成されたMALTを母地として発生した低悪性度B細胞性リンパ腫がMALTリンパ腫で，この概念は1983年にIsaacsonら[1]によって提唱された比較的最近の疾患概念である．なお，胃原発例では，*Helicobactor pylori*（H.P.）感染との関連が重要である．わが国では全リンパ腫の7～8％を占め，びまん性大細胞型B細胞リンパ腫（DLBCL）に次いで多い．臓器別では胃が最も多く，涙腺，大腸，甲状腺，肺，唾液腺が続く．臨床的に胃MALTリンパ腫ではH.P.除菌療法のみで70～80％が完全寛解する稀有な悪性腫瘍である．MALTリンパ腫とすべき症例をDLBCLとover diagnosisすること，DLBCLとすべき症例をhigh grade MALTリンパ腫などと診断することは避けなければならない．なお，リンパ節では稀で，濾胞辺縁帯に由来する節性濾胞辺縁帯B細胞リンパ腫（nodal marginal zone B-cell lymphoma：Nodal MZL）とよび，形態的に単球様B細胞（monocytoid B-cell）に類似する細胞が優位である．

●組織像
　マントル層外側，すなわち濾胞辺縁帯に胚中心細胞様細胞（centrocyte-like cell）ないし単球様B細胞の形態を示す中型腫瘍細胞がびまん性に増殖する（写真1，2）．円形核，淡明な胞体が特徴で，形質細胞への分化を示す核内封入体（Dutcher body）がしばしば認められる．リンパ腫細胞が胚中心内に浸潤しfollicular colonizationを形成することがある．腫瘍細胞が腺管上皮に浸潤するlymphoepithelial lesion（LEL）は有用な所見であるが（写真3），胃，涙腺以外の甲状腺や唾液腺のMALTリンパ腫では典型的なLELの出現は稀である．参考ではあるが，胃MALTリンパ腫の診断においてWHO分類ではWotherspoonらのscoring systemを採用している．これは形態所見をgrade 0～5の6段階（grade 0は正常粘膜なので実質5段階）に分類し，grade 1～3を反応性，grade 4，5をリンパ腫とするもので，種々の組織学的所見を総合的に判断することを求めている．免疫染色では，腫瘍細胞はB細胞マーカーを発現する．CD5陰性，CD10陰性，cyclinD1陰性はマントル細胞リンパ腫，濾胞性リンパ腫との鑑別において，ぜひ確認しておく必要がある．

●細胞像
　頸部リンパ節原発の本疾患は非常に稀である．細胞診で経験する場合，多くは頸部腫瘤として発見され，原発臓器として甲状腺や唾液腺のMALTリンパ腫であることが多い．その細胞像は反応性リンパ節炎の細胞像に類似し，甲状腺であれば橋本病，唾液腺であればワルチン腫瘍との鑑別を要する．MALTリンパ腫の細胞像は小型リンパ球よりやや大きい中型リンパ球大の腫瘍細胞が主体を占め，大型リンパ球や貪食組織球はあまり目立たない（写真4）．また多数の形質細胞や単球様B細胞を認めた場合，本疾患を疑う重要な所見となりうる（写真5）．単球様B細胞は類円形核から軽度のくびれを有し，クロマチン凝集は軽度，細胞質は豊富で淡明であることが特徴である（写真6）．

●参考文献
1) Isaacson PG, Dennis H. Malignant lymphoma of mucosa associated lymphoid tissue. *Cancer* 1983; 52: 1410-1416.

付）節外性粘膜関連リンパ組織型濾胞辺縁帯リンパ腫（MALTリンパ腫）

写真1 MALTリンパ腫 胃生検組織像（HE染色，対物×10）
濾胞辺縁帯由来の腫瘍細胞のびまん性増生がみられる．

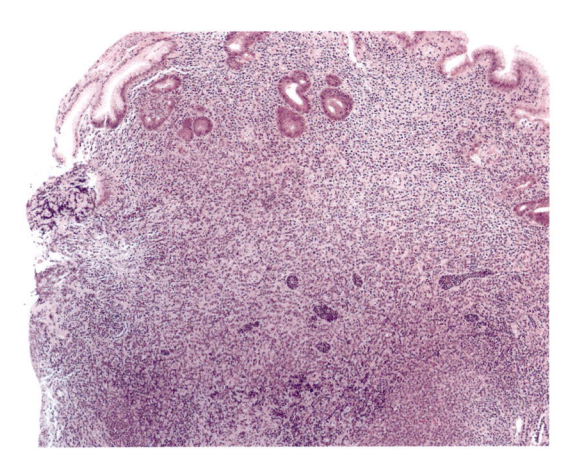

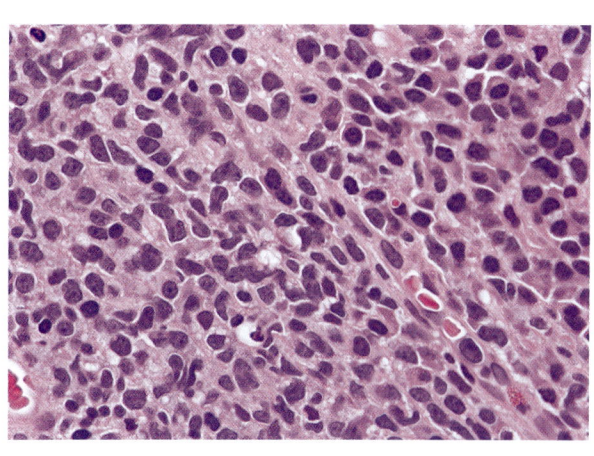

写真2 MALTリンパ腫 胃生検組織像（HE染色，対物×100）
胚中心細胞様細胞ないし単球様B細胞の形態を示す中型腫瘍細胞の増殖がみられる．腫瘍細胞は形質細胞への分化を伴う．

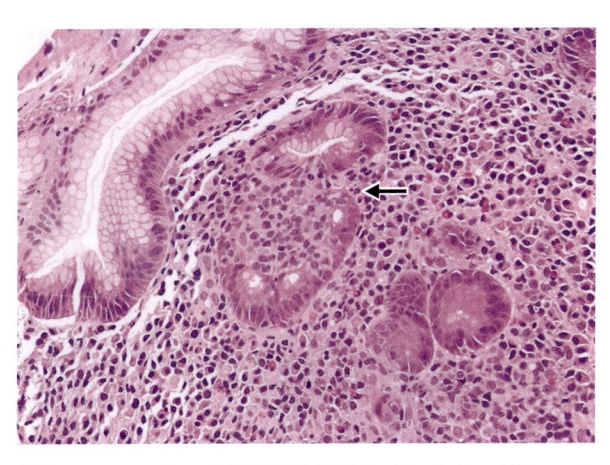

写真3 MALTリンパ腫 胃生検組織像（HE染色，対物×40）
腫瘍細胞が腺管上皮に浸潤したLEL（↓）がみられる．

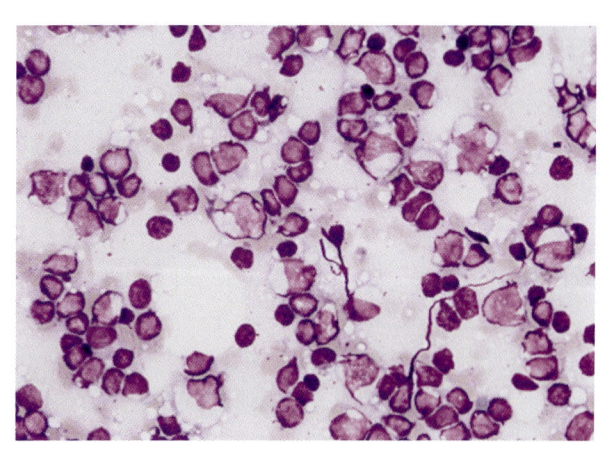

写真4 MALTリンパ腫 胃捺印細胞像
（Giemsa染色，対物×40）
腫瘍細胞は小型〜中型リンパ球大で，細胞質が広くて明るい大型リンパ球大の腫瘍細胞も出現している．中型リンパ球大の腫瘍細胞はcentrocyte like cellとよばれ，軽度のくびれを有する．

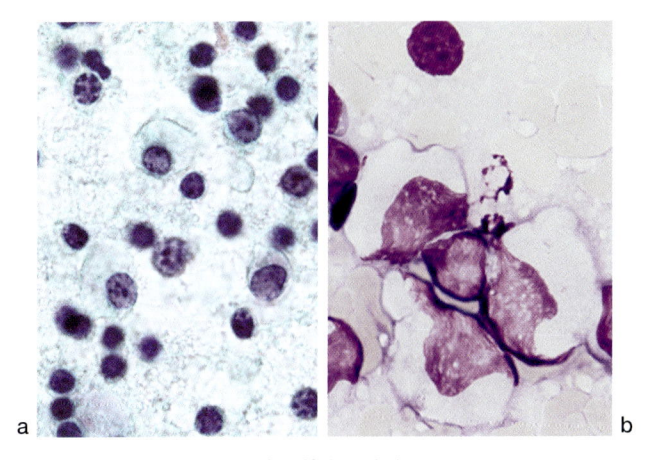

写真5 MALTリンパ腫 胃捺印細胞像
（a：Pap.染色，b：Giemsa染色，対物×100）
細胞質が広くて明るい細胞は単球様B細胞でGiemsa染色で観察しやすい．MALTリンパ腫ではしばしばみられる．

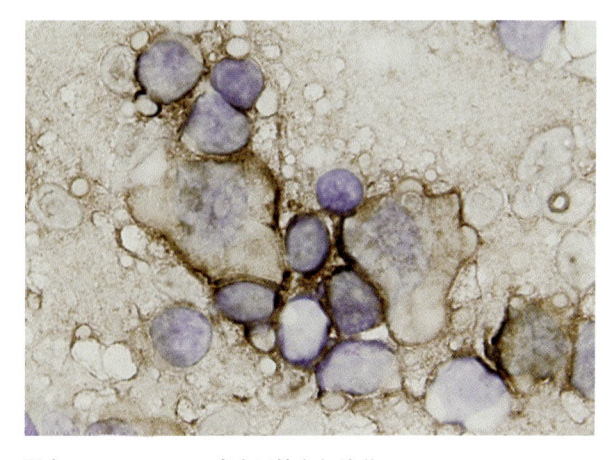

写真6 MALTリンパ腫 胃捺印細胞像
（免疫染色，対物×100）
単球様B細胞はCD20陽性である．

第1章　IX. リンパ節病変の病理組織像と細胞診
B. 悪性リンパ腫 —— 3. 成熟T細胞腫瘍ならびにNK細胞腫瘍

1）成人T細胞性白血病/リンパ腫
Adult T-cell leukemia / lymphoma（ATLL）

　ヒトT細胞向性ウイルス1型（human T lymphotropic virus type 1：HTLV-1）感染によって生じる末梢性T細胞リンパ腫（PTCL）であり，1970年代後半に疾患概念が確立し，1980年代初めにヒトに病気を引き起こすレトロウイルスとして初めてHTLV-1が報告された．現在，わが国にはHTLV-1キャリアーが約100万人おり，その半分以上が九州地方に集中している．輸血感染がなくなった現在においては，母乳による母子感染（感染率約20％）の予防が重要であり，母乳制限や母乳の凍結・加温による感染防止が効果をあげている．HTLV-1キャリアーのうち，生涯でATLLを発症するのは数％といわれ，感染からATLL発症には40～50年にも及ぶ潜伏期間がある．発生頻度では，HTLV-1は分布に地域差があり，特に日本，カリブ海沿岸地域，中央アフリカなどにみられる．わが国では九州・四国地方に多い．世界的な発症頻度の統計はない．九州地方では全リンパ腫の19％，PTCLの36％を占める．臨床的に出身地の確認が重要である．病型は①多彩な症状が続き軽度異型細胞が末梢血に出現するくすぶり型，②慢性リンパ性白血病像を示す慢性型，③腫瘍形成を伴うリンパ腫型，④急性白血病像を示す急性型に分けられるが，初発症状として皮疹，高カルシウム血症が多くみられる．いずれの病型も最終的には急性白血病像を示す．急性型は予後不良で大部分の患者は1年以内に死亡する．

●組織像

　腫瘍細胞はびまん性増殖を示す（写真1）．腫瘍細胞は不整な核形態を示し，核小体は小さい．桑実状，脳回状，分葉状の形態を示し（写真2），ときにReed-Sternberg細胞様の巨細胞もみられる．腫瘍細胞の大きさによって小細胞優位～大細胞優位，混合型，未分化大細胞型などに分類する．免疫染色では，T細胞マーカー陽性で，CD3+（写真3），CD4+，CD8−のヘルパー型が80％以上を占める．CD25がほぼ全例で陽性になり，診断に有用である．細胞傷害性因子は通常陰性である．腫瘍遺伝学的には，疾患特異的な遺伝子異常は報告されていない．ATLLの診断はHTLV-1プロウイルス単クローン性増殖の証明によってのみ確定する．そのためサザンブロット法かPCR法による解析が必須である．HTLV-1抗体陽性所見のみでは，厳密にはATLL診断確定は不可能で，HTLV-1キャリアーに発症した他のPTCLの可能性を否定できない．あらゆるT/NK細胞腫瘍が鑑別の対象であるが，その鑑別はHTLV-1プロウイルス単クローン性増殖の証明に完全に依存している．形態診断はあくまで補助的なものである．

●細胞像

　腫瘍細胞は中型～大型リンパ球大で，しばしばReed-Sternberg細胞様の多核巨細胞の出現もみられる（写真4）．核形不整は著明で複雑な切れ込み，桑実状，脳回状，分葉状の形態を示す（写真5）．細胞質は狭いものから豊富なものまでみられ，その染色性も類形質細胞，免疫芽球に類似する強好塩基性を示すものから淡染性を呈するものまで認められる（写真6）．LSG分類では多形細胞型と称されていたように，腫瘍細胞には著しい大小不同や細胞質の染色性に濃淡がみられるなど多彩な細胞像を呈するため，細胞診で悪性リンパ腫の診断は比較的容易である．なお，ATLLの腫瘍細胞を末梢血や体腔液などに認める場合，核が分葉した"花びら細胞（flower cell）"とよばれる腫瘍細胞が出現するが，リンパ節などの組織材料からは本細胞は認めにくい．

1）成人T細胞性白血病/リンパ腫

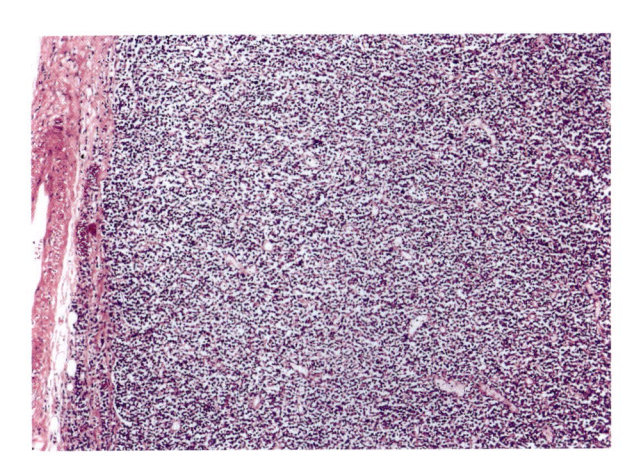

写真1　成人T細胞性白血病/リンパ腫組織像
（HE染色，対物×10）
リンパ節の基本構造はなく，びまん性に腫瘍細胞の増殖がみられる．

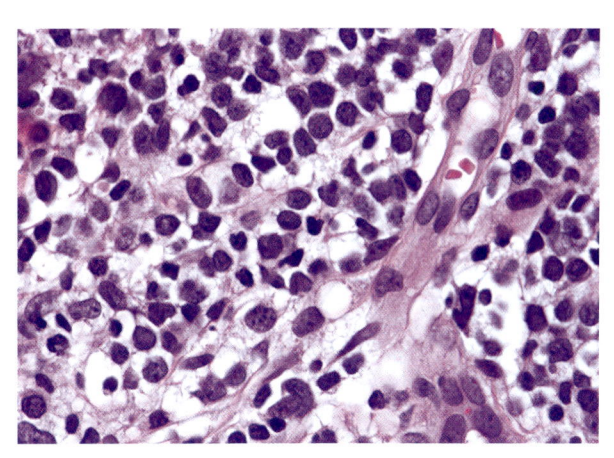

写真2　成人T細胞性白血病/リンパ腫組織像
（HE染色，対物×100）
腫瘍細胞は不整な核形態を示し，核小体は小さく，脳回状，分葉状である．

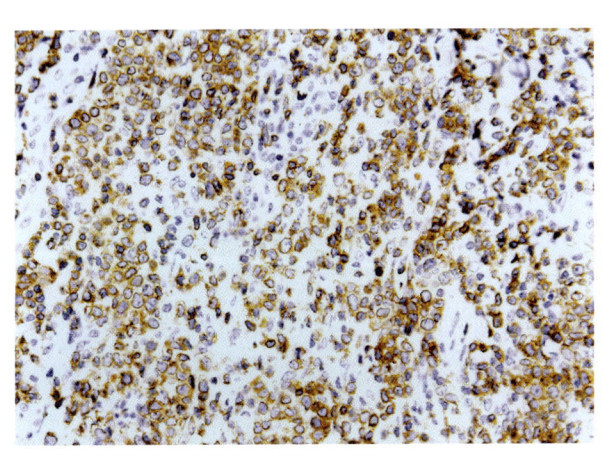

写真3　成人T細胞性白血病/リンパ腫組織像
（免疫染色，対物×40）
CD3陽性を示す．

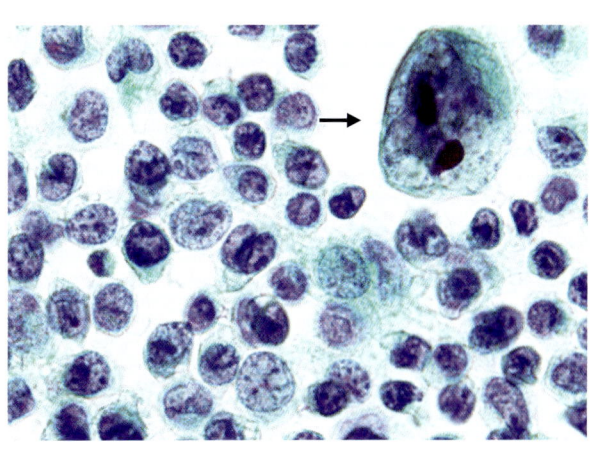

写真4　成人T細胞性白血病/リンパ腫細胞像
（Pap.染色，対物×100）
腫瘍細胞は中型〜大型リンパ球大で，核形不整が著明にみられる．しばしばRS細胞様の腫瘍細胞（↓）も出現する．

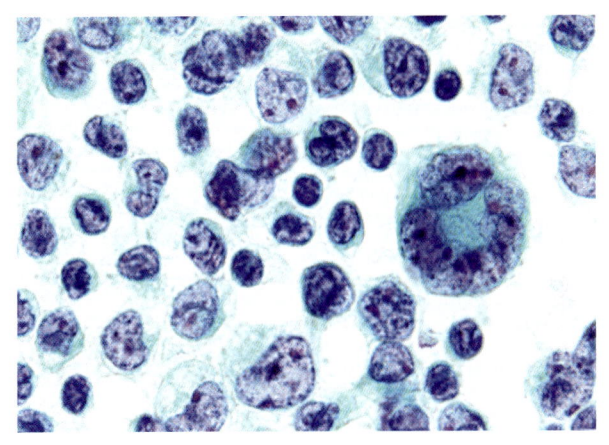

写真5　成人T細胞性白血病/リンパ腫細胞像
（Pap.染色，対物×100）
腫瘍細胞は大小不同が目立ち，著明な核形不整（脳回状，分葉状）を特徴とする．

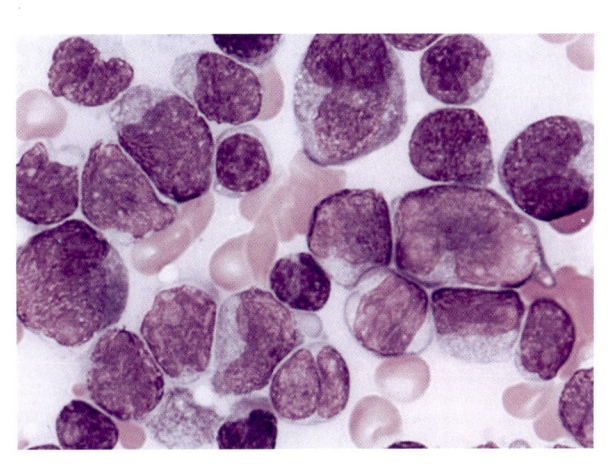

写真6　成人T細胞性白血病/リンパ腫細胞像
（Giemsa染色，対物×100）
腫瘍細胞は大小不同が顕著で，細胞質の染色性にも濃淡を認める．

第1章　Ⅸ. リンパ節病変の病理組織像と細胞診
B. 悪性リンパ腫 ―― 3. 成熟T細胞ならびにNK細胞腫瘍

2) 血管免疫芽球型T細胞リンパ腫
Angioimmunoblastic T-cell lymphoma（AILT）

　1970年代半ばに全身リンパ節腫脹，肝脾腫，多クローン性高γグロブリン血症（polyclonal gammopathy）を伴い，リンパ節に特徴的な病理組織像を示す症候群が報告された．これらは異常蛋白血症を伴う血管免疫芽球性リンパ節症（angioimmunoblastic lymphadenopathy with dysproteinemia：AILD），免疫芽球性リンパ節症（immunoblastic lymphadenopathy：IBL）などとよばれ，前リンパ腫的性格の疾患群とされていた．後に本疾患にみられる淡明細胞増殖がT細胞性で，IBL様T細胞リンパ腫（IBL-like T-cell lymphoma）が提唱され，WHO分類では血管免疫芽球型T細胞リンパ腫（angioimmunoblastic T-cell lymphoma：AILT）に分類されている．頻度は非ホジキンリンパ腫の1〜2％，末梢性T/NK細胞腫瘍の15〜20％である．臨床的に高齢者に多く，全身症状を初発時から伴うことも多い．基本的に節性リンパ腫であるが，初診時には病期が進行していることが多く，30〜40％の症例でpolyclonal gammopathyを伴う．標準的治療法は確立されていない．死因は腫瘍死のみならず，日和見感染による感染死が多いことも特徴的である．

● 組織像

　リンパ節の基本構造は破壊され，リンパ球，形質細胞，好酸球，組織球などがびまん性に増生する（写真1〜3）．血管壁が肥厚し，内皮が腫大した高内皮細静脈（high endothelial venule：HEV）が樹枝状に増殖する．さらに周囲には中型で淡明な胞体をもつ淡明細胞（clear cell）と濾胞樹状細胞（follicular dendritic cell：FDC）が増殖している像が特徴的である．淡明細胞は類円形核をもち核小体が1〜2個みられ，HEV周囲に結節，集塊状に増殖する（写真4〜6）．免疫染色では，淡明細胞はCD3，UCHL-1などのT細胞マーカーに陽性（写真7）で，CD4+，CD8-が優勢である．最近この淡明細胞がCD10陽性（写真8）であることが報告された．また高率にEBER in situ hybridization陽性の異型リンパ球が散見され，Epstein-Barr virus（EBV）感染を伴ったB細胞であると考えられる．腫瘍遺伝学的には，T細胞受容体（TCR）遺伝子再構成により，クロナリティー増殖が証明される．最も重要な鑑別診断は反応性病変である．薬剤性リンパ節症では傍皮質が拡大し，HEV増生を伴うことがあり，AILTの組織像に酷似する．TCR遺伝子再構成解析でないとT細胞単クローン性増殖を証明できないこともある．また，EBV感染によるリンパ節炎も同様の組織像を示すことがあり，ウイルス感染の有無や薬剤服用歴を確認することも必要である．

● 細胞像

　Giemsa染色によるAILTの細胞像は，小型〜大型のリンパ球が種々の割合でみられ，それらの細胞に加え，形質細胞，組織球系細胞，類上皮細胞，好酸球もみられる．したがって弱拡大による観察では一見，多彩な細胞が混在した細胞像を呈する．出現するリンパ球は小型〜大型リンパ球大で，大小不同が目立ち，中型〜大型のリンパ球のなかには細胞質が明るく抜けた淡明細胞や好塩基性を示す類形質細胞（plasmacytoid cell）が混在して認められる（写真9，10）．淡明細胞を強拡大にて観察すると核は中心性〜偏在性で，クロマチン凝集は細網状，小型核小体をもつ（写真11）．類形質細胞は，核が偏在性を示し，細胞質は形質細胞と免疫芽球と同様な強好塩基性を呈するが，細胞径は形質細胞と免疫芽球の中間的な大きさを示す（写真12）．以上のようにAILTの組織推定では，標本上に淡明細胞と類形質細胞の両者を見出すことが重要であるが，それらの細胞を同定するためにはGiemsa染色が適している．また，AILT，末梢性T細胞リンパ腫，非特異型，およびホジキンリンパ腫では，好酸球の出現が目立つのも特徴である．

　Papanicolaou染色による観察でも小型リンパ球の出現率は低く，中型〜大型リンパ球が多く出現し，これ

2）血管免疫芽球型T細胞リンパ腫

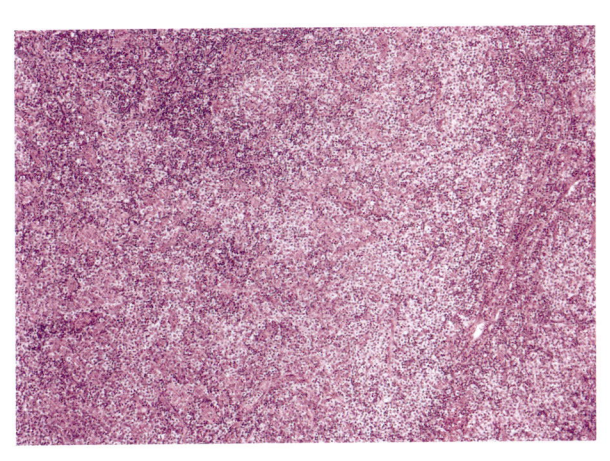

写真1 血管免疫芽球型T細胞リンパ腫組織像
（HE染色, 対物×10）
リンパ節の基本構造は破壊され, リンパ球, 形質細胞, 好酸球などがびまん性に増生する.

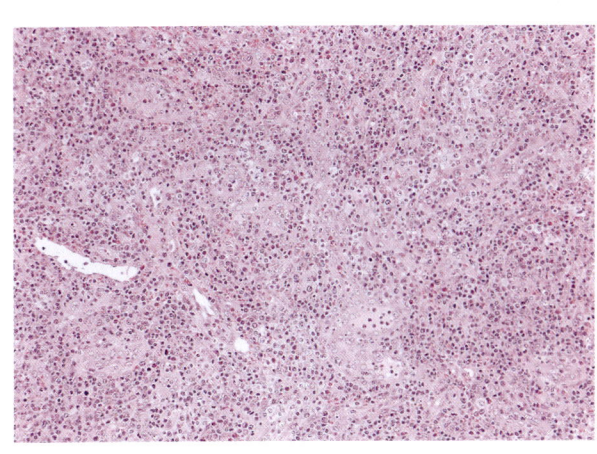

写真2 血管免疫芽球型T細胞リンパ腫組織像
（HE染色, 対物×20）
血管壁が肥厚し, 内皮細胞が腫大した血管の増生も目立つ.

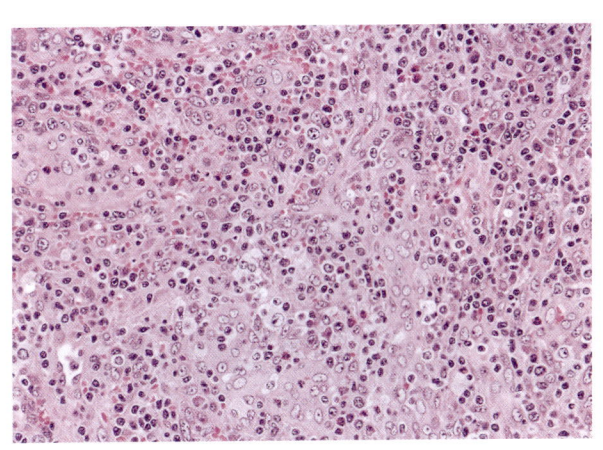

写真3 血管免疫芽球型T細胞リンパ腫組織像
（HE染色, 対物×40）
リンパ球, 好酸球, 形質細胞, 組織球の浸潤と高内皮細静脈の増生とともに胞体が淡明な中型の腫瘍細胞がみられる.

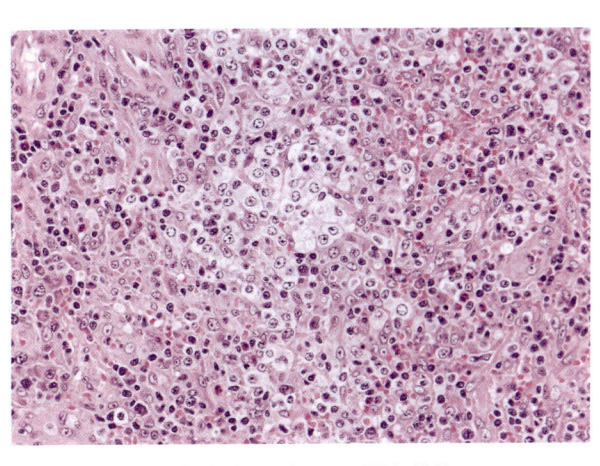

写真4 血管免疫芽球型T細胞リンパ腫組織像
（HE染色, 対物×40）
淡明細胞は類円形核をもち核小体は1～2個みられる.

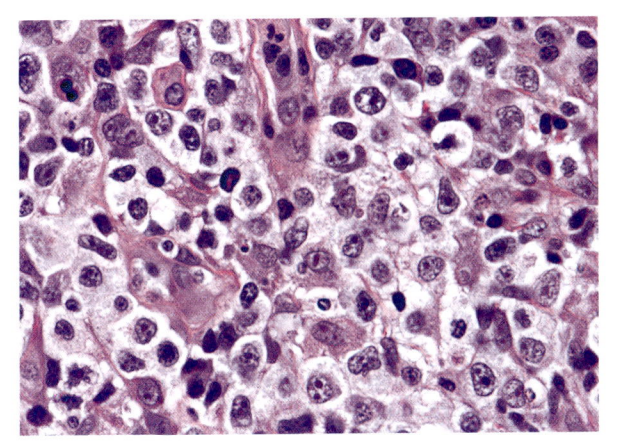

写真5 血管免疫芽球型T細胞リンパ腫組織像
（HE染色, 対物×100）
淡明細胞は高内皮細静脈周囲に結節性, 集塊状に増殖する.

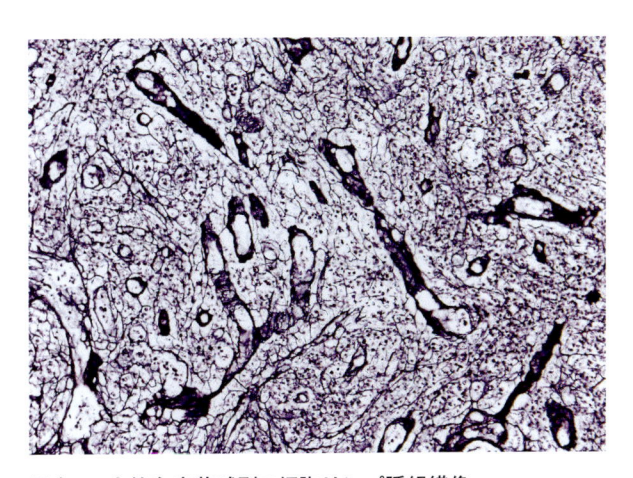

写真6 血管免疫芽球型T細胞リンパ腫組織像
（鍍銀染色, 対物×20）
高内皮細静脈の著明な増生がみられる.

らの細胞のなかには淡明細胞に相当すると思われる比較的豊富でライトグリーン淡染性の細胞質を有する細胞も認められる．また，本細胞の核は中心性〜偏在性で，小型〜大型核小体も目立つ（写真13）．さらに細胞質がライトグリーンに濃染する類形質細胞，免疫芽球に相当する細胞も観察され，核は中心性〜偏在性，小型〜大型核小体を有している（写真14）．腫瘍細胞の本態といわれる淡明細胞は，免疫染色において，概ねCD3，CD4陽性である（写真15，16）．

鑑別疾患としては第一に反応性リンパ節症（reactive lymphadenopathy：RL）があげられる．その理由は，AILTが一見，RLに類似した多彩な細胞像を呈することに起因する．両者の鑑別点としては，①小型リンパ球の出現率がRLでは高率であるのに対し，AILTでは低率である，②中型〜大型リンパ球の出現率がRLでは低率であるのに対し，AILTでは高率である，③AILTでは淡明細胞，形質細胞，類形質細胞，免疫芽球が高率に出現するため細胞質の染色性が異なる細胞が種々の割合で混在する，などがあげられる．なお，AILTでは淡明細胞の出現率が低い症例も少なからず経験されるが，このような場合は形質細胞，類形質細胞，免疫芽球が目立つ点に着目するよう心掛けたい．その他，AILTと鑑別を要する悪性リンパ腫としては，末梢性T細胞リンパ腫（Lennertリンパ腫，T領域リンパ腫），B細胞性リンパ腫があげられる．末梢性T細胞リンパ腫は，細胞学的に出現細胞や出現様相が類似するため両者の鑑別は困難を要する．一方，日常経験する頻度の高いびまん性大細胞型B細胞リンパ腫を代表とするB細胞性リンパ腫は，AILTや末梢性T細胞リンパ腫が多彩な細胞像を呈するのに対して，比較的単調な出現様相を示す．

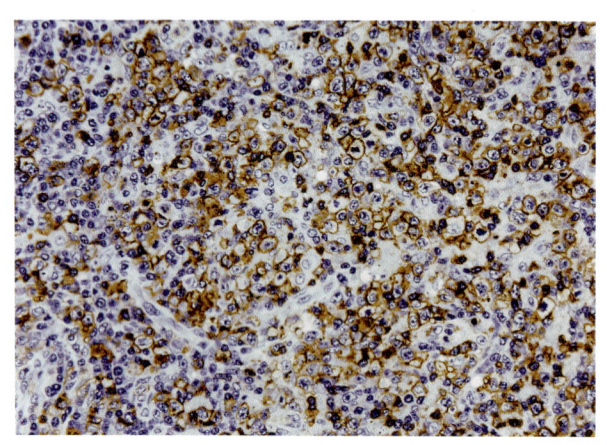

写真7　血管免疫芽球型T細胞リンパ腫組織像
（免疫染色，対物×40）
腫瘍細胞はT細胞マーカーであるUCHL-1陽性である．

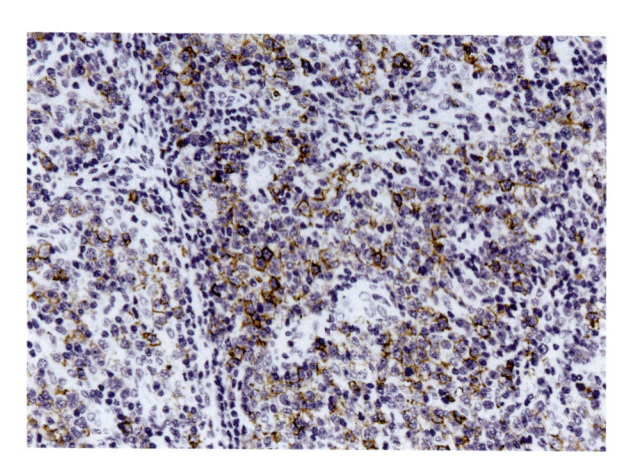

写真8　血管免疫芽球型T細胞リンパ腫組織像
（免疫染色，対物×40）
淡明細胞はCD10陽性を示す．

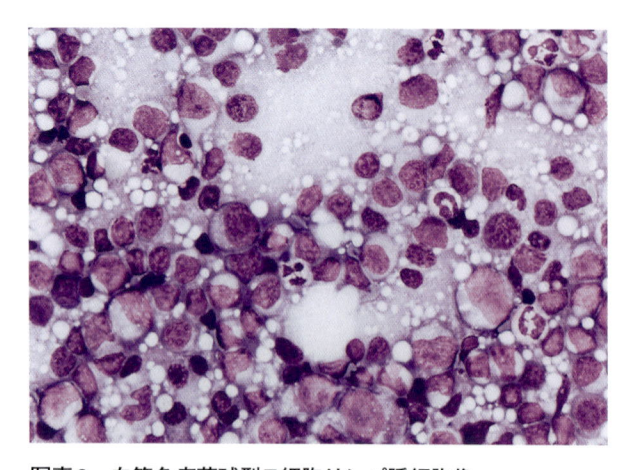

写真9　血管免疫芽球型T細胞リンパ腫細胞像
（Giemsa染色，対物×40）
小型〜大型リンパ球，淡明細胞，類形質細胞，形質細胞，免疫芽球が種々の割合で出現し多彩な細胞像を呈する．

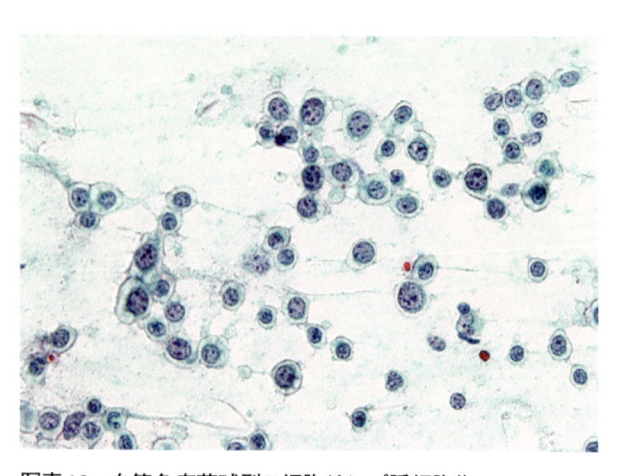

写真10　血管免疫芽球型T細胞リンパ腫細胞像
（Pap.染色，対物×40）
Pap.染色においても小型〜大型リンパ球が種々の割合で出現し多彩な細胞像を呈する．反応性病変との鑑別を要するが本疾患は小型リンパ球の出現が低率である．

2）血管免疫芽球型T細胞リンパ腫

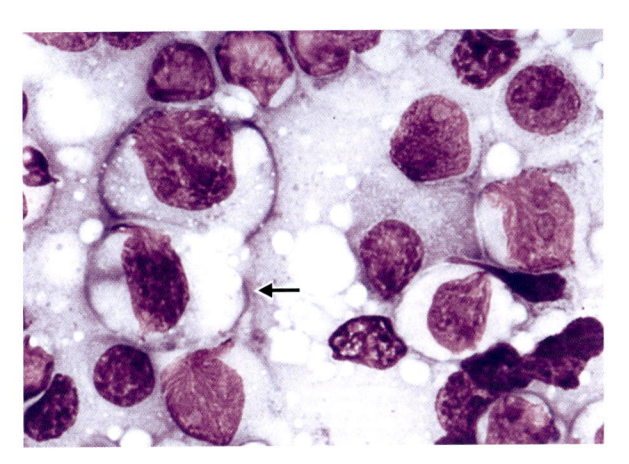

写真11　血管免疫芽球型T細胞リンパ腫細胞像
（Giemsa染色，対物×100）
腫瘍細胞は中型〜大型Tリンパ球であり特に細胞質が豊富で明るい淡明細胞（↓）と称される細胞が腫瘍本態の細胞といわれている．

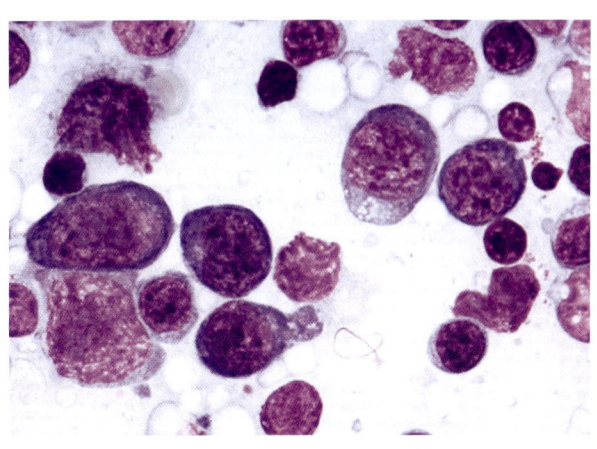

写真12　血管免疫芽球型T細胞リンパ腫細胞像
（Giemsa染色，対物×100）
本疾患のもう1つの特徴である類形質細胞（形質細胞と免疫芽球の中間的な大きさで核偏在性，細胞質強好塩基性を示す細胞）の出現が高率である．

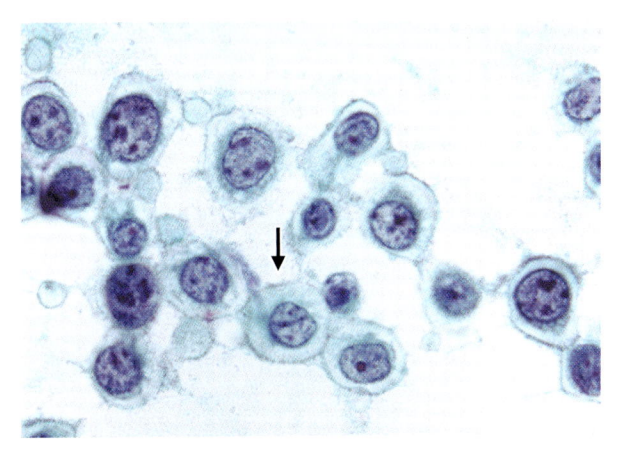

写真13　血管免疫芽球型T細胞リンパ腫細胞像
（Pap.染色，対物×100）
Pap.染色において細胞質が豊富で明るい，核小体の目立つ細胞が淡明細胞（↓）に相当すると思われる．

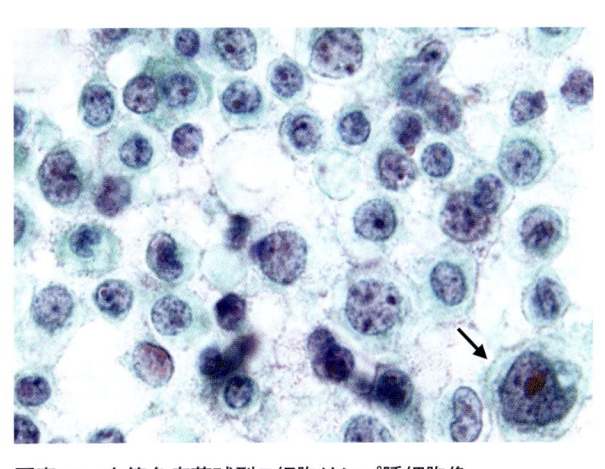

写真14　血管免疫芽球型T細胞リンパ腫細胞像
（Pap.染色，対物×100）
大型リンパ球以上の大きさでやや細胞質がライトグリーン好性の細胞は免疫芽球（↓）と思われる．本疾患の診断はGiemsa染色での観察が重要となる．

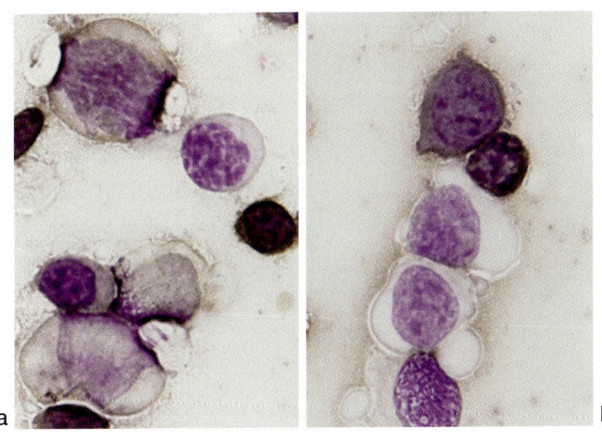

写真15　血管免疫芽球型T細胞リンパ腫細胞像
（免疫染色，a：CD3，b：CD20：対物×100）
CD3は淡明細胞や小型リンパ球に陽性，CD20は類形質細胞に陽性で淡明細胞には陰性である．

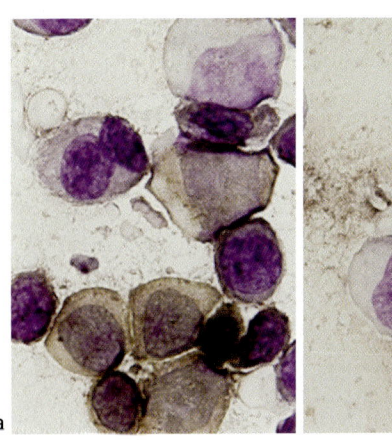

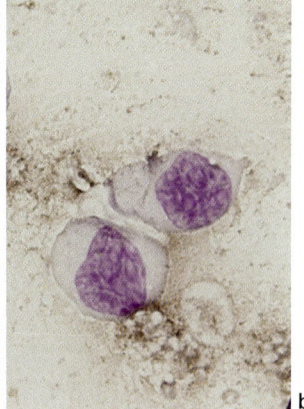

写真16　血管免疫芽球型T細胞リンパ腫細胞像
（免疫染色，a：CD4，b：CD8：対物×100）
本症例の淡明細胞はCD4陽性，CD8陰性である．

第1章　IX. リンパ節病変の病理組織像と細胞診
B. 悪性リンパ腫 —— 3. 成熟T細胞ならびにNK細胞腫瘍

3）末梢性T細胞リンパ腫，非特異型
Peripheral T-cell lymphoma, unspecified（PTCL, unspecified）

　非特異型（unspecified）の名が示す通り，他の非ホジキンリンパ腫，末梢T/NK細胞腫瘍に該当しない疾患群である．2001年のWHO分類は末梢性T/NK細胞リンパ腫に多くの明確な疾患単位を規定したが，PTCL, unspecifiedはそれらに該当しないリンパ腫で，heterogeneousな疾患単位である．T/NK細胞腫瘍において最大の集団を形成し，欧米では稀であるが，わが国では全リンパ腫の6～8％，末梢性T/NK細胞腫瘍の27％を占める．成人に多く，臨床的に病像は多彩で，概ね高悪性度群に属し，5年生存率は20～30％である．

● 組織像

　本疾患は大きく分けると3つに亜分類される．①真に非特異型な群：形態学的名称は与えられていない．本疾患の大部分を占め，多彩な形態を呈する腫瘍細胞が，既存のリンパ組織の構造を破壊してびまん性に浸潤する（写真1，2）．②T-zone variant：T領域リンパ腫（T-zone lymphoma：TzL）ともよばれ，Lennertら[1]によって提唱され，Update Kiel分類までは独立した疾患単位だったが，現在は本疾患の亜型として扱われる．組織学的にはT-zone，すなわちリンパ組織傍皮質領域が拡張し，高内皮細静脈の増生を伴って，小型ないし中型の腫瘍細胞がびまん性に増殖する．また，好酸球，形質細胞，B細胞も混在する．③lymphoepithelioid cell variant：Lennertリンパ腫（Lennert's lymphoma：LeL）ともいわれる．本亜型ではリンパ組織の基本構造が破壊され，類上皮細胞の小集塊が多数出現し，その間を小型ないし中型の腫瘍細胞が埋めるように増殖する．免疫染色では，T細胞マーカー陽性（写真3）という以外に特異的なものはない．CD3+，CD4+，CD8-のヘルパー型が多いとされるが，CD3+，CD4-，CD8+およびCD3+，CD4-，CD8-もみられる．細胞傷害性因子は通常陰性である．疾患特異的な遺伝子異常は報告されていない．T細胞受容体遺伝子β鎖およびγ鎖再構成により，単クローン性増殖が証明され，これが種々の反応性過形成との鑑別において決め手となることがある．

● 細胞像

　前述の如く，本疾患は組織学的に①真に非特異型な群，②T-zone variant，③lymphoepithelioid cell variantに分けられているが，概ね多彩な細胞像を呈する．すなわち，血管免疫芽球型T細胞リンパ腫（AILT）に類似した中型～大型リンパ球大の腫瘍細胞が出現し，淡明細胞，類形質細胞，免疫芽球，形質細胞，類上皮細胞，好酸球などが混在する（写真4）．③については多数の類上皮細胞の出現を特徴とする．①についてはa）びまん性小細胞型（pleomorphic small cell type），b）びまん性多形細胞型，中および大細胞型（pleomorphic, medium-sized and large cell type）（写真5，6），c）びまん性大細胞型免疫芽球亜型ならびに淡明細胞亜型（large cell immunoblastic, clear cell type）に分けることもある[2]．いずれも②③に比べそれぞれの大きさの腫瘍細胞が単調に出現し，a），b）では核形不整が目立ち，c）では細胞質が強好塩基性を示す例や淡明細胞で占められた細胞像を呈する．

● 参考文献

1) Lennert K, Mohri N, Stein H, Kaiserling E. The histopathology of malignant lymphoma. *Br J Haematol* 1975; 31(Suppl): 193-203.
2) 大島孝一．末梢性T細胞リンパ腫，非特異型．最新・悪性リンパ腫アトラス（菊池昌弘，森 茂郎，編）．東京；文光堂：2004. p.251-255.

3）末梢性T細胞リンパ腫，非特異型

写真1 末梢性T細胞リンパ腫，非特異型組織像
（HE染色，対物×10）
既存のリンパ節構造はなくT領域にびまん性に腫瘍細胞の増生がみられる．

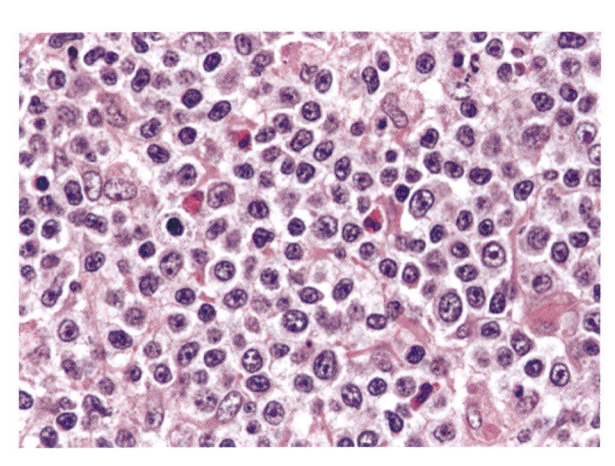

写真2 末梢性T細胞リンパ腫，非特異型組織像
（HE染色，対物×100）
小型，中型，一部大型の腫瘍細胞のびまん性増生で，軽度高内皮細静脈の増生もみられる．好酸球や形質細胞の浸潤がみられることもある．

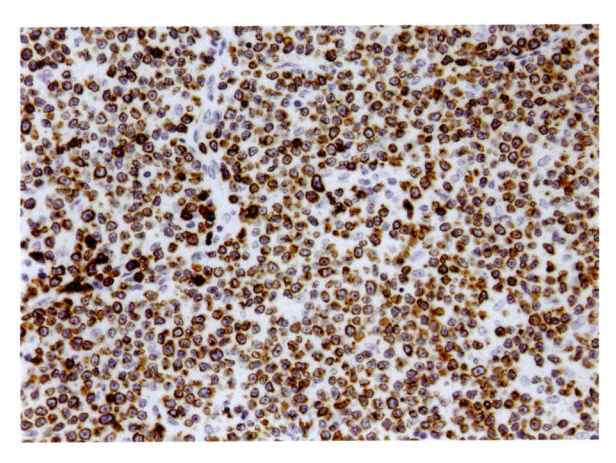

写真3 末梢性T細胞リンパ腫，非特異型組織像
（免疫染色，対物×40）
CD3陽性を示す．

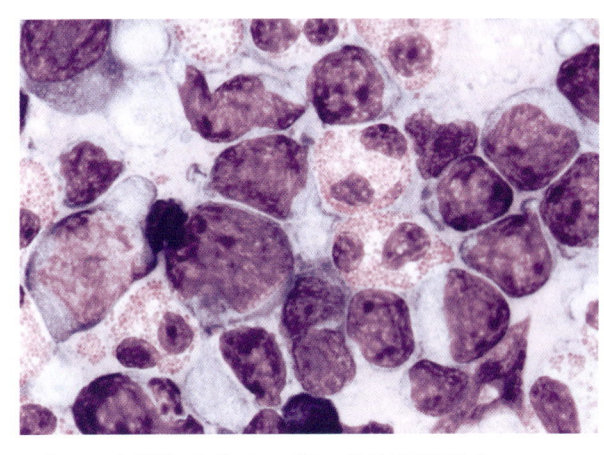

写真4 末梢性T細胞リンパ腫，非特異型細胞像
（Giemsa染色，対物×100）
血管免疫芽球型T細胞リンパ腫に類似した出現様相を呈する．またT細胞性リンパ腫では，しばしば好酸球の出現が目立つ症例がある．

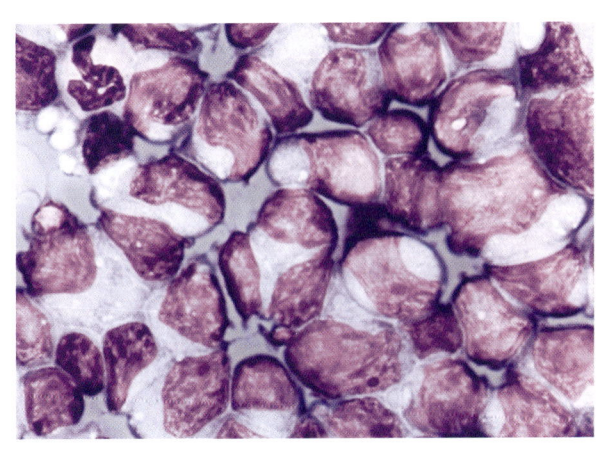

写真5 末梢性T細胞リンパ腫，非特異型細胞像
（Giemsa染色，対物×100）
本症例は中型～大型リンパ球大の腫瘍細胞が比較的単調に出現している．核形不整は高度で核の皺が目立ち，細胞質は比較的豊富で淡明である．

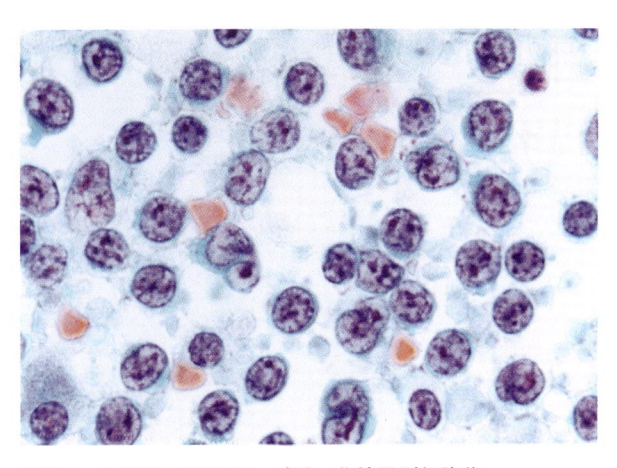

写真6 末梢性T細胞リンパ腫，非特異型細胞像
（Pap.染色，対物×100）
中型～大型リンパ球大の腫瘍細胞が比較的単調に出現している．核形不整，核の皺がみられる．

第1章 IX. リンパ節病変の病理組織像と細胞診
B. 悪性リンパ腫 ── 3. 成熟T細胞ならびにNK細胞腫瘍

4) 未分化大細胞型リンパ腫
Anaplastic large cell lymphoma (ALCL)

　CD30陽性の大型多形細胞の増殖をきたす非ホジキンリンパ腫（NHL）で，末梢性T/NK細胞腫瘍である．1985年にSteinら[1]が提唱したときにはHodgkin細胞類似のCD30陽性大型リンパ球増殖による腫瘍とされ，TおよびB細胞性を包含した疾患単位であった．WHO分類からはB細胞性は除外され，びまん性大細胞型B細胞リンパ腫（DLBCL）の亜型である DLBCL, anaplastic variantに移行した．現在のALCLはCD30陽性でanaplastic lymphoma kinase 遺伝子産物（ALK）の発現を伴うが，REAL分類およびWHO分類ではALK非発現例も許容している．成人のNHLの1.5～3％を占める．ALCLはALK陽性例と陰性例で明らかに異なる臨床像を示す．ALK陽性ALCLは，若年成人（20歳代）に発症し，腫瘍の進展は早いがlow risk群で5年生存率は90％以上である．ALK陰性ALCLはさまざまな年齢で発症するが，一般に中高年に多く，発症のピークは50歳代後半にある．5年生存率は40％弱で，中高度悪性群に属する．

●組織像

　非常に大きく，豊富な胞体と単核大型の核をもつ腫瘍細胞のびまん性増殖が基本構造である（写真1）．核は腎形，馬蹄形を呈するものやHodgkin/Reed-Sternberg細胞に類似するものがあり，きわめて多彩である（写真2，3）．リンパ節ではリンパ洞内に好んで浸潤し，形態所見のみでは未分化癌，悪性黒色腫などの転移と鑑別が困難であることも多い．多くのvariantが報告されcommon variant, lymphohistiocytic variant, small cell variant, giant cell rich variant, sarcomatoid variantなどの組織亜型があるが，そもそもpleomorphicな形態を示す腫瘍である（表）．皮膚に原発するALCLはprimary cutaneous ALCLとしてWHO分類では別に分類される．免疫染色では，CD30陽性であることが診断の前提である（写真4）．B細胞マーカーは陰性であり，陽性例はDLBCL, anaplastic variantとすべきである．最も広範囲なT細胞マーカーであるCD3は75％以上の症例で陰性を示す（写真5）．EMAは陽性となる．細胞傷害性因子であるTIA-1，granzyme Bは陽性が多い．ALKは30～70％が陽性を示すとの報告があるが，実際にはALK陽性ALCLは非常に少ない（写真6）．CD56陽性は予後不良とされる．腫瘍遺伝学的には，ALCLにt（2;5）（q23;q35）が多いことは以前より知られていたが，1994年にMorrisら[2]が，ALKを2p23に位置する遺伝子としてクローニングした．ALKは膜通過型チロシンキナーゼで，この転座部位から産生されたキメラ蛋白がt（2;5）転座型ALCLの発生原因であり，単一な病態を示すことを報告した．

表　未分化大細胞型リンパ腫亜型の特徴

common variant（70％）	腫瘍細胞は比較的単調な細胞構成で，融合的に増殖する．腎臓形，馬蹄形核を有する細胞がみられる．
lymphohistiocytic variant（10％）	小型リンパ球と組織球が多数みられる．
small cell variant（5～10％）	小型，中型の腫瘍細胞と大型細胞がともにみられる．いずれもCD30陽性で，大部分はALK陽性である．
giant cell rich variant	多核あるいは巨核の腫瘍細胞に富む．
sarcomatoid variant	CD30陽性の大型腫瘍細胞が紡錘形を呈する．

4）未分化大細胞型リンパ腫

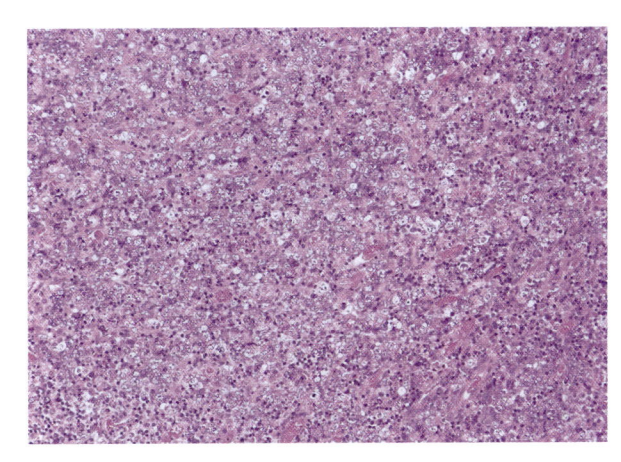

写真1 未分化大細胞型リンパ腫組織像
（HE染色，対物×20）
非常に大きい豊富な胞体と単核大型核を有する腫瘍細胞のびまん性増生がみられる．

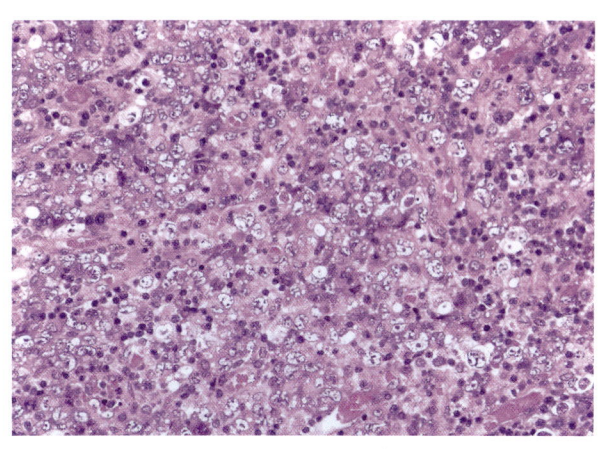

写真2 未分化大細胞型リンパ腫組織像
（HE染色，対物×40）
多核の細胞など多彩な像を呈しリンパ洞に好んで増生する．

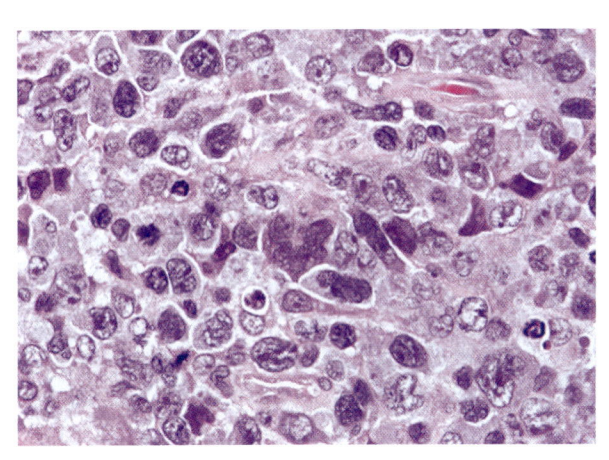

写真3 未分化大細胞型リンパ腫組織像
（HE染色，対物×100）
きわめて多彩な像で，腎形，馬蹄形の核を呈する細胞もみられる．

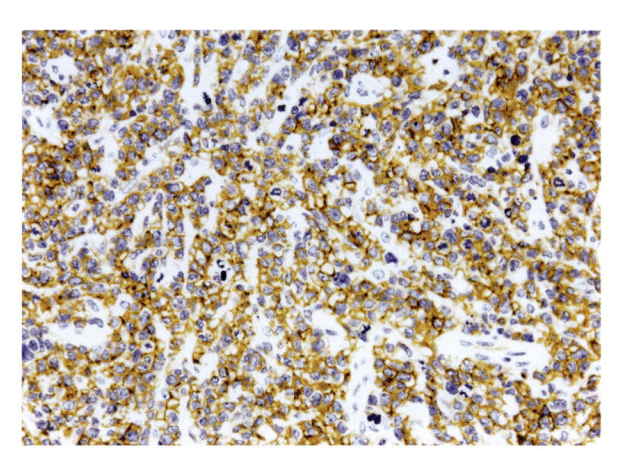

写真4 未分化大細胞型リンパ腫組織像
（免疫染色，対物×40）
CD30陽性を示す．

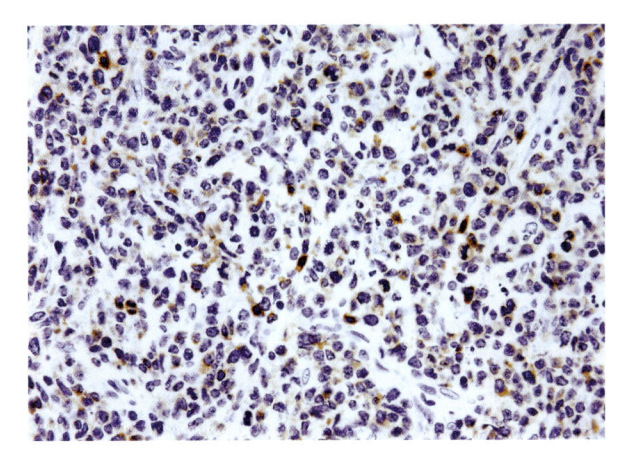

写真5 未分化大細胞型リンパ腫組織像
（免疫染色，対物×40）
CD3陽性をわずかに示す．

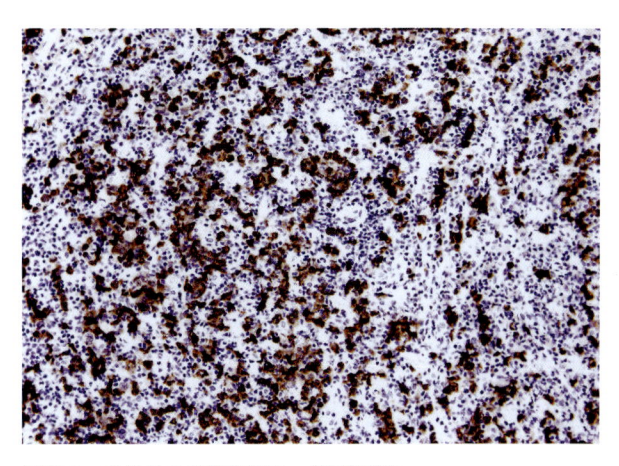

写真6 未分化大細胞型リンパ腫組織像
（免疫染色，対物×20）
ALK陽性を示す．

鑑別診断としては，まず未分化癌（写真7），悪性黒色腫（写真8）などリンパ腫以外の悪性腫瘍の鑑別を確実に行う必要があり，上皮系マーカーを含めた免疫染色が必須といえる（「悪性腫瘍の転移」P180参照）．リンパ腫のなかではホジキンリンパ腫との鑑別にときとして迷うことがあるが，B細胞マーカーであるPAX-5はHodgkin細胞に陽性，ALCLのHodgkin様細胞では陰性を示し鑑別に有用とされる．

● 細胞像

腫瘍細胞は大型で細胞質も豊富であり，癌細胞の転移との鑑別も要する悪性リンパ腫である．腫瘍細胞の形態は多様性があり，小型なものから多形性を示すものまでみられるが，一般的にHodgkin細胞やReed-Sternberg細胞に類似した腫瘍細胞が標本の大半を占める（写真9, 10）．ときに腫瘍細胞がシート状に出現し，それらに緩い結合性を認めた場合は癌細胞の転移との鑑別を必要とする．本疾患を特徴付ける所見としては，不整形核の存在があげられ，腎形，馬蹄形を示すものや核内細胞質封入体を有するドーナツ細胞とよばれる核形態を示すものが観察される（写真11〜13）．また，クロマチンは細網状で，大型核小体も数個みられる．細胞質は豊富で淡明なものから強好塩基性に染まるものまでみられ，多彩な染色性を示す．なお，本疾患の細胞診断は前述した特徴的な細胞像を示している場合は，組織型推定は可能であるが，CD30陽性の要件は満たす必要がある．また，細胞診材料からもALK陽性所見（写真14）を得れば診断的価値は高い．

鑑別疾患としてはホジキンリンパ腫があげられる．ホジキンリンパ腫ではさまざまな割合で小型リンパ球が混在した細胞像を呈するが，ALCLでは標本全体が腫瘍細胞で占められる．癌の転移と鑑別を要する場合は，前述した悪性リンパ腫の形態的特徴（核形不整が高度）に着目して観察する必要がある．さらに他の悪性リンパ腫との鑑別を要するときもあるが，最終診断は免疫染色を含めた組織診断に委ねるべきである．

● 参考文献

1) Stein H, Mason DY, Gerdes J, O'Connor N, Wainscoat J, Pallesen G, et al. The expression of the Hodgkin's disease associated antigen Ki-1 in reactive and neoplastic lymphoid tissue. Evidence that Reed-Sternberg cells and histologic malignancies are derived from activated lymphoid cells. *Blood* 1985; 66: 848-858.
2) Morris SW, Kirstein MN, Valentine MB, Dittmer KG, Shapiro DN, Salt man DL, et al. Fusion of a kinese gene, ALK, to a nucleolar protein gene, NPM, in non-Hodgkin's lymphoma. *Science* 1994; 263: 1281-1284.

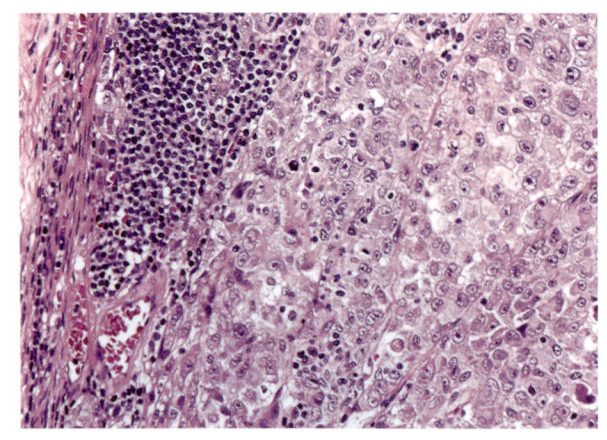

写真7　未分化癌リンパ節転移組織像
（HE染色，対物×40）
転移性の未分化癌で，鑑別困難な場合がある．

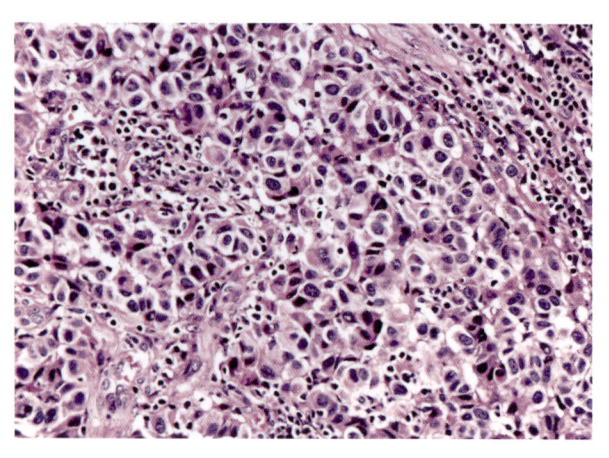

写真8　悪性黒色腫リンパ節転移組織像
（HE染色，対物×40）
転移性の悪性黒色腫を示す．メラニン産生が明瞭でない場合は鑑別が困難である．

4）未分化大細胞型リンパ腫

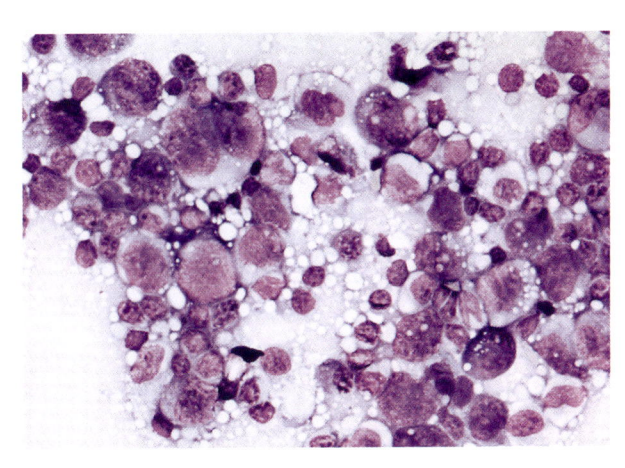

写真9 未分化大細胞型リンパ腫細胞像
（Giemsa染色，対物×40）
癌転移を思わせる単核，多核の大型細胞が出現する．核形不整も著明で，クロマチン，細胞質の染色性も多彩である．

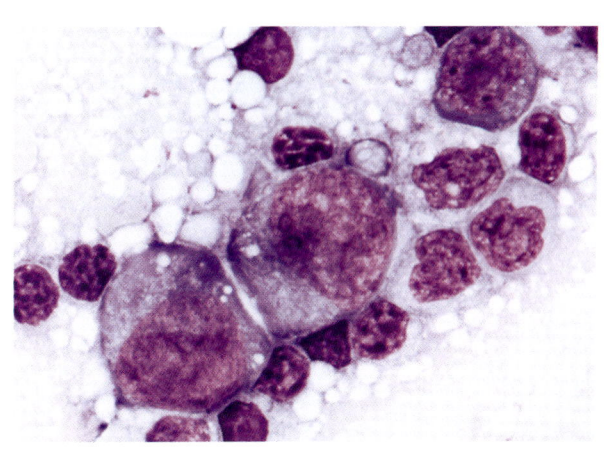

写真10 未分化大細胞型リンパ腫細胞像
（Giemsa染色，対物×100）
単核の大型巨細胞の細胞質は好塩基性を呈している．核形不整もみられる．

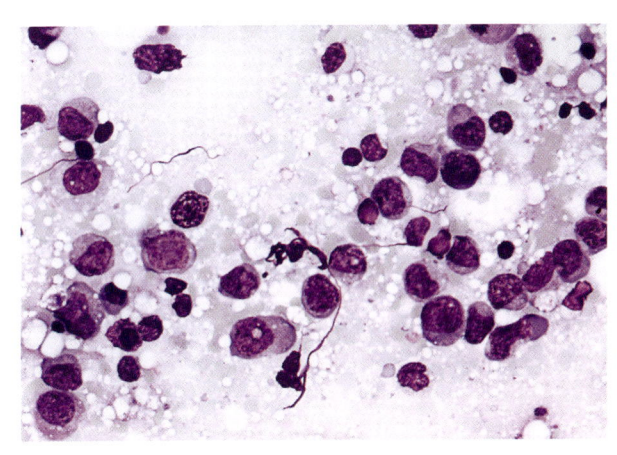

写真11 未分化大細胞型リンパ腫細胞像
（Giemsa染色，対物×40）
本症例は比較的小型な腫瘍細胞で構成されており，他の悪性リンパ腫（びまん性大細胞型B細胞リンパ腫や末梢性T細胞リンパ腫）とも鑑別を要する．

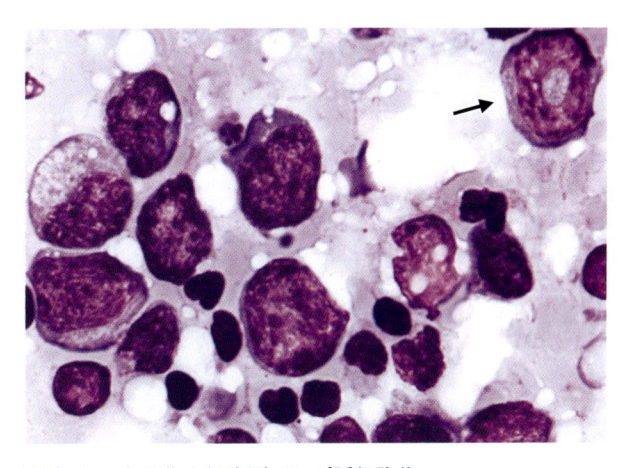

写真12 未分化大細胞型リンパ腫細胞像
（Giemsa染色，対物×100）
腫瘍細胞は類円形で細胞質は強好塩基性を呈している．核内に細胞質封入体を有するドーナツ細胞（↓）と称される腫瘍細胞の出現をみる．

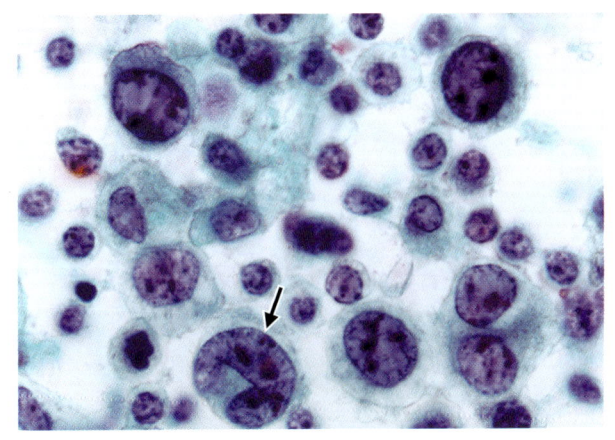

写真13 未分化大細胞型リンパ腫細胞像
（Pap.染色，対物×100）
腫瘍細胞は単核から2核までみられ，核形が腎形，馬蹄形（↓）を呈している．

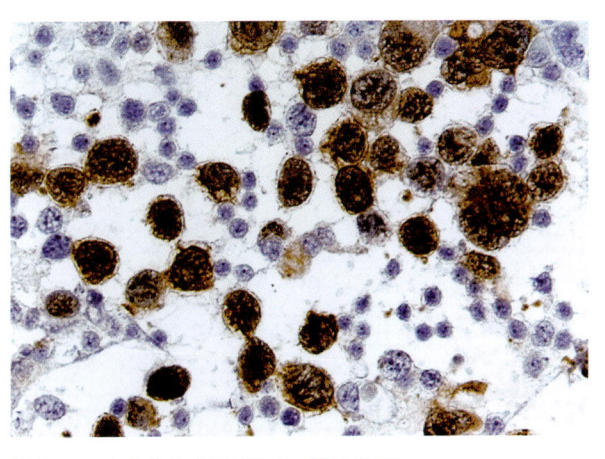

写真14 未分化大細胞型リンパ腫細胞像
（免疫染色，対物×40）
本疾患のなかにt（2;5）（q23;q35）染色体転座がみられ，免疫染色においても腫瘍細胞の核にALK陽性所見が認められる．

第1章　IX. リンパ節病変の病理組織像と細胞診
B. 悪性リンパ腫 —— 3. 成熟T細胞ならびにNK細胞腫瘍

5）節外性NK/T細胞リンパ腫，鼻型
Extranodal NK/T cell lymphoma, nasal type

多彩な形態を示し，特に鼻腔，副鼻腔に好発する．かねてより鼻腔腫瘍のなかには緩徐な経過を示すものがあり，多形性細網症，致死性正中肉芽腫，リンパ腫様肉芽腫などとされていた．しかし，1980年代までには，これらの病変がT細胞性リンパ腫であると報告された．また現在では，多くがNK細胞由来であることが明らかとなったが，NK cell lymphomaとせず，NK/T cell lymphomaとしている理由は後に述べる．本疾患は欧米では稀であるが，わが国では全リンパ腫の2.6％，末梢T/NK細胞腫瘍の10.4％を占め，成人に多い．鼻腔発生例は鼻閉，血性鼻汁を初発症状とし，鼻の腫脹や壊死を認めることもある．さらに症状が出やすい部位のため，初発時には限局期であることが多い．他に上気道，肺，皮膚，消化管などにも発生する．NKリンパ腫の標準的な治療法はいまだ確立していないが，限局期では放射線療法とCHOPをはじめとする多剤化学療法が行われている．進行期の予後はすこぶる不良であり，1年以内にほぼ全例が死亡する．

● 組織像

びまん性に腫瘍細胞の浸潤がみられ，しばしば血管侵襲像が認められる．壊死やアポトーシスも目立つことが多い．腫瘍細胞は小型から大型まで多彩で，核形不整が著しい．胞体は中等量でしばしば淡明である．多くの炎症性細胞（リンパ球，形質細胞，組織球，好酸球など）浸潤が混在する（写真1）．免疫染色では，cCD3+，CD56+（写真2）が基本であるが，稀にCD56陰性例が存在する．CD4，CD5，CD8など他のT細胞マーカーは通常陰性である．細胞傷害性因子TIA-1とgranzyme Bは陽性を示し，Epstein-Barr virus：EBV感染を認め（写真3），ほとんどの例でEBVの単クローン性増殖がみられる．腫瘍遺伝学的に疾患特異的な遺伝子異常の報告はなく，T細胞受容体（TCR）遺伝子再構成もみられない（胚細胞性：G）．なお，TCR遺伝子再構成がみられた（R）場合には末梢性T細胞リンパ腫（peripheral T-cell lymphoma：PTCL）とすべきであるが，前述したCD56陰性NK/T cell lymphomaの存在もあり，実際にはひどく混乱しているのが現状である．すなわちEBV陽性，かつ細胞傷害性因子陽性で，同様の病像を示す疾患群は，①CD56+，TCR-G例：NK細胞性であり，迷わずNK/T cell lymphoma（真のNK cell lymphoma），②CD56−，TCR-G例：CD56陰性だがT細胞性の単クローン性増殖がないため，NK/T cell lymphoma（少数派のCD56陰性NK/T cell lymphoma），③CD56+，TCR-R例：CD56発現があろうともT細胞性の単クローン性増殖があるためPTCLと分類すべきである．しかし，遺伝子解析を全例実施することは困難で，TCR遺伝子再構成解析のfalse negativeも決して少なくないため，特に②と③をどう扱うかはグレーゾーンにある．このためWHO分類では，あえてNK細胞由来あるいはT細胞由来を厳密に区別せず"NK/T"との表現を用いている．

● 細胞像

鼻腔に発症する本疾患での腫瘍細胞は中型～大型リンパ球大で比較的単調に出現し，小型リンパ球は少数である．核形は類円形あるいは不整形を呈するが，核形不整の程度は成人T細胞性白血病/リンパ腫に比べやや軽度である．クロマチンは細網状で核小体は1～数個みられる．細胞質は淡明から弱好塩基性を示し比較的豊富である．また，細胞質には舌状の突出像（一端または両端）がみられ（写真4），微細顆粒状から粗顆粒状のアズール顆粒を有する点も特徴である．アズール顆粒の確認は診断に際してきわめて重要な所見であり，Giemsa染色標本を油浸レンズにて注意深く観察する必要がある（写真5，6）．なお，本疾患の腫瘍細胞はアズール顆粒を有し，骨髄，末梢血中にみられるlarge granular lymphocyte（LGL）を由来とする．このため，骨髄性白血病や顆粒球肉腫との鑑別も要する．

5）節外性NK/T細胞リンパ腫，鼻型

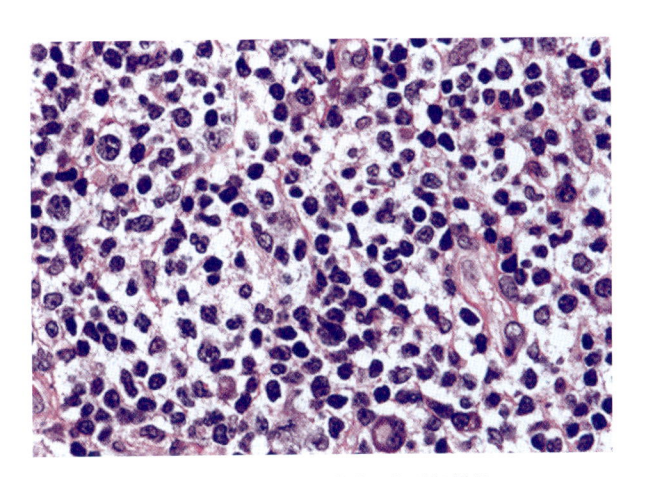

写真1 節外性NK/T細胞リンパ腫，鼻型組織像
（HE染色，対物×20）
びまん性の増生を呈し，腫瘍細胞は小型～大型で，核形不整が著しい．多くの炎症性細胞浸潤が混在する．

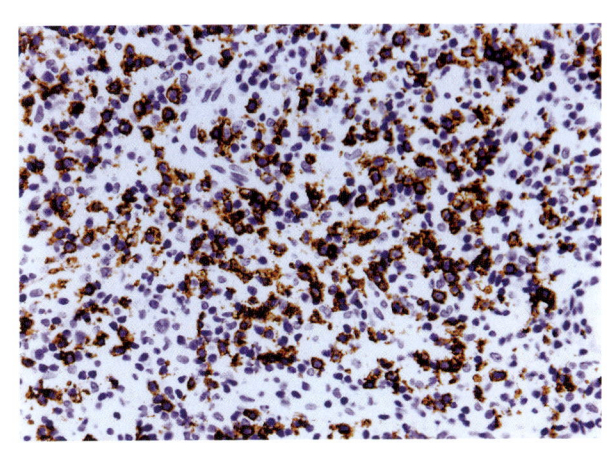

写真2 節外性NK/T細胞リンパ腫，鼻型組織像
（免疫染色，対物×40）
腫瘍細胞はCD56陽性である．

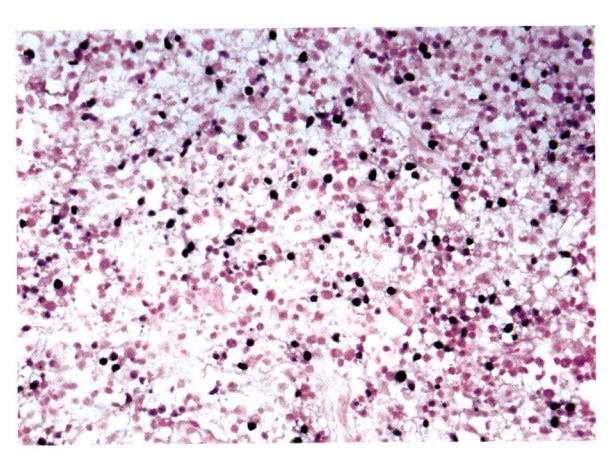

写真3 節外性NK/T細胞リンパ腫，鼻型組織像
（ISH，対物×40）
EBER陽性で，EBV感染が確認される．

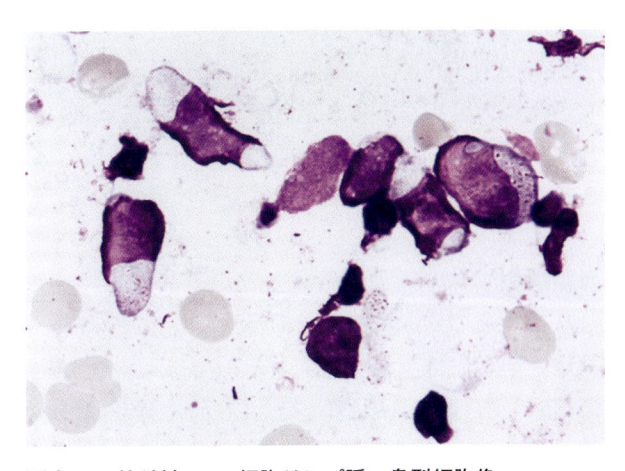

写真4 節外性NK/T細胞リンパ腫，鼻型細胞像
（Giemsa染色，対物×100）
腫瘍細胞は中型～大型リンパ球大で比較的単調に出現する．細胞質は豊富で一端，または両端に舌状の突出像がみられる．また細胞質にアズール顆粒を有するのも特徴である．

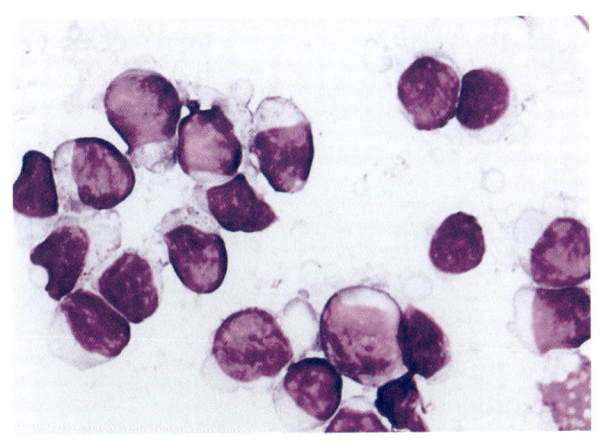

写真5 節外性NK/T細胞リンパ腫，鼻型細胞像
（Giemsa染色，対物×100）
腫瘍細胞の細胞質にはLGLに類似したアズール顆粒を有するのが最大の特徴である．

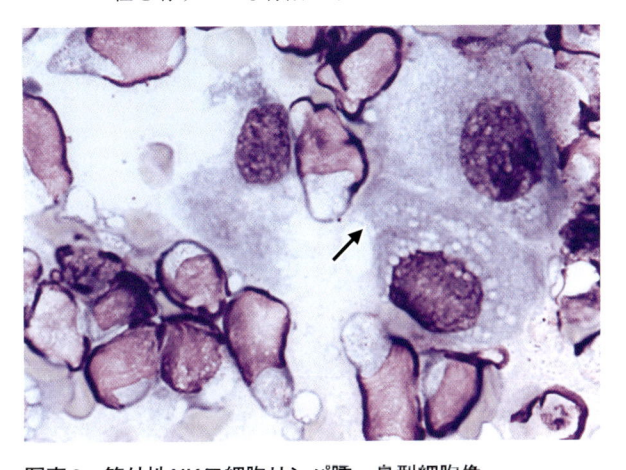

写真6 節外性NK/T細胞リンパ腫，鼻型細胞像
（Giemsa染色，対物×100）
アズール顆粒は微細なものから粗大なものまでみられるが，本症例のアズール顆粒はきわめて微細顆粒状である．鼻腔擦過標本のため鼻腔内線毛円柱上皮（↓）も出現している．

第1章 Ⅸ. リンパ節病変の病理組織像と細胞診
B. 悪性リンパ腫 —— 4. ホジキンリンパ腫

ホジキンリンパ腫
Hodgkin lymphoma

　2001年のWHO分類よりホジキン病（Hodgkin's disease）はホジキンリンパ腫（Hodgkin lymphoma：HL）になり，同時に古典的ホジキンリンパ腫（classical Hodgkin lymphoma：CHL）と結節性リンパ球優位型ホジキンリンパ腫（nodular lymphocyte predominant Hodgkin lymphoma：NLPHL）に分けられた．その理由としてはリンパ球優位ホジキン病とよばれていた疾患群が，他のホジキンリンパ腫とは細胞形態学的，免疫組織化学的および臨床病理学的に異なることが明確になってきたためである．

1. 結節性リンパ球優位型ホジキンリンパ腫（nodular lymphocyte predominant Hodgkin lymphoma：NLPHL）

　NLPHLはホジキンリンパ腫のうち，結節性の多彩な増殖像を背景にポップコーン細胞あるいはlymphocytic and/or histiocytic（L&H）細胞とよばれる単クローン性のB細胞性大型細胞が散在性に増殖する組織像を呈するものと定義される．発生頻度は欧米ではHLの5％程度とされるが，わが国では0.25％程度ときわめて稀である．臨床的には30〜50歳代の男性に優位にみられ，頸部，鼠径，腋窩リンパ節領域を侵すことが多い．縦隔，脾臓，骨髄浸潤は稀である．CHLに比較して予後良好である．

●組織像
　リンパ節の基本構造は結節性，または一部びまん性構造に置換される（写真1）．増殖は小型リンパ球，組織球，類上皮細胞が主体で，その中に大型核と乏しい胞体をもつL&H細胞が散在している（写真2, 3）．腫瘍細胞であるL&H細胞は核にくびれと分葉化がみられ，あたかもポップコーン様を呈する（ポップコーン細胞）．核小体は好塩基性でCHLのHodgkin/ Reed-Sternberg細胞（HRS細胞）よりも小さいことが多い．免疫染色では，腫瘍細胞と背景に分けて考える．腫瘍細胞であるL&H細胞はCD30（写真4），CD15は陰性で，LCA，CD20（写真5），CD79aが陽性である．また，L&H細胞はCD57陽性小型リンパ球に囲まれる．背景の結節性構造はB細胞性が主体で，結節性構造の中にCD21陽性濾胞樹状細胞の網目状構造をみる．腫瘍遺伝学的に特異的な遺伝子異常，染色体異常はない．L&H細胞では免疫グロブリン（Ig）遺伝子再構成によるB細胞性単クローン性増殖が証明されるが，これはHRS細胞と同様，micro dissection法を用いたsingle cell PCR法による解析が必要で，全組織を用いた通常の解析では検出されない．CHLにみられるEpstein-Barr virus（EBV）の関与は認められない．最も重要な鑑別はリンパ球豊富型CHLで，L&H細胞とHRS細胞との鑑別は前述の免疫染色所見により可能である．加えてIg遺伝子の転写因子であるOCT-2とBOB.1がL&H細胞に陽性であるのに対し，CHLのHRS細胞ではどちらか一方（20％）または両方（80％）の発現が欠落する．しかし高度な免疫組織化学を駆使してもCHLとNLPHL，またNLPHLとT細胞/組織球豊富型びまん性大細胞型B細胞リンパ腫との鑑別が困難な症例もある．それはCHLおよびNLPHL両者とも本質的にはB細胞性リンパ増殖性疾患であるため，グレーゾーンの症例が存在すると考えられる．

2. 古典的ホジキンリンパ腫（classical Hodgkin lymphoma：CHL）

　CHLは，単核のHodgkin細胞と多核のRS細胞が種々の割合で非腫瘍性の小型リンパ球，好酸球，好中球，組織球，形質細胞，線維芽細胞，膠原線維と混在して存在する．これらの反応性の細胞とHRS細胞の割合から①結節硬化型，②混合細胞型，③リンパ球豊富型，④リンパ球減少型の4つの亜型に分けている．発症年齢は15〜30歳の若年層と高年齢層の2峰性を示す．結節硬化型は若年層，混合細胞型は高年齢層に多い．頸

第1章 Ⅸ.リンパ節病変の病理組織像と細胞診 — 223

ホジキンリンパ腫

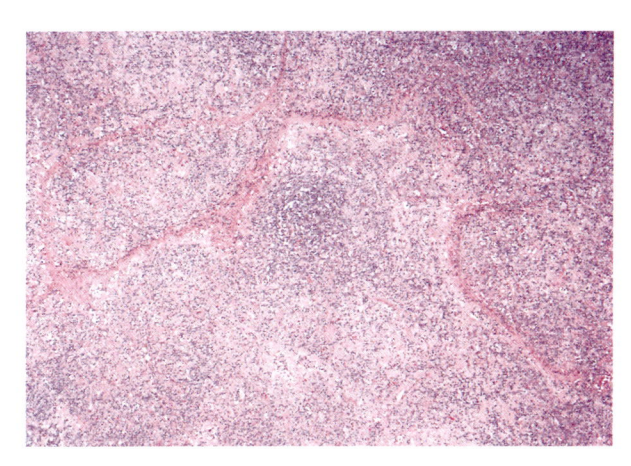

写真1 結節性リンパ球優位型ホジキンリンパ腫組織像
(HE染色,対物×10)
リンパ節は結節性またはびまん性構造に置換されている.

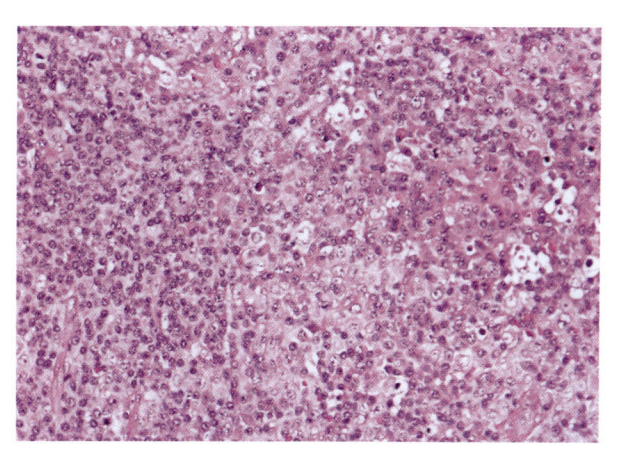

写真2 結節性リンパ球優位型ホジキンリンパ腫組織像
(HE染色,対物×40)
小型リンパ球,組織球,類上皮細胞の増生があり,それらの中に乏しい胞体で,大型核を有するL&H細胞が散在している.

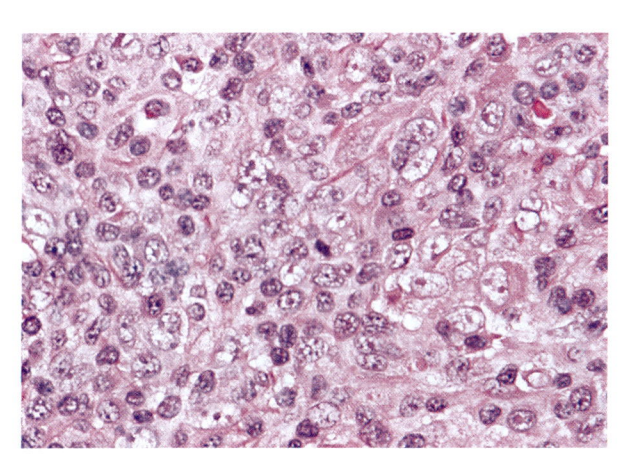

写真3 結節性リンパ球優位型ホジキンリンパ腫組織像
(HE染色,対物×100)
L&H細胞は核にくびれと分葉化を有し核小体は小型である.

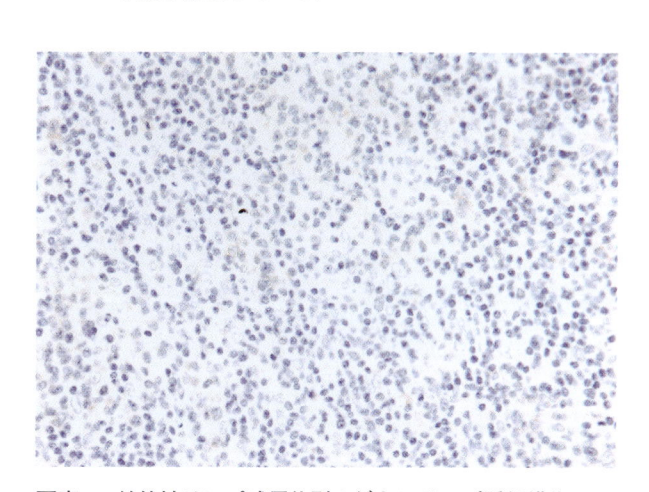

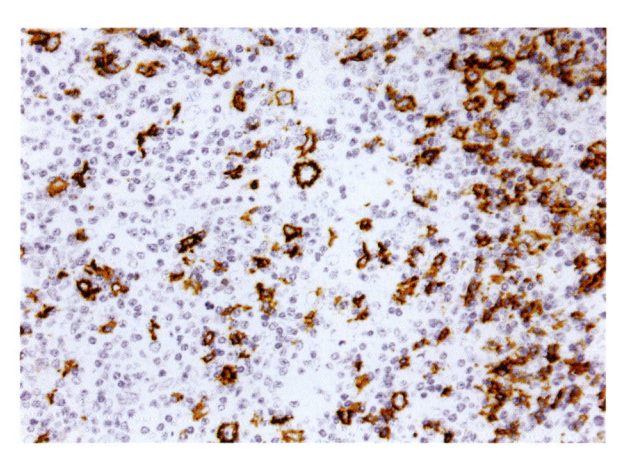

写真4 結節性リンパ球優位型ホジキンリンパ腫組織像
(免疫染色,対物×40)
L&H細胞はCD30が陰性である.

写真5 結節性リンパ球優位型ホジキンリンパ腫組織像
(免疫染色,対物×40)
L&H細胞はCD20陽性を示す.

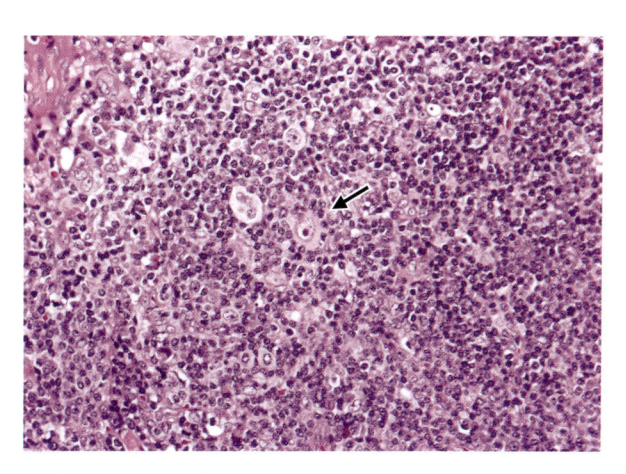

写真6 古典的ホジキンリンパ腫組織像
(HE染色,対物×40)
古典的ホジキンリンパ腫に特徴的なHodgkin細胞(↓)は明瞭な核小体を有する単核の巨細胞である.

部リンパ節が多く，次いで縦隔，腋窩，大動脈周囲リンパ節に発生する．節外発生はほとんどみられない．患者の60％は結節硬化型で，縦隔浸潤が多く，脾浸潤も稀でない．骨髄浸潤は少ない．臨床的に発熱，寝汗，体重減少がみられる．

● **組織像**

CHLの特徴的な腫瘍細胞はHRS細胞と称される．明瞭な核小体を有する核をもつ巨細胞で，単核のものをHodgkin細胞（写真6），多核のものをReed-Sternberg細胞（RS細胞）（写真7）と慣例的によぶ．RS細胞は，大きく，胞体はやや好塩基性で2つ以上の核を有し好酸性の大きな核小体をもつ．しばしば核濃縮を呈するミイラ化細胞もみられる．免疫染色では，HRS細胞はほとんどの例でCD30陽性で（写真8），CD15は75～80％に陽性，LCA，CD68は陰性である．また約20％にCD20が陽性となるが，CD79aの陽性率は低い．最近では，HRS細胞はB細胞由来とされ，PAX-5の発現が証明されている．

結節硬化型（nodular sclerosis：NS）は，膠原線維の束による結節形成とlacunar細胞という特異細胞で特徴づけられる（写真9）．また，結節は少なくとも1つはみられるとWHO分類では記載されている．HRS細胞とともに小型リンパ球やその他の非腫瘍性炎症性細胞の浸潤があり，lacunar細胞が認められる（写真10）．この細胞はホルマリン固定によりHRS細胞の細胞膜が収縮し，あたかも凹窩に細胞が存在しているような像を呈する．また核は多分葉化し，核小体もやや小さい．EBV感染は他の亜型と比べ少ない．予後はMC，LDよりもやや良い．

混合細胞型（mixed cellularity：MC）では，リンパ節構造は消失していることが多く，典型的なHRS細胞が観察されるが（写真11），濾胞間に増殖を認めることもある．間質の線維化が認められるが，被膜の線維性の肥厚はなくNSにみられるような結節性硬化はない．背景には好酸球，好中球，組織球そして形質細胞が混在してみられる（写真12）．組織球は類上皮細胞様となり肉芽腫様の像が目立つこともある．EBV感染はしばしば認められる．予後はNSより悪く，LDより良い．

リンパ球豊富型（lymphocyte rich：LR）では，散在性にHRS細胞が観察され，結節性，あるいはびまん性に小型リンパ球がみられるのが特徴で好酸球や好中球は認めない（写真13）．組織像の典型例はぼんやりとした結節性で，稀にびまん性となる．萎縮した胚中心周囲の拡大したマントル層にHRS細胞がみられる．ポップコーン細胞はL&H細胞やlacunar細胞と似ている（写真14）．NLPHLとの鑑別が必要であるが免疫形質などから鑑別は可能である．なお，他のCHLの亜型より予後はやや良い．

リンパ球減少型（lymphocyte depleted：LD）では，増生したHRS細胞がびまん性にみられ，非腫瘍性の小型リンパ球は減少している．ほとんどが進行期でB症状（繰り返す38度以上の発熱，10％以上の体重減少，盗汗）が認められる．この亜型の症例は少ない．組織像はHRS細胞の絶対数が多く背景のリンパ球は減少している．典型的なHRS細胞の増加があり，また多形性のHRS細胞が優位なこともある．大細胞型非ホジキンリンパ腫の未分化型との鑑別が難しいこともある．HIV陽性例のほとんどにEBV感染がみられる．aggressiveな経過をとり予後は他の亜型と比べ不良である．

● **細胞像**

先にも記載したように新WHO分類より，ホジキン病とよばれていた疾患群はホジキンリンパ腫となり，さらに古典的ホジキンリンパ腫（CHL）とポップコーン細胞とよばれる単クローン性のB細胞性大型細胞が増殖する結節性リンパ球優位型ホジキンリンパ腫（NLPHL）に分けられた．このことからホジキンリンパ腫の細胞診断では，従来のホジキン病の細胞像の特徴「反応性細胞に混じり，Hodgkin細胞，Reed-Sternberg細胞（RS細胞）を認める」に加え，NLPHLにみられるポップコーン細胞も念頭に観察する必要がある．

CHLの典型例では，小型リンパ球を主体とした反応性リンパ節症に類似する細胞像のなかに単核で大型核小体を有するHodgkin細胞，多核あるいは多分葉化したRS細胞が散見される．また，好酸球，組織球，類上皮細胞，形質細胞を認めることも本疾患の特徴といえる（写真15～18）．さらにRS細胞において核の位置が鏡像関係を呈するmirror image patternがみられれば診断的価値は高い（写真19, 20）．Hodgkin細胞，RS細胞は大型でクロマチンは微細網状を呈し，通常大型核小体がみられる．核小体は概ね核面積の1/4以上を占め，中心性に位置する．細胞質は豊富で弱好塩基性から淡明で小空胞も観察される．なお，CHLは，

ホジキンリンパ腫

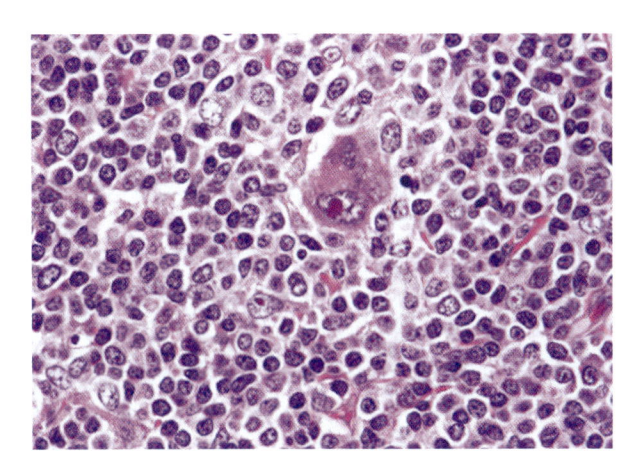

写真7　古典的ホジキンリンパ腫組織像
（HE染色, 対物×100）
古典的ホジキンリンパ腫に特徴的な多核のReed-Sternberg細胞（RS細胞）を示す．RS細胞は多核で好酸性の大きな核小体をもつ．

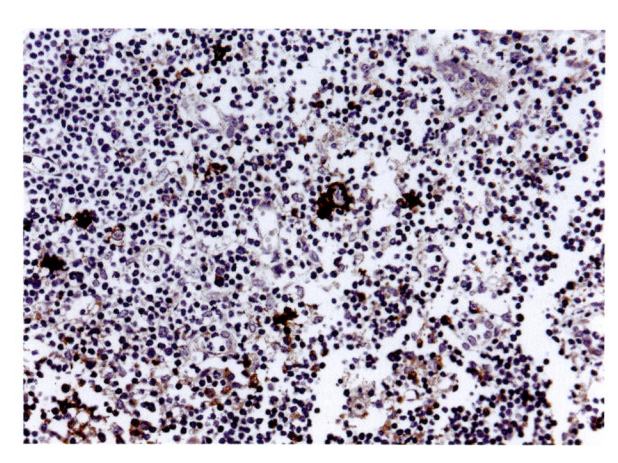

写真8　古典的ホジキンリンパ腫組織像
（免疫染色, 対物×40）
HRS細胞はCD30陽性を示す．

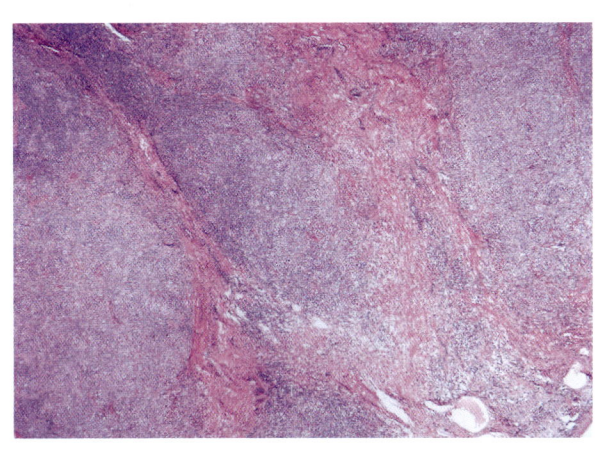

写真9　古典的ホジキンリンパ腫　結節硬化型組織像
（HE染色, 対物×10）
膠原線維の束による結節形成がみられ，ここに小型リンパ球とともにHRS細胞やlacunar細胞がみられる．

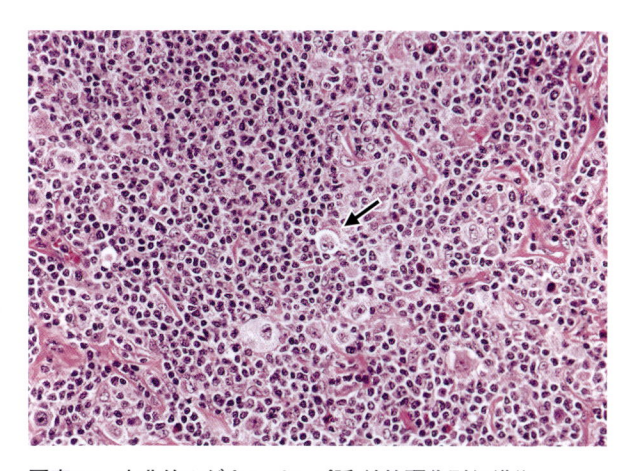

写真10　古典的ホジキンリンパ腫　結節硬化型組織像
（HE染色, 対物×40）
小型リンパ球など非腫瘍性炎症性細胞浸潤とともにlacunar細胞（↓）が認められる．

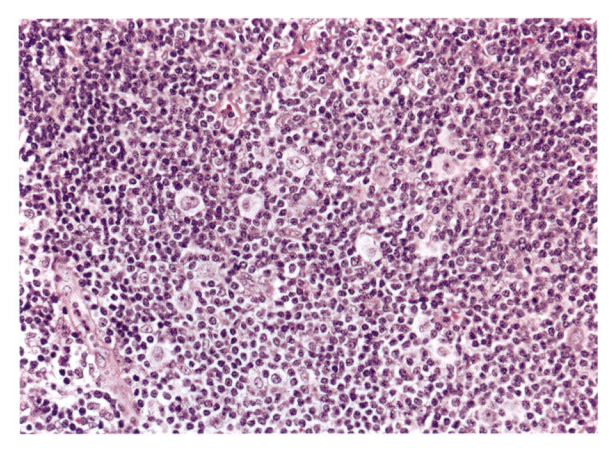

写真11　古典的ホジキンリンパ腫　混合細胞型組織像
（HE染色, 対物×40）
リンパ節構造は消失し，典型的なHRS細胞がみられる．

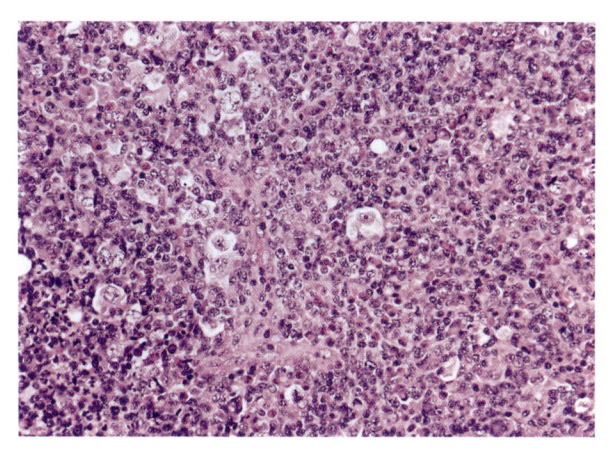

写真12　古典的ホジキンリンパ腫　混合細胞型組織像
（HE染色, 対物×40）
典型的なHRS細胞とともに線維化もみられ，また背景には好酸球，好中球，組織球，形質細胞が混在してみられる．

Hodgkin細胞，RS細胞と非腫瘍性の反応性細胞との割合から①結節硬化型，②混合細胞型，③リンパ球豊富型，④リンパ球減少型の4つの亜型に分けられている．捺印標本では出現細胞の量的割合からある程度の推測は可能であるが，穿刺標本での推定は難しい．また結節硬化型でのlacunar細胞は，組織標本作製時におけるホルマリン固定の影響により細胞質が"くぼみ"となった細胞であり，固定状況が異なる細胞診標本では同様な形態を示す細胞は観察されないが，淡明で豊富な細胞質と微細なクロマチンを示し核小体は小型であるとされている[1]．

NLPHLでは，反応性リンパ節炎に類似する細胞像を背景にポップコーン細胞が出現する．本細胞は，塗抹標本においては核がねじれたような分葉状を呈し，クロマチンは微細で核小体は通常小型とされるが，明瞭な場合もある（写真21，22）．

ホジキンリンパ腫の細胞診断で最も重要なのは，背景の所見が反応性リンパ節炎に類似することからHodgkin細胞およびRS細胞を見落としてしまう可能性があることである．特に古典的ホジキンリンパ腫リンパ球豊富型では，Hodgkin細胞，RS細胞の出現率が低いために注意を要する．逆にリンパ球減少型では，Hodgkin細胞，RS細胞の出現率が高いため，その他の悪性リンパ腫や癌転移との鑑別も要する．

● 参考文献
1) 船本康申．リンパ節病変の基本的な見方．第47回日本臨床細胞学会総会（細胞診断学講習ハンドアウト）．2006：27-36．

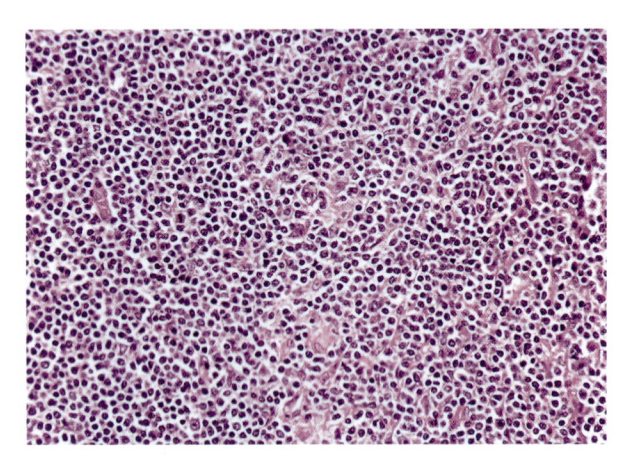

写真13 古典的ホジキンリンパ腫 リンパ球豊富型組織像
（HE染色，対物×40）
HRS細胞は散在性にみられ，結節性あるいはびまん性に小型リンパ球がみられる．好酸球や好中球はみられない．

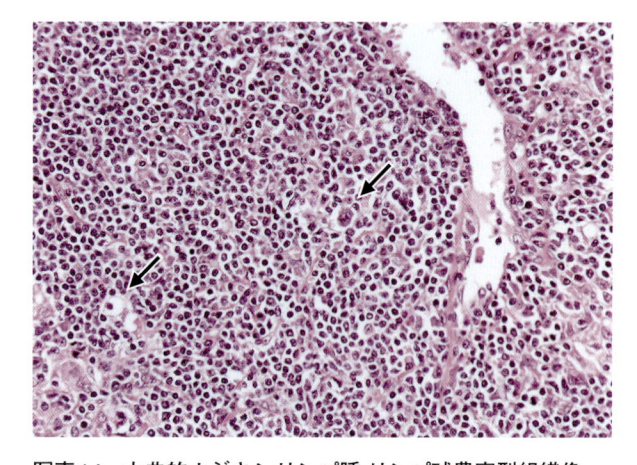

写真14 古典的ホジキンリンパ腫 リンパ球豊富型組織像
（HE染色，対物×40）
HRS細胞は散在性にみられるが，典型的ではなくL&H細胞やlacunar細胞に似たポップコーン細胞（↓）がみられる．

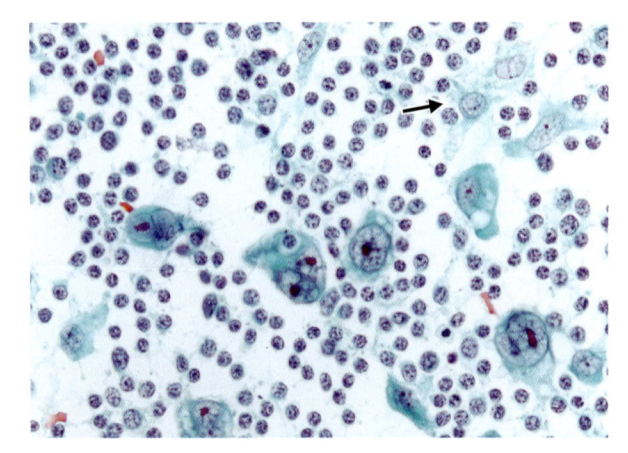

写真15 古典的ホジキンリンパ腫 リンパ球豊富型細胞像
（Pap.染色，対物×40）
小型リンパ球を背景に明瞭な大型核小体を有する単核のHodgkin細胞，多核のRS細胞が出現している．組織球系細胞（類上皮細胞，樹状細胞）（↓）の出現もみられる．

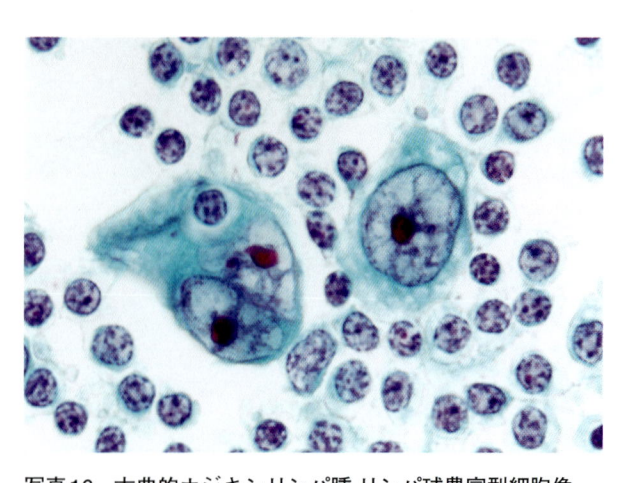

写真16 古典的ホジキンリンパ腫 リンパ球豊富型細胞像
（Pap.染色，対物×100）
核小体は大型で小型リンパ球よりやや小さい．Hodgkin細胞，RS細胞のクロマチンは細網状である．細胞質はライトグリーン好性である．

ホジキンリンパ腫

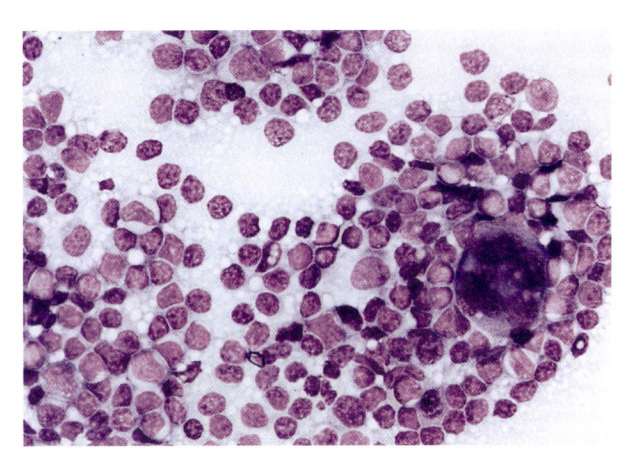

写真17 古典的ホジキンリンパ腫 リンパ球豊富型細胞像
（Giemsa染色，対物×40）
小型リンパ球を背景にRS細胞が出現している．背景のリンパ球には異型性を認めない．

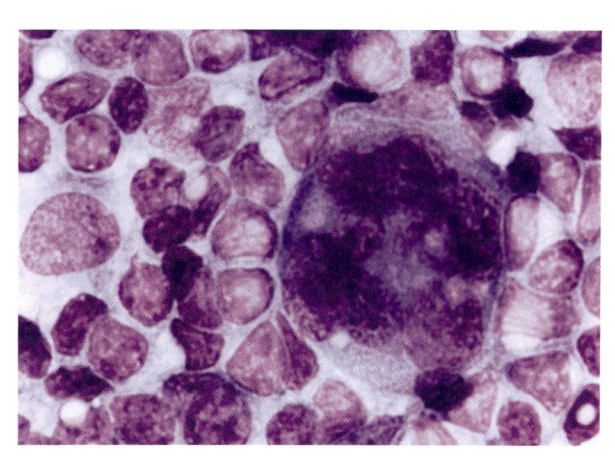

写真18 古典的ホジキンリンパ腫 リンパ球豊富型細胞像
（Giemsa染色，対物×100）
RS細胞は5，6個の核を有しており，クロマチンは粗網状で，核小体は大型である．

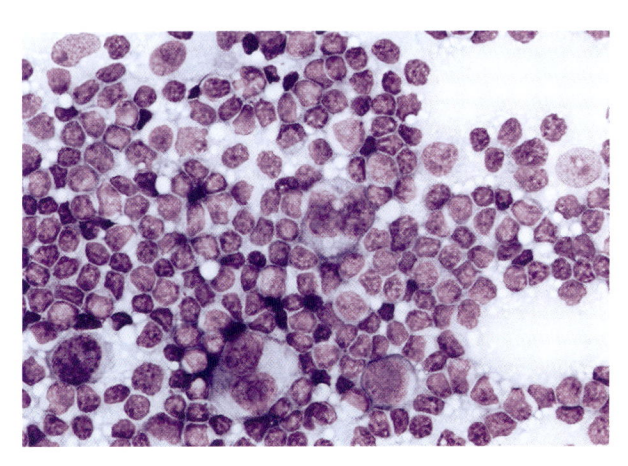

写真19 古典的ホジキンリンパ腫 リンパ球豊富型細胞像
（Giemsa染色，対物×40）
RS細胞は核の位置が鏡像関係を呈するmirror image patternとして観察される．

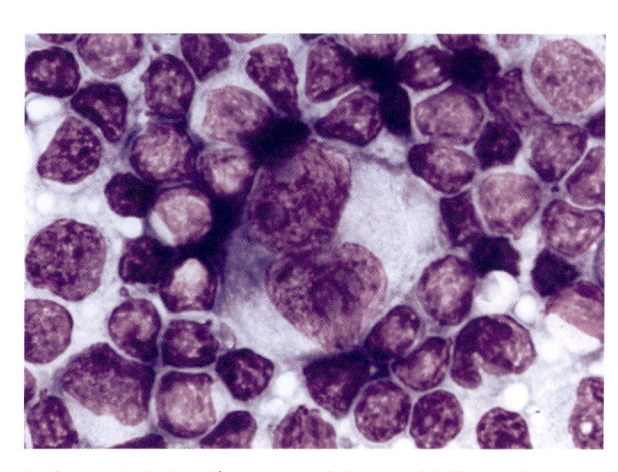

写真20 古典的ホジキンリンパ腫 リンパ球豊富型細胞像
（Giemsa染色，対物×100）
RS細胞の核小体はGiemsa染色においてやや青染されている．

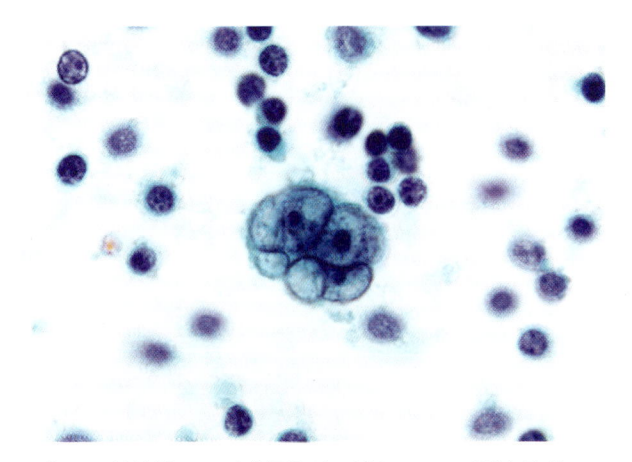

写真21 結節性リンパ球優位型ホジキンリンパ腫細胞像
（Pap.染色，対物×100）
腫瘍細胞は核がねじれたように分葉状を呈しておりポップコーン細胞と称される．明瞭な核小体はみられるがクロマチンは細顆粒状である．

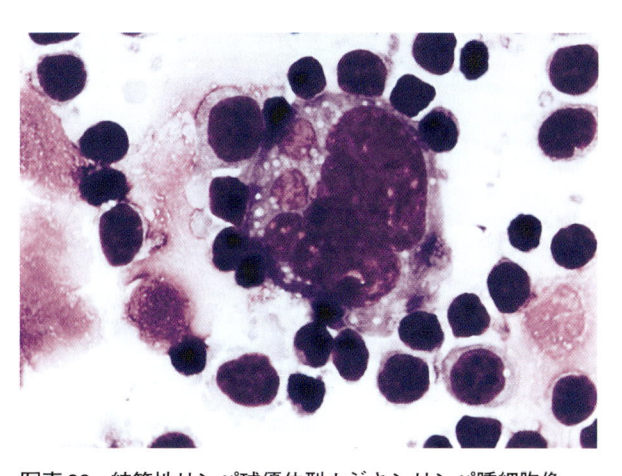

写真22 結節性リンパ球優位型ホジキンリンパ腫細胞像
（Giemsa染色，対物×100）
Giemsa染色においてポップコーン細胞は数個の核が重なって観察される．

第1章　頭頸部穿刺吸引細胞診

X. リンパ節病変の鑑別アトラス

　リンパ節腫大を主訴とした患者に行われる穿刺吸引細胞診，あるいは生検捺印細胞診に最も鑑別を必要とするのは，反応性濾胞過形成や炎症性変化などの良性リンパ節病変と悪性リンパ腫との鑑別である．また，臨床的にリンパ節腫大を初発症状とする原発不明癌などの転移性腫瘍も念頭に観察しなければならない．このような場合，標本全体から受ける印象や特徴ある細胞の存在に着目して順序立てて観察すると判定しやすい．

　リンパ節標本を観察した場合，全体から受ける印象としては，主体を示す細胞はどのような細胞（小型〜中型リンパ球？　中型〜大型リンパ球？　あるいは大型リンパ球？）であるのか，また，出現するリンパ球系細胞に大小不同や形態の多様性がみられるのか？　などがあげられる．さらに特徴ある細胞の存在に着目した標本の見方としては，①大型あるいは多核異型細胞が認められる場合，②類上皮細胞の増加，③好酸球の増加，④小型形質細胞あるいは形質細胞様細胞がみられる場合，⑤中型〜大型の形質細胞あるいは形質細胞様細胞がみられる場合，などが考えられる．

　小型〜中型リンパ球が主体を占めるリンパ節病変としては，反応性濾胞過形成（**写真1**），組織球性壊死性リンパ節炎，皮膚病性リンパ節症などの良性病変が，悪性病変ではマントル細胞リンパ腫，濾胞性リンパ腫，B細胞性小細胞リンパ腫，リンパ形質細胞性リンパ腫，ホジキンリンパ腫，癌の転移などがあげられる．中型〜大型リンパ球が主体を占めるリンパ節病変は，良性では反応性濾胞過形成あるいは組織球性壊死性リンパ節炎が，悪性ではリンパ芽球性リンパ腫，びまん性大細胞型B細胞リンパ腫，バーキットリンパ腫，濾胞性リンパ腫（**写真2a**），節外性NK/T細胞リンパ腫，成人T細胞性白血病／リンパ腫，末梢性T細胞リンパ腫（非特異型），血管免疫芽球型T細胞リンパ腫がある．大型リンパ球様細胞が主体を占めるリンパ節病変は，濾胞性リンパ腫（grade3），未分化大細胞型リンパ腫，びまん性大細胞型B細胞リンパ腫（**写真2b**）（免疫芽球型，中心芽球型，未分化大細胞型），末梢性T細胞リンパ腫（非特異型）があげられる．多彩な細胞像を呈するリンパ節病変としては，反応性濾胞過形成，ウイルス性リンパ節炎，血管免疫芽球型T細胞リンパ腫，末梢性T細胞リンパ腫（非特異型），成人T細胞性白血病／リンパ腫（**写真3**），ホジキンリンパ腫などである．また，大型あるいは多核異型細胞が認められるリンパ節病変では，ホジキンリンパ腫はもとより，成人T細胞性白血病／リンパ腫，末梢性T細胞リンパ腫（非特異型）（**写真4a**），未分化大細胞型リンパ腫，びまん性大細胞型B細胞リンパ腫（未分化大細胞型）などとの鑑別を必要とする．類上皮細胞を認めた場合は，結核性リンパ節炎，サルコイドーシス（**写真4b**），猫引っ掻き病，末梢性T細胞リンパ腫（非特異型），血管免疫芽球型T細胞リンパ腫，ホジキンリンパ腫などの病変と鑑別しなければならない．さらに好酸球の増加所見（**写真5**）がみられた場合は，好酸球性肉芽腫，末梢性T細胞リンパ腫（非特異型），血管免疫芽球型T細胞リンパ腫，ホジキンリンパ腫を考えなければならない．Giemsa染色にて細胞質が好塩基性を示す小型形質細胞がみられるリンパ節病変としては，反応性濾胞過形成，ウイルス性リンパ節炎，リンパ形質細胞性リンパ腫（**写真6a**），末梢性T細胞リンパ腫（非特異型），血管免疫芽球型T細胞リンパ腫，ホジキンリンパ腫があげられる．また，中型〜大型の形質細胞，あるいは形質細胞様細胞がみられるリンパ節病変は，形質細胞性腫瘍，成人T細胞性白血病／リンパ腫，末梢性T細胞リンパ腫（非特異型），血管免疫芽球型T細胞リンパ腫（**写真6b**）との鑑別を要する．

　本稿では上記したリンパ節標本全体から受ける印象や特徴ある細胞の存在から考えられる病変の鑑別点についてフローチャート形式にて解説する．

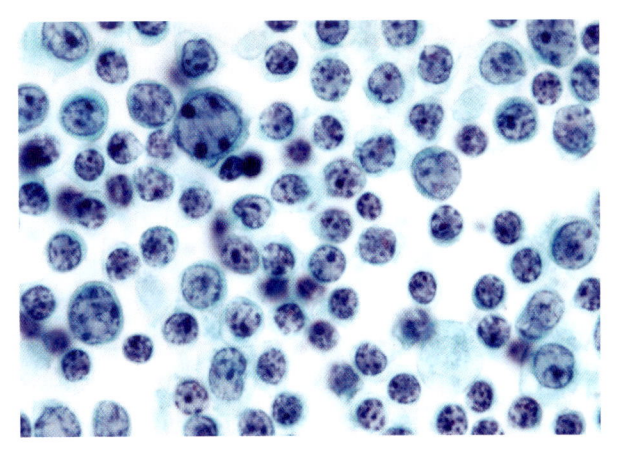

第1章 Ⅹ．リンパ節病変の鑑別アトラス ── 229

写真1 　反応性濾胞過形成（Pap.染色，対物×100）
　　　小型リンパ球を主体に中型〜大型リンパ球が混在している．核は類円形で核形不整は目立たない．小型リンパ球はクロマチン凝集高度で均等分布，小型核小体もみられる．

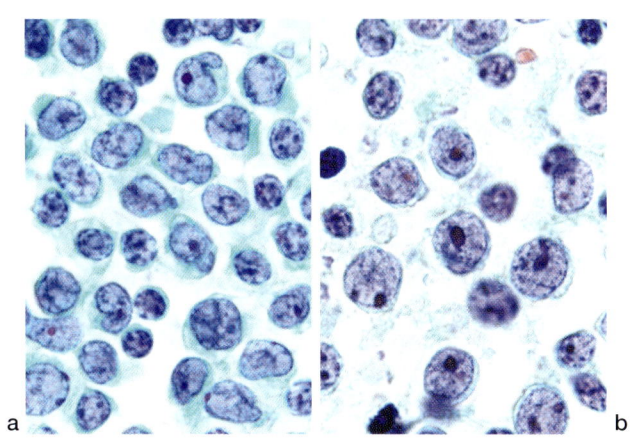

写真2 　a：濾胞性リンパ腫grade 2
　　　（a，b：Pap.染色，対物×100）
　　　中型〜大型リンパ球大の腫瘍細胞が単調に出現．核のくびれが著明である．
　　　b：びまん性大細胞型B細胞リンパ腫
　　　腫瘍細胞のクロマチン凝集は軽度，大型核小体を有している．

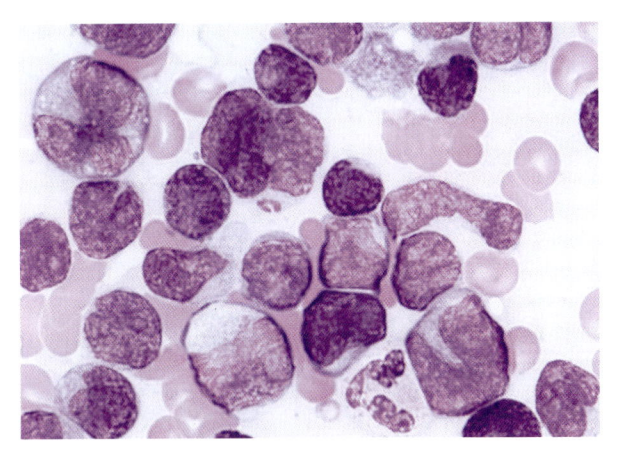

写真3 　成人T細胞性白血病/リンパ腫
　　　（Giemsa染色，対物×100）
　　　腫瘍細胞は大小不同が目立ち著明な核形不整（桑実状様，脳回状，分葉状）を特徴とする．細胞質の染色性も出現する細胞間で異なり，濃淡を認める．

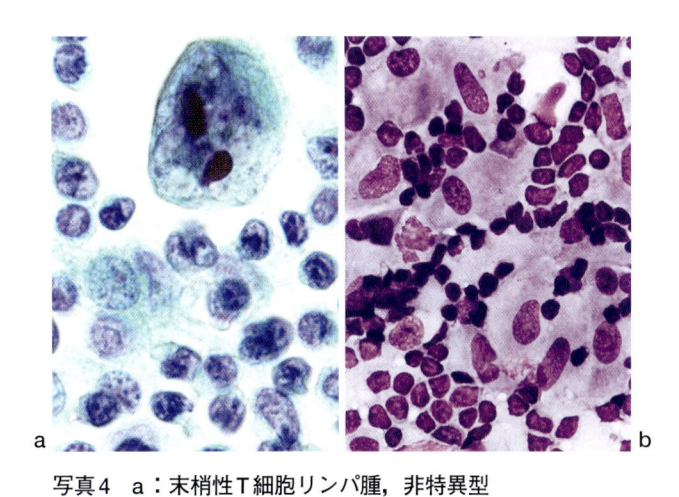

写真4 　a：末梢性T細胞リンパ腫，非特異型
　　　（Pap.染色，対物×100）
　　　腫瘍細胞は核形不整の目立つ中型リンパ球大である．RS細胞様多核巨細胞もみられる．
　　　b：サルコイドーシス（Giemsa染色，対物×40）
　　　細胞質が広く，組織球様の核を有する類上皮細胞がみられる．

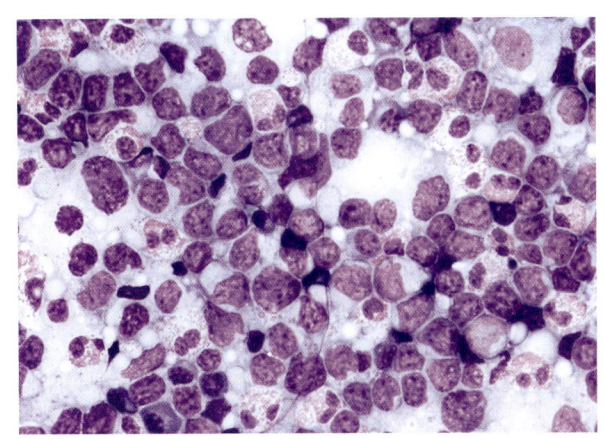

写真5 　末梢性T細胞リンパ腫，非特異型
　　　（Giemsa染色，対物×40）
　　　腫瘍細胞は中型〜大型リンパ球大で出現．多数の好酸球や形質細胞もみられる．小型リンパ球の出現率は低い．

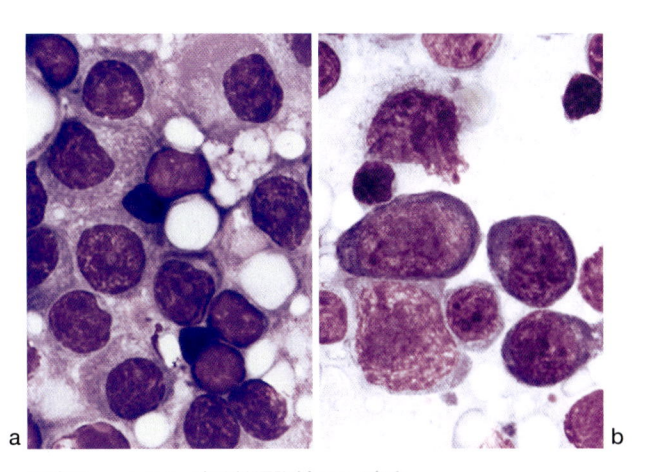

写真6 　a：リンパ形質細胞性リンパ腫
　　　（Giemsa染色，対物×100）
　　　リンパ形質細胞がみられる．
　　　b：血管免疫芽球型T細胞リンパ腫
　　　（Giemsa染色，対物×100）
　　　形質細胞よりも大きく核小体を有する類形質細胞がみられる．

1. 小型～中型リンパ球が主体（70％以上）を占めるリンパ節病変の鑑別　1

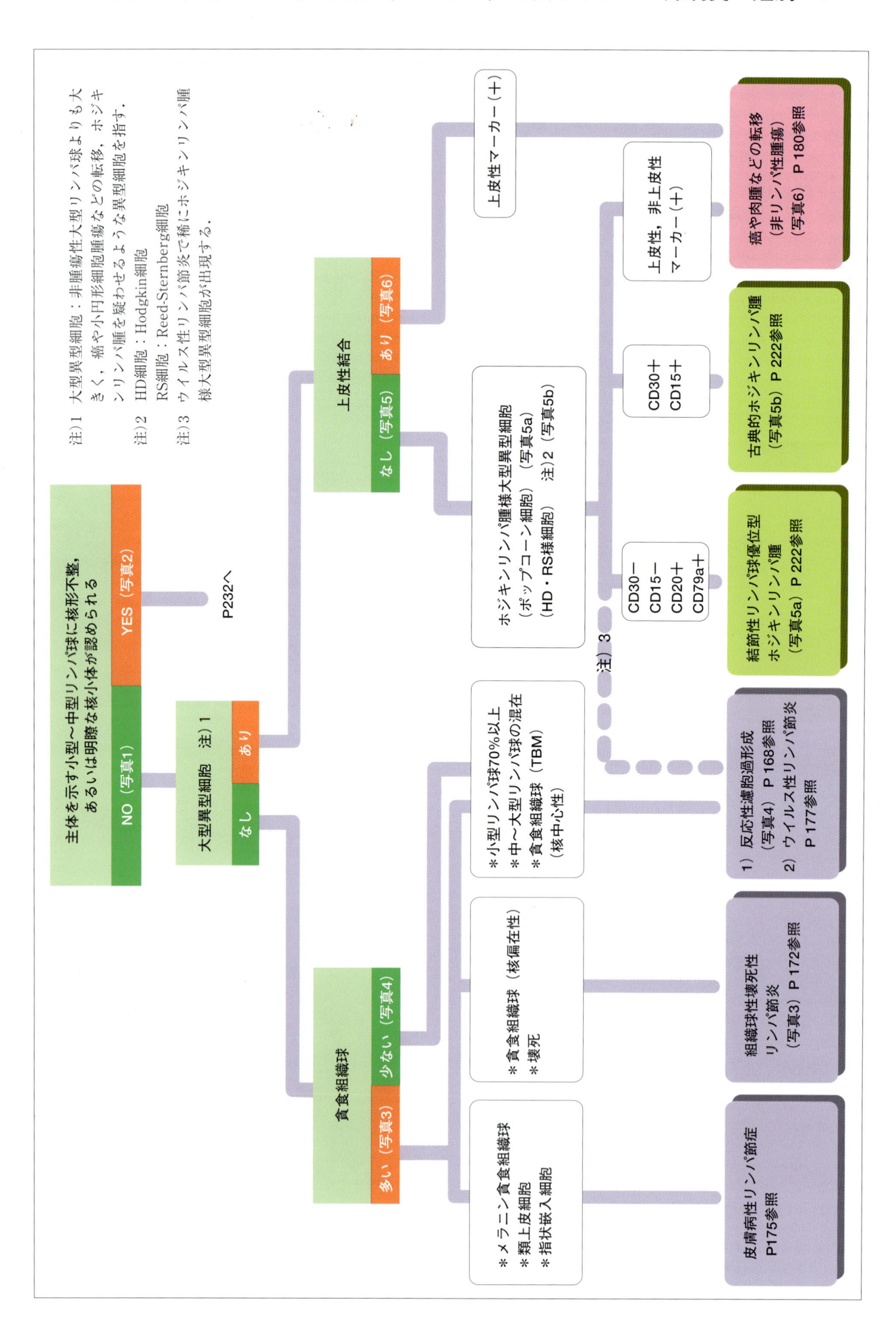

主体を示す小型～中型リンパ球に核形不整、あるいは明瞭な核小体が認められる

- YES（写真2）→ P232へ
- NO（写真1）→ 大型異型細胞 注1
  - あり → P232へ（写真2）
  - なし → 貪食組織球
    - 多い（写真3）
      - *メラニン貪食組織球
      - *類上皮細胞
      - *指状嵌入細胞
      → **皮膚病性リンパ節症** P175参照
    - 少ない（写真4）
      - *貪食組織球（核偏在性）
      - *壊死
      → **組織球性壊死性リンパ節炎**（写真3）P172参照
      - *小型リンパ球70％以上
      - *中～大型リンパ球の混在
      - *貪食組織球（TBM）（核中心性）
      → 上皮性結合
        - なし（写真5）→ ホジキンリンパ腫様大型異型細胞（ポップコーン細胞）（写真5a）注2（HD・RS様細胞）（写真5b）
          - CD30−　CD15−　CD20＋　CD79a＋ → **結節性リンパ球優位型ホジキンリンパ腫**（写真5a）P222参照
          - CD30＋　CD15＋ → **古典的ホジキンリンパ腫**（写真5b）P222参照
          - 注3 → 1) 反応性濾胞過形成（写真4）P168参照　2) ウイルス性リンパ節炎 P177参照
        - あり（写真6）→ 上皮性マーカー（＋）
          - 上皮性、非上皮性マーカー（＋）→ **癌や肉腫などの転移**（非リンパ性腫瘍）（写真6）P180参照

注1　大型異型細胞：非腫瘍性大型リンパ球よりも大きく、癌や小円形細胞腫瘍などの転移、ホジキンリンパ腫を疑わせるような異型細胞を指す。
注2　HD細胞：Hodgkin細胞　RS細胞：Reed-Sternberg細胞
注3　ウイルス性リンパ節炎で稀にホジキンリンパ腫様大型異型細胞が出現する。

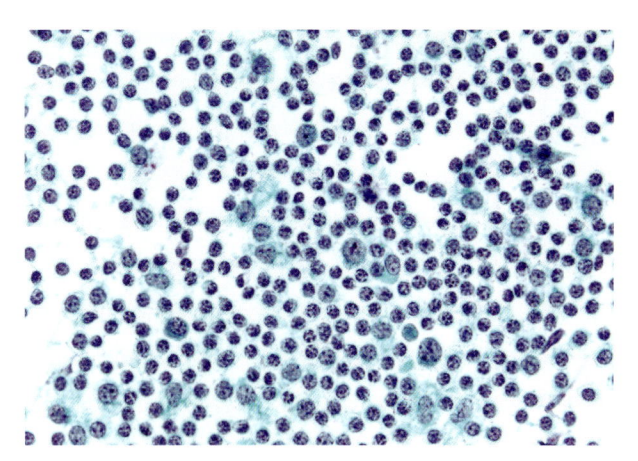

第1章 Ⅹ．リンパ節病変の鑑別アトラス ── 231

写真1 　反応性濾胞過形成（Pap.染色，対物×40）
小型リンパ球を主体に中型〜大型リンパ球が混在している．小型リンパ球は70〜80%以上を占めている．

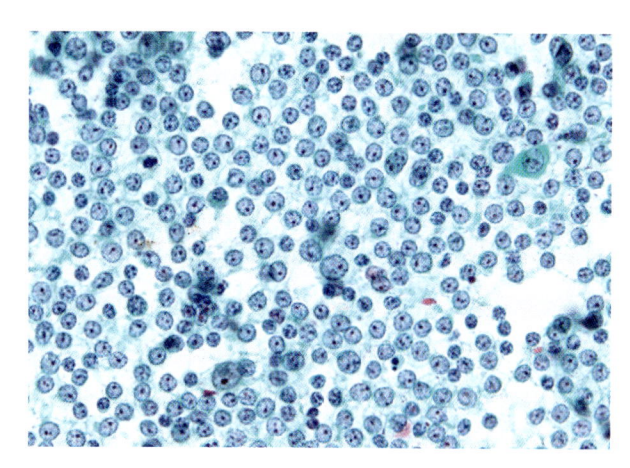

写真2 　マントル細胞リンパ腫（Pap.染色，対物×40）
中型リンパ球大の腫瘍細胞が単調に出現している．核は類円形でクロマチン凝集は軽度，弱拡大においても明瞭な核小体が観察される．

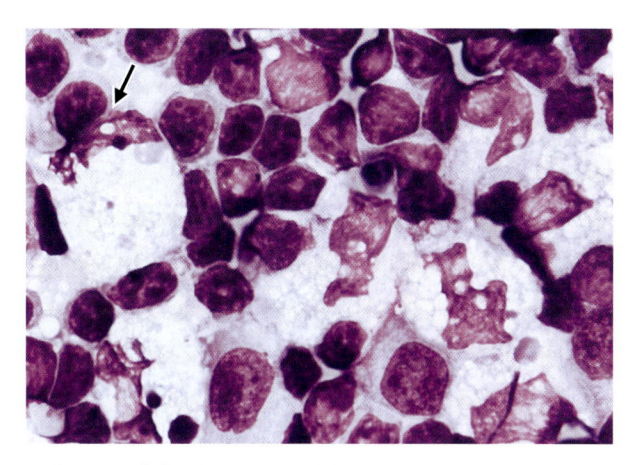

写真3 　組織球性壊死性リンパ節炎
（Giemsa染色，対物×100）
小型リンパ球主体で大型リンパ球も出現．核や細胞質の破片を貪食した組織球がみられる．核は偏在性で三日月状を呈している（↓）．

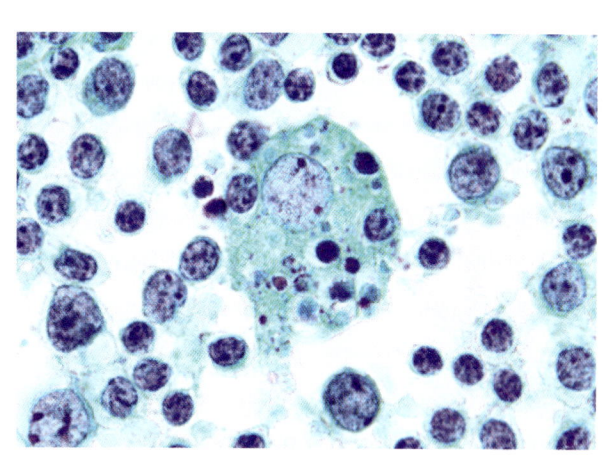

写真4 　反応性濾胞過形成（Pap.染色，対物×100）
中央に核片を貪食したTBMがみられる．核は比較的中心性に位置する．TBMの出現は良性疾患の可能性を示唆する所見となる．ただし，増殖能の高いリンパ腫でも出現するため総合的な判定が重要である．

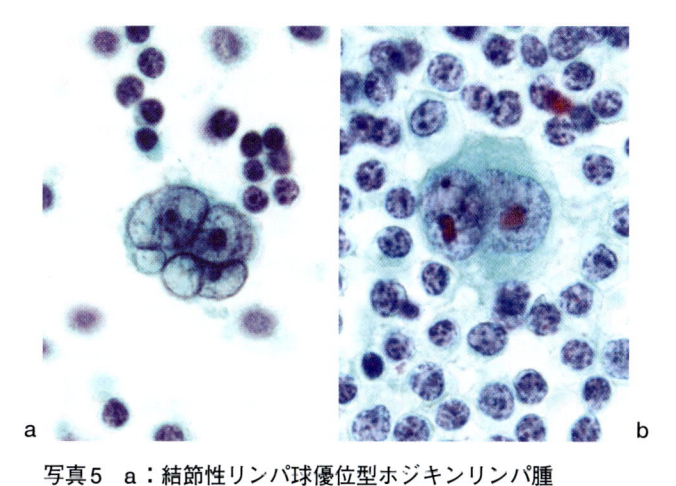

写真5 　a：結節性リンパ球優位型ホジキンリンパ腫
（Pap.染色，対物×100）
本症例の腫瘍細胞は核がねじれたように分葉状を呈しておりポップコーン細胞と称される．
b：古典的ホジキンリンパ腫（Pap.染色，対物×100）
Mirror image patternを示し明瞭な核小体を有するRS細胞がみられる．

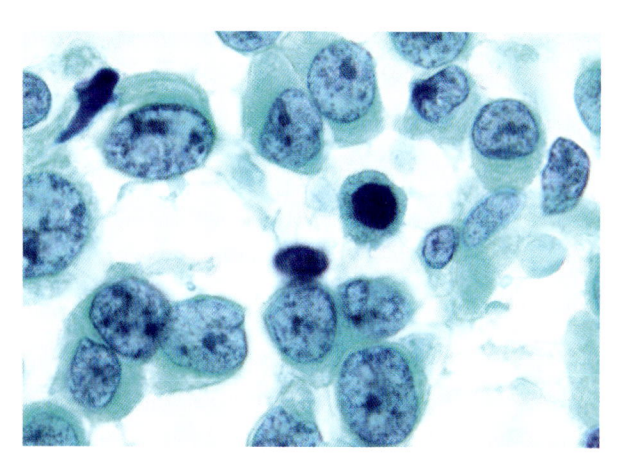

写真6 　腺癌の転移（Pap.染色，対物×100）
上皮性結合を示す，核偏在性，細胞質の豊富な腺癌細胞がみられる．

2. 小型～中型リンパ球が主体（70％以上）を占めるリンパ節病変の鑑別　2

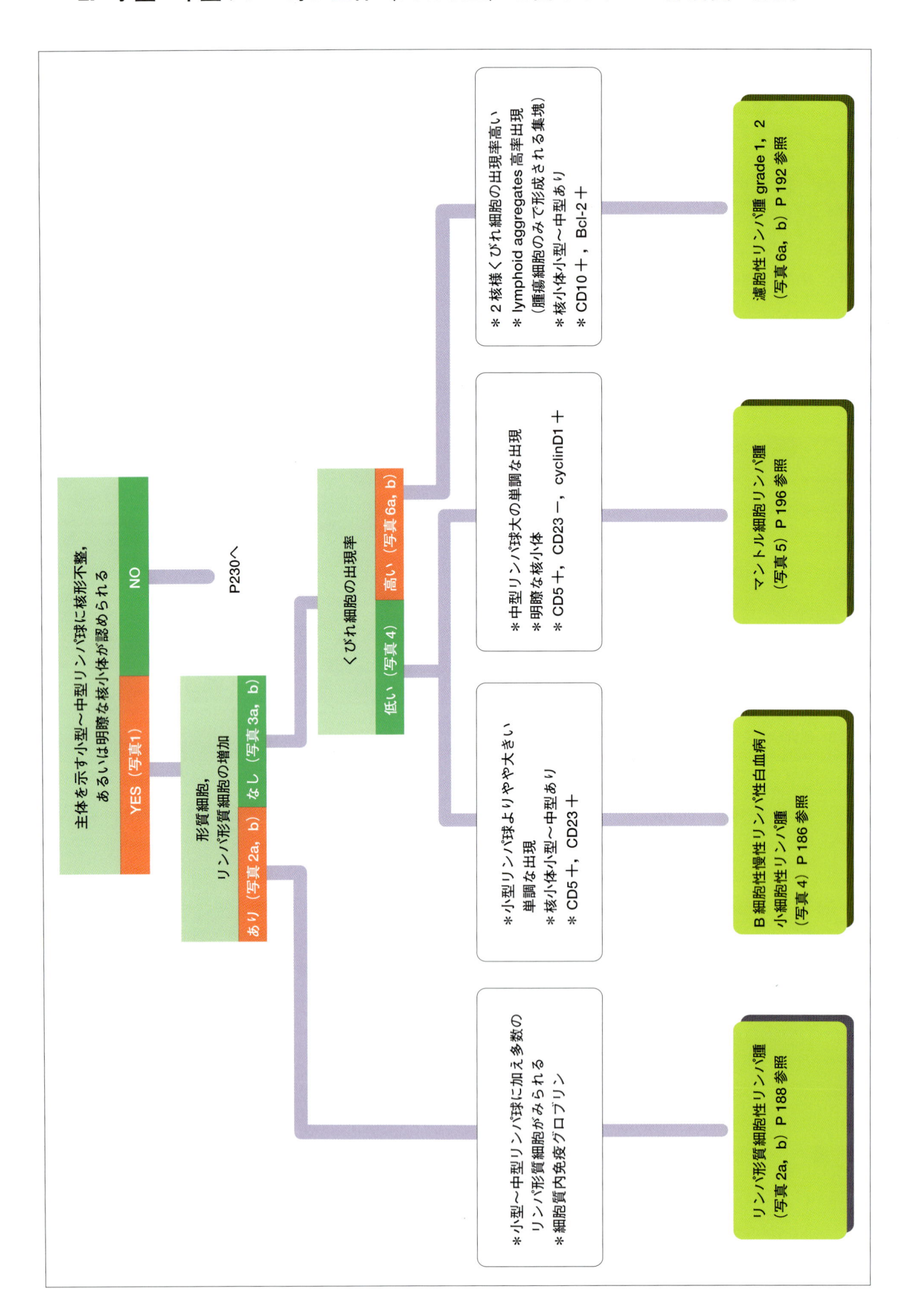

主体を示す小型～中型リンパ球に核形不整、あるいは明瞭な核小体が認められる

- **NO** → P230へ
- **YES（写真1）**

形質細胞、リンパ形質細胞の増加

- **なし（写真3a, b）** → くびれ細胞の出現率
  - **低い（写真4）**
    - ＊小型リンパ球よりややや大きい単調な出現
    - ＊核小体小型～中型あり
    - ＊CD5＋、CD23＋
    → B細胞性慢性リンパ性白血病／小細胞性リンパ腫（写真4）P186参照
  - **くびれ細胞の出現率**
    - ＊中型リンパ球の単調な出現
    - ＊明瞭な核小体
    - ＊CD5＋、CD23－、cyclinD1＋
    → マントル細胞リンパ腫（写真5）P196参照
  - **高い（写真6a, b）**
    - ＊2核様くびれ細胞の出現率高い
    - ＊lymphoid aggregates高率出現（腫瘍細胞のみで形成される集塊）
    - ＊核小体小型～中型あり
    - ＊CD10＋、Bcl-2＋
    → 濾胞性リンパ腫 grade 1, 2（写真6a, b）P192参照
- **あり（写真2a, b）**
  - ＊小型～中型リンパ球に加え多数のリンパ形質細胞がみられる
  - ＊細胞質内免疫グロブリン
  → リンパ形質細胞性リンパ腫（写真2a, b）P188参照

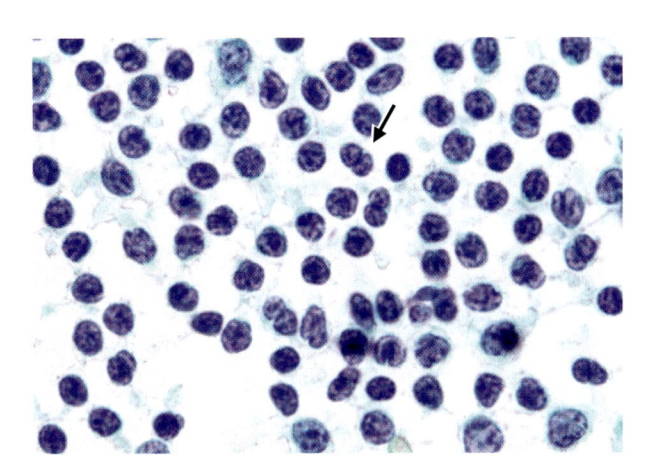

第1章 X．リンパ節病変の鑑別アトラス ― 233

写真1 濾胞性リンパ腫 grade 1（Pap.染色，対物×100）
腫瘍細胞は非腫瘍性小型リンパ球に類似する大きさであり，見落とされやすい細胞であるが高度なくびれを有する2核様くびれ細胞（↓）がみられる．

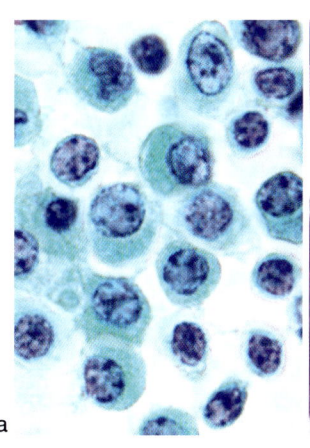

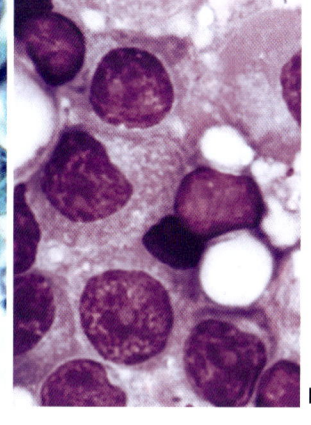

写真2 リンパ形質細胞性リンパ腫
（a：Pap.染色，b：Giemsa染色，対物×100）
中心性〜偏在性核の形質細胞，形質細胞様リンパ球がみられる（a）．Giemsa染色で細胞質の免疫グロブリンが赤染している（b）．

写真3 濾胞性リンパ腫 grade 1
（a：Pap.染色，b：Giemsa染色，対物×100）
2核様くびれ細胞（↓）が多数みられる（a）．Giemsa染色標本においても2核様くびれ細胞（↓）を観察できるが，Pap.染色標本のほうが観察しやすい（b）．

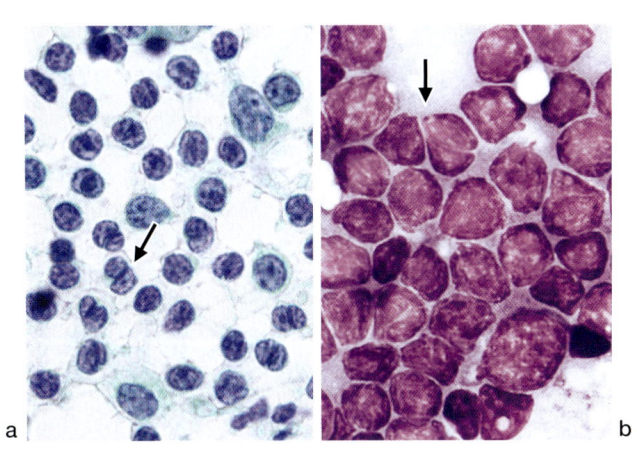

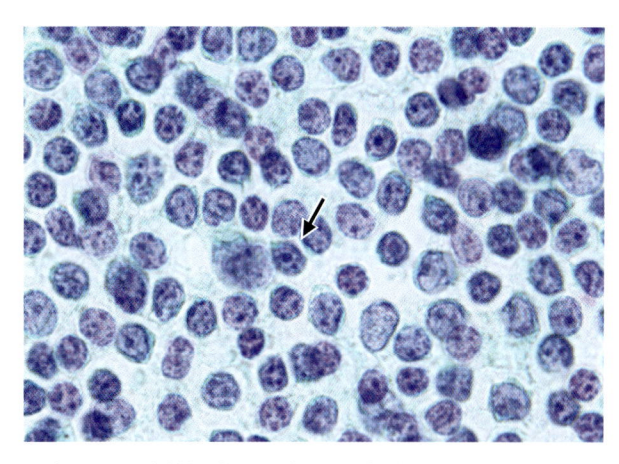

写真4 B細胞性慢性リンパ性白血病/小細胞性リンパ腫
（Pap.染色，対物×100）
腫瘍細胞は非腫瘍性小型リンパ球に類似する大きさであり，核のくびれも軽度であるが，腫大した核小体（↓）がみられる．

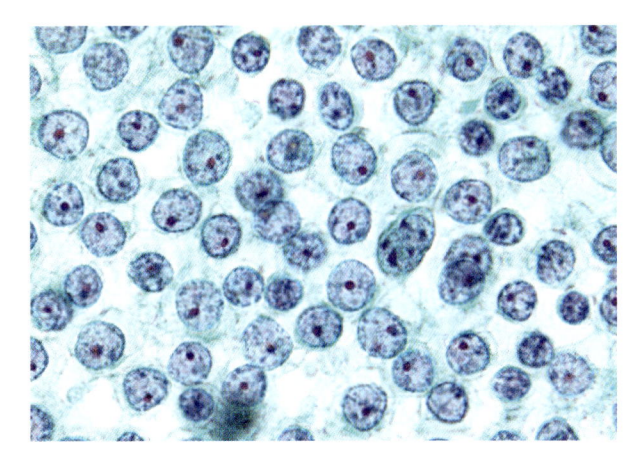

写真5 マントル細胞リンパ腫（Pap.染色，対物×100）
核は類円形核が多く，核のくびれは軽度である．クロマチン凝集は軽度で単個の明瞭な核小体がみられる．細胞質は淡染性で比較的豊富である．

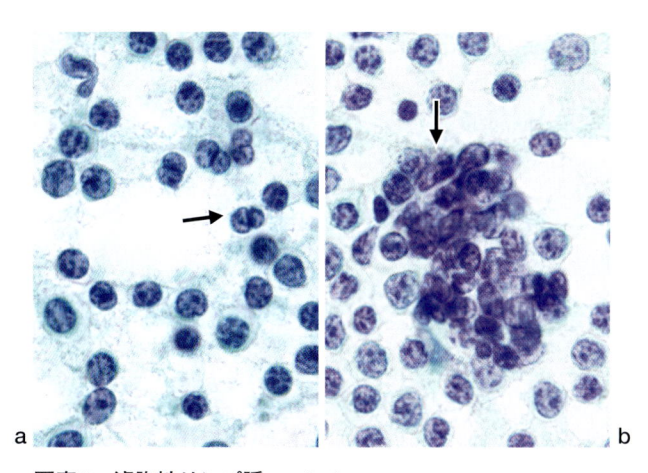

写真6 濾胞性リンパ腫 grade 1
（a，b：Pap.染色，対物×100）
2核様くびれ細胞（↓）が多数みられる（a）．
腫瘍細胞のみで形成されるLymphoid aggregates（↓）がみられる（b）．

3. 中型～大型リンパ球が主体を占めるリンパ節病変の鑑別

注1 DLBCL：びまん性大細胞型B細胞リンパ腫
注2 RS細胞：Reed-Sternberg細胞
注3 小児、若年成人ではしばしば著しい濾胞過形成を示す例があり、多数の大型リンパ球が出現する。TBMの出現が高率であることに注目。

中型～大型リンパ球の異型性（単調性、核形不整、核小体）

なし（写真1a, b）

貪食組織球多い（核偏在性）
- 壊死

腫瘍細胞形態
- 全体的には小リンパ球も高率に出現
- lymphohistiocytic aggregates 高率出現（リンパ球、組織球、樹状細胞が混在した集塊）
- TBMの出現率高い（写真2a, b）

腫瘍細胞形態
- RS細胞様巨細胞 注)2
- 核形不整は著明
- 著しい大小不同
- 出現細胞の細胞質染色性に差異あり（濃淡）

腫瘍細胞形態
- 淡明細胞、類形質細胞、免疫芽球、形質細胞、類上皮細胞などが混在
- 核形不整

→ 組織球性壊死性リンパ節炎 P 172 参照

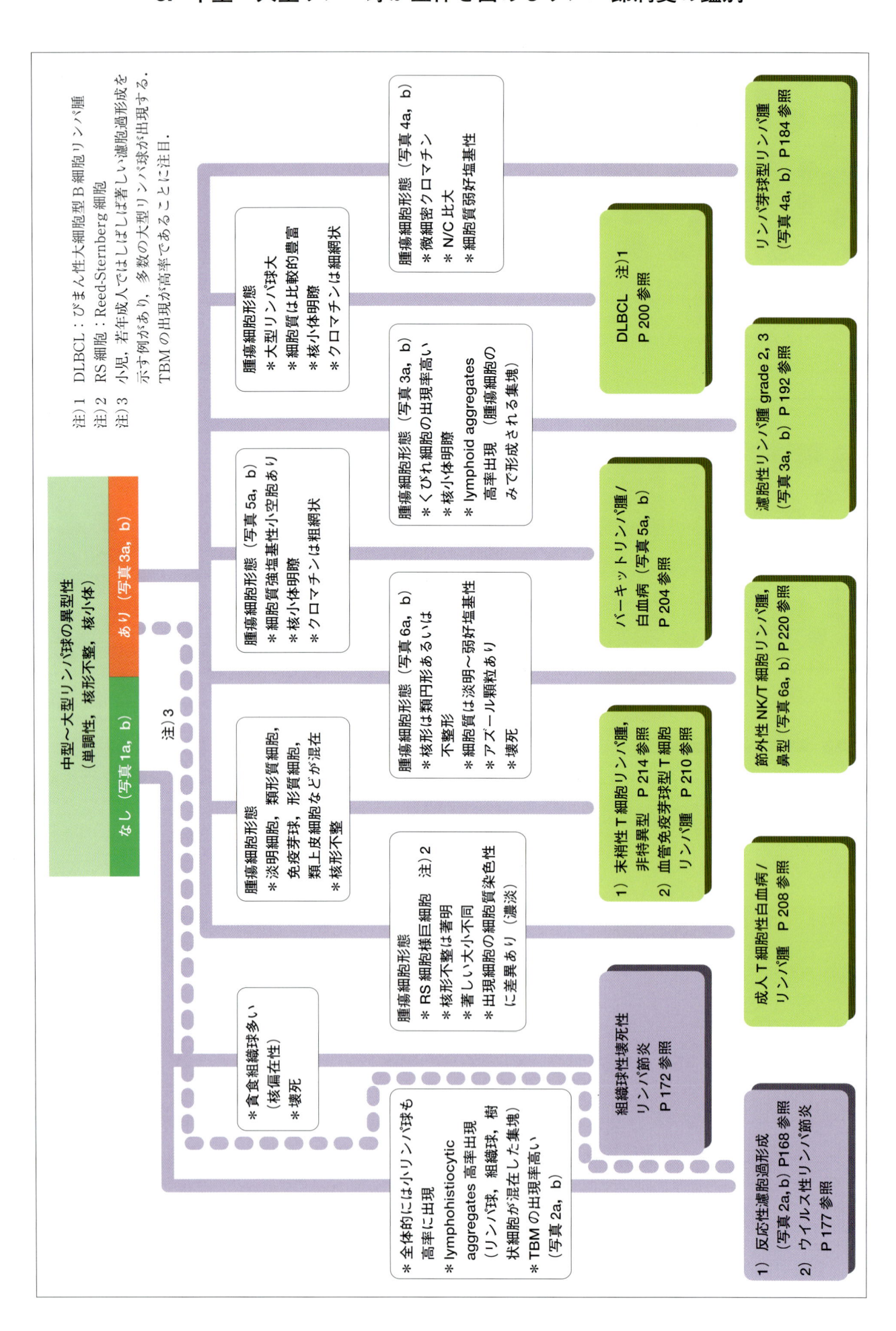

→ 1) 反応性濾胞過形成（写真2a, b）P168 参照
  2) ウイルス性リンパ節炎 P 177 参照

→ 成人T細胞性白血病/リンパ腫 P 208 参照

→ 1) 末梢性T細胞リンパ腫、非特異型 P 214 参照
  2) 血管免疫芽球型T細胞リンパ腫 P 210 参照

あり（写真3a, b）注)3

腫瘍細胞形態（写真6a, b）
- 核異形は類円形あるいは不整形
- 細胞質は淡明～弱好塩基性
- アズール顆粒あり
- 壊死

腫瘍細胞形態（写真5a, b）
- 細胞質強塩基性小空胞あり
- 核小体明瞭
- クロマチンは粗網状

腫瘍細胞形態（写真3a, b）
- くびれ細胞の出現率高い
- 核小体明瞭
- lymphoid aggregates 高率出現（腫瘍細胞のみで形成される集塊）

腫瘍細胞形態
- 大型リンパ球大
- 細胞質は比較的豊富
- 核小体明瞭
- クロマチンは細網状

腫瘍細胞形態（写真4a, b）
- 微細密クロマチン
- N/C比大
- 細胞質弱好塩基性

→ 節外性NK/T細胞リンパ腫、鼻型（写真6a, b）P 220 参照

→ バーキットリンパ腫/白血病（写真5a, b）P 204 参照

→ 濾胞性リンパ腫 grade 2, 3（写真3a, b）P 192 参照

→ DLBCL 注)1 P 200 参照

→ リンパ芽球型リンパ腫（写真4a, b）P 184 参照

第1章 X. リンパ節病変の鑑別アトラス ― 235

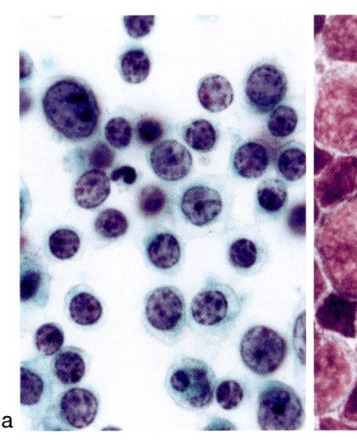

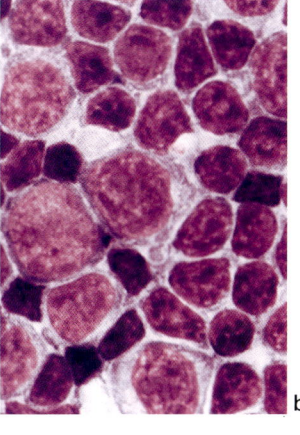

写真1 反応性濾胞過形成
(a：Pap.染色，b：Giemsa染色，対物×100)
大型リンパ球が目立つものの，核は類円形で核形不整は目立たない．小型リンパ球の出現率は70%以上である．

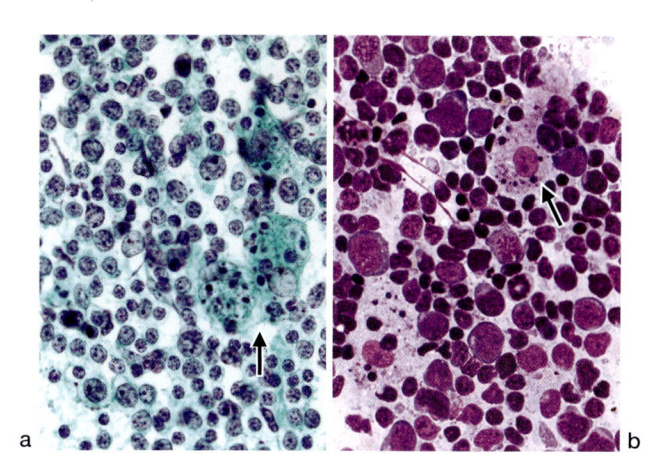

写真2 反応性濾胞過形成
(a：Pap.染色，b：Giemsa染色，対物×40)
大型リンパ球が目立つものの，TBM(↓)の出現に着目されたい．反応性濾胞過形成の胚中心を構成する細胞群である．

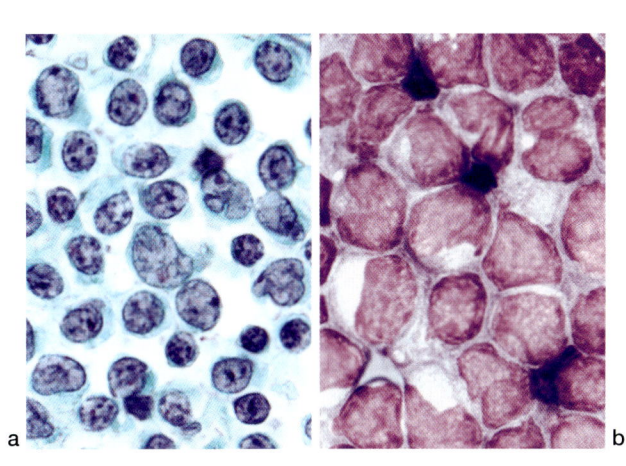

写真3 濾胞性リンパ腫 grade 2
(a：Pap.染色，b：Giemsa染色，対物×100)
腫瘍細胞は中型〜大型リンパ球大で核のくびれ，切れ込みが著明である．クロマチン凝集は軽度で明瞭な核小体もみられる．

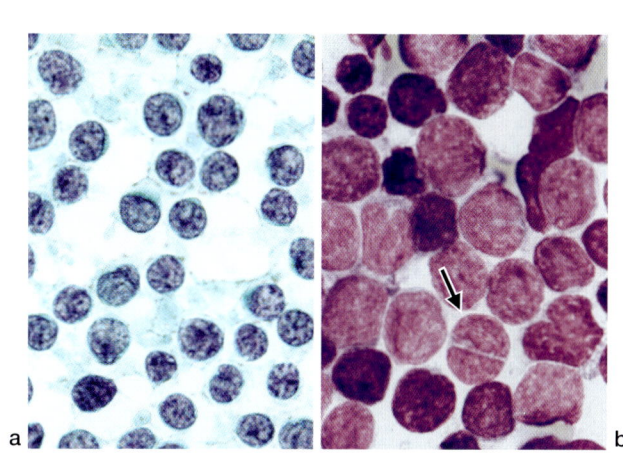

写真4 前駆Tリンパ芽球型リンパ腫
(a：Pap.染色，b：Giemsa染色，対物×100)
腫瘍細胞は類円形でN/C比が高く，クロマチンは微細顆粒状を呈している．またconvoluted cellと称される核に深い切れ込みを有する細胞(↓)もみられる．

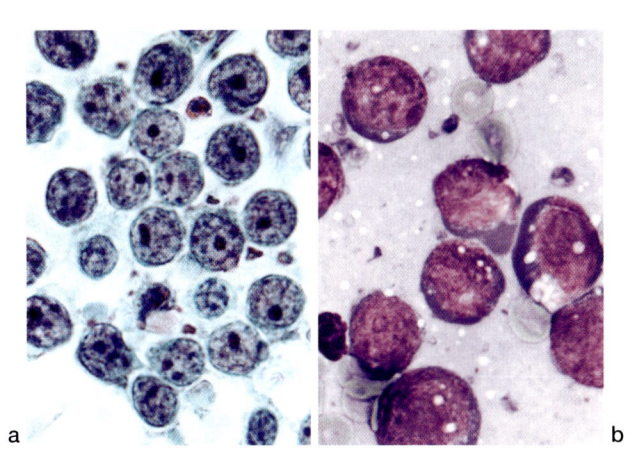

写真5 バーキットリンパ腫/白血病
(a：Pap.染色，b：Giemsa染色，対物×100)
腫瘍細胞の核は類円形のことが多く明瞭な核小体も1〜数個みられる．クロマチンは粗顆粒状を呈している(a)．
細胞質は強好塩基性に染まり小空胞が散見される(b)．

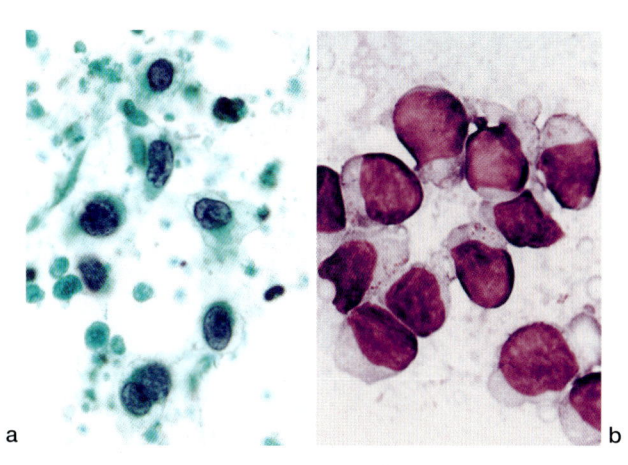

写真6 節外性NK/T細胞リンパ腫，鼻型
(a：Pap.染色，b：Giemsa染色，対物×100)
腫瘍細胞は中型〜大型リンパ球大で比較的単調に出現する．細胞質は豊富で，一端または両端に舌状の突出像がみられる．また細胞質にアズール顆粒が認められる．

4. 大型リンパ球様細胞が主体を占めるリンパ節病変の鑑別

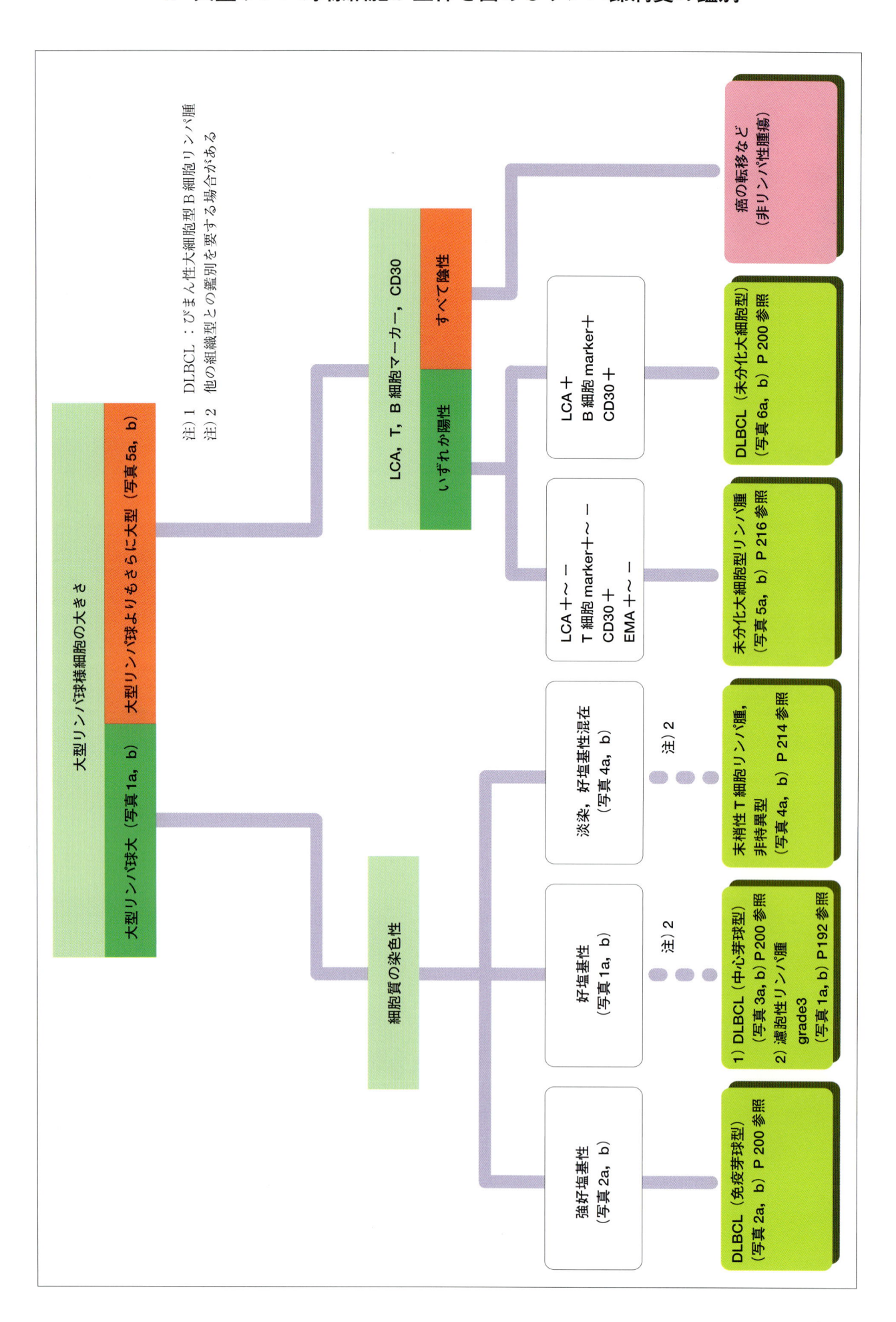

注）1　DLBCL：びまん性大細胞型B細胞リンパ腫
注）2　他の組織型との鑑別を要する場合がある

```
大型リンパ球様細胞の大きさ
├─ 大型リンパ球腫大（写真1a, b）
│   └─ 細胞質の染色性
│       ├─ 強好塩基性（写真2a, b）
│       │   └─ DLBCL（免疫芽球型）（写真2a, b）P 200参照
│       ├─ 好塩基性（写真1a, b）
│       │   └─ 1) DLBCL（中心芽球型）（写真3a, b）P 200参照
│       │       2) 濾胞性リンパ腫 grade3（写真1a, b）P 192参照
│       └─ 淡染、好塩基性混在（写真4a, b）
│           └─ 末梢性T細胞型リンパ腫、非特異型（写真4a, b）P 214参照　注)2
└─ 大型リンパ球よりもさらに大型（写真5a, b）
    └─ LCA, T, B細胞マーカー, CD30
        ├─ いずれか陽性
        │   ├─ LCA＋～ー
        │   │   T細胞marker＋～ー
        │   │   CD30＋
        │   │   EMA＋～ー
        │   │   └─ 未分化大細胞型リンパ腫（写真5a, b）P 216参照
        │   └─ LCA＋
        │       B細胞marker＋
        │       CD30＋
        │       └─ DLBCL（未分化大細胞型）（写真6a, b）P 200参照
        └─ すべて陰性
            └─ 癌の転移など（非リンパ性腫瘍）
```

第1章 X．リンパ節病変の鑑別アトラス —— 237

写真1 濾胞性リンパ腫 grade 3
（a：Pap.染色，b：Giemsa染色，対物×100）
中型〜大型リンパ球大の核にくびれを有する腫瘍細胞がみられる．組織診断では大型リンパ球のcentroblastが約50％以上の出現でgrade3と診断される．

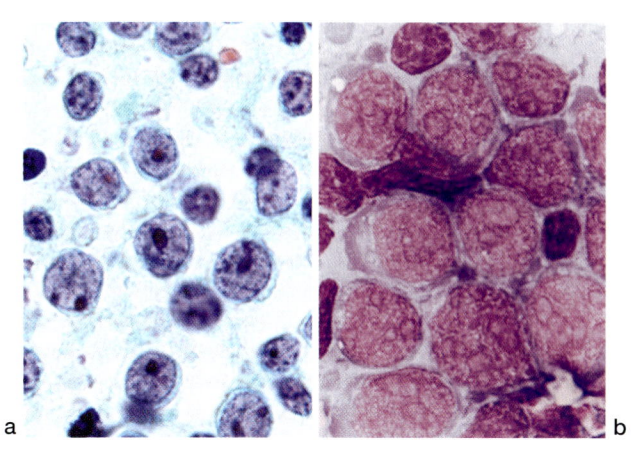

写真2 びまん性大細胞型B細胞リンパ腫
（a：Pap.染色，b：Giemsa染色，対物×100）
免疫芽球型では単個の腫大した核小体がみられる（a）．Giemsa染色において比較的豊富な細胞質が好塩基性に染色されている．クロマチンは粗網状である（b）．

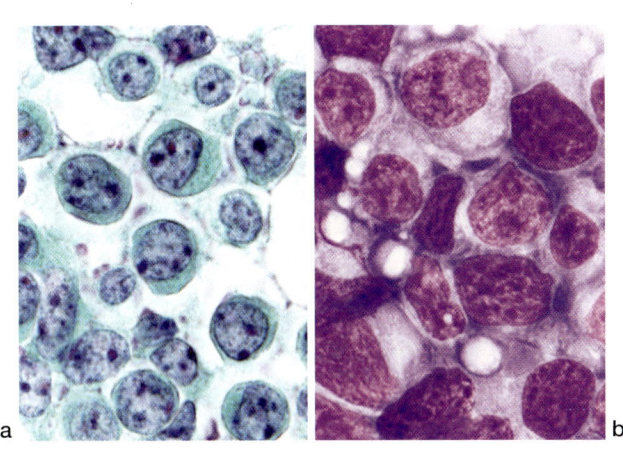

写真3 びまん性大細胞型B細胞リンパ腫
（a：Pap.染色，b：Giemsa染色，対物×100）
大型リンパ球大の腫瘍細胞が出現している．Pap.染色では明瞭な核小体がみられる．

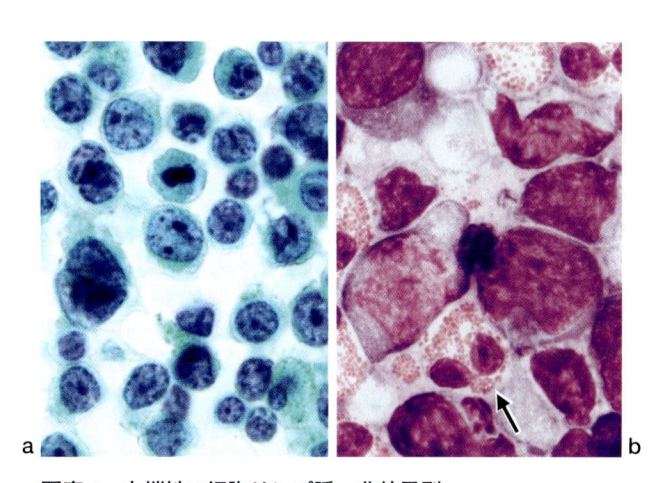

写真4 末梢性T細胞リンパ腫，非特異型
（a：Pap.染色，b：Giemsa染色，対物×100）
中型〜大型リンパ球大の腫瘍細胞が比較的単調に出現している．核形不整は高度で細胞質は淡染から好塩基性である．好酸球（↓）の出現も目立つ．

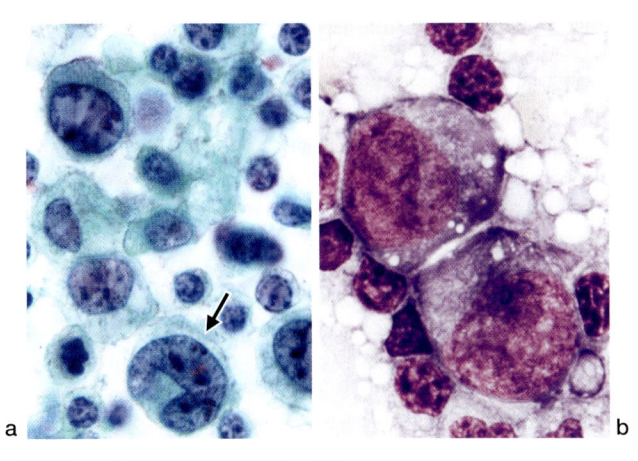

写真5 未分化大細胞型リンパ腫
（a：Pap.染色，b：Giemsa染色，対物×100）
腫瘍細胞は小型リンパ球の3〜5倍くらいの大きさで，核形が腎形，馬蹄形（↓）を呈する巨細胞がみられる．Giemsa染色で細胞質は好塩基性を示す．

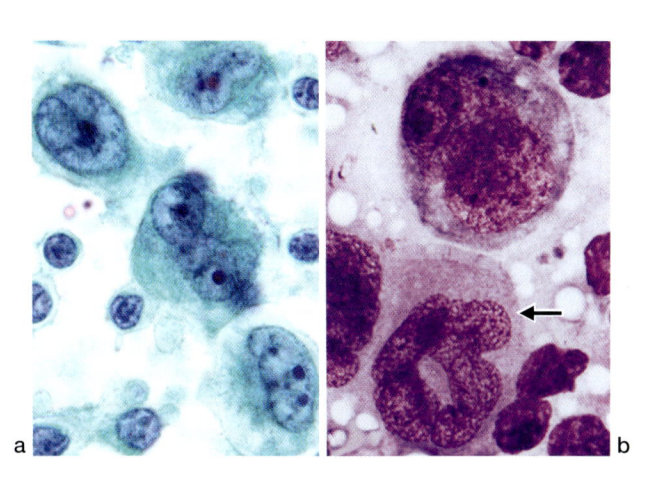

写真6 びまん性大細胞型B細胞リンパ腫
（a：Pap.染色，b：Giemsa染色，対物×100）
未分化大細胞型では単核から多核の巨細胞がみられる．核形不整も高度で，Giemsa染色でドーナツ細胞（↓）もみられる．

5. 多彩な細胞像を呈するリンパ節病変の鑑別

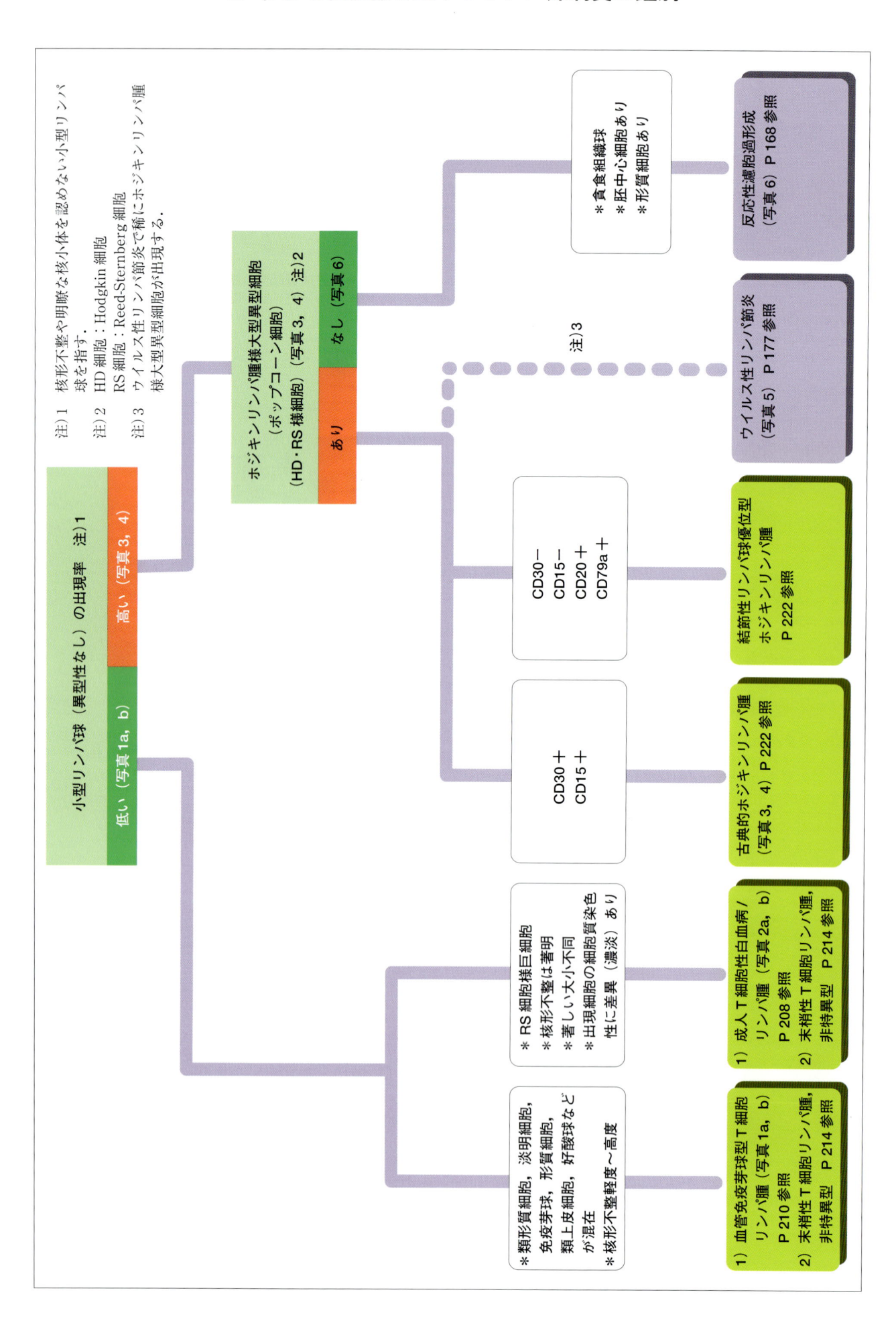

注）1 核形不整や明瞭な核小体を認めない小型リンパ球を指す．
注）2 HD細胞：Hodgkin細胞
　　 RS細胞：Reed-Sternberg細胞
注）3 ウイルス性リンパ節炎で稀にホジキンリンパ腫様大型異型細胞が出現する．

小型リンパ球（異型性なし）の出現率 注）1

- 低い（写真1a, b）
  - *類形質細胞，淡明細胞，免疫芽球，形質細胞，類上皮細胞，好酸球などが混在
  - *核形不整軽度～高度
    1) 血管免疫芽球型T細胞リンパ腫（写真1a, b）P 210 参照
    2) 末梢性T細胞リンパ腫，非特異型 P 214 参照
  - *RS細胞様巨細胞
  - *核形不整は著明
  - *著しい大小不同
  - *出現細胞の細胞質染色性に差異（濃淡）あり
    1) 成人T細胞性白血病/リンパ腫（写真2a, b）P 208 参照
    2) 末梢性T細胞リンパ腫，非特異型 P 214 参照

- 高い（写真3, 4）
  - **ホジキンリンパ腫様大型異型細胞（ポップコーン細胞）（HD・RS様細胞）（写真3, 4）注）2**
    - あり
      - CD30 ＋ CD15 ＋ → 古典的ホジキンリンパ腫（写真3, 4）P 222 参照
      - CD30 − CD15 − CD20 ＋ CD79a ＋ → 結節性リンパ球優位型ホジキンリンパ腫 P 222 参照
      - 注）3 ······ ウイルス性リンパ節炎（写真5）P 177 参照
    - なし（写真6）
      - *貪食組織球
      - *胚中心細胞あり
      - *形質細胞あり
      → 反応性濾胞過形成（写真6）P 168 参照

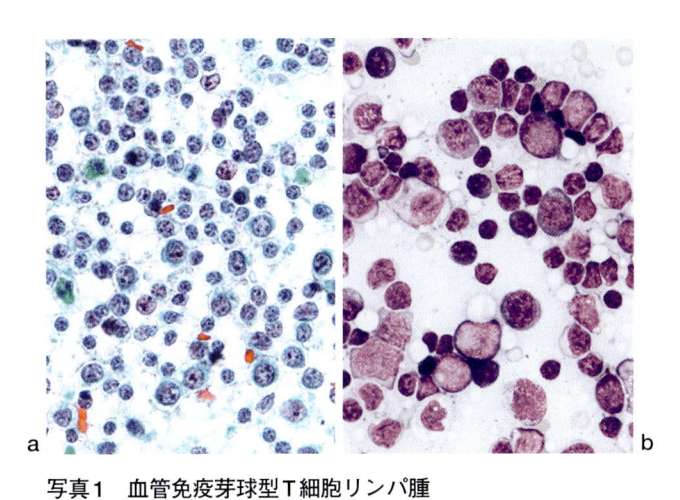

第1章 X. リンパ節病変の鑑別アトラス —— 239

写真1 血管免疫芽球型T細胞リンパ腫
（a：Pap.染色，b：Giemsa染色，対物×40）
小型〜大型リンパ球が混在してみられる（**a**）．出現する細胞には細胞質の濃淡がみられ多彩な細胞像を呈する．小型リンパ球の出現は少ない（**b**）．

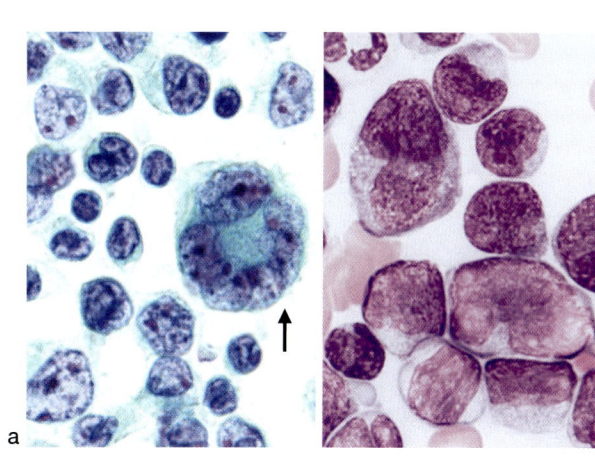

写真2 成人T細胞性白血病/リンパ腫
（a：Pap.染色，b：Giemsa染色，対物×100）
腫瘍細胞は小型〜大型リンパ球大で，しばしばRS細胞様の腫瘍細胞（↓）も出現する（**a**）．核形不整が著明で小型から大型腫瘍細胞にまでみられる（**b**）．

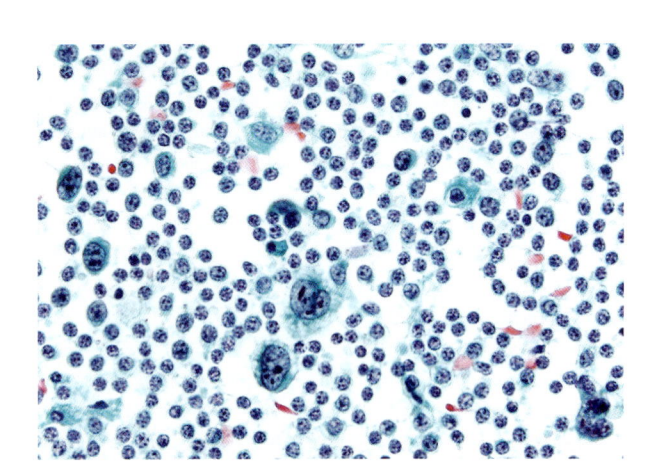

写真3 古典的ホジキンリンパ腫（Pap.染色，対物×40）
小型リンパ球を背景に大型で明瞭な核小体をもつ単核のHodgkin細胞，多核のRS細胞が出現している．

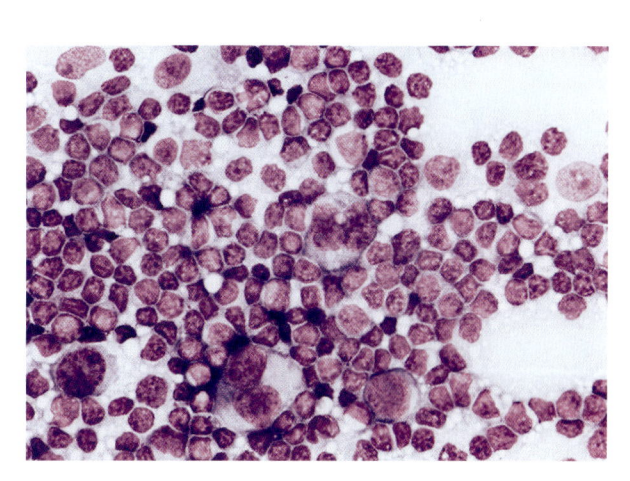

写真4 古典的ホジキンリンパ腫（Giemsa染色，対物×40）
写真3と同一症例．Hodgkin細胞，RS細胞がみられ，核小体は濃青色ないしは淡青色を呈している．

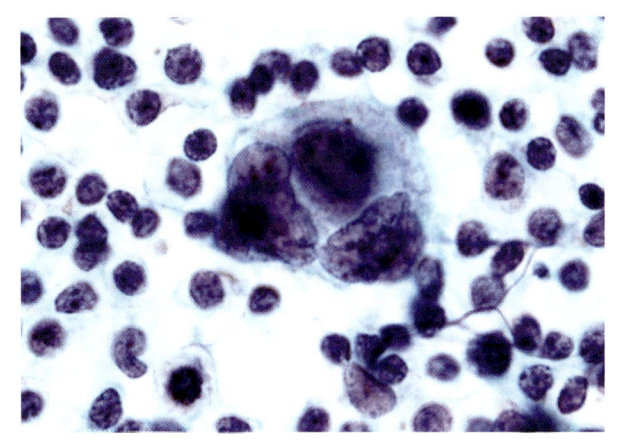

写真5 ウイルス性リンパ節炎（Pap.染色，対物×100）
RS細胞に類似した大型多核巨細胞が出現している．背景は小型リンパ球主体であり，ホジキンリンパ腫との鑑別を要するが細胞診断は困難である．

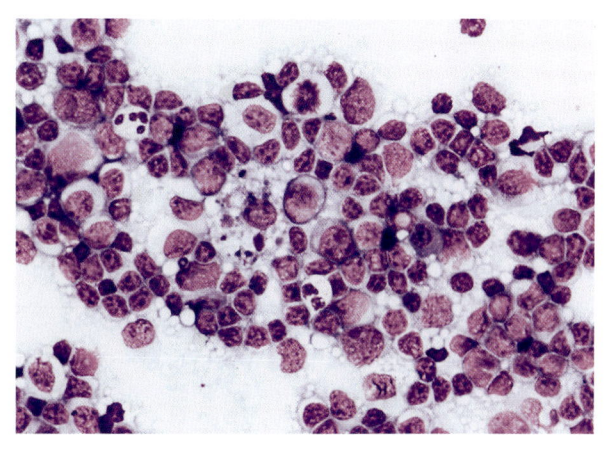

写真6 反応性濾胞過形成（Giemsa染色，対物×40）
小型リンパ球を主体に中型，大型リンパ球が混在し多彩な細胞像を呈している．中央にTBMがみられる．

6. 大型，または多核異型細胞を認めるリンパ節病変の鑑別[注1]

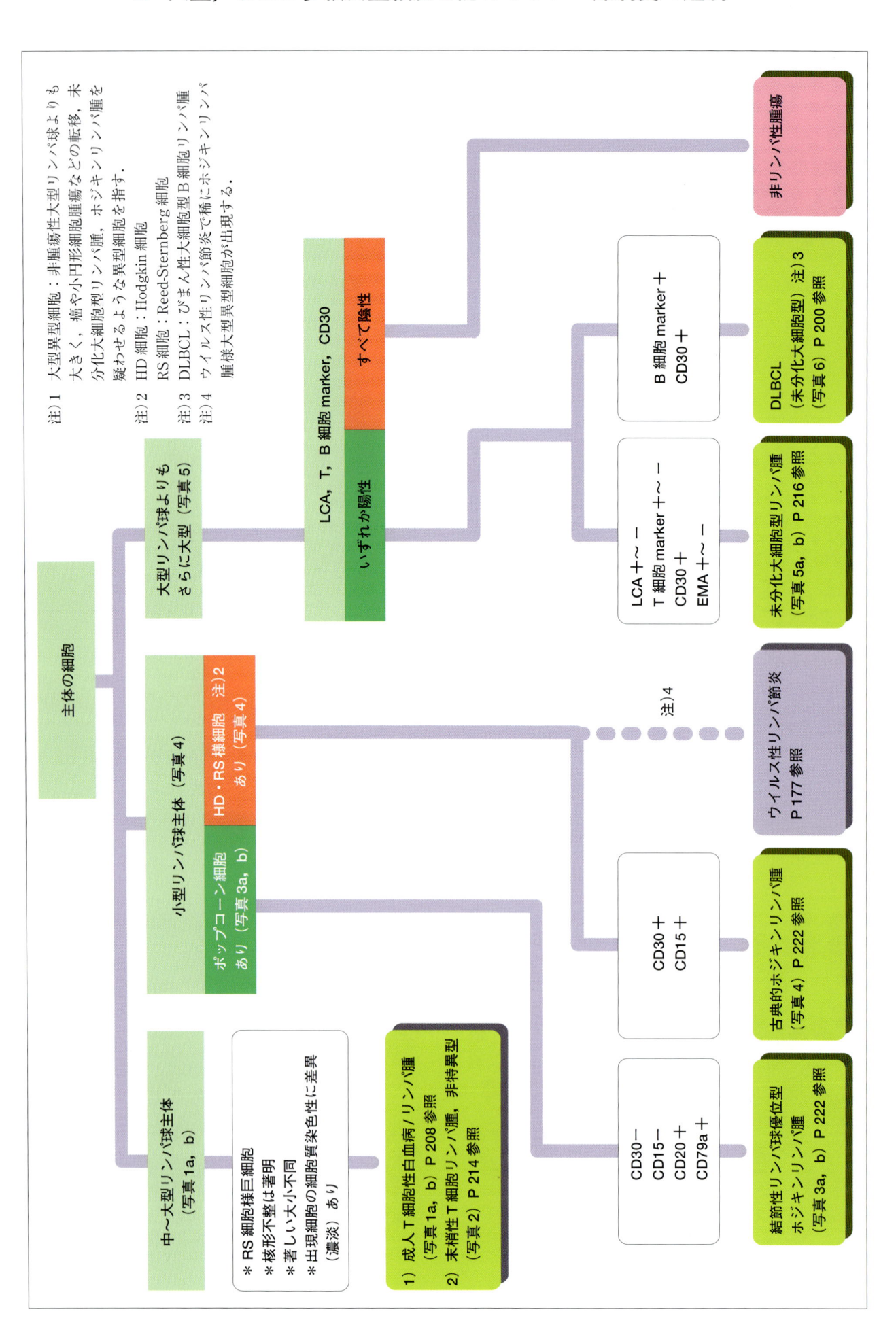

注1 大型異型細胞：非腫瘍性大型リンパ球よりも大きく，癌や小円形細胞腫瘍などの転移，未分化大細胞型リンパ腫，ホジキンリンパ腫を疑わせるような異型細胞を指す．
注2 HD細胞：Hodgkin細胞
　　RS細胞：Reed-Sternberg細胞
注3 DLBCL：びまん性大細胞型B細胞リンパ腫
注4 ウイルス性リンパ節炎で稀にホジキンリンパ腫様大型異型細胞が出現する．

主体の細胞

- **中〜大型リンパ球主体（写真1a, b）**
  - * RS細胞様巨細胞
  - * 核形不整は著明
  - * 著しい大小不同
  - * 出現細胞の細胞質染色性に差異（濃淡）あり

  → CD30−／CD15−／CD20＋／CD79a＋
  1) 成人T細胞性白血病/リンパ腫（写真1a, b）P 208参照
  2) 末梢性T細胞リンパ腫，非特異型（写真2）P 214参照

- **小型リンパ球主体（写真4）**
  - ポップコーン細胞あり（写真3a, b）：緑
    - → 結節性リンパ球優位型ホジキンリンパ腫（写真3a, b）P 222参照
  - HD・RS様細胞あり[注2]（写真4）：オレンジ
    - CD30＋／CD15＋ → 古典的ホジキンリンパ腫（写真4）P 222参照
    - [注4] ······ ウイルス性リンパ節炎 P 177参照

- **大型リンパ球よりもさらに大型（写真5）**
  - LCA, T, B細胞marker, CD30
    - いずれか陽性：
      - LCA＋／−　T細胞marker＋〜−　CD30＋　EMA＋〜− → 未分化大細胞型リンパ腫（写真5a, b）P 216参照
      - B細胞marker＋　CD30＋ → DLBCL（未分化大細胞型）[注3]（写真6）P 200参照
    - すべて陰性：→ 非リンパ性腫瘍

第1章 Ⅹ．リンパ節病変の鑑別アトラス —— 241

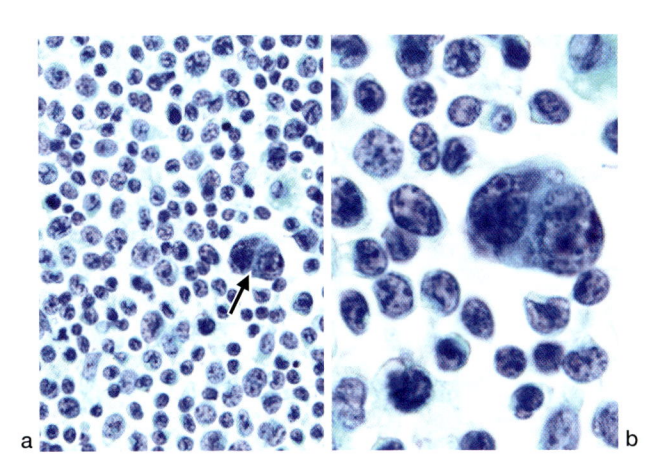

写真1 成人T細胞性白血病/リンパ腫
（Pap.染色，a．対物×40，b．対物×100）
腫瘍細胞は小型～大型リンパ球大で，RS細胞様の腫瘍細胞（↓）がみられる．核形不整が著明で小型から大型腫瘍細胞にまでみられる．

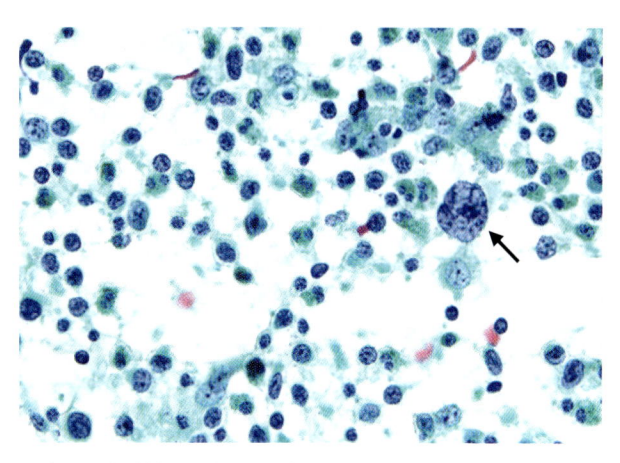

写真2 末梢性T細胞リンパ腫，非特異型
（Pap.染色，対物×40）
中型～大型リンパ球大の腫瘍細胞が出現している．Hodgkin細胞様の大型異型細胞（↓）もみられる．

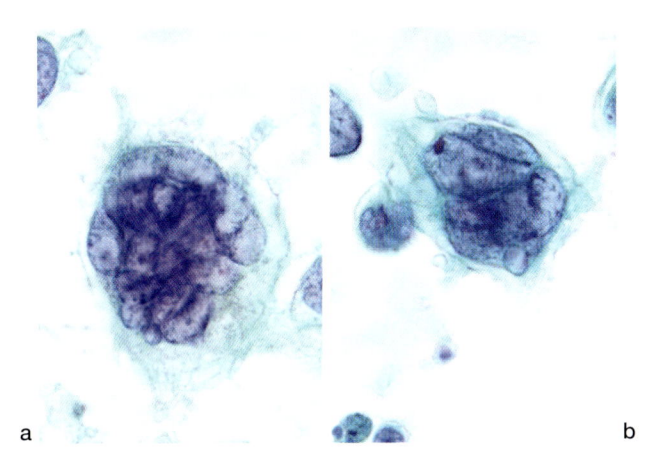

写真3 結節性リンパ球優位型ホジキンリンパ腫
（a，b：Pap.染色，対物×100）
腫瘍細胞は核がねじれたように分葉状を呈しておりポップコーン細胞と称される．核小体は小型から大型で，クロマチンは細顆粒状である．

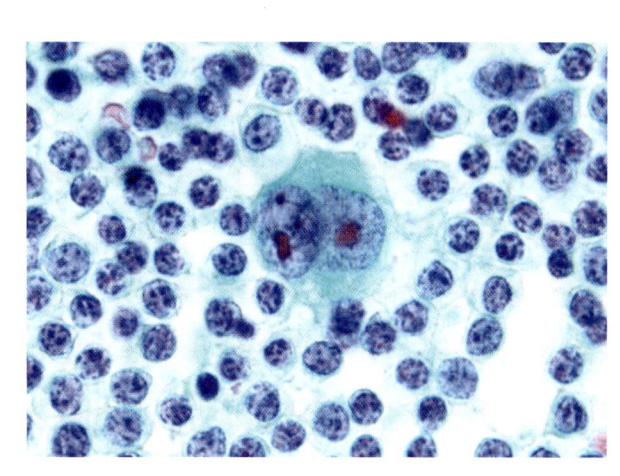

写真4 古典的ホジキンリンパ腫（Pap.染色，対物×100）
Mirror image patternを示す明瞭な核小体を有するRS細胞がみられる．背景は小型リンパ球主体である．

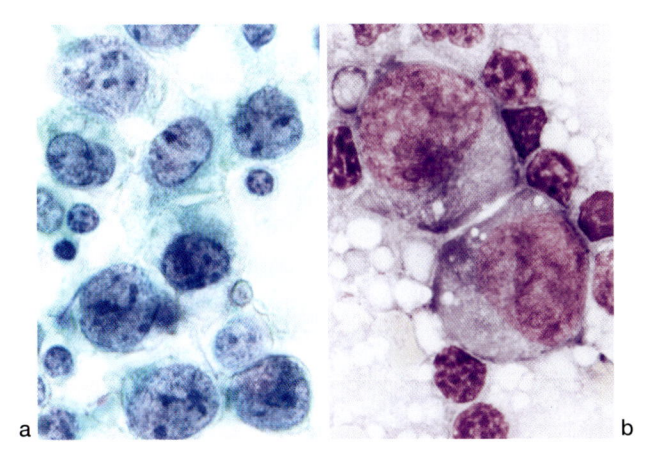

写真5 未分化大細胞型リンパ腫
（a：Pap.染色，b：Giemsa染色，対物×100）
腫瘍細胞は小型リンパ球の3～5倍くらいの大きさで，細胞質も豊富である．緩い結合性もみられる．Giemsa染色では好塩基性細胞質を呈している．

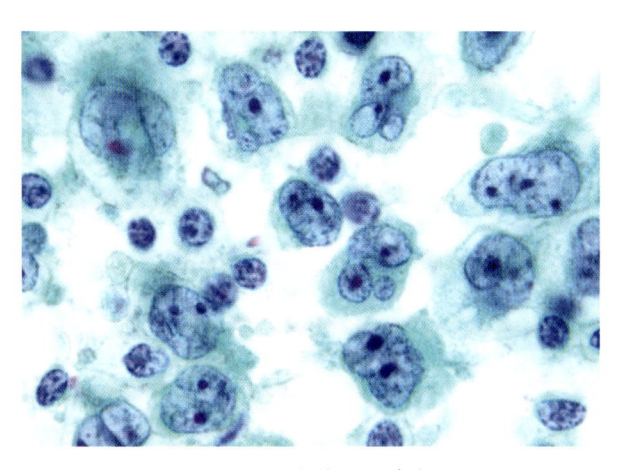

写真6 びまん性大細胞型B細胞リンパ腫
（Pap.染色，対物×100）
未分化大細胞型では単核から多核の巨細胞がみられる．核形不整も高度でねじれ，くびれ，分葉状を呈している．

7. 類上皮様細胞を認めるリンパ節病変の鑑別[注)1]

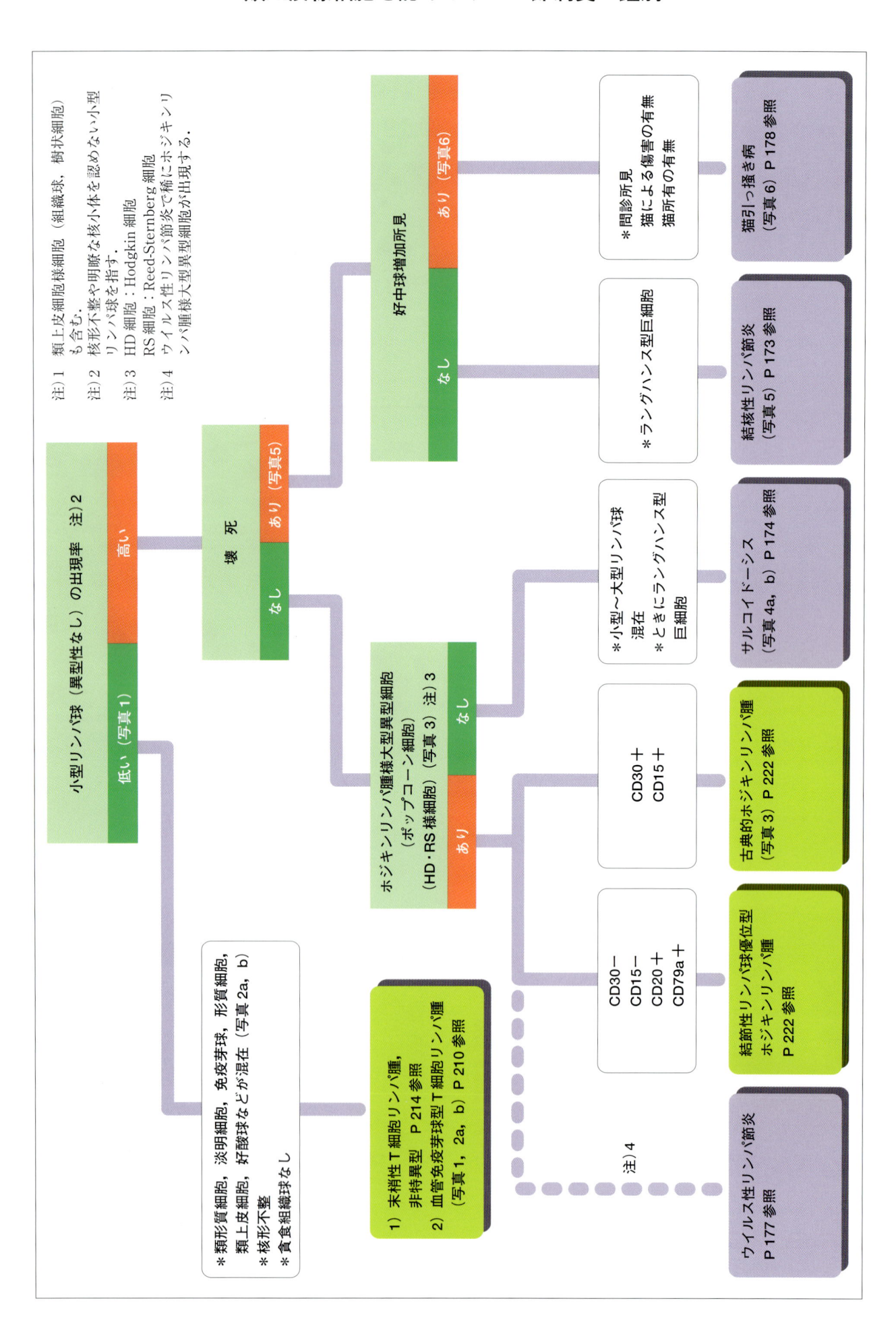

注) 1　類上皮細胞様細胞（組織球，樹状細胞）も含む。
注) 2　核形不整や明瞭な核小体を認めない小型リンパ球を指す。
注) 3　HD 細胞：Hodgkin 細胞　RS 細胞：Reed-Sternberg 細胞
注) 4　ウイルス性リンパ節炎で稀にホジキンリンパ腫様大型異型細胞が出現する。

小型リンパ球（異型性なし）の出現率 注)2

- 高い
  - **壊死**
    - あり（写真5）
      - **好中球増加所見**
        - あり（写真6）
          - *問診所見　猫による傷害の有無　掻所有の有無
          - → 猫引っ掻き病（写真6）P 178 参照
        - なし
          - *ランゲルハンス型巨細胞
          - → 結核性リンパ節炎（写真5）P 173 参照
    - なし
      - **ホジキンリンパ腫様大型異型細胞（ポップコーン細胞）（HD・RS 様細胞）（写真3）注)3**
        - あり
          - CD30 +　CD15 +
          - → 古典的ホジキンリンパ腫（写真3）P 222 参照
          - CD30 −　CD15 −　CD20 +　CD79a +
          - → 結節性リンパ球優位型ホジキンリンパ腫　P 222 参照
        - なし
          - *小型〜大型リンパ球混在
          - *ときにランゲルハンス型巨細胞
          - → サルコイドーシス（写真4a, b）P 174 参照
- 低い（写真1）
  - *類形質細胞，淡明細胞，免疫芽球，形質細胞，類上皮細胞，好酸球などが混在（写真2a, b）
  - *核形不整
  - *貪食組織球なし
  - → 1) 末梢性 T 細胞リンパ腫，非特異型　P 214 参照
  - 2) 血管免疫芽球型 T 細胞リンパ腫（写真1, 2a, b）P 210 参照

注) 4 → ウイルス性リンパ節炎　P 177 参照

第1章 X. リンパ節病変の鑑別アトラス — 243

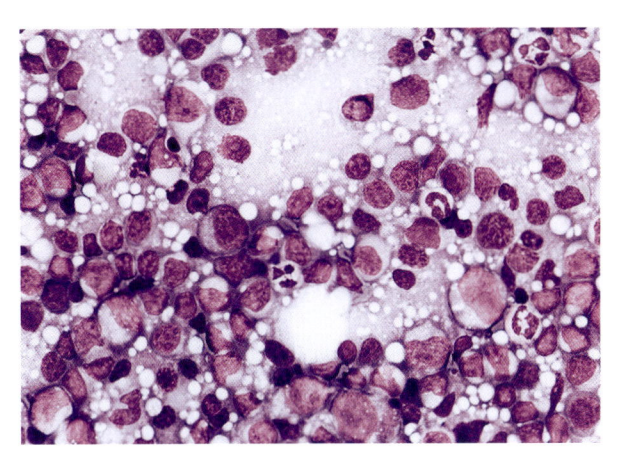

写真1 血管免疫芽球型T細胞リンパ腫
（Giemsa染色，対物×40）
小型〜大型リンパ球が種々の割合で出現している．細胞質は淡明なものから好塩基性に染まるものまで多彩な細胞像を呈する．小型リンパ球の出現は少ない．

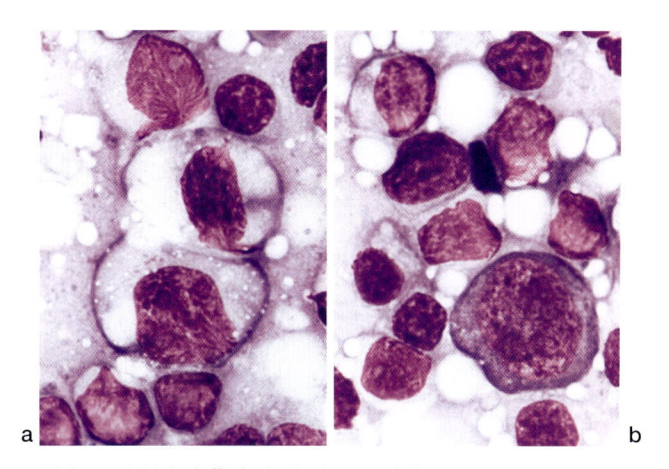

写真2 血管免疫芽球型T細胞リンパ腫
（a，b：Giemsa染色，対物×100）
a：腫瘍細胞の本態とされる淡明細胞である．細胞質は豊富で淡明から弱好塩基性を示す．
b：大型類円形の細胞は細胞質強好塩基性の免疫芽球である．

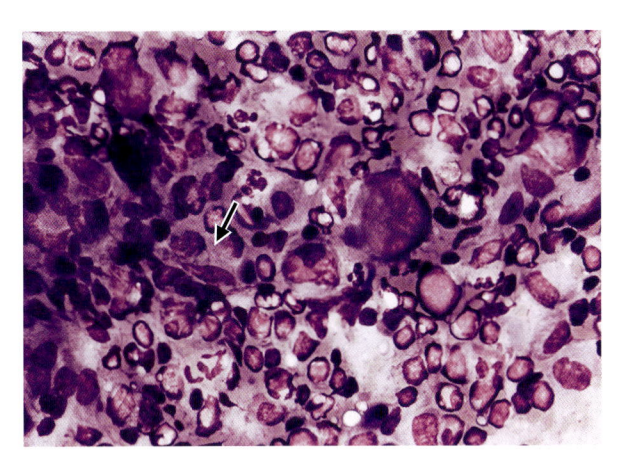

写真3 古典的ホジキンリンパ腫
（Giemsa染色，対物×40）
写真中央にHodgkin細胞，左側に紡錘形核の細胞質の広い類上皮細胞（↓）の集塊がみられる．

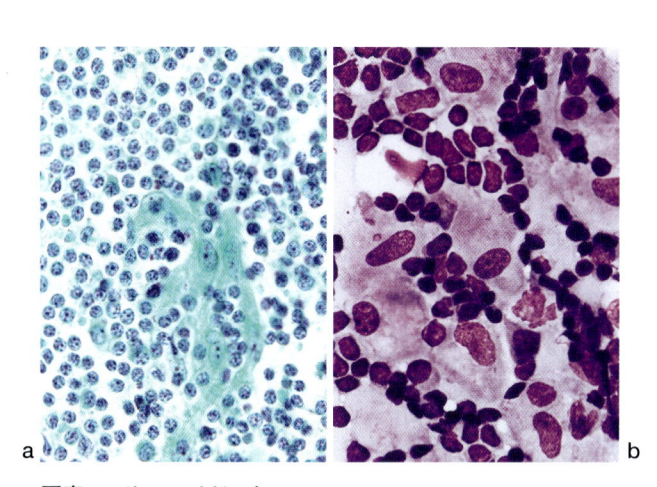

写真4 サルコイドーシス
（a：Pap.染色，b：Giemsa染色，対物×40）
細胞質が広く，紡錘形，組織球様の核を有する類上皮細胞がみられる．クロマチンは細顆粒状で小型の核小体もみられる．

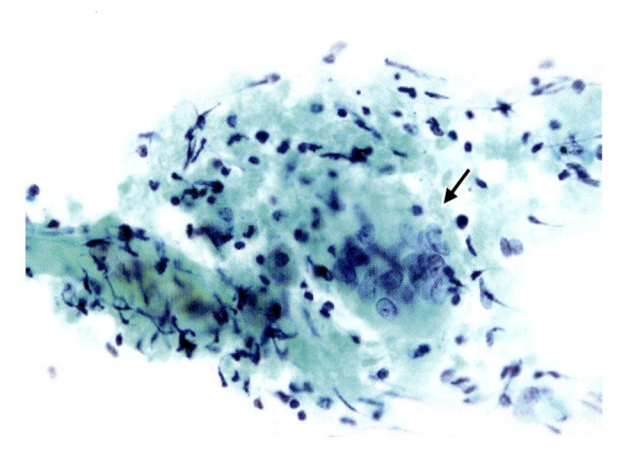

写真5 結核性リンパ節炎（Pap.染色，対物×40）
ライトグリーン好性の壊死物質を背景にラングハンス型巨細胞（↓）がみられる．

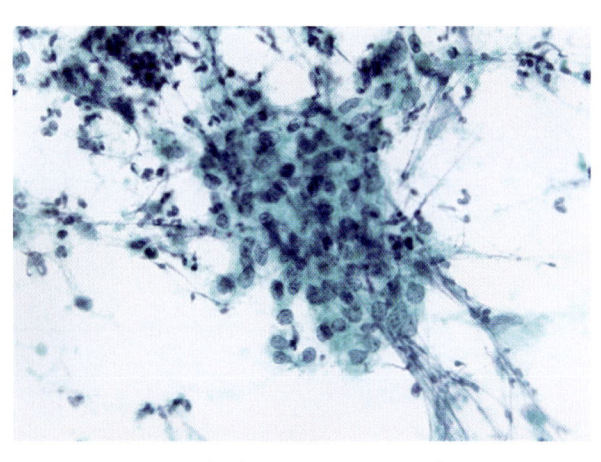

写真6 猫引っ掻き病（Pap.染色，対物×40）
類上皮細胞の集塊がみられる．背景に好中球が目立つ．

8. 好酸球を認めるリンパ節病変の鑑別

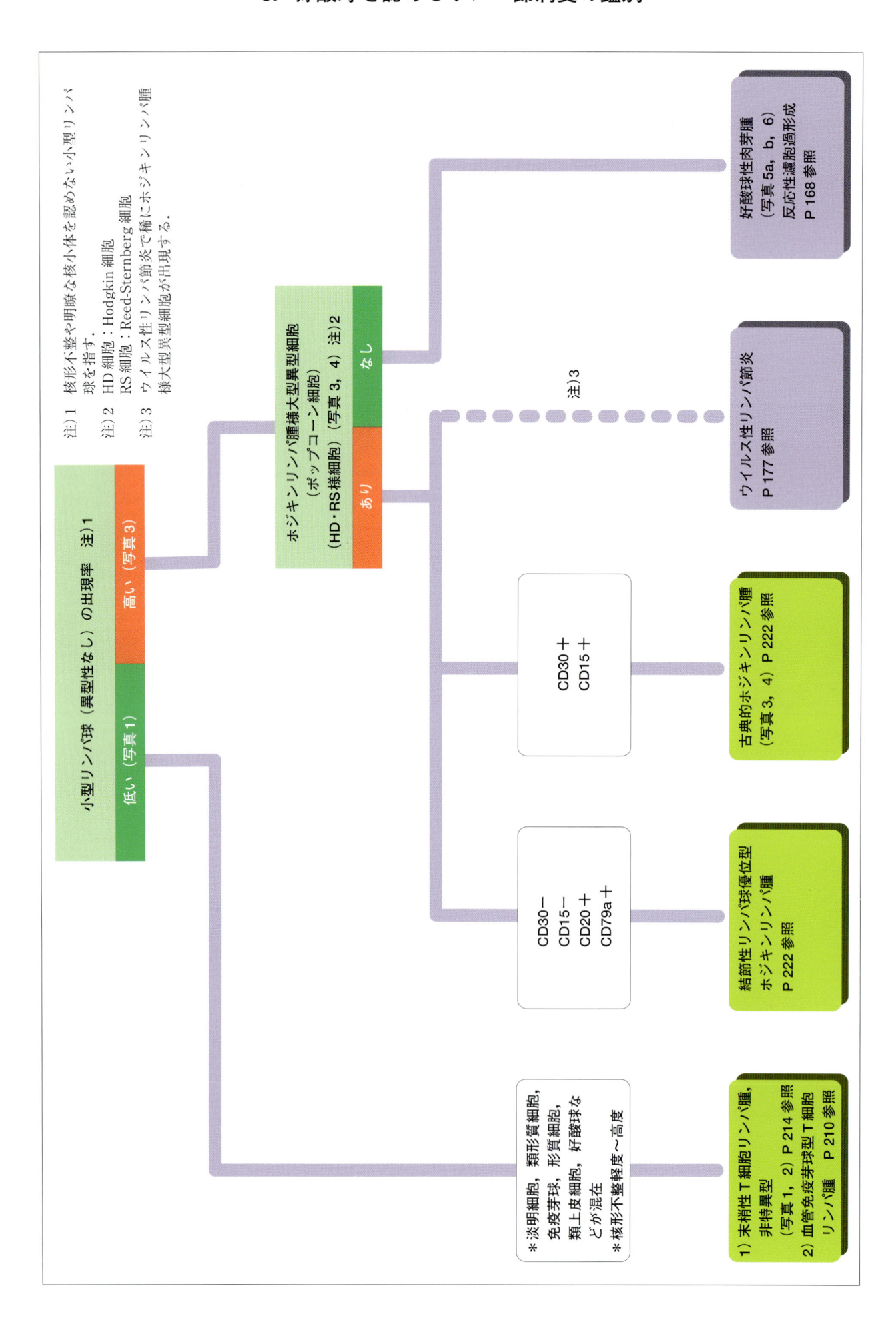

注1) 核形不整や明瞭な核小体を認めない小型リンパ球を指す．
注2) HD 細胞：Hodgkin 細胞
 　　 RS 細胞：Reed-Sternberg 細胞
注3) ウイルス性リンパ節炎で稀にホジキンリンパ腫様大型異型細胞が出現する．

```
小型リンパ球（異型性なし）の出現率 注)1
├─ 高い（写真3）
│   └─ ホジキンリンパ腫様大型異型細胞
│       （ポップコーン細胞）
│       （HD・RS様細胞）（写真3, 4）注)2
│       ├─ あり
│       │   ├─ CD30＋ CD15＋ → 古典的ホジキンリンパ腫（写真3, 4）P 222参照
│       │   └─ CD30－ CD15－ CD20＋ CD79a＋ → 結節性リンパ球優位型ホジキンリンパ腫 P 222参照
│       └─ なし ┄┄注)3┄┄ ウイルス性リンパ節炎 P 177参照
│                       好酸球性肉芽腫（写真5a, b, 6）反応性濾胞過形成 P 168参照
└─ 低い（写真1）
    *淡明細胞，類形質細胞，免疫芽球，形質細胞，類上皮細胞，好酸球などが混在
    *核形不整軽度～高度
    → 1) 末梢性T細胞リンパ腫，非特異型（写真1, 2）P 214参照
       2) 血管免疫芽球型Tリンパ腫 P 210参照
```

第1章 X．リンパ節病変の鑑別アトラス — 245

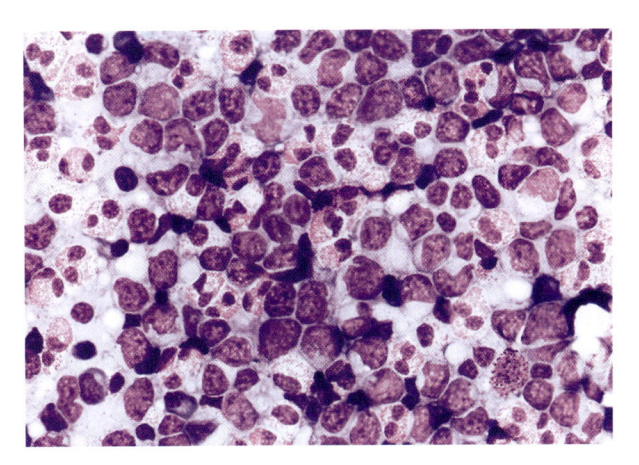

写真1　末梢性T細胞リンパ腫，非特異型
（Giemsa染色，対物×40）
中型〜大型リンパ球大の腫瘍細胞が比較的単調に出現している中に多数の好酸球が混在している．

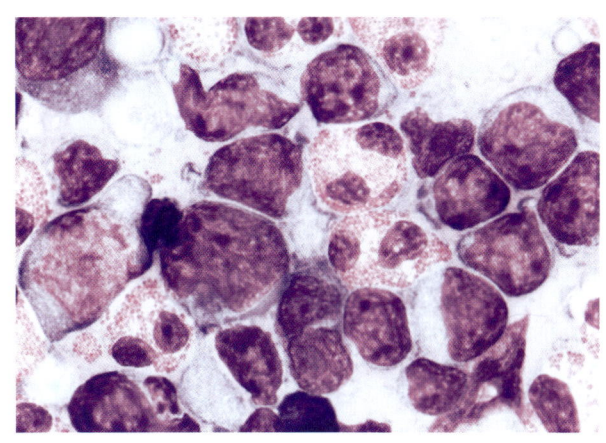

写真2　末梢性T細胞リンパ腫，非特異型
（Giemsa染色，対物×100）
中型〜大型リンパ球大の腫瘍細胞がみられる．核の皺が目立ち，細胞質は淡染あるいは濃染性を呈している．多数の好酸球もみられる．

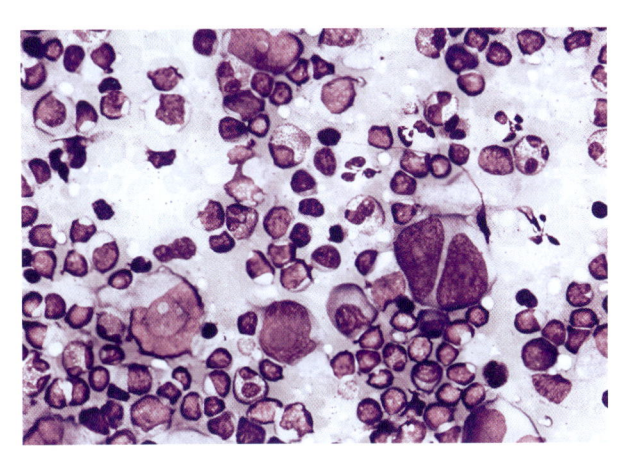

写真3　古典的ホジキンリンパ腫
（Giemsa染色，対物×40）
小型リンパ球を主体にHodgkin細胞，RS細胞がみられる．好酸球や形質細胞も多数出現している．

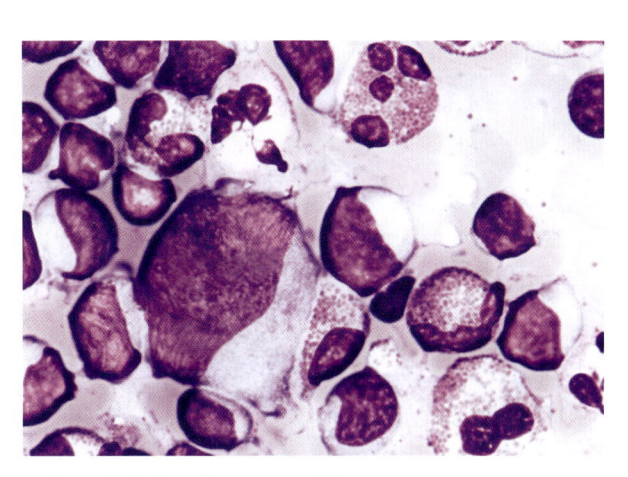

写真4　古典的ホジキンリンパ腫
（Giemsa染色，対物×100）
多数の好酸球がみられる．古典的ホジキンリンパ腫混合型では好酸球の出現率が高い．

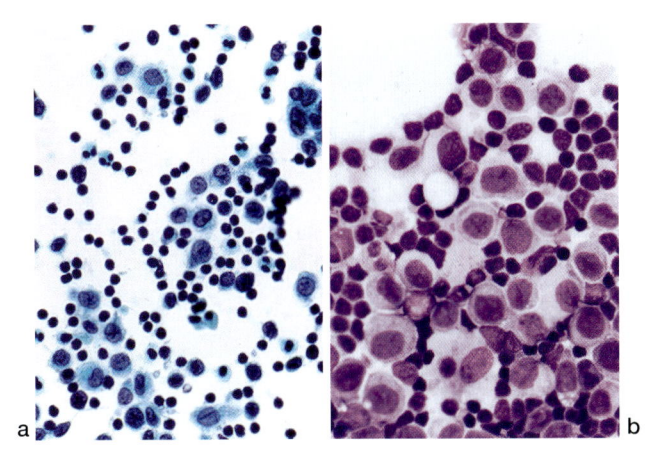

写真5　好酸球性肉芽腫
（a：Pap.染色，b：Giemsa染色，対物×40）
小型リンパ球を背景に多数の好酸球，組織球系細胞（皮膚ランゲルハンス細胞）が混在している．

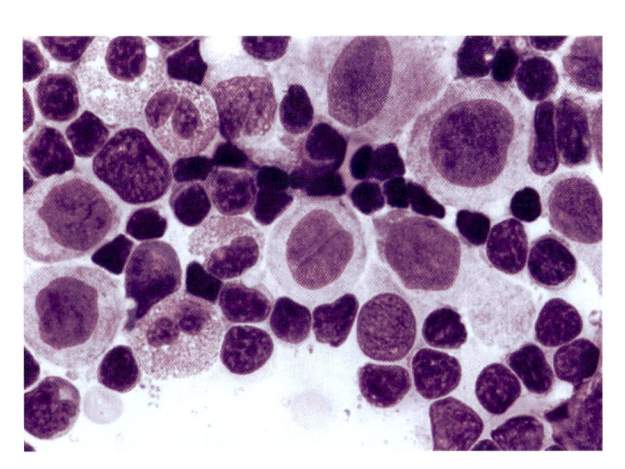

写真6　好酸球性肉芽腫（Giemsa染色，対物×100）
多数の好酸球がみられる．組織球系細胞の細胞質は豊富でクロマチンは細顆粒状，コーヒー豆様の核溝がみられる．

9. 小型形質細胞，あるいは形質細胞様細胞を認めるリンパ節病変の鑑別

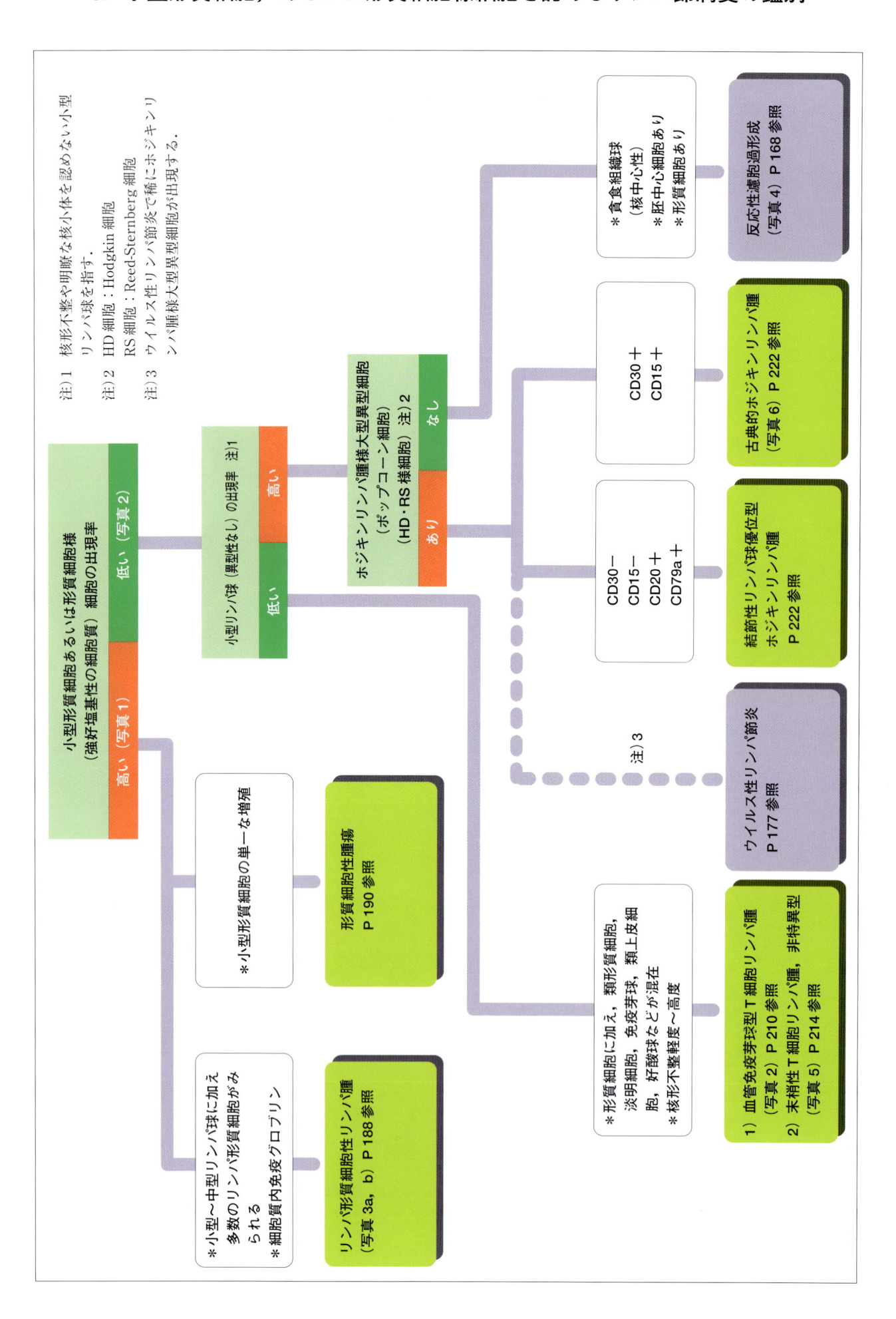

注）1 核形不整や明瞭な核小体を認めない小型リンパ球を指す．
注）2 HD 細胞：Hodgkin 細胞
　　 RS 細胞：Reed-Sternberg 細胞
注）3 ウイルス性リンパ節炎で稀にホジキンリンパ腫様大型異型細胞が出現する．

小型形質細胞あるいは形質細胞様（強好塩基性の細胞質）細胞の出現率

- 高い（写真1）
  - *小型形質細胞の単一な増殖
    → **形質細胞性腫瘍** P 190 参照
  - *小型～中型リンパ球に加え多数のリンパ形質細胞がみられる
    *細胞質内免疫グロブリン
    → **リンパ形質細胞性リンパ腫**（写真 3a, b） P 188 参照

- 低い（写真2） → **小型リンパ球（異型性なし）の出現率**
  - 高い → **ホジキンリンパ腫様大型異型細胞（ポップコーン細胞）**注）2
    - あり
      - CD30−, CD15−, CD20＋, CD79a＋ → **結節性リンパ球優位型ホジキンリンパ腫** P 222 参照
      - CD30＋, CD15＋ → **古典的ホジキンリンパ腫**（写真 6） P 222 参照
    - なし
      - *貪食組織球（核中心性）
      - *胚中心細胞あり
      - *形質細胞あり
      → **反応性濾胞過形成**（写真 4） P 168 参照
  - 低い
    - 注）3 → **ウイルス性リンパ節炎** P 177 参照
    - *形質細胞に加え，類形質細胞，淡明細胞，免疫芽球，類上皮細胞，好酸球などが混在
      *核形不整軽度～高度
      → 1) **血管免疫芽球型T細胞リンパ腫**（写真 2） P 210 参照
      　 2) **末梢性T細胞リンパ腫，非特異型**（写真 5） P 214 参照

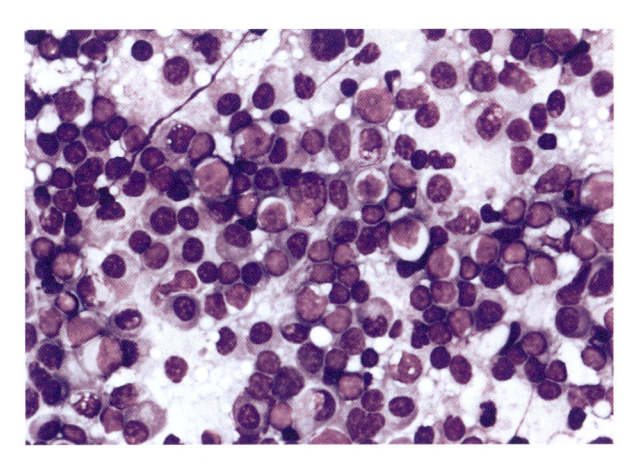

第1章　X. リンパ節病変の鑑別アトラス ── 247

写真1　リンパ形質細胞性リンパ腫
（Giemsa染色，対物×40）
小型リンパ球，形質細胞，形質細胞様リンパ球などが種々の割合で出現している．

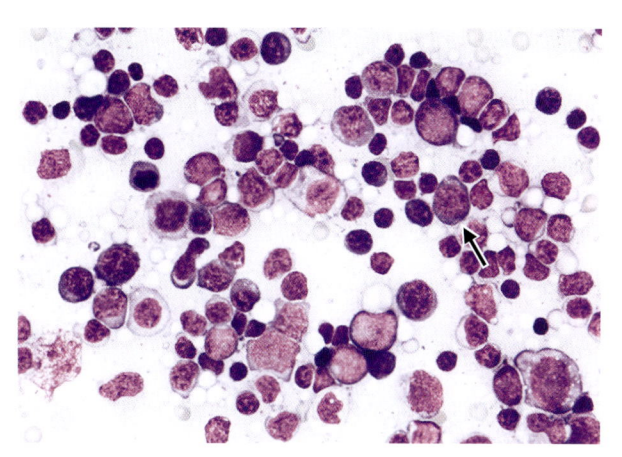

写真2　血管免疫芽球型T細胞リンパ腫
（Giemsa染色，対物×40）
小型～大型リンパ球が種々の割合で出現している．形質細胞，あるいは形質細胞様細胞（↓）がみられる．

写真3　リンパ形質細胞性リンパ腫
（a：Pap.染色，b：Giemsa染色，対物×100）
形質細胞，形質細胞様リンパ球に加え，小型～中型リンパ球がみられる（a）．
形質細胞および形質細胞様リンパ球は核偏在性で細胞質の免疫グロブリンが赤染している（b）．

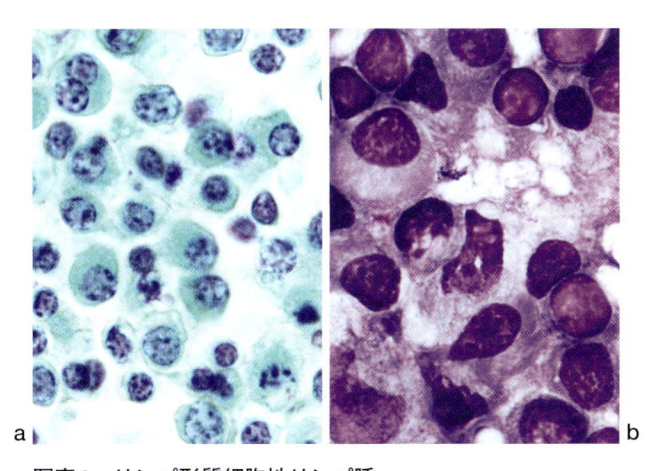

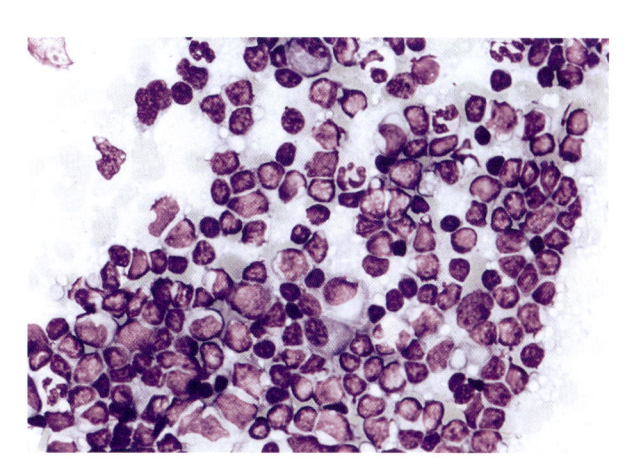

写真4　反応性濾胞過形成（Giemsa染色，対物×40）
小型リンパ球を主体に中型，大型リンパ球が混在し多彩な細胞像を呈している．形質細胞，好中球もみられる．

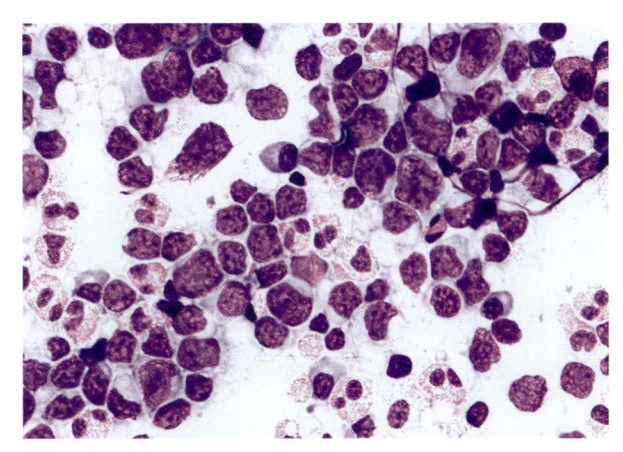

写真5　末梢性T細胞リンパ腫，非特異型
（Giemsa染色，対物×40）
中型～大型リンパ球大の腫瘍細胞が比較的単調に出現している．また多数の好酸球，形質細胞も出現している．

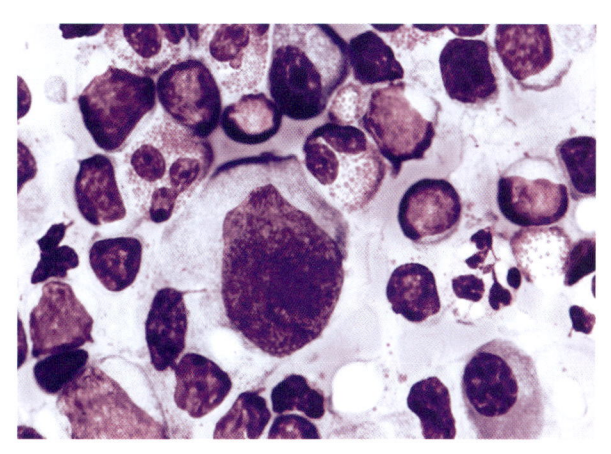

写真6　古典的ホジキンリンパ腫
（Giemsa染色，対物×100）
多数の好酸球，形質細胞がみられる．古典的ホジキンリンパ腫混合型では好酸球や形質細胞の出現率が高い．

10. 中型～大型形質細胞，あるいは形質細胞様細胞を認めるリンパ節病変の鑑別

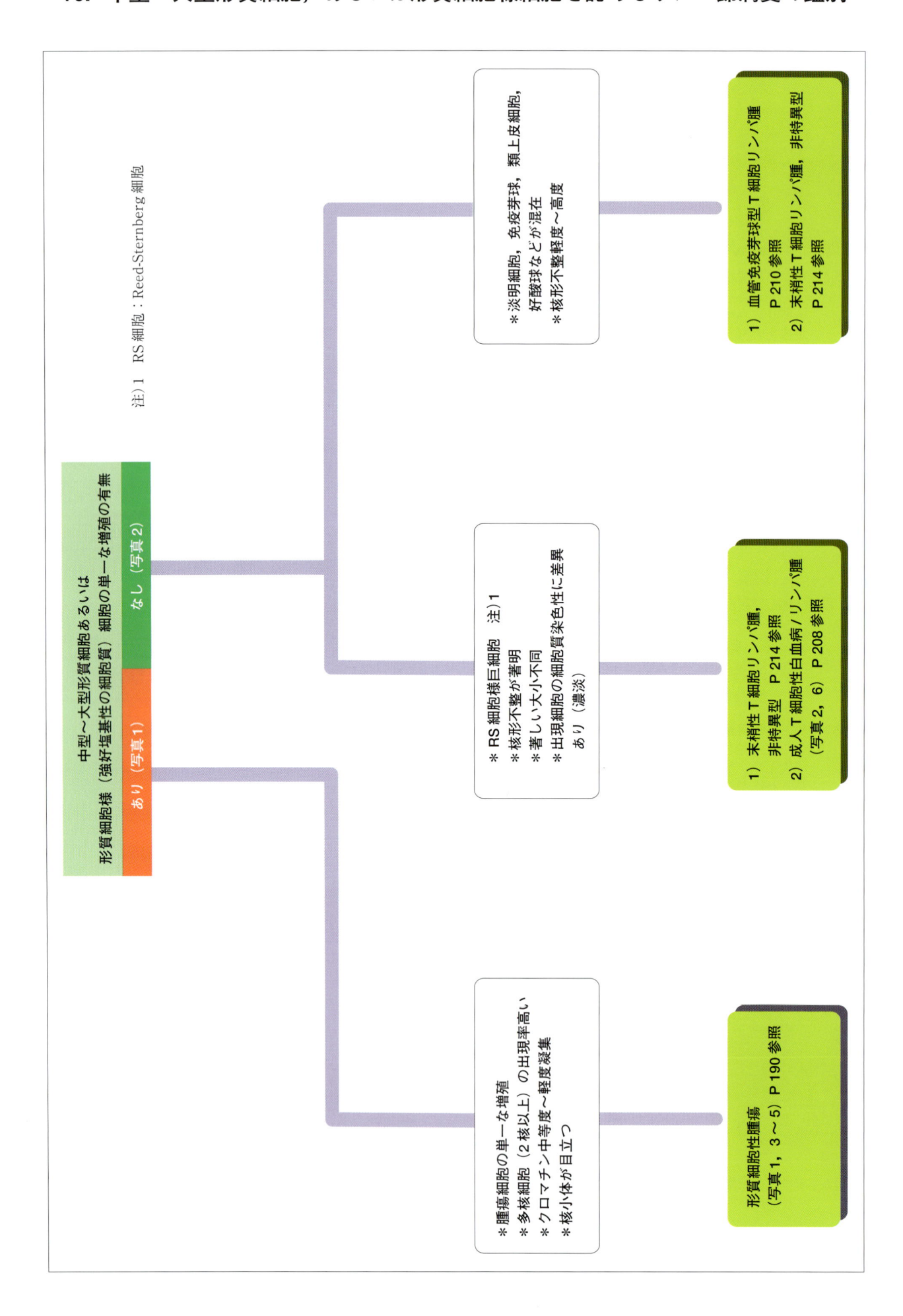

中型～大型形質細胞あるいは形質細胞様（強好塩基性の細胞質）細胞の単一な増殖の有無

- **あり（写真1）**
  - *腫瘍細胞の単一な増殖
  - *多核細胞（2核以上）の出現率高い
  - *クロマチン中等度～軽度凝集
  - *核小体が目立つ

  → **形質細胞性腫瘍**（写真1, 3～5）P190参照

- **なし（写真2）**
  - *RS細胞様巨細胞 注) 1
  - *核形不整が著明
  - *著しい大小不同
  - *出現細胞の細胞質染色性に差異あり（濃淡）

  → 1) 末梢性T細胞リンパ腫，非特異型 P214参照
     2) 成人T細胞性白血病/リンパ腫（写真2, 6）P208参照

  - *淡明細胞，免疫芽球，類上皮細胞，好酸球などが混在
  - *核形不整軽度～高度

  → 1) 血管免疫芽球型T細胞リンパ腫 P210参照
     2) 末梢性T細胞リンパ腫，非特異型 P214参照

注) 1　RS細胞：Reed-Sternberg細胞

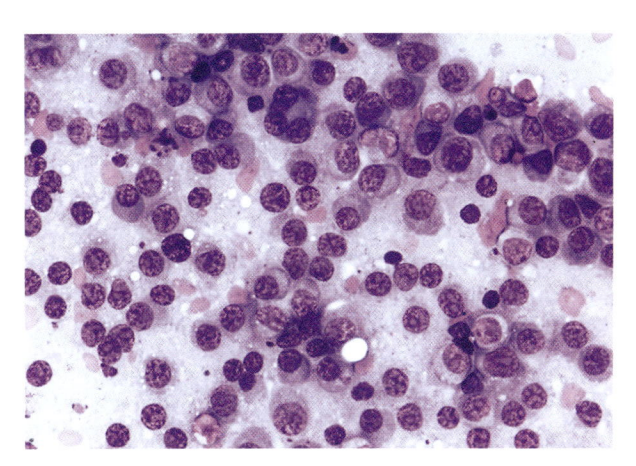

第1章　X. リンパ節病変の鑑別アトラス ── 249

写真1　形質細胞性腫瘍（Giemsa染色，対物×40）
標本全体が中型〜大型の形質細胞性腫瘍細胞で占められている．多核細胞も認められる．

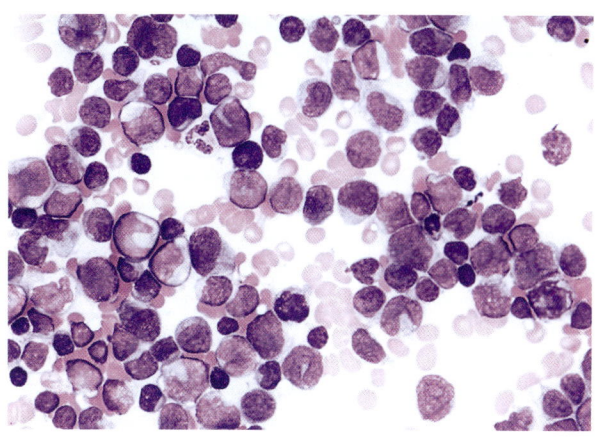

写真2　成人T細胞性白血病/リンパ腫
（Giemsa染色，対物×40）
腫瘍細胞は大小不同，核形不整が目立つ．出現する細胞間で細胞質の染色性が異なり，濃淡を認め，中型〜大型の形質細胞あるいは形質細胞様細胞の腫瘍細胞がみられる．

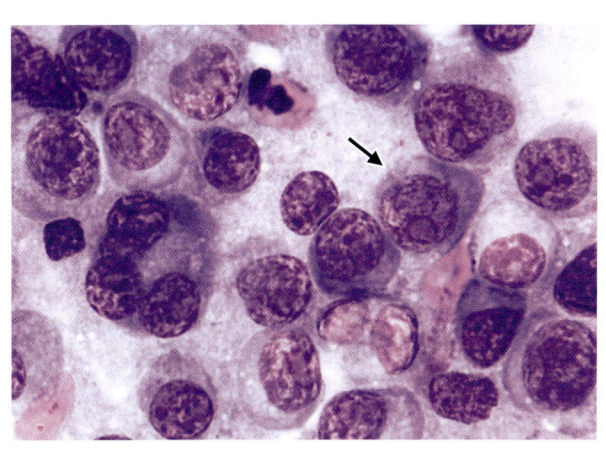

写真3　形質細胞性腫瘍（Giemsa染色，対物×100）
未熟型形質細胞腫ではクロマチンは粗網状で，大型核小体（↓）もみられる．細胞質は成熟型に比してやや狭いものの明らかな核周囲明庭がみられる．細胞質の好塩基性にも濃淡がみられる．多核の腫瘍細胞もみられる．

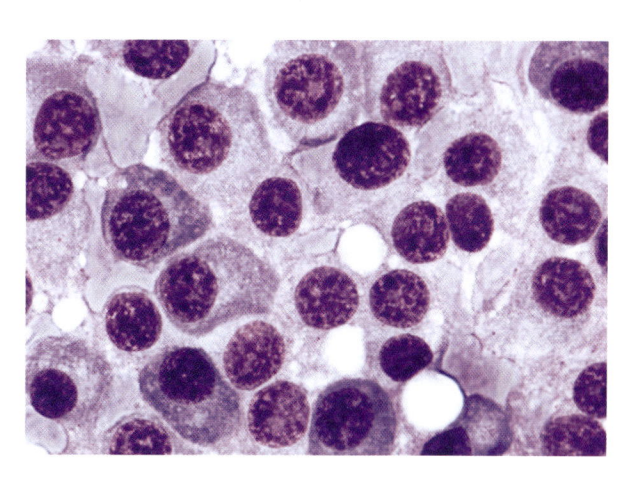

写真4　形質細胞性腫瘍（Giemsa染色，対物×100）
成熟型形質細胞の腫瘍細胞で占められている．クロマチン凝集は非腫瘍性形質細胞に比べ軽度．細胞質も広く，明らかな核周囲明庭がみられる．

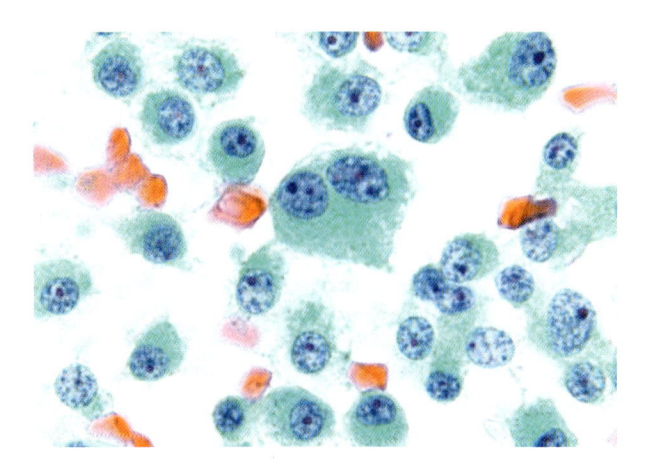

写真5　形質細胞性腫瘍（Pap.染色，対物×100）
成熟型形質細胞の腫瘍細胞で占められている．核偏在性で細胞質はライトグリーン好性，クロマチン凝集は軽度で明瞭な核小体がみられる．2核の腫瘍細胞もみられる．

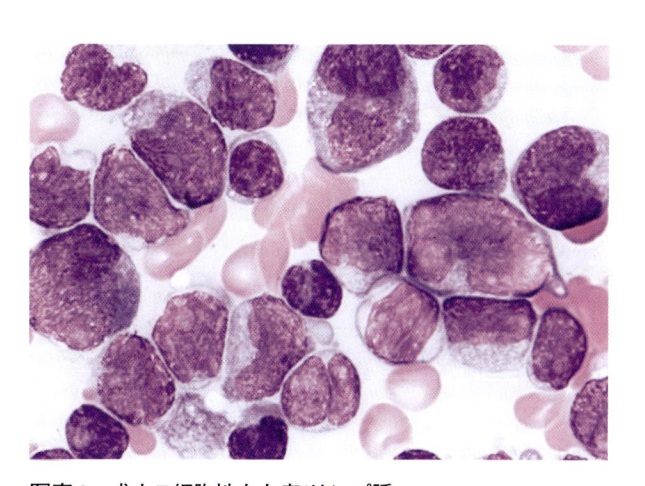

写真6　成人T細胞性白血病/リンパ腫
（Giemsa染色，対物×100）
腫瘍細胞は著明な核形不整（桑実状，脳回状，分葉状）を特徴とする．出現する細胞の細胞質染色性も異なり，濃淡を認める．

第2章　口腔領域の細胞診

Ⅰ. 口腔の解剖組織学

1. 口腔（oral cavity）

　口腔は，上下顎歯列弓で外側の口腔前庭（oral vestibule）と内側の固有口腔（oral cavity proper）に分けられ，前者は口唇（lip），頬（cheek）を後者は口蓋（palate），舌（tongue），口腔底（floor of mouth），口峡（fauces）を含む．口腔内面は粘膜によって覆われ（歯を除く），全体を口腔粘膜（oral mucosa）とよんでいる．口腔粘膜には口唇，舌，歯肉（gingiva），頬粘膜（buccal mucosa），口蓋粘膜（palatal mucosa），舌下部（ventral surface of tongue）が含まれ，一般に固有名称でよばれる（図1）．

1.1　口腔前庭（oral vestibule）

　口腔前庭は口唇・頬の内側から歯槽粘膜（mucogingival mucosa）に至る部分を示す．口唇・頬と歯槽粘膜移行部（mucogingival junction）は歯肉頬移行部（mucobuccal fold）とよぶ．口腔前庭の歯槽粘膜では歯肉歯槽粘膜移行部で歯肉と境される．前庭粘膜は角化が弱い．口腔前庭後方の，上顎には臼後乳頭（retromolar papilla），下顎では臼後隆起（retromolar pad）といわれる歯槽粘膜の隆起があり，臼後隆起には小唾液腺が存在している．また小帯（frenulum）とよばれる線維性結合組織を含む粘膜のヒダが存在している（上唇小体 frenulum of upper lip, 下唇小体 frenulum of lower lip, 上頬小体 upper frenulum of cheek, 下頬小体 lower frenulum of cheek）．

1.2　固有口腔（oral cavity proper）

　固有口腔は上下顎歯列弓から口峡までで，上部には硬口蓋（hard palate），下部には舌と口腔底，前と側部に上下顎歯列弓（upper and lower dental arch）と歯肉が存在している．固有口腔には口蓋，舌，口腔底，口峡がある．

1.3　口腔粘膜（oral mucosa）

　口腔は周囲を頬，口唇，口蓋，口腔底で囲まれ，内部には舌が存在している．口腔の表面は粘膜上皮（mucous epithelium）である重層扁平上皮（stritiated squamous epithelium）に覆われ，上皮下層（submucosa）は線維性結合組織である固有層（lamina propria）からなる．粘膜上皮の重層扁平上皮表層は部位により角化（keratinization），非角化（non-keratinization）がみられ，角化層の厚さも異なる．口腔粘膜は皮膚と類似した組織であるが，毛包（hair follicle），汗腺（sweat gland），皮脂腺（sebaceous gland）はみられない．
　機能・組織学的に以下の3タイプに分類される（図2, 3）．

(1) **咀嚼粘膜**（masticatory mucosa）：歯肉と硬口蓋を覆い，固有層で骨と結合し，上皮は咀嚼時の刺激緩和のために角化している．固有層は厚く，コラーゲン細線維が太く密な束をなしている．
(2) **被覆粘膜**（lining mucosa）：保護機能のために上皮は厚く柔軟で可動性に富むように角化はない．固有層は可動性で深層の組織に強い結合性がみられない．固有層は咀嚼粘膜より厚く，コラーゲン細線維と弾性線維が存在する．舌の下面（lower of tongue），口唇の内側（inner lip），頬，口腔底および歯槽粘膜，軟口蓋（soft palate）が含まれる．

(3) **特殊粘膜**（specialized mucosa）：高度に伸展性のある粘膜で，乳頭（papilla）と味蕾（taste bud）をもつ舌背（dorsum of tongue）に分類される．舌の前2/3は舌体（body of tongue）とよばれ，後方1/3は舌根（root of tongue）とよばれる．舌体は第一鰓弓（first branchial arch），舌根は第三鰓弓（third branchial arch）から発生し，舌根の粘膜には発達したリンパ組織の小節である舌扁桃（lingual tonsil）がある．

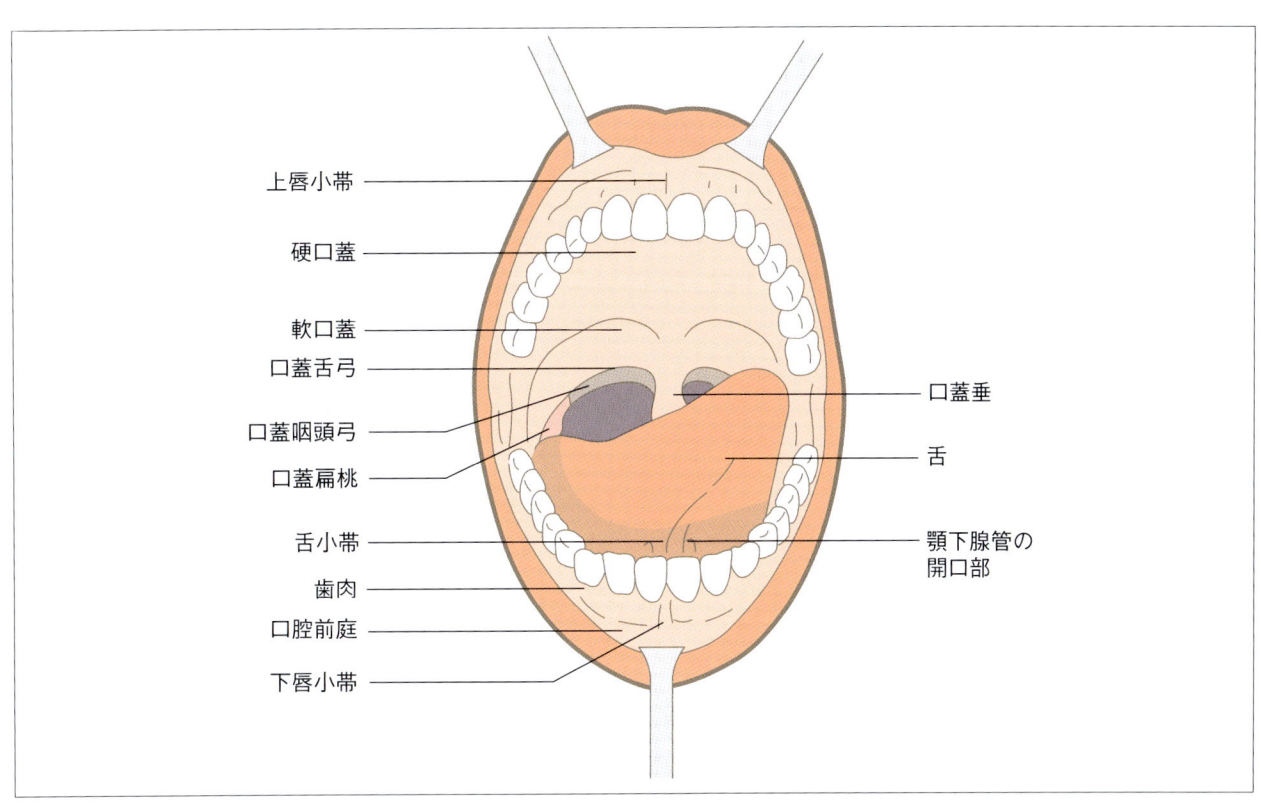

図1　口腔の前面観

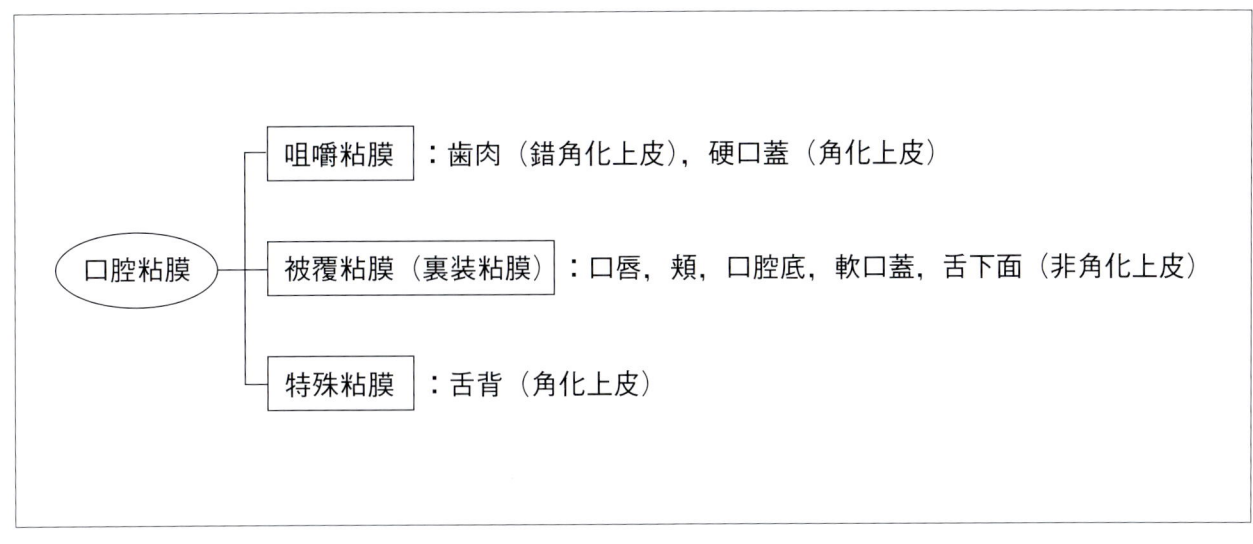

図2　口腔粘膜の分類

1.3.1 粘膜上皮（mucous epithelium）
口腔の重層扁平上皮は基底層の立方形から表層の扁平な形へ移行し，皮膚の上皮に類似している．

角化上皮（keratinized epithelium）：硬口蓋（hard palate）や舌粘膜（lingual mucosa）は核の残存がない角化した上皮層で覆われている．角化細胞にはケラチン線維（keratin filament）が存在している．摩擦などの機械的刺激に抵抗力がある．表層は角質層（keratinized layer），下層にケラトヒアリン顆粒（keratohyaline granule）をもつ顆粒層，その下層に有棘細胞層（prickle cell layer）が存在し，最深層は基底細胞層（basal layer）から構成されている．

錯角化上皮（parakeratinized epithelium）：歯肉は錯角化上皮で覆われている．表層（superficial layer）の角化層の核は残存し，ケラチン線維は少量存在している．顆粒層は認められない．中間層（intermediate layer）には有棘細胞層が存在し，最深部は基底細胞層である．

非角化上皮（non-keratinized epithelium）：口唇，頬，歯槽粘膜，軟口蓋，舌下面（lower of tongue）などの被覆粘膜である．表層の細胞は扁平で核の残存がみられるがケラチン線維を欠いている．

1.3.2 粘膜固有層（lamina propria）
粘膜上皮を下から支持する結合組織（connective tissue）である．これは皮膚の真皮（dermis）に相当する組織である．粘膜固有層は紡錘状や星状を呈する線維芽細胞（fibroblast）が大部分を占め，コラーゲン線維（collagen fiber）や細胞外基質（extracellular matrix）を産生する．他にマクロファージ，肥満細胞，形質細胞がみられ，炎症が起こるとリンパ球や好中球などの炎症細胞の浸潤が認められる．

1.3.3 粘膜下組織（submucosa）
腺組織や脂肪組織を含む疎な結合組織である．筋や骨に結合するが，隣接組織の違いにより結合の程度は異なる．一部の口腔粘膜では粘膜下組織を欠き，固有層が直接骨膜などに結合する．このような部位の粘膜上皮と固有層を粘膜骨膜（mucoperiosteum）という．舌の舌背部や歯肉では粘膜下組織を欠いている．

1.4 各部位における粘膜の特徴

1.4.1 口唇（lip）
口唇は口腔の入り口で，口裂（oral fissure）の上下を境している．口唇には上唇（upper lip）と下唇（lower lip）があり，口角（angle of mouth）で唇交連（labial commisure）によりつながっている．口唇は皮膚部（cutaneous part），赤唇縁（vermillion border），粘膜部（mucosal part）の3部に分けられる．皮膚部と粘膜部の間には口輪筋（oral orbicular muscle）が存在している．皮膚側から，表皮―真皮―皮下組織―筋層（口輪筋）―粘膜下組織―粘膜固有層―粘膜上皮の順に構成されている．皮膚部は他の皮膚と同様の組織像である．赤唇縁は角化の弱い薄い重層扁平上皮で覆われている．粘膜部は厚い非角化重層扁平上皮で覆われ，口唇腺（labial gland）が開口している（図4）．

1.4.2 頬（cheek）
頬は口腔の側壁をつくる可動性の部分である．外側は皮膚，内側は頬粘膜からなり，口唇と同様の組織形態である．多くの脂肪組織が頬筋と咬筋の間にあり，頬脂肪体（buccal fat pad）をつくっている．被覆粘膜は厚い非角化重層扁平上皮である．粘膜下組織や筋線維間には頬腺（buccal gland）が存在し，頬粘膜に開口している．

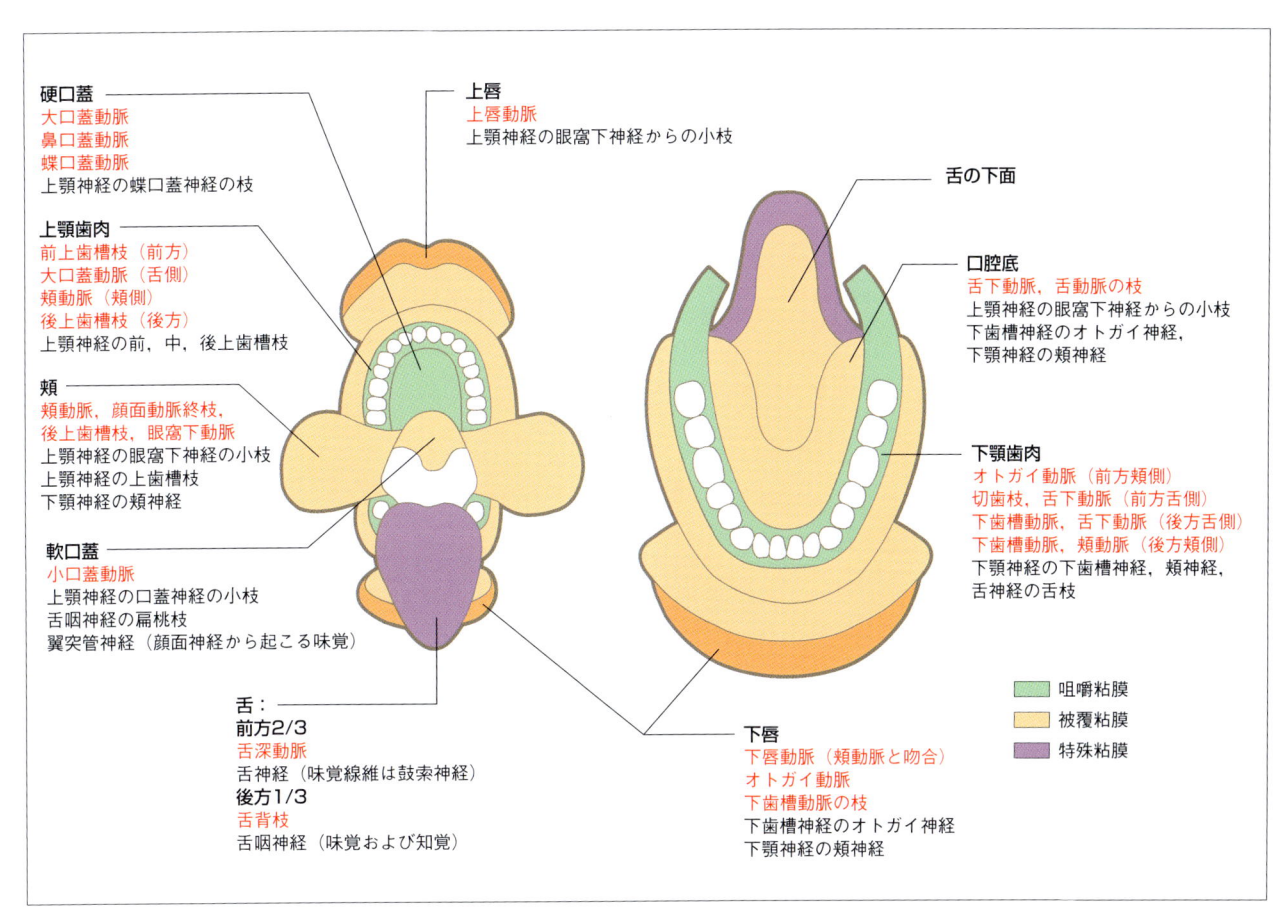

図3　口腔における粘膜タイプの分布図

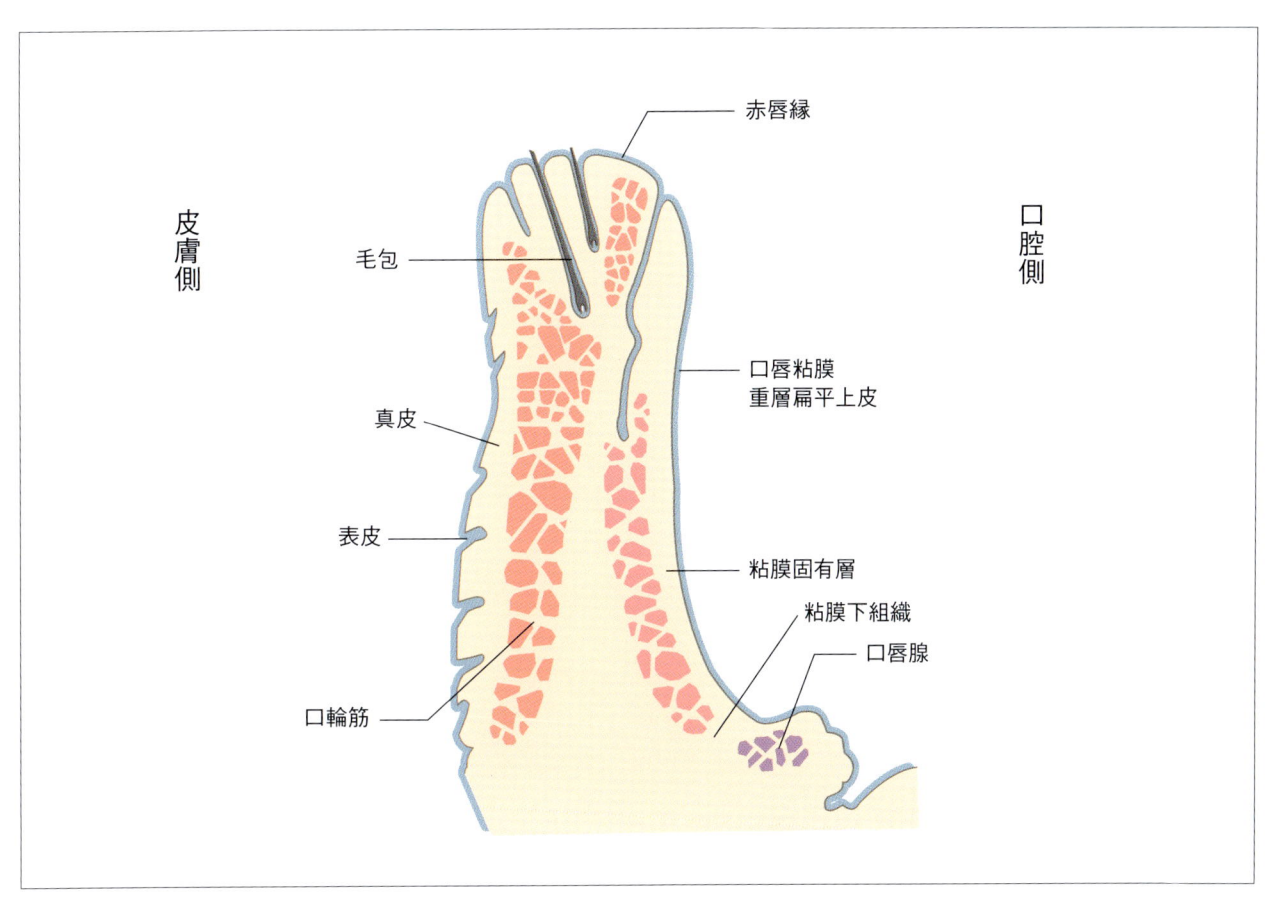

図4　口唇の構造

1.4.3 口蓋（palate）

　口蓋は口腔（oral cavity）と鼻腔（nasal cavity）を境している．硬口蓋（hard palate）と軟口蓋（soft palate）に分けられ，前方2/3が硬口蓋，後方1/3が軟口蓋である．硬口蓋は粘膜下に骨を有し，軟口蓋は口蓋の筋組織と結合組織で構成され，可動性である．

1）硬口蓋（hard palate）

　硬口蓋の口腔面の粘膜は角化重層扁平上皮（stratified squamous epithelium）で，鼻腔面の粘膜は多列線毛円柱上皮（pseudostratified ciliated columnar epithelium）である．前方部は粘膜固有層の発達が著明で，骨膜への結合が強い．前外側部には粘膜下組織が存在し，多量の脂肪組織が認められる．後外側部粘膜下組織に粘液腺（mucous gland）である口蓋腺（palatal grand）が存在している．

2）軟口蓋（soft palate）

　軟口蓋は可動性である．上皮は比較的薄い非角化重層扁平上皮で，味蕾（taste buds）が散在する．粘膜固有層は厚く，弾性線維は層構造を示し，弾性板を形成する．粘膜下組織には多数の口蓋腺が存在する．口蓋帆張筋（tensor muscle of palatine velum），口蓋帆挙筋（lavatory muscle of palatine velum），口蓋垂筋（uvular muscle），口蓋舌筋（palatoglossus muscle），口蓋咽頭筋（palatopharyngeal muscle）からなっている．軟口蓋，口蓋弓，舌背によって狭くなった部位を口峡という．軟口蓋の後縁は口蓋帆（palatine velum）で，中央に口蓋垂（uvula）がある．アー（Aa）と発音したときに振動する線状構造があり，アーライン（ah-line）といわれており，不動可動粘膜の境界部である．

1.4.4 舌（tongue）

　舌の本体は横紋筋の塊である．発生学的に前方2/3の舌体と後方1/3の舌根に区別され，V字型の分界溝（terminal sulcus）で分けられる．V字型の先端には甲状舌管の痕跡である舌盲孔（blind foramen of tongue）がみられる．舌体の上側を舌背（dorsum of tongue）といい，舌背粘膜には舌乳頭（lingual papillae）とよばれる固有層があり，形態で4種類（糸状 filiform papillae，茸状 fungiform papillae，葉状 foliate papillae，有郭 circumvalate papillae）に分けられている．味蕾は舌乳頭に分布しているが，糸状乳頭には存在しない．舌背粘膜（dorsal lingual mucosa）は角化重層扁平上皮で，粘膜下層を欠き，固有層は固有舌筋の筋膜に直接連続している．舌根には粘膜下組織が存在し，舌扁桃（lingual tonsil）に混在して純粘液腺（mucous gland）である舌腺（lingual gland）がみられる．

　舌下面の粘膜は薄い非角化重層扁平上皮で，固有層には線維性結合織，粘膜下組織には舌筋の筋線維が進入している（図5）．

1.4.5 口腔底（floor of oral cavity）

　固有口腔の底で口底ともいう．口腔底の粘膜は前方と側方で歯槽粘膜に移行し，後方で舌下面の粘膜に移行している．上皮は薄い非角化重層扁平上皮で，固有層は薄く，粘膜下組織は脂肪を含む疎性結合組織で下層の筋と緩く結合している．口腔底をつくる筋は，顎舌骨筋（myohyoid muscle）が主体であるが，外方に茎突舌骨筋（stylohyoid muscle），顎二腹筋（digastric muscle），広頸筋（platysma）があり，口腔側にオトガイ舌骨筋（geniohyoid muscle），オトガイ舌筋（genioglossus muscle）がある．咀嚼，嚥下，発音などはこれらの筋で口腔底の高さを協調して調節されている．口腔粘膜と顎舌骨筋の間を顎下腺管や舌下腺管が走行し，口腔底表面に舌下小丘（sublingual caruncle），舌下ヒダ（sublingual plica），舌小帯（lingual frenulum）がある．舌下小丘は顎下腺管と舌下腺管の開口部で，小隆起状にみられる．

1.5 口腔粘膜の正常細胞像

　口腔粘膜細胞はほとんどが重層扁平上皮細胞で，食道や子宮腟部の細胞と同様である．核は円形～類円形で細胞質の中央に位置し，細胞質は多稜形である．表層から棘細胞層，基底層の深部に行くに従い，核・細胞質比は増大する．表層細胞はオレンジG～エオジン好性で小型の濃縮した核を有する．中層の棘細胞はラ

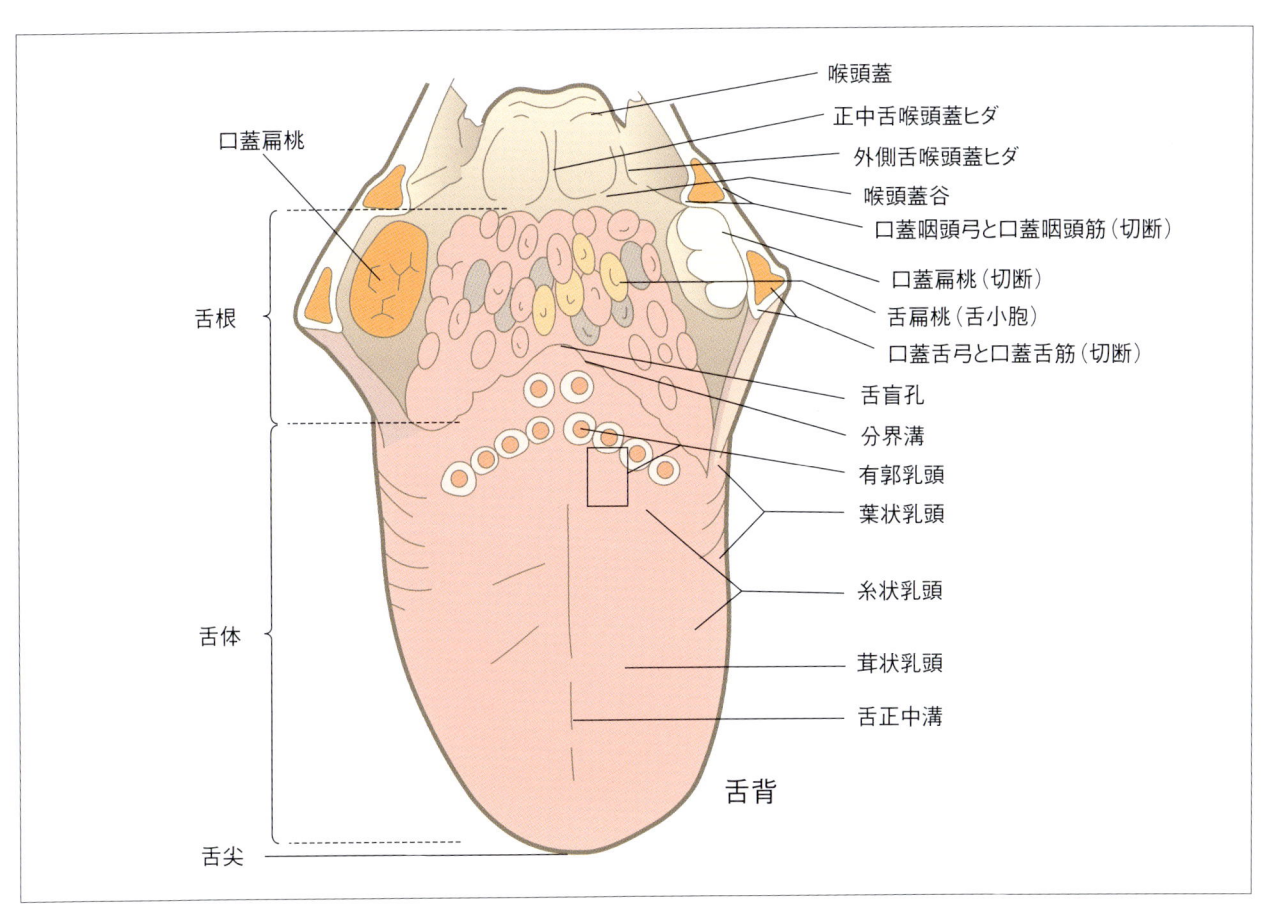

図5 舌の前面図

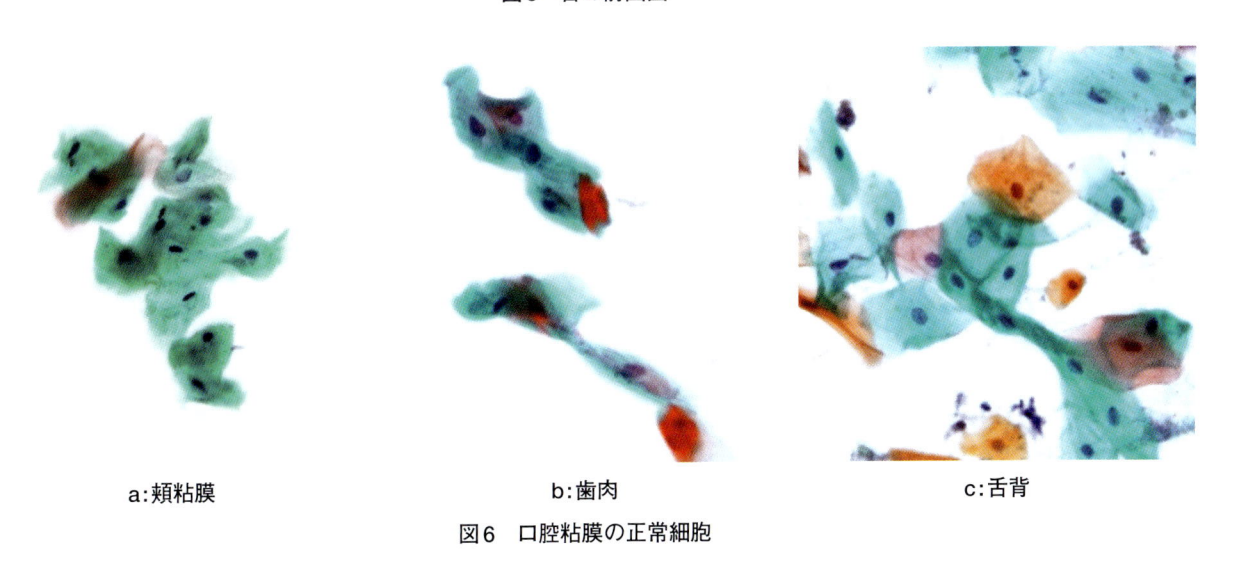

図6 口腔粘膜の正常細胞
a:頬粘膜　　b:歯肉　　c:舌背

イトグリーン淡染性で，小胞状の円形核を有する．基底層の傍基底細胞はライトグリーン好性で小型の細胞である．粘膜上皮は機能的分類として咀嚼粘膜，被覆粘膜，特殊粘膜に分けられ，部位により角化上皮，錯角化上皮，非角化上皮がみられる．非角化部に角化細胞が比較的多くみられて角化細胞や中層〜基底層の細胞の核に異型性を伴わない場合は上皮過形成（白板症など）が考えられ，異型性を伴う場合は上皮異形成，悪性腫瘍を疑う．

(1) 頬粘膜細胞像（非角化）：オレンジG〜エオジン好性の細胞がわずかに混在する（図6a）．
(2) 歯肉粘膜細胞像（錯角化）：軽度の角化を伴う（図6b）．
(3) 舌背粘膜細胞像（角化）：比較的細胞採取量が多い（図6c）．

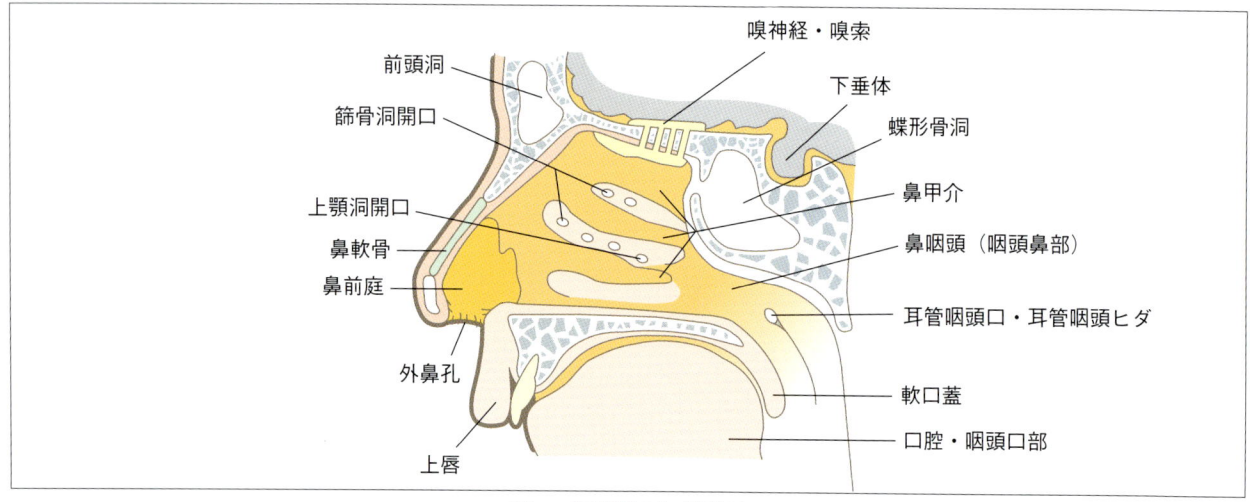

図7 頭頸部の矢状断面

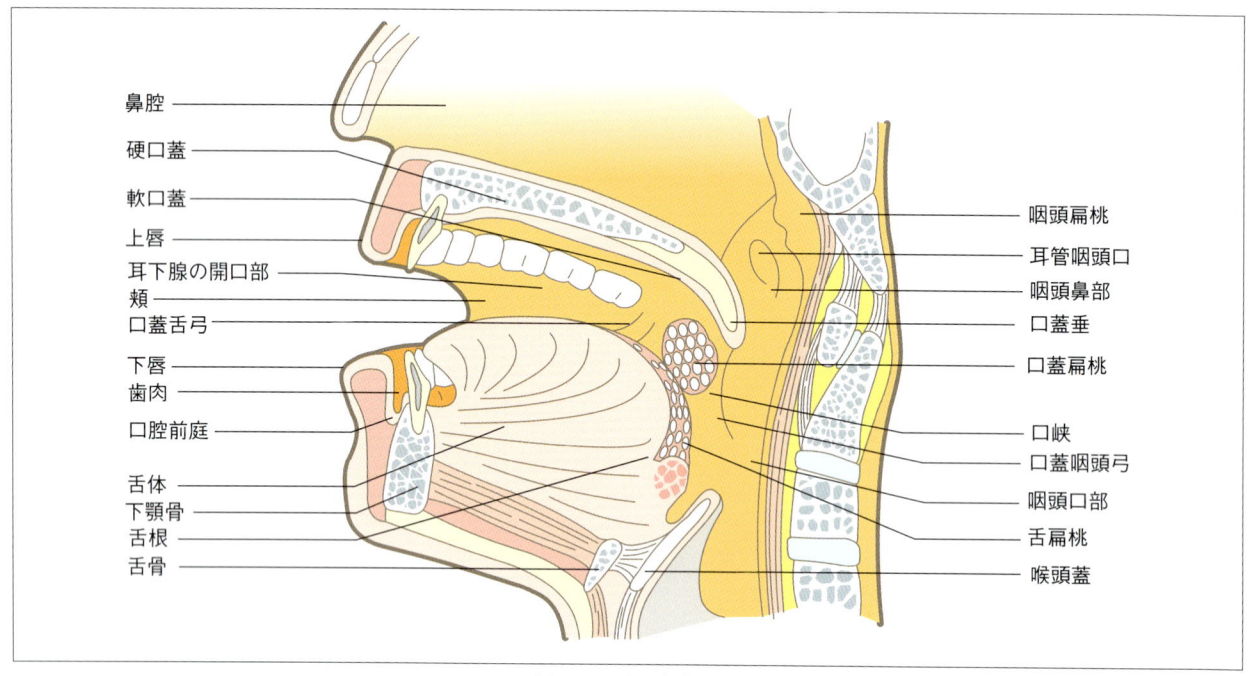

図8 口腔の矢状断

2. 咽頭 (pharynx)

　咽頭は線維筋性の囊状の管で，上端は頭蓋底の下面，下端は第六，第七頸椎の高さで，食道に移る．咽頭腔は上咽頭ないし鼻咽頭の鼻部，中咽頭の口部，下咽頭の喉頭部に分けられる．

2.1 鼻部 (nasal region)

　鼻部は，鼻腔 (nasal cavity) および副鼻腔 (paranasal sinuses) からなり臨床的には上咽頭 (epipharynx) あるいは鼻咽頭 (nasopharynx) とよばれる．

　鼻部の最上部は盲端になっており，咽頭円蓋 (fornix of pharynx) といわれる．後壁には咽頭扁桃 (adenoid) がある．舌根部にあるのが舌扁桃 (lingual tonsil) である．外側壁に耳管咽頭口 (pharyngeal opening of auditory tube) が開いており，周囲には耳管扁桃 (tubal tonsil) がある．耳管咽頭口の後方には耳管軟骨 (cartilage of auditory tube) の下端を入れた耳管隆起 (eustachian tuber) があり，前方には挙筋隆起 (levator swelling) が存在し，下方には耳管咽頭ヒダ (salpingopharyngeal fold) がみられる．組織学的に鼻腔および副鼻腔の表層は線毛円柱上皮で覆われ，粘膜固有層は血管に富み，多数の漿粘液腺 (seromucous gland) が存在する．鼻咽頭の内面は円柱上皮と重層扁平上皮で覆われ，口部に近づくにつれ重層扁平上皮に変わってくる．また，この部位には尿路上皮と類似した中間型上皮の部位もみられる（図7，図8）．

2.2 口部 (oral region)

臨床的に中咽頭 mesopharynx とよばれる.

軟口蓋の下方で気道になっている．嚥下時に軟口蓋は咽頭後壁に付き，交通が閉じられ，空気を吸い込む時には軟口蓋と舌背が接近し，口腔との交通が閉じられる．咽頭の重層扁平上皮は非角化性である．口蓋扁桃 (palatine tonsil)，舌扁桃 (lingual tonsil)，咽頭扁桃 (pharyngeal tonsil) などは口峡部で輪状になり存在していることからワルダイエルの扁桃輪 (Waldeyer's ring) とよばれ，またリンパ咽頭輪 (lymphoid ring) ともいう.

2.3 喉頭部 (laryngeal region)

臨床的に下咽頭 (hypopharynx) とよばれる.

咽頭の下端に位置する（図8）．喉頭蓋 (epiglottis) は上向きに突出し，喉頭口をつくる．喉頭蓋の前面（舌面）は舌後部の背側面に連続する重層扁平上皮で覆われている．咽頭および喉頭 (larynx) に面する後面では上半部が重層扁平上皮，下半部が多列線毛円柱上皮で覆われ，下半部の粘膜固有層には多数の漿粘液腺が認められる．喉頭粘膜は喉頭蓋の下方で折り返り，2対のヒダを形成する．上部対は偽声帯 (false vocal cord)，下部対は真声帯 (true vocal cord) といわれる．偽声帯は多列線毛円柱上皮で，年齢とともに非角化重層扁平上皮が出現する．真声帯は重層扁平上皮で覆われ，メラニン細胞が含まれることがある．

3. 唾液腺 (salivary gland)

唾液腺は大唾液腺 (major salivary gland) と小唾液腺 (minor salivary gland) に区分される．大唾液腺は独立した器官と導管を有し，耳下腺 (parotid gland)，顎下腺 (submandibular gland)，舌下腺 (sublingual gland) がある．小唾液腺は顕微鏡的大きさで，腺細胞の小集塊として粘膜固有層の疎性結合織に散在し，直接口腔内に開口する．各口腔粘膜部に応じて名称が付けられ，口唇腺 (labial gland)，舌腺 (lingual gland)，臼後腺 (retromolar gland)，頬腺 (buccal gland)，口蓋腺 (palatal gland) があげられる．小唾液腺の多くは漿液性を含む粘液腺優位の混合腺 (mixed gland) である．

口唇腺は，口唇粘膜の粘膜固有層にあり導管は直接口唇粘膜に開口する．口輪筋の筋組織間に散在することもある．

口蓋腺は，硬口蓋および軟口蓋の粘膜固有層に散在する．硬口蓋の前方部にはほとんど存在せず，後方2/3にみられ，軟口蓋部では骨格筋線維間にも散在している．粘液腺優位の混合腺である．

舌腺は，前舌腺 (anterior lingual gland)，エブネ腺 (gland of von Ebner)，後舌腺 (posterior lingual gland) に分類され，互いに関連性がなく，独立した小唾液腺である．

前舌腺はブランダン-ヌーン腺 (Blundin-Nuhn gland) ともいわれ，舌尖部の舌下面付近にある左右一対の小唾液腺で，舌下腺面に数個の導管開口部がある．腺房は舌筋線維間に散在する混合腺である．

エブネル腺は，有郭乳頭や葉状乳頭周囲の粘膜固有層にある純漿液性の小唾液腺である．

後舌腺は，舌根部の粘膜固有層に散在する混合腺で，粘液腺がほとんどを占める．有郭乳頭部のものは漿液腺である．

頬腺は，耳下腺開口部の耳下腺乳頭付近の頬粘膜固有層から頬筋の筋組織間や頬筋外側の結合組織に散在する混合腺で，粘液腺優位である．

臼後腺は，第二あるいは第三大臼歯の後方の歯槽粘膜（歯肉部）の固有層内に散在し，粘液腺を主体とする．

第2章　口腔領域の細胞診

II．口腔細胞診の検査法と標本作製法

　口腔に発生する粘膜病変の検査方法は擦過細胞診が一般的である．採取器具として通常はサイトブラシ（写真1）を用いるが，それ以外には必要に応じて鋭匙，歯間ブラシを使用する．

1. 細胞採取法
　細胞採取で重要なことは，採取前に口腔内をよく含嗽することである．これは，食物残渣等のコンタミネーションを防ぐためである．また，高齢者では唾液の分泌量低下に伴い口腔内が乾燥状態になり，細胞が変性を起こすことによる誤判定を避けるためである．唾液分泌量の多い場合にはガーゼ等で拭き取った後に採取する．
　擦過手技を図1に示す．白色および赤色病変（白板症，扁平苔癬，紅板症）の場合にはサイトブラシで強めに擦過を行い，特に白板症で角化層が厚いときには繰り返し採取を行う．水疱性病変のときには水疱を潰し内容液を採取する．なお，痂皮の形成を認める場合は生理食塩水あるいは滅菌水に浸したサイトブラシにて病変を擦過し細胞を採取する．潰瘍性病変は壊死物質が多く変性した細胞が判定を困難にする場合もあるので，反復して擦過し細胞採取を行う．苦痛を訴える場合には麻酔液（キシロカイン液状）をガーゼ，綿球につけて1～2分間，塗布する．

2. 塗抹法および固定法
　塗抹に際しては，サイトブラシをスライドガラスに転がすように塗抹する（写真2）．また，Papanicolaou染色およびPAS染色を目的とした場合は，塗抹後，ただちに95％アルコール固定液に入れ，30分間以上湿固定する．さらにMay-Giemsa染色を目的とした場合は，乾燥標本を作製する．

3. 染色法
　湿固定した標本はPapanicolaou染色を，乾燥標本はMay-Giemsa染色を行う．また口腔粘膜疾患にはカンジダが影響を及ぼすことがあるので，PAS染色を施すと仮性菌糸や分芽胞子を容易に認識できる．

4. 口腔癌検診の細胞診セット
　日本大学松戸歯学部病院では各地域の歯科医師会と協力し検診を行っている．その方法は，細胞診セット（95％アルコール，スライドガラス，サイトブラシ）を郵送し，歯科医師が細胞を採取して同病院へ返送，その結果を報告するというものである．

```
1. 白色および赤色病変 ──→ サイトブラシで強めに擦過
   （白板症，扁平苔癬，紅板症などの疑い）
                      ──→ 白板症で角化層が厚いときには反復擦過

2. 水疱性病変 ──→ 水疱あり ──→ 水疱を潰し内容液を採取
              ──→ 水疱なし，痂皮形成 ──→ 生理食塩水あるいは滅菌水を浸したサイトブラシにて擦過

3. 潰瘍性病変 ──→ 反復擦過
```

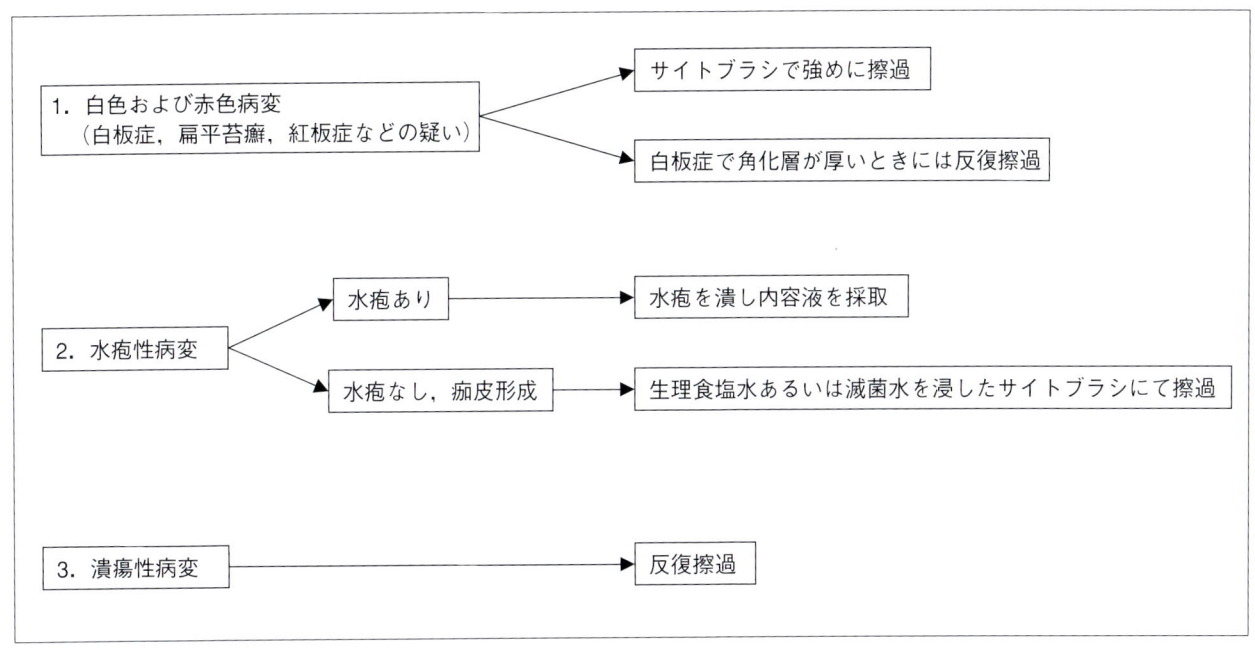

図1　口腔病変の細胞採取法

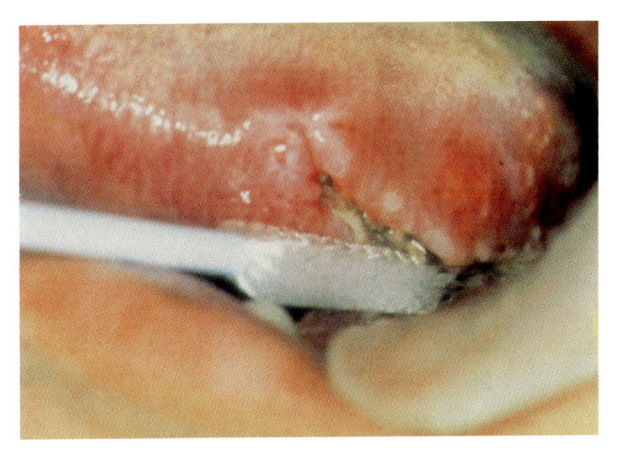

写真1　細胞採取法
サイトブラシにて病変を擦過し，細胞を採取する．

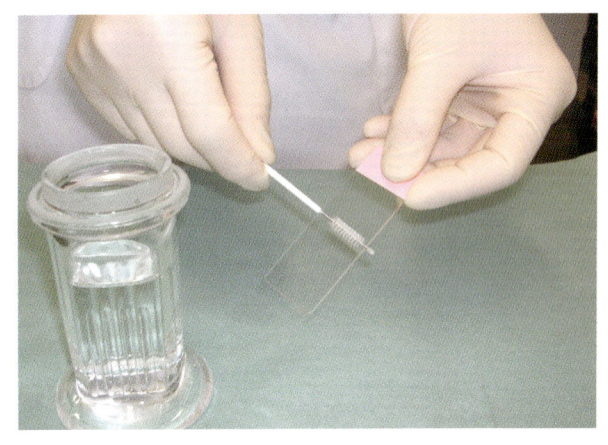

写真2　細胞塗抹法
サイトブラシをスライドガラスに当て，ブラシを転がすように塗抹する．

第2章　Ⅲ. 口腔病変の病理組織と細胞診

1）カンジダ症（鵞口瘡）
Candidiasis

　カンジダ症（鵞口瘡）は口腔の常在菌である *Candida albicans* による感染症であり，肉眼的には白色，乳白色調の偽膜を形成する．発生部位は口腔粘膜全域に及ぶが口角部に好発し，びらん状を呈する（写真1）．幼児や老人など抵抗力の弱い年齢層や白血病，悪性腫瘍，慢性消耗性疾患，エイズ感染による免疫抵抗力の低下した者に認められることが多い．また，カンジダ症は上皮に異型性を伴うこともある．

● 組織像

　表層は厚く，錯角化，棘細胞肥厚を示す扁平上皮により被覆され，その最表層に多数の酵母様，仮性菌糸を伴うカンジダを認める（写真2a）．なお，菌体の確認にはPAS染色が有用である（写真2b）．

● 細胞像

　炎症性背景に軽度の核腫大と核周明庭などの炎症性変化を示す扁平上皮細胞がみられ，それら細胞間にカンジダの仮性菌糸が観察される（写真3）．菌体はPAS染色にて陽性を呈する（写真4）．

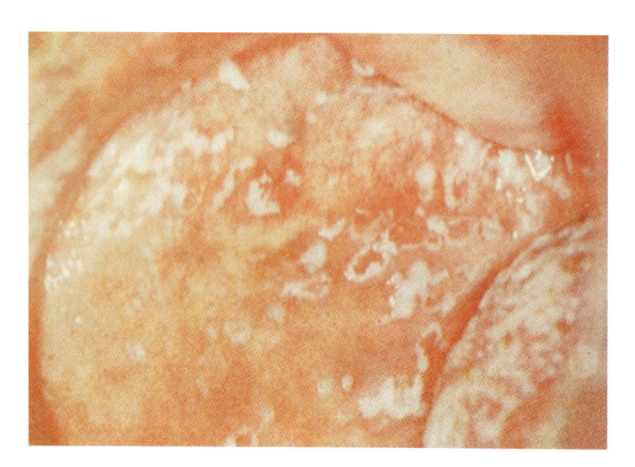

写真1　カンジダ症肉眼像

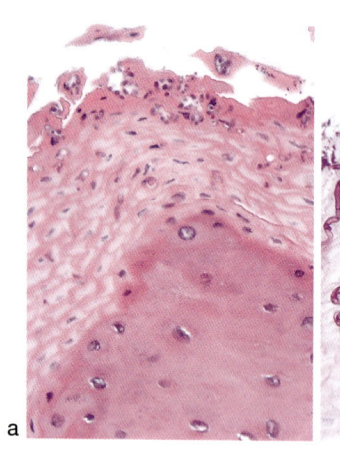

写真2　カンジダ症組織像
（a：HE染色，対物×40, b：PAS染色，対物×40）

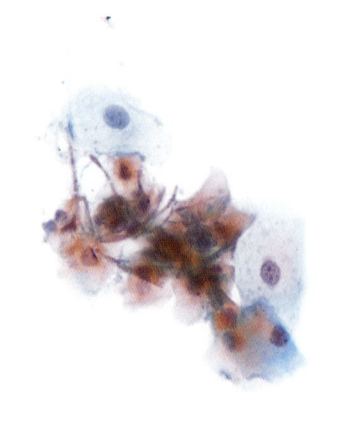

写真3　カンジダ症細胞像（Pap.染色，対物×40）

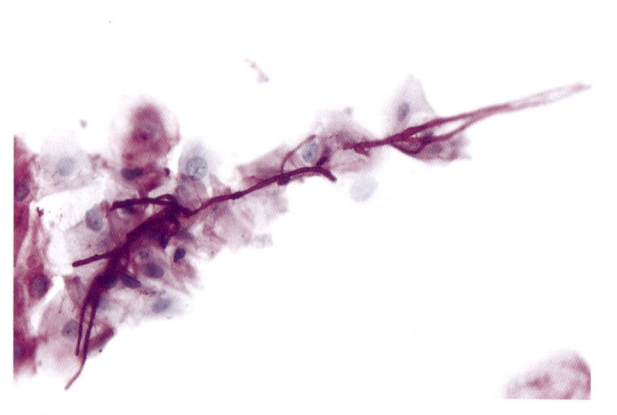

写真4　カンジダ症細胞像（PAS染色，対物×40）

2) 放線菌症
Actinomycosis

　放線菌はグラム陽性の嫌気性菌で，代表的なものはActinomyces israeliiである．口腔内では齲窩（うか），歯周ポケット，扁桃などに常在しており，炎症，外傷，抜歯などの誘因で組織内に侵入し感染を起こす（**写真1**）．本疾患は慢性に経過する化膿性ないし肉芽腫性感染症で，顎顔面，頭頸部領域に発生し，青壮年期に多く，男性が女性の約2倍の頻度で罹患する．

● 組織像

　好中球を主体とする炎症性背景にヘマトキシリン好性の菌塊が存在し，辺縁にはエオジンに好染する棍棒体が観察される（**写真2**）．

● 細胞像（穿刺吸引法）

　炎症性背景に中心部が黒褐色調を示す菌塊がみられ，その周囲には好中球の集合巣が認められる（**写真3**）．さらにGrocott染色により菌塊は黒色調に染色される（**写真4**）．

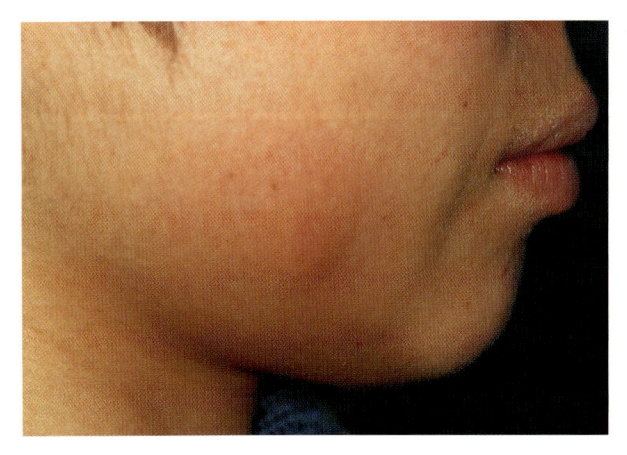

写真1　放射菌症肉眼像
　右側頰部に板状の硬結と発赤を認める．

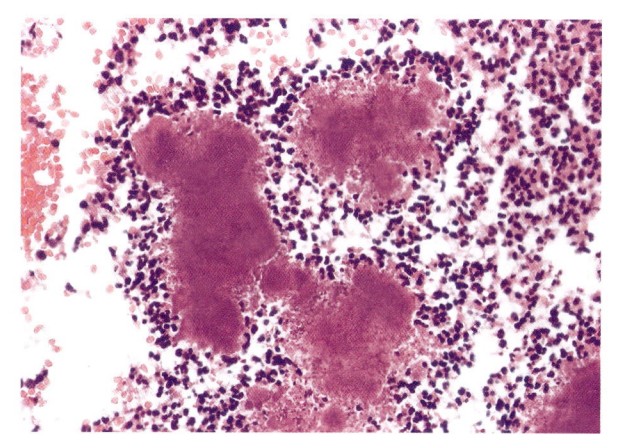

写真2　放線菌症組織像（HE染色，対物×40）

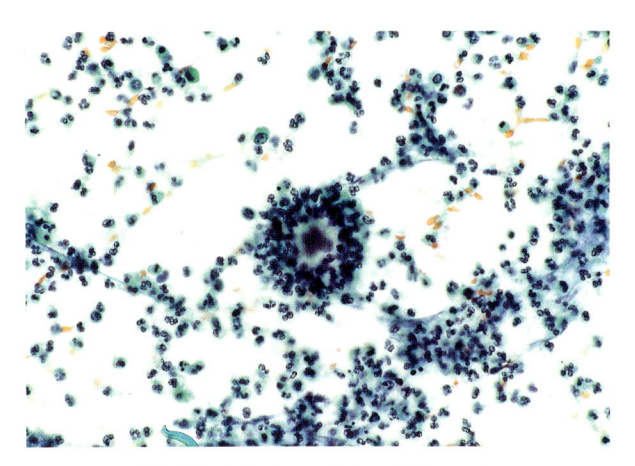

写真3　放線菌症細胞像（Pap.染色，対物×40）

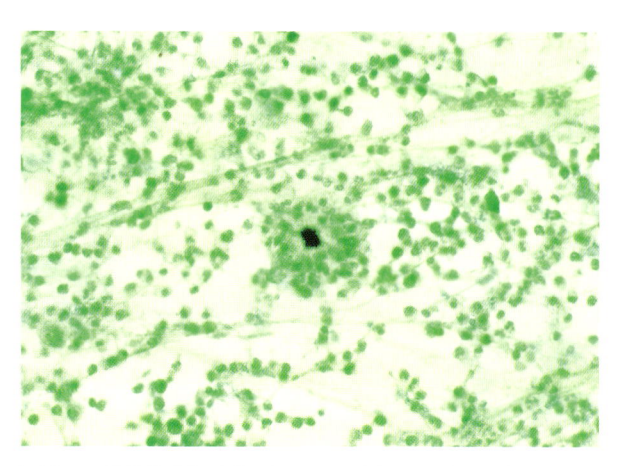

写真4　放線菌症細胞像（Grocott染色，対物×40）

第2章　Ⅲ. 口腔病変の病理組織と細胞診

3）単純疱疹
Herpes simplex

単純ヘルペスウイルス（herpes simplex virus：HSV）は直径約200nmの球形のDNAウイルスであり，感染した細胞の核内で増殖する．さらに抗原性によりHSV1型と2型に分類され，HSV1型は主として口腔に，HSV2型は性器に分布し発症する．肉眼的には，痂皮を伴う小水疱を認める（写真1）．

● 組織像

上皮内に水疱を形成する．多核巨細胞が出現し，核内には封入体も認められる（写真2）．

● 細胞像

出血性～炎症性背景に深層型由来の扁平上皮細胞が多数出現し，それら細胞のなかには核に相互圧排像を認める多核細胞も観察される．感染細胞の核は，クロマチンが核膜内側に不規則に凝集し，スリガラス状無構造な形態を示す（写真3）．また，核内封入体を有する細胞も観察される（写真4）．なお，このような感染細胞の形態は，婦人科領域にみるヘルペス感染細胞と概ね同様である．

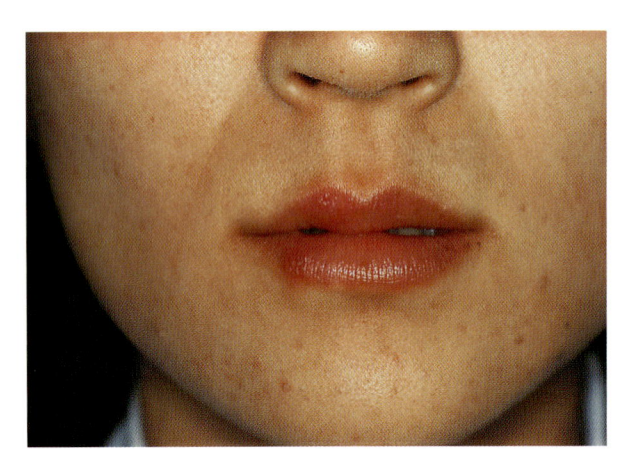

写真1　単純疱疹肉眼像

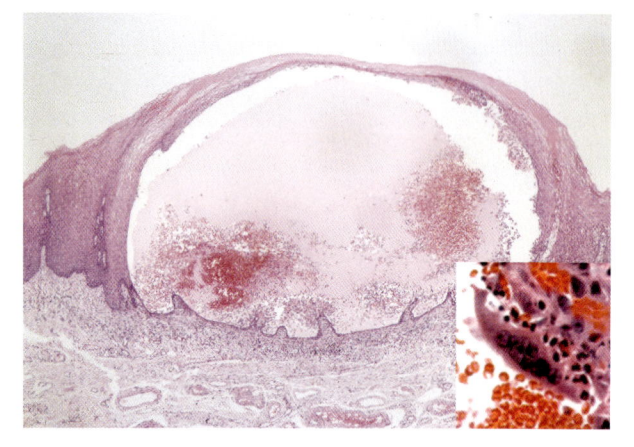

写真2　単純疱疹組織像（HE染色，対物×20）

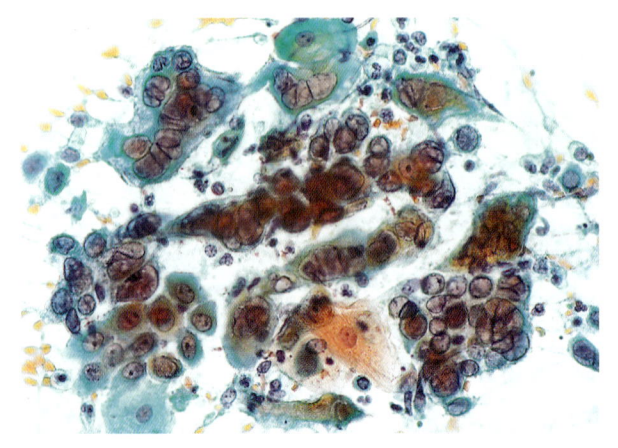

写真3　単純疱疹細胞像（Pap.染色，対物×40）

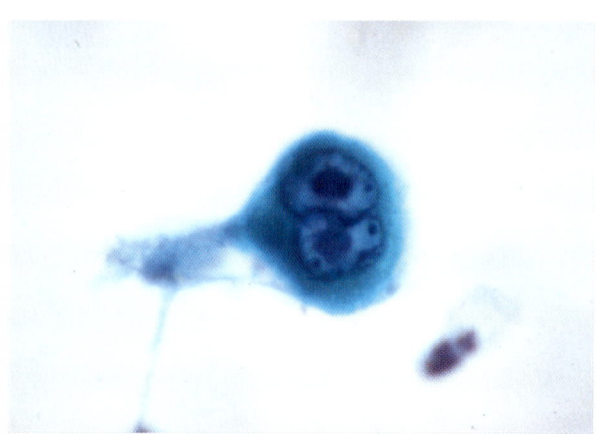

写真4　単純疱疹細胞像（Pap.染色，対物×100）

第2章 Ⅲ. 口腔病変の病理組織と細胞診

4）尋常性天疱瘡
Pemphigus vulgaris

　尋常性天疱瘡は全身に表皮内水疱を形成する皮膚疾患であり，病初期には口腔粘膜全域（写真1），ことに頰粘膜に発生する．抗表皮細胞膜物質に対する自己抗体（IgG）の関与により，上皮間に棘細胞性水疱を生じる自己免疫性疾患である．

● 組織像

　上皮内の棘細胞を中心に水疱の形成がみられ，水疱内には細胞間橋を失った有棘細胞が散在性〜集合性に浮遊し（Tzanck細胞），さらに基底細胞は特徴的な墓石状配列を示す（写真2a）．蛍光染色標本では上皮内細胞間に沿って微細顆粒に陽性を示すIgG（写真2b）とC3dの沈着像を認める．

● 細胞像

　炎症性背景にTzanck細胞をみる．本細胞はN/C比が高く，クロマチンが均等に分布し，核小体が小型ながら明瞭である（写真3）．また，出現性は敷石状あるいは散在性に認められる．May-Giemsa染色でTzanck細胞の細胞質の染色性は辺縁部が濃染し，核周囲が明るい淡染性を示す（写真4）．

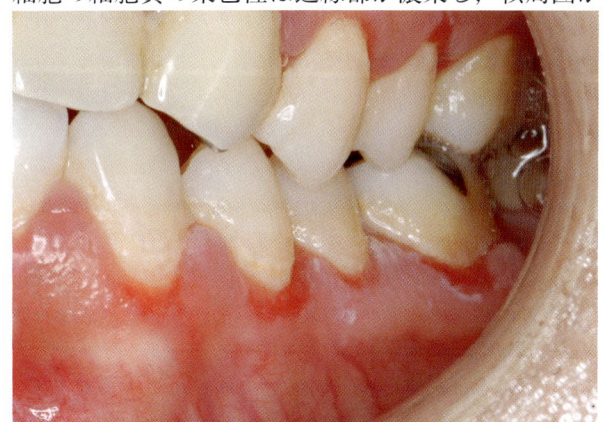

写真1　尋常性天疱瘡肉眼像
歯肉粘膜に潰瘍とびらん形成を認める．

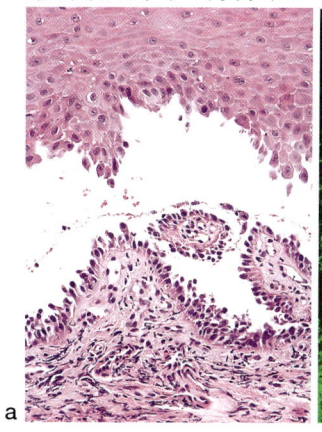

写真2　尋常性天疱瘡組織像
（a：HE染色，対物×20，b：蛍光染色IgG, 対物×10）

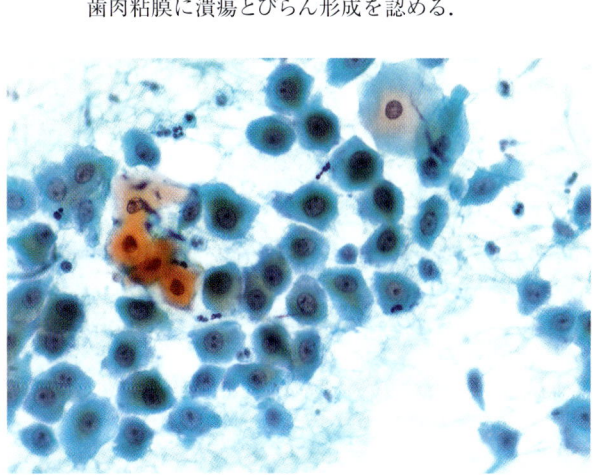

写真3　尋常性天疱瘡細胞像（Pap.染色，対物×40）

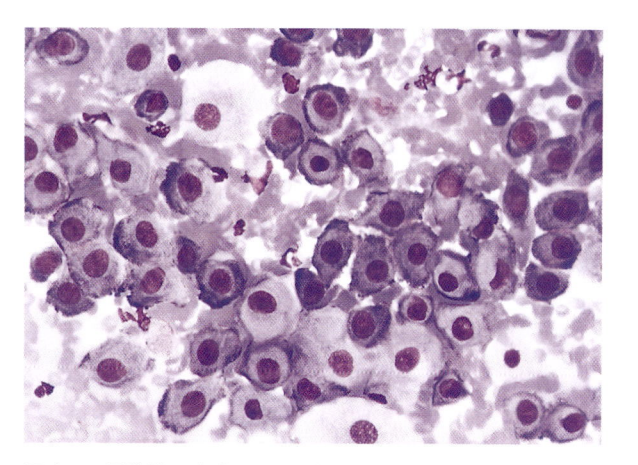

写真4　尋常性天疱瘡細胞像（Giemsa染色，対物×40）

第2章　Ⅲ. 口腔病変の病理組織と細胞診

5) 乳頭腫
Papilloma

　乳頭腫は扁平上皮由来の良性腫瘍であり，青年期以降に多く，性差がみられない．発生部位は舌，口唇，頬，歯肉，口蓋など口腔全域にみられ，肉眼的には疣贅状～乳頭状を呈する（**写真1**）．発育は緩慢である．発生原因は明確ではないが，慢性刺激，human papilloma virus（HPV）感染が考えられている．

● **組織像**
　乳頭状～疣贅状に発育増殖し，上皮索は下方へ深く増殖し，樹枝状の構築を示す（**写真2**）．また，表層上皮には過角化および錯角化がみられるが（**写真3**），主に増殖を示すのは棘細胞層である．

● **細胞像**
　オレンジG好性を示す表層型扁平上皮細胞の増加所見がみられ，無核扁平上皮細胞の増加も認められる．このような細胞の大きさは正常大である．しばしば，核の腫大や軽度の核大小不同が認められるが，クロマチン増量はみられない（**写真4**）．

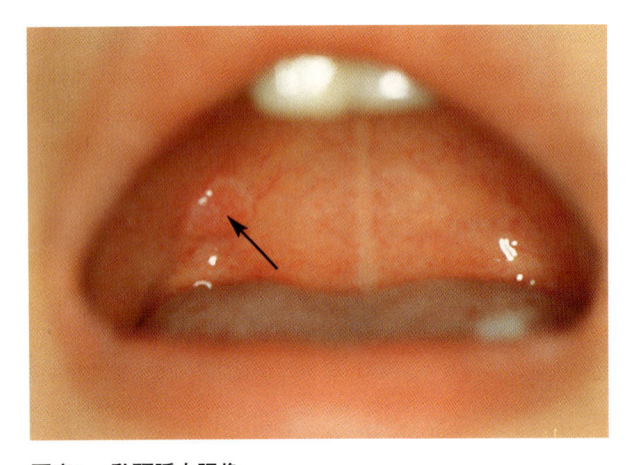

写真1 乳頭腫肉眼像

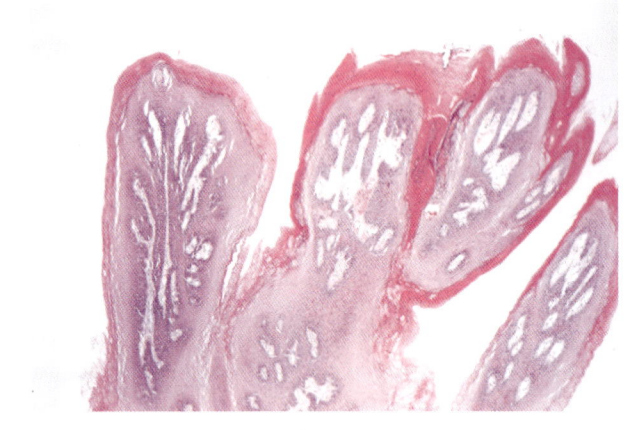

写真2 乳頭腫組織像（HE染色，対物×10）

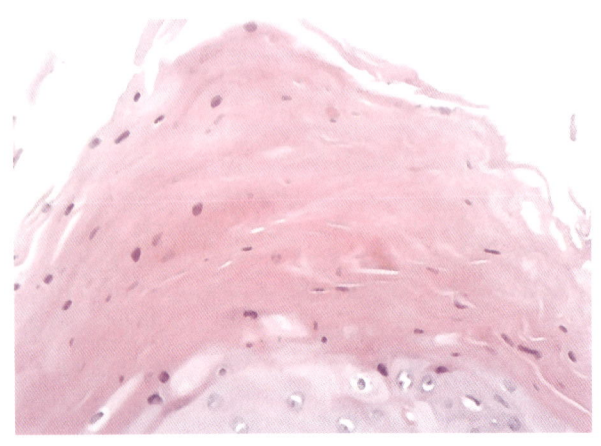

写真3 乳頭腫組織像（HE染色，対物×60）

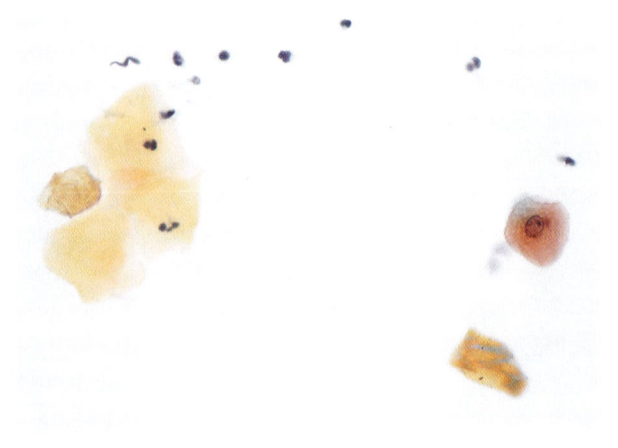

写真4 乳頭腫細胞像（Pap.染色，対物×40）

第2章　Ⅲ. 口腔病変の病理組織と細胞診

6）扁平苔癬
Lichen planus

　扁平苔癬は，2005年のWHO分類の口腔腫瘍では癌の発生するリスクが示唆される前癌状態と記載されている．皮膚にも発症するが，口腔粘膜にも頻度の高い病変である．発生部位は頬粘膜，歯肉，口蓋粘膜，舌粘膜の順に好発し，40歳代の女性に多く発症する．肉眼的には白色および乳白色調の細かい綿状，網状（Wickham線条）がみられることが多いが，白板，びらん，水疱を作るものもある（写真1）．

●組織像
　過角化，棘細胞や顆粒細胞層の肥厚がみられ，上皮突起の鋸歯状増殖，基底層の液状変性，および上皮直下に帯状のリンパ球浸潤が特徴的に認められる（写真2）．

●細胞像
　角化傾向を示す扁平上皮細胞の増加所見を認め，リンパ球を主体とした炎症性背景を特徴とする（写真3）．扁平上皮細胞には軽度の核の腫大や大小不同が観察され，ケラトヒアリン顆粒を有している（写真4）．

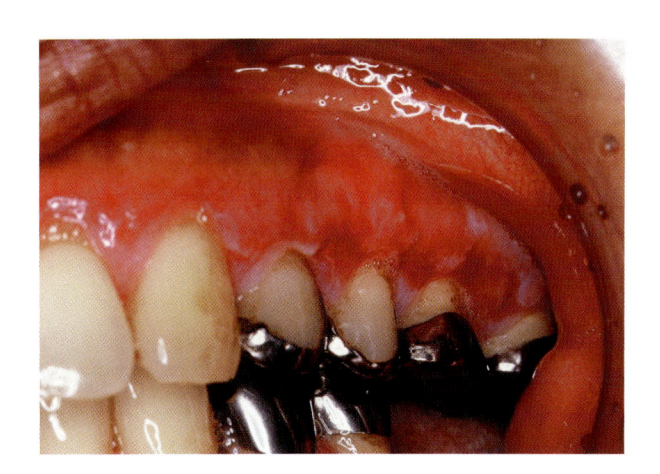

写真1　扁平苔癬肉眼像

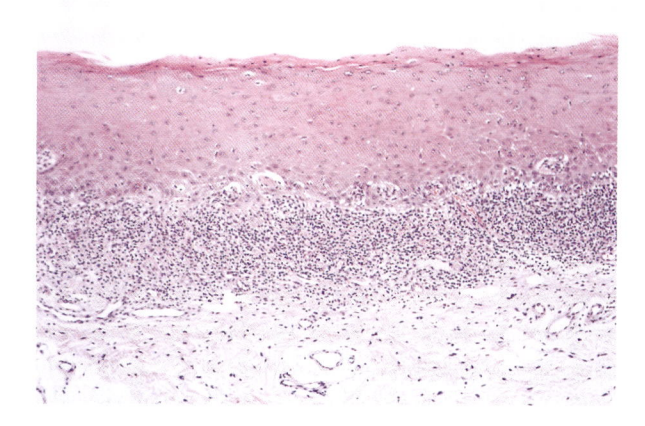

写真2　扁平苔癬組織像（HE染色，対物×20）

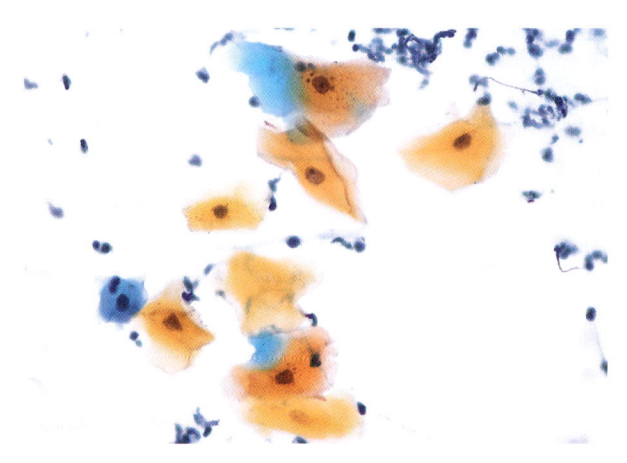

写真3　扁平苔癬細胞像（Pap.染色，対物×40）

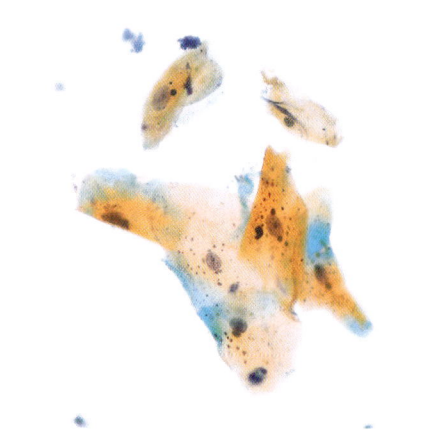

写真4　扁平苔癬細胞像（Pap.染色，対物×40）

第2章　Ⅲ. 口腔病変の病理組織と細胞診

7）白板症
Leukoplakia

　白板症は「正常なものと比較して，形態学的に癌が発生しやすい状態に変化した組織である」とされる前癌病変として取り扱われ（WHO分類　2005年），その異形成の程度により扁平上皮細胞過形成，軽度異形成，中等度異形成，高度異形成，上皮内癌に分けられる．発生部位は舌，頬，歯肉，口底部の順に好発し，40～60歳代の男性に多くみられる．その局所的原因には齲蝕に由来する歯牙の鋭縁，不良補綴物，不適合義歯による粘膜への慢性的刺激，過度の飲酒および喫煙などがあげられる．さらに全身的な原因としてはビタミンAおよびBの欠乏，性ホルモン（エストロゲン）の欠乏があげられる．肉眼所見には白板型，紅斑混在型および丘型に分類され，特に紅斑混合型と丘型が癌化しやすいとされている．本稿では異形成のみられない白板症（過形成）（写真1）と異形成がみられる白板症（写真2）を解説する．

1. 白板症（過形成）
●組織像
　表層はやや凹凸不整で厚く，正角化～錯角化を示し，顆粒細胞層の出現や有棘細胞層の肥厚が認められる（写真3）．

●細胞像
　角化傾向を示す扁平上皮細胞が主体を占める．出現する細胞のなかには軽度の核の腫大や大小不同も観察されるが，多くは異型性を認めない表層～中層型扁平上皮細胞であり，それらの細胞の細胞質にはケラトヒアリン顆粒を有するものもみられる（写真4）．

2. 白板症（異形成）
●組織像
　表層は厚く錯角化，一部正角化を示し，顆粒細胞層の出現がみられ，さらに有棘細胞層の肥厚を認める．基底層付近の細胞は核の腫大や大小不同，重畳化がみられ，核分裂像も散見される．上皮突起は滴状に延長する（写真5）．

●細胞像
　異形成病変を伴う症例の細胞像では炎症性背景に無核角化扁平上皮細胞が主体を占める．一部には核の腫大や大小不同，核の濃染化，さらに多核化を伴う異型細胞も認められる．細胞質はオレンジG好性で光輝性を示している（写真6）．

●参考論文
Gale N, Westra W, Pilch BZ, Califano J, Sidransky D, Johnson N, et al. Epithelial precursors lesions. World Health Organization Classification of Tumours. Pathology and Generics Head and Neck Tumours. Lyon: IARC Press; 2005. p177-179.

7) 白板症，および異形成病変を伴う白板症

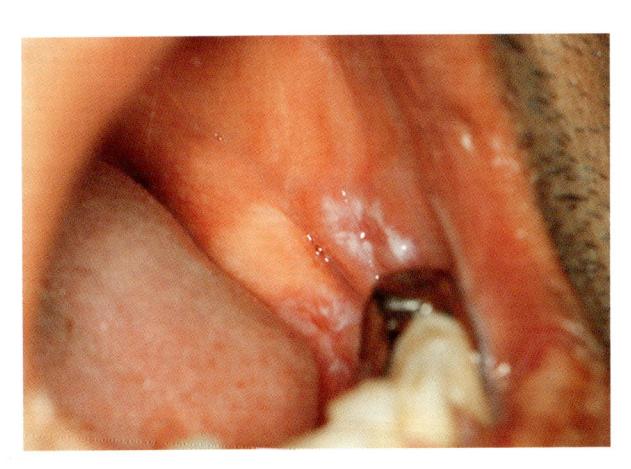

写真1　白板症（過形成）肉眼像
左側頬粘膜に白色病変を認める．

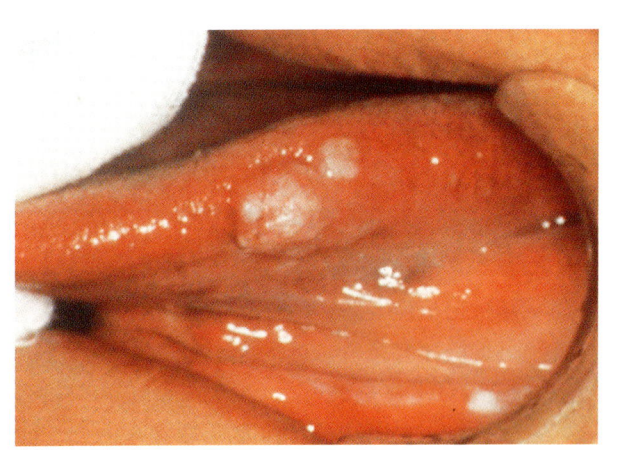

写真2　白板症（異形成）肉眼像
左側舌縁部に白色で隆起性の病変を認める．

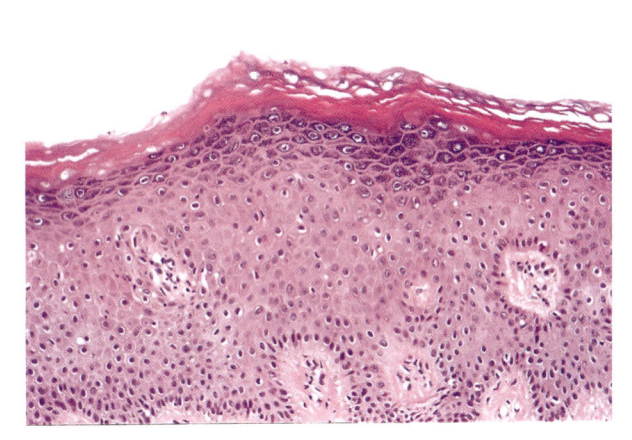

写真3　白板症（過形成）組織像（HE染色，対物×20）
表層の扁平上皮は厚く正角化〜錯角化，一部過角化を示し，顆粒細胞層の出現を認める．

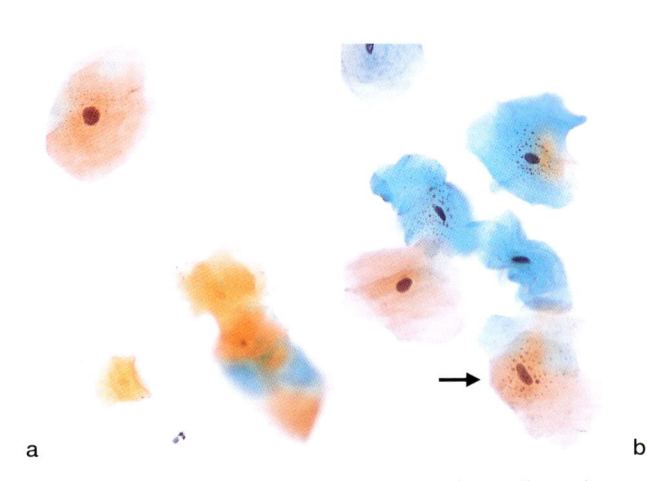

写真4　白板症（過形成）細胞像（Pap.染色，対物×40）
無核角化扁平上皮細胞が主体を占める（a）．
細胞質にはケラトヒアリン顆粒（↓）を認める（b）．

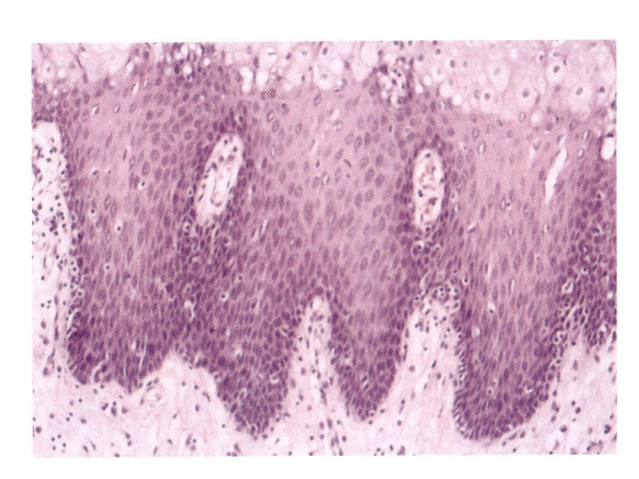

写真5　白板症（異形成）組織像（HE染色，対物×20）
表層の扁平上皮は厚く，錯角化，一部過角化を示し，基底側には軽度の核腫大，核分裂像等の異形成の所見がみられる．

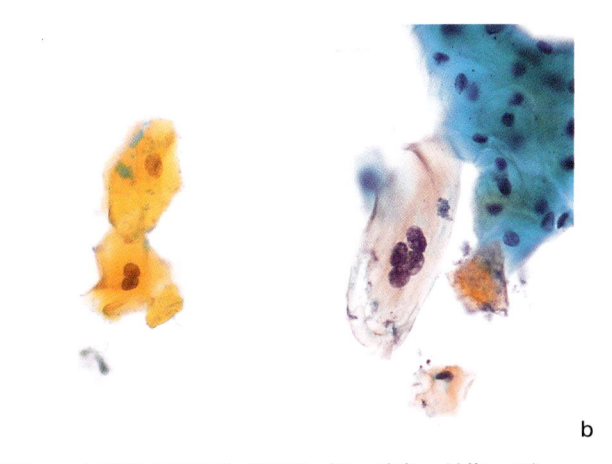

写真6　白板症（異形成）細胞像（Pap.染色，対物×40）
軽度の核の腫大と濃染性を認め，2核細胞も観察される（a）．多核を示し，軽度の核濃染性を示す（b）．

第2章　Ⅲ．口腔病変の病理組織と細胞診

8）紅板症
Erythroplakia

　紅板症は白板症と同様に異形成病変であり（WHO分類　2005年），「臨床的，病理組織学的に他のあらゆる疾患の特徴にも該当しない燃えるような赤色斑」とされている．発生部位は舌，口底，軟口蓋に多く，好発年齢が50～70歳代であり，白板症よりやや高齢者にみられる．性差は明らかではない．肉眼所見は紅色ビロード状を示す（写真1）．白板症の癌化率が5～30％といわれているのに対し，紅板症の癌化率は30～70％とされている．本症は臨床的疾患名であり，組織学的には高度異形成病変や上皮内癌と診断されることが多い．

● 組織像
　粘膜異型扁平上皮細胞は核の腫大や大小不同，クロマチン増量，核小体の明瞭化，核分裂像を伴い，さらに極性の乱れ，二極分化，異角化や上皮突起の滴状延長などが認められる．上皮内癌とも診断される像を示す（写真2, 3）．

● 細胞像
　炎症性背景を伴い，細胞質が厚くオレンジGにて光輝性を示す異型細胞が認められる．異型細胞は表層型から深層型までみられ，それらの異型扁平上皮細胞の核には腫大や大小不同，クロマチン増量，核形不整，2核化が認められ（写真4～8），形態的に高分化な扁平上皮癌細胞との鑑別が困難を要する．

● 参考論文
Neville BW, Damm DD, Allen CM, Bouquot JE. Oral maxillofacial pathology. 2nd ed. WB Saunders Company; 2002. p.337-366.

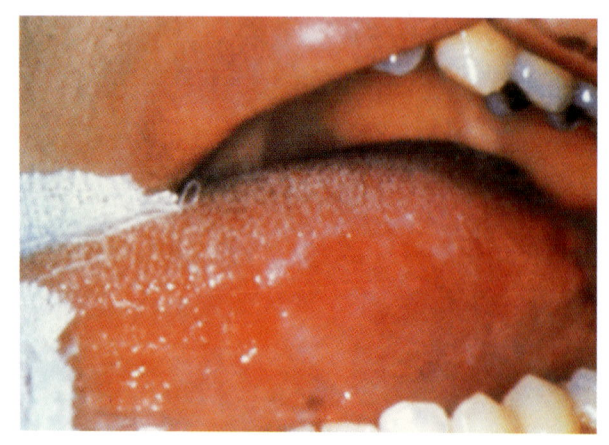

写真1　紅板症肉眼像
　左側舌縁部にびらん状～ビロード状の赤色病変を認める．

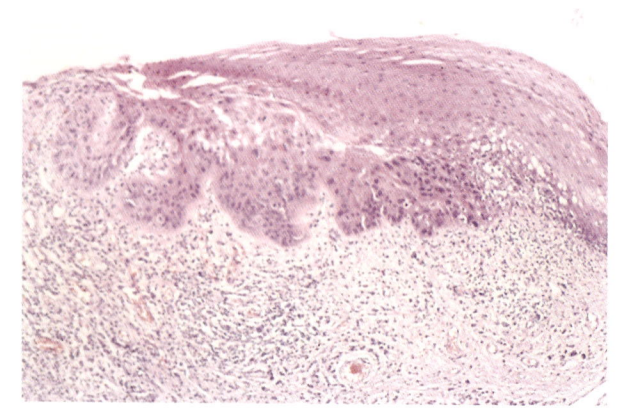

写真2　紅板症組織像（HE染色，対物×10）
　異角化および上皮突起の滴状延長が認められる．

8) 紅板症 Erythroplakia

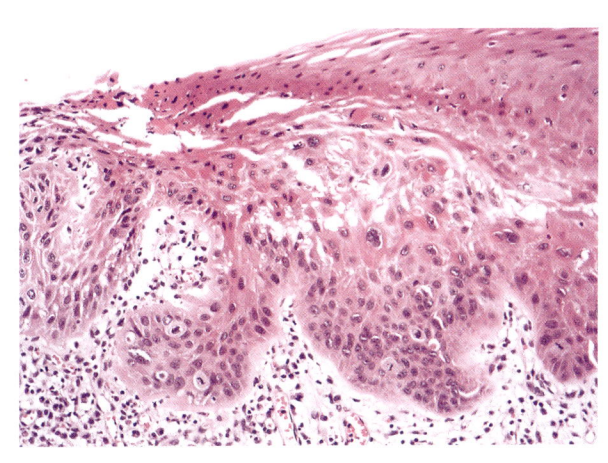

写真3　紅板症組織像（HE染色，対物×20）
異型扁平上皮には核の腫大や大小不同，核小体の明瞭化，極性の乱れ，核分裂像，多核化も認める．間質には炎症性細胞，血管の拡張・増生がみられる．

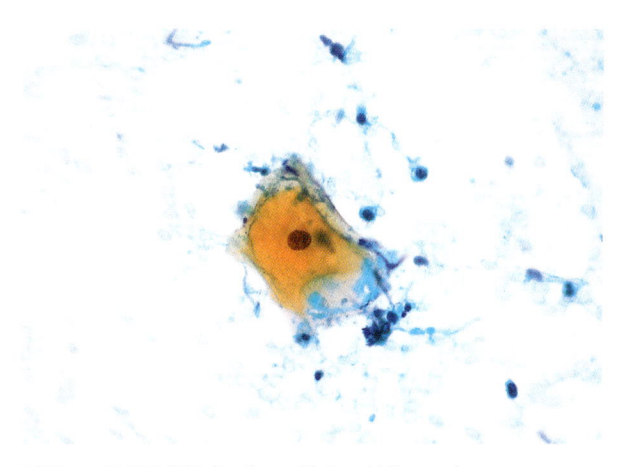

写真4　紅板症細胞像（Pap.染色，対物×40）
出血性～炎症性背景に出現する扁平上皮細胞の細胞質はオレンジG好性で厚く輝いている．核は円形でクロマチン増量がみられる．

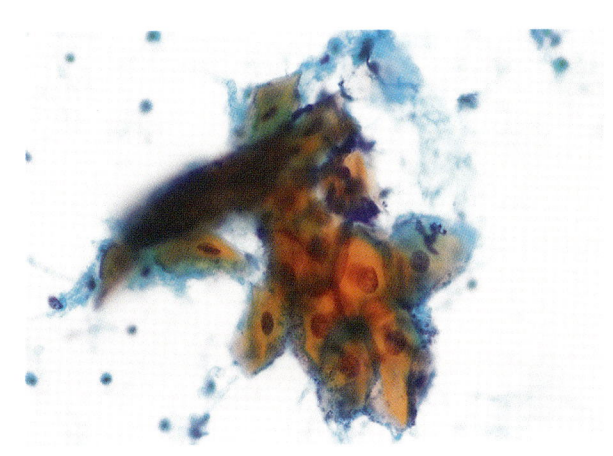

写真5　紅板症細胞像（Pap.染色，対物×40）
細胞質はオレンジG～ライトグリーンに好性で厚く，核に腫大と大小不同，クロマチン増量が認められる．

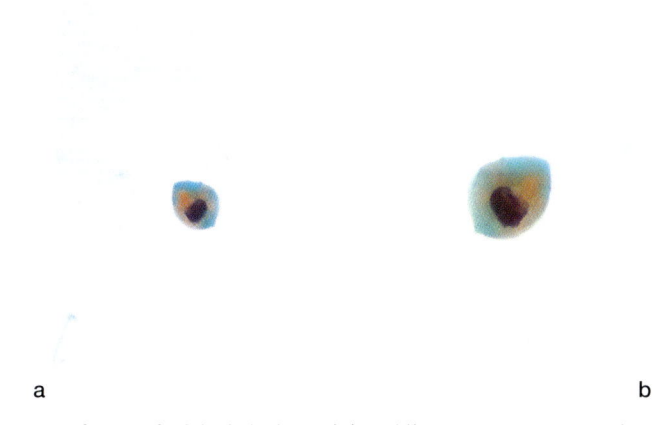

写真6　紅板症細胞像（Pap.染色，対物a：×40，b：×100）
小型でややN/C比は高く，クロマチン増量，核形不整を示す深層型異型扁平上皮細胞を認める．

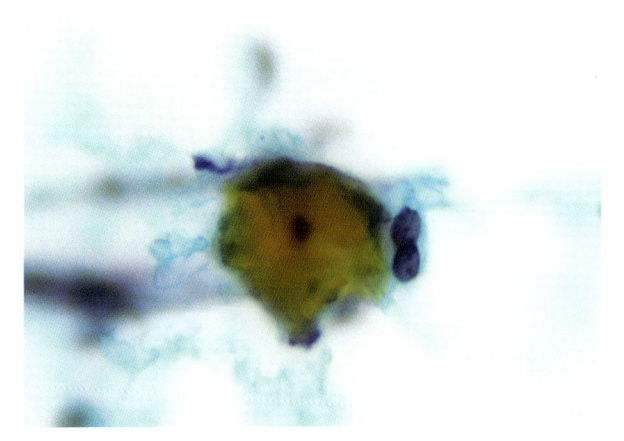

写真7　紅板症細胞像（Pap.染色，対物×100）
オレンジG好性の異型細胞とN/C比大，クロマチン増量を示す深層型由来の異型細胞が認められる．

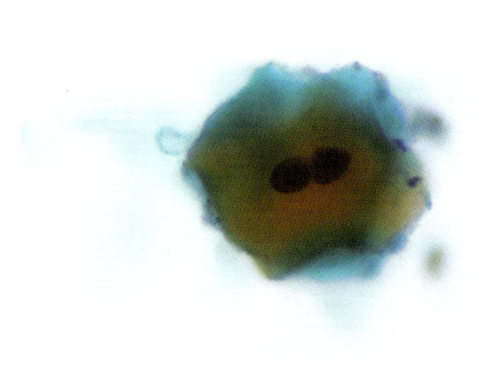

写真8　紅板症細胞像（Pap.染色，対物×100）
細胞質は厚く，オレンジG好性で非常に濃く染まっている．核は濃染性で2核化を示す．

9) 扁平上皮癌
Squamous cell carcinoma

　口腔粘膜から発生する悪性腫瘍は癌腫が多く，大半が扁平上皮癌（角化型）である．発生年齢は40〜60歳で，性差では男性に2〜3倍多くみられる．好発部位は舌（特に舌縁部）が最も多く，次に歯肉（特に下顎歯肉），頬，口底，口蓋である．肉眼的には外方性増殖型と内方性増殖型があり，隆起型，乳頭型，潰瘍型，白斑型，紅斑型ないし両者の混合型がみられる（図1）．近年高齢化に伴い，全口腔癌患者数が増加している．

● 組織像

　外方性に異型扁平上皮細胞が増殖し，大小の胞巣を形成しながら間質へ浸潤している像がみられる（写真1a）．増殖する細胞は核の腫大やクロマチン増量，核小体の明瞭化，核形不整や核分裂像があり，単細胞角化，癌真珠形成もみられる（写真1b）．分化の低い扁平上皮癌では異型性が強くなり，N/C比大，核の大小不同，クロマチン増量，核小体の明瞭化，さらに核分裂像も多く認められる．角化はみられない（写真2）．

● 細胞像

　肉眼的に白斑型を呈する高分化型扁平上皮癌の多くは，核の腫大や大小不同，クロマチン増量，核形不整を示し，細胞質が厚く，オレンジGにて光輝性を示す角化傾向の強い腫瘍細胞が観察される（写真3）．これらの細胞は，紅板症にみられる異型扁平上皮と明確に区別することはできない．一部の白斑型と潰瘍・隆起型では表層〜深層の各層に由来する腫瘍細胞に明らかな核腫大やクロマチン増量を認め，多核化を呈する場合もある（写真4，5）．低分化型扁平上皮癌はN/C比大，核大小不同，核の濃染性，明瞭な核小体を有する深層型扁平上皮に由来した腫瘍細胞が認められ，診断が比較的容易である（写真6）．

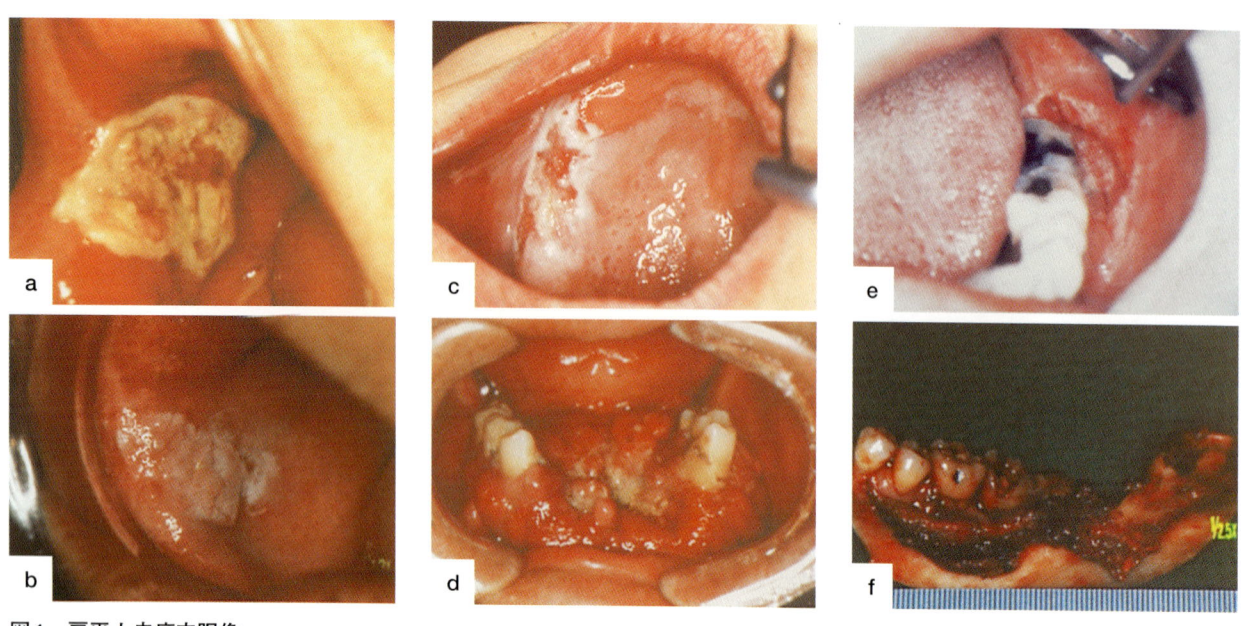

図1　扁平上皮癌肉眼像
　　白斑型【a，b：頬粘膜癌】，白斑・潰瘍隆起型【c：歯肉癌（上顎），d：口腔底癌】，
　　白斑・潰瘍型【e：歯肉癌，f：歯肉癌摘出標本】

9) 扁平上皮癌　Squamous cell carcinoma　高分化型，低分化型

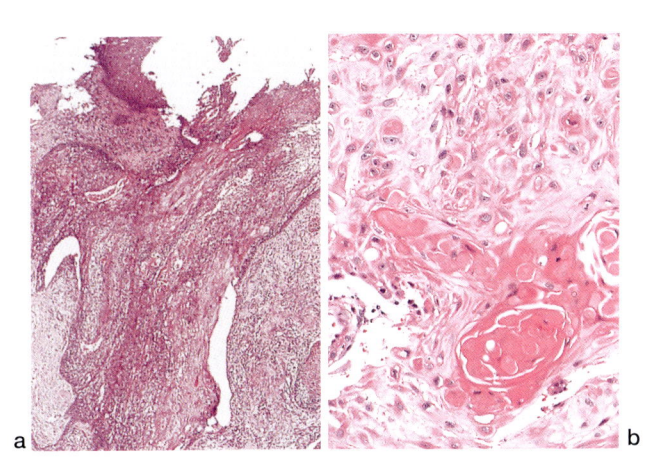

写真1 扁平上皮癌組織像(HE染色，対物a：×4，b：×20)
外方性に増殖を示す（a）．角化がみられ，癌真珠形成も認められる（b）．

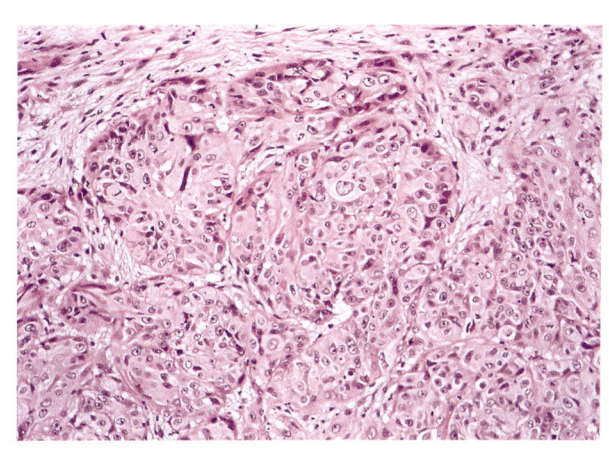

写真2 扁平上皮癌組織像（HE染色，対物×20）
低分化型扁平上皮癌の組織像．癌胞巣を構成する細胞にはN/C比大，および核の濃染性や大小不同が認められる．

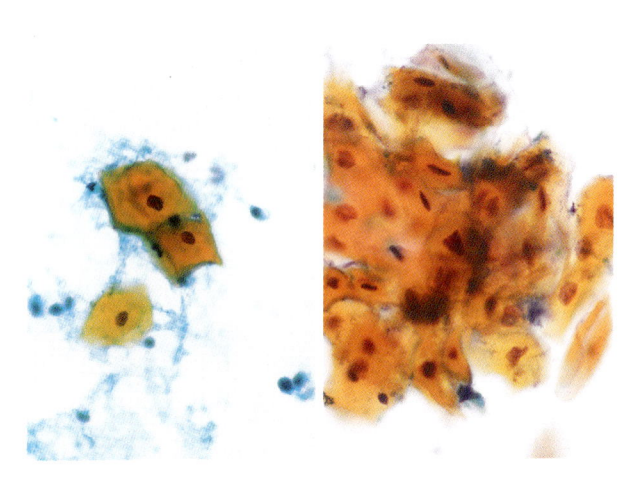

写真3 扁平上皮癌細胞像（Pap.染色，対物×40）
出現する腫瘍細胞の細胞質はオレンジG好性で濃染核を有する．

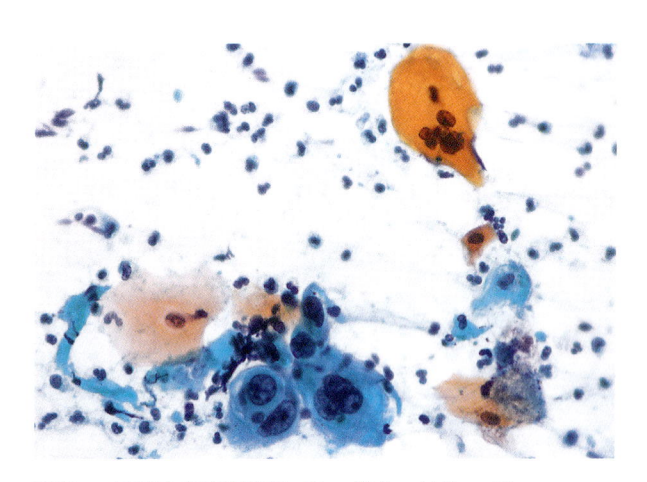

写真4 扁平上皮癌細胞像（Pap.染色，対物×40）
核の腫大や大小不同，クロマチン増量，核形不整を伴う扁平上皮癌細胞を認める．

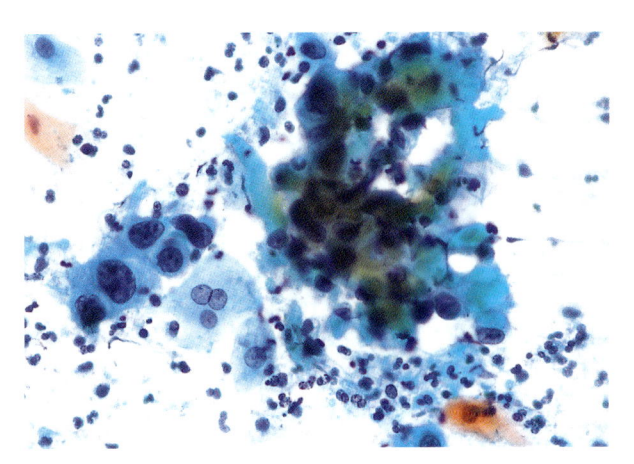

写真5 扁平上皮癌細胞像（Pap.染色，対物×40）
表層～深層型の扁平上皮癌細胞が認められ，特に中層～深層型細胞には明らかな細胞異型が観察される．

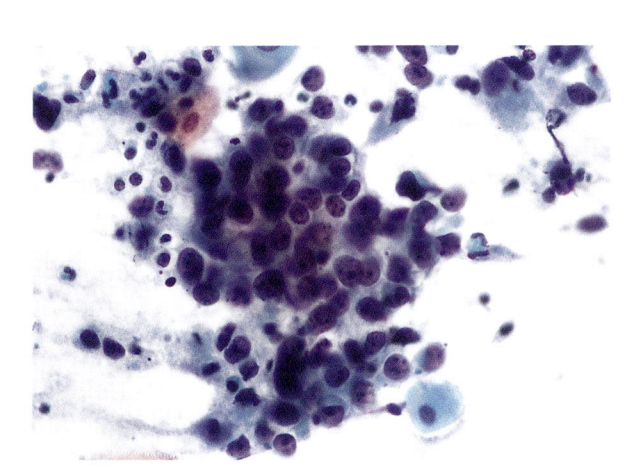

写真6 扁平上皮癌細胞像（Pap.染色，対物×40）
深層型の扁平上皮癌細胞がみられる．

第2章　Ⅲ. 口腔病変の病理組織と細胞診

10）疣贅状癌
Verrucous carcinoma

　疣贅状癌は扁平上皮癌の一亜型とされ，頬粘膜，歯肉や歯槽堤粘膜，口底部に好発し，高齢の男性に多い．肉眼的には外向性に疣贅状，および乳頭状増殖（写真1）を呈する．原因としては喫煙，不適合義歯，口腔内清掃の不良，さらにhuman papilloma virus（HPV）の感染も考えられている．

● 組織像

　錯角化，棘細胞肥厚を呈する重層扁平上皮が外向性，疣贅状に増殖し，その上皮脚は棍棒状の形態を示す．核の腫大や大小不同，クロマチン増量，核小体の明瞭化，さらに基底細胞層には核分裂像も認められる．基底膜は保たれ，粘膜固有層への浸潤や転移がみられないことが多い（写真2）．

● 細胞像

　腫瘍細胞の主体は表層型であり，核の腫大や大小不同，クロマチン増量，核形不整を伴い，細胞質がオレンジG好性で光輝性を呈する（写真3，4）．

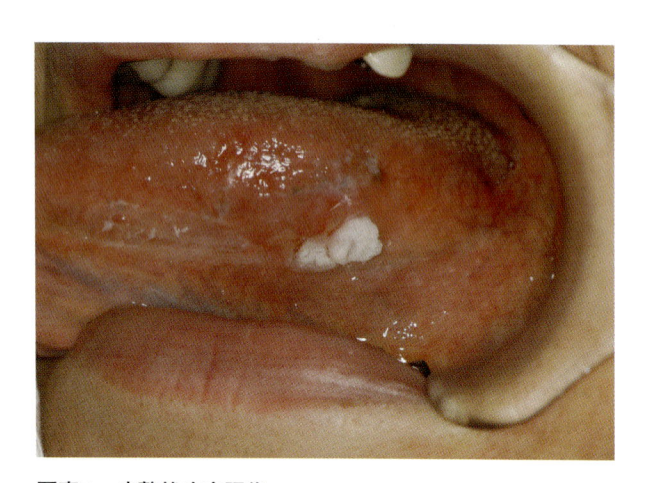

写真1　疣贅状癌肉眼像

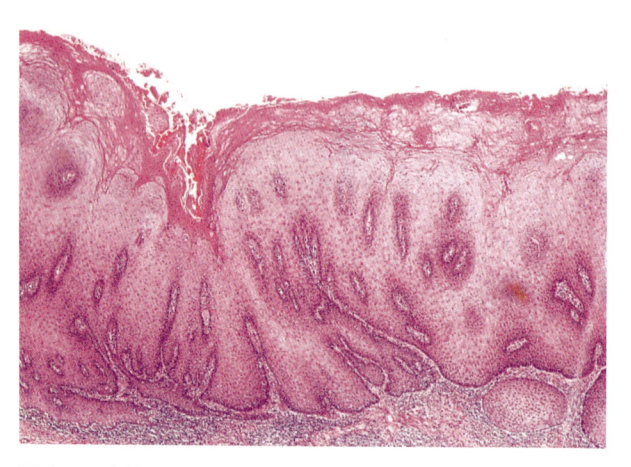

写真2　疣贅状癌組織像（HE染色，対物×10）

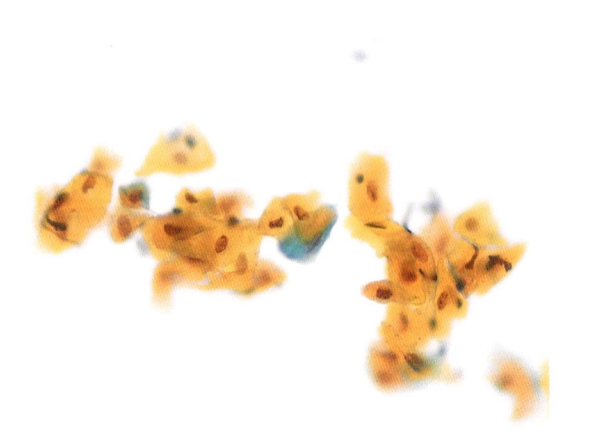

写真3　疣贅状癌細胞像（Pap.染色，対物×40）

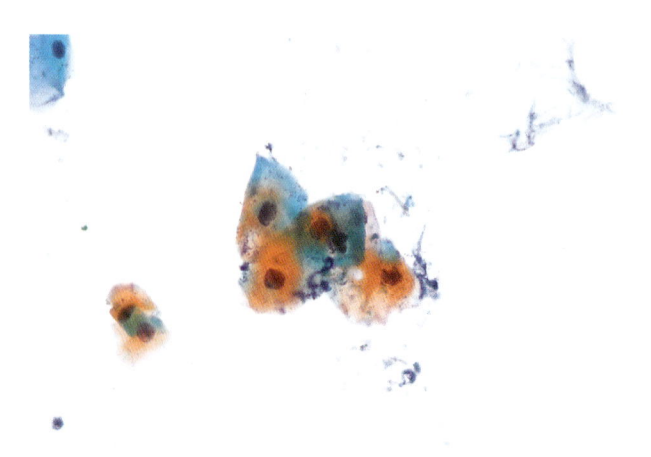

写真4　疣贅状癌細胞像（Pap.染色，対物×40）

第2章 Ⅲ. 口腔病変の病理組織と細胞診

11）乳頭状扁平上皮癌
Papillary squamous cell carcinoma

　乳頭状扁平上皮癌は比較的稀な悪性腫瘍で60～70歳代の男性に多く，咽頭，下咽頭，歯肉に好発する．肉眼所見ではイチゴ状を呈し，乳頭状〜疣贅状に外向性増殖を示す（写真1）．前駆状態として乳頭状過形成，乳頭腫があげられ，通常の扁平上皮癌より予後は良いとされている．

●組織像
　扁平上皮由来の腫瘍細胞が外向性乳頭状に増殖し，間質浸潤がみられる．腫瘍細胞は核の大小不同やクロマチンの濃染化が目立ち，明瞭な核小体を1〜2個有するものが多く，核分裂像が散見され，一部には多核巨細胞も認められる．さらに癌真珠や単細胞角化も観察される（写真2）．

●細胞像
　本疾患の細胞像では，表層型〜深層型の腫瘍細胞が散在性〜集合性に観察され，それらの細胞には核の腫大や大小不同，クロマチン増量，核形不整が認められる（写真3, 4）．

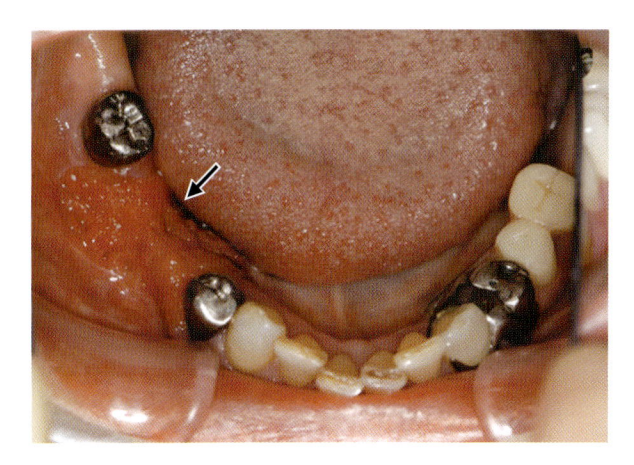

写真1　乳頭状扁平上皮癌肉眼像

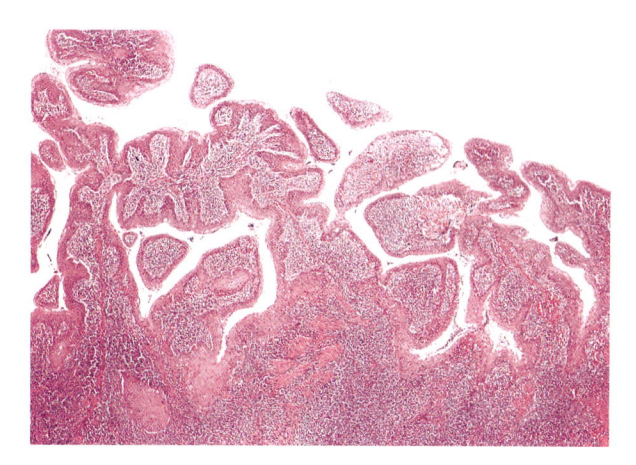

写真2　乳頭状扁平上皮癌組織像（HE染色，対物×10）

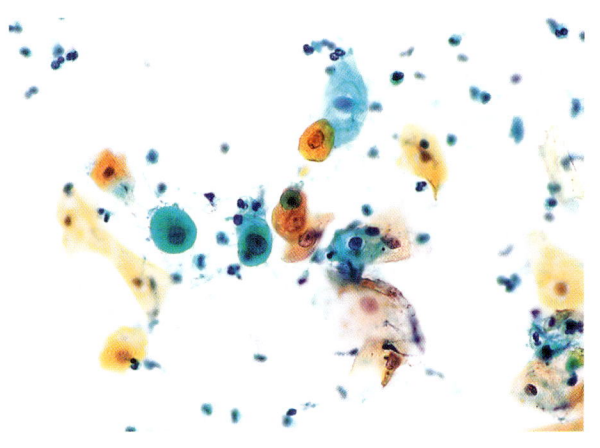

写真3　乳頭状扁平上皮癌細胞像（Pap.染色，対物×40）

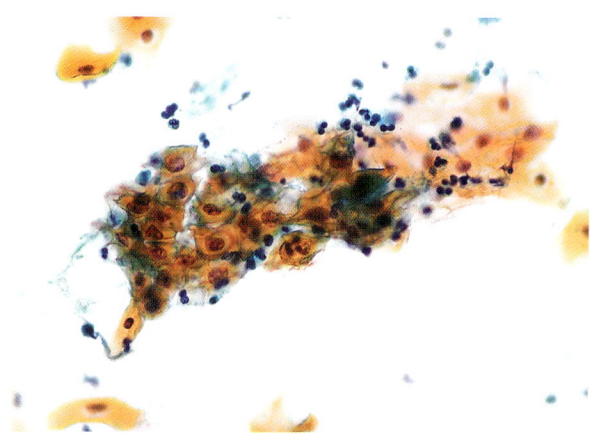

写真4　乳頭状扁平上皮癌細胞像（Pap.染色，対物×40）

第2章　Ⅲ. 口腔病変の病理組織と細胞診

12）悪性リンパ腫
Malignant lymphoma

　悪性リンパ腫はリンパ節に発生する節性リンパ腫とリンパ節以外のリンパ装置から発生する節外性リンパ腫に分けられ，節性リンパ腫のほうが多い．頭頸部はWaldeyer輪をはじめ粘膜下にリンパ装置が多く，節外性リンパ腫の好発部位であり，多くがびまん性大細胞型B細胞リンパ腫である．なお，細胞診検体としては，潰瘍形成（写真1）により腫瘍が露出した場合での擦過細胞診や穿刺吸引細胞診が対象となる．

●組織像
　間質結合織内に小型でN/C比が高く，核にくびれをもつリンパ球様の腫瘍細胞が浸潤性に増殖する（写真2a）．なお，確定診断にはLCA，CD20（写真2b），CD3などのリンパ球系マーカーでの検索が必要である．

●細胞像
　腫瘍細胞の細胞質が崩壊したlymphoglandular bodyを背景にきわめてN/C比が高く，明瞭な核小体をもち，著しい核形不整を示すリンパ球様の腫瘍細胞が散在性に認められる（写真3，4）．

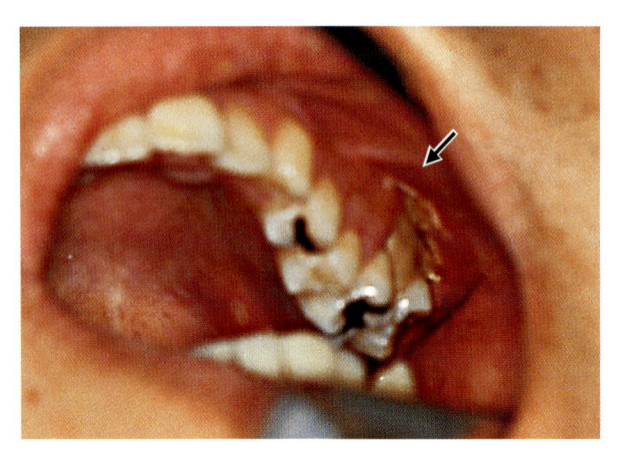

写真1　悪性リンパ腫肉眼像
　　　　歯肉部に潰瘍形成を認める（↓）．

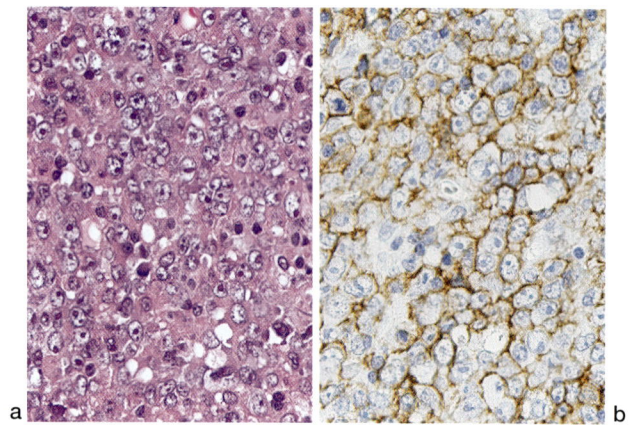

写真2　悪性リンパ腫組織像（a：HE染色，b：CD20免疫染色，対物×40）

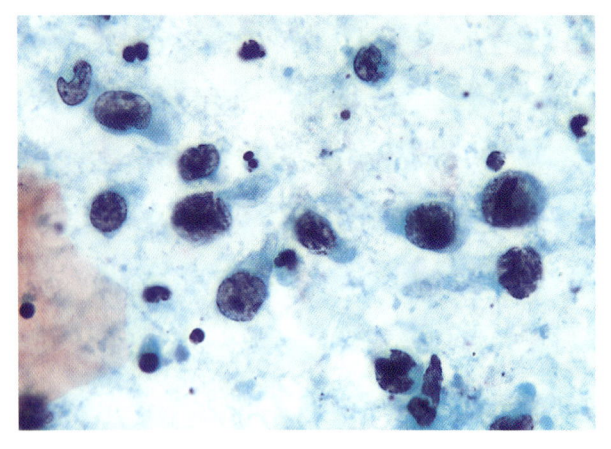

写真3　悪性リンパ腫細胞像（Pap.染色，対物×100）

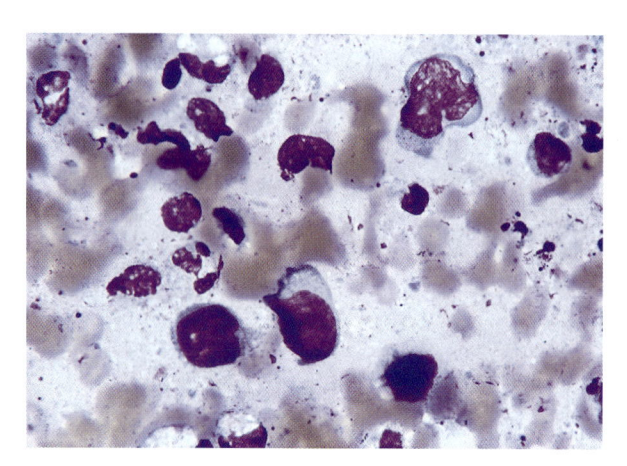

写真4　悪性リンパ腫細胞像（Giemsa染色，対物×100）

13）多発性骨髄腫
Multiple myeloma

　多発性骨髄腫は形質細胞由来の悪性腫瘍で，40歳以降の中高年層にみられる．造血骨髄を系統的に浸潤，破壊する多発性骨髄腫と骨の孤在性病巣を示す孤立性骨髄腫がある．骨髄以外のリンパ組織より発生したものを髄外性形質細胞腫とよび，上咽頭に発生することが多い．多発性骨髄腫では骨を破壊するためにX線像で"骨打ち抜き像"を呈する．

● 組織像
　核偏在性を示す形質細胞類似の腫瘍細胞がびまん性～充実性に増殖する．また，それらの細胞には核の大小不同や多核化が認められ，クロマチンは車軸状に分布する（写真1）．

● 細胞像
　検体は潰瘍形成病変（写真2）からの擦過細胞診，あるいは穿刺細胞診が対象となる．腫瘍細胞は形質細胞に類似し，核が偏在性で，孤立散在性に出現し，核周囲には明庭が認められる（写真3，4）．

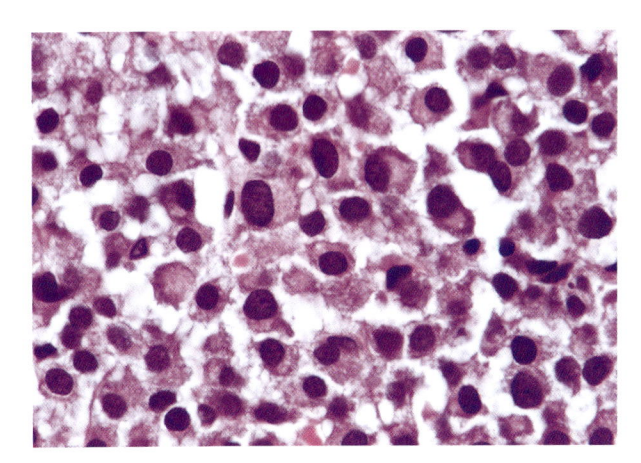

写真1　多発性骨髄腫組織像（HE染色，対物×100）

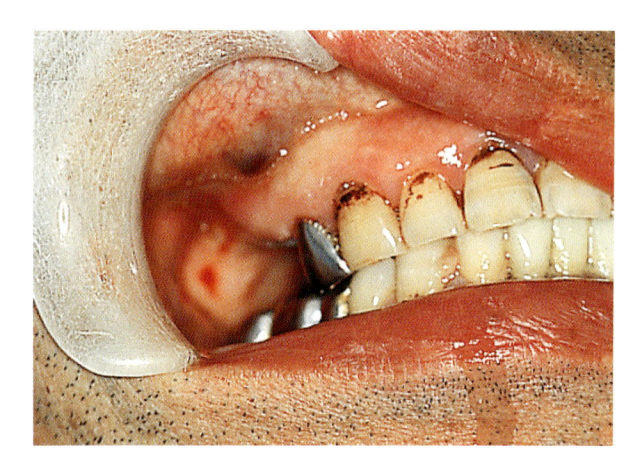

写真2　多発性骨髄腫肉眼像

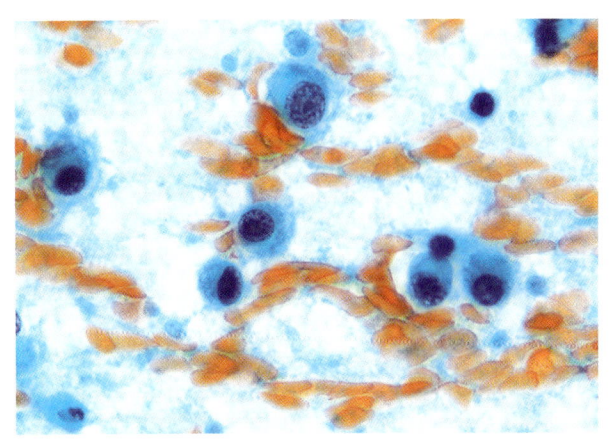

写真3　多発性骨髄腫細胞像（Pap.染色，対物×100）

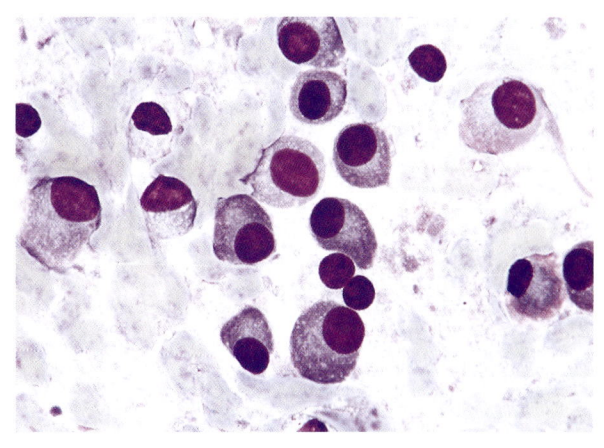

写真4　多発性骨髄腫細胞像（Giemsa染色，対物×100）

第2章　III. 口腔病変の病理組織と細胞診

14）悪性黒色腫
Malignant melanoma

　悪性黒色腫はメラノサイトに由来する悪性腫瘍で，皮膚，粘膜，脳，眼，消化器，外陰部などに発生する．口腔領域では硬口蓋，上顎前歯部歯肉に多く，さらに下顎歯肉，口唇，頬粘膜にもみられる（写真1）．

●組織像
　腫瘍細胞は結節性あるいは蜂巣状を呈して浸潤性に増殖する．個々の腫瘍細胞は，一部明るい胞体を有し，核が円形〜楕円形を呈し明瞭な核小体をもつ．一部には褐色のメラニン色素を含有している（写真2）．免疫染色ではS-100蛋白，HMB-45などのマーカーが陽性となる．

●細胞像
　出血性〜炎症性背景を伴い大小不同を示す腫瘍細胞が散在性に出現する．腫瘍細胞はN/C比が高く，大型明瞭な核小体を有する．また，細胞質内にはPapanicolaou染色では黒褐色（写真3），May-Giemsa染色では黒色のメラニン色素（写真4a）が確認できる．S-100蛋白にて陽性を示す（写真4b）．

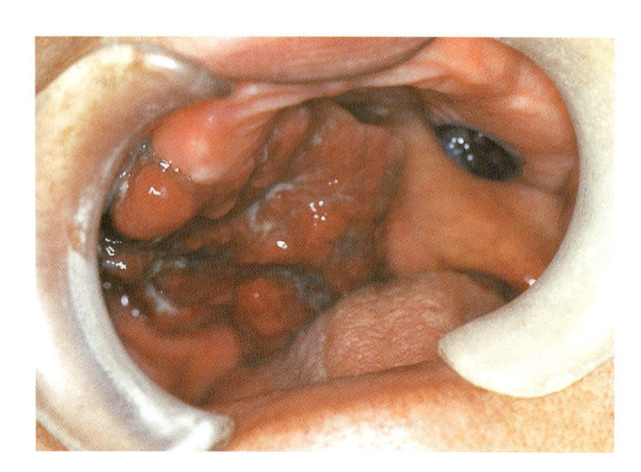

写真1　悪性黒色腫肉眼像
　　　　黒色調の腫瘤がみられる．

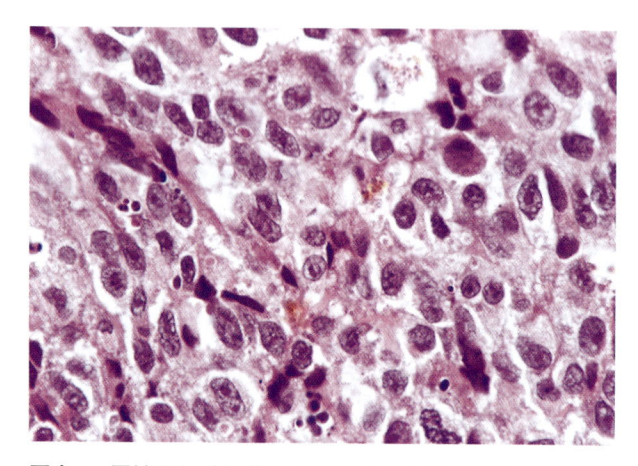

写真2　悪性黒色腫組織像（HE染色，対物×100）

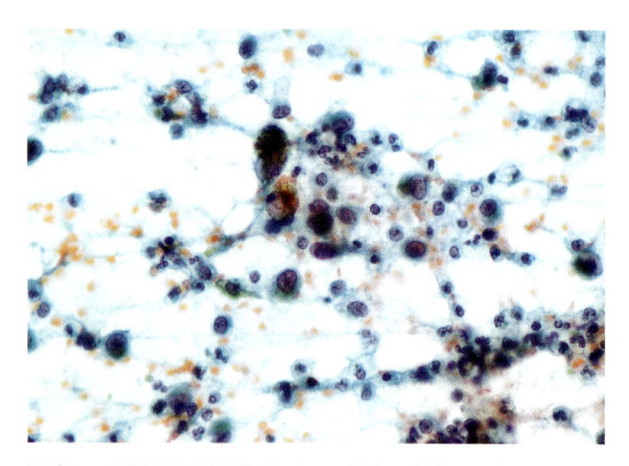

写真3　悪性黒色腫細胞像（Pap.染色，対物×40）

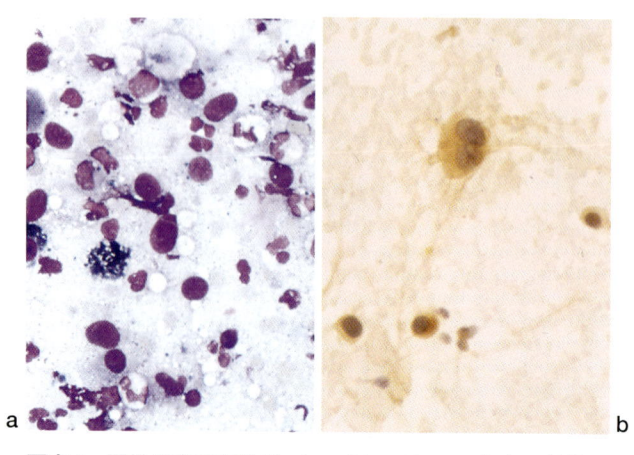

写真4　悪性黒色腫細胞像（a：May-Giemsa染色，対物×100，b：免疫染色〈S-100蛋白〉，対物×40）

第2章　Ⅲ. 口腔病変の病理組織と細胞診

15）転移性癌（肝細胞癌）
Metastatic carcinoma（hepatocellular carcinoma）

口腔における転移性腫瘍は全悪性腫瘍の約1％に過ぎない．原発としては男性では肝腫瘍が1/3を占める．女性では肝細胞癌の転移は稀で乳癌が約半数を占める．

●組織像
顆粒状の胞体を有する肝細胞類似の腫瘍細胞が主として索状，腺管状，結節性に増殖する（写真1a）．腫瘍細胞は円形～楕円形で1～2個の濃染性核を有し，核の大小不同，核分裂像，核内空胞，1～2個の円形明瞭な核小体が観察される（写真1b）．免疫染色では腫瘍細胞の胞体は，α-フェトプロテイン弱陽性を示す（写真2）．

●細胞像
検体の採取は抜歯窩（写真3）より穿刺吸引細胞診を施行した．腫瘍細胞の核は円形～楕円形で，一部には2核化も認められ，細胞および核の大小不同，クロマチン増量，核内空胞化，明瞭な円形核小体がみられ，シート状～散在性に出現する．さらに細胞質には緑黄色のビリルビン色素も観察される（写真4）．

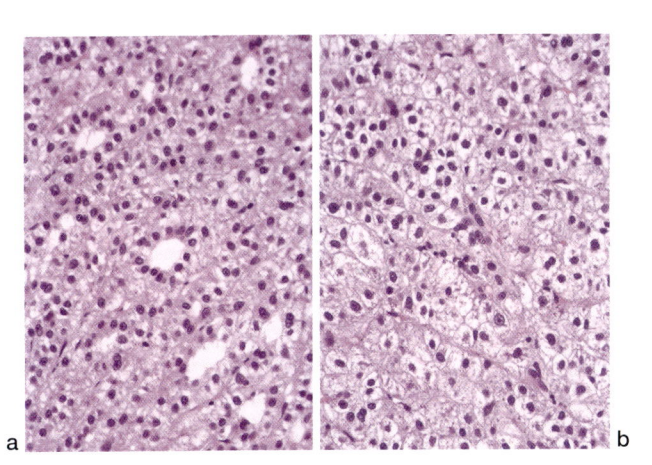

写真1　肝細胞癌転移組織像（a, b：HE染色，対物×40）

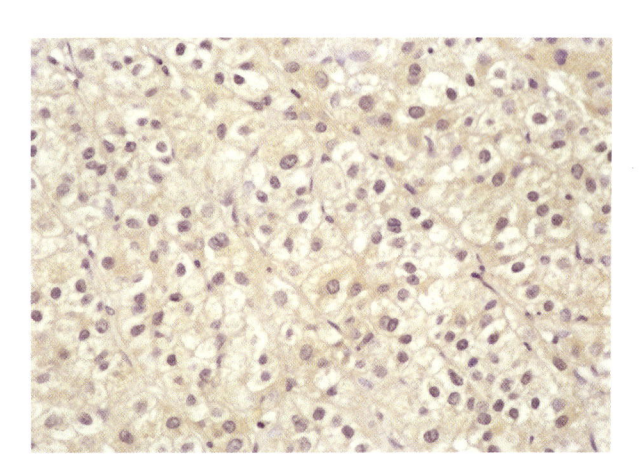

写真2　肝細胞癌転移組織像（免疫染色〈α-フェトプロテイン〉，対物×40）

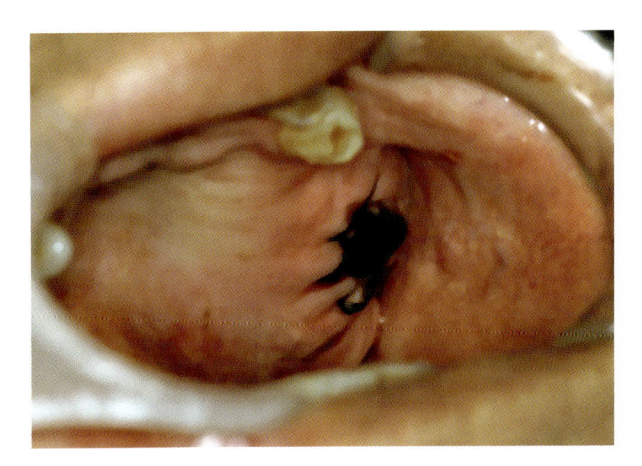

写真3　肝細胞癌転移肉眼像

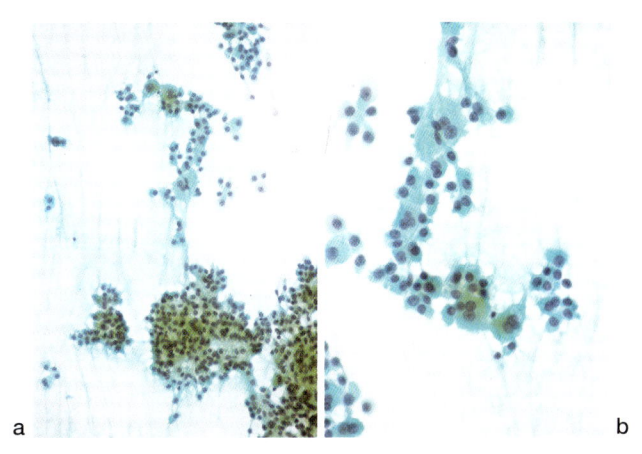

写真4　肝細胞癌転移細胞像（Pap. 染色，対物a：×20，b：×40）

第2章　口腔領域の細胞診

IV. 口腔病変の鑑別アトラス

　口腔病変の診断は，口腔領域が他領域に比較して基本的に直視直達しやすい部位であるため，細胞診よりも生検による病理組織学的変化についての検討により多くの意義がおかれる．それゆえ，細胞診を行う際にも正常な口腔および口腔周囲の解剖学，組織学の基本的知識が必要不可欠となる．

　本章の「I.口腔の解剖組織学」で述べられたように，口腔粘膜の表層は重層扁平上皮で被覆され，その下層に線維性結合組織よりなる粘膜固有層があり，毛細血管，末梢神経および小唾液腺（口唇腺，口蓋腺，頬腺，臼歯後腺，舌腺），ときに皮脂腺などがみられる．また口腔病変に関連の深い腺としては，大唾液腺（耳下腺，顎下腺，舌下腺），小唾液腺と甲状腺がある．さらに下層には疎性結合組織があり，脂肪組織や咀嚼・嚥下に関与する筋や顔面表情を形づくる筋組織，骨，軟骨組織へと連続している．この領域は頸椎，上顎骨，頬骨，鋤骨，口蓋骨，蝶形骨，舌骨および側頭骨などにより支持されている．もちろん歯をはじめとして，血液・リンパ系や扁桃を含む咽頭，気管および食道の知識も必要である．

　病変は周知のように，病理学総論では①奇形，②循環障害，③退行性病変，④進行性病変，⑤炎症，⑥腫瘍に分けられる．①には単体奇形と二重体奇形があり，生まれながらの肉眼的形成異常なので，②〜⑥の他の病変との鑑別が容易である．②は出血，貧血，充血，うっ血，塞栓症，梗塞症などが含まれ，刻々と変化している病変なので比較的わかりやすい．③には変性，壊死，萎縮などが含まれるが，⑤の一部分現象として出現するときには鑑別が要される．④には肥大，増殖，化生などがあり，やはり⑤の部分現象としても現れる．⑤は生体の防御反応であり，②，③，④が混在して出現し，滲出性炎，変質性炎，増殖性炎（特異性炎を含む），アレルギー性炎に分類されるが，口腔領域では滲出性炎が最も多くみられる．⑥は自律性をもった細胞・組織の過剰発育で，上皮性の未成熟なものが癌腫，非上皮性の未成熟なものが肉腫であり，口腔領域では前者の頻度が高く，④の肥大，増殖や⑤の腫脹し腫瘤状になったものとの鑑別が必要である．

　前述の組織学に相応した口腔領域で比較的遭遇しやすい病変を以下に列挙する．

上皮組織

部　位	分　類	病　変
扁平上皮	①	一種の発育性嚢胞
	③	潰瘍，びらん，萎縮
	④	肥厚増殖
	⑤	天疱瘡，扁平苔癬，ヘルペス，カンジダ
	⑥	乳頭腫，白板症，紅板症，疣贅状癌，扁平上皮癌
唾液腺	②	壊死性唾液腺化生（梗塞による）
	③	変性・壊死
	④	オンコサイト症
	⑤	Sjögren症候群，唾液腺炎，粘液嚢胞（外傷による炎症結果が主原因）
	⑥	多形性腺腫，Warthin腫瘍，粘表皮癌，腺様嚢胞癌
歯原性上皮あるいはエナメル質	①	Epstein真珠
	③	エナメル質齲蝕
	④	エナメル真珠
	⑥	エナメル上皮腫

非上皮性組織

部　位	分　類	病　変
線維性結合組織	②	貧血，充血，うっ血
（血管を含む）	③	変性・萎縮，壊死
	④	線維化
	⑤	滲出性炎，放線菌
	⑥	線維腫，線維肉腫，血管腫
筋組織	③	変性・萎縮
	④	肥大
	⑤	筋炎
	⑥	横紋筋肉腫（骨格筋），平滑筋腫
末梢神経	③	変性・萎縮
	④	肥大再生
	⑤	神経炎
	⑥	神経鞘腫，神経線維腫，黒色腫（発生学的に神経節由来）
骨・軟骨	③	骨粗鬆症，クル病
	④	骨隆起
	⑤	骨炎（辺縁性歯周炎は一種の歯槽骨炎），骨髄炎
	⑥	骨腫，軟骨腫，骨肉腫，軟骨肉腫
造血・リンパ組織	⑥	リンパ腫，骨髄腫
象牙質	③	象牙質齲蝕
	④	二次象牙質
セメント質	③	セメント質齲蝕
	④	二次セメント質
	⑥	セメント質腫
歯髄	②	充血，貧血，うっ血
	③	網様萎縮，石灰化
	④	線維化
	⑤	歯髄炎
歯根膜	⑤	歯根膜炎

　このなかで口腔粘膜を中心とした口腔病変の鑑別を以下に述べる．

　口唇を含んだ口腔粘膜の大部分は発生学的には外胚葉に由来し，皮膚の一部でもあり，また消化器の一部ともいえる範囲を形成している．したがって口腔粘膜病変は歯科・口腔外科，耳鼻科，内科および皮膚科の境界領域として各科で取り扱われ，細胞・組織検体が提出される．

　口腔粘膜病変の細胞診像をみる場合はまず臨床病態が，①口腔粘膜に限局した病変であるかどうか，②皮膚疾患と関係のある病変であるか，③内臓を含んだ全身に関係した病変であるか，を考慮しておく必要がある．

　実際に細胞診標本を検鏡した場合，上皮細胞集塊の有無により，上皮性病変か非上皮性病変かをまず区分する．

　上皮性病変では上皮性細胞の性格により腺上皮，歯原性上皮あるいは扁平上皮由来に分かれるが，本章では粘膜扁平上皮の病変について述べ，腺上皮由来の病変については「第1章　頭頸部穿刺吸引細胞診」で，歯原性由来の病変は「第3章　嚢胞性病変の細胞診」で取り扱った．

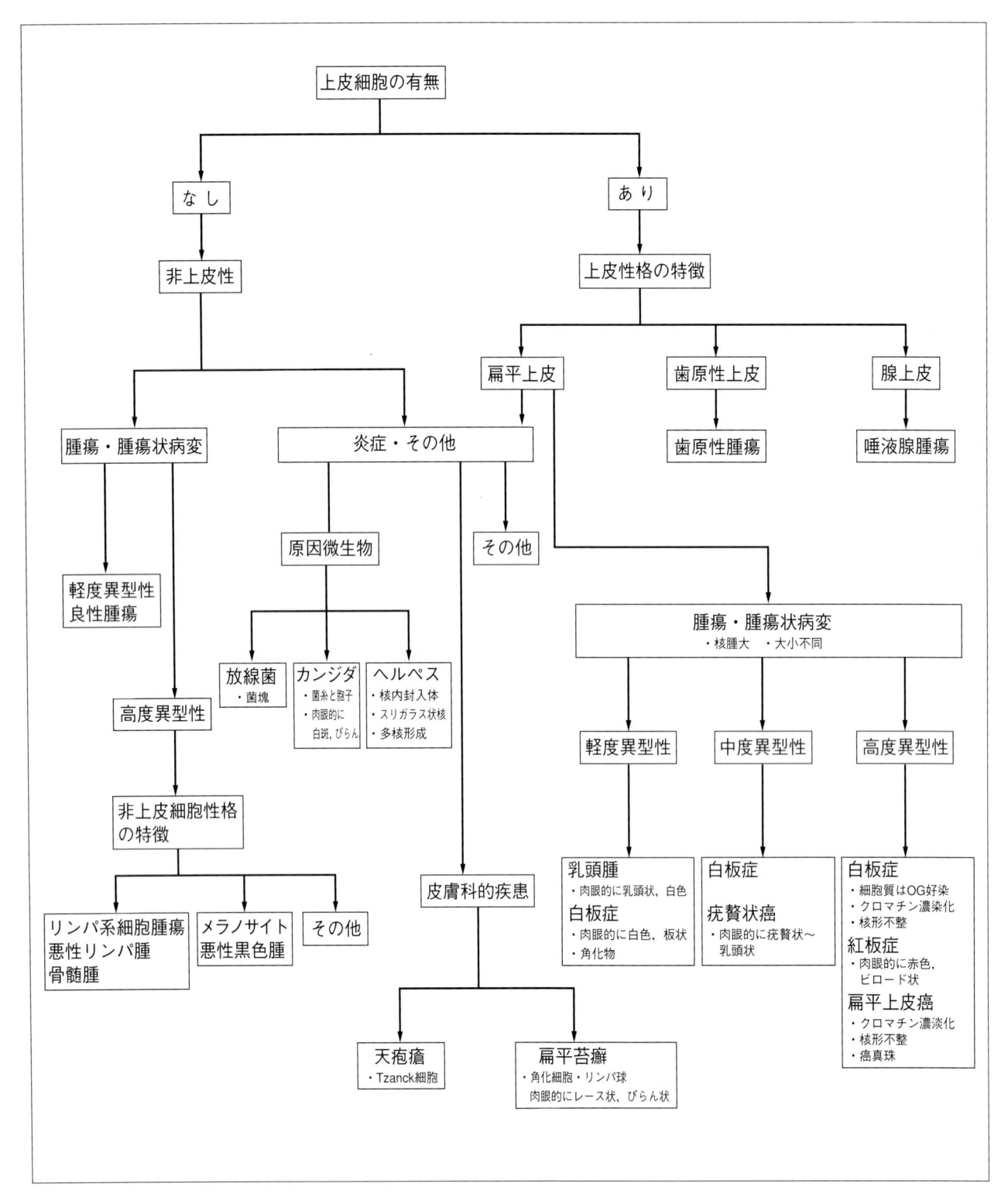

```
                        上皮細胞の有無
                    ┌──────┴──────┐
                   なし            あり
                    │              │
                  非上皮性       上皮性格の特徴
                    │         ┌────┼────┐
            ┌───────┤       扁平上皮 歯原性上皮 腺上皮
       腫瘍・腫瘍状病変   │         │      │
            │        炎症・その他  歯原性腫瘍  唾液腺腫瘍
      軽度異型性
      良性腫瘍
            │
      高度異型性
            │
      非上皮細胞性格
        の特徴
```

扁平上皮細胞の腫瘍的異型性がみられた際には腫瘍，腫瘍状病変が考えられ，異型性が軽度であれば乳頭腫（**写真1**）や異型性の軽度な白板症（**写真2**）が推定される．また異型性が高度時は扁平上皮癌（**写真3**）や紅板症，高度異型性の白板症が考えられるが，疣贅状癌（**写真4**）の細胞所見は中間程度までの異型性のことが多いので，臨床所見を参考にする必要性がある．

非上皮性病変では非上皮性細胞に腫瘍性異型性を認めれば腫瘍，腫瘍状病変が考えられる．その異型性に相応し，良性から悪性腫瘍を考慮し増殖する細胞の由来が同定されれば本章で供覧した悪性リンパ腫，骨髄腫，悪性黒色腫等と推定診断される．

炎症ではまず病変の原因微生物が同定検出あるいは特徴的な感染細胞所見があれば感染症のカンジダ，放線菌，ヘルペスと診断可能であり，また臨床所見を参考に特徴的な細胞を見出すことにより皮膚科的疾患である天疱瘡や扁平苔癬と推定診断がなされる．

また口腔粘膜は年齢的変化や萎縮，色素沈着，アミロイド症等の退行性変化が出現し，化学的ならびに物理的障害により炎症をひき起こす．このような症例を鏡検する際には患者の現症や既往歴が参考になる．その他，口腔粘膜にはアフタ性疾患，特異性炎，膠原病やビタミン欠乏，内分泌障害，血液疾患に際して種々の変化が出現するので前記の如く，既往歴や現症，患者の全身状態を把握し，細胞学的診断をする．

　これら口腔粘膜病変のなかでしばしば白色を示す病変の鑑別診断に苦慮するので，以下これらについて述べる．

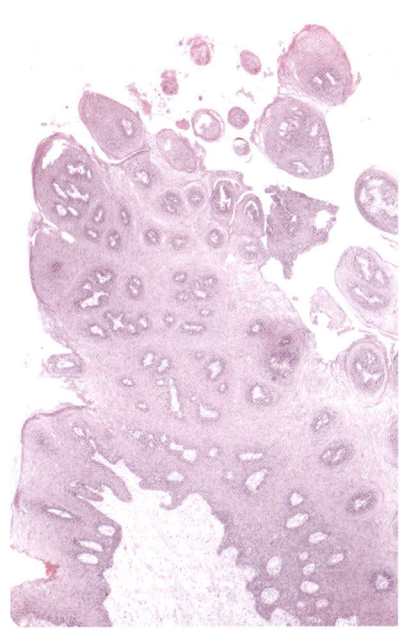

写真1　乳頭腫の組織像（HE染色，対物×40）
乳頭状に増殖し，核異型はみられない．

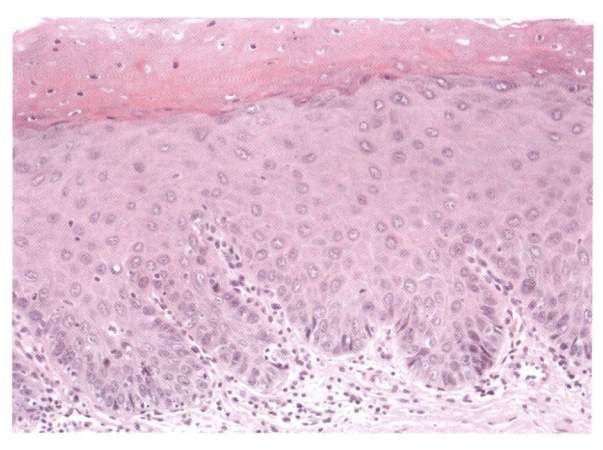

写真2　軽度異形成を示す白板症の組織像
（HE染色，対物×200）
核腫大，大小不同，クロマチン増量を伴う異型細胞を認め，一部には核分裂像も散見される．

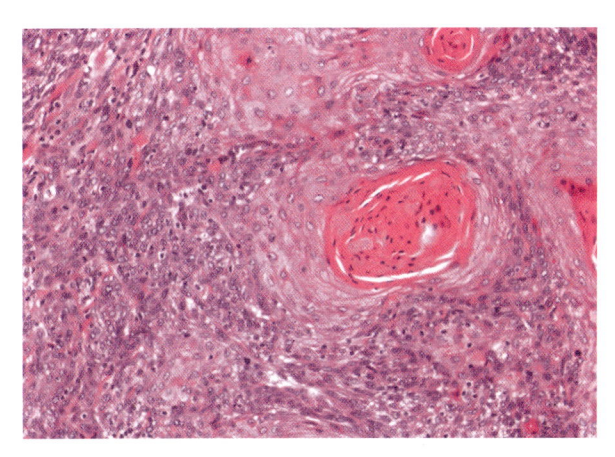

写真3　角化型扁平上皮癌の組織像（HE染色，対物×40）
核異型を伴う扁平上皮由来細胞の浸潤増殖があり，胞巣の中心部には癌真珠形成もみられる．

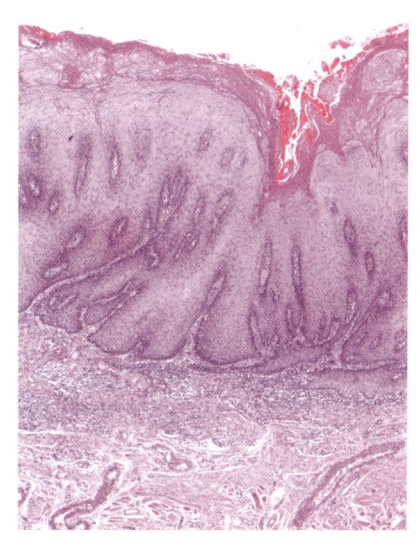

写真4　疣贅状癌の組織像（HE染色，対物×40）
棘細胞層の著しい肥厚と表層部は角化した上皮細胞が外方性・乳頭状に増殖している．

白色を示す病変は，肉眼的に外向性・有茎状病変，網状（レース状）病変，びらん状（偽膜形成を伴うこともある）病変および上記以外の白斑状病変に分類される．外向性・有茎性病変および白斑状病変は，いずれも角質物質とケラトヒアリン顆粒を伴う角化扁平上皮細胞が出現してくる．表面が乳頭状・樹枝状で異型を伴わない場合，乳頭腫を考える．高齢者にみられ，茶褐色・凹凸不整・疣贅状の場合，疣贅状癌も念頭に入れる．疣贅状癌はわずかに異型細胞が採取されるが，判定が非常に困難であるため異形成病変以上の診断ができるよう努める．網状病変は，体力・免疫力の低下，義歯・金属冠などの装着の有無などを考慮し，リンパ球を主体とする炎症性背景に角化扁平上皮細胞の出現がみられた場合は扁平苔癬を考える．稀にびらん状で異形成を伴う前癌状態の性格を持ち合わせた扁平苔癬も存在するので，細胞異型の有無は慎重に観察しなければならない．いずれの疾患概念にも該当しない白斑状病変に対しては臨床的に白板症と診断される．白板症は肉眼的に白斑型，紅斑型，混在型，疣型や丘型など多彩である．組織学的に異形成を有する白板症は前癌病変と位置づけられており，角化が亢進しているため細胞採取量が少ない傾向があるが，角質物質と異型のない角化扁平上皮細胞がみられる場合は異形成を伴わない白板症を考える．なおオレンジG好性で厚い細胞質を有し，核腫大，核形不整，粗造なクロマチン分布を呈する異型細胞の出現がみられる場合は異形成を伴う白板症を疑う．扁平苔癬と白板症はいずれも肉眼的にはこれら病態であっても，組織学的には扁平上皮癌の可能性があり，慎重なスクリーニングが要求される．白色病変の診断を複雑化しているのが口腔カンジダ症である．発赤・びらんの混在ないし偽膜形成を呈する白色病変は，カンジダ菌糸・胞子の有無をみながら診断する．また口腔カンジダ症は異形成病変に合併している場合も少なくない．

　白色病変に対する細胞診は，多彩な肉眼病態を示す口腔粘膜疾患を熟知しながら，異形成病変以上か炎症かを正確に判定することが大切である．

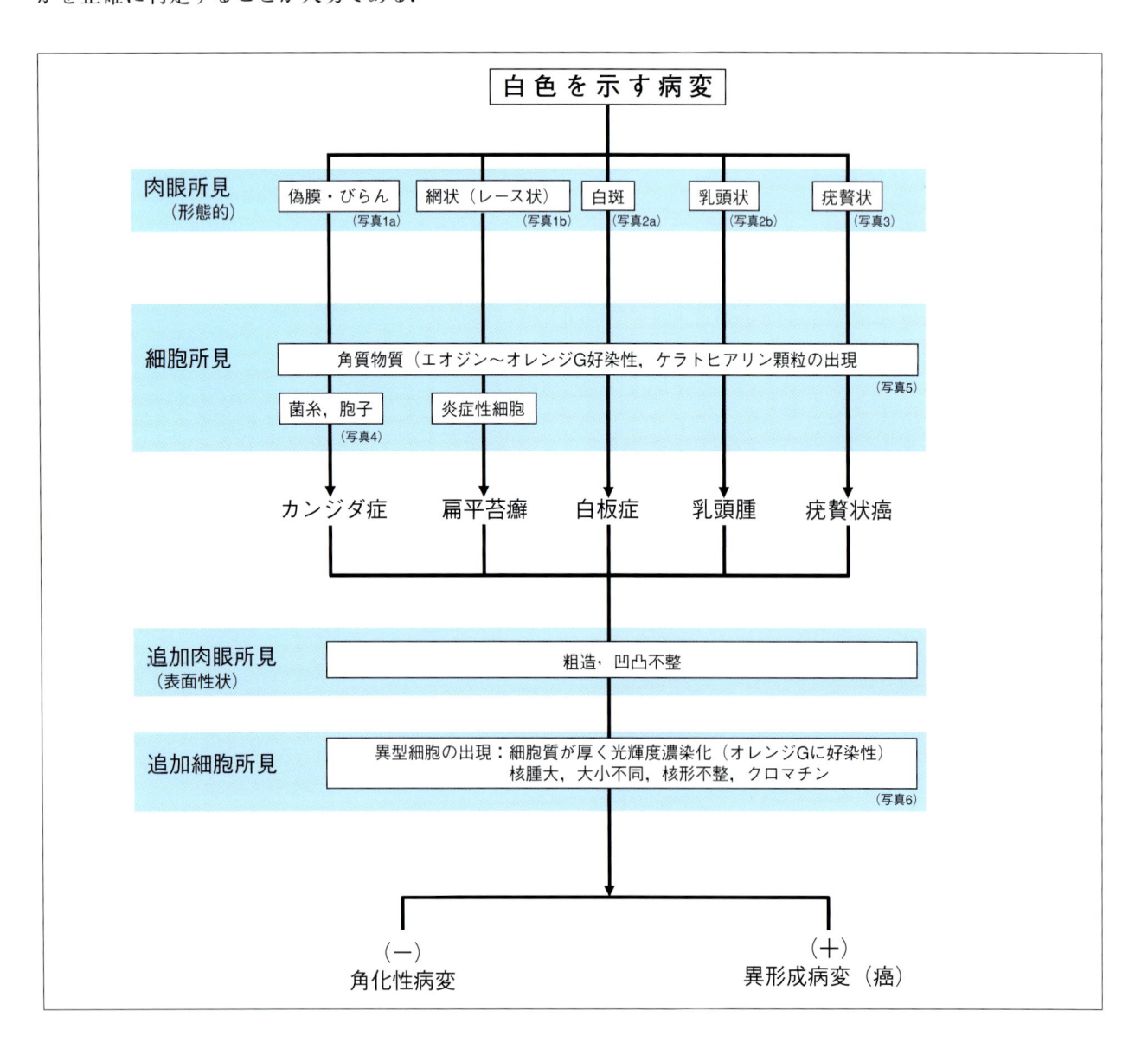

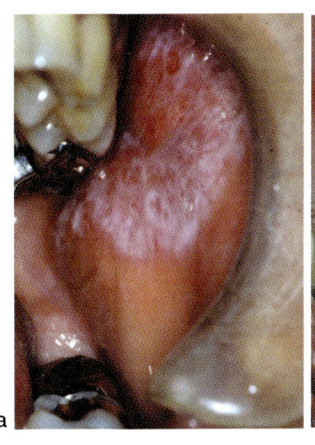

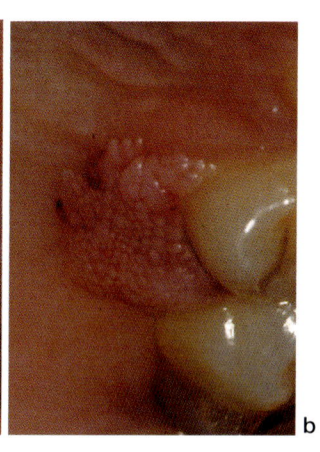

第2章 Ⅳ. 口腔病変の鑑別アトラス ― 283

写真1　口腔病変肉眼像（a：カンジダ症，b：扁平苔癬）
a：左側頬粘膜に中心部はびらん状で偽膜を形成する白色病変を認める．
b：左側頬粘膜にびらん状，レース状を示す白色病変を認める．

写真2　口腔病変肉眼像（a：白板症，b：乳頭腫）
a：左側舌縁部に表面がやや凹凸不整を示す白色病変を認める．
b：上顎左口蓋側歯肉は白色を呈し，一部に出血を伴う乳頭状病変を認める．

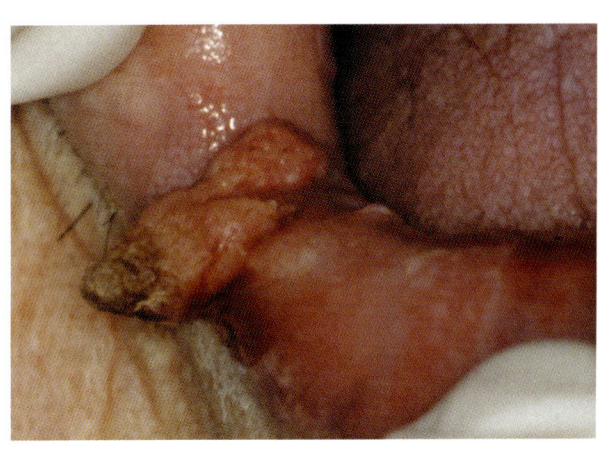

写真3　口腔病変肉眼像（疣贅状癌）
右側口角部に白色調で外方向性に増殖を示す乳頭状病変を認める．

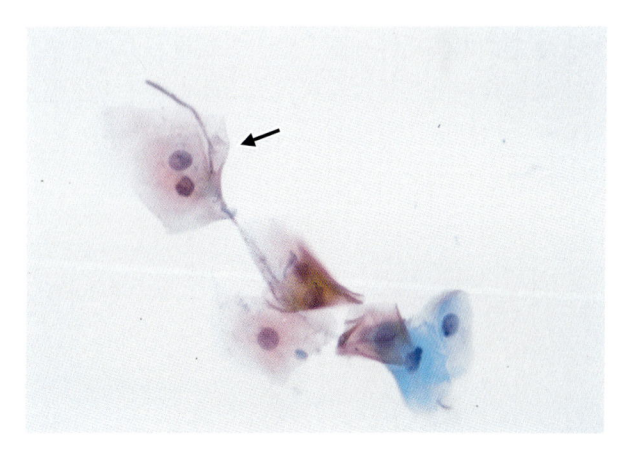

写真4　カンジダ症の細胞像（Pap.染色，対物×40）
背景は比較的きれいななかに細胞を貫くように仮性菌糸が認められる（↓）．細胞質はエオジン～ライトグリーン好性で折れ曲がり，軽度の核腫大と大小不同がみられる．

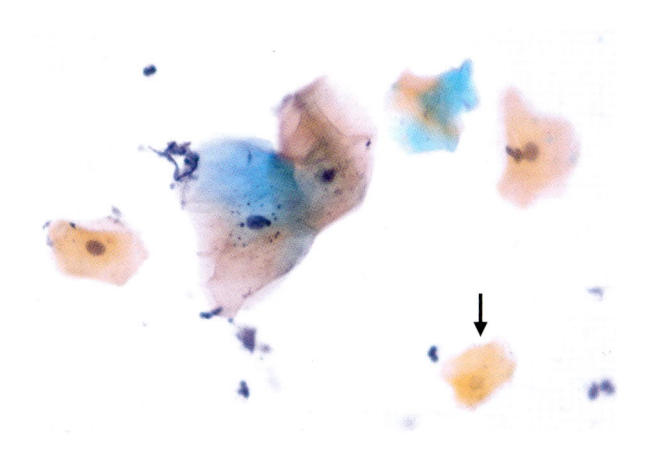

写真5　角化性病変（扁平苔癬）の細胞像（Pap.染色，対物×40）
好中球主体の炎症性背景に細胞質がオレンジG～ライトグリーン好性の扁平上皮細胞が認められる．細胞質内にはケラトヒアリン顆粒を有している．一部には角化物も散見している（↓）．核に異型は認めない．

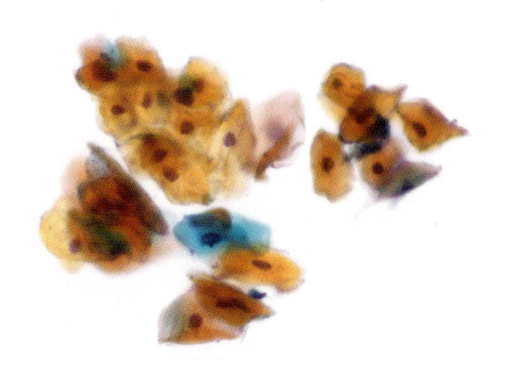

写真6　異形成病変（疣贅状癌）細胞像（Pap.染色，対物×40）
細胞質はオレンジG，一部ライトグリーン好性で厚く輝き，核の腫大と大小不同，クロマチン増量，核形不整を伴う角化傾向の強い異型扁平上皮癌細胞を認める．

第3章　I. 嚢胞性病変の病理組織と細胞診
1. 頸部嚢胞

1）類皮嚢胞，類表皮嚢胞
Dermoid cyst, epidermal cyst

異常発育ないし一種の嚢胞状奇形腫であり，口底部および頸部表皮など皮膚のあらゆる部分に発生する．

● 組織像

嚢胞内壁層は薄い重層扁平上皮に覆われ，内容には変性した無核の表層扁平上皮細胞が詰まっている．皮膚付属器官である皮脂腺，毛嚢，汗腺を有するものを類皮嚢胞（写真1），ないものを類表皮嚢胞（写真2）とよんでいる．

● 細胞像

類表皮嚢胞および類皮嚢胞ともに嚢胞内には無核の角化，非角化表層扁平上皮細胞が多数認められる．細胞質は多稜形を示し，細胞異型は通常認めない．背景に壊死はほとんどみられない（写真3, 4）．穿孔を起こした場合には炎症性細胞，類上皮細胞および多核巨細胞などの肉芽腫性変化を示唆する細胞をみることがある．鑑別疾患としては石灰化上皮腫や扁平上皮癌の転移などがあるが，背景に壊死物質を認めないことや表層扁平上皮細胞に異型のないことが鑑別のポイントとなる．

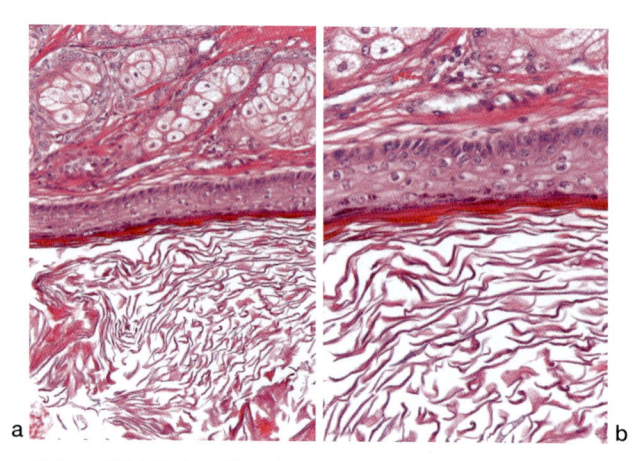

写真1　類皮嚢胞組織像（HE染色，対物a：×10, b：×20）
壁には皮脂腺がみられ，嚢胞内には無核の扁平上皮細胞が多数詰まっている．

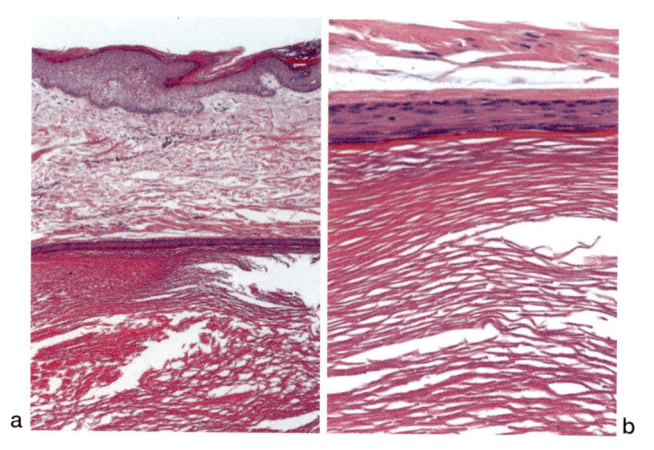

写真2　類表皮嚢胞組織像（HE染色，対物a：×10, b：×20）
皮膚付属器官はない．内壁に薄い重層扁平上皮層があり，嚢胞内は無核扁平上皮細胞が詰まっている．

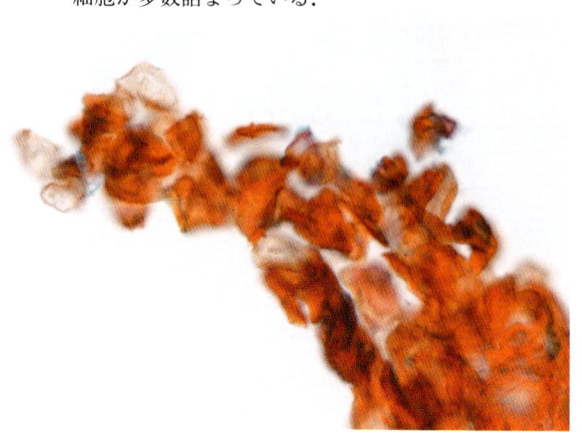

写真3　類表皮嚢胞細胞像（Pap.染色，対物×40）
無核の角化表層扁平上皮細胞を多数認める．

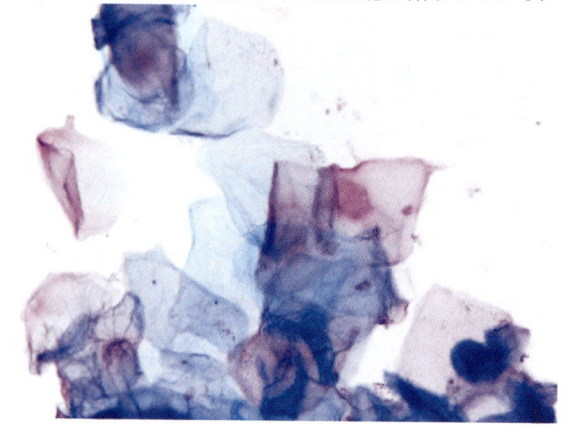

写真4　類表皮嚢胞細胞像（Giemsa染色，対物×40）
無核の角化表層扁平上皮細胞に異型はみられない．

第3章　I. 囊胞性病変の病理組織と細胞診
1. 頸部囊胞

2) 甲状舌管囊胞
Thyroglossal duct cyst

　胎生期の甲状舌管の遺残から生ずる囊胞で，多くは正中頸囊胞（median cervical cyst）として舌骨下付近に生ずる．稀に正中部よりも側方舌盲孔部や口底にみられることがある．

● **組織像**

　囊胞内壁は多列線毛円柱上皮や薄い扁平上皮層で覆われ（写真1, 2），両者には移行像がみられる．周囲組織に甲状腺組織がみられることがある．稀に内壁の扁平上皮からの扁平上皮癌，甲状腺組織からの腺腫や癌の発生報告がある．

● **細胞像**

　穿刺にて白色の漿液が採取されることが多い．囊胞液の遠心・塗抹標本にはわずかな粘液性物質を背景に，炎症性細胞，泡沫細胞（写真3），変性した線毛円柱上皮細胞，杯細胞，表層扁平上皮細胞および扁平上皮化生細胞などが観察される（写真4a）．May-Giemsa染色では円柱上皮細胞の線毛や杯細胞の粘液空胞の存在が染色性の違いにより確認できる（写真4b）．

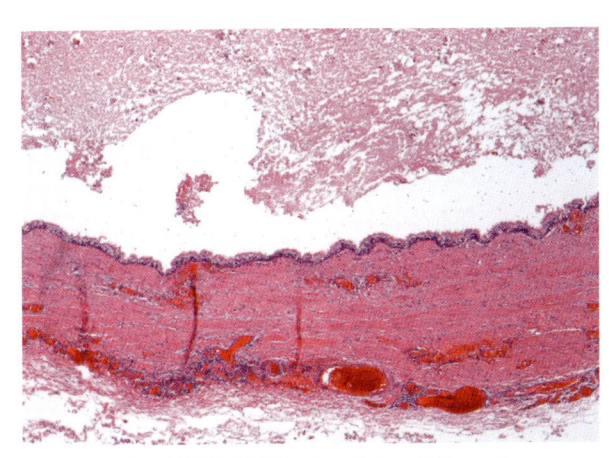

写真1　甲状舌管囊胞組織像（HE染色，対物×10）
　　　　囊胞内壁は一層の上皮で覆われている．

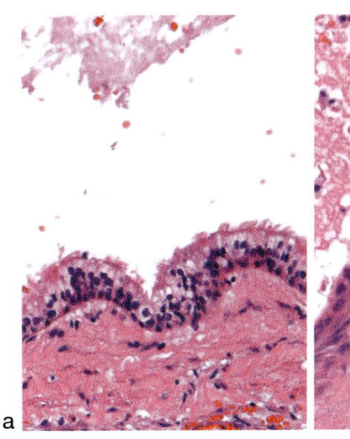

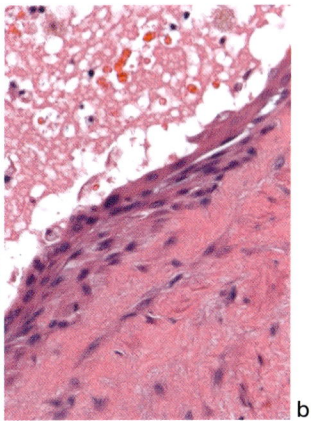

写真2　甲状舌管囊胞組織像（HE染色，対物a：×20, b：×40）
　　　　内壁に線毛円柱上皮（a）と薄い扁平上皮層（b）をみる．

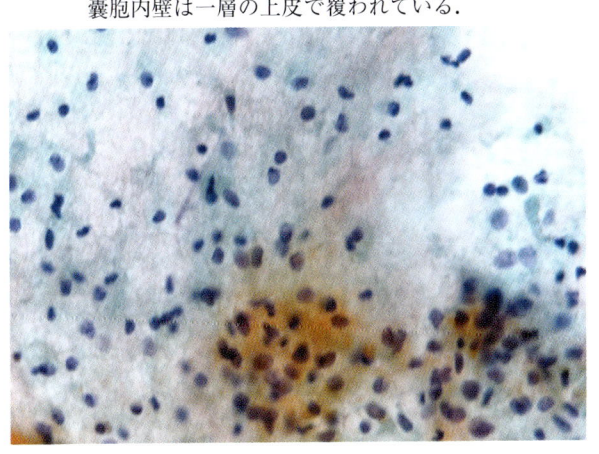

写真3　甲状舌管囊胞細胞像（Pap.染色，対物×40）
　　　　粘液性背景に変性した泡沫細胞と上皮細胞をみる．

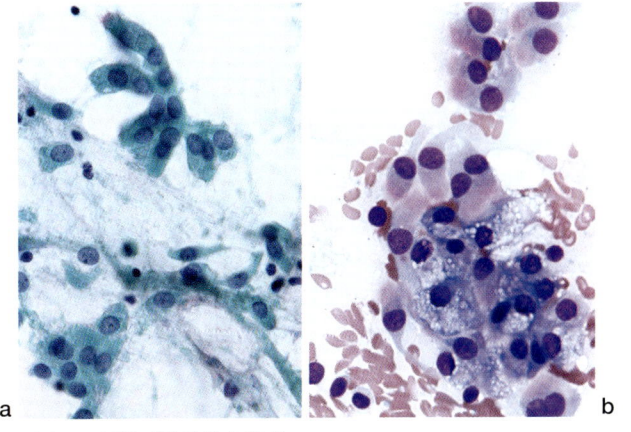

写真4　甲状舌管囊胞細胞像
　　　　（a：Pap.染色，b：Giemsa染色，対物×40）
　　　　上皮細胞は線毛円柱上皮細胞と扁平上皮化生細胞（a），および線毛円柱上皮細胞と杯細胞をみる（b）．

第3章　I. 囊胞性病変の病理組織と細胞診
1. 頸部嚢胞

3）石灰化上皮腫
Calcifying epithelioma

　本疾患は毛母腫（pilomatricoma）ともよばれ，若年者の顔面，頭部，外耳道，頸部および上肢の皮膚などに好発する．毛球部内の毛母基や毛幹への分化を示す単発性の皮下腫瘍である．

● 組織像

　通常1～2cmの被包された小結節性病変で，血管に富む結合織性間質や壊死巣の中に小型好塩基性細胞（basophilic cell）の増生巣と核不染性で細胞質好酸性の陰影細胞（shadow cell）の集塊があり（写真1, 2），両者には移行像を認める．また後に陰影細胞部分に石灰化が起こることがある．二次的に高度な炎症性反応を起こしやすく，その場合には間質に異物型巨細胞反応を示すことがある．

● 細胞像

　強い壊死性あるいは出血性背景に，腫瘍細胞は毛母ないし上毛母細胞とよばれる好塩基性細胞（基底細胞様）の細胞集塊（写真3, 4）と毛幹に十分なりきれていない陰影細胞（無核の変性した表層扁平上皮様の細胞）を認める（写真5, 6）．このような種類の細胞の出現程度はそれぞれの症例によって異なる．基底細胞様細胞集塊は重積性を示し，構成細胞がN/C比が高く，核が類円形単一で濃染し，ときに核分裂像も認められる．また，結合性がゆるく細胞集塊辺縁からのほつれ現象もよくみられる．陰影細胞は変性が強くて，核が認めず，細胞質が薄く淡染または融解状で，形状が不整形を示し，いわゆる幽霊細胞（ghost cell）様である．背景の血液および壊死物質の中には石灰化小体をみることもある．腫瘍が穿破した場合は，炎症性細胞とともに類上皮細胞，多核巨細胞などの肉芽腫性細胞を認めることもある（写真7, 8）．鑑別疾患としては類皮嚢胞，扁平上皮癌の転移，稀に悪性化を示す悪性毛母腫（malignant pilometricoma）がある．類皮嚢胞とは壊死および基底細胞様細胞がみられないことが，扁平上皮癌の転移とは角化異型細胞の出現がみられないことが鑑別点となる．

● 参考文献

　林　透・ほか．毛母腫2例の穿刺吸引細胞像．日本臨床細胞学会九州連合会雑誌．2006; 37: 83-87.

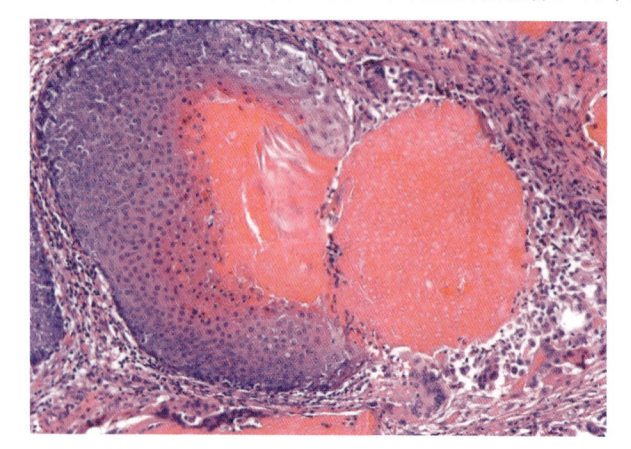

写真1　石灰化上皮腫組織像（HE染色，対物×10）
内壁に好塩基性細胞の増殖を示す．

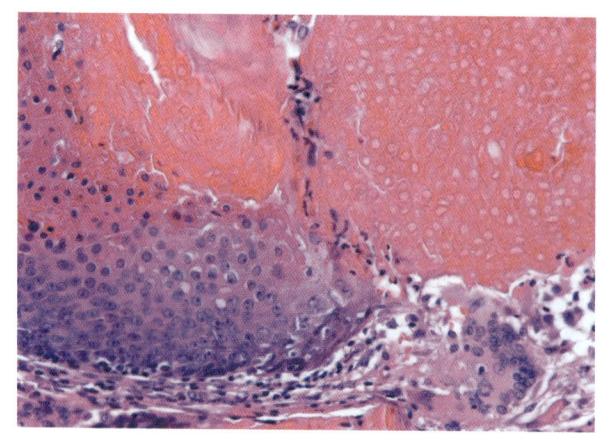

写真2　石灰化上皮腫組織像（HE染色，対物×20）
左下には毛母細胞を示唆する好塩基性細胞巣，右上には毛幹を示唆する無核の陰影細胞巣がみられ，右下には肉芽腫性細胞をみる．

3) 石灰化上皮腫

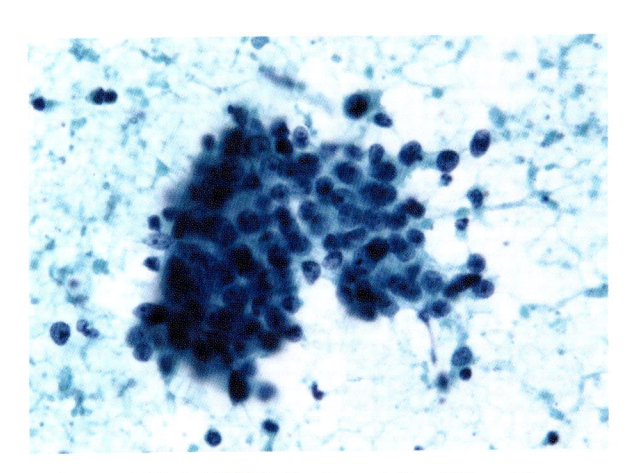

写真3 石灰化上皮腫細胞像（Pap. 染色，対物×40）
壊死性背景に基底細胞様の重積性細胞集塊をみる．

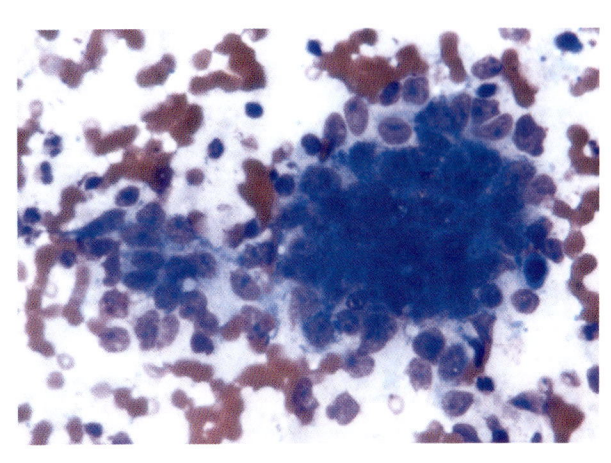

写真4 石灰化上皮腫細胞像（Giemsa染色，対物×40）
基底細胞様細胞の集塊辺縁には核のほつれがみられる．

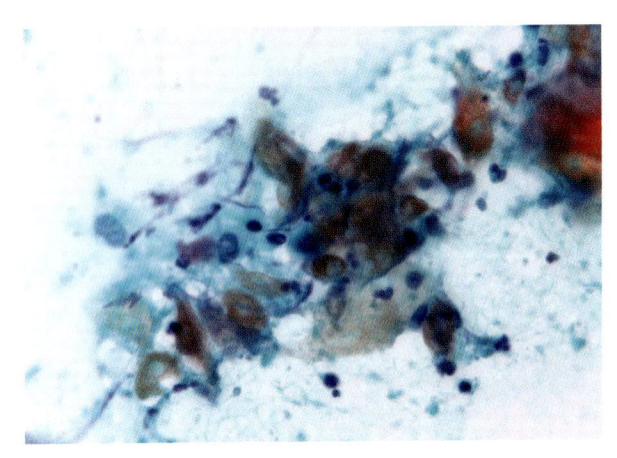

写真5 石灰化上皮腫細胞像（Pap. 染色，対物×40）
陰影細胞とよばれる無核の変性扁平上皮様細胞をみる．

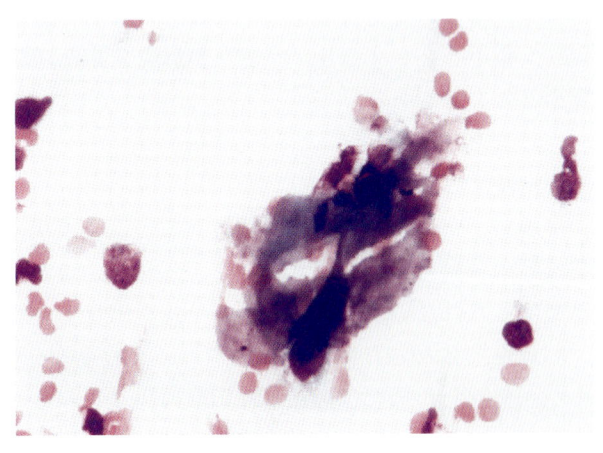

写真6 石灰化上皮腫細胞像（Giemsa染色，対物×40）
陰影細胞は無核で細胞質が淡く不整形を示す．

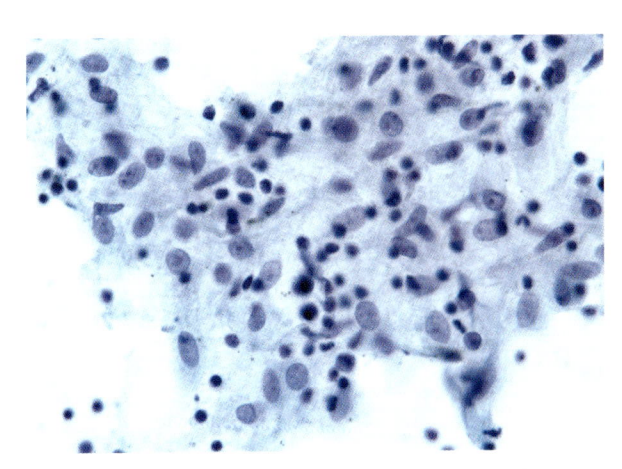

写真7 石灰化上皮腫細胞像（Pap. 染色，対物×40）
リンパ球を背景に類上皮細胞集塊をみる．

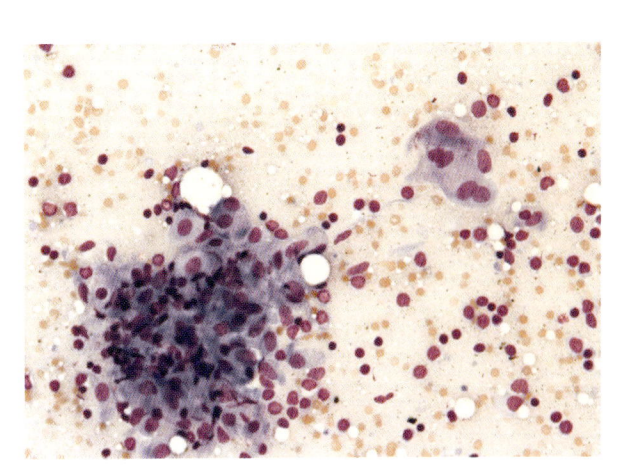

写真8 石灰化上皮腫細胞像（Giemsa染色，対物×20）
類上皮細胞集塊（左）と多核巨細胞（右上）をみる．

第3章　I. 囊胞性病変の病理組織と細胞診
1. 頸部囊胞

4) 鰓性囊胞
Branchial cyst

　胎生期の鰓囊（branchial pouch）の形成異常によって，先天性囊胞または瘻孔ないし洞が生ずる．発症年齢は20〜30歳代の若年成人が多く，一側性で，稀に家族性にみられる．第一鰓囊に由来するものは外耳周囲，とくに耳前部や上顎の後下部に好発し，先天性の瘻孔としてみられることが多い．第二鰓囊から発生するものは側頸部に好発し，胸鎖乳突筋の前縁に沿って囊胞をつくることが多い．第三，第四鰓囊に由来するものは頸部の下部に生ずる．一般にこれらの病変は良性であるが稀に扁平上皮癌の発生がある．

● 組織像

　囊胞内壁は表皮類似の角化型重層扁平上皮で覆われるが，上皮層が薄い（写真1）．多列線毛円柱上皮への移行像がみられることもあり，しばしば皮膚付属器や軟骨を伴う．内腔上皮下の間質にはリンパ球浸潤がみられ，胚中心を有するリンパ濾胞の形成を伴う良性リンパ上皮性囊胞（benign lymphoepithelial cyst）の形態をとることもある．

● 細胞像

　穿刺にて灰白色粥状，粘液状，あるいは漿液状の囊胞液が採取される．細胞標本は炎症性，粘液性および漿液性の背景に変性した表層扁平上皮細胞，または扁平上皮化生細胞を散在性に認める（写真2）．通常細胞異型はみられない．ときに変性した線毛円柱上皮細胞をみることもある．充実性部分からの穿刺では小型リンパ球を主体とした細胞像を示す．二次的感染を伴うと膿状分泌物を認め，多数の好中球を背景に認める．また，穿孔した場合は肉芽腫性細胞の出現をみることもある．鑑別疾患として扁平上皮癌の転移や甲状舌管囊胞などがある．扁平上皮癌の転移とは細胞異型から，甲状舌管囊胞とは発生部位を考慮することにより鑑別は可能である．

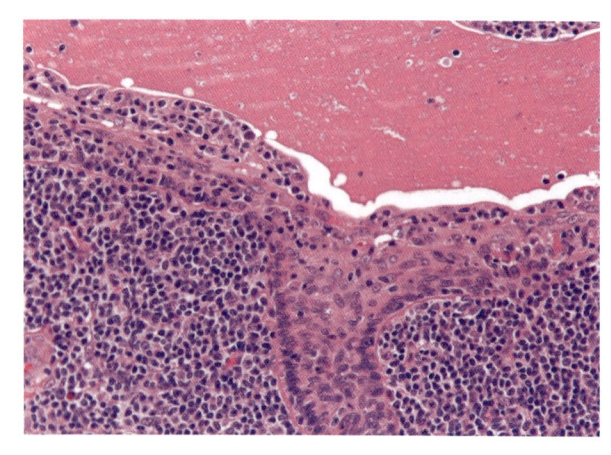

写真1　鰓性囊胞組織像（HE染色，対物×20）
　囊胞内壁は薄い重層扁平上皮層で覆われ，間質にはリンパ球浸潤がみられる．

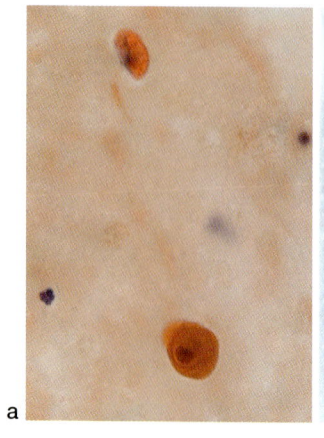

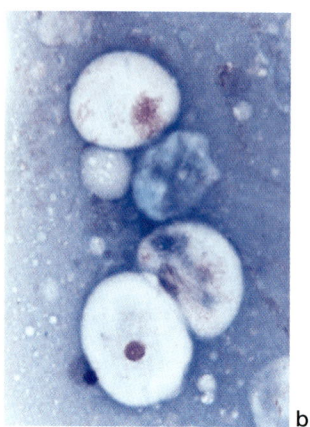

写真2　鰓性囊胞細胞像
　（a：Pap.染色，b：Giemsa染色，対物×40）
　粘液性背景に変性角化扁平上皮細胞が散在性にみられ，これらの細胞に異型は認められない．

第3章　Ⅰ．嚢胞性病変の病理組織と細胞診
1．頸部嚢胞

5）副甲状腺嚢胞
Parathyroid cyst

　下部副甲状腺から発生することが多いが，その周辺の頸部あるいは縦隔にみられることがある．大きさは約3〜4cm大の嚢胞を形成することが多い．

●組織像
　嚢胞壁内は立方状あるいは低円柱状の一層の上皮で覆われる．嚢胞壁および周囲には副甲状腺組織を認める（写真1，2）．

●細胞像
　嚢胞液は半透明または乳白色な漿液状としてみられることが多い．遠心・塗抹標本には単一な小型類円形核を有する細胞からなるシート状集塊が認められる．出現する細胞のなかには濃縮核を有する細胞もみられるが，細胞異型は乏しい（写真3，4）．嚢胞内溶液に副甲状腺ホルモンを含有するため，ホルモン値を測定することにより本疾患の同定が可能である．鑑別疾患として頸部（単房性）胸腺嚢胞がある．

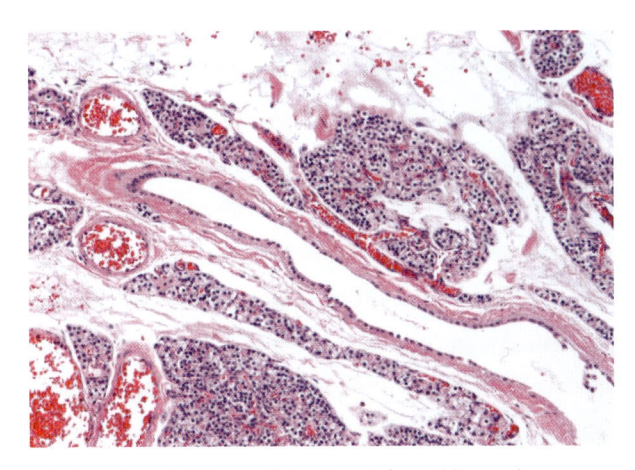

写真1　副甲状腺嚢胞組織像（HE染色，対物×10）
　　　嚢胞壁周囲には副甲状腺組織をみる．

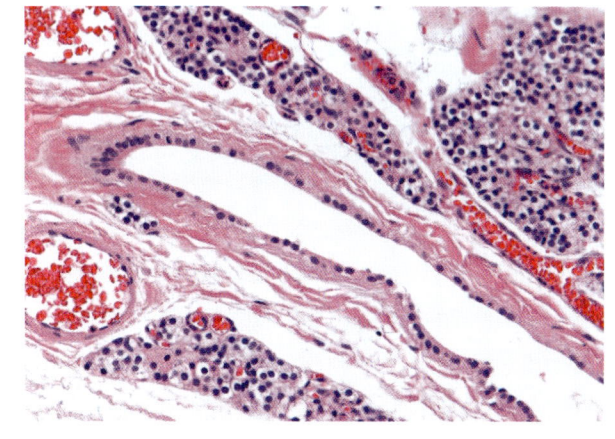

写真2　副甲状腺嚢胞組織像（HE染色，対物×20）
　　　嚢胞壁内は一層の上皮細胞で覆われる．

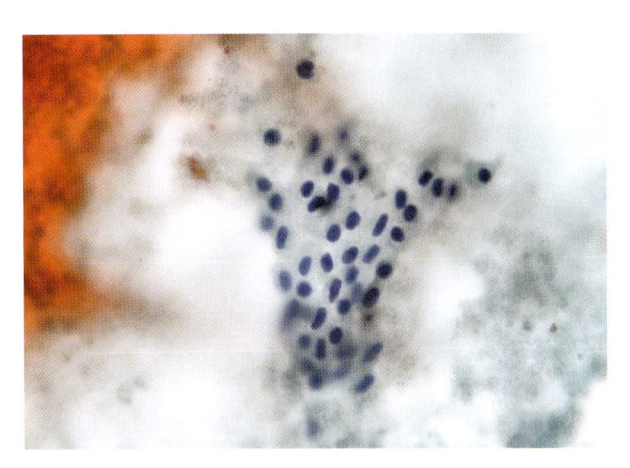

写真3　副甲状腺嚢胞細胞像（Pap.染色，対物×40）
　　　血性背景にシート状の上皮細胞を認める．

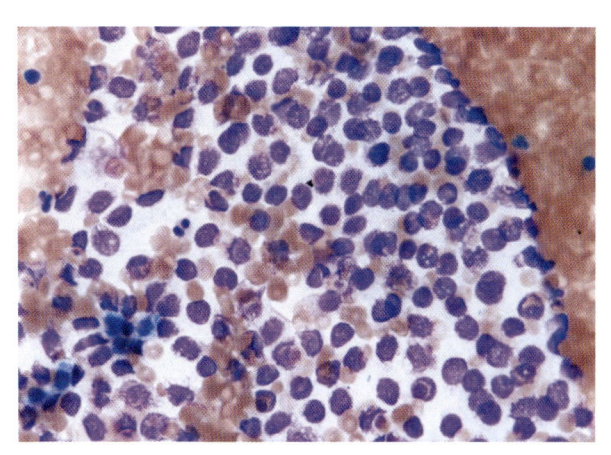

写真4　副甲状腺嚢胞細胞像（Giemsa染色，対物×40）
　　　上皮細胞の核は類円形で異型を認めない．

第3章　I. 嚢胞性病変の病理組織と細胞診
1. 頸部嚢胞

6）頸部（単房性）胸腺嚢胞
Cervical (unilocular) thymic cyst

第三または四鰓嚢の形成異常によって生ずる嚢胞で，側頸部に好発する．

● **組織像**

嚢胞内壁は丈の低い一層の立方上皮，または扁平上皮にて覆われる．壁内または周囲には胸腺組織が存在し（写真1, 2），ときに被覆上皮との連続性がみられる．

● **細胞像**

嚢胞液は半透明～乳白色の漿液状としてみられることが多く，塗抹標本には単一な小型類円形核を有する細胞からなるシート状集塊が少数みられ，細胞異型が乏しい（写真3, 4）．このような細胞像は副甲状腺嚢胞の出現細胞と類似するが，鑑別点としては発生部位と本疾患の嚢胞内溶液に副甲状腺ホルモンを含まない点があげられる．

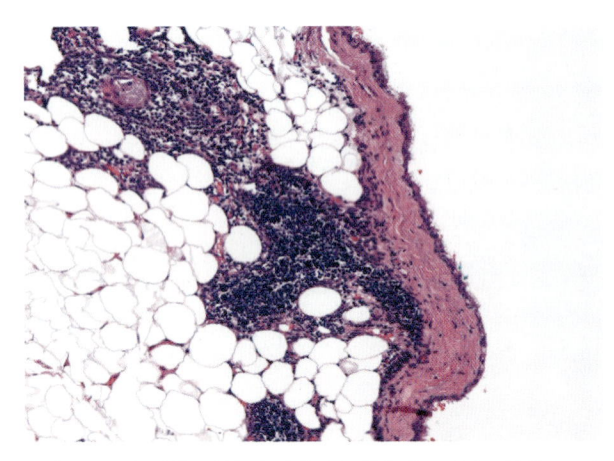

写真1　頸部（単房性）胸腺嚢胞組織像（HE染色，対物×10）
　　　　嚢胞壁周囲には胸腺組織を認め，左上にはハッサル小体をみる．

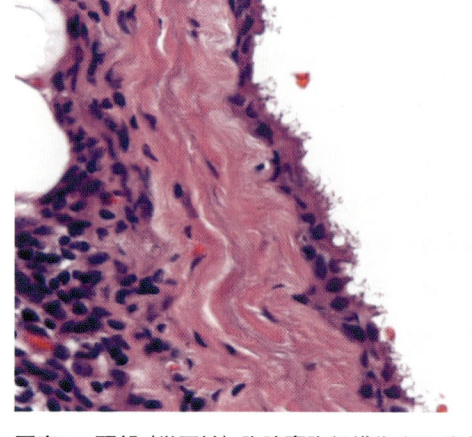

写真2　頸部（単房性）胸腺嚢胞組織像（HE染色，対物×20）
　　　　嚢胞内壁は一層の上皮細胞に覆われる．

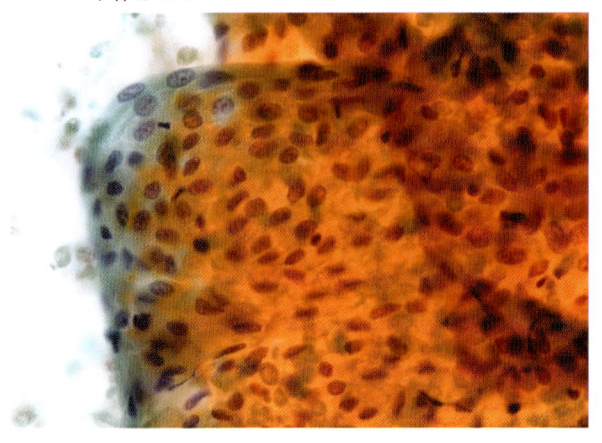

写真3　頸部（単房性）胸腺嚢胞細胞像（Pap.染色，対物×40）
　　　　シート状の細胞集塊をみる．

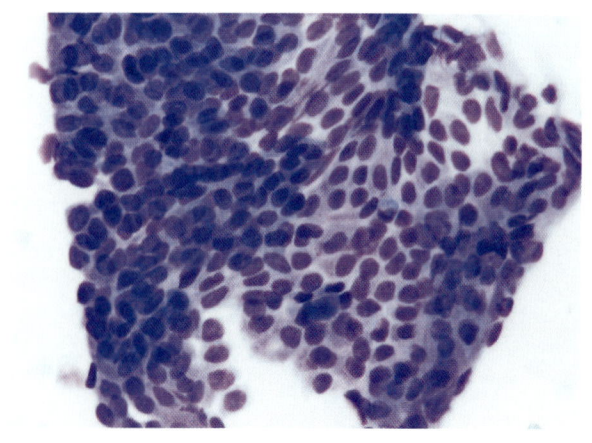

写真4　頸部（単房性）胸腺嚢胞細胞像
　　　　（Giemsa染色，対物×40）
　　　　細胞集塊の核は類円形単一である．

第3章　I. 囊胞性病変の病理組織と細胞診
2. 顎骨内囊胞

1）歯根嚢胞
Radicular cyst

　根尖膿瘍や歯根肉芽腫などの慢性根尖性歯周炎に継発して形成され，失活歯根尖を含有する顎骨内炎症性囊胞である．X線にて原因歯根尖部に単胞性の透過像がみられる．疼痛は認められず，一般的に無症状である．根尖顎骨内囊胞のなかで最も出現頻度が高い．

● 組織像

　囊胞壁には，囊胞腔に面して内層から上皮層，肉芽組織層，結合組織層の3層構造が認められる．上皮層は非角化型重層扁平上皮ないし歯原性上皮により被覆され，しばしば上皮脚の延長がみられる．肉芽組織層には炎症性細胞浸潤，毛細血管の拡張・増生，線維芽細胞増生や泡沫状細胞の出現などがみられる（写真1）．ときにコレステリン針状結晶や異物型巨細胞も観察される．外層の結合組織層の炎症は軽度である．囊胞内容物は粘稠性の液体で炎症性細胞，血液，剥離・脱落した上皮細胞，泡沫状細胞やコレステリン針状結晶などを含む．

● 細胞像

　非角化型重層扁平上皮細胞ないし歯原性上皮細胞が観察される．細胞質は多稜形を示し，細胞異型は通常認められない．細胞質は淡く細胞境界がやや不明瞭であり，核が類円形を呈する．背景には炎症性細胞，泡沫細胞，出血あるいは絮状物質がみられる（写真2）．囊胞腔の内容物は帯黄色透明の粘稠性の液体であり，これに壊死物質が混在してライトグリーン好性の不定形な絮状物質として背景にみられる．囊胞が二次感染すると，囊胞の内容は膿性に変わり，背景に好中球が多数出現してくる．鑑別疾患として含歯性囊胞，角化囊胞性歯原性腫瘍などがある．

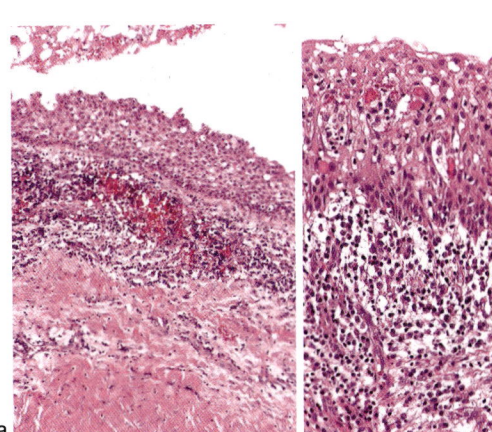

写真1　歯根囊胞組織像（HE染色，対物a：×10, b：×20）
　囊胞壁は上皮層，肉芽組織層，結合組織層の3層構造を示し，上皮層は非角化型重層扁平上皮により被覆される．

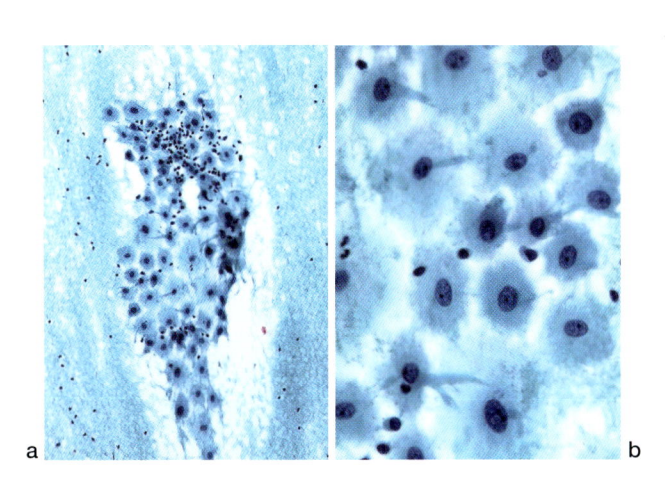

写真2　歯根囊胞細胞像（Pap.染色，対物a：×10, b：×40）
　絮状物質および炎症性細胞を背景に異型を認めない非角化型扁平上皮細胞が観察される．

第3章　Ⅰ．囊胞性病変の病理組織と細胞診
2．顎骨内囊胞

2）角化囊胞性歯原性腫瘍
Keratocystic odontogenic tumor

20～40歳代の男性にやや多く，下顎大臼歯から下顎枝に好発し，X線像では境界明瞭で単胞性～多胞性の透過像を示す．大半が智歯（第3大臼歯）の欠如を伴って大臼歯の後方に生じ，肉眼的に囊胞内には"おから状"物質が含有されている．また摘出後の再発傾向が強いなどの臨床的性格から，WHO分類（2005）では歯原性腫瘍に分類されている．

● 組織像

囊胞壁は，錯角化を呈する重層扁平上皮により被覆されている．上皮基底細胞は高円柱状で柵状配列を示し，ときに軽度重畳化や芽出様伸展がみられる．上皮下結合織にはしばしば娘囊胞や歯原性上皮島が散見される（写真1）．

● 細胞像

炎症性細胞，出血所見や絮状物質を背景に多数の角化型扁平上皮細胞，歯原性上皮細胞および無核の角化型扁平上皮細胞（角質片）が認められる．細胞質は多稜形ないし類円形を呈し，オレンジG好性を示す．また，細胞質が厚く，核に濃染化が認められる細胞も存在する．さらに非角化型扁平上皮細胞も混在してみられる（写真2）．

鑑別疾患としては，含歯性囊胞，エナメル上皮腫，扁平上皮癌があげられる．含歯性囊胞にはオレンジG好性の角化型扁平上皮細胞（角質片）がみられないことが，またエナメル上皮腫には小型～中型の歯原性上皮細胞ないし裸核様細胞集塊を認めることが，扁平上皮癌には細胞異型が観察されることが鑑別ポイントである．顎骨内に発生した囊状病変の鑑別には，細胞所見と同時にX線像も十分に観察する必要がある．

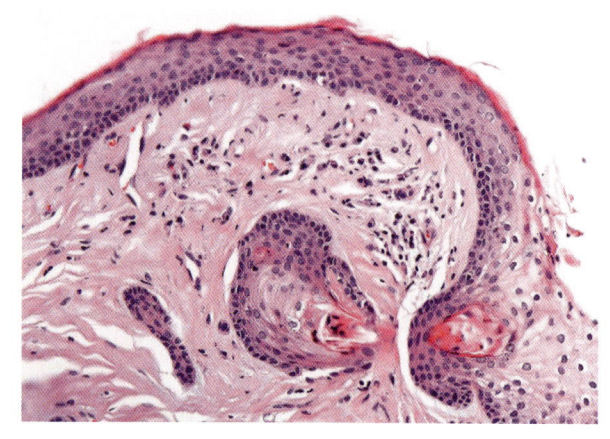

写真1　角化囊胞性歯原性腫瘍組織像（HE染色，対物×20）
囊胞壁は錯角化型重層扁平上皮により被覆され，結合織には娘囊胞や歯原性上皮島が散見される．

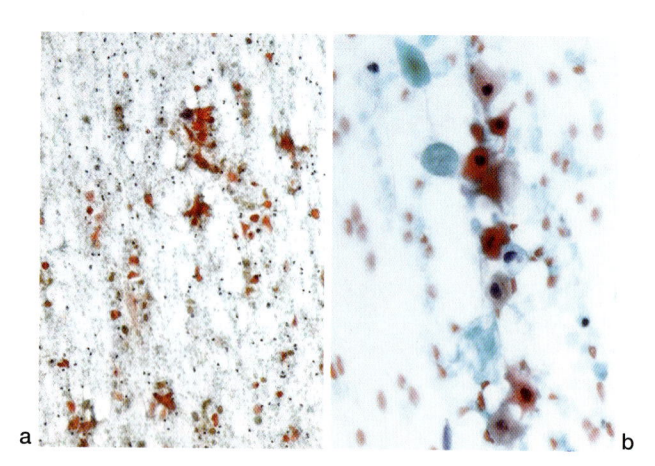

写真2　角化囊胞性歯原性腫瘍細胞像
（Pap.染色，対物a：×10，b：×40）
出血性背景に角質片および非角化型と角化型扁平上皮細胞を認める（a）．細胞質は厚く，核の濃染化を認める（b）．

第3章　I．嚢胞性病変の病理組織と細胞診
2．顎骨内嚢胞

3）エナメル上皮腫，充実型/多嚢胞型
Ameloblastoma, solid/multicystic type

　腫瘍の実質が歯原性上皮からなり，歯原性外胚葉性間葉組織を伴わない代表的な歯原性腫瘍である．20～30歳代に最も多く，男性にやや多い．良性腫瘍だが，局所的には骨破壊性に発育する．発生部位は下顎大臼歯部から下顎枝にかけてであり，埋伏歯をしばしば含む．腫瘍の発育は一般に遅く，顎骨の膨隆をきたす．X線にて顎骨内に多胞性の透過像として認められることが多いが，単房性の場合もあり，ときに埋伏歯を伴う．発生頻度は歯原性腫瘍のなかで最も高い．

●組織像
　腫瘍の実質は濾胞状ないし島状を呈し，間質に接する実質辺縁には内エナメル上皮に似た円柱状～立方状細胞が比較的規則的に配列している．内部にはエナメル器の星状網に類似した多角形細胞がやや疎に存在する．しばしば実質内に扁平上皮化生がみられる（写真1a）．実質は濾胞状あるいは叢状を呈し増殖する．間質は線維性結合織からなる．

●細胞像
　類円形核を有する小型の歯原性上皮細胞が重積性を伴い出現する．裸核様の細胞もみられる．また，細胞集塊の辺縁部に小型の歯原性上皮細胞，内部には多角形で豊富な細胞質を有する細胞が観察される集塊もある（写真1b）．小型の歯原性上皮細胞は，リンパ球よりもやや大きく，円形～楕円形核を有し，細顆粒状で一部濃染化するクロマチンを含んでいる．多角形細胞は，卵円形～楕円形核を中心性に認め，細胞質はライトグリーン好性で一部に突起も観察される．いずれの細胞も細胞異型は認められない（写真2）．背景に軽度の炎症所見がみられることもある．X線所見にて埋伏歯を含む単房性を呈するエナメル上皮腫の場合，含歯性嚢胞とは歯原性上皮細胞および裸核様細胞集塊の有無が鑑別ポイントである．

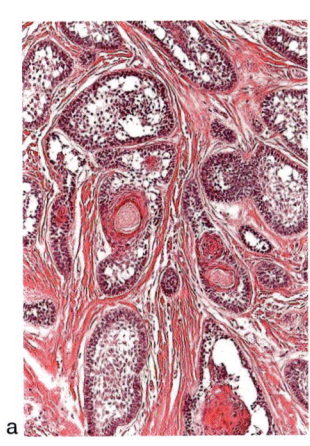

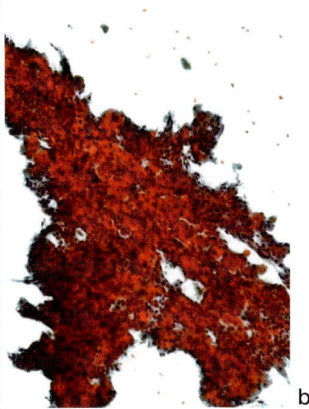

写真1　エナメル上皮腫組織・細胞像
（対物a：HE染色，×10，b：Pap.染色，×20）
濾胞状の増殖を示し，円柱～立方状細胞が胞巣辺縁に比較的規則的に配列し，内部にはエナメル髄の構造がみられ，扁平上皮化生を伴う（a）．
上皮細胞集塊がみられ，集塊辺縁には小型の歯原性上皮細胞が認められる（b）．

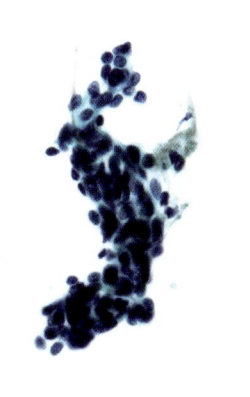

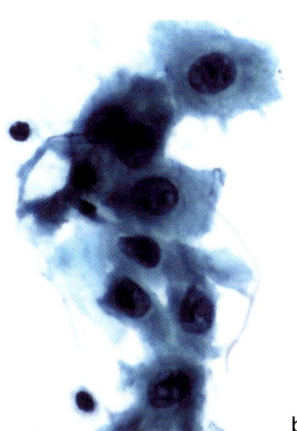

写真2　エナメル上皮腫細胞像（Pap.染色，対物a：×40，b：×100）
歯原性上皮細胞は小型細胞（a），あるいは細胞質の広い多角形細胞（b）として観察され，両者の細胞に異型性は認められない．

第3章　I. 嚢胞性病変の病理組織と細胞診
3. 軟組織嚢胞

粘液嚢胞
Mucous cyst

　口腔粘膜に発生する嚢胞としては最も頻発するもので，小唾液腺に好発し，小さな粘液嚢胞は粘液瘤ともいう．咬傷などの排泄導管の損傷の結果生ずる場合が多く，下口唇が好発部位である．顎下・舌下腺排泄管部（口腔底）に生じる大きな嚢胞はガマ腫，舌尖下面に生じる粘液瘤はBlandin-Nuhn嚢胞の名称がある．臨床的に粘膜面は膨隆し，半透明の色調を呈して波動を触れる柔らかい腫瘤として認められる（写真1a）．

●組織像

　嚢胞壁はヘマトキシリンに淡染する粘液物質，各種の炎症性細胞浸潤，泡沫状細胞，毛細血管の拡張・増生および線維芽細胞の増生から構成される粘液肉芽腫からなることが多い（溢出型）．稀に上皮により裏装がみられることもある．嚢胞腔内には，いわゆる泡沫状細胞（粘液貪食細胞）が多数浮遊している（写真1b）．また排泄管が唾石などによって閉塞し，そのため拡張して生じる粘液貯留嚢胞（停滞型）も口腔粘膜に稀に発生することがあり，嚢胞壁は導管上皮で裏装されている．

●細胞像

　粘液性の背景に，各種の炎症性細胞とともに粘液の貪食により泡沫状に腫大した細胞質を有する粘液貪食細胞が観察される．また病変周囲から採取された扁平上皮細胞も認められることが多い．粘液嚢胞の診断には臨床所見と肉眼所見を鑑み，粘液を貪食した粘液貪食細胞の有無を丁寧に観察する（写真2）．粘液貪食細胞と粘表皮癌の粘液産生細胞の鑑別はときに困難である．間質成分が多い場合や粘液貪食細胞が集簇性に出現した場合などは，唾液腺腫瘍との鑑別が必要であるため，慎重に診断すべきである．

●参考論文

De Las Casas LE, Bardales RH. Fine-needle aspiration cytology of mucous retention cyst of the tongue: distinction from other cystic lesions of the tongue. *Diagn Cytopathol*. 2000; 22 : 308-312.

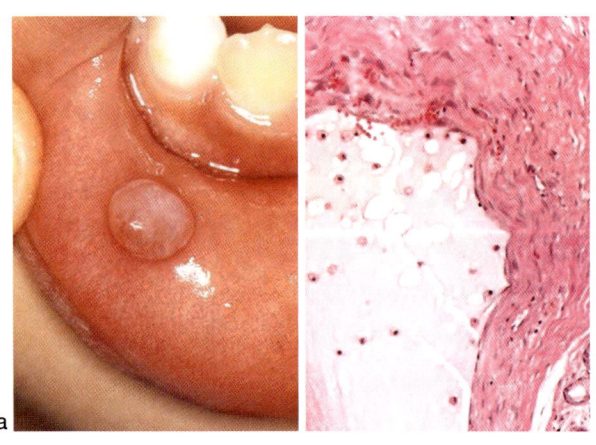

写真1　粘液嚢胞肉眼（a）・組織像（b）（HE染色，対物×10）
　　　下口唇に境界明瞭な小腫瘤がみられる（a）．組織学的に嚢胞腔内にはヘマトキシリンに淡染する粘液物質と粘液貪食細胞が認められる（b）．

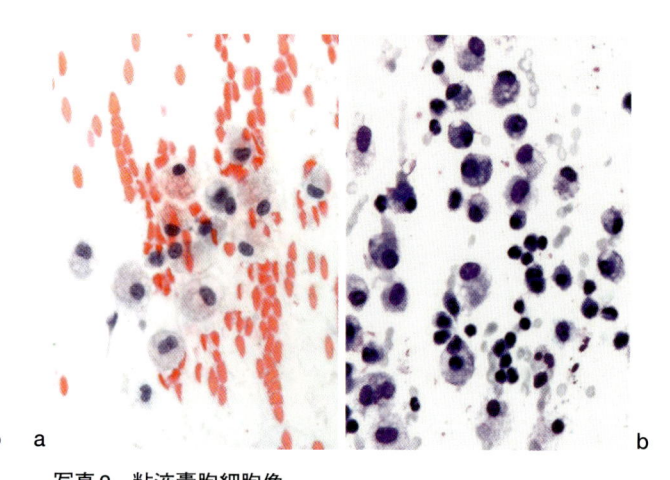

写真2　粘液嚢胞細胞像
　　　（a：Pap.染色，b：Giemsa染色，対物×40）
　　　出血性背景に粘液を貪食した粘液貪食細胞がみられる．

コラム

抗体名とクローン名

　免疫組織化学的染色の普及とともに年々抗体数が増えていく今日この頃．この免疫組織化学的染色において，「同じ抗体なのに違う名前？」と疑問に思ったおぼえがある読者が実は多いのではないだろうか？　これは，主に抗原名ないし抗体名とクローン名の違いによるものである．

　免疫組織化学的染色とは通常，目的の抗原に抗体を反応させる抗原抗体反応を利用し，さらに可視化させ検出する方法である．通常抗体名は"anti-抗原名"となり，さらに抗体を産生するクローンに抗原と同じ，または別の名称がつけられる．となると，一般的には抗原名がその名称になるが，実際は抗体名と抗原名が違い，これらが混同されていたり，クローン名のほうが汎用されている場合も多い．

　例えば，T細胞マーカーとして汎用されている「UCHL-1」は実はクローン名であり，正式には「抗CD45RO抗体」である．また上皮系マーカーである「34βE12」もクローン名であるが，抗原として「サイトケラチン1/5/10/14」の4つを認識するため，「34βE12」という名称のほうが汎用される．できれば抗体名とクローン名，両者をおぼえておくとよい．

筋上皮細胞って？

　唾液腺に限らず，乳腺や汗腺，前立腺などの分泌腺から導管部において，"筋上皮細胞"という存在が認められる．組織学的には，管腔の内側にみられる腺上皮細胞と基底膜の間に存在する，扁平ないし星芒状の細胞である．通常の平滑筋細胞は間葉性由来であるが，この細胞は上皮性の由来を示す平滑筋細胞のため，"筋上皮細胞"とよばれており，実際上皮性の性格と平滑筋の性格を併せ持ち，免疫染色ではαSMA，サイトケラチン，p63，カルデスモン，カルポニンなどが陽性となる．

　この筋上皮細胞はα平滑筋アクチンの収縮により分泌物の排出，すなわち唾液の分泌に関与する．では，なぜ唾液腺腫瘍において特に筋上皮細胞が指摘されるのか？　それは，①腺上皮を発生母地とする腫瘍，②筋上皮細胞を発生母地とする腫瘍，さらに③腺上皮細胞と筋上皮細胞両者に分化する腫瘍もみられるために，唾液腺腫瘍は非常にユニークかつ複雑な組織型を形成する．筋上皮細胞が腫瘍性となると，形態的には非常に多彩性を示し，例えば多形腺腫のように紡錘形細胞や粘液腫様細胞，好酸性細胞，さらには上皮性への分化を示すなどいろいろな形を呈するようになる．この筋上皮細胞の多彩性が唾液腺腫瘍を"ややこしく"している一因と考えられるのである．

第3章　囊胞性病変の細胞診

II．囊胞性病変の鑑別アトラス

顎骨内囊胞性病変

　顎骨内囊胞性病変の診断はX線像および臨床情報が非常に重要である．囊胞に関連する歯牙の有無および囊胞との位置関係，さらには歯髄の生死の情報なしには診断し得ない．したがって臨床医との十分な情報交換が必要であり，X線写真は重要な情報源となる．穿刺吸引細胞診の出現細胞は，頸部囊胞性病変に準じると細胞のみが採取される細胞性背景と他に分類される．失活した根尖を含有する囊胞性病変であり，炎症性背景にわずかに非角化型歯原性上皮細胞が採取された場合は歯根囊胞が考えられる．埋伏歯冠を腔内に入れた囊胞で，非角化型扁平上皮細胞あるいは歯原性上皮細胞が採取されると含歯性囊胞が考えられる．また単房性〜多房性囊胞でときおり埋伏歯が病変内に認められ，角化型扁平上皮細胞や歯原性上皮細胞が採取されると角化囊胞性歯原性腫瘍が，小型の歯原性上皮細胞や扁平上皮化生細胞集塊が採取されるとエナメル上皮腫が考えられる．また，スクリーニングする際には顎骨内から発生する扁平上皮癌の存在を忘れてはならない．

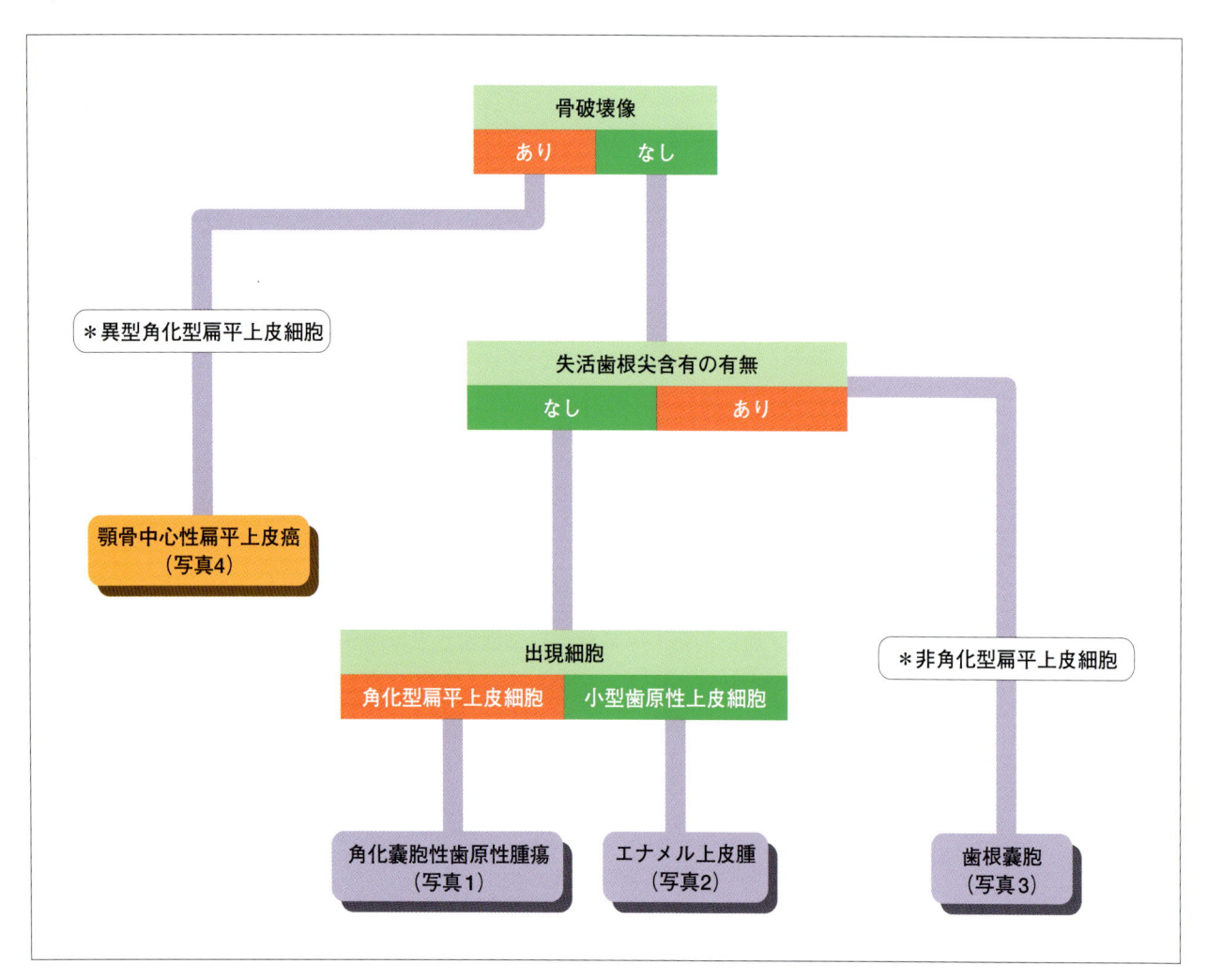

第3章 Ⅱ. 囊胞性病変の鑑別アトラス —— 297

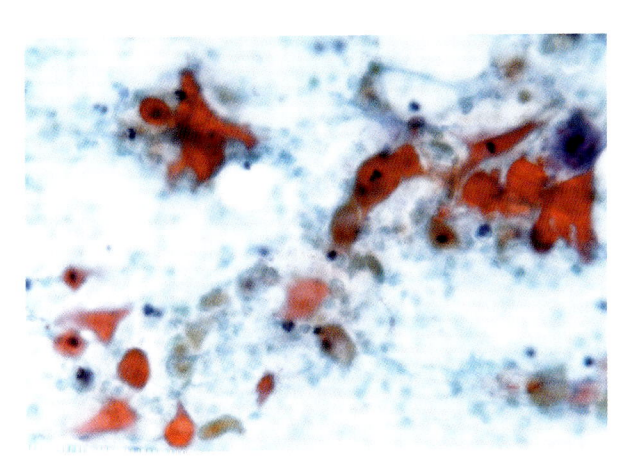

写真1 角化嚢胞性歯原性腫瘍（Pap.染色，対物×40）
多稜形～類円形を呈する角化型歯原性上皮細胞が出現している．細胞異型は目立たない．無核の角質片や非角化型の歯原性上皮も混在している．

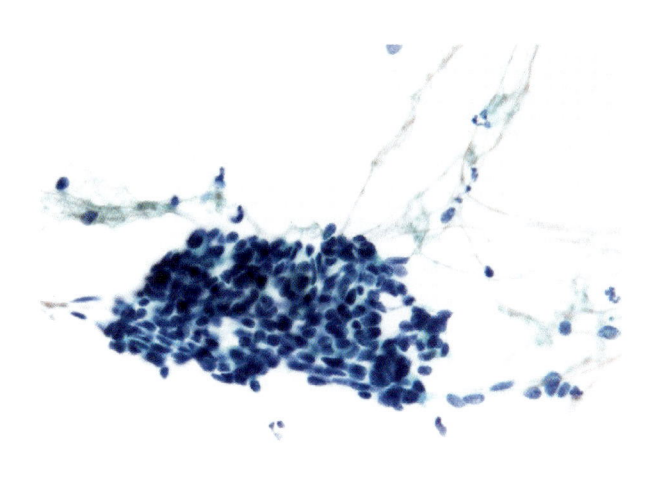

写真2 エナメル上皮腫（Pap.染色，対物×40）
類円形核を有する小型の歯原性上皮細胞集塊は軽度の重積性を伴いながら出現する．裸核様の細胞もみられる．

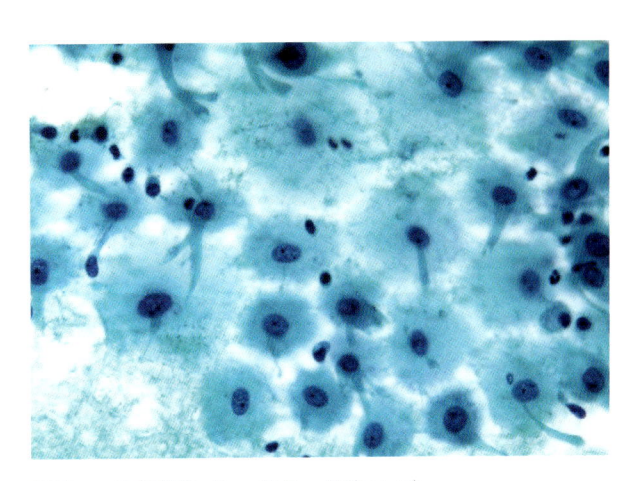

写真3 歯根嚢胞（Pap.染色，対物×40）
絮状物質，炎症性細胞を背景に，非角化型扁平上皮細胞がみられる．出現細胞に異型はみられない．

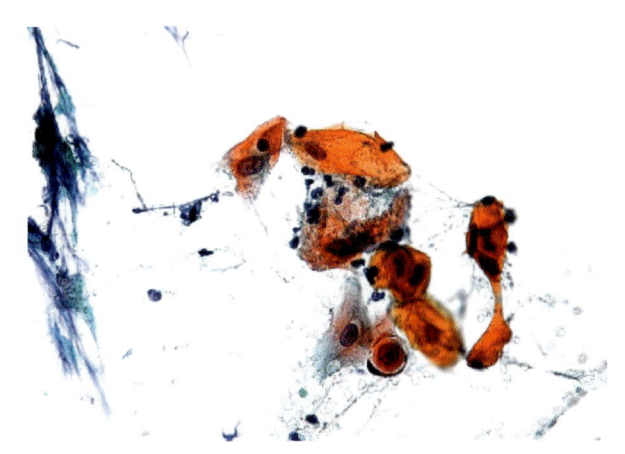

写真4 顎骨中心性扁平上皮癌（Pap.染色，対物×40）
核形不整，N/C比の増大，クロマチン増量を示す角化型扁平上皮癌細胞の出現がみられる．細胞質はオレンジG好性で厚い．

頸部囊胞性病変

　囊胞とは生体内に生ずる空洞形成病変であり，周囲がほぼ完全に線維性組織で被包され，空洞内に種々の液状，固形状ないし半個形状の内容物を入れていることが多い．囊胞は病理学的には上皮裏装の有無により，上皮を有している真性囊胞と有していない偽囊胞に分類される．頸部囊胞性病変は発生部位と穿刺吸引細胞診の細胞所見によりある程度分類することができる．まず，細胞のみが採取される細胞性背景，上皮性粘液が採取される粘液性背景，そして漿液が採取される漿液性背景の3つに大きく分類される．細胞性背景とは液状成分がみられず細胞成分が採取される．無核の表層扁平上皮細胞のみが多数採取される類皮囊胞や類表皮囊胞（写真1），基底細胞様細胞集塊を主体に無核の変性扁平上皮様細胞（陰影細胞）が採取される石灰化上皮腫（写真2）がある．粘液性背景は粘液性物質を背景に粘液貪食細胞がみられる粘液囊胞（写真3）がある．また漿液性背景では囊胞液中に線毛円柱上皮細胞および扁平上皮系細胞が採取される甲状舌管囊胞（写真4），リンパ球を背景に変性扁平上皮細胞が採取される鰓囊胞（写真5）．少数の単層扁平上皮細胞がシート状に採取される囊胞の場合には，発生部位が下部副甲状腺部あるいは上縦隔部の副甲状腺囊胞（写真6）と側頸部に発生する頸部（単房性）胸腺囊胞がある．

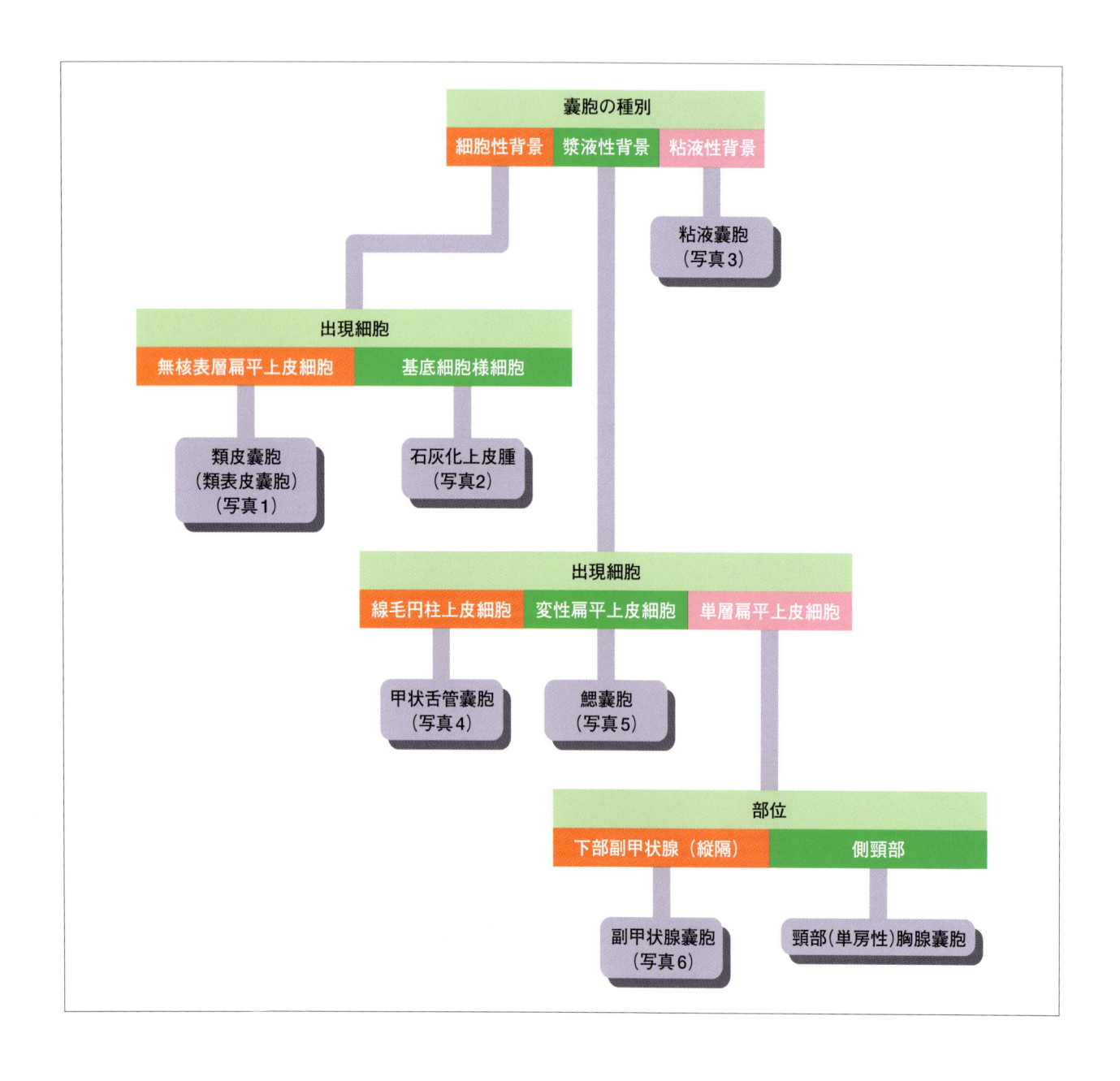

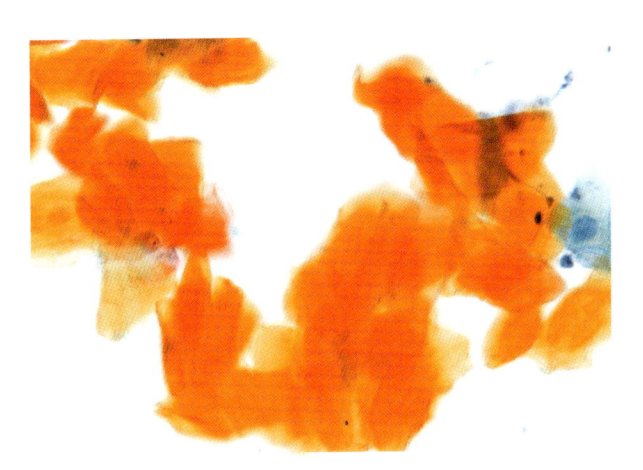

第3章 Ⅱ. 嚢胞性病変の鑑別アトラス ── 299

写真1 類表皮嚢胞（Pap.染色，対物×40）
多数の無核表層扁平上皮細胞をみる．

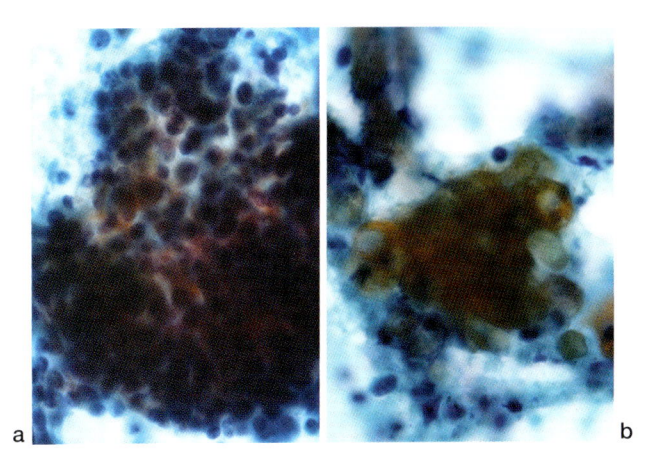

写真2 石灰化上皮腫（Pap.染色，対物×40）
基底細胞様細胞集塊（a）と陰影細胞（b）をみる．

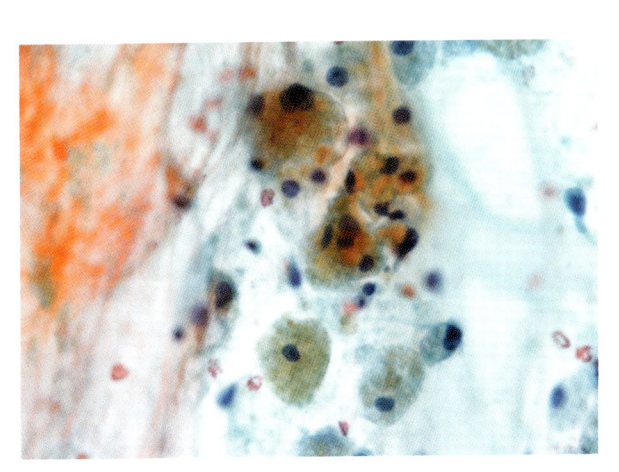

写真3 粘液嚢胞（Pap.染色，対物×40）
粘液性物質を背景に粘液貪食細胞をみる．

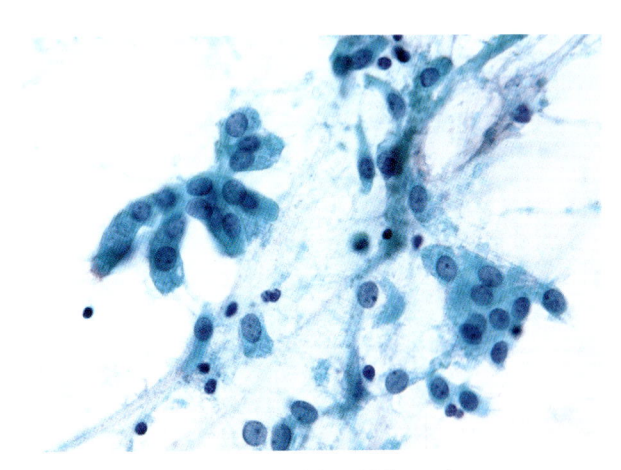

写真4 甲状舌管嚢胞（Pap.染色，対物×40）
線毛円柱上皮細胞と扁平上皮化生細胞をみる．

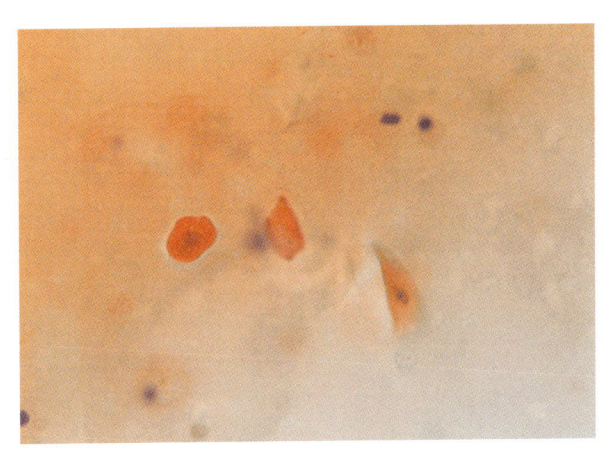

写真5 鰓嚢胞（Pap.染色，対物×40）
リンパ球を背景に変性扁平上皮細胞をみる．

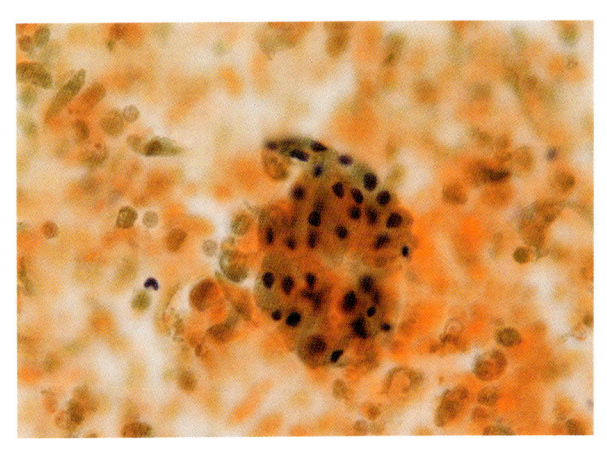

写真6 副甲状腺嚢胞（Pap.染色，対物×40）
シート状の単層扁平上皮細胞をみる．

索　引

【あ】

亜急性甲状腺炎 …………………30, **42**, 44, 86, 88
悪性黒色腫 ………………………180, 216, 218, **276**
悪性腫瘍の転移 …………………………………180
悪性末梢神経腫瘍 …………………………………82
悪性毛母腫 …………………………………………286
悪性リンパ腫 ………………26, **35**, 36, **37**, 72, **74**,
　　　　　　　　　　　　　86, 88, 146, **274**
アズール顆粒 ……………………………220, 234
アミロイド …………………………29, 72, 94, 96, 100
異型腺腫 ……………………………………37, 48
異型リンパ球 …………………………………172
異常角化所見 …………………………………182
一次濾胞 …………………………………………168
陰影細胞 …………………………………………286
印環細胞腺腫 ……………………………………48
咽頭 …………………………………………**12**, 256
喉頭部 ……………………………………………257
ウイルス性リンパ節炎 ……168, **177**, 228, 230,
　　　　　234, 238, 240, 242, 244, 246
エイズ ……………………………………………260
腋窩リンパ節 …………………………………178
壊死 ………………………172, 173, 182, 230, 234, 242
エナメル上皮腫 ……………………………**293**, 296
　　　充実型/多嚢胞型 …………………………293
エネブル腺 ………………………………………257
円柱細胞癌 ………………………………………58
横紋筋肉腫 ………………………………………182
大型異型細胞 …………………………………230
大型多核巨細胞 ………………………………176
大型リンパ球 ……………………………170, 236
オンコサイトーマ ………………**118**, **139**, 160
オンコサイト癌 ……………………**139**, 160, 164

【か】

外側陰影 ………………………………………26
外方性増殖型 …………………………………270
角化型扁平上皮癌 ……………………………281
角化上皮 …………………………………………252
顎下腺 ……………………………………………**6**
角化嚢胞性歯原性腫瘍 ……………………**292**, 296
核溝 ……………54, 56, 58, 60, 66, 68, 76, 86,
　　　　　　　　　　　　　90, 96, 98, 100

顎骨内嚢胞性病変 ……………………………**296**
核周明庭 ………………………………………190
核内細胞質封入体 ………54, 56, 58, 60, 66, 68,
　　　　　72, 76, 86, 90, 92, 94, 96, 98, 100
核内封入体 ……………………………206, 262
核破片貪食組織球 ………………74, 168, 179, 192
鵞口瘡 ……………………………………………260
仮性菌糸 …………………………………………260
家族性非 MEN 髄様癌 ……………………………72
家族性大腸ポリポーシス ……………………60
ガマ腫 ……………………………………………294
カラードプラ法 ………………27, 29, 30, 34, 35, 37
顆粒球肉腫 ……………………………………220
カルシトニン ……………………………94, 96, 100
カルシトニン産生 ……………………………72
含歯性嚢胞 ……………………………………296
カンジダ症 ……………………………………**260**, 282
癌真珠 ……………………………………80, 96, 270
癌転移 …………………………**180**, 226, 228, 230, 236
肝脾腫 …………………………………………176, 210
顔面 ………………………………………………**4**
乾酪壊死巣 ……………………………………173
気管 ………………………………………………**12**
菊池病 ……………………………………………172
基底細胞腺癌 ………………………**136**, 163, 164
基底細胞腺腫 …**110**, 136, 152, 153, 162, 163, 166
機能性腺腫 ………………………………………48
木村病 ……………………………………………168
キャッスルマン病 ………………………168, **179**
急性唾液腺炎 …………………………………**102**
共焦点レーザー顕微鏡 ……………………32, 37
胸腺様分化を示す癌 ………………………**78**, 80, 88
菌塊 ………………………………………………261
菌状息肉腫 ……………………………………175
筋上皮癌 …………………**142**, 144, 154, 155, 162〜164
筋上皮腫 ………………**108**, 142, 148, 154, 160, 162
菌体 ………………………………………………260
くびれ細胞 ……………………………………232, 234
桑実状核 …………………………………………208
頸基部 ……………………………………………**9**
軽鎖遺伝子 ……………………………………188
形質細胞 …………………168, 170, 176, 179, 188, 190,
　　　　　　206, 210, 214, 222, 224, 228, 232,
　　　　　　234, 238, 242, 244, 246, 248, 275

形質細胞腫	190
形質細胞性骨髄腫	190
形質細胞性腫瘍	179, **190**, 228, 246, 248
形質細胞様細胞	228, 246, 248
形質細胞様リンパ球	188
形状	**26**
軽度異形成	266
頸部	**6**
頸部呼吸器官	**12**
頸部消化器官	**12**
頸部（単房性）胸腺囊胞	**290**, 298
頸部囊胞性病変	**298**
結核	174
結核菌	173
結核性リンパ節炎	**173**, 242
血管雑音	29
血管内皮細胞	179
血管肉腫	82
血管免疫芽球型T細胞リンパ腫	176, 177, **210**, 228, 234, 238, 242, 244, 246, 248
血管免疫芽球性リンパ節症	210
血球貪食症候群	177
血清可溶性IL-2受容体	200
結節性リンパ球優位型ホジキンリンパ腫	222, 230, 238, 240, 242, 244, 246
血流情報	26, **29**, 37
抗CD20モノクローナル抗体	192
高悪性度リンパ腫	196
口蓋	**254**
口腔	**250**
口腔前庭	**250**
口腔底	**254**
口腔粘膜	**250**
後頸三角部	**8**
硬口蓋	**254**
高細胞型乳頭癌	54, **58**
好酸球	176, 210, 214, 222, 224, 228, 238, 242, 244, 246, 248
好酸球性肉芽腫	228, 244
好酸球増多	176
好酸性細胞	46, 52, 98
好酸性細胞型乳頭癌	86, 98
好酸性細胞型濾胞癌	52, 64, 66, 86, 98
好酸性細胞型濾胞性腫瘍	72
好酸性細胞型濾胞腺腫	52, 66, 86, 98
好酸性細胞腫瘍	66, 98
好酸性腫瘍細胞	64
甲状舌管囊胞	**285**, 298
甲状腺	**9**
甲状腺癌取扱い規約	40
口唇	**252**

好中球	176, 222, 242
後天性免疫不全症候群	168
高度異形成	266
高度異形成病変	268
喉頭	**12**
高内皮細静脈	210
紅板症	258, **268**
広汎浸潤型濾胞癌	64, 66, 68
口部	**257**
高分化型乳頭癌	**54**, 56, 58, 60, 62
高分化型扁平上皮癌	270
コーヒー豆様核	175
小型リンパ球	170, 222
後舌腺	257
骨外性形質細胞腫	190
骨硬化性骨髄腫	190
骨髄腫細胞	190
骨髄浸潤	184
骨髄性白血病	220
古典的ホジキンリンパ腫	222, 230, 238, 240, 242, 244, 246
結節硬化型	224
混合細胞型	224
リンパ球減少型	224
リンパ球豊富型	224
固有口腔	250
孤立性骨髄腫	**275**
孤立線維性腫瘍	82
棍棒体	261

【さ】

再構成	188
鰓性囊胞	**288**
サイトケラチン	180
サイトメガロウイルスリンパ節炎	177
鰓囊	**288**
鰓囊胞	**298**
細胞外基質	148
細胞質内免疫グロブリン	232, 246
細胞傷害性因子TIA-1	220
細胞性囊胞	**296**
細胞性背景	**298**
錯角化上皮	252
砂粒小体	29, 54, 56, 58, 90
サルコイドーシス	173, **174**, 228, 242
サルコイド様反応	173
三次元腫瘍血管構築	32
シェーグレン症候群	**102**, 146
耳下腺	**4**
歯原性腫瘍	292

自己抗体	263
自己免疫性疾患	263
歯根嚢胞	**291**, 296
指状嵌入細胞	170, 175, 230
舌	**254**
脂肪顆粒	204
脂肪腺腫	48
脂肪染色	204
車軸様クロマチン	190
縦横比	26
縦隔腫瘍	184
樹状細胞	170, 234, 242
漿液性背景	298
小細胞癌	160, 161, 182
小細胞性リンパ腫	**186**, 198, 232
硝子化間質	100
硝子化間質物質	76, 96
硝子化索状腫瘍	72, **76**, 86, 96, 100
上皮筋上皮癌	**134**, 150〜153, 155
上皮小体	**11**
上皮性腫瘍	180
上皮性マーカー	202, 230
上皮内癌	266, 268
小濾胞型濾胞腺腫	48
食道	**12**
腎形核	175, 216, 218
神経芽細胞腫	180
神経内分泌顆粒	72
腎細胞癌	84
尋常性天疱瘡	**263**
髄外性形質細胞腫	275
髄様癌	30, **35**, 36, 72, 76, 86, 94, 96, 100
スリガラス状無構造	262
正常漿液性腺房細胞	157
精上皮腫	180
成人T細胞性白血病/リンパ腫	175, **208**, 220, 228, 234, 238, 240, 248
急性型	208
くすぶり型	208
慢性型	208
リンパ腫型	208
正中頸嚢胞	285
石灰化小体	174
石灰化上皮腫	**286**, 298
節外性NK/T細胞リンパ腫	228, 234
鼻型	**220**
節外性粘膜関連リンパ組織型濾胞辺縁帯リンパ腫	206
節外性リンパ腫	274
舌下腺	**6**
節性リンパ腫	274
節性濾胞辺縁帯B細胞リンパ腫	206

線維芽細胞	222
腺癌	152, 162, 180, 182
腺癌NOS	144, 148, 158, 164, 165
前癌状態	265
前癌病変	266
前駆B，Tリンパ芽球型腫瘍	184
前駆B，Tリンパ芽球性白血病/リンパ腫	**184**
前駆Bリンパ芽球性白血病/リンパ腫	184
前駆Tリンパ芽球性白血病/リンパ腫	184
前頸三角部	**6**
穿刺手技	**19**
穿刺針	**18**
腺腫様甲状腺腫	27, **34**, **46**, 48, 50, 52, 54, 66, 80, 86, 90, 92, 98, 100
洗浄法	22
全身性（多中心性）キャッスルマン病	179
全身リンパ節腫脹	210
前舌腺	257
腺房細胞癌	**120**, 154〜156, 158
充実型	157
乳頭/嚢胞型	158, 159, 162
腺様嚢胞癌	110, **128**, 136, 150〜153, 161〜165
高悪性度	164
前立腺癌	180
続発性（転移性）癌	**84**
鼠径リンパ節	178
組織球	170, 176, 222, 224, 234, 242
組織球性壊死性リンパ節炎	228, 230, 234
組織球系細胞	170
組織球性壊死性リンパ節炎	**172**
咀嚼粘膜	250

【た】

胎児型横紋筋肉腫	180
胎児性アルカリフォスファターゼ	180
大濾胞型濾胞腺腫	48
唾液腺	**4**, 257
唾液腺芽腫	41
唾液腺導管癌	**140**, 144, 155, 164, 165
多核異型細胞	228
多核巨細胞	170, 177
多クローン性	179
多クローン性高γグロブリン血症	210
多形腺腫	26, **36**, **37**, **104**, 118, 119, 142, 144, 148, 150〜155, 158〜160, 162, 163, 166, 167
多形腺腫由来癌	**144**, 148, 152, 153, 164
多型低悪性度腺癌	**132**, 150, 151, 154
多発性骨髄腫	190, **275**
多発性内分泌腫瘍症	72
単球様B細胞	74, 178, 206

単球様Bリンパ球	168
単クローン性	179
単クローン性高γグロブリン血症	190
単細胞角化	270
単純ヘルペスウイルス	262
単純疱疹	262
淡明細胞	210, 214, 234, 238, 242, 244, 246, 248
中型リンパ球	170
中枢神経原発DLBCL	38
中等度異形成	266
中毒性腺腫様結節	80
超音波ガイド下穿刺吸引細胞診	18
直接塗抹法	21, 22
低悪性度B細胞性リンパ腫	192, 206
低悪性度篩状嚢胞腺癌	41
抵抗係数	30
低分化癌	68
低分化型扁平上皮癌	270
転移性癌（肝細胞癌）	277
転移性腫瘍	180, 228
伝染性単核症	177
頭蓋	2
頭蓋外側面	2
頭蓋下面	4
頭蓋後面	2
頭蓋前面	2
頭部	2
ドーナツ細胞	218
トキソプラズマリンパ節炎	168
特殊粘膜	251
貪食組織球	184, 230, 234, 238, 242, 246

【な】

内部エコー	26, 28
内方性増殖型	270
軟口蓋	254
二次濾胞	168
乳頭癌	26, 28, 29, 35, 37, 54, 68, 72, 76, 80, 84, 86, 90, 100
乳頭腫	264, 273
乳頭癌未分化転化	54, 62
乳頭腫	281, 282
乳頭状過形成	273
乳頭状扁平上皮癌	273
猫引っ掻き病	178, 228, 242
粘膜関連リンパ組織	206
粘液性背景	298
粘液嚢胞	294, 298
粘表皮癌	124, 148, 156, 158, 162, 164, 166, 167
高悪性度	165
中悪性度	157
低悪性度	157, 159, 162
粘膜下組織	252
粘膜固有層	252
粘膜上皮	252
脳回状核	208
嚢胞	34
嚢胞性病変	296
嚢胞腺癌	138, 140, 156
膿瘍形成性肉芽腫性リンパ節炎	178
膿瘍性背景	178

【は】

バーキットリンパ腫	184, 198, 228, 234
バーキットリンパ腫/白血病	204
非流行地型	204
免疫不全関連型	204
流行地型	204
胚細胞腫瘍	180
肺小細胞癌	180
胚中心芽細胞	74, 168, 170, 192
胚中心細胞	168, 170, 192, 238, 246
胚中心細胞様細胞	206
拍動係数	30
白板症	258, 266, 268, 281, 282
破骨細胞様巨細胞	54, 90
橋本病	26, 29, 35, 42, 44, 74, 206
バセドウ病	26, 29
白血球減少	172
馬蹄形核	216, 218
花びら細胞	208
針洗浄法	21, 24
反応性リンパ節症	212, 224
反応性濾胞過形成	168, 170, 192, 228, 230, 234, 238, 246
鼻咽頭癌	180
非角化上皮	252
引き伸ばし塗抹法	23
鼻腔腫瘍	220
非腫瘍性小型リンパ球	186
微小癌	54
微少浸潤型濾胞癌	46, 48, 64, 66
非上皮性腫瘍	180
非上皮性マーカー	230
ヒトT細胞向性ウイルス1型	208
ヒトヘルペスウイルス8	179
ヒト免疫不全ウイルス	200
鼻部	256
被覆粘膜	250
皮膚病性リンパ節症	175, 228, 230

被膜浸潤	64, 66
びまん性硬化型乳頭癌	54, **56**
びまん性大細胞型B細胞リンパ腫	38, 44, 74, 94, 177, 182, 186, 192, 196, **200**, 216, 228, 234, 236, 240, 274
T細胞/組織球豊富型	200, 202, 222
活性化B細胞型	200
中心芽球型	200, 236
胚中心B細胞型	200
未分化大細胞型	200, 236, 240
免疫芽球型	200, 202, 236
ビメンチン	180
表皮内水疱	263
標本作製法	**20**
日和見感染	177
ビリルビン色素	277
非リンパ性腫瘍	240
副甲状腺	**11**
副甲状腺嚢胞	**289**, 298
篩（・モルラ）型乳頭癌	54, **60**
分化成熟	14
分葉状核	202, 208
平滑筋腫	82
平滑筋肉腫	76, **82**
扁平上皮化生	54, 58, 70, 80, 88
扁平上皮癌	78, **80**, 86, 88, 96, 180, 182, 268, **270**, 273, 296
扁平上皮細胞過形成	266
扁平苔癬	258, **265**, 282
放線菌症	**261**
泡沫細胞	172
母子感染	208
ホジキン病	222
ホジキンリンパ腫	176, 177, 210, 218, **222**, 228
ホジキンリンパ腫様大型異型細胞	230, 238, 242, 244, 246
星状小体	174
星空像	204
ポップコーン細胞	222, 226, 230, 238, 240, 242, 244, 246
骨打ち抜き像	275
頬	**252**

【ま】

末梢性T/NK細胞腫瘍	210, 216
末梢性T細胞リンパ腫	176, 177, 198, 210, 212, 234, 236, 238, 248
非特異型	198, 210, **214**, 228, 236, 240, 242, 244, 246, 248
慢性甲状腺炎	**44**, 52, 58, 78, 86, 88, 98
慢性唾液腺炎	**102**
マントル細胞リンパ腫	186, **196**, 206, 228, 232
マントル層	168
マントル層外側	206
三日月状核	172
未分化癌	**35**, 36, 62, 68, **70**, 72, 76, 80, 86, 88, 96, 180, 182, 202, 218
未分化大細胞型リンパ腫	**216**, 228, 236, 240
脈管侵襲	64, 66
ミリポアフィルター	20, 24, 25
ミリポアフィルター法	22
無構造蛋白物質	202
明細胞癌	84
明細胞癌，NOS	41
メトトレキサート	176
メラニン貪食組織球	230
メラノサイト	276
免疫芽球	170, 208, 210, 214, 234, 238, 242, 244, 246, 248
免疫芽球細胞	74
免疫芽球様細胞	177
免疫グロブリン	179
免疫グロブリン（Ig）遺伝子再構成	186
免疫グロブリン重鎖	188
免疫グロブリン沈着症	190
毛母腫	286
モルラ	60

【や】

薬剤性リンパ節症	168, **176**
ユーイング肉腫	180
疣贅状癌	**272**, 281, 282

【ら】

ランゲルハンス型巨細胞	173, 242
ランゲルハンス細胞	175
リウマチ様関節炎	168
良性リンパ上皮性嚢胞	288
良性リンパ節病変	228
リンパ芽球	184
リンパ芽球性リンパ腫	198, 228, 234
リンパ球	**14**
リンパ形質細胞	232
リンパ形質細胞性リンパ腫	**188**, 190, 228, 232, 246
リンパ上皮癌	**145**, 156
リンパ節	**14**
リンパ流	180
リンパ濾胞	15
類形質細胞	74, 94, 170, 208, 210, 214,

234, 238, 242, 244, 246
類上皮細胞 ……42, 88, 170, 173〜175, 178, 210, 214, 224, 228, 230, 234, 238, 242, 244, 246, 248
類上皮細胞様細胞 …………………………………242
類皮嚢胞 ………………………………………**284**, 298
類表皮嚢胞 ……………………………………**284**, 298
レトロウイルス……………………………………208
濾胞型乳頭癌 …………………50, 54, **56**, 66, 86, 92
濾胞癌…………28, 30〜34, **35**, 48, 50, **64**, 68, 92
　　　　明細胞亜型 …………………………………84
濾胞樹状細胞……………168, 170, 179, 192, 210
濾胞性腫瘍 …………………28, 48, 52, 56, 66, 86, 92
濾胞性リンパ腫 …74, 168, **192**, 196, 206, 228, 236
　　　　grade 1 ……………………………………198
　　　　grade 1, 2 ………………………………232
　　　　grade 2, 3 ………………………………234
濾胞腺腫 …30, 31, 33, **34**, 46, **48**, 50, 52, 64, 66

【わ】

ワルチン腫瘍……………26, **36**, 37, **114**, 156〜161, 166, 167, 206

【A】

Acinic cell carcinoma ……………………………**120**
Actinomyces israelii ………………………………**261**
Actinomycosis ……………………………………**261**
acute sialadenitis …………………………………**102**
Adenoid cystic carcinoma ………………………**128**
Adenomatous goiter ……………………………**34**, 46
Adult T-cell leukemia/lymphoma ………………**208**
AIDS …………………………………………………**168**
ALK …………………………………………………**216**
Ameloblastoma, solid/multicystic type …………**293**
amyloid………………………………………………**72**
Anaplastic large cell lymphoma …………………**216**
anaplastic lymphoma kinase 遺伝子産物 ………**216**
anaplastic transformation of papillary carcinoma ……**62**
angioimmunoblastic lymphadenopathy
　with dysproteinemia …………………………210
angioimmunoblastic T-cell lymphoma ………**176**, **210**
angiosarcoma ………………………………………**82**
anterior cervical triangle …………………………**6**
anterior lingual gland ……………………………**257**
asteroid body ……………………………………**174**
ATLL ………………………………………………**175**, **208**

【B】

back of the skull …………………………………**2**
B-ALL/LBL ………………………………………**184**
Bartonella henselae ………………………………**178**
Basal cell adeenocarcinoma ……………………**136**
base of the skull …………………………………**4**
Bcl-2 ………………………………………………**192**, **200**
Bcl-6 ………………………………………………**200**, **204**
benign lymphoepithelial cyst ……………………**288**
Blandin-Nuhn嚢胞 ………………………………**294**
BOB.1 ………………………………………………**222**
Branchial cyst ……………………………………**288**
branchial pouch …………………………………**288**
bruit …………………………………………………**29**
bulky mass ………………………………………**204**
Burkitt lymphoma/leukemia ……………………**204**
B細胞 ………………………………………………**14**
B細胞性腫瘍 ………………………………………**16**
B細胞性小細胞リンパ腫 …………………………**228**
B細胞性慢性リンパ性白血病 ……………………**232**
B細胞性リンパ腫 …………………………………**212**
B細胞性慢性リンパ性白血病 ……………………**186**
B細胞マーカー ……………………………………**168**, **236**

【C】

Calcifying epithelioma ……286
CAM5.2 ……182
cancer pearl ……80
Candida albicans ……260
Candidiasis ……260
Carcinoma ex pleomorphic adenoma ……144
Carcinoma showing thymus-like differentiation ……78
CASTLE ……78
Castleman disease ……179
　　hyalin-vascular type（HV型）……179
　　plasma cell type（PC型）……179
Cat scratch disease ……178
cCD ……220
CD10 ……192, 196, 200, 204, 206, 210
CD138 ……188, 190
CD15 ……222, 230, 238, 240, 242, 244, 246
CD20 ……188, 190, 192, 200, 230, 238, 240, 242, 244, 246, 274
CD21 ……192
CD23 ……186
CD25 ……208
CD3 ……184, 208, 210, 214, 274
CD30 ……200, 216, 222, 230, 236, 238, 240, 242, 244, 246
CD4 ……208, 210, 214
CD5 ……186, 196, 206
CD56 ……220
CD79a ……188, 190, 200, 230, 238, 240, 242, 244, 246
CD8 ……208, 210, 214
centroblast ……74, 168, 192, 194
centrocyte ……168, 192, 194
centrocyte-like cell ……206
Cervical (unilocular) thymic cyst ……290
cervical root ……9
cheek ……252
CHOP療法 ……192
Chronic lymphocytic leukemia ……186
chronic sialadenitis ……102
Chronic thyroiditis ……44
CK20 ……180
CK5/6 ……182
CK7 ……180
classical Hodgkin lymphoma ……222
clear cell ……210
clear cell carcinoma ……84
clear cell carcinoma, not otherwise specified ……41
cleaved cell ……170
CLL/SLL ……186
c-myc ……204

*c-myc*遺伝子 ……204
columnar cell carcinoma ……58
confocal laser scanning microscopy ……32
convoluted cell ……184
cyclinD1 ……196, 206
Cyst ……34
Cystadenocarcinoma ……138
C細胞 ……72, 76

【D】

D/W比 ……26, 28
depth/width ratio ……26
Dermatopathic lymphadenopathy ……175
Dermoid cyst ……284
Diffuse large B-cell lymphoma ……38, 186, 194, 200, 216, 234, 236, 240
　　activated B cell type ……200
　　germinal center B cell type ……200
DNA microarray ……200
Drug-induced lymphadenopathy ……176
Dutcher body ……188, 206

【E】

EBER *in situ* hybridization ……210
EBV ……177, 200, 204, 220
EBV関連T細胞性リンパ増殖異常症 ……38
EBV陽性DLBCL ……38
EMA ……216, 236, 240
epidermal cyst ……284
Epithelial-myoepithelial carcinoma ……134
Epstein-Barr virus ……177, 200, 204, 220
erminal deoxyribonucleotidyl transferase ……184
Erythroplakia ……268
esophagus ……12
Extranodal marginal zone lymphoma
of mucosa-associated lymphoid tissue ……206
Extranodal NK/T cell lymphoma, nasal type ……220
extraosseous plasmacytoma ……190

【F】

face ……4
familial adenomatous polyposis ……60
FISH法 ……192
floor of oral cavity ……254
flower cell ……208
Follicular adenoma ……34, 48, 52
　　oxyphilic cell variant ……52
Follicular carcinoma ……35, 64

oxyphilic cell variant ················64
follicular colonization ···············206
follicular dendritic cell ······168, 179, 192, 210
follicular hyperplasia ···············192
follicular lymphoma················74, **192**
front of the skull ·················**2**

【G】
gland of von Ebner ················257
Golgi野 ························190
granzyme B·····················216, 220

【H】
H.P. ·························206
halo ·······················26, 27
hard palate ····················**254**
HD・RS様細胞 ·······230, 240, 242, 244, 246
head ·························**2**
Helicobactor pylori ················206
hepatocellular carcinoma ··············**277**
Herpes simplex ···················**262**
herpes simplex virus ················262
HHV-8························179
high endothelial venule ···············210
Histiocytic necrotizing lymphadenitis ········**172**
HIV ························200
HMB-45······················276
Hodgkin lymphoma·················**222**
Hodgkin/Reed-Sternberg細胞 ·········176, 222
Hodgkin細胞 ···········177, 216, 218, 224
Hodgkin's disease ·················222
HPV ·····················264, 272
HRS細胞······················222
HSV························262
HSV1型 ······················262
HSV2型 ······················262
HTLV-1·······················208
human immunodeficiency virus ···········200
human papilloma virus ············264, 272
human T lymphotropic virus type 1 ········208
Hyalinizing trabecular tumor ············**76**
H鎖病························190

【I】
IBL-like T-cell lymphoma ··············210
IBL様T細胞リンパ腫 ················210
IgM血症······················188
immunoblast ····················74

interdigitating cell ·················175

【K】
keratinized epithelium ···············252
Keratocystic odontogenic tumor ··········**292**
Ki-67······················200, 204
Kikuchi disease···················172
Küttner腫瘍····················102

【L】
L&H細胞······················222
lacunar細胞 ··················224, 226
lamina propria ···················252
Langerhans cell ··················175
Langerhans cell histiocytosis ············82
Langerhans細胞組織球腫 ··············82
large granular lymphocyte··············220
laryngeal region ··················257
larynx ························**12**
lateral shadow····················26
LCA ····················180, 236, 274
leg type ·······················38
leiomyoma·····················**82**
Leiomyosarcoma ··················**82**
Lennert's lymphoma ················214
Lennertリンパ腫 ················212, 214
Leukoplakia ····················**266**
Lichen planus ···················**265**
lining mucosa ···················250
lip ·························**252**
lipoadenoma·····················48
low-grade cribriform cystadenocarcinoma ·····41
LSG分類······················208
lymphocyte depleted ················224
lymphocyte rich ··················224
lymphocytic & histiocytic細胞 ···········222
Lymphoepithelial carcinoma ············**145**
lymphoepithelial lesion ············74, 206
lymphoglandular body ······74, 182, 202, 274
lymphohistiocytic aggregates ·······170, 194, 234
lymphoid aggregates ··········194, 232, 234
Lymphoplasmacytic lymphoma ··········**188**

【M】
macrofollicular type ·················28
Malignant lymphoma ······**35, 37, 74, 146, 274**
Malignant melanoma ···············**276**
malignant peripheral nerve sheath tumor ······82

malignant pilometricoma	286
MALT lymphoma	206
MALTリンパ腫	44, 74, 78, 94, 146, 147, 196, **206**
Mantle cell lymphoma	**196**
masticatory mucosa	250
median cervical cyst	285
Medullary carcinoma	**35, 72**
MEN	72
Metastatic carcinoma	**277**
microfollicular type	28
minimally invasive follicular carcinoma	64
mirror image pattern	224
mixed cellularity	224
monocytoid B lymphocyte	168
monocytoid B-cell	74, 206
morula	60
Mucoepidermoid carcinoma	**124**
mucosa-associated lymphoid tissue	206
Mucous cyst	**294**
mucous epithelium	252
multicentric Castleman disease	179
Multiple myeloma	**275**
multiple endocrine neoplasia	72
multiple lymphomatous polyposis	196
multiple myeloma	190
MUM1	200
Mycobacterium tuberculosis	173
Myoepithelial carcinoma	**124**
myoepithelioma	**108**

【N】

nasal region	256
neck	**6**
NK/T cell lymphoma	220
nodal marginal zone B-cell lymphoma	206
nodular lymphocyte predominant Hodgkin lymphoma	222
nodular sclerosis	224
Non aspiration FNA	**20**
non-keratinized epithelium	252
nuclear groove	54
nuclear inclusion body	54

【O】

OCT-2	222
Oncocytic carcinoma	**139**
Oncocytoma	**118**
oral cavity	**250**

oral cavity proper	250
oral mucosa	250
oral region	257
oral vestibule	250
other malignant tumors	180
outside of the skull	2

【P】

palate	254
Papillary carcinoma	**35, 54**
cribriform (-morular) variant	60
diffuse sclerosing variant	56
follicular variant	56
tall cell variant	58
well differentiated type	54
Papillary squamous cell carcinoma	273
Papilloma	264
parakeratinized epithelium	252
Parathyroid cyst	**289**
parathyroid gland	11
parotid gland	4
Pathology and Genetics of Tumours of Haematopoietic and Lymphoid Tissues	38
PAX-5	188, 218, 224
Pemphigus vulgaris	263
Peripheral T-cell lymphoma, unspecified	**214**
pharynx	12, 256
PI	30
pilomatricoma	286
Plasma cell neoplasms	**190**
plasmacytoid cell	74, 210
plasmacytoma, plasma cell myeloma	**190**
Pleomorphic adenoma	**36, 104**
PLGA	**132**
polyclonal gammopathy	210
Polymorphous low-grade adenocarcinoma	**132**
Poorly differentiated carcinoma	**68**
posterior cervical triangle	8
posterior lingual gland	257
PRAD1 (*BCL-1*, *CCND1*)	196
Precursor B and T lymphoblastic leukemia/lymphoma	**184**
primary cutaneous ALCL	216
PSA	180
psammoma body	54
PTCL, unspecified	214
pulsatile index	30

【R】

Radicular cyst	291
Reactive follicular hyperplasia	168
Reed-Sternberg細胞	177, 218, 224
Reed-Sternberg細胞様巨細胞	208
renal cell carcinoma	84
resistance index	30
RI	30
Richter症候群	186
rituximab	192, 200
RS細胞様巨細胞	234, 238, 240, 248
Russell body	188
S-100蛋白	180, 276

【S】

Salivary duct carcinoma	140
salivary gland	4, 257
Sarcoidosis	174
Schaumann小体	174
Secondary (metastatic) tumors	84
shadow cell	286
sialoblastoma	41
signet-ring cell adenoma	48
Sjögren syndrome	102, 156
skull	2
small lymphocytic lymphoma	186
soft palate	254
solitary fibrous tumor	82
somatic mutation	186
specialized mucosa	251
Squamous cell carcinoma	80, 270
squamous metaplasia	54
starry sky	184, 204
Subacute thyroiditis	42
sublingual gland	6
submandibular gland	6
submucosa	252

【T】

t (11;14) (q13;q32)	196
t (14;18) (q32;q21)	192, 200
t (2;5) (q23;q35)	216
t (8;14) (q24;q32)	204
t (9;14) (p13;q32)	188
T-ALL/LBL	184
TCR遺伝子再構成解析	220
TdT	184
Thyroglossal duct cyst	285
thyroid gland	9
TIA-1	216
tingible body macrophage	74, 168, 179, 192
tongue	254
trachea	12
Tuberculous lymphadenitis	173
Tzanck細胞	263
T-zone lymphoma	214
T細胞	14
T細胞受容体 (TCR) 遺伝再構成	210
T細胞性腫瘍	17
T細胞マーカー	168, 236, 240
T領域リンパ腫	212, 214

【U】

UCHL-1	210
ultra sound guided targeting fine needle aspiration	18
Undifferentiated (anaplastic) carcinoma	70
Undifferentiated carcinoma	35
USガイド下FNA	18, 25

【V】

Verrucous carcinoma	272
Viral lymphadenitis	177
VS38c	188, 190

【W】

Waldenström macroglobulinemia	188
Waldenströmマクログロブリン血症	188
Waldeyer輪	274
Warthin tumor	36, 114
Warthin-Finkeldey細胞	177
Warthin-Starry染色	178
WHO分類	38
Wickham線条	265
widely invasive follicular carcinoma	64
World Health Organization Classification of tumours	38

【数字・ギリシア文字】

2核様くびれ細胞	194, 232
α-フェトプロテイン	277

頭頸部・口腔細胞診アトラス 価格はカバーに表示してあります

2009 年 6 月 23 日　第一版 第 1 刷 発行

監　修　太田 秀一 ©
編　集　山本 浩嗣　福成 信博　亀山 香織　北村 隆司
発行人　古屋敷 信一
発行所　株式会社 医療科学社
　　　　〒113-0033　東京都文京区本郷 3 - 11 - 9
　　　　TEL 03(3818)9821　FAX 03(3818)9371
　　　　ホームページ　http://www.iryokagaku.co.jp
　　　　郵便振替　00170-7-656570

ISBN978-4-86003-399-6　　　　　（乱丁・落丁はお取り替えいたします）

本書の複製権・翻訳権・上映権・譲渡権・公衆送信権（送信可能化権を含む）は（株）医療科学社が保有します。

JCLS 〈(株)日本著作出版権管理システム委託出版物〉
本書の無断複写は著作権法上での例外を除き，禁じられています。
複写される場合は，そのつど事前に（株）日本著作出版権管理システム
（電話 03-3817-5670，FAX 03-3815-8199）の許諾を得てください。